Biología Molecular
Fundamentos y aplicaciones en las ciencias de la salud

Biología Molecular
Fundamentos y aplicaciones en las ciencias de la salud

Segunda edición

Adriana María Salazar Montes
Instituto de Biología Molecular en Medicina,
Centro Universitario de Ciencias de la Salud,
Universidad de Guadalajara

Ana Soledad Sandoval Rodríguez
Instituto de Biología Molecular en Medicina,
Centro Universitario de Ciencias de la Salud,
Universidad de Guadalajara

Juan Socorro Armendáriz Borunda
Instituto de Biología Molecular en Medicina,
Centro Universitario de Ciencias de la Salud,
Universidad de Guadalajara
O.P.D. Hospital Civil de Guadalajara "Dr. Juan I. Menchaca"

MÉXICO • AUCKLAND • BOGOTÁ • BUENOS AIRES • GUATEMALA • LONDRES
MADRID • MILÁN • MONTREAL • NUEVA DELHI • NUEVA YORK • SAN FRANCISCO
SAN JUAN • SANTIAGO • SAO PAULO • SIDNEY • SINGAPUR • ST. LOUIS • TORONTO

Program & Portfolio Manager Professional: Javier de León Fraga
Content development: Norma García Carbajal
Supervisor de producción: Juan Manjarrez de la Vega

NOTA

La medicina es una ciencia en constante desarrollo. Conforme surjan nuevos conocimientos, se requerirán cambios de la terapéutica. El(los) autor(es) y los editores se han esforzado para que los cuadros de dosificación medicamentosa sean precisos y acordes con lo establecido en la fecha de publicación. Sin embargo, ante los posibles errores humanos y cambios en la medicina, ni los editores ni cualquiera otra persona que haya participado en la preparación de la obra garantizan que la información contenida en ella sea precisa o completa, tampoco son responsables de errores u omisiones, ni de los resultados que con dicha información se obtengan. Convendría recurrir a otras fuentes de datos, por ejemplo, y de manera particular, habrá que consultar la hoja informativa que se adjunta con cada medicamento, para tener certeza de que la información de esta obra es precisa y no se han introducido cambios en la dosis recomendada o en las contraindicaciones para su administración. Esto es de particular importancia respecto a fármacos nuevos o de uso no frecuente. También deberá consultarse a los laboratorios para recabar información sobre los valores normales.

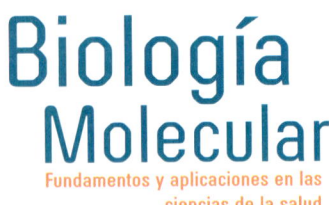

Prohibida la reproducción total o parcial de esta obra,
por cualquier medio, sin autorización escrita del editor.

DERECHOS RESERVADOS © 2016, 2013, respecto a la segunda edición por
McGRAW-HILL/INTERAMERICANA EDITORES, S.A. DE C.V.
   Edificio Punta Santa Fe
   Prolongación Paseo de la Reforma 1015 Torre A
   Piso 16, Colonia Desarrollo Santa Fe,
   Delegación Álvaro Obregón
   C.P. 01376, México, D. F.
   Miembro de la Cámara Nacional de la Industria Editorial Mexicana, Reg. Núm. 736

ISBN: 978-607-15-1366-3
ISBN: 978-607-15-0912-3 (edición anterior)

1234567890	2345789016
Impreso en México	*Printed in Mexico*
Impreso por Comercializadora de Impresos OM	Printed by Comercializadora de Impresos OM

Todos los derechos reservados. Esta publicación no puede ser reproducida, ni parcial, ni totalmente, ni registrada en/o transmitida por, un sistema de recuperación de información, en ninguna forma ni formato, por ningún medio, sea mecánico, fotocopiado, electrónico, magnético, electroóptico, o cualquier otro, sin el permiso previo y por escrito de la editorial.

Editores

Adriana María Salazar Montes

Licenciada en Biología. Maestra en Ciencias en Biología Celular. Doctorado en Ciencias en Biología Molecular en Medicina. Universidad de Guadalajara. Posdoctorado en la Universidad de Tuffs, Boston, Estados Unidos.

Obtuvo Doctorado en la Universidad de Guadalajara en el área de Biología Molecular y realizó su estancia posdoctoral en la Universidad de Tuffs, en Boston, Estados Unidos. Es profesora investigadora y en este momento encargada del Instituto de Biología Molecular en Medicina y Terapia Génica. Es profesora del Doctorado en Ciencias en Biología Molecular en Medicina y del Doctorado en Farmacología de la Universidad de Guadalajara. En la actualidad es editora asociada de la *Revista Archivos de Ciencias*, órgano oficial del Centro Universitario de Ciencias de la Salud.

Ana Soledad Sandoval Rodríguez

Quimicofarmacobióloga de formación con Doctorado en Ciencias Biomédicas, con orientación en Inmunología. Universidad de Guadalajara. Posdoctorado en el Centro de Investigaciones Médicas Aplicadas de la Universidad de Navarra, en España. Obtuvo Doctorado en la Universidad de Guadalajara en el área de las Ciencias Biomédicas. Realizó su estancia posdoctoral en la Universidad de Navarra, en España, en el Centro de Investigaciones Médicas Aplicadas. Es profesora investigadora del Instituto de Biología Molecular en Medicina y Terapia Génica, responsable del área de Terapia Celular. Es profesora del Doctorado en Ciencias en Biología Molecular en Medicina de la Universidad de Guadalajara. En la actualidad es editora asociada de la *Revista Archivos de Ciencias*, órgano oficial del Centro Universitario de Ciencias de la Salud.

Juan Armendáriz Borunda

Licenciado en Farmacología. Maestría y Doctorado en Bioquímica en el Centro de Investigaciones y Estudios Avanzados del Instituto Politécnico Nacional. Posdoctorado en la Universidad de Tennessee, Memphis, Estados Unidos. Obtuvo Doctorado en Bioquímica en el Centro de Investigaciones y Estudios Avanzados del Instituto Politécnico Nacional, y Posdoctoral en la Universidad de Tennessee, Memphis, Estados Unidos. Es profesor investigador del Instituto de Biología Molecular en Medicina y Terapia Génica y actualmente jefe del Departamento de Biología Molecular y Genómica. Es profesor del Doctorado en Ciencias en Biología Molecular en Medicina, del Doctorado en Genética y del Doctorado en Ciencias Biomédicas de la Universidad de Guadalajara. En la actualidad es editor de la *Revista Archivos de Ciencias*, órgano oficial del Centro Universitario de Ciencias de la Salud.

Colaboradores

Blanca Estela Alcántar Díaz
Doctora en Ciencias en Biología Molecular en Medicina. Universidad Autónoma de Nayarit.

Bertha Adriana Álvarez Rodríguez
Doctora en Genética. Departamento de Biología Molecular y Genómica, Centro Universitario de Ciencias de la Salud, Universidad de Guadalajara.

Juan Armendáriz Borunda
Doctor en Bioquímica. Instituto de Biología Molecular en Medicina y Terapia Génica, Departamento de Biología Molecular y Genómica, Centro Universitario de Ciencias de la Salud, Universidad de Guadalajara.

Blanca Estela Bastidas Ramírez
Doctora en Ciencias en Biología Molecular en Medicina. Instituto de Enfermedades Crónico Degenerativas, Departamento de Biología Molecular y Genómica, Centro Universitario de Ciencias de la Salud, Universidad de Guadalajara.

Óscar Gabriel Béjar Mejía
Licenciatura en Deportes. Especialidad en Natación. Consejo Municipal del Deporte de Guadalajara.

Miriam Ruth Bueno Topete
Doctora en Ciencias en Biología Molecular en Medicina. Instituto de Enfermedades Crónico Degenerativas, Centro Universitario de Ciencias de la Salud, Universidad de Guadalajara.

Paola B. Castro García
Doctora en Neurociencias. Posdoctoral en Division of Stem Cell Biology. Institute for Genetic Medicine, Hokkaido University.

Adriana Díaz Rivera
Licenciatura en Biología. Doctorado en Ciencias en Biología Molecular en Medicina. Centro Universitario de Ciencias de la Salud, Universidad de Guadalajara.

Martha Escoto Delgadillo
Doctora en Ciencias en Biología Celular. Instituto de Patología Infecciosa y Experimental "Dr. Francisco Ruiz Sánchez" de la Universidad de Guadalajara. Centro de Investigaciones Biomédicas de Occidente, Instituto Mexicano del Seguro Social.

Lucía Flores Contreras
Licenciatura en Biología. Doctorado en Genética. Centro Universitario de Ciencias de la Salud, Universidad de Guadalajara.

Jorge Fernando Floresvillar Mosqueda
Licenciatura en Microbiología. Doctorado en Ciencias Biomédicas. Orientación Inmunológica. Centro Universitario de Ciencias de la Salud, Universidad de Guadalajara.

Jesús Javier García Bañuelos
Doctor en Ciencias en Biología Molecular en Medicina. Instituto de Biología Molecular y Terapia Génica, Departamento de Biología Molecular y Genómica, Centro Universitario de Ciencias de la Salud, Universidad de Guadalajara.

Belinda Claudia Gómez Meda
Doctora en Genética. Instituto de Biología Molecular en Medicina y Terapia Génica, Departamento de Biología Molecular y Genómica, Centro Universitario de Ciencias de la Salud, Universidad de Guadalajara.

Angélica Sofía González Garibay
Licenciatura en Nutrición. Doctorado en Ciencias en Biología Molecular en Medicina. Centro Universitario de Ciencias de la Salud, Universidad de Guadalajara.

Daniela Gordillo Bastidas
Doctora en Ciencias en Biología Molecular en Medicina. Coordinación de la Carrera de Nutrición, Instituto Tecnológico y de Estudios Superiores de Monterrey.

Elizabeth Gordillo Bastidas
Doctora en Ciencias en Biología Molecular en Medicina. Departamento de Biología Molecular y Genómica, Centro Universitario de Ciencias de la Salud, Universidad de Guadalajara.

Carmen Magdalena Gurrola Díaz
Doctorado en Ciencias, Patología Molecular y Biología Molecular del Cáncer. Instituto de Enfermedades Crónico Degenerativas, Departamento de Biología Molecular y Genómica, Centro Universitario de Ciencias de la Salud, Universidad de Guadalajara.

Zamira Helena Hernández Nazará
Doctora en Ciencias en Biología Molecular en Medicina. Instituto de Enfermedades Crónico Degenerativas, Departamento de Biología Molecular y Genómica, Centro Universitario de Ciencias de la Salud, Universidad de Guadalajara.

Luis Daniel Hernández Ortega
Licenciatura en Quimicofarmacobiólogo. Doctorado en Ciencias en Biología Molecular en Medicina. Centro Universitario de Ciencias de la Salud, Universidad de Guadalajara.

Selene G. Huerta Olvera
Doctora en Toxicología. Departamento de Ciencias Médicas y de la Vida, Centro Universitario de la Ciénega, Universidad de Guadalajara. OPD Hospital Civil de Guadalajara "Dr. Juan I. Menchaca".

María Cristina Islas Carbajal
Doctora en Ciencias en Biología Molecular en Medicina. Instituto de Investigación Cardiovascular, Departamento de Fisiología, Centro Universitario de Ciencias de la Salud, Universidad de Guadalajara.

David Alejandro López de la Mora
Licenciatura en Quimicofarmacobiólogo. Doctorado en Ciencias en Biología Molecular en Medicina. Centro Universitario de Ciencias de la Salud, Universidad de Guadalajara.

Alfonso López Vázquez
Licenciatura en Médico Cirujano Partero. Doctorado en Ciencias en Biología Molecular en Medicina. Centro Universitario de Ciencias de la Salud, Universidad de Guadalajara.

José Macías Barragán
Doctor en Ciencias Biomédicas. Orientación Inmunológica. Departamento de Ciencias Naturales y Exactas, Centro Universitario de los Valles, Universidad de Guadalajara.

Ana Laura Márquez Aguirre
Doctorado en Ciencias Biomédicas con Orientación en Inmunología. Centro de Investigación y Asistencia en Tecnología y Diseño del Estado de Jalisco.

Abril Bernardette Martínez Rizo
Doctora en Ciencias Biomédicas. Orientación Inmunológica. Universidad Autónoma de Nayarit.

Mayra Guadalupe Mena Enríquez
Licenciatura en Biología. Doctorado en Genética. Centro Universitario de Ciencias de la Salud, Universidad de Guadalajara.

Alejandra Meza Ríos
Licenciatura en Quimicofarmacobiólogo. Doctorado en Ciencias en Biología Molecular en Medicina. Centro Universitario de Ciencias de la Salud, Universidad de Guadalajara.

Silvia Mora Lee
Doctora en Neurociencias. Laboratorio de Ciencias Biomédicas y Biotecnología, Departamento de Ciencias Naturales y Exactas, Centro Universitario de los Valles, Universidad de Guadalajara.

José Navarro Partida
Doctor en Ciencias en Biología Molecular en Medicina. Instituto de Biología Molecular en Medicina y Terapia Génica, Departamento de Biología Molecular y Genómica, Centro Universitario de Ciencias de la Salud, Universidad de Guadalajara.

Viviana Carolina Núñez Valdez
Licenciatura en Biología. Doctorado en Ciencias en Biología Molecular en Medicina. Centro Universitario de Ciencias de la Salud, Universidad de Guadalajara.

Colaboradores

Ana Rosa Rincón Sánchez
Doctora en Farmacología. Instituto de Investigación Cardiovascular, Departamento de Fisiología, Centro Universitario de Ciencias de la Salud, Universidad de Guadalajara.

Adriana María Salazar Montes
Doctora en Ciencias en Biología Molecular en Medicina. Instituto de Biología Molecular en Medicina y Terapia Génica, Departamento de Biología Molecular y Genómica, Centro Universitario de Ciencias de la Salud, Universidad de Guadalajara.

Laura Verónica Sánchez Orozco
Doctora en Ciencias en Biología Molecular en Medicina. Instituto de Enfermedades Crónico Degenerativas, Centro Universitario de Ciencias de la Salud, Universidad de Guadalajara.

María Guadalupe Sánchez Parada
Licenciatura en Médico Cirujano Partero. Doctorado en Genética. Centro Universitario de Ciencias de la Salud, Universidad de Guadalajara.

Ana Soledad Sandoval Rodríguez
Doctora en Ciencias Biomédicas. Orientación Inmunológica. Instituto de Biología Molecular en Medicina y Terapia Génica, Departamento de Biología Molecular y Genómica, Centro Universitario de Ciencias de la Salud, Universidad de Guadalajara.

Eduardo Vázquez Valls
Maestro en Ciencias en Biología Celular. Instituto de Patología Infecciosa y Experimental "Dr. Francisco Ruiz Sánchez" de la Universidad de Guadalajara. Centro de Investigaciones Biomédicas de Occidente, Instituto Mexicano del Seguro Social.

José María Vera Cruz
Doctor en Ciencias en Biología Molecular en Medicina. Instituto de Biología Molecular en Medicina y Terapia Génica, Departamento de Biología Molecular y Genómica, Centro Universitario de Ciencias de la Salud, Universidad de Guadalajara.

Ana Lourdes Zamora Pérez
Doctora en Genética. Instituto de Investigación en Odontología, Departamento de Clínicas Odontológicas Integrales, Centro Universitario de Ciencias de la Salud, Universidad de Guadalajara.

Guillermo Moisés Zúñiga González
Doctor en Genética. Laboratorio de Mutagénesis, División de Medicina Molecular, Centro de Investigación Biomédica de Occidente, Instituto Mexicano del Seguro Social.

Martha Silvia Lucano Landeros
Maestra en Ciencias de la Educación. Instituto de Biología Molecular en Medicina y Terapia Génica, Departamento de Biología Molecular y Genómica, Centro Universitario de Ciencias de la Salud, Universidad de Guadalajara.

Jesús Fernando Guerrero Rodríguez
Maestría en Biotecnología. Doctorado en Ciencias en Biología Molecular en Medicina. Centro Universitario de Ciencias de la Salud, Universidad de Guadalajara.

David Adrián Fernández Galindo
Doctor en Ciencias en Biología Molecular en Medicina. Instituto de Biología Molecular y Terapia Génica. Centro Universitario de Ciencias de la Salud, Universidad de Guadalajara.

Marcela Parra Vargas
Licenciatura en Nutrición. Doctorado en Ciencias en Biología Molecular en Medicina. Centro Universitario de Ciencias de la Salud, Universidad de Guadalajara.

Roberto Rodríguez Echevarría
Licenciatura en Nutrición. Doctorado en Ciencias en Biología Molecular en Medicina. Centro Universitario de Ciencias de la Salud, Universidad de Guadalajara.

Edgar Mendivil Rangel
Licenciatura en Nutrición. Doctorado en Ciencias en Biología Molecular en Medicina. Centro Universitario de Ciencias de la Salud, Universidad de Guadalajara.

Juan José Rivera Valdés
Licenciatura en Biología. Doctorado en Ciencias en Biología Molecular en Medicina. Centro Universitario de Ciencias de la Salud, Universidad de Guadalajara.

Alejandra Natalí Vega Magaña
Licenciatura en Químico Farmacobiólogo. Doctorado en Ciencias Biomédicas con orientación en Inmunología, Universidad de Guadalajara.

Carmen Carrillo Pérez
Doctora en Genética. Instituto de Enfermedades Crónico Degenerativas, Departamento de Biología Molecular y Genómica, Centro Universitario de Ciencias de la Salud, Universidad de Guadalajara.

Edén Oceguera Contreras
Doctor en Ciencias en Biología Molecular en Medicina. Instituto Potosino de Investigación Científica y Tecnológica.

Omar González
Licenciatura de Médico Cirujano y Partero. Centro Universitario de Ciencias de la Salud, Universidad de Guadalajara.

Javier Perea
Doctor en Genética Humana. Centro de Investigaciones Biomédicas de Occidente, IMSS.

Pedro Ernesto Urzúa Lozano
Médico cirujano y partero. Doctorado en Farmacología. Centro Universitario de Ciencias de la Salud, Universidad de Guadalajara.

Joel Salazar Flores
Doctor en Genética Humana. Centro Universitario de la Ciénega. Universidad de Guadalajara.

Contenido

Parte I

Conceptos básicos de biología molecular 1

Capítulo 1 Historia de la biología molecular 1
José María Vera Cruz
Adriana María Salazar Montes
Juan Armendáriz Borunda

Capítulo 2 Proyecto del Genoma Humano: aportaciones a la medicina 13
Adriana María Salazar Montes
Martha Silvia Lucano Landeros
Luis Daniel Hernández Ortega
Juan Armendáriz Borunda

Capítulo 3 Ciclo celular 19
Blanca Estela Alcántar Díaz
Adriana María Salazar Montes
Luis Daniel Hernández Ortega

Capítulo 4 Ácidos nucleicos 29
Mayra Mena Enríquez
José Navarro Partida

Capítulo 5 Replicación 41
Jorge Fernando Floresvillar Mosqueda
José Guadalupe Macías Barragán

Capítulo 6 Transcripción 49
Zamira Helena Hernández Nazará

Capítulo 7 Traducción 57
Bertha Adriana Álvarez Rodríguez
Belinda Claudia Gómez Meda
José María Vera Cruz

Capítulo 8 Regulación de la expresión génica 71
Adriana María Salazar Montes
Ana Soledad Sandoval Rodríguez
Laura Verónica Sánchez Orozco
Juan Armendáriz Borunda

Capítulo 9 Mutaciones 81
María Guadalupe Sánchez Parada
Belinda Claudia Gómez Meda

Capítulo 10 Mecanismos de reparación del DNA 89
Mayra Guadalupe Mena Enríquez
Lucía Flores Contreras
Ana Soledad Sandoval Rodríguez
Juan Armendáriz Borunda

Parte II

Metodología del DNA recombinante 99

Capítulo 11 Manejo de muestras para análisis molecular 99
Blanca Estela Bastidas Ramírez
Elizabeth Gordillo Bastidas
Daniela Gordillo Bastidas
Jesús Javier García Bañuelos

Capítulo 12 Extracción de ácidos nucleicos 105
Ana Soledad Sandoval Rodríguez
Abril Bernardette Martínez Rizo
David Alejandro López de la Mora

Capítulo 13* Electroforesis A-1
David Alejandro López de la Mora
Ana Soledad Sandoval Rodríguez

Capítulo 14 Enzimas de restricción 117
Adriana Salazar Montes
Jesús Fernando Guerrero Rodríguez

Capítulo 15 Vectores de clonación y expresión 125
Ana Soledad Sandoval Rodríguez
Mayra Guadalupe Mena Enríquez
Ana Laura Márquez Aguirre

Capítulo 16* Técnicas de hibridación A-11
Miriam Ruth Bueno Topete
Alejandra Natalí Vega Magaña

Capítulo 17 Reacción en cadena de la polimerasa 137
Ana Soledad Sandoval Rodríguez
Alejandra Meza Ríos
Jorge Fernando Floresvillar Mosqueda

Capítulo 18 Secuenciación del DNA y microarreglos 153
Belinda Claudia Gómez Meda
Bertha Adriana Álvarez Rodríguez
Guillermo Moisés Zúñiga González
José María Vera Cruz

Capítulo 19 Polimorfismos de DNA y huella genética 167
Belinda Claudia Gómez Meda
Ana Lourdes Zamora Pérez
María Guadalupe Sánchez Parada

Parte III

Bases moleculares de las enfermedades 177

Capítulo 20 Bases moleculares de las patologías humanas 177
Selene G. Huerta Olvera
José Macías Barragán
Joel Salazar Flores

Capítulo 21* Enfermedades monogénicas A-19
Silvia Mora Lee
Paola B. Castro-García

Capítulo 22 Bases moleculares de las hemoglobinopatías 187
Carmen Carrillo
Omar González
Javier Perea

Capítulo 23 Bases moleculares del cáncer 203
Carmen Magdalena Gurrola Díaz

Capítulo 24 Bases moleculares de la diabetes mellitus tipo 2 211
Ana Rosa Rincón Sánchez
María Cristina Islas Carbajal

Capítulo 25 Bases moleculares de la obesidad 225
Blanca Estela Bastidas Ramírez
Angélica Sofía González Garibay
Viviana Carolina Núñez Valdez
Alfonso López Vázquez
Pedro Ernesto Urzúa Lozano

Capítulo 26 Bases moleculares de la hepatitis B 235
Laura Verónica Sánchez Orozco
David Adrián Fernández Galindo
José María Vera Cruz
Juan Armendáriz Borunda

Capítulo 27 Bases moleculares de la hepatitis C 243
Laura Verónica Sánchez Orozco
David A. Fernández Galindo
Jesús Javier García Bañuelos
Juan Armendáriz Borunda

Capítulo 28 Bases moleculares del virus de la inmunodeficiencia humana 249
Martha Escoto Delgadillo
Eduardo Vázquez Valls

Parte IV

Tópicos selectos 261

Capítulo 29 Terapia génica 261
Ana Soledad Sandoval Rodríguez
Adriana María Salazar Montes
Adriana Díaz Rivera
Juan Armendáriz Borunda

Capítulo 30 Células madre y su aplicación en la terapia celular 271
Ana Soledad Sandoval Rodríguez
Alejandra Meza Ríos
Jesús Javier García Bañuelos
Juan Armendáriz Borunda

Capítulo 31 Organismos genéticamente modificados y clonados 285
Blanca Estela Bastidas Ramírez
Laura Verónica Sánchez Orozco
Jesús Javier García Bañuelos
José María Vera Cruz
Juan Armendáriz Borunda

Capítulo 32 Nutrición molecular 295
Blanca Estela Bastidas Ramírez
Elizabeth Gordillo Bastidas
Daniela Gordillo Bastidas
Jesús Javier García Bañuelos

Capítulo 33 Epigenética y sus implicaciones en la expresión de genes 305
Marcela Parra Vargas
Roberto Rodríguez Echevarría
Edgar Mendivil Rangel
Juan Armendáriz Borunda

Capítulo 34 RNA de interferencia: una herramienta genómica funcional 319
Edén Oceguera Contreras
Juan José Rivera Valdés

Capítulo 35 Biología molecular del deporte 329
Ana Soledad Sandoval Rodríguez
Adriana María Salazar Montes
Óscar Gabriel Béjar Mejía

Capítulo 36 Dopaje génico 341
Ana Soledad Sandoval Rodríguez
Óscar Gabriel Béjar Mejía
Adriana Salazar Montes
Jesús Javier García Bañuelos

Índice 349

---

* Los contenidos de los capítulos: 13, 16 y 21, así como la bibliografía, pueden ser consultados en Internet, en la siguiente dirección: www.mhhe.com/med/salazar_bmfa2e

Prólogo

La primera edición de *Biología Molecular: fundamentos y aplicaciones en las ciencias de la salud* supuso un reto inspirador por la oportunidad de incidir en la educación puntual de los alumnos de dicha área del conocimiento. Esta segunda edición es la continuación de ese primer esfuerzo, el cual fue acogido de manera más que entusiasta por los alumnos, profesores y público en general.

Esta edición sigue siendo un libro de texto, pero cuenta con temas especializados que lo hacen atractivo a los profesionales de diversas áreas de la salud. Las personas que han participado esta vez, nos han ayudado a mejorar el trabajo realizado y llegar exitosamente a su publicación, actualizando y mejorando los contenidos.

Es importante hacer notar que en la primera edición los temas cubrieron información básica y esencial en la formación, principalmente, de los estudiantes de las carreras de Medicina, Nutrición, Odontología, Enfermería, Biología e incluso de Farmacobiología. En esta ocasión, los autores nos hemos dado cuenta que el impacto de nuestro libro fue más allá de lo que esperábamos.

Los ejes temáticos del libro se fundamentaron en el insoslayable avance de la biología molecular en las últimas seis décadas a partir del conocimiento de la estructura del DNA como pieza fundamental, en el hasta entonces indescifrable rompecabezas del inicio de la vida y la perpetuación de las diferentes especies a lo largo de la evolución.

El lector podrá encontrar en este libro, de manera expedita y didáctica, cómo se ha revolucionado la manera de percibir la medicina, la biología y en general, la mayoría de las áreas de las ciencias de la salud. Por ejemplo, en el área de biología molecular, todos los días se publican datos que nos permiten un entendimiento más amplio de los procesos biológicos. Aunque la estructura y función de los genes en el genoma humano pareciera simple, al adentrarnos un poco más en su estudio nos asombramos de su complejidad. Asimismo, los estudios logrados en el campo de la Biología Molecular aplicados a la medicina y a la ingeniería genética han generado enormes avances como consecuencia del entendimiento de las bases moleculares de los fenómenos biológicos que suceden en el organismo, lo que en el campo de la medicina ha permitido ofrecer diagnósticos y tratamientos más certeros, con lo cual se establece una conexión estrecha, antes inexistente, entre las ciencias básicas y las disciplinas clínicas. Podemos finalmente entender la importancia que ha cobrado la biología molecular en el desarrollo de la vida moderna, por lo cual múltiples universidades la han incluido dentro de sus planes de estudio como una materia obligatoria. Esta medida pretende que los estudiantes de ciencias de la salud, tanto de licenciatura como de maestría y doctorado, entiendan los conocimientos anteriores y los actuales, y sean capaces de comprender los mecanismos moleculares que suceden dentro de las células de todos los organismos vivos, además de entender cómo un agente genético, un microorganismo o un factor ambiental puede modificarlos, ocasionando así una patología.

Este libro ofrece al lector un estudio más profundo del campo de la biología molecular al presentarle un panorama general de cada uno de los temas planteados, por ejemplo a través de una presentación sencilla y didáctica de los fenómenos moleculares que ocurren dentro de las células, o de las principales técnicas empleadas en un laboratorio de biología molecular para su estudio y aplicación en el diagnóstico, y también a partir de entender cómo, con ayuda de la biotecnología y la ingeniería genética, estos procesos pueden ser modificados para mejorar o revertir el curso de un proceso fisiológico anormal y regresar, de esta manera, el organismo a la homeostasis.

Esta segunda edición incorpora temas de fundamental actualidad, lo que sin duda impactará en los conocimientos de estudiantes de pregrado, posgrado y profesionales de la salud que la tengan en sus manos. Temas tan importantes como las células madre, la epigenética, entre otros, representan conceptos indispensables en el conocimiento científico relacionado con las ciencias de la salud.

Es necesario agradecer a múltiples personas que de manera puntual o a través de comentarios o sugerencias contribuyeron a que la segunda edición de este libro sea una realidad. A la editorial McGraw-Hill, por la edición, corrección y elaboración: por su entusiasmo y dedicación, gracias.

Sobre todo, agradecemos a los alumnos de los cursos de Biología Molecular de pregrado y posgrado, quienes con sus preguntas, dudas y comentarios enriquecieron este libro.

Gracias a todos ellos.

Adriana Salazar Montes
Ana Sandoval Rodríguez
Juan Armendáriz Borunda

PARTE I
Conceptos básicos de biología molecular

CAPÍTULO 1
Historia de la biología molecular

José María Vera Cruz • Adriana María Salazar Montes • Juan Armendáriz Borunda

Introducción

La historia de la biología molecular implica muchas historias y todas ellas se encuentran entrelazadas. Sería muy complicado tratar de describirlas de manera individual y más si se presta atención a todos los acontecimientos que han tenido impacto en esta ciencia. Por ello, en este capítulo sólo se considerarán algunos de los sucesos que han dejado huella de manera significativa en el desarrollo del área de la biología que hoy se conoce como **biología molecular**.

Charles Darwin

Esta historia comienza a principios del siglo XIX, cuando Charles Darwin (figura 1-1) propuso la teoría del origen de las especies, en la que se plantea la preservación de las características más favorables de un organismo como consecuencia de un cambio en la secuencia del DNA, lo que en la actualidad se conoce como *mutación*.

Gregor Mendel

Posteriormente, en 1865, Johann Gregor Mendel, un monje agustino, nacido en Heinzendorf, Austria (figura 1-2), publica sus experimentos con plantas híbridas (diferentes variedades de la planta del guisante *Pisum sativum*) y llama a los resultados de su investigación "**Leyes de la herencia**", por lo que se le considera el padre de la genética.

Estos experimentos causaron un gran impacto en la comunidad científica, y le permitieron deducir que las características del organismo están determinadas por un par de factores, aportados por cada progenitor. Estas "unidades hereditarias" (**genes**) no se mezclan sino que se transmiten con toda la información, y uno de los factores resulta dominante sobre el otro recesivo, lo que da origen a la formulación de las leyes fundamentales de la herencia. Sin embargo, nunca se preguntó por la naturaleza química de los genes ni por su localización dentro de las células.

Friedrich Miescher

Entre 1868 y 1869, el químico suizo Friedrich Miescher (figura 1-3), siendo posdoctorado en el laboratorio de Hoppe-Seyler (el acuñador del término *biochimie*), aisló los núcleos a partir de células presentes en pus de vendajes quirúrgicos; comprobó que los núcleos contenían una sustancia química homogénea y no proteica a la que denominó **nucleína** (el término ***ácido nucleíco*** fue acuñado posteriormente, en 1889, por Richard Altman). Según sus palabras, la nucleína es una "sustancia rica en fósforo localizada exclusivamente en el núcleo celular"; así, preparó el camino para la identificación de la molécula portadora de la información hereditaria, el DNA. Ese hecho excepcional hizo que Hoppe-Seyler decidiera demorar hasta 1871 la publicación de estos resultados, a la espera de la confirmación definitiva. Al principio, esta investigación no pareció relevante, hasta que Albrecht Kossel llevó a cabo sus primeras investigaciones sobre la estructura química de la nucleína. En 1888, Kossel demostró que la nucleína de Miescher contenía proteínas y moléculas básicas ricas en nitrógeno, lo que llevó a la identificación de lo que hoy se conoce como bases nitrogenadas. También demostró la

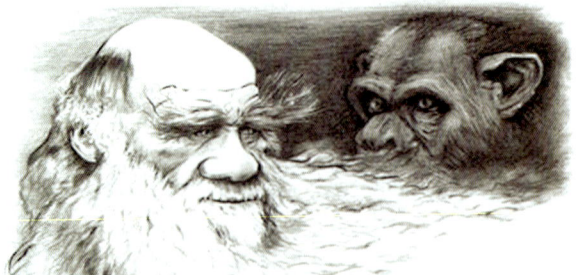

Figura 1-1. Charles Darwin.

presencia de un glúcido de cinco átomos de carbono. Por este trabajo se le otorgó el Premio Nobel de Fisiología en 1910. Su vocación investigadora le introdujo en el área de la fisiología celular, donde destacó la importancia de las enzimas e intuyó la función de los ácidos nucleícos en la herencia.

Thomas Hunt Morgan

En 1909, Thomas Hunt Morgan (figura 1-4), en la Universidad de Columbia, realizó experimentos que hoy se consideran clásicos sobre los rasgos genéticos ligados al sexo, lo que le hizo acreedor del Premio Nobel en 1933. Sus contribuciones científicas más importantes se centraron en el campo de la genética, y demostró que los cromosomas son portadores de los genes, lo que dio lugar a la teoría cromosómica de Sutton y Boveri. Gracias a su trabajo, la *Drosophila melanogaster* se convirtió en uno de los principales modelos en genética.

En 1910 descubrió una mosca mutante de ojos blancos entre individuos de estirpe silvestre de ojos rojos. La progenie del cruzamiento de un macho de ojos blancos con una hembra de ojos rojos presentó ojos rojos, lo que indicaba que el carácter "ojos blancos" era recesivo y por lo

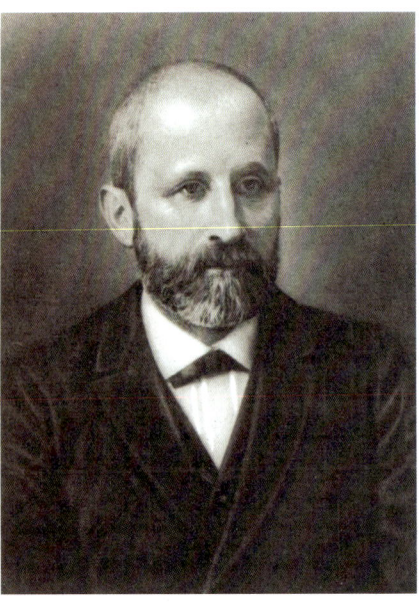

Figura 1-3. Friedrich Miescher.

tanto el "ojos rojos" era dominante y los nombró "R" y "r", respectivamente. Morgan denominó *white* al gen recesivo, e inició así la tradición de nombrar a los genes según el fenotipo causado por sus alelos. Al cruzar estas moscas entre sí, se percató de que sólo los machos mostraban el carácter "ojos blancos". De sus experimentos concluyó lo siguiente:

1. Algunos caracteres se heredan ligados al sexo.
2. El gen responsable del carácter "ojos blancos" está en el cromosoma X.
3. Existe la posibilidad de que otros genes también residan en cromosomas específicos.

Hunt y sus estudiantes analizaron las características de miles de moscas y estudiaron su herencia. Al usar la recombinación de los cromosomas, Morgan y Alfred Sturtevant prepararon un mapa con la localización de los genes en el cromosoma. Morgan también descubrió que algunas enfermedades, como la alcaptonuria, tienen su origen en

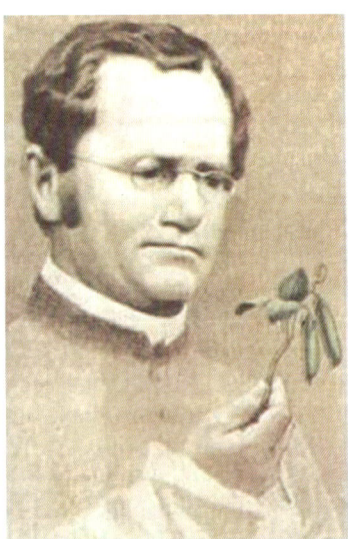

Figura 1-2. Gregor Mendel.

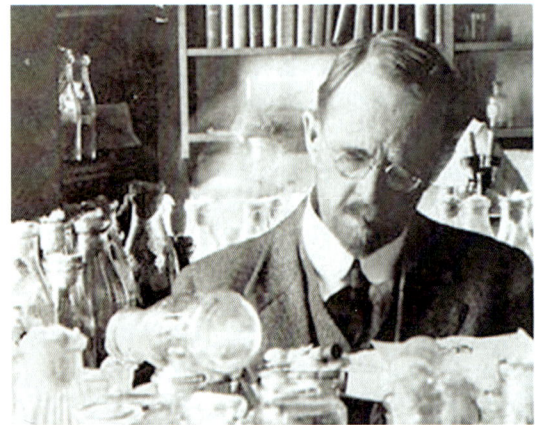

Figura 1-4. Thomas Hunt Morgan.

una enzima defectuosa, fenómeno descrito por el físico inglés Archibald Garrod, quien observó que las personas con anomalías genéticas (errores innatos del metabolismo) carecían de ciertas enzimas. Con esta observación se relacionó a las proteínas (enzimas) con los cambios genéticos. En 1913, Calvin Bridges demostró que los genes están en los cromosomas; asimismo, Alfred Henry Sturtevant (como Bridges, alumno de Morgan) demostró que algunos genes tienden a heredarse juntos y dedujo que se localizan en el mismo cromosoma.

En 1915 quedaron definitivamente establecidas las bases fundamentales de la herencia fenotípica y se publicó el libro *El mecanismo de la herencia mendeliana*, escrito por Thomas H. Morgan, Alfred Sturtevant, Hermann Muller y Calvin Bridges, en el que se establecían de forma definitiva las bases fundamentales de la herencia genotípica, se iniciaba la teoría cromosómica de la herencia y se consolidaba la edad de oro de la genética clásica.

DNA como material genético

Frederick Griffith

Oficial médico y genetista británico (figura 1-5). En 1928 realizó lo que se conoce como "**experimento de Griffith**", en el que descubrió el "**principio transformante**", conocido en la actualidad como DNA.

El experimento de Griffith tuvo lugar mientras investigaba una vacuna para prevenir la neumonía durante la pandemia de gripe que se produjo tras la Primera Guerra Mundial. Para ello usó dos cepas de la bacteria *Streptococcus pneumoniae*: la cepa **S** (virulenta), que contenía una cápsula de polisacáridos, y la **R** (no virulenta), que carecía de ella. Cuando se inyectaba a ratones, la cepa S causaba

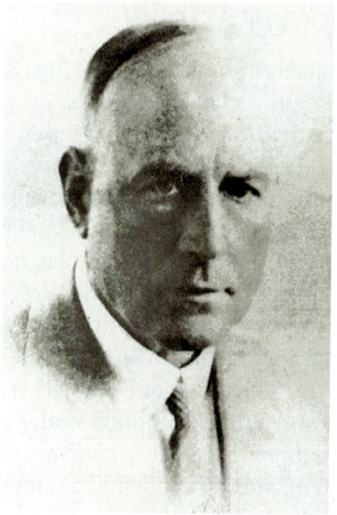

Figura 1-5. Frederick Griffith.

neumonía y muerte en uno o dos días, ya que la cápsula permitía a la bacteria resistir los ataques del sistema inmune del hospedero. Cuando se inyectaba la cepa R no causaba neumonía. Si la cepa S se calentaba para matarla y se inyectaba en ratones perdía su virulencia y los ratones no desarrollaban neumonía. Sin embargo, si se inyectaban bacterias muertas de la cepa S mezcladas con bacterias vivas de la cepa R (S/R), los ratones infectados morían.

Al aislar de estos ratones la bacteria en la sangre se descubrió que la cepa R, con anterioridad avirulenta, presentaba cápsula y se transformaba en S. Así, Griffith hipotetizó que existía un *principio transformante* presente en las bacterias muertas de la cepa S que hacía que las bacterias de la cepa R se transformaran en bacterias de tipo S (figura 1-6).

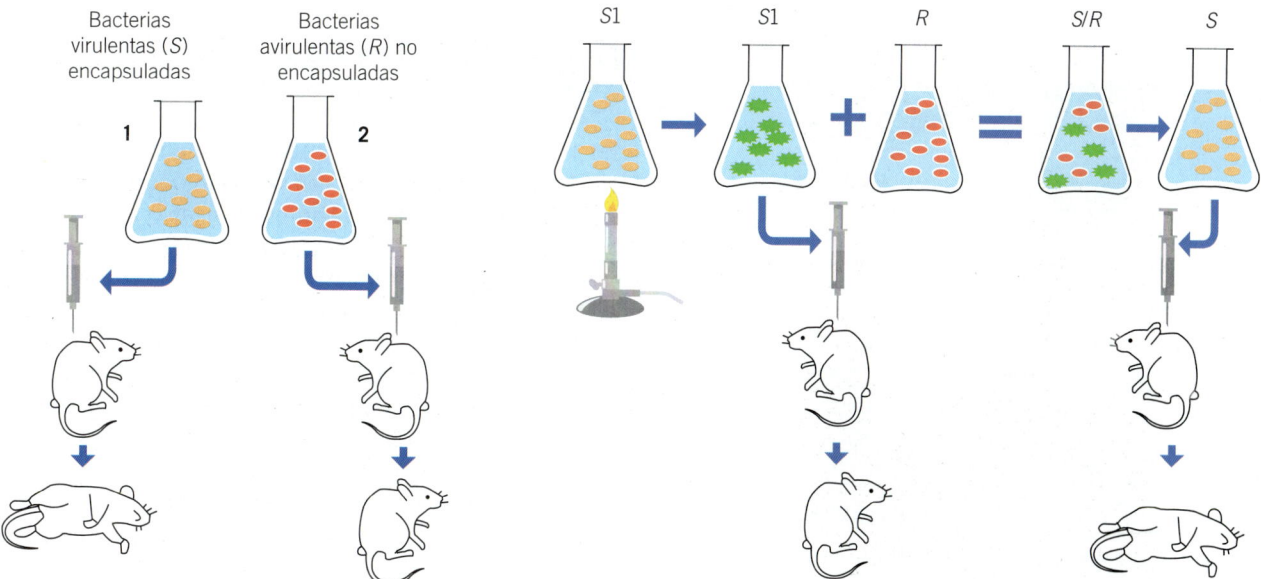

Figura 1-6. Experimento del principio transformante.

William Thomas Astbury

En 1938, sir William Thomas Astbury (figura 1-7) y Florence Bell, de la Universidad de Leeds, en Inglaterra, al realizar estudios de difracción por rayos X, propusieron que el DNA era una fibra compuesta de bases nitrogenadas apiladas a 0.33 nm unas de otras, perpendiculares al eje de la molécula. Astbury siguió trabajando en el estudio de la estructura de proteínas fibrosas, como las queratinas, en lana. Su perseverancia y dedicación lograron que en 1945 consiguiera la primera cátedra de Estructura biomolecular. Además, fue el primer científico en autodenominarse *biólogo molecular*, aprovechando que en 1938, Warren Weaver había acuñado el término **biología molecular**. El nombramiento de Astbury marcó el nacimiento de la biología molecular como un área de conocimiento independiente.

George Wells Beadle y Edward Lawrie Tatum

En 1941, George Wells Beadle y Edward Lawrie Tatum (figura 1-8), en la Universidad de Stanford, California, encontraron sólidas evidencias de una correlación entre los genes y las enzimas en el hongo *Neurospora crassa*, mediante el estudio de rutas metabólicas implicadas en la síntesis de los aminoácidos. Basaron su hipótesis en estudios de nutrición de mutantes bioquímicos del moho *Neurospora crassa*, un organismo haploide, con un solo juego de cromosomas, que en un determinado momento de su ciclo vital pasa por un estado diploide, con dos juegos de cromosomas, y sufre la meiosis para originar las esporas sexuales. La ventaja de este modelo consistía en que se reproducía con rapidez, sus necesidades nutricionales y las rutas bioquímicas eran conocidas y podía llegar a reproducirse de forma sexual y asexual.

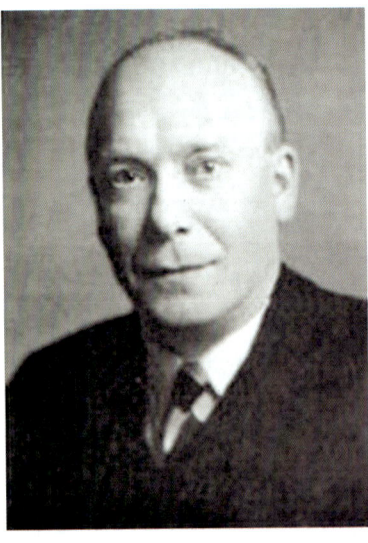

Figura 1-7. William Thomas Astbury.

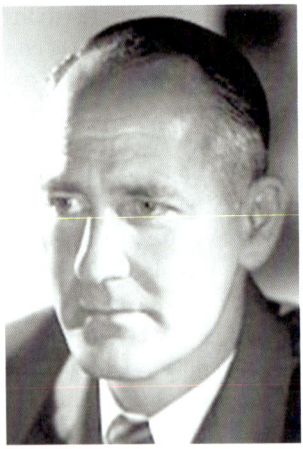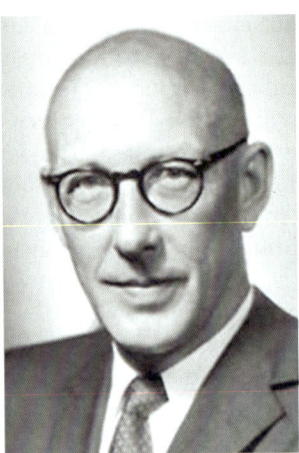

Figura 1-8. George Wells Beadle y Edward Lawrie Tatum.

Sus experimentos consistían en exponer a este hongo a rayos X causándole mutaciones que originaban cambios en las enzimas implicadas en rutas metabólicas. Sus resultados, publicados en 1941, proponían un vínculo directo entre los genes y las enzimas, conocido como la hipótesis "**un gen, una enzima**". Más tarde, en 1943, el médico italiano Salvador E. Luria, conocido por el medio de cultivo para *E. coli* LB (*Luria broth*), y Max Delbrück demostraron que las mutaciones en *E. coli* ocurrían de forma espontánea, sin necesidad de exposición a agentes mutagénicos, y que éstas se transmitían siguiendo las leyes de la herencia. Estos autores postularon que las mutaciones son las causantes de la resistencia de las bacterias a fármacos. A Luria, Delbrück y Alfred Day Hershey se les otorgó el Premio Nobel de Fisiología en 1963 por sus descubrimientos acerca del mecanismo de replicación de los virus y su estructura genética.

Oswald Theodore Avery, Colin MacLeod y Maclyn McCarty

En 1944, Avery, MacLeod y McCarty (figura 1-9) demostraron que las cepas inocuas de neumococo estudiadas por Griffith se transformaban en patógenas al adquirir la molécula de DNA y no proteínas, como se creyó en un principio, y demostraron así que el *principio transformante* era DNA. MacLeod, empleando refinadas técnicas desarrolladas por él mismo, aisló el principio transformante de muestras de neumococos biológicamente activo. Este compuesto se trató con proteasas (enzimas que degradan proteínas), lipasas (enzimas que degradan lípidos) y glucosidasas (enzimas que degradan carbohidratos), con la finalidad de conocer su naturaleza química. El tratamiento con estas enzimas no logró inactivar su acción. El análisis permitió suponer que el factor transformante podría estar compuesto por ácidos nucleicos, ya que su peso molecular era alto y se precipitaba en presencia de alcohol.

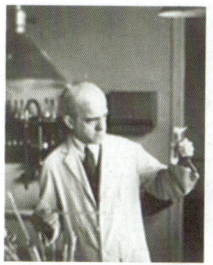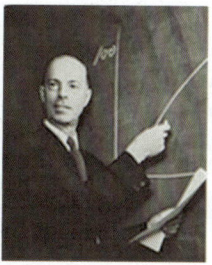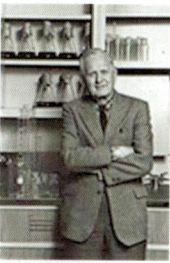

Figura 1-9. Oswald Theodore Avery, Colin MacLeod y Maclyn McCarty.

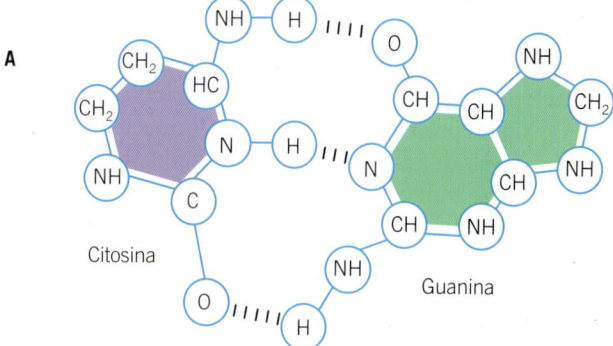

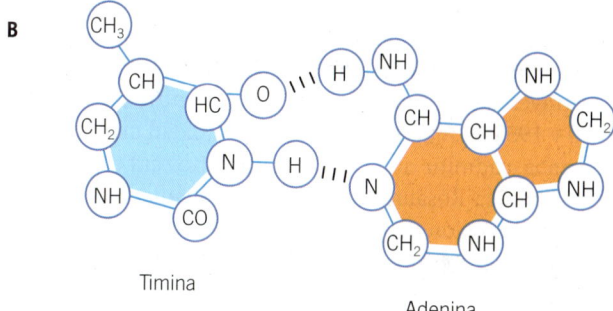

El tratamiento con ribonucleasa (enzima que degrada el RNA), tampoco producía su inactivación. Sólo cuando el principio se trataba con desoxirribonucleasa (enzima que degrada el DNA) se perdía su acción. De esta manera se demostró que la naturaleza química del principio transformante era DNA y era el causante de producir los cambios permanentes heredables.

Erwin Chargaff

En 1950, Erwin Chargaff, bioquímico de la Universidad de Columbia (figura 1-10), se interesó por el DNA tras leer el artículo de Avery y colaboradores. Erwin descubre las leyes que rigen la complementariedad de bases de los ácidos nucleicos. Mediante cromatografía en papel, Chargaff demostró que el DNA aislado de diferentes organismos contiene la misma proporción de adeninas y de timinas, así como de citosinas y de guaninas. Asimismo, demostró que el porcentaje de bases purinas era igual al de bases pirimidinas (véase el capítulo 3). Con estos descubrimientos se fundamentó el principio de complementariedad de las bases de los ácidos nucleicos (figura 1-11).

Esta regla tuvo sentido sólo hasta que James Dewey Watson y Francis Harry Compton Crick propusieron su modelo de la estructura del DNA. En ese mismo año, **lord**

Figura 1-11. Reglas de Chargaff.

Alexander Robertus demostró que los nucleótidos se unían al DNA a través de enlaces fosfodiéster, por lo que propuso una estructura lineal para la cadena de DNA.

Alfred Hershey y Martha Chase

En 1952, Alfred Hershey y Martha Chase (también conocida como Martha C. Epstein; figura 1-12), utilizando bacteriófagos (virus que infectan bacterias) marcados con isótopos radiactivos ^{35}S o ^{32}P (el azufre como elemento químico propio de las proteínas y el fósforo del DNA),

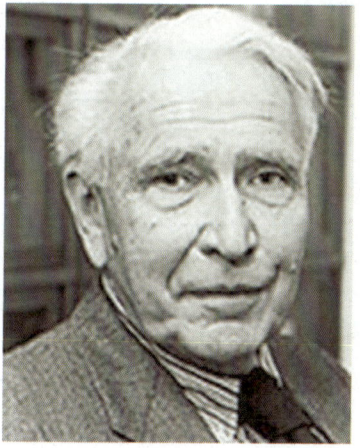

Figura 1-10. Erwin Chargaff.

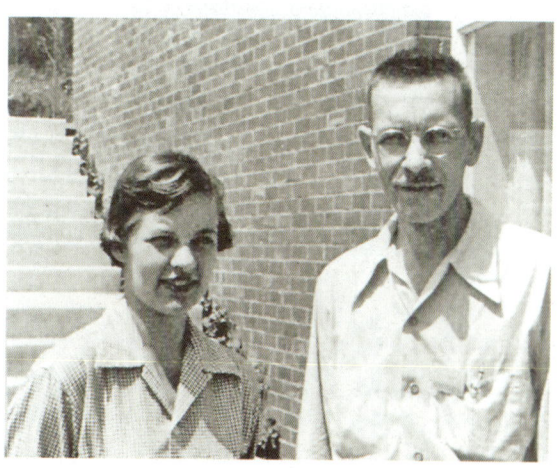

Figura 1-12. Martha Chase y Alfred Hershey.

demostraron que cuando un virus infecta a una bacteria solamente penetra el DNA viral. La cápside viral no se introduce a la bacteria y, por lo tanto, no participa en la formación de nuevas partículas virales; concluyeron que el DNA, y no las proteínas, contiene la información genética para la síntesis de nuevos viriones, y por lo tanto es el responsable de la transmisión genética.

Rosalind Franklin

Obtuvo su título universitario, en física, química y matemáticas, en el Newnham College, el colegio mayor femenino de la Universidad de Cambridge en Inglaterra, un doctorado en Química-física en la misma universidad y se especializó en la técnica de difracción de rayos X, conocimiento que le sirvió para obtener la difracción de los rayos X a través de las moléculas de DNA (figura 1-13). Entre 1950 y 1953, la mayor parte de la comunidad científica comenzaba a admitir que el material genético era el DNA. La quimicofísica Rosalind Elsie Franklin, mediante sus estudios de difracción de rayos X, descubrió que el DNA presentaba los grupos fosfato hacia el exterior y podía hallarse de dos formas helicoidales distintas: las que hoy conocemos como DNA-A y DNA-B (véase el capítulo 3).

James Dewey Watson y Francis Harry Compton Crick

En 1953, el bioquímico estadounidense Watson y el biofísico inglés Crick (figura 1-14) elaboraron el famoso modelo de la doble hélice de DNA, que explicaba de manera clara que el DNA podía duplicarse y transmitirse de una célula a otra. Su maqueta representaba al DNA formado por dos cadenas antiparalelas: una que corre en dirección 5'-3', y la otra que lo hace en la dirección opuesta 3'-5' (véase el capítulo 3). Estas cadenas tienen una estructura de α-hélice y se hallan unidas por dos y tres puentes de hi-

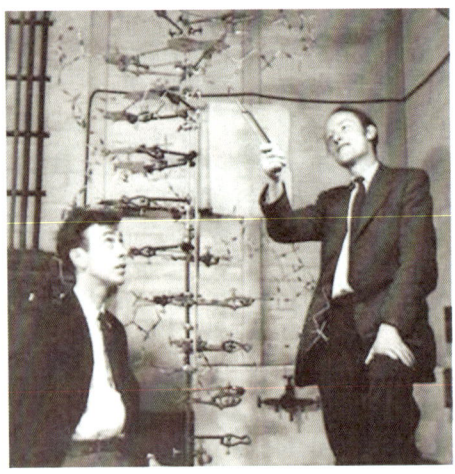

Figura 1-14. James Dewey Watson y Francis Harry Compton Crick.

drógeno entre las bases A-T y G-C, de forma respectiva. En cambio, hacia la parte externa de la cadena se localizan las desoxirribosas, unidas por enlaces fosfodiéster, formando una especie de barandal o pasamanos de una escalera que deja expuestos a los grupos fosfato (figura 1-15).

Era moderna de la biología molecular

El hallazgo de la estructura del DNA es uno de los descubrimientos esenciales en las ciencias de la vida y marcó el inicio de la biología molecular moderna. En 1955, Crick,

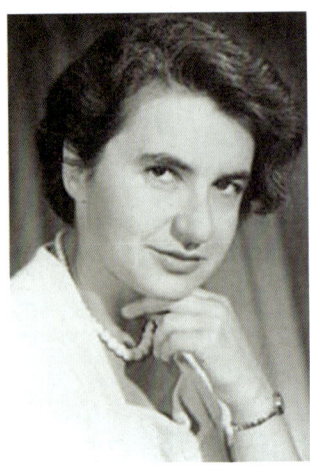

Figura 1-13. Rosalind Franklin.

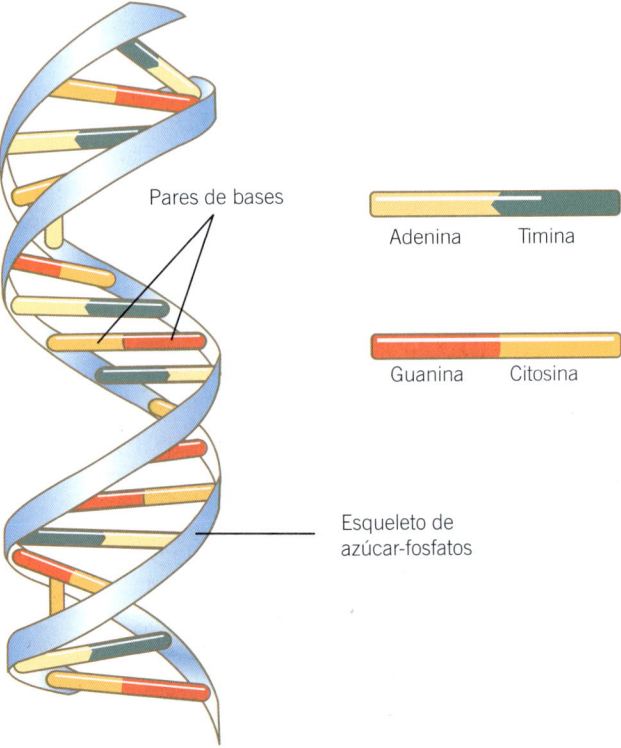

Figura 1-15. Modelo de la doble hélice del DNA.

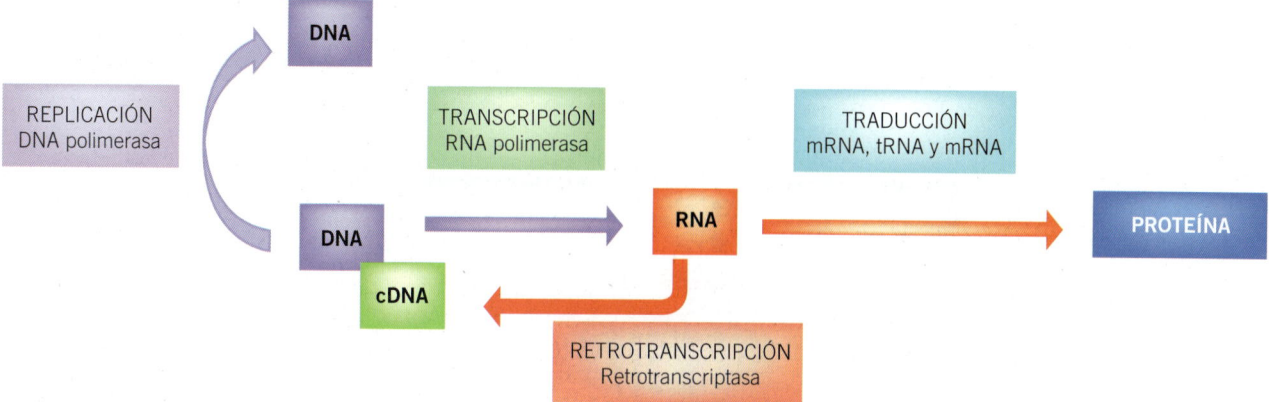

Figura 1-16. Flujo de la información genética.

siguiendo el modelo de la doble hélice, propuso la existencia de la tautomería y la replicación semiconservadora del DNA, y propuso que para la síntesis de proteínas debe existir una molécula mediadora entre las proteínas y el DNA, función que hoy se sabe realiza el RNA. En ese mismo año, propuso el dogma central de la biología molecular: "El DNA dirige su propia replicación y su transcripción para formar RNA complementario a su secuencia; el RNA es traducido en aminoácidos para formar una proteína" (figura 1-16). En 1957 propuso que el código genético debe leerse en tripletes.

Matthew Stanley Meselson y Franklin Stahl

En 1958, los científicos Matthew Stanley Meselson y Franklin Stahl, que trabajaban en el Instituto de Tecnología de California (CalTech) (figura 1-17), realizaron un experimento que probó los tres modelos de replicación del DNA hasta entonces propuestos (conservativo, semiconservativo y dispersivo, confirmando que la replicación es semiconservativa como lo propuso Crick. En su experimento utilizaron centrifugación con gradientes de soluciones de cloruro de cesio (CsCl). Cultivaron bacterias en un medio que contenía el isótopo ^{15}N (pesado) para marcar las cadenas de DNA progenitoras. Después cambiaron el medio por uno que contenía ^{14}N (ligero) y se permitió que las células se replicaran una sola vez con la finalidad de que el DNA recién replicado incorporara este nitrógeno. Si la replicación del DNA contemplaba la separación de las dos cadenas, era posible predecir la densidad de las moléculas de DNA después de una replicación. Si la replicación fuera semiconservadora, después de una replicación, todas las moléculas de DNA resultantes tendrían que contener una cadena pesada y una ligera, y en consecuencia su densidad sería intermedia. Este resultado fue observado por Meselson y Stahl. Después de dos replicaciones en ^{14}N la mitad de las moléculas de DNA eran ligeras y la otra mitad, híbridas, es decir, con densidad intermedia, justo como lo predice la replicación semiconservativa. De esta manera se demostró que la replicación del DNA es semiconservativa y el nuevo DNA preserva una de las cadenas originales y se sintetiza una *de novo* (figura 1-18).

Hamilton Smith, Daniel Nathans, Werner Arber

En 1968, Steward Lynn y Werner Arber (figura 1-19) descubrieron los sistemas de restricción de las bacterias.

Hamilton Smith, a principios de la década de 1960, en la Universidad de Ginebra, Suiza, descubrió que las bacterias infectadas por virus liberaban unas enzimas (enzimas de restricción), que los inactivan al cortar sus secuencias de DNA. De forma simultánea a este ataque molecular, la bacteria libera otra enzima que modifica químicamente las bases de su propio DNA evitando que la enzima de restricción lo corte, lo que produce su autodestrucción. Este proceso en dos pasos se denomina "sistema controlado de restricción-modificación" del hospedero. En 1970 se aísla la primera enzima de restricción *Hind* II, a partir de *Haemophilus influenzae* (véase el capítulo 13).

El enorme potencial del empleo de las enzimas de restricción quedó demostrado por un colega de Smith, Daniel Nathans, de la Universidad Johns-Hopkins, que logró cor-

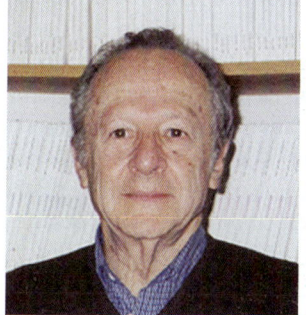 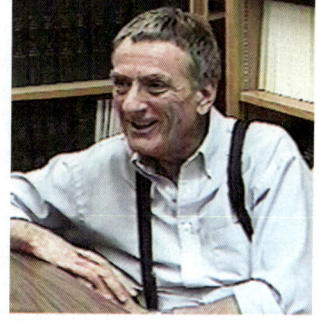

Figura 1-17. Matthew Stanley Meselson y Franklin Stahl.

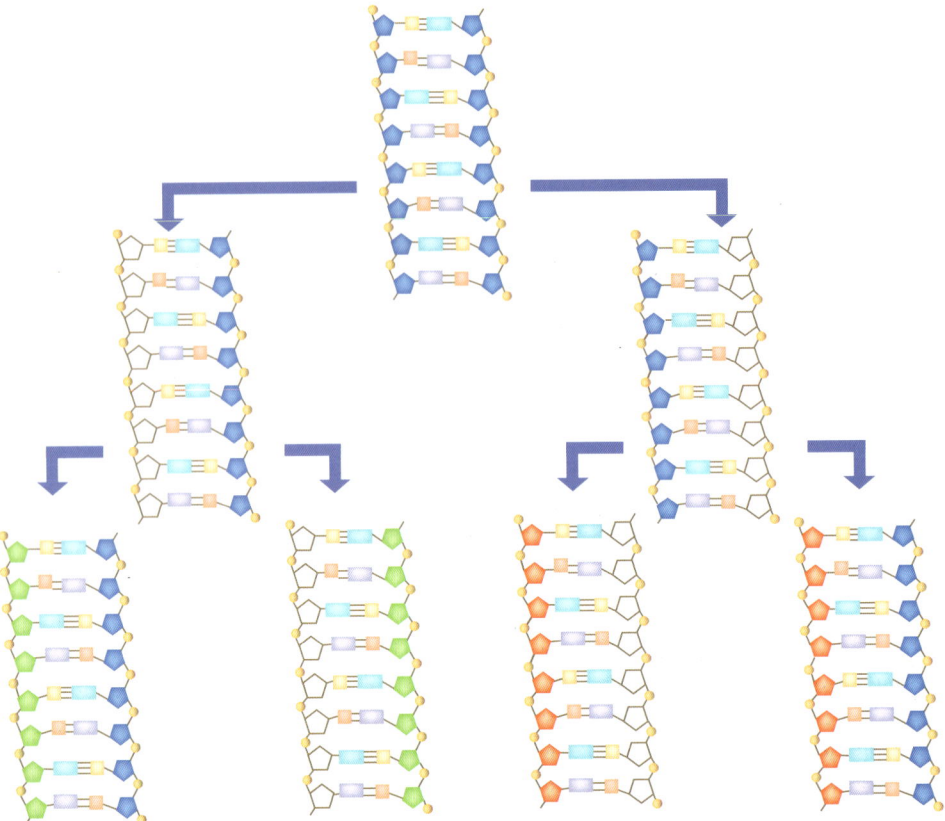

Figura 1-18. Replicación semiconservadora del DNA.

tar el DNA del virus SV40 (que induce la formación de tumores cancerosos en los simios) a 11 fragmentos. Nathans describió sus genes específicos y, lo que es más importante, las funciones que desempeñan. En 1971, Nathans elaboró el primer mapa de restricción del DNA que detallaba los genes de una molécula de DNA. Un año más tarde, en 1972, Janet Mertz y Ron Davis demostraron que un fragmento de restricción podía insertarse y ligarse a otro DNA cortado por la misma enzima.

Por las excepcionales contribuciones al nacimiento de las técnicas de la ingeniería genética, Arber, Smith y Nathans recibieron el Premio Nobel de Fisiología y Medicina en 1978.

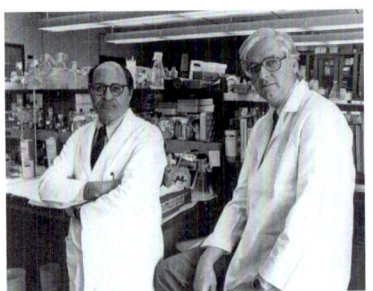 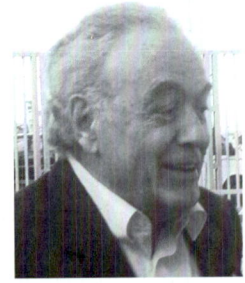

Figura 1-19. Hamilton Smith, Daniel Nathans, Werner Arber.

Howard Martin Temin y David Baltimore

En 1970, Howard Martin Temin, de la Universidad de Wisconsin-Madison, y David Baltimore, del Instituto de Tecnología de Massachusetts (MIT), de manera independiente descubrieron una nueva enzima denominada *transcriptasa inversa* o *retrotranscriptasa*, con función de DNA polimerasa dependiente de RNA. Temin y Baltimore (figura 1-20) demostraron que el genoma de RNA de los retrovirus era copiado a una molécula de DNA de doble cadena por la acción de la transcriptasa inversa, durante la infección de estos virus. Temin y Baltimore, junto con Dulbecco, fueron galardonados con el Premio Nobel de Fisiología en 1975.

El principal cuestionamiento acerca de los virus de RNA era si el genoma de estos virus pasaba de padres a hijos como RNA o se integraba al DNA de la célula huésped en alguna etapa de su ciclo viral. Las pruebas de infección y de transformación indicaban que estos virus requerían de la síntesis de DNA. Temin sugirió que la replicación de los virus de RNA ocurría mediante una molécula intermediaria de DNA (un provirus) que servía como molde para la síntesis de RNA viral. Sin embargo, este molde necesita de una DNA polimerasa dependiente de RNA que nunca se había encontrado en ningún tipo de células. Por su parte, Baltimore examinó los viriones (partículas virales maduras) de virus

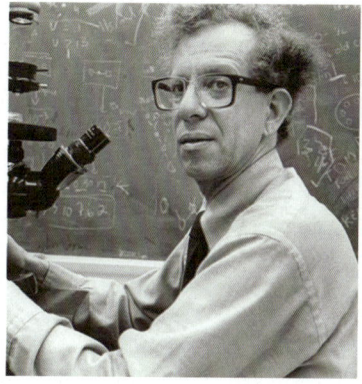
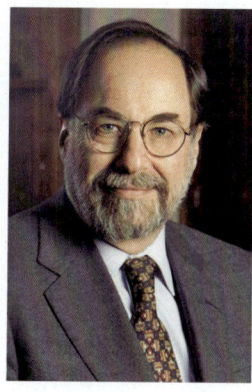

Figura 1-20. Howard Martin Temin y David Baltimore.

de RNA. Incubó el virus en condiciones en que se indujera la actividad del DNA polimerasa y los cuatro desoxinucleótidos (ATP, CTP, GTP, TTP), uno de los cuales (TTP) era radiactivo. El producto resultante fue una molécula insoluble en ácido, que mostraba las propiedades del DNA. Este producto era degradado por una DNasa pero no se afectó por la RNasa ni por hidrólisis alcalina (a la cual es sensible el RNA). Sin embargo, si los viriones se trataban con RNasa antes de la reacción, la molécula molde se degradaba. Se observó, también, que la enzima que sintetizaba el DNA se sedimentaba junto con las partículas virales maduras, lo que sugiere que era parte del virus y no de la célula huésped. Estos resultados reforzaron la idea de que el RNA viral se copiaba a una molécula de DNA de doble cadena, que a su vez servía como molde para la síntesis del RNA viral necesario para la infección y la transformación. Estos experimentos no sólo sugirieron que la transformación celular por los virus de RNA ocurría a través de un intermediario de DNA sino que también contradijeron el antiguo concepto del dogma de la biología molecular propuesto por Francis Crick, que postulaba que la información de una célula fluía del DNA al RNA y a la proteína y no en sentido contrario.

Kary Mullis

Kary Banks Mullis (figura 1-21) desarrolló una técnica innovadora que revolucionó la investigación en biología molecular: la reacción en cadena de la polimerasa (PCR, *polymerase chain reaction*). En 1985, mientras trabajaba en la compañía Cetus, desarrolló la PCR, que permite la amplificación de una secuencia específica de DNA mediante nucleótidos trifosfatados y un DNA polimerasa. La idea de multiplicar una hebra de DNA millones de veces la surgió en 1983 pero no convenció a sus colegas de la compañía, por lo que tuvo que desarrollarla solo. La versión de la técnica propuesta en un inicio por Mullis, aunque efectiva, era poco eficiente, hasta que se le ocurrió emplear DNA polimerasas termoestables, extraídas de microorganismos termofílicos, como la *Taq* polimerasa procedente de *Thermus aquaticus* (véase el capítulo 16, sobre PCR) (figura 1-22).

Por esta invención, de gran valor en biotecnología y como herramienta de investigación científica y forense, en 1993 recibió el Premio Japón y el Premio Nobel de Química, compartido con el canadiense Michael Smith. Cetus, la compañía en donde trabajaba Mullis, le dio una recompensa de 10 000 dólares por la invención de la PCR y luego vendió la patente por 300 millones de dólares a *Roche Molecular Systems*. La PCR tiene múltiples aplicaciones, como la identificación de individuos a partir de muestras de sangre o saliva (utilizada en ciencia forense) y la secuenciación de genes de todo tipo de organismos. La secuenciación genética era, hasta entonces, un proceso muy complicado, aplicable sólo cuando se podían obtener de manera natural muchas copias del mismo DNA. La PCR convirtió en una práctica corriente la secuenciación génica y permitió la lectura completa del genoma humano, así como de muchos organismos que se toman como modelos de problemas biológicos en la investigación. La técnica ha permitido también investigar la filogenia (historia evolutiva), mediante la comparación de las secuencias genéticas de distintas especies.

Primer tratamiento de terapia génica con éxito en niños (1989)

En la década de 1980 se propició el advenimiento de la terapia génica, el uso de genes para el tratamiento de enfermedades. Esta estrategia terapéutica se consolidó en 1989, cuando se llevó a cabo el primer protocolo clínico.

El síndrome de inmunodeficiencia combinada grave por déficit de la enzima adenosín deaminasa (ADA) fue la primera enfermedad tratada con terapia génica. Las razones de su elección para este tratamiento son las siguientes:

1. La deficiencia de ADA es la enfermedad congénita de inmunodeficiencia más estudiada, ya que la secuencia del mRNA y del gen que codifica para ADA se identificaron tempranamente (1983).

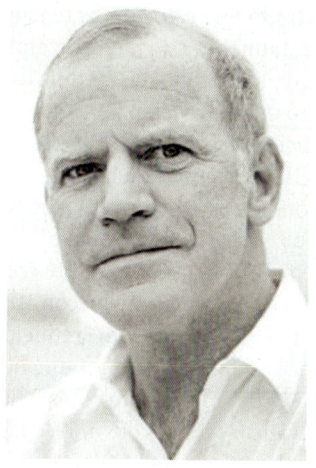

Figura 1-21. Kary Mullis.

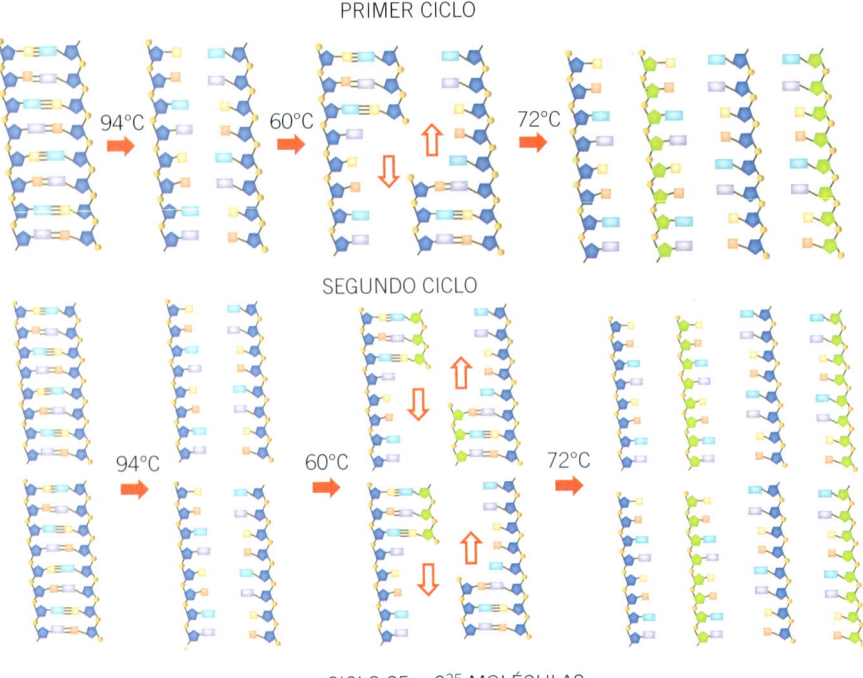

Figura 1-22. Reacción en cadena de la polimerasa (PCR).

2. La función de la enzima está perfectamente dilucidada.
3. La producción de tan sólo 10% de las concentraciones normales de la enzima ADA es suficiente para establecer una función inmune en el paciente. Por otro lado, la sobreproducción de ADA superior a 50 veces los valores normales sólo ocasiona una ligera anemia hemolítica.
4. Se ha demostrado que las células genéticamente corregidas tienen una ventaja selectiva en cuanto al crecimiento frente a las células no modificadas.

En este estudio se incluyó a dos pacientes, uno de cuatro años y otro de nueve. Antes de incluirse en el ensayo se había demostrado que estos niños tenían una respuesta incompleta al tratamiento con reemplazamiento enzimático y no había ningún donante de médula ósea compatible.

Se les realizó una extracción de sangre y se aislaron por aféresis los linfocitos T periféricos, que se estimularon con interleucina-2 (IL-2) y anticuerpos anti-CD3 durante 72 h y se transdujeron con un vector retroviral que contenía el gen *ADA*. Se cultivaron durante nueve a 12 días y posteriormente se reincorporaron al paciente (véase capítulo de Terapia génica). Los pacientes recibieron 10 a 12 infusiones durante dos años. Como resultado, la función inmunológica de ambos llegó a concentraciones mucho más altas que durante el periodo de tratamiento con sustitución enzimática, y se mantuvieron estables dos años después del último tratamiento. Ambos pacientes tuvieron una respuesta variable a los antígenos, mantuvieron un crecimiento normal de linfocitos T y tuvieron el mismo tipo de infecciones que los demás niños de su edad. Los efectos adversos asociados a esta terapia fueron mínimos.

Proyecto del Genoma Humano (1990)

El Proyecto del Genoma Humano (PGH) fue un proyecto internacional de investigación científica con el objetivo fundamental de determinar la secuencia de pares de bases que componen el DNA e identificar todos los genes del genoma humano, desde un punto de vista físico y funcional. El debate público que suscitó la idea captó la atención de los responsables políticos de muchos países, no sólo porque el PGH suponía un gran reto técnico-científico, sino también por las tecnologías de vanguardia que podían surgir, así como porque el conocimiento obtenido podría asegurar la superioridad tecnológica y comercial del país que lo desarrollara. Se nombró responsable del proyecto a James D. Watson (uno de los dos investigadores que propusieron el modelo de la doble hélice del DNA en 1953). En 1990 se inauguró definitivamente el PGH y se calcularon 15 años de trabajo para concluirlo. En una primera etapa, la elaboración de mapas genéticos exigió el desarrollo de nuevas técnicas de secuenciación para poder abordar todo el genoma. Para su desarrollo se destinó un presupuesto de 3 000 millones de dólares y se calculó que iba a terminar en 2005.

En 2001 se elaboró y publicó el primer borrador del genoma con 95% de la secuencia terminada. En abril de 2003 se publicó la secuencia completa del genoma humano, dos años antes de lo previsto con la finalidad de que su publicación coincidiera con el 50 aniversario de la presentación del modelo de la doble hélice de Watson y Crick. Las conclusiones obtenidas al finalizar este proyecto fueron las siguientes:

- El genoma humano está constituido por 3 000 millones de pares de bases.
- Existen aproximadamente de 30 000 a 40 000 genes codificantes.
- La homología en la secuencia de DNA entre individuos es de 99.99 por ciento.
- La especie más cercana filogenéticamente al ser humano es el chimpancé, con 99.9% de homología en su secuencia de DNA.

Clonación del primer mamífero (1997)

La oveja *Dolly*, que vivió del 5 de junio de 1996 al 2 de enero de 2003, fue el primer mamífero clonado a partir de una célula adulta. Sus creadores fueron Ian Wilmut y Keith Campbell, científicos del Instituto Roslin de Edimburgo (Escocia). *Dolly* fue una oveja resultado de una transferencia nuclear desde una célula donante diferenciada (de glándula mamaria) a un óvulo no fecundado y anucleado. Cinco meses después nacía *Dolly*, la única cría resultante de 277 fusiones de óvulos anucleados con núcleos de células mamarias.

Dolly vivió siempre en el Instituto Roslin, donde fue estudiada conforme envejecía. Demostró ser fértil y tuvo crías en tres ocasiones. A los cinco años de edad, *Dolly* desarrolló enfermedades crónico-degenerativas propias de individuos seniles, como artritis (figura 1-23).

A pesar de que la expectativa de vida de la raza Finn Dorset, a la que pertenecía *Dolly*, es de 11 a 12 años, tuvo que ser sacrificada debido a una enfermedad progresiva pulmonar a los ocho años de edad. La necropsia demostró que tenía cáncer de pulmón, causado por un retrovirus. Los técnicos de Roslin no han podido certificar si hubo conexión entre su muerte prematura y el hecho de ser un clon, pues otras ovejas del mismo rebaño sufrieron la misma enfermedad y murieron a causa de ella. Sin embargo, algunos autores han especulado que había un factor agravante en la muerte de *Dolly*: al nacer tenía una edad genética de seis años, la misma edad de la oveja de la cual fue clonada. Esta aseveración se sustenta en el dato de que los telómeros de su DNA eran cortos, característica presente en células viejas.

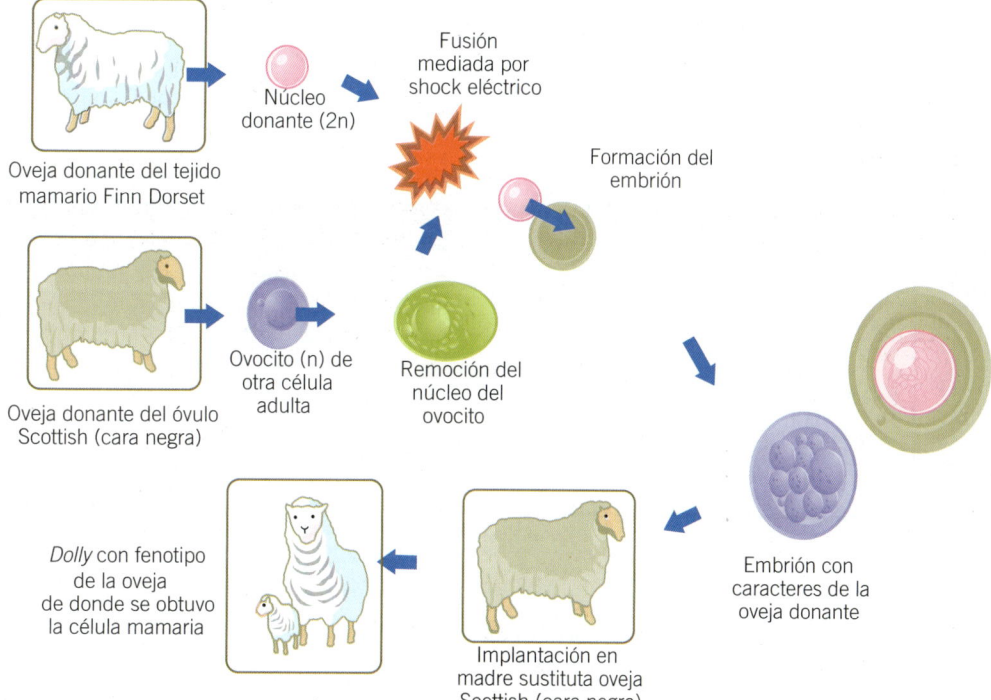

Figura 1-23. Clonación de la oveja *Dolly*.

Ejercicios de integración

1. Complete la información que corresponde en los recuadros vacíos.

Nombre	Aporte (experimento)	Características	Año
Gregor Mendel	Leyes fundamentales de la herencia.		1865
Temin y Baltimore		Se demuestra cómo los virus con RNA como genoma sintetizan DNA y se replican.	
	Principio transformante.	Explica cómo una cepa avirulenta puede transformarse en una virulenta.	
Erwin Chargaff			1950
Watson y Crick	Elaboran el modelo de la doble hélice de DNA.		
	Desarrolla la técnica de la reacción en cadena de la polimerasa (PCR).	Permite la amplificación de una secuencia específica de DNA mediante nucleótidos trifosfatados y un DNA polimerasa termoestable.	
		Con el uso de ^{14}N y ^{15}N comprueban que el DNA se replica de manera semiconservadora.	1958

2. De acuerdo con los experimentos del principio transformante de Griffith, complete la información que corresponde en los recuadros vacíos.

Cepa	Experimento	Resultado
Cepa S		El ratón muere.
	Inyectada al ratón.	El ratón vive.
Cepa S	Tratada con calor e inyectada al ratón.	
Cepa S	Tratada con calor, incubada con cepa R e inyectada al ratón.	

Proyecto del Genoma Humano: aportaciones a la medicina

CAPÍTULO 2

Adriana María Salazar Montes • Martha Silvia Lucano Landeros • Luis Daniel Hernández Ortega
• Juan Armendáriz Borunda

Introducción

El genoma se define como el conjunto de pares de bases contenidos en el DNA de cada organismo. En el caso del hombre, la cantidad de nucleótidos que constituyen el genoma humano es de 3 000 millones, los cuales están contenidos en 23 pares de cromosomas. La mayor parte de este DNA se encuentra en el núcleo, aunque también hay DNA en la mitocondria. Gracias al Proyecto del Genoma Humano (PGH), hoy en día se sabe que el DNA del ser humano está conformado por muchos menos genes de los que se pensaba Se creía que eran 100 000, en el proyecto del genoma humano se publicó que existían 23 000 y las publicaciones más recientes mencionan que son 19 000. La información contenida en estos genes se ha decodificado y permite a los científicos establecer que el genoma contiene la información necesaria para el diseño de las estructuras celulares y para todas las funciones que realizan las células. En la actualidad, el análisis de los genes, mediante estudios moleculares y genéticos, permite conocer la predisposición de las personas a desarrollar ciertas enfermedades.

El PGH surgió ante la necesidad de conocer la información de la que están formados los seres humanos. Es el primer proyecto en la historia de la biología en el que participaron de manera coordinada un número considerable de países como Francia, Alemania, Japón y China, liderados por Estados Unidos y Reino Unido.

El PGH inició en 1990 y se puso como objetivo concluirlo en 15 años, es decir, en 2005. Tras 10 años de intensa investigación, el 26 de junio del año 2000 William Clinton, entonces presidente de Estados Unidos y Anthony Blair, primer ex ministro británico, anunciaron de forma conjunta la publicación del primer borrador del mapa genético humano, con 95% del genoma secuenciado. Dicho trabajo se publicó en las dos revistas científicas de mayor prestigio a nivel internacional: *Nature* y *Science*. El proyecto completo se terminó en 2003, dos años antes de lo previsto, lo cual coincidió con el 50 aniversario de la publicación en 1953 del trabajo de Watson y Crick, en que propusieron la estructura de la doble hélice del DNA.

Aunque el objetivo inicial del PGH fue conocer la secuencia de pares de bases de todo el DNA humano, conforme se avanzó en este proyecto también se planteó la necesidad de organizar la información obtenida a través de mapas genéticos y físicos que contuvieran dicha información. Craig Venter, de Rockville, MD, en Estados Unidos, creó la empresa Celera Genomics exclusivamente para este fin. Se analizaron por separado las regiones de DNA codificante y el DNA altamente repetitivo. Además, se crearon programas de computación, algoritmos y computadoras que han permitido analizar las secuencias y darles un sentido biológico; esto dio inicio a una nueva ciencia, la bioinformática (figura 2-1).

Objetivos del Proyecto del Genoma Humano

Los objetivos centrales del PGH fueron los siguientes:

- Conocer, caracterizar y clasificar la totalidad de genes que están contenidos en el DNA humano.
- Determinar la secuencia de los 3 000 millones de nucleótidos que conforman el DNA.
- Organizar y almacenar la información obtenida en bases de datos.
- Desarrollar tecnologías que permitieran secuenciar al DNA de manera rápida y efectiva.
- Desarrollar las herramientas adecuadas para realizar análisis rápidos y precisos de toda la información recabada.
- Establecer leyes que regulen los aspectos éticos, legales y sociales relacionados con el genoma humano del proyecto.

Aportaciones del Proyecto del Genoma Humano

Entre los datos más interesantes obtenidos tras la conclusión del PGH destaca el hecho de que la información genética de los seres humanos se encuentra almacenada en casi 23 000 genes codificantes, muchos menos de lo que se esperaba (publicaciones recientes mencionan que son 19 000 genes). Algunos autores señalan cantidades mayores, ya que consideran también a los pseudogenes, los cuales son grupos de genes que no se expresan en los seres humanos ya que debido a procesos evolutivos, como la selección natural o la deriva génica, se han silenciado, aunque su origen puede deberse también a los procesos de retrotransposición de RNA exógeno. El número de genes es relativamente pequeño si se compara con los de otros organismos inferiores de manera filogenética, como el gusano nematodo, cuyo genoma completo lo conforman 18 000 genes, o el de la mosca de la fruta, con 13 000. De acuerdo con la información contenida en los mapas genéticos de diversas especies animales, existen evidencias contundentes que apuntan a que los chimpancés son los animales más cercanos genéticamente a los seres humanos, ya que se comparte 99.9% del DNA y sólo difiere en 0.1% del genoma. Esta información apoya fuertemente la teoría del origen de la evolución propuesta por Darwin, la cual plantea que las diversas especies animales, incluyendo el hombre, son producto de la evolución y la selección

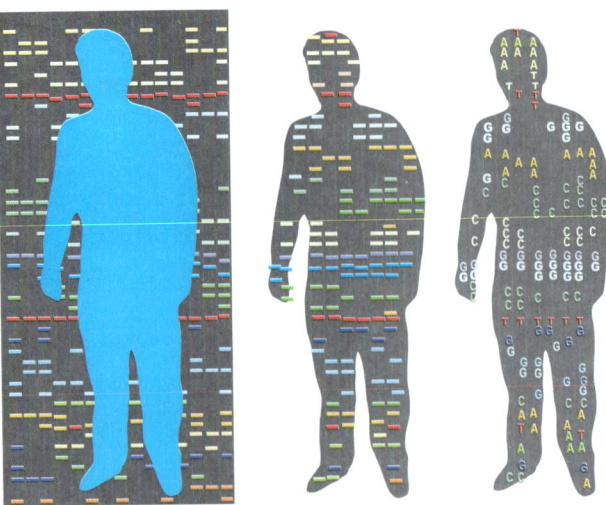

Figura 2-1. Proyecto del Genoma Humano. El genoma se define como el conjunto de pares de bases contenidas en el DNA de cada organismo. El genoma humano está constituido por 3 000 millones de pares de bases contenidas en 23 pares de cromosomas.

Genoma humano: patrimonio de la humanidad

El conocimiento de la secuencia del genoma humano deja latente la posibilidad de que el genoma de los individuos sea manipulado con la finalidad de satisfacer intereses individuales y egocentristas. Los laboratorios privados que participaron en el PGH y que invirtieron enormes cantidades de dinero pelean por la propiedad intelectual de los conocimientos generados por el PGH. Es importante mencionar que los fondos destinados para la realización del PGH provinieron tanto de fondos gubernamentales de Estados Unidos, Reino Unido y otros países (es decir, tanto dinero de los contribuyentes como de entidades privadas), por lo que las intenciones de estas compañías privadas de negar el acceso al conocimiento obtenido bloqueando los posibles beneficios médicos de la genética a la humanidad no tienen razón de ser.

Con relación a lo anterior, un grupo de científicos que promulgan que "la ciencia está libre de negocio" fundaron una organización llamada HUGO (*Human Genome Organization*), que protege a la información contenida en el genoma humano de su comercialización, ya que de permitir estas acciones se estaría transformando un conocimiento "natural" en una posible reserva de mercados para su posterior explotación comercial. En respuesta a las disputas generadas en relación con el tema, la Organización de las Naciones Unidas para la Educación, la Ciencia y la Cultura (UNESCO, por sus siglas en inglés) declaró que el conocimiento del genoma humano es *patrimonio de la humanidad*. Esta afirmación promovió la promulgación de leyes que controlen y acoten esta nueva área de la ciencia y creó la declaración sobre *dignidad y genoma humano* en el que destacan los siguientes puntos:

1. El genoma humano es la base fundamental de la especie humana; por lo tanto, *el genoma humano es patrimonio de la humanidad*.
2. Todo individuo tiene derecho al respeto de su dignidad y derechos, sin importar sus características genéticas.
3. El genoma humano, en su estado natural, no puede dar lugar a beneficios económicos.
4. Cualquier investigación, tratamiento o diagnóstico que involucre la manipulación del genoma de un individuo debe contar con el consentimiento previo, libre e informado de la persona interesada y sólo podrá efectuarse previa valoración rigurosa de los riesgos y las ventajas que entrañe y de conformidad con cualquier otra exigencia de la legislación nacional.
5. Ninguna investigación relativa al genoma podrá prevalecer sobre el respeto de los derechos humanos, de las libertades fundamentales y de la dignidad humana de los individuos.
6. Toda persona tendrá derecho, de conformidad con las legislaciones nacionales e internacionales correspon-

natural, dejando en entredicho la teoría religiosa que postula que la aparición del ser humano es producto de una actividad divina. Entre los diferentes individuos de la raza humana se encontró que sólo difieren en 0.01% de su genoma; así, los seres humanos comparten 99.99% del DNA (figura 2-2).

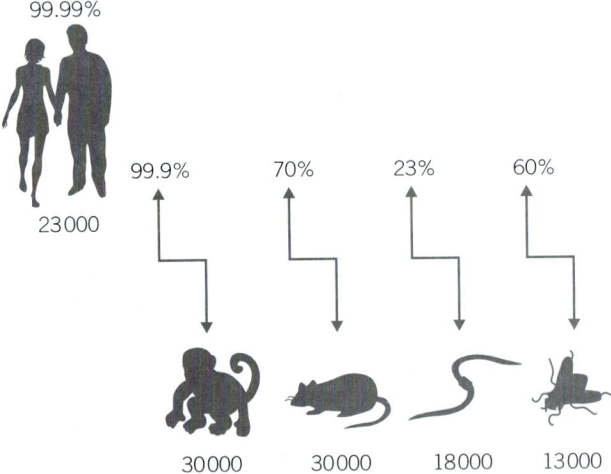

Figura 2-2. Homología génica entre especies. Los resultados del Proyecto del Genoma Humano indican que el ser humano está conformado por 23 000 genes, no tan lejos filogenéticamente del gusano nematodo, que tiene 18 000 genes, y la mosca de la fruta, con 13 000. Los chimpancés son los animales más cercanos genéticamente al hombre con 99.9% de homología. Entre seres humanos hay una diferencia de tan sólo 0.01 por ciento.

dientes, a la reparación equitativa de un daño ocasionado por una intervención en su genoma.
7. Toda persona tiene el derecho de ser informada de los resultados de un examen genético y de sus consecuencias.
8. Nadie podrá ser objeto de discriminaciones fundadas en sus características genéticas, de lo contrario se estaría atentando contra sus derechos humanos y libertades fundamentales.
9. Están prohibidas las prácticas contrarias a la dignidad humana, como la clonación con fines de reproducción de seres humanos.
10. Es derecho fundamental del individuo el acceso a los procedimientos biológicos, genéticos y médicos en materia de genoma humano, respetándose su dignidad y derechos.
11. Las investigaciones sobre el genoma humano en el campo de la biología, la genética y la medicina deben orientarse a aliviar el sufrimiento y mejorar la salud del individuo y de toda la humanidad (figura 2-3).

Proyecto del Genoma Humano en la medicina

Hasta antes del conocimiento del genoma humano, la función del médico en la sociedad era tratar de devolver al paciente el estado natural de salud. Un médico molecular puede modificar el programa genético de su paciente e informarle sobre alimentos o fármacos que le convendría ingerir de acuerdo con su carga genética y qué predisposición presenta para desarrollar enfermedades o adicciones. Esto significa que, además de conocer el vínculo existente entre un gen y una enfermedad, también se podrá conocer la reacción de un paciente a un determinado medicamento. En un futuro no muy lejano habrá medicamentos personalizados, producidos a la medida de cada paciente, con lo que se logrará una mayor eficacia terapéutica. En términos económicos, esto representa enormes ganancias para las industrias farmacéuticas. Las enfermedades podrán atacarse antes de que se presenten, ya que podrán diagnosticarse durante el embarazo o en el nacimiento. Enfermedades tan comunes como el cáncer, el sida o las afecciones cardiacas pasarán a ser historia. Además, se estima que para el año 2030 se habrán identificado los genes que regulan el envejecimiento celular, por lo que existe la posibilidad de tener una vida más prolongada (figura 2-4).

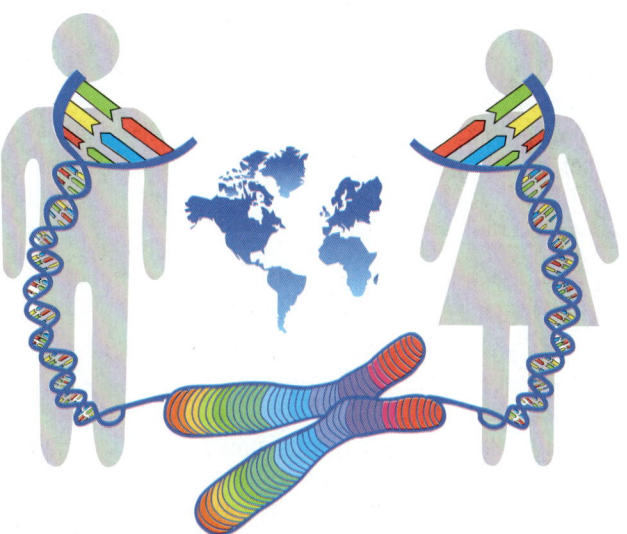

Figura 2-3. Genoma humano: patrimonio de la humanidad. El genoma humano es la base fundamental de la especie humana y, por lo tanto, es patrimonio de la humanidad. Todo individuo tiene derecho al respeto de su dignidad y derechos, cualesquiera que sean sus características genéticas. Nadie podrá ser objeto de discriminaciones fundadas en sus características genéticas, de lo contrario se estaría atentando contra sus derechos humanos y libertades fundamentales. En su estado natural, el genoma humano no puede dar lugar a beneficios económicos.

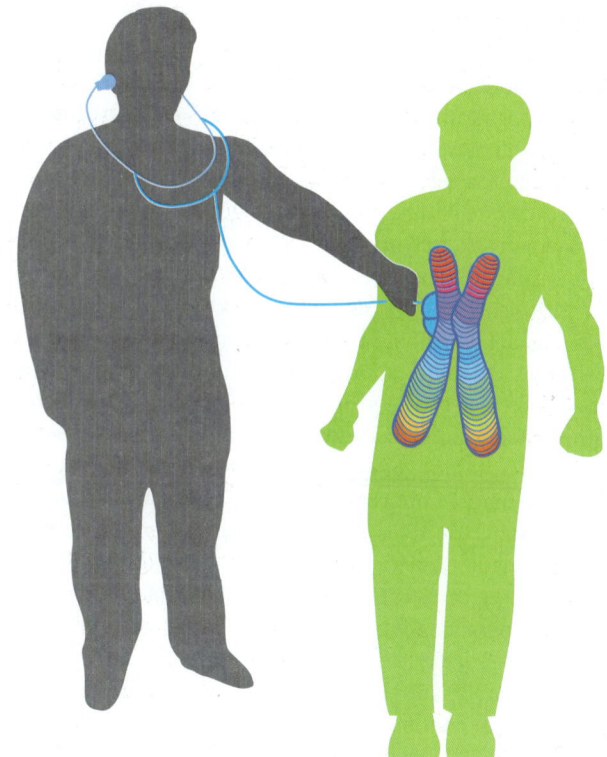

Figura 2-4. El genoma en la medicina. Un médico molecular puede ser capaz de modificar el programa genético de su paciente e informarle cuáles alimentos o fármacos le conviene ingerir de acuerdo a su carga genética. Una vez conocido el vínculo existente entre gen y enfermedad se puede conocer la reacción de un paciente a un medicamento. En el futuro habrá medicamentos personalizados, producidos a la medida de cada paciente.

Una vez que se conozca la relación directa entre genes y enfermedades, los métodos diagnósticos de elección serán, sin duda, los métodos moleculares, los cuales son muy precisos y altamente sensibles, dejando de lado la necesidad de solicitar segundas y terceras opiniones de expertos médicos para asegurar el diagnóstico. De manera general, a medida que se descubra la causa genética de muchas enfermedades, la mayoría de ellas incapacitantes, disminuirá la morbilidad, desaparecerán muchas enfermedades genéticas, y éstas podrán ser detectadas y tratadas a tiempo, además del beneficio económico de millones de dólares en servicios de salud, sobre todo en aquellas enfermedades multifactoriales o de progreso crónico en que los factores ambientales desencadenantes pueden controlarse.

Por otro lado, aunque las enfermedades se diagnostiquen de manera oportuna, la mayor parte de ellas seguirán sin disponer de terapias eficaces (como es el caso de las enfermedades genéticas, ya que no dependen de factores externos), lo que crea el inquietante problema de lo que algunas personas han llamado el "enfermo-sano", que es aquella persona que en el momento actual es sana pero que sabe que en 30 años desarrollará una enfermedad genética mortal. Este conocimiento generará, sin lugar a dudas, un sentimiento de ansiedad en los afectados, por lo que las preguntas obligadas, entonces, son: ¿se gana algo con este conocimiento?, ¿qué tan necesario es que una persona viva el resto de su vida esperando este desenlace mortal?, ¿la familia tendría algún derecho moral de no compartir con el enfermo los resultados?

Sondeo prenatal de enfermedades

En la actualidad es posible extraer células fetales a partir de líquido amniótico y de vellosidades coriónicas para el diagnóstico de enfermedades genéticas antes del nacimiento. Incluso, investigaciones recientes indican que es posible purificar células fetales a partir de circulación periférica materna, lo que representa un enorme avance en el diagnóstico genético del feto, haciéndolo más seguro y dando la posibilidad de realizarlo con mayor premura. El hecho de que se disponga de pruebas no invasivas permitirá realizar un sondeo corriente a todas aquellas mujeres que lo deseen y no sólo a mujeres con un riesgo elevado de transmitir enfermedades genéticas, como sucede en la actualidad. La función de la sociedad en esta cuestión será la capacidad de "controlar la calidad fetal". No hay que olvidar que la mayoría de las pruebas prenatales dan resultados negativos y suministran una enorme tranquilidad a los padres. Incluso en el caso de que los resultados sean positivos y no se opte por el recurso del aborto, el conocimiento que da el análisis fetal otorga a los padres una preparación psicológica que les permitirá manejar la situación de la mejor manera, con un inicio de terapia temprana, con lo cual se evitan problemas relacionados con tratamientos tardíos o cuando los signos de la enfermedad ya se han desarrollado.

Sondeo neonatal y posnatal

El sondeo neonatal de enfermedades curables como la fenilcetonuria, no representa ningún problema ético, ya que el conocimiento obtenido permite a los padres tomar las medidas terapéuticas adecuadas y oportunas. Los problemas se presentan cuando con este tipo de pruebas se detecta una enfermedad incurable o de difícil tratamiento. En dicho caso, el problema estriba en el desasosiego que se les puede crear a los padres. En ese sentido, la pregunta que se plantean los legisladores es si los padres tienen derecho de conocer si su hijo es propenso a desarrollar una enfermedad genética incurable que sólo se desarrolla en la edad adulta. Muchos moralistas y juristas responden de manera negativa a este cuestionamiento. De todas formas, al llegar a la edad reproductiva, los individuos afectados deberían tener acceso a esa información, con el objeto de considerar opciones de procreación en las que el gen mutante no se transmita a la descendencia.

Individuos sanos portadores de enfermedades genéticas

El sondeo de portadores sanos (individuos heterocigotos que portan una copia del gen afectado relacionado con una enfermedad recesiva) es muy importante, ya que tiene como objetivo principal informar al individuo afectado sobre la carga genética que posee y el potencial de transmitir una enfermedad. El individuo, entonces, deberá reconsiderar de acuerdo con sus principios éticos y morales la posibilidad de no tener hijos, adoptarlos o recurrir a técnicas de reproducción asistida con gametos de donante. En el caso de poblaciones con gran incidencia de enfermedades genéticas, el objetivo del sondeo génico será suministrar asesoramiento general que evite el nacimiento de individuos afectados.

Aspectos éticos del Proyecto del Genoma Humano

Los alcances reales del PGH han generado ansiedad en el público, debido al desconocimiento general en relación con las implicaciones médicas, éticas y legales que puedan tener las pruebas genéticas sugeridas por los médicos. Existe una latente preocupación social sobre el mal uso de los datos genéticos, ya que dicha información podría usarse para discriminar a individuos y poblaciones, sobre todo en sociedades catalogadas como racistas. Por eso, en 1989 se estableció en Estados Unidos el subprograma ELSI (*Ethical, Legal and Social Issues*), cuyo objetivo principal fue brindar asesoramiento al gobierno sobre temas éticos, sociales y legales relacionados con el estudio del genoma humano. En varios países se crearon comités cuya función primordial era efectuar una estricta supervisión entre la comunidad médica sobre la necesidad de realizar pruebas genéticas a los pacientes. ELSI también desarrolló una serie de programas educacionales dirigidos a entrenar a profesionales de la salud en la interpretación de las nuevas pruebas diagnósticas basadas en el análisis del DNA.

Por otra parte, existe una preocupación justificable de que las pruebas genéticas, sobre todo las que detecten predisposición a enfermedades genéticas, puedan servir para discriminar laboralmente a las personas, ya que las empresas podrían seleccionar al personal según su "salud genética". Por otra parte, las compañías de seguros tenderían a manejar los datos genéticos en su provecho, negando cobertura a determinados individuos (como ya ha ocurrido en Estados Unidos) o imponiendo primas altas. En relación con esto, algunos países están imponiendo moratorias al uso de datos genéticos por parte de las aseguradoras, aunque éstas también están presionando para tener acceso a las pruebas de DNA de los potenciales asegurados.

El Proyecto del Genoma Humano, parte de un proyecto genoma universal

En paralelo al Proyecto del Genoma Humano se desarrollaron otros "proyectos genoma", que caracterizaron y secuenciaron genomas de otros organismos, como el nematodo *Caenorhabditis elegans*, la mosca del vinagre (*Drosophila melanogaster*), el ratón y el chimpancé, cuya comparación entre sí y con el acervo genético humano acelerará de manera notable la obtención de importantes datos sobre la organización, la función y la evolución del DNA.

La creación de bases de datos en que se encuentra almacenada toda la información generada por el PGH y de los otros proyectos genoma hoy en día es una realidad. En estos momentos es posible ingresar, vía Internet, a estas bases de datos, que son sitios de libre acceso, para conocer las secuencias de los genes de las diversas especies animales y vegetales secuenciadas. El conocimiento de las secuencias génicas permitirá determinar la función de cada gen y de qué manera los factores ambientales influyen en las mutaciones y alteran su expresión (figura 2-2).

Proyecto del Genoma Humano y la terapia génica

Sin lugar a dudas, los conocimientos obtenidos del PGH permitirán realizar **terapia génica** en células germinales, con la finalidad de prevenir la expresión de genes implicados directamente en el desarrollo de enfermedades, malformaciones e impedimentos. De igual manera, la terapia génica puede aplicarse a células somáticas en útero, utilizando vectores que transporten los genes sanos hasta el interior de la célula; una vez ahí se espera que ocurra el reemplazo del gen o genes defectuosos por los genes sanos.

Sin embargo, la terapia génica en células germinales, cuyas modificaciones pasarían a las generaciones subsecuentes, despierta el temor en la sociedad de la creación de progenies con genes seleccionados que mejoren las características y rasgos de los hijos (eugenesia), con lo cual se desarrollarían los llamados bebés "ideales".

Producción de organismos transgénicos

Otra cuestión que genera inquietud y produce incertidumbre entre las personas es la posibilidad de crear nuevas formas inéditas de vida, es decir, organismos transgénicos. De hecho, en la actualidad puede observarse la producción tanto de plantas como animales modificados genéticamente con fines alimentarios. Si esta práctica genera inquietud, qué se puede decir de la posibilidad de *confeccionar* nuevas formas de vida, como animales personalizados que contengan genes humanos (como cerdos transgénicos), que pueden servir como "incubadoras de órganos". Los órganos de estos animales (hígado, riñón o corazón) tendrán genes compatibles con los de su dueño y servirían de órgano de reemplazo, en caso de que la persona necesite un trasplante. No obstante, el mayor temor, sin lugar a dudas, es que algún científico sin escrúpulos sea capaz de mezclar la información genética de varias especies para crear nuevos seres transgénicos, incluso es probable pensar que se produzcan diseños de "individuos sobre pedido", con lo que existiría la posibilidad de crear una "nueva especie humana".

Genoma humano y clonación humana

En la actualidad, la posibilidad de clonación humana es una realidad. En Reino Unido, por ejemplo, las cámaras legislativas autorizaron la clonación de embriones humanos para propósitos de investigación con fines terapéuticos. Estas prácticas han creado un enorme revuelo en la sociedad, especialmente en los sectores religiosos. Una vez que se depure y se garantice que no hay daños ni riesgos para el clon, la clonación puede ser factible, por ejemplo, para personas infértiles o para portadores de genes que sin duda desarrollarán una enfermedad mortal.

Por otro lado, el hecho de que un clon sepa que cuando tenga 60 años o más lucirá físicamente como su original o que tendrá los mismos problemas de salud que éste, podría generarle ansiedad y depresión. Todo ser humano tiene derecho a no saber, o a ignorar, su devenir biológico. No sería deseable que el clon supiera que cuando llegue a los 30 años padecerá de esquizofrenia (lo cual ya sabe que le ocurrió al ser original del cual es un clon). Si el mal que sabe que padecerá el clon puede remediarse, sería conveniente conocerlo de antemano, pero si no se conoce la solución sería doloroso saber lo que le espera sin tener la solución disponible. Los motivos para que una persona opte por clonarse pueden ser éticamente cuestionables, tal es el caso que se produzcan clones como monumentos a la vanidad del que puede pagar el costo de muchos clones que circularían por las calles como testimonio visible de cómo era físicamente el ser clonado. No importa que el ser clonado haya sido un gran filántropo, un varón o mujer célebre por sus hazañas éticas o científicas. Tampoco sería éticamente aceptable clonar a un ser humano *sólo* como incubadora de órganos para el individuo original. Quizá sería justificable en algunos casos crear un clon para que done un riñón a su hermano antecesor enfermo, pero, ¿sería inmoral la obtención del corazón o del hígado, lo que sin duda provocaría su muerte?, ¿debe prohibirse la clonación reproductiva? Es una pregunta muy difícil de responder; sin embargo, la actitud y el énfasis de las sociedades no debe ser la de prohibirla, sino exhortar a los científicos a que actúen con responsabilidad. Una cultura de responsabilidad establecerá que las tecnologías como la clonación sólo se aplicarán a seres humanos cuando se esté razonablemente seguro de que tales técnicas no causarán daño a las personas que opten por la clonación ni al clon.

Ejercicios de integración

1. ¿Cuáles fueron los motivos que propiciaron el Proyecto del Genoma Humano?
2. Mencione las principales aportaciones del Proyecto del Genoma Humano a la medicina.
3. ¿Por qué el genoma humano se considera patrimonio de la humanidad?

CAPÍTULO 3

Ciclo celular

Blanca Estela Alcántar Díaz • Adriana María Salazar Montes • Luis Daniel Hernández Ortega

Introducción

En 1858, Rudolf Virchow estableció lo que puede considerarse el segundo principio de la teoría celular: "Toda célula procede de otra célula preexistente por división de ésta" (*omnis cellula e cellula*). Con base en este principio se considera que la célula es la unidad de origen de todos los seres vivos.

Para que esta acción pueda llevarse a cabo es necesario que la célula pase por un proceso denominado *división celular*. En los organismos unicelulares, como las bacterias y las levaduras, cada división celular produce un organismo nuevo completo, mientras que para dar origen a un organismo pluricelular como el ser humano a partir de un cigoto (originado por la unión de dos gametos sexuales) se necesitará una gran cantidad de divisiones celulares. Sin embargo, éstas no se detienen una vez que el organismo está completo, sino que continúan durante toda la vida del individuo y son necesarias para reponer las células muertas o senescentes, así como cuando se presenta un traumatismo o lesión.

El ciclo celular

El ciclo celular representa el mecanismo fundamental subyacente a la reproducción de todos los seres vivos, consta de varias etapas, a través de las cuales la célula pasa de una división celular a la siguiente. Estos acontecimientos se realizan mediante una secuencia ordenada de procesos en los que la célula duplica su contenido y luego se divide en dos.

El ciclo celular se divide en dos fases principales: la **fase M**, o fase mitótica, y la **interfase**, que incluye a su vez a G1, S y G2. La **fase M**, a su vez, se subdivide en **mitosis** propiamente dicha, en la cual los cromosomas duplicados se separan de forma equitativa en dos núcleos, y **citocinesis**, en la cual el contenido del citoplasma se divide en dos células hijas. Durante la **interfase** varía el grado de condensación del material genético así como el contenido del ácido desoxirribonucleico (DNA, *deoxyribonucleic acid*). Mientras que la fase M suele durar aproximadamente 1 h en las células de mamíferos (figura 3-1), la interfase puede tener una duración de días, semanas o incluso más tiempo, según el linaje celular y las condiciones ambientales o fisiológicas imperantes (figura 3-2).

De acuerdo con su potencial proliferativo, las células pueden clasificarse en las siguientes categorías:

Células lábiles: son aquellas células que en condiciones normales tienen una alta actividad mitótica. Se encuentran en tejidos que se renuevan constantemente (por ejemplo, el revestimiento epitelial de las cavidades y la superficie corporal, los precursores hematopoyéticos en la médula ósea y las espermatogonias, que dan origen a los espermatozoides).

Células estables: son células que en condiciones normales no se dividen, pero cuya división puede inducirse mediante el estímulo apropiado. Estas células renuevan de manera lenta los tejidos menos expuestos, pero pueden aumentar la velocidad de renovación en caso de pérdida tisular, como sucede con el hígado, los túbulos renales proximales y las células endoteliales de vasos sanguíneos.

Células permanentes: estas células carecen de la capacidad de división. Son células totalmente diferenciadas, muy especializadas, incapaces de entrar nuevamente al ciclo celular; un ejemplo representativo son los eritrocitos, que se originan de su precursor y pasan por un proceso de maduración en el cual pierden su núcleo y con ello su capacidad de división.

Una visión global del ciclo celular permite observar cómo la célula transcurre de manera ordenada y continua por dos grandes etapas bien diferenciadas: la **fase M** (mitosis en células somáticas y meiosis en células germinales) y la **interfase** (común entre ambas).

Durante esta etapa, la célula se prepara para la siguiente división y duplica su material genético (el DNA), y demás contenido intracelular (proteínas, ácido ribonucleico [RNA, *ribonucleic acid*], organelos, membranas), de manera que duplica su tamaño antes de dividirse en dos células hijas.

La mayor parte de la vida celular, el DNA no está presente en la forma extendida de doble hélice ni tampoco en la forma compacta de cromosomas, sino en un estado parcialmente condensado conocido como **cromatina**. El ciclo celular; se divide en cuatro fases, con una duración desigual, expuestas a continuación.

Fase de descompactación (G_1)

Tras la mitosis, la célula entra en la fase G_1 (G, de *gap*, "intervalo"), durante la cual se dedica a sus actividades especializadas. La principal diferencia entre las células de división rápida y las de división lenta es la duración de la fase G_1, que proporciona tiempo adicional de crecimiento. De las tres etapas de la interfase, la G_1 es la más variable en duración.

Conceptos básicos de biología molecular

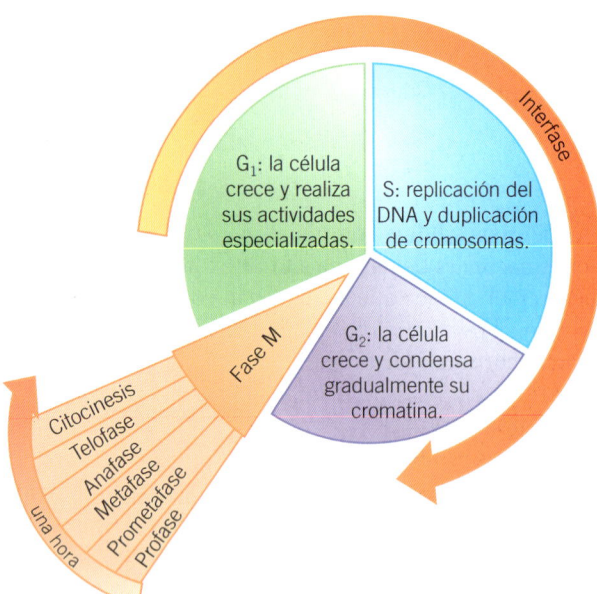

Figura 3-1. Fases del ciclo celular. El ciclo celular se divide en dos fases: interfase y fase M. La fase M, a su vez, incluye mitosis y cariocinesis, mientras que la interfase incluye las fases G_1, S y G_2; la fase M tiene una duración aproximada de una hora en las células de mamíferos, mientras que la interfase puede tener una duración de días, semanas o incluso más tiempo.

Durante la fase G_1, las células mantienen un número de cromosomas diploide (2n) que equivale a dos copias de cada cromosoma. La cromatina se descondensa de forma gradual hasta adoptar una conformación totalmente extendida (correspondiente a la doble hélice), necesaria para la separación de las dos hebras en la siguiente fase. En este periodo, la célula determina si las condiciones ambientales e internas son adecuadas para la división celular.

En el caso de que las condiciones sean favorables, la célula atraviesa el punto de **inicio** (*start*) comenzando el ciclo celular y comprometiendo a la célula de forma irreversible a dividirse. Si las condiciones continúan favorables, la célula puede repetir el ciclo varias veces más.

Fase de duplicación o síntesis (S)

En la fase S, o de síntesis, se produce la replicación del DNA de los cromosomas individuales. Cada hebra de este DNA sirve de molde para la síntesis o producción de la hebra nueva, que permanece asociada por apareamiento de bases. Las dos moléculas de DNA resultantes permanecen unidas por el centrómero, con lo que dan lugar a cromosomas con cuatro hebras de DNA. Cada doble hebra constituye una cromátida; de esta forma el número de cromosomas es constantemente diploide en el núcleo (2n), pero el contenido de DNA al terminar esta etapa es 4n (cuatro copias).

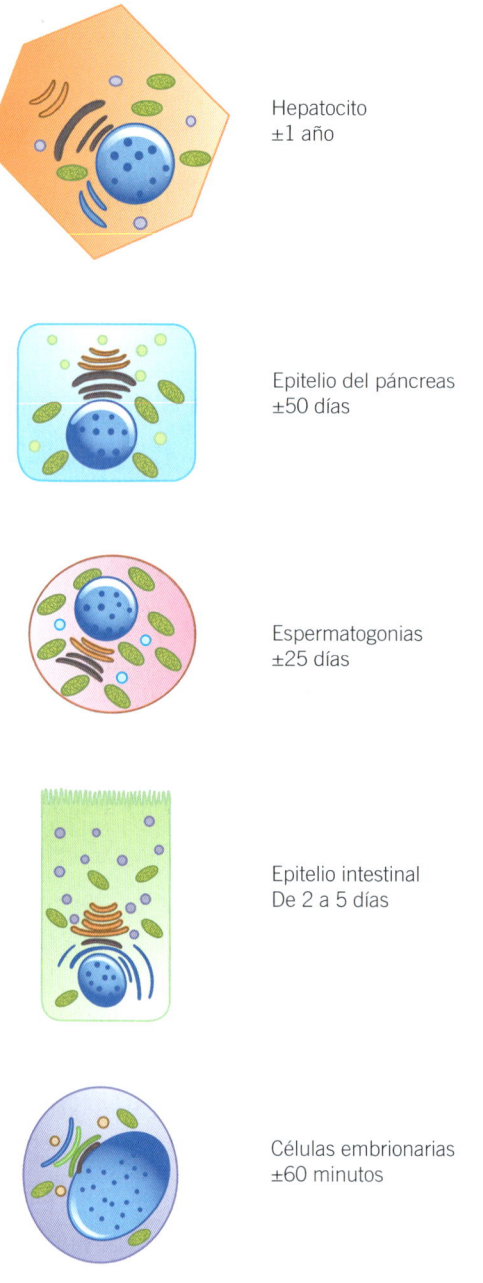

Figura 3-2. Duración del ciclo celular. El ciclo celular tiene diferente duración en las diferentes estirpes celulares; en hepatocitos la duración es de alrededor de un año, aunque ante un estímulo (pérdida o daño tisular) el tiempo se acorta. Las células embrionarias tienen etapas G_1 y G_2 muy cortas, por lo que se dice que pasan de S a M, y viceversa, sin pasar por G_1 y G_2, lo que acelera la velocidad de división.

Las dos copias de cada cromosoma replicado permanecen íntimamente unidas entre sí como cromátidas hermanas idénticas. Éstas se mantienen juntas debido a complejos proteicos denominados *cohesinas*, que se ensamblan a lo largo de cada una de ellas a medida que el DNA se va replicando. La cohesión de las cromátidas es fundamental para la segregación adecuada de los cromosomas, misma que desaparece en la fase tardía de la mitosis, para permitir la separación de las cromátidas hermanas. Al terminar la replicación, la célula entra en la fase G_2.

Fase de preparación para la división de la cromatina (G_2)

En la fase G_2, la célula verifica si se ha completado la fase S de forma correcta y decide entre continuar a mitosis o, en caso contrario, esperar a que se realicen las reparaciones necesarias.

En esta etapa se inicia la condensación gradual de la cromatina (proceso inverso a la fase G_1 o de descondensación), que se completa en las primeras etapas de la mitosis, lo que da lugar a cromosomas visibles al microscopio, con un aspecto típico de dos cromátidas y cuatro brazos. Aunque puede considerarse que cada molécula de DNA es un cromosoma en cualquier momento del ciclo, el término *cromosoma* corresponde estrictamente a esta forma de máxima condensación. En cambio, los términos *cromosoma metafásico* y *cromosoma interfásico* se utilizan para referirse a las formas de la cromatina condensada y descondensada, respectivamente.

Fase de compactación y división (M)

La **fase M** o **mitosis** es, en sí, un proceso continuo, que originalmente se definió como el periodo en el que los cromosomas se condensan visiblemente. La mitosis constituye una secuencia dinámica en la que varios ciclos independientes se desarrollan de forma coordinada para producir dos células hijas genéticamente idénticas y en las que participan los cromosomas, el citoesqueleto y los centrosomas o centriolos.

Cuando la célula está por ingresar en la fase M, los cromosomas replicados se visualizan como estructuras filiformes y los centriolos se replican para participar en la formación del huso mitótico que contribuirá a la separación de los cromosomas en las dos células hijas.

Al inicio de la mitosis, los dos centrosomas se separan y cada uno origina una estructura radial de microtúbulos denominada ***áster***. Los dos ásteres se desplazan en direcciones opuestas del núcleo para formar los dos polos del huso mitótico; la envoltura nuclear se desintegra y el huso captura los cromosomas y finalmente los separa en una fase más tardía de la mitosis. Cuando la mitosis termina y la envoltura nuclear se reconstituye alrededor de los cromosomas separados, cada célula hija recibe un centrosoma junto con sus cromosomas. El proceso de duplicación y separación del centrosoma se conoce como ***ciclo del centrosoma.***

Ciclo del centrosoma

El centrosoma es un organelo celular que no cuenta con una membrana; se conforma de dos centriolos apareados íntimamente, posicionados ortogonalmente (en un ángulo de 90°), acoplados mediante una serie de proteínas que los rodean y los estabilizan denominado "material pericentriolar".

La función primordial del centrosoma consiste en la formación y coordinación del huso mitótico (también conocido como huso acromático); éste se compone de un conjunto de microtúbulos que irradian desde los centriolos hacia la placa de metafase (áster), su crecimiento es controlado por el centrosoma y su formación se realiza mediante la polimerización de tubulina soluble.

El centrosoma es también conocido como centro organizador de microtúbulos (MTOC, *microtubule-organizing center*). Además de la formación del huso mitótico, los centrosomas coordinan la red de microtúbulos durante la interfase, la cual es necesaria para determinar la forma celular, la polaridad y la motilidad.

Por tal motivo, el centrosoma existente durante la interfase debe duplicarse. En la célula en división existe un centrosoma en cada extremo del huso mitótico, por lo que al terminar la separación de las células hijas, cada una de ellas contará con un centrómero compuesto por dos centriolos.

Una vez que la célula sale de fase M y vuelve a entrar al ciclo celular, durante la fase G_1 los dos centriolos se separan en un proceso denominado "desacoplamiento". Una vez separados se requiere el efecto del complejo ciclina dependiente de cinasa 2 y ciclina E (el cual se produce durante la entrada de la célula a la fase S) para la iniciación del siguiente paso denominado "nucleación". Este proceso consiste en la formación de un procentriolo en cada uno de los centriolos, los cuales se elongan hasta llegar a la fase G_2, en la cual el centrosoma estará formado por dos pares de centriolos.

Desde el inicio del desacoplamiento en G_1 hasta el final de la elongación en G_2, los dos pares de centriolos funcionan como un único MTOC, debido a que están conectados de forma estructural. Durante la transición de G_2 a M, la conexión entre los dos pares de centriolos se escinde, y los dos nuevos centrosomas se separan. Al mismo tiempo, los nuevos centrosomas comienzan la formación del huso mitótico mediante la polimerización de tubulina-γ; posteriormente, los dos centrosomas se separan a los dos polos del huso, segregándose con las dos futuras células hijas y completando así el ciclo del centrosoma (figura 3-3).

Profase

Durante la profase, los cromosomas replicados se condensan y forman dos cromátidas hermanas que se comprimen una contra otra a lo largo de las superficies internas y se mantienen juntas por unas proteínas de "pegamento" no cromosómicas denominadas *cohesinas*, las cuales, a su vez, forman una estructura conocida como centrómero.

Los cromosomas una vez condensados se preparan para separarse, al mismo tiempo el huso mitótico comienza

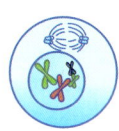
Profase
1. El material genético se condensa.
2. El citoesqueleto se desensambla y el uso mitótico se ensambla.
3. La envoltura nuclear se dispersa

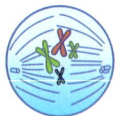
Prometafase
1. Los microtúbulos cromosómicos se unen a los cinetocoros.
2. Los cromosomas se alinean al ecuador del huso.

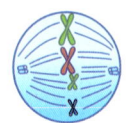
Metafase
1. Los cromosomas se encuentran alineados al ecuador en la placa de la metafase, unidos por microtúbulos cromosómicos por ambos polos.

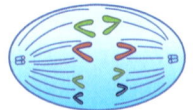
Anafase
1. Los centrómeros se dividen.
2. Las cromátidas hermanas se separan.
3. Los cromosomas migran a polos opuestos del huso.

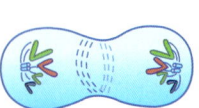
Telofase
1. Los cromosomas se aglomeran en polos opuestos.
2. Los cromosomas se dispersan.
3. La envoltura nuclear se ensambla.
4. Las células hijas se forman por citocinesis.

Figura 3-3. Fases de la mitosis. La mitosis está conformada por varias etapas: profase, prometafase, metafase, anafase y telofase. En este esquema pueden observarse las características de cada una de ellas en relación con los cambios experimentados por el material genético y la célula en general.

a formarse afuera del núcleo. Posteriormente, la envoltura nuclear se desintegra, el citoesqueleto se desensambla, el complejo de Golgi y el retículo endoplásmico se fragmentan, lo que marca el inicio de la prometafase.

Prometafase

Al llegar a esta fase, la membrana celular se ha disuelto por completo, se forma el huso mitótico definitivo que permite a los microtúbulos del huso entrar en contacto con los cromosomas, anclándose a ellos a través de los cinetocoros, los cuales son estructuras multiproteicas complejas que se ensamblan sobre el centrómero; cada cromosoma ensambla dos cinetocoros, uno en cada una de las cromátidas.

En la actualidad, se desconoce la totalidad de las funciones del cinetocoro; sin embargo, se conoce que una de sus funciones es proporcionar un sitio de anclaje para los microtúbulos del huso mitótico. Una vez que se ancla uno de ellos, esta estructura utiliza la energía generada por la hidrólisis de ATP para generar una fuerza en dirección del centrómero del cual irradia; al unirse los microtúbulos a los cinetocoros de las cromátidas hermanas se genera una fuerza igual pero en sentido opuesto, lo cual provoca que éstos se alineen al ecuador de la célula.

Cabe destacar que esto sucede en la mayoría de los organismos y se denomina *mitosis abierta*, sin embargo, existen algunas excepciones, como en algunas especies de hongos y organismos protistas (como las tricomonas) en las que la membrana nuclear no se desintegra, sino que el huso mitótico se forma dentro del núcleo o los microtúbulos penetran a través de los poros de la membrana nuclear; a esto se le conoce como *mitosis cerrada*. Algunos autores consideran a la prometafase como una parte de la profase (figura 3-3).

Metafase

En la metafase, los cromosomas se encuentran alineados en el ecuador de la célula, con una cromátide de cada cromosoma conectada a un polo opuesto; es en esta etapa en la que se observa a los cromosomas en su fase de mayor compactación. El plano de alineación de los cromosomas se conoce como *placa de la metafase*. El huso mitótico de la célula se encuentra altamente organizado para separar los cromosomas duplicados. Los microtúbulos del huso en esta fase tienen la misma polaridad, pero se dividen de forma funcional en tres grupos: 1) microtúbulos astrales, que irradian hacia fuera a partir del centrosoma en la región situada por fuera del cuerpo del huso, y es probable que ayuden en la colocación del aparato del huso dentro de las células y determinen el plano de la citocinesis; 2) microtúbulos cromosómicos, que se extienden desde el centrosoma hacia una estructura proteica localizada en el centrómero del cromosoma, que permite el anclaje de los microtúbulos del huso a los cromosomas y se denomina *cinetocoro*; este proceso es necesario para el desplazamiento de los cromosomas hacia los polos durante la anafase, y 3) microtúbulos polares (o interpolares), que se extienden desde el centrosoma hasta pasar los cromosomas y forman una canastilla estructural que mantiene la integridad del huso (figura 3-3).

Anafase

La fuerza generada en direcciones opuestas se incrementa de forma paulatina, lo que provoca la ruptura del centrómero que mantiene unidas las cromátidas hermanas. La anafase inicia cuando se separan en forma sincrónica y súbita las cromátidas hermanas, y se acompaña de la liberación de la proteína "plegada" dentro del citoplasma; todos los cromosomas de la placa metafásica se separan de manera sincronizada, y las cromátidas (ahora conocidas como cromosomas, pues ya no se encuentran fijas a su duplicado) inician su migración hacia los polos opuestos de la célula. El movimiento de cada cromosoma hacia un polo se acompaña del acortamiento de los microtúbulos fijos al cinetocoro (figura 3-3).

Telofase

Durante la telofase los cromosomas se acercan a sus respectivos polos y tienden a reunirse en una sola masa, lo cual marca el inicio de esta etapa final de la mitosis. La envoltura nuclear se reconstituye conforme las vesículas membranosas se unen a la superficie de los cromosomas y luego se fusionan lateralmente para formar una cubierta de doble membrana cada vez más grande. La envoltura nuclear reconstituida se acomoda alrededor de cada uno de los dos conjuntos de cromosomas separados para formar dos núcleos; a este proceso se le conoce como cariocinesis (figura 3-3).

Citocinesis o citodiéresis

La división del citoplasma se inicia al final de la anafase y continúa durante la telofase.

La citocinesis, o citodiéresis, es la separación física del citoplasma en lo que ahora serán dos células hijas; ocurre durante la división celular y se produce después de la cariocinesis (formación de los nuevos núcleos), al final de la telofase. El mecanismo de las células animales y el de las vegetales es distinto. En las células animales se realiza por medio de estrangulación de la célula en el ecuador del huso, y se lleva a cabo mediante la participación de proteínas ligadas a la membrana (actina y miosina), que forman un anillo contráctil.

El primer indicio de citocinesis en animales se observa durante la anafase tardía como una depresión en la superficie de la célula dentro de una banda estrecha alrededor de ésta. Conforme avanza el tiempo, la indentación se profundiza y se convierte en un surco que rodea por completo a la célula. El surco se sitúa en el mismo plano que ocupaban con anterioridad los cromosomas de la placa de la metafase; en otras palabras, el plano del surco es perpendicular al eje del huso mitótico, lo que garantiza que los dos conjuntos de cromosomas se separen por último en dos células. El surco continúa profundizándose hasta que las superficies opuestas hacen contacto en el centro de la célula y ésta se separa en dos. Este proceso se lleva a cabo por el impulso de contracciones progresivas causadas por un anillo periférico contráctil.

Las células vegetales tienen un proceso diferente de división que consiste en la acumulación de vesículas procedentes del aparato de Golgi, las cuales contienen elementos de la pared celular, en la zona media de la célula. Las vesículas se fusionan y entran en contacto con las paredes laterales de la célula. De esta forma se origina el tabique o fragmoplasto, que hará posible la división celular (figura 3-4).

Fase G_0 o de quiescencia

Algunas células permanecen en reposo tras la fase M; esto puede ser una etapa transitoria, durar largo tiempo o no dividirse definitivamente, a menos que reciban un estímulo para ello. Ya sea en el cuerpo o en un medio de cultivo se encuentran "detenidas", y cuando se produce un estímulo adecuado, o si las condiciones ambientales son las idóneas, pueden proseguir a la fase G_1 del ciclo y continuar hasta la mitosis.

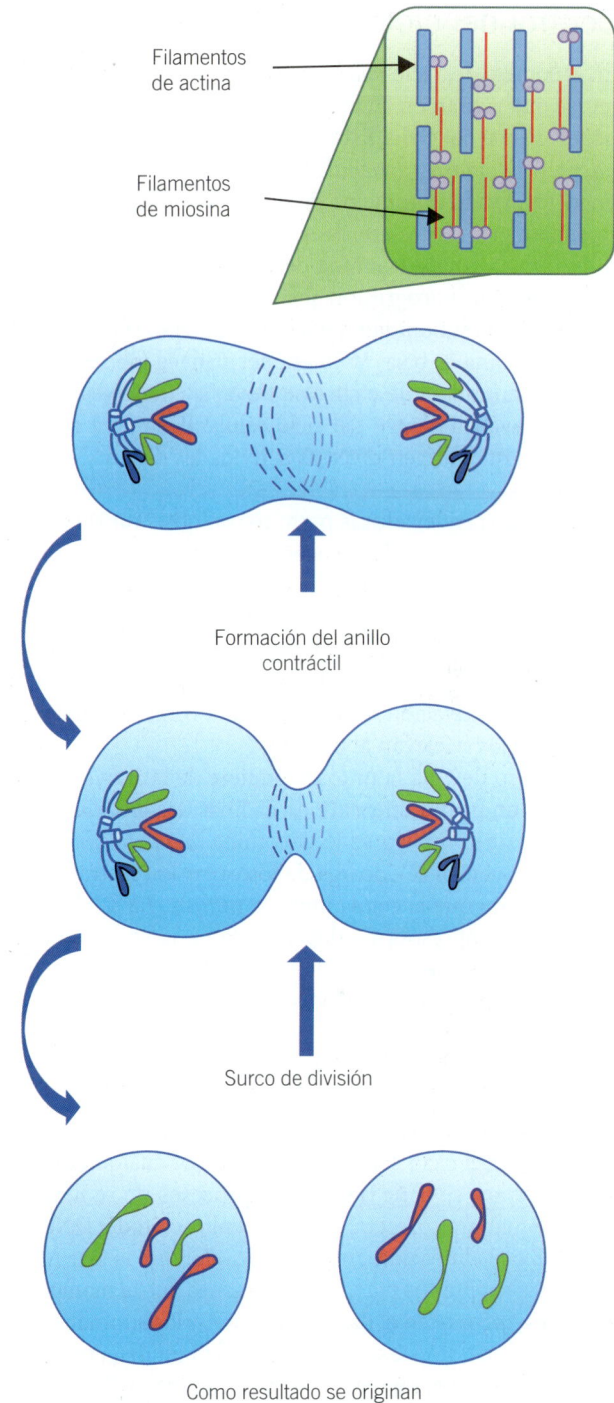

Figura 3-4. Citocinesis. La formación del anillo contráctil se produce durante la etapa de citocinesis. Dicho anillo es el encargado de estrangular el citoplasma de la célula hasta dividirla en dos. La composición del anillo contráctil es principalmente de filamentos de actina y miosina. En células vegetales se acumulan vesículas que contienen elementos de la pared celular, en la zona media de la célula para la formación del fragmoplasto que dará lugar a la pared celular.

Control del ciclo celular

En el control del ciclo celular participan complejos de proteínas que actúan en cada una de las etapas y permiten, o no, el avance del ciclo. Estas proteínas se denominan *ciclinas* (cln) y *cinasas dependientes de ciclinas* (Cdk), que se unen formando complejos de dos subunidades: la cinasa transfiere grupos fosfato de trifosfato de adenosina (ATP) a residuos serina y treonina de proteínas diana o blanco, implicadas en la progresión del ciclo celular, y la ciclina actúa como una subunidad reguladora. Cuando la concentración de ciclina es baja, la cinasa permanece inactiva, pero si la concentración de ciclina se eleva, la cinasa se activa y la célula avanza dentro del ciclo celular. Debido a esto, se considera que dirigen diversas actividades durante el ciclo celular.

Estudios en levaduras permitieron observar que el ciclo celular en una célula eucariota se regula en distintas etapas. El primer punto de transición, denominado START, ocurre antes del final de G_1. Una vez que la célula ha pasado este punto, está destinada en forma irrevocable a replicar su DNA y completar el ciclo celular. El paso por START requiere la activación de Cdk por una o más ciclinas G_1, cuyos niveles se elevan al final de G_1.

El paso de G_2 a la mitosis requiere de la activación de Cdk por un grupo diferente de ciclinas, las *ciclinas mitóticas*. A este complejo se le denomina *factor promotor de la mitosis*, el cual se encarga de fosforilar los sustratos necesarios para que la célula inicie la mitosis. La salida de la mitosis y el ingreso a G_1 depende de un descenso rápido en la actividad de Cdk, consecuencia de una caída en la concentración de ciclinas mitóticas.

Puntos de revisión (*check points*)

Los puntos de revisión son mecanismos que detienen la progresión del ciclo celular en caso de que cualquier DNA cromosómico se dañe o si ciertos procesos no se llevan a cabo de manera correcta, como la replicación del DNA en la fase S o la alineación cromosómica durante la fase M.

En estos puntos participan proteínas que, a manera de sensores, reconocen el daño en el DNA y las anomalías celulares. Si una de estas proteínas detecta un defecto, inicia una respuesta que detiene de forma transitoria el progreso del ciclo celular. Entonces la célula puede reparar el daño o corregir el defecto antes de ingresar a una nueva etapa. En caso de que el daño sea mayor y no sea posible repararlo, el mecanismo de revisión transmite una señal que conduce a la muerte de la célula dañada. Los principales puntos de control se encuentran ubicados en G_1 antes de la síntesis de DNA, en G_2 antes de la mitosis y en la mitosis durante la metafase (figura 3-5).

Dos de las principales proteínas que funcionan como sensores en estos puntos de control son ATM (ataxiatelangiectasia mutada) y ATR (proteína relacionada con ata-

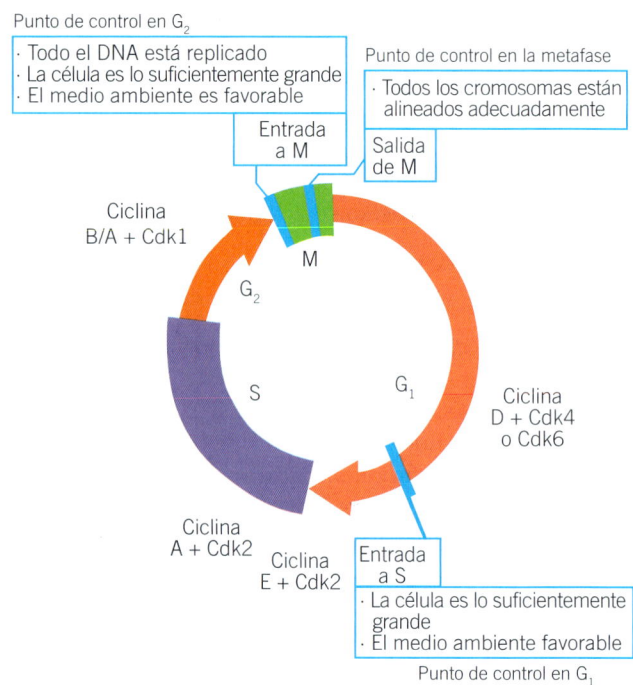

Figura 3-5. Regulación del ciclo celular. El ciclo celular presenta tres principales puntos en los que se controla. Dicho control está regido por los complejos ciclina-cinasa propios de cada etapa. En G_1 inicial, Cdk tiene actividad baja, mientras Cdk4 y Cdk6 se acoplan a las ciclinas D (D_1, D_2 y D_3). El principal sustrato de estas Cdk es la proteína reguladora Rb, cuya fosforilación induce la transcripción de varios genes que participan en la replicación. El paso de la fase G_1 a S es impulsada por Cdk2 unida a la ciclina E o ciclina A. En la transición de G_2 a M participan la ciclina A y Cdk1, además de los complejos ciclina B1-Cdk1.

xia-telangiectasia y Rad3), parte de complejos multiproteicos capaces de unirse al DNA dañado. ATM es el principal mediador de la respuesta a las roturas de ambas cadenas del DNA, un tipo de daño característico de las radiaciones ionizantes, mientras que ATR interviene en respuesta al daño inducido por radiación ultravioleta (UV). Una vez unidas pueden fosforilar una variedad de proteínas que participan en los puntos de revisión del ciclo celular.

Otro tipo de proteínas con capacidad de regular el ciclo celular son las conocidas como *proteínas supresoras de tumores*. Entre las más importantes se encuentran Rb (proteína del retinoblastoma) y p53. Rb se encarga de detener la célula en la fase G_1, contiene pocos aminoácidos fosforilados e impide la entrada a la fase S al unirse al factor de transcripción E2F, lo que evita que éste se asocie a secuencias potenciadoras en sus genes blanco. A medida que avanza el ciclo celular, Rb se hiperfosforila de manera progresiva, lo que provoca que Rb se desprenda de E2F, lo cual permite comenzar la síntesis de DNA. Por otra parte, p53 desempeña su función reguladora en la fase G_1. Las lesiones del DNA nuclear dan lugar a la fosforilación, la estabilización y la activación de p53. Al ser activada, esta proteína estimula la transcripción de la proteína p21 que detiene la progresión del ciclo celular para permitir la reparación del daño. Si éste es irreparable, p53 desencadena la apoptosis celular (figura 3-6).

Meiosis

La meiosis es el proceso durante el cual el número de cromosomas se reduce de modo que se forman células que sólo contienen un miembro de cada par de cromosomas homólogos. Así, la meiosis garantiza la producción de una fase haploide en el ciclo de vida (n), y la fertilización asegura una fase diploide (2n). Sin meiosis, la reproducción sexual sería imposible. A diferencia de la mitosis, en la meiosis la duplicación de los cromosomas va seguida por dos divisiones en secuencia que distribuyen los cromosomas entre cuatro núcleos.

Para asegurar que cada núcleo de las células hijas, formado durante la meiosis, posea un miembro de cada par de cromosomas homólogos, ocurre un elaborado proceso de formación de pares de cromosomas que no tienen contraparte en la mitosis. A medida que se alinean los pares de cromosomas, se desarrolla un proceso de recombinación genética entre las cromátidas hermanas con intercambio de fragmentos de DNA entre un cromosoma paterno y su correspondiente cromosoma materno, dando como resultado la producción de cromosomas en el que ninguno de ellos es idéntico a otro.

Fases de la meiosis

La meiosis es un tipo especial de división celular que origina gametos o células germinales masculinas y femeninas (espermatozoides y óvulos, de manera respectiva), cada una de las cuales contiene la mitad de la dotación cromosómica normal. A esta dotación media de cromosomas de cada gameto se le conoce como número haploide (n). Por lo tanto, esta división, también conocida como *gametogénesis*, produce cuatro células hijas (gametos), que más tarde se fusionarán para formar **cigotos** con un número diploide de cromosomas (2n).

A continuación se presentan las dos fases separadas en que se divide la meiosis:

Meiosis I (o división reductora)

En ella tienen lugar algunos sucesos importantes:

- A diferencia de la mitosis, no ocurre separación de cromátidas, sino que cada cromosoma duplicado de cada par homólogo migra a cada polo del huso.
- Durante esta primera división meiótica hay un intercambio de alelos (genes alternos que representan el código para una misma característica) entre las cromátidas de los pares homólogos de los cromosomas duplicados. Este intercambio asegurará la formación de cromátidas con diferente constitución genética en la célula madre.

Profase I

Ésta es la fase más larga de la meiosis; en ella, los cromosomas homólogos intercambian fragmentos de material genético. Se divide en cinco subfases:

- **Leptoteno:** los cromosomas individuales, compuestos por dos cromátidas unidas por el centrómero, empiezan a condensarse y hacerse visibles, y forman largas tiras en el núcleo.
- **Cigoteno:** los pares de cromosomas homólogos se aproximan entre sí, y tiene lugar la sinapsis o apareamiento, que suele comenzar por los extremos y se extiende a lo largo de los cromosomas. Esta sinapsis se establece por medio del complejo sinaptonémico formando una tétrada.
- **Paquiteno:** se completa la sinapsis en todos los cromosomas. Tiene lugar un entrecruzamiento cromosómico mediante quiasmas y como consecuencia existe una recombinación genética. Suelen darse dos o tres de estos entrecruzamientos por cada par bivalente.
- **Diploteno:** comienza la separación de los cromosomas homólogos y pone aún más de manifiesto los quiasmas.
- **Diacinesis**: los cromosomas se condensan al máximo y desaparecen el núcleo y la membrana nuclear, por lo que quedan libres en el citoplasma. Se puede apreciar cómo cada bivalente está unido por cuatro cromátidas (tétradas).

Metafase I

Durante esta fase los cromosomas homólogos se alinean en el plano ecuatorial completamente al azar, lo que garantiza la reunión de los cromosomas maternos y paternos.

Anafase I

Es la separación de cada cromosoma bivalente, que se desplaza hacia los polos opuestos de la célula. Cada cromosoma sigue constituido aún por dos cromátidas.

Telofase I

Esta fase es parecida a la de la mitosis: los cromosomas llegan hasta los polos opuestos, se vuelven a formar los núcleos y comienza la citocinesis. Cada célula hija recibe 23 cromosomas (n), pero como cada cromosoma está compuesto por dos cromátidas, el contenido de DNA todavía es diploide. Cada una de las células hijas recién formadas entra en la meiosis II.

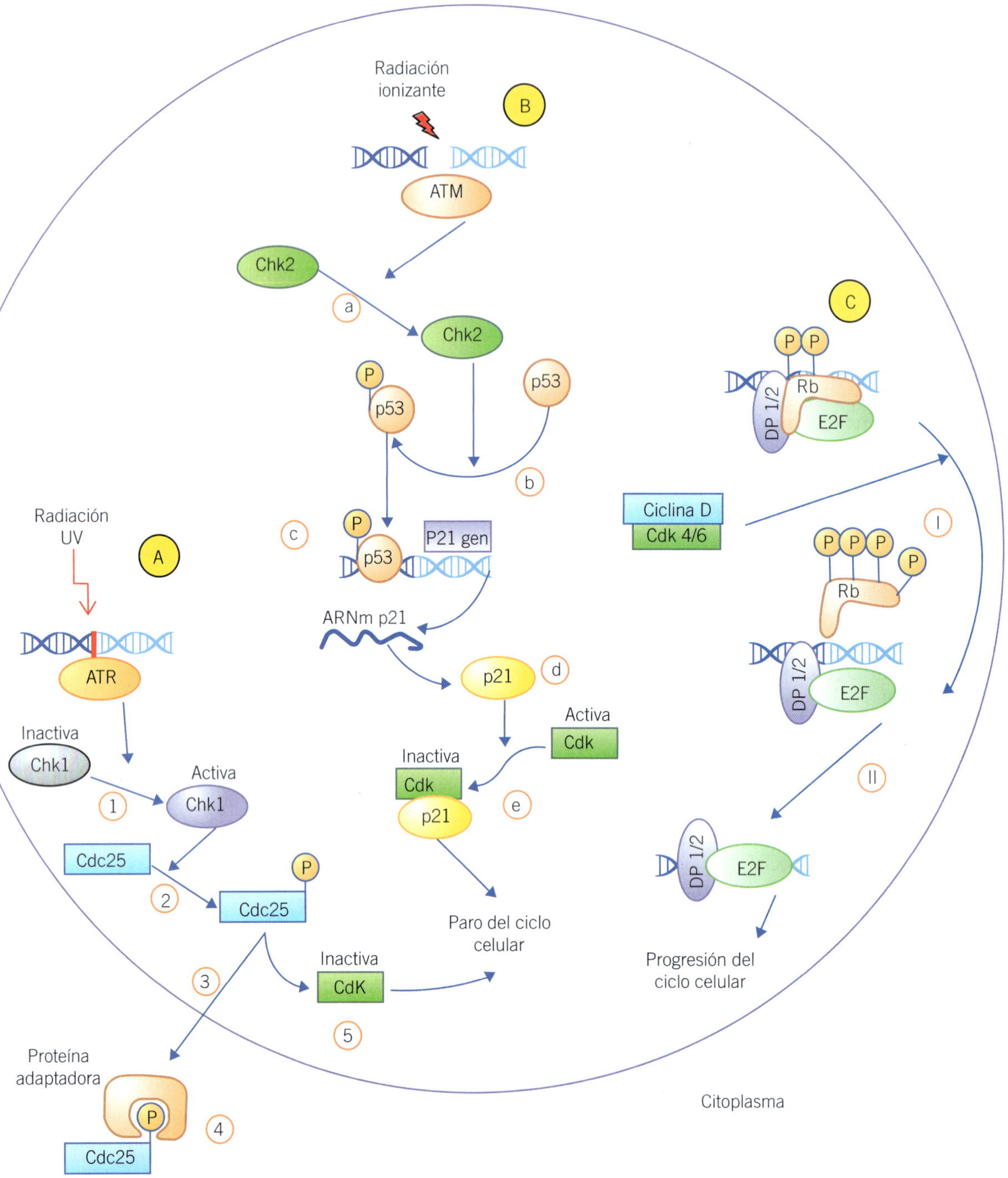

Figura 3-6. Control del ciclo celular. La figura muestra las tres principales vías que controlan la progresión del ciclo celular. **(A)** ATR se activa tras un daño específico; éste, a su vez, fosforila y activa la cinasa del punto de revisión Chk1 que fosforila y desactiva la fosfatasa Cdc25, la cual se une a la proteína adaptadora en el citoplasma **(4)** que impide su traslado al núcleo, lo que deja a Cdk en su estado inactivo **(5)**. En la vía **B** la activación de ATM por un daño específico fosforila y activa la cinasa Chk2 del punto de revisión **(a)** que a su vez fosforila a p53 **(b)** el cual activa la transcripción de P21. **(c)** La proteína p21 inhibe de forma directa la Cdk **(e)** en ambas vías, lo que resulta en el paro del ciclo celular. En la vía **C** se muestra la proteína Rb que, en condiciones normales, se encuentra parcialmente fosforilada y unida al factor transcripcional E2F **(I)**; ésta se hiperfosforila por el complejo D-Cdk 4/6, lo que provoca que se desprenda de E2F permitiéndole a la célula entrar a la fase S.

Meiosis II (o división ecuatorial)

Tan sólo tiene lugar la separación por el centrómero de cada cromosoma para liberar las cromátidas que migran a cada polo opuesto del huso.

En el varón, cada uno de los cuatro gametos resultantes sufre una transformación hasta espermatozoide maduro. En la mujer, el citoplasma se distribuye de manera desigual entre los cuatro gametos resultantes: uno de ellos lo gana casi todo (óvulo), mientras que los otros tres (cuerpos residuales) se degeneran.

Esta división no va precedida por una fase S; por lo demás, resulta bastante similar a la mitosis:

Profase II
Es muy corta; se rompe la membrana nuclear y se forma el nuevo huso.

Metafase II
Los cromosomas, cada uno de ellos formado por dos cromátidas, se alinean en el plano ecuatorial.

Anafase II
Se separan las cromátidas de cada cromosoma.

Telofase II
Se forma la membrana nuclear alrededor de los cuatro núcleos haploides y comienza la citocinesis.

El resultado final son cuatro células hijas que, a diferencia de lo que ocurre en la mitosis, contienen el número haploide de cromosomas y son distintas desde el punto de vista de su dotación genética. Esto significa que cada gameto contiene su propio complemento genético único (figura 3-7).

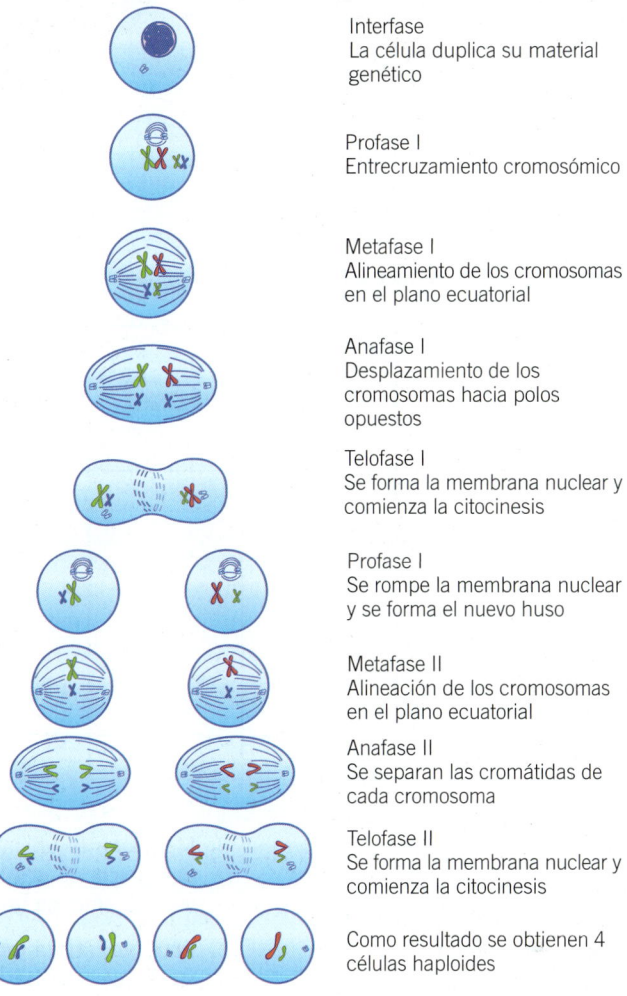

Interfase
La célula duplica su material genético

Profase I
Entrecruzamiento cromosómico

Metafase I
Alineamiento de los cromosomas en el plano ecuatorial

Anafase I
Desplazamiento de los cromosomas hacia polos opuestos

Telofase I
Se forma la membrana nuclear y comienza la citocinesis

Profase I
Se rompe la membrana nuclear y se forma el nuevo huso

Metafase II
Alineación de los cromosomas en el plano ecuatorial

Anafase II
Se separan las cromátidas de cada cromosoma

Telofase II
Se forma la membrana nuclear y comienza la citocinesis

Como resultado se obtienen 4 células haploides

Figura 3-7. Etapas de la meiosis. Esquema general de las fases involucradas en la meiosis.

Ejercicios de integración

1. Complete la imagen colocando el nombre de las etapas que componen la fase M y su duración promedio. Asimismo, describa las características principales de las fases G_1, S y G_2 y el nombre con el que se conoce a estas tres etapas en conjunto.

2. Señale la ubicación de los puntos de control dentro del ciclo celular y qué características revisan cada uno de ellos.

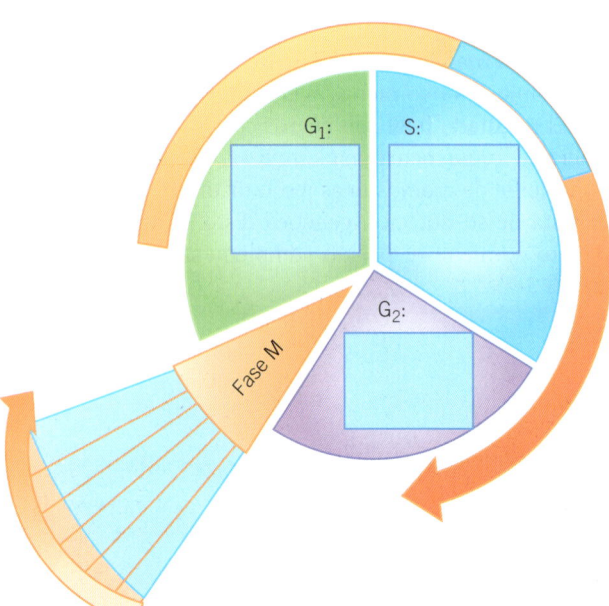

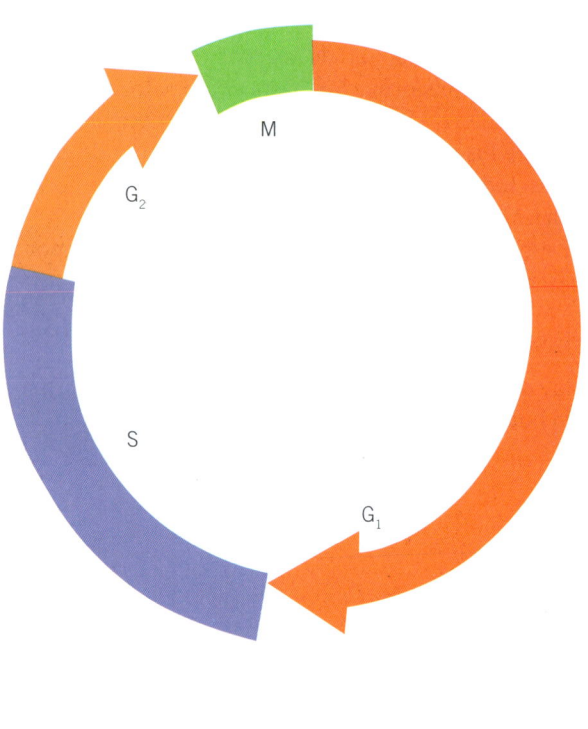

3. Escriba en los cuadros inferiores si el estado de la proteína de arriba es activo o inactivo.

P-p53	p53	P-P-Rb	P-P-P-P-Rb	Cinasa	Ciclina	Ciclina/Cinasa	Cinasa/p21

Preguntas de repaso

1. En cuanto a las células hijas originadas, ¿cuál es la diferencia principal entre mitosis y meiosis?

2. Mencione las fases que componen la mitosis en orden de ejecución.

3. Cuando se habla de células con un número haploide y diploide de cromosomas, ¿a qué se hace referencia?

4. Mencione la ubicación de los tres principales puntos de control dentro del ciclo celular y qué es lo que se verifica en cada uno de ellos.

5. Para permitir la progresión del ciclo celular, ¿es necesario que las Cdk se encuentren en su forma activa o inactiva? ¿Qué proteínas activan e inactivan a las Cdk?

CAPÍTULO 4

Ácidos nucleicos

Mayra Mena Enríquez • José Navarro Partida

Introducción

Las células son las unidades funcionales de cualquier organismo vivo. Las instrucciones necesarias para dirigir sus actividades están contenidas en los cromosomas, que en el caso de las eucariotas se localizan en el núcleo celular, en mitocondria y cloroplastos, y en procariotas, en citoplasma; el conjunto de ellos se conoce como información genética.

Ácidos nucleicos

Los ácidos nucleicos constituyen el material genético de los organismos y son necesarios para el almacenamiento y la expresión de la información genética. Existen dos tipos de ácidos nucleicos química y estructuralmente distintos: el ácido desoxirribonucleico (DNA, *deoxyribonucleic acid*) y el ácido ribonucleico (RNA, *ribonucleic acid*); ambos se encuentran en todas las células procariotas, eucariotas y virus. El DNA presente en los cromosomas funciona como el almacén de la información genética. En las células procariotas el DNA se encuentra en su único cromosoma y, de manera extracromosómica, en forma de plásmidos. En células eucariotas existe más de un cromosoma como se mencionó, en núcleo, mitocondria y cloroplasto en el caso de las células vegetales. El RNA interviene en la transferencia de la información contenida en el DNA, es la molécula intermediaria que transporta la información genética del núcleo al citoplasma para su expresión. El RNA se puede encontrar en núcleo, citoplasma, matriz mitocondrial y estroma de cloroplastos de células eucariotas y en el citosol de células procariotas.

Composición de los ácidos nucleicos

Los ácidos nucleicos son polímeros de nucleótidos, por lo que la unidad básica de dichos ácidos es el nucleótido, una molécula orgánica constituida por tres componentes:

1. **Base nitrogenada**, una purina o pirimidina.
2. **Pentosa**, una ribosa o desoxirribosa según el ácido nucleico.
3. **Grupo fosfato**, un ácido fosfórico responsable de las cargas negativas de los ácidos nucleicos y que le brinda características ácidas a la molécula de DNA (figura 4-1).

Las **bases nitrogenadas** son moléculas formadas de átomos de carbono y nitrógeno que crean anillos heterocíclicos. Se conocen dos tipos de bases nitrogenadas: las purinas y las pirimidinas. Las purinas se componen de dos anillos condensados, mientras que las pirimidinas están formadas por un solo anillo. Los átomos de carbono y nitrógeno de los anillos se identifican mediante números naturales: del 1 al 6 para las pirimidinas y del 1 al 9 para las purinas (figura 4-2). Las purinas se sintetizan *de novo* en el hígado como mononucleótidos unidos con una molécula de ribosa 5-fosfato; las pirimidinas lo hacen como bases libres y después se unen a la ribosa 5-fosfato. Es importante mencionar que el recambio de ácidos nucleicos da lugar a la liberación de bases libres, tanto de purinas como de pirimidinas; estas bases se reciclan y se unen a una pentosa y un grupo fosfato para generar de nuevo el nucleótido.

Las purinas características de los ácidos nucleicos son adenina (A) y guanina (G), ambas presentes en los nucleótidos del DNA y del RNA. Las pirimidinas características de los ácidos nucleicos son la citosina (C), la timina (T) y el uracilo (U). La C está presente en los nucleótidos que componen tanto al DNA como al RNA, mientras que la T sólo forma los nucleótidos que componen al DNA y el U únicamente los nucleótidos que componen al RNA.

La **pentosa** de los nucleótidos es la D-ribosa para el RNA y la D-desoxirribosa para el DNA. Los nucleótidos que contienen ribosa se denominan *ribonucleótidos* (NTP, *nucleoside triphosphate*), mientras que los que contienen desoxirribosa, *desoxirribonucleótidos* (dNTP, *nucleotide triphosphates containing deoxyribose*). Los carbonos de la pentosa se identifican en los nucleótidos mediante números del 1 al 5, con una comilla, y se denominan *primos*. La diferencia entre la ribosa y la desoxirribosa es que la primera posee un grupo OH en el carbono dos, mientras que la segunda carece de dicho grupo funcional y sólo cuenta con un hidrógeno (figura 4-3).

Nucleósidos

La unión de una base nitrogenada y la pentosa produce un nucleósido, mediante un enlace covalente denominado *N-glucosídico* que se forma entre el C-1′ de la pentosa y el N-1 de las pirimidinas o bien el N-9 de las purinas (figura 4-4). Si la base nitrogenada se une a una ribosa da lugar a los ribonucleósidos; si, por el contrario, lo hace a una desoxirribosa genera los desoxirribonucleósidos.

Nucleótidos

La unión de un grupo fosfato a un nucleósido da lugar a una molécula de nucleósido monofosfato o nucleótido,

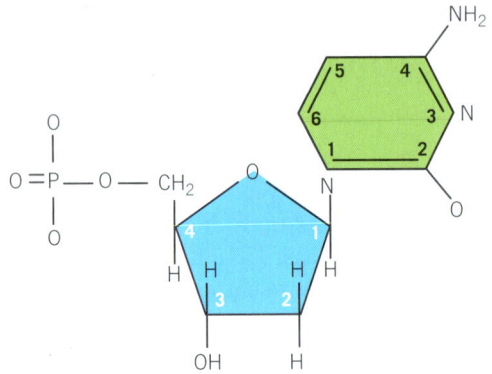

Grupo fosfato + Pentosa + Base nitrogenada

Figura 4-1. Estructura de los nucleótidos.

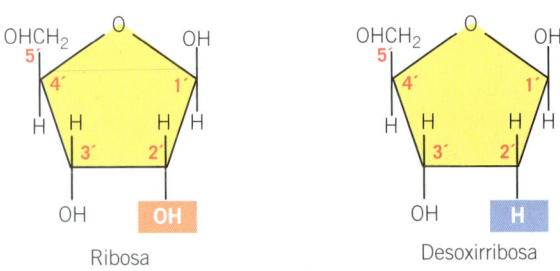

Figura 4-3. Estructura hemiacetal de la ribosa y desoxirribosa.

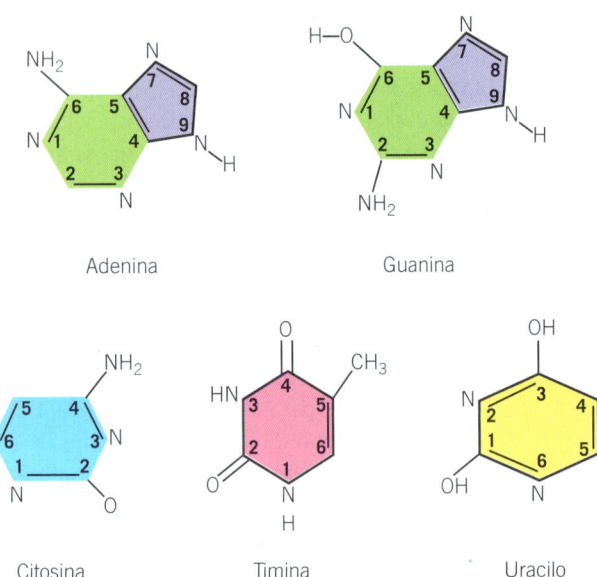

Figura 4-2. Bases nitrogenadas.

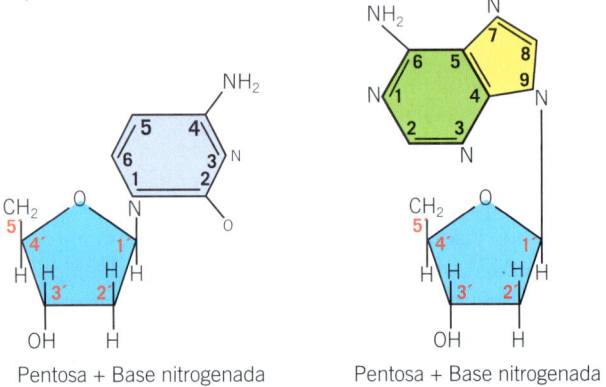

Figura 4-4. Estructura de los nucleósidos.

Cadenas de ácidos nucleicos o polinucleótidos

Los nucleótidos se unen entre sí mediante enlaces fosfodiéster para dar lugar a cadenas de ácidos nucleicos o polinucleótidos. El enlace fosfodiéster tiene lugar entre el C-5′-fosfato de un nucleótido y el C-3′-hidroxilo del siguiente nucleótido. La unión sucesiva de nucleótidos mediante enlace 3,5-fosfodiéster genera un polinucleótido polarizado; es decir, con extremos diferentes. Por un lado de la cadena se encuentra un extremo 5′-fosfato y, por el otro, un extremo 3′-hidroxilo (figura 4-5). Si la cadena es de ribonucleótidos, se genera un polirribonucleótido o cadena de RNA, mientras que si la cadena se forma con desoxirribonucleótidos se origina un polidesoxirribonucleótido o cadena de DNA.

Los nucleótidos que constituyen las cadenas de DNA contienen las bases A, G, T y C; los nucleótidos que forman las cadenas de RNA están constituidos por las bases nitrogenadas A, G, C y U. Por consenso universal, la secuencia de nucleótidos en una cadena de polinucleótidos se escribe en dirección 5′ → 3′, y el orden exacto de nucleótidos o secuencia de la cadena se considera la estructura primaria de los ácidos nucleicos. El enlace fosfodiéster entre nucleótidos puede escindirse por las nucleasas: DNasas para el DNA y RNasas para el RNA.

como por ejemplo la adenosina monofosfato (AMP). Si se agrega un segundo o un tercer fosfato al nucleósido monofosfato se obtiene un nucleósido difosfato (como el ADP) o bien trifosfato (como el ATP). Los nucleósidos, en su forma de monofosfato, son los componentes de los ácidos nucleicos; cuando se encuentran libres lo están en su forma trifosfatada. El primer fosfato se une al nucleósido mediante un enlace éster con el OH del carbono 5′ de la pentosa. El segundo y el tercer fosfatos se conectan con el nucleótido mediante un enlace fosfoanhídrido que requiere un gasto de energía para su formación. Químicamente, los nucleótidos pueden definirse como ésteres monofosfato, difosfato o trifosfato de nucleósidos. Los nucleótidos son moléculas ácidas, ya que el grupo fosfato se ioniza en medio acuoso. (Para la nomenclatura completa de las moléculas nucleotídicas véase el cuadro 4-1.)

CUADRO 4-1. Nomenclatura de nucleótidos.

Base	Nucleósido base + ribosa	Nucleótido base + ribosa Un grupo fosfato	Dos grupos fosfato	Tres grupos fosfato
Adenina	Adenosina	Ácido adenílico Adenosina monofosfato (AMP)	Adenosina difosfato (ADP)	Adenosina trifosfato (ATP)
Guanina	Guanosina	Ácido guanílico Guanosina monofosfato (GMP)	Guanosina difosfato (GDP)	Guanosina trifosfato (GTP)
Citosina	Citidina	Ácido citidílico Citidina monofosfato (CMP)	Citidina bifosfato (CDP)	Citidina trifosfato (CTP)
Uracilo	Uridina	Ácido uridílico Uridina monofosfato (UMP)	Uridina difosfato (CDP)	Uridina trifosfato (UTP)
Base	Desoxinucleósido base + desoxirribosa	Nucleótido base + desoxirribosa Un grupo fosfato	Dos grupos fosfato	Tres grupos fosfato
Adenina	Desoxiadenosina	Ácido desoxiadenílico Desoxiadenosina monofosfato (AMP)	Desoxiadenosina difosfato (ADP)	Desoxiadenosina trifosfato (ATP)
Guanina	Desoxiguanosina	Ácido desoxiguanílico Desoxiguanosina monofosfato (GMP)	Desoxiguanosina difosfato (GDP)	Desoxiguanosina trifosfato (GTP)
Citosina	Desoxicitidina	Ácido desoxicitidílico Desoxicitidina monofosfato (CMP)	Desoxicitidina difosfato (CDP)	Desoxicitidina trifosfato (CTP)
Uracilo	Desoxiuridina	Ácido desoxiuridílico Desoxiuridina monofosfato (UMP)	Desoxiuridina difosfato (UDP)	Desoxiuridina trifosfato (UTP)

DNA

Estructura primaria del DNA

Ésta corresponde a la secuencia de nucleótidos del polinucleótido linearizado (figura 4-6). La información genética está contenida en el orden exacto de las bases nitrogenadas que componen los nucleótidos, y si se modifica alguna de estas bases o su orden, se altera la información genética.

Estructura secundaria del DNA

En células eucariotas el DNA se encuentra como una cadena doble de polidesoxirribonucleótidos (dsDNA, *double strand DNA*). Las dos cadenas del DNA giran alrededor de un eje de simetría imaginario y forman una estructura helicoidal, de aquí su nombre de "doble hélice del DNA" descrita por Watson y Crick en 1953. En la hélice del DNA, la columna hidrofílica de desoxirribosa-fosfato de cada cadena está en el exterior de la molécula, mientras que las bases nitrogenadas hidrófobas se orientan hacia el interior. La relación espacial que se genera por el giro entre las dos cadenas de la hélice crea un surco mayor (ancho) y uno menor (estrecho) (figura 4-7). La doble cadena del DNA tiene tres características principales:

- Es antiparalela
- Es complementaria
- Forma un giro helicoidal dextrógiro o levógiro

La relación entre las dos cadenas es **antiparalela**; es decir, el extremo 5′ de una se asocia con el extremo 3′ de la otra. Las dos cadenas son **complementarias**; esto es, las bases nitrogenadas de una de las cadenas del DNA se unen mediante puentes de hidrógeno a las bases nitrogenadas de la otra cadena, de manera que A siempre se une a T, y G a C. Por lo tanto, la secuencia de nucleótidos de una cadena define y complementa la secuencia de nucleótidos en la otra. Así, una cadena de la doble hélice del DNA siempre es el complemento de la otra. Los pares de bases se mantienen unidos mediante dos enlaces de hidrógeno entre A y T, y tres enlaces de hidrógeno entre G y C (figura 4-8). El apareamiento específico de bases entre las cadenas de DNA sustenta las llamadas *reglas de Chargaff*: en cualquier muestra de DNA de cadena doble, la cantidad de A es igual a la cantidad de T, la cantidad de G es igual a la de C y la cantidad de purinas es igual a la de pirimidinas.

Variantes de la doble cadena de DNA

Se han descrito tres formas estructurales principales del DNA: la forma B, descrita por Watson y Crick, la forma A y la forma Z. La forma B es la que adopta el DNA en condiciones fisiológicas, por lo que es la estructura predominante en el DNA cromosómico. La forma A se produce *in vitro* con la deshidratación moderada de la forma B. Es probable que la conformación de los híbridos DNA-RNA y del RNA de doble cadena se asemeje a la forma A. La

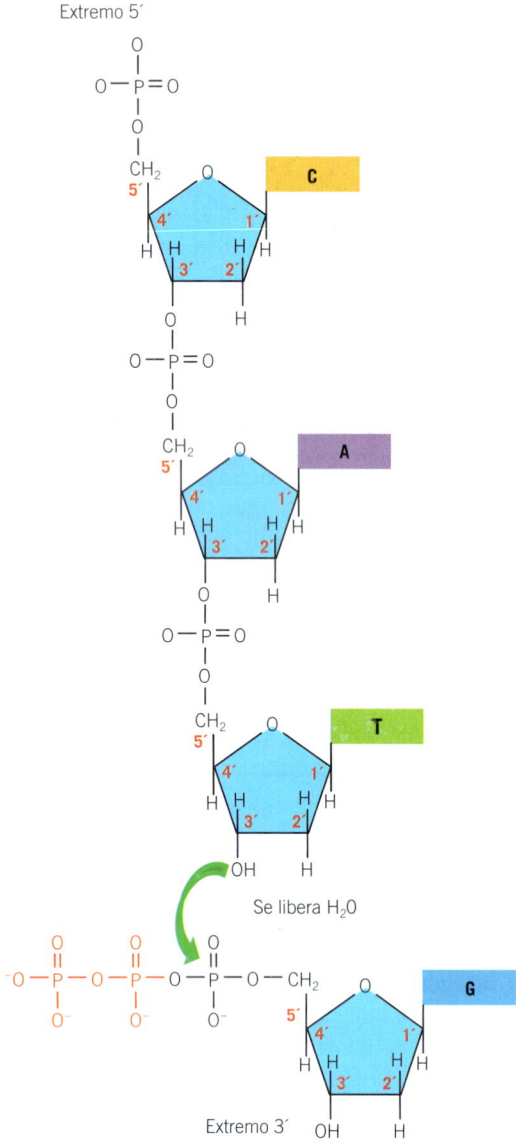

Figura 4-5. Formación de un polinucleótido o cadena de DNA.

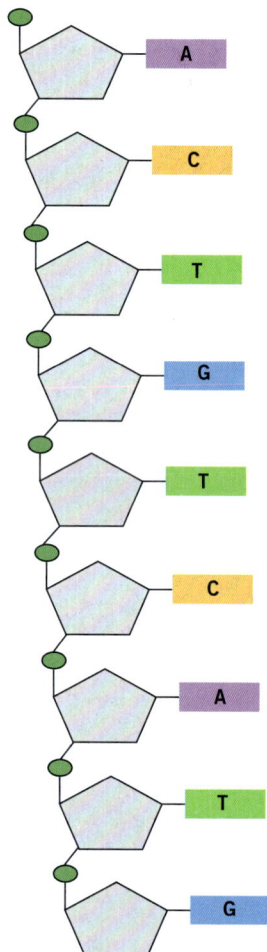

Figura 4-6. Estructura primaria del DNA.

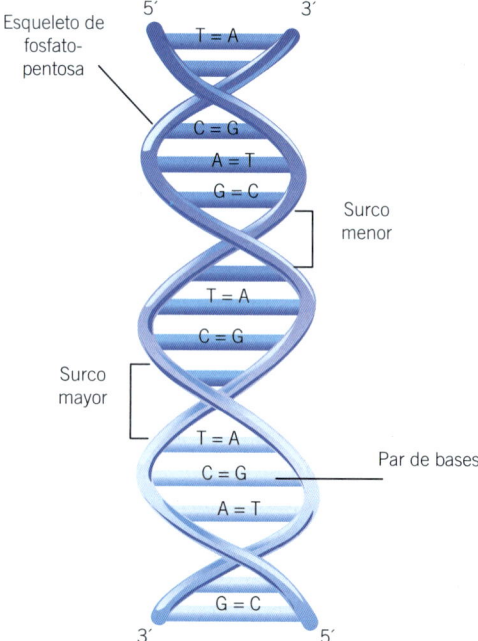

Figura 4-7. Doble hélice del DNA.

forma Z del DNA es característica de regiones donde se encuentra una secuencia de purinas y pirimidinas alternadas (por ejemplo, zonas de repetición de GC). La función biológica del DNA-Z es poco comprendida, pero puede estar relacionada con la regulación de la expresión génica. Las características detalladas de cada una de las variantes se describen en el cuadro 4-2.

DNA circular

El DNA mitocondrial y el de células procariotas se encuentra en forma de molécula circular, sin extremos, donde no hay interrupción de los enlaces fosfodiéster. Es posible encontrar al DNA circular como una estructura relajada (figura 4-9A) o como una estructura superenrollada y más compacta, donde la hélice del DNA (ya enrollada) gira so-

CUADRO 4-2. Características de los tipos de DNA según su estructura.

Características	Tipo estructural del DNA		
	DNA A (deshidratada)	DNA B (Watson-Crick)	DNA Z (Rich-Dickerson)
Sentido de giro de la hélice	Dextrógiro	Dextrógiro	Levógiro
Diámetro de la hélice	2.55 nm (25.5 A)	2.37 nm (23.7 A)	1.84 nm (1.84 A)
Distancia entre pares de bases	0.23 nm (2.3 A)	0.34 nm (3.4 A)	0.38 nm (3.8 A)
Pares de bases por vuelta	11	10.4	12
Inclinación del plano de los pares de bases	19° (gran inclinación)	1.2° (casi perpendicular al eje de la hélice)	9° (ligera inclinación)
Surco mayor	Estrecho, profundo	Ancho, profundidad media	Plano, sin profundidad
Surco menor	Amplio, no profundo	Estrecho, profundidad media	Estrecho, profundo

Tipos de estructura secundaria de DNA. La molécula de DNA toma una estructura diferente según el microambiente en el que se encuentre, con ello el número de bases por giro, la inclinación y el giro de la molécula varía; estas características influyen en su disponibilidad como fuente de información genética.

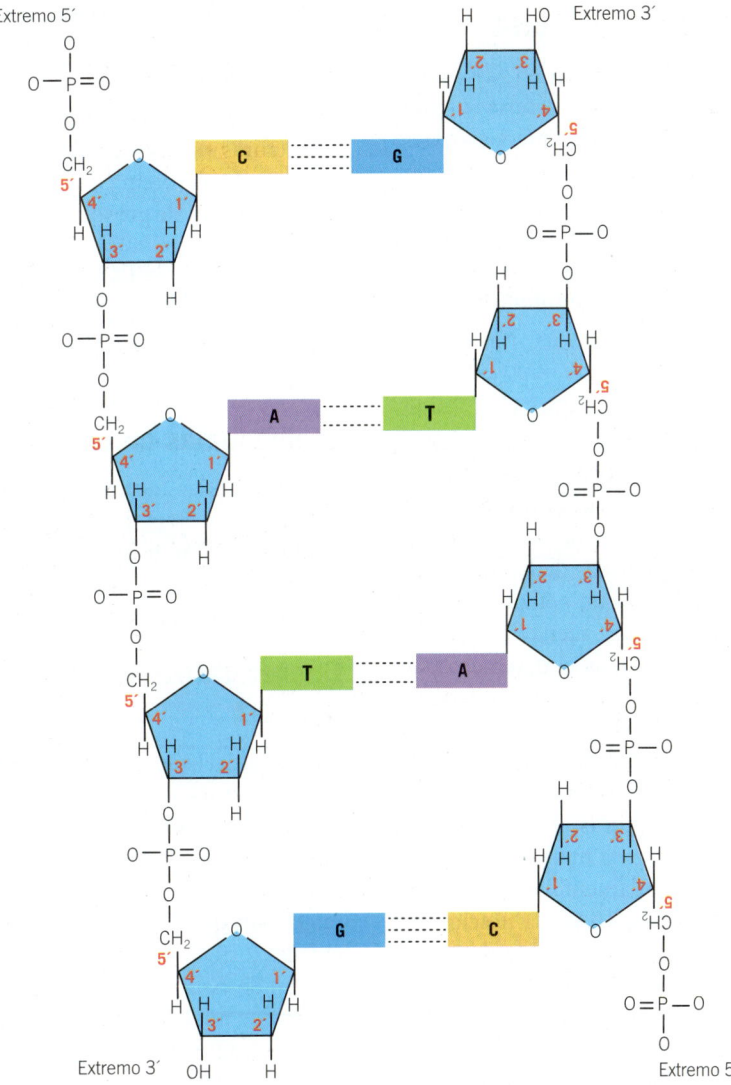

Figura 4-8. Estructura del DNA.

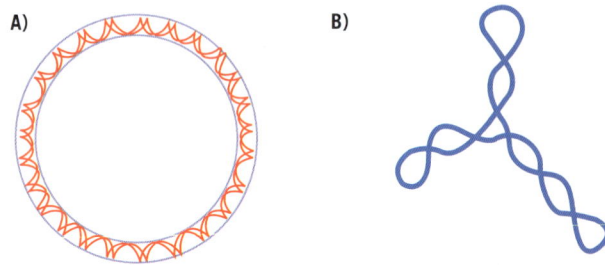

Figura 4-9. Moléculas de DNA circular.

bre sí misma (superenrollada) y genera una superhélice (figura 4-9B). El DNA circular superenrollado permite la compactación del DNA para que ocupe menor espacio en las células; también permite que posiciones lejanas en la secuencia se aproximen, y además regula la accesibilidad a la información genética y la expresión génica, al mantenerse inaccesible para los factores de transcripción.

Niveles de empaquetamiento del DNA

Debido a la longitud del DNA genómico en las células eucariotas (alrededor de 2 m/célula) es necesaria su compactación, de manera que permita ocupar menos espacio y quepa dentro del núcleo de la célula. El DNA se relaciona con nucleoproteínas (histonas y no histonas) para formar la cromatina y dar origen a los cromosomas; por ello, en el empaquetamiento del DNA se distinguen diferentes niveles de organización, que se describen a continuación.

Nucleosoma

Las histonas son proteínas con carga positiva a pH fisiológico, debido a su alto contenido en aminoácidos básicos, como la lisina y la arginina. Esta propiedad les permite asociarse a la molécula de DNA de carga negativa (conferida por los grupos fosfato). Existen cinco tipos de histonas: H1, H2A, H2B, H3 y H4. Dos moléculas de histona H2A, H2B, H3 y H4 se asocian para formar un octámero de histonas. Un segmento de DNA de doble cadena de alrededor de 146 pb se enrolla, dando 1.7 vueltas al octámero para formar una estructura llamada *nucleosoma*. Los diferentes fragmentos de DNA presentes en el núcleo se asocian a diversos octámeros y forman una cadena de nucleosomas conocida como "cuentas de rosario" o "cuentas de collar" por su semejanza con estas estructuras al observarse en el microscopio electrónico. Entre cada nucleosoma queda un segmento de DNA de aproximadamente 54 pb denominado DNA enlace o *linker* (figura 4-10A). La función del nucleosoma es condensar el DNA en una fibra de 10 nm de ancho que se asemeja al mencionado *collar de perlas*, en el que cada nucleosoma sería una perla y el DNA de enlace, el cordón con el cual están unidas estas perlas. El DNA *linker* se asocia, entonces, con otra histona denominada H1 y ayuda al empaquetamiento del DNA, lo que facilita la formación de otra estructura, llamada *solenoide*, que se describirá con detalle en la siguiente sección. El extremo aminoterminal de las histonas puede unirse de manera reversible a grupos acetilo, metilo o fosfato, lo que se conoce como *modificaciones epigenéticas*; la adición de estos grupos modifica la unión de las histonas al DNA y, por tanto, regula la disponibilidad de la información génica.

Solenoide

Los nucleosomas se compactan para formar un polinucleosoma de seis unidades mediante interacciones entre las H1 de cada nucleosoma, lo que genera una estructura más compacta. Esta estructura recibe el nombre de *solenoide* y forma una hebra de 30 nm, conocida como *cromatina*; en este nivel el DNA está compactado unas 100 veces. La cromatina puede encontrarse activa de forma transcripcional, por lo que se encuentra poco condensada y entonces recibe el nombre de *eucromatina*. La cromatina transcripcionalmente inactiva se encuentra en un mayor grado de condensación y se le conoce como *heterocromatina*.

Asas cromatínicas

La fibra de 30 nm se pliega y condensa aún más, formando estructuras de asas amplias superenrolladas, las cuales se anclan sobre proteínas de andamiaje y dan lugar a una hebra de 300 nm de grosor.

Cromosoma condensado

Las asas cromatínicas se compactan y forman un cromosoma condensado de 700 nm de espesor visible durante la metafase.

Cromosomas mitóticos

Las cromátidas hermanas visibles en la mitosis representan la última etapa de la organización del DNA y llegan a medir 1 400 nm de grosor.

Los niveles de empaquetamiento del DNA se presentan esquematizados en la figura 4-10B.

Desnaturalización y renaturalización del DNA

La desnaturalización es la pérdida de la estructura helicoidal (estructura secundaria) característica de la molécula de DNA. El proceso de desnaturalización ocurre por la rotura de los puentes de hidrógeno entre las bases nitrogenadas, lo que ocasiona la separación de las dos cadenas antiparalelas sin que se altere la estructura primaria, ya que los enlaces fosfodiéster no resultan afectados.

La desnaturalización puede ocurrir por exposición de los ácidos nucleicos a agentes químicos o físicos, cambios de pH y enzimas.

Los agentes desnaturalizantes, como la urea, la formamida y el formaldehído, son altamente polares, con grupos

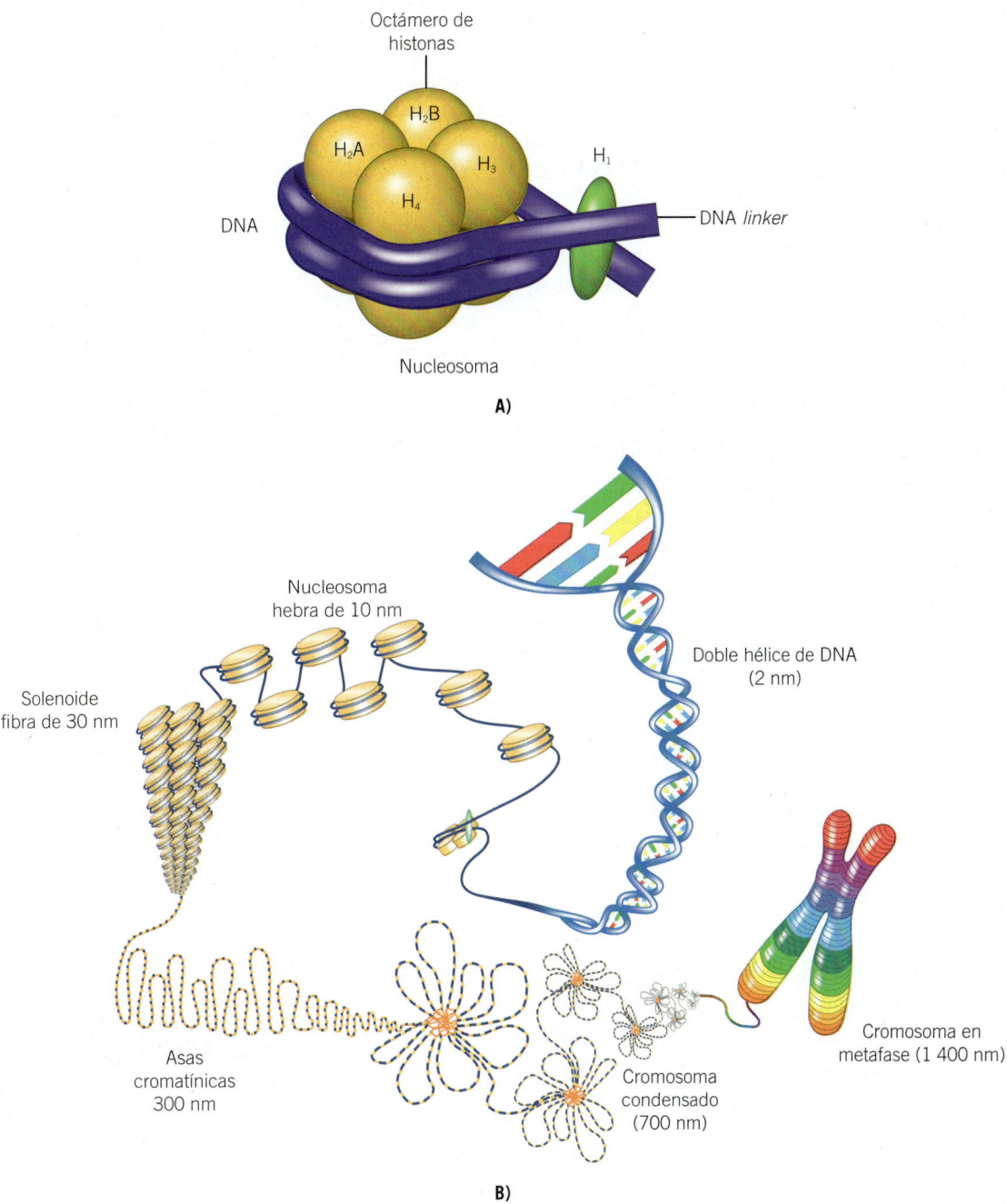

Figura 4-10. Niveles de empaquetamiento del DNA.

amino y carbonilo que compiten con los grupos amino y carbonilo de las bases nitrogenadas en la formación de puentes de hidrógeno y dan lugar a la separación de las hebras. También un pH en extremo alcalino o ácido puede desnaturalizar el DNA; sin embargo, este tratamiento puede dar lugar a la rotura de enlaces fosfodiéster y, por lo tanto, a la pérdida de la estructura primaria. La temperatura es el agente desnaturalizante más representativo: el calentamiento gradual del DNA hasta llegar a 100°C debilita las fuerzas estabilizadoras de la doble hélice, de forma que las dos hebras se desenrollan hasta su separación total. La temperatura de fusión (T_m) se define como la temperatura a la que se ha desnaturalizado 50% de las moléculas de DNA de la muestra que se está calentando. La T_m representa el punto en que la energía aplicada es suficiente para romper la mitad de los puentes de hidrógeno que mantienen unidas las dos cadenas de la molécula de DNA. Una muestra de DNA con alto contenido de G y C tiene una mayor T_m en comparación con una con alto contenido de A y T. Esto se debe a que G y C están unidas con tres puentes de hidrógeno, a diferencia de A y T, que lo están por dos puentes de hidrógeno, por lo que para disociarlas se requiere una temperatura mayor. La pérdida de la estructura helicoidal del DNA puede vigilarse con la medición de su absorbancia a 260 nm, ya que el DNA de cadena sencilla tiene una absorbancia relativa mayor que el DNA de cadena doble en la misma longitud de onda.

En las células, la desnaturalización del DNA es transitoria, está mediada por enzimas y es imprescindible en el proceso de replicación del DNA. Las enzimas helicasas se unen al DNA cerca de la horquilla de replicación, rompen los puentes de hidrógeno y catalizan la separación de las hebras mediante la energía liberada por hidrólisis de ATP.

El DNA desnaturalizado puede renaturalizarse si se retira de forma gradual el agente desnaturalizante. Por ejemplo, si una solución de DNA desnaturalizada por calentamiento se enfría lentamente, las dos cadenas se vuelven a asociar por complementariedad de sus bases.

RNA

Es el ácido nucleico más abundante en la célula eucariota, en la que suele ser 10 veces más abundante que el DNA.

En cuanto a su estructura, tres características diferencian al RNA del DNA:

1. El RNA suele ser monocatenario (una sola cadena).
2. Contiene uracilo en lugar de timina.
3. La pentosa que constituye a sus nucleótidos es la ribosa, en lugar de la 2-desoxirribosa del DNA (la presencia del grupo hidroxilo en el C2′ de la ribosa provoca que el RNA sea una molécula químicamente inestable).

Estructura primaria del RNA

Al igual que en el DNA, la estructura primaria del RNA está determinada por secuencia lineal de sus ribonucleótidos, que se escriben siempre en dirección 5′-3′ (figura 4-11A).

Estructura secundaria del RNA

La estructura secundaria está dada por el apareamiento de secuencias complementarias en la misma cadena de RNA (asociación intracatenaria parcial) o por asociaciones intercatenarias, en el caso de los RNA de doble cadena de ciertos virus. La complementariedad ocasional de bases en el RNA da origen a las **estructuras de pasador** (*hairpin*), formaciones típicas, en las cuales parte de la cadena de RNA es complementaria y origina puentes de hidrógeno entre ésta y la parte no complementaria da origen a un *loop* o asa de bases que no se unen, como se aprecia en la figura 4-11B.

Estructura terciaria del RNA

La estructura terciaria del RNA no siempre se forma, sólo surge cuando las condiciones celulares propician la inte-

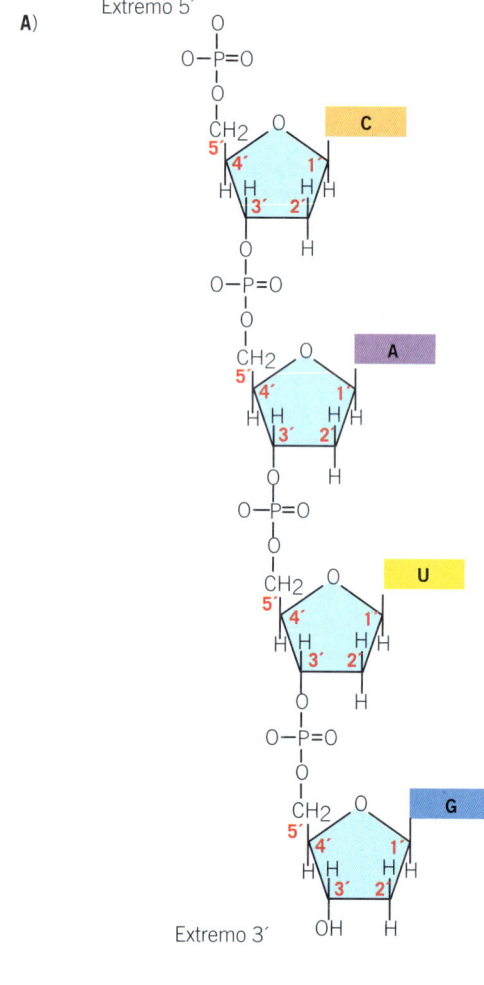

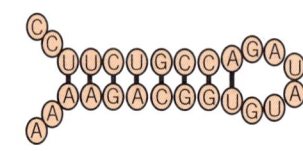

Figura 4-11. Estructura primaria y secundaria del RNA.

racción entre bases nitrogenadas de diferentes regiones de una misma molécula de RNA. Los RNA de transferencia (tRNA) forman una estructura terciaria característica: en disolución están plegados en forma de "L" compacta estabilizada por apareamientos de bases convencionales y por interacciones entre las bases de más de dos nucleótidos, como los tripletes de bases (véase el capítulo 7). Las bases nitrogenadas pueden interactuar a través de los átomos de hidrógeno para unirse al esqueleto fosfodiéster de la cadena de RNA, o bien a través del OH del carbono 2′ de la ribosa, que actúa como un importante dador y aceptor de hidrógenos.

Tipos de RNA

Aunque químicamente son iguales, los RNA, según la función que desempeñen en la célula, se agrupan de la siguiente forma:

RNA heterogéneo nuclear

Es un RNA también conocido como transcrito primario, de alto peso molecular. Es el producto inicial de la síntesis de la RNA polimerasa en el proceso de transcripción. En el núcleo de las células eucariotas actúa como precursor de los demás tipos de RNA que se encuentran en el citoplasma. La fragmentación del hnRNA para formar otros tipos de RNA supone la maduración o el procesamiento del RNA (véase el capítulo 6). En las células procariotas, el transcrito primario actúa directamente como molde para la síntesis de proteínas, sin necesidad de maduración o modificaciones postranscripcionales.

RNA mensajero (mRNA)

El mRNA sirve de molde para la síntesis de proteínas en el proceso de traducción, ya que contiene la información génica para la formación de uno o varios polipéptidos (véase el capítulo 7). El mRNA se localiza en el citoplasma, su longitud es variable según la proteína para la que codifique y contiene, además, las señales necesarias para el inicio y la terminación de la traducción. En eucariotas, el mRNA presenta características especiales: en su extremo 5′ muestra una capucha (cap) y en su extremo 3′, una cadena de poliadeninas (cola poli-A) de longitud variable (figura 4-12). Estas modificaciones tienen por objeto aumentar la semivida de esta molécula en el citoplasma y permitir su disponibilidad en el proceso de traducción proteica. La presencia de la cola de poli-A en el extremo 3′ facilita su purificación cuando se emplea cromatografía en columna de afinidad, ya que forma híbridos con residuos de poliuridinas (poli-U) unidos a una resina empaquetada en el interior de la columna.

RNA ribosomal (rRNA)

El rRNA forma parte de los ribosomas, estructuras intracelulares en que se realiza la síntesis de proteínas (figura 4-13). Sus estructuras secundaria y terciaria presentan un plegamiento complejo que le permite asociarse tanto a las proteínas de los ribosomas como a otros rRNA y participar en el proceso de síntesis proteica.

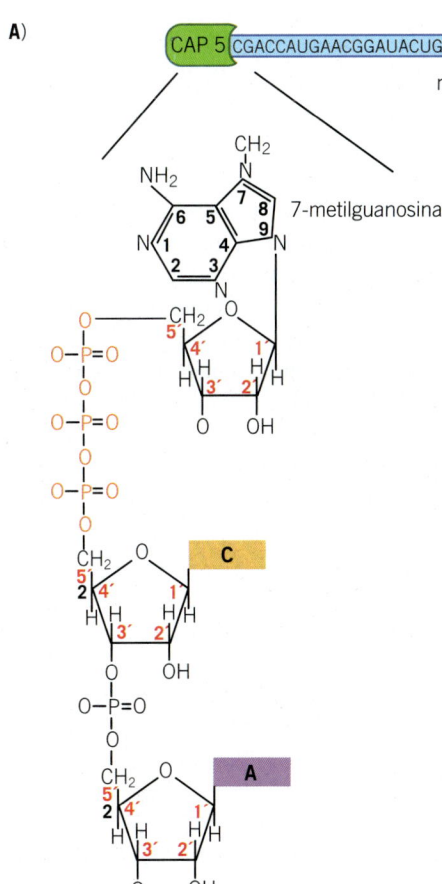

Figura 4-12. Secuencia de un RNA mensajero.

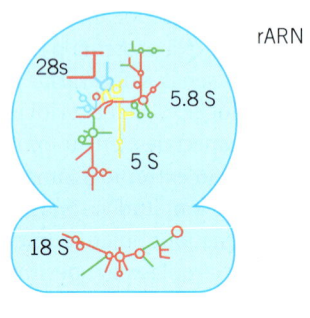

Figura 4-13. Esquema de un ribosoma donde se observa el RNA ribosomal.

RNA de transferencia (tRNA)

Las moléculas de tRNA tienen entre 75 y 90 nucleótidos, y su peso molecular es de unos 2.5 kDa. Se conocen unos 31 tRNA distintos y se encuentran en todas las células. Éstos intervienen en la síntesis de proteínas, ya que van unidos a un aminoácido que liberarán en el ribosoma durante el proceso de traducción. Suelen presentar bases nitrogenadas inusuales, como la inosina, la dihidrouridina, etc., e incluso la timina. Su estructura secundaria presenta un plegamiento complejo en el que se encuentran zonas con apareamiento de secuencias complementarias y otras sin apareamiento de secuencias complementarias, y en donde se pueden distinguir regiones críticas, como la de unión al aminoácido y el brazo donde se ubica la secuencia del anticodón que reconoce los codones del mRNA (figura 4-14).

RNA pequeño nuclear (snRNA)

Es el RNA presente en el núcleo eucariota y está implicado en los procesos de maduración del RNA heterogéneo nuclear (hnRNA, *heterogeneous nuclear RNA*). En este proceso, el RNA pequeño nuclear (snRNA, *small strand RNA*) se asocia a proteínas, formando las ribonucleoproteínas pequeñas nucleares (snRNP) que se encargan de eliminar intrones (fragmentos de hnRNA que no aparecen en el mRNA) (véase el capítulo 6). Cuando las snRNP se unen al precursor del mRNA para eliminar los intrones se forma un complejo RNA-proteína de gran tamaño, visible en el microscopio electrónico, que recibe el nombre de *espliceosoma* (*spliceosome*).

Enzimas de RNA (ribozimas)

Estos ácidos ribonucleicos funcionan como catalizadores biológicos. Poseen, al igual que las enzimas, un sitio activo, uno de unión para el sustrato y uno de unión para un cofactor que puede ser un ion metálico. Los snRNA involu-

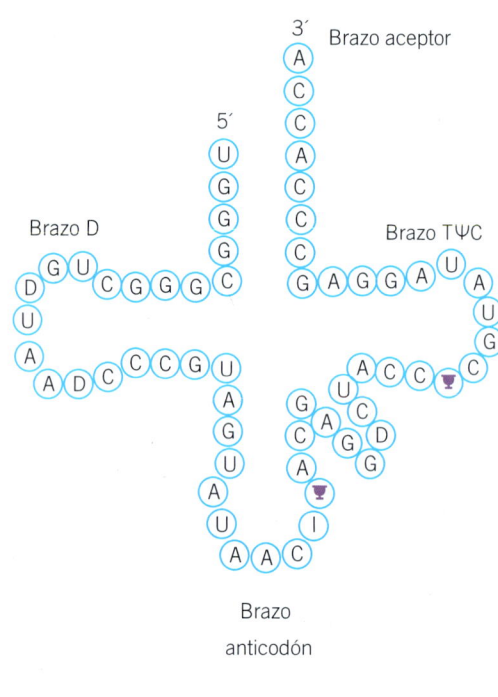

Figura 4-14. Estructura secundaria del RNA de transferencia.

crados en maduración del hnRNA son un ejemplo clásico de ribozimas.

siRNA

Los RNA pequeños de interferencia (siRNA, *small interfering RNA*) son moléculas de doble cadena de 20 a 25 nucleótidos, que a través de la vía de interferencia de RNA de células suprimen la expresión de un gen específico. El siRNA se une a una secuencia complementaria del mRNA; la unión del siRNA con el mRNA produce la degradación enzimática del mRNA en células eucariotas de mamíferos y plantas. Fueron descubiertas por el grupo de David Baulcombe en Inglaterra, en 1999, y originalmente los describieron como parte del mecanismo de regulación génica postranscripcional en plantas.

miRNA

Se trata de moléculas de RNA de cadena sencilla de 21 a 23 nucleótidos en longitud encargadas de regular la expresión génica. Los RNA pequeños (miRNA, *micro-RNA*) se unen a una secuencia complementaria del mRNA y bloquean la traducción. El miRNA no es totalmente complementario a la secuencia del mRNA; en este caso, el mRNA no se degrada pero tampoco puede utilizarse para la síntesis de proteínas. En un principio, el grupo de Víctor Ambros los describió en 1993 como *small* RNA. Ruvkun introdujo el término *micro-RNA* en 2001 por la capacidad de los siRNA y miRNA para silenciar genes.

Ejercicios de integración

1. Escriba las características principales de la doble hélice de DNA.

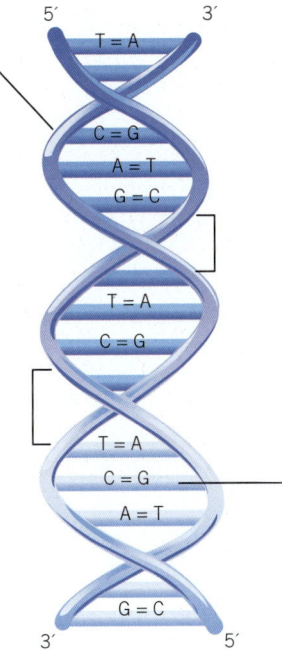

2. Mencione el tipo de enlace que une la pentosa con el grupo fosfato y el tipo de enlace que une la pentosa con la base nitrogenada.

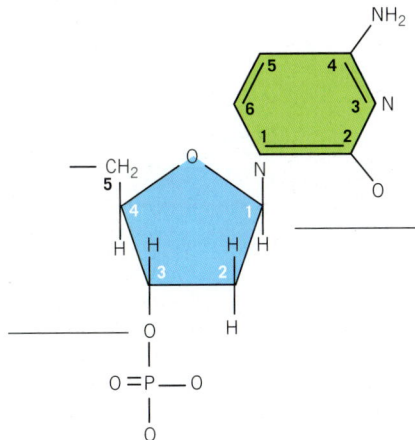

3. De acuerdo con la estructura, identifique las variantes de la doble molécula de DNA: A, B y Z.

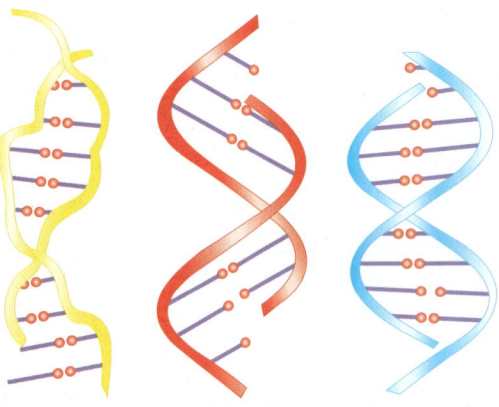

4. Dibuje la hebra complementaria de DNA con los puentes de hidrógeno correspondientes para cada base.

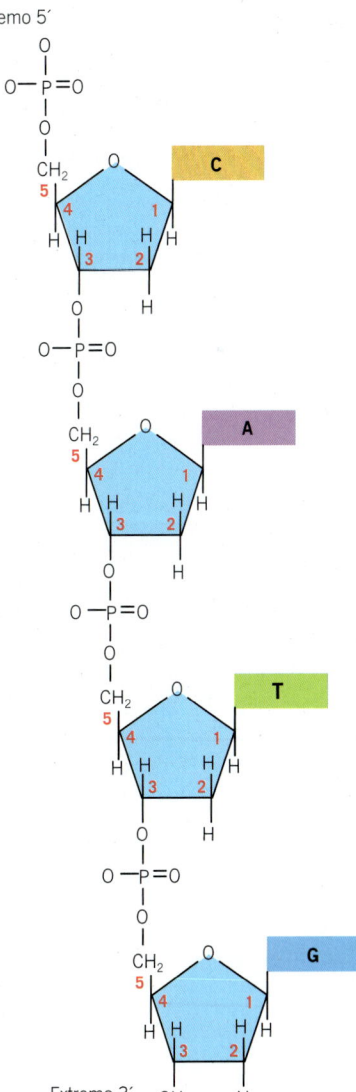

CAPÍTULO 5

Replicación

Jorge Fernando Floresvillar Mosqueda • José Guadalupe Macías Barragán

Introducción

Una de las características más notables del ácido desoxirribonucleico (DNA, *deoxyribonucleic acid*) es su capacidad de replicarse; dicho de otra manera, tiene la capacidad de formar copias de sí mismo. La replicación se lleva a cabo en la fase de síntesis (S) del ciclo celular. Esta etapa es un paso obligado para realizar la división celular. Por ello, se determina que la información genética se transfiere de una célula a otra mediante el proceso de replicación del DNA.

El objetivo de la replicación es la conservación de la información genética. La representación estructural del DNA en doble hélice permite comprender cómo dicha molécula puede dar lugar a otras idénticas, sin perder su conformación. En principio, las dos hebras deberán separarse y después, mediante la acción de una enzima, se añaden desoxirribonucleótidos y, según la complementariedad de bases, se generan dos moléculas nuevas de DNA a partir de las dos hebras molde iniciales.

Replicación

Características generales

La síntesis de las cadenas de DNA durante la replicación se lleva a cabo en dirección 5' → 3' tanto en eucariotas como en procariotas. Solamente el carbono de la posición 3' de la pentosa posee un radical hidroxilo (OH) libre, con el que puede formar un nuevo enlace fosfodiéster con otro desoxirribonucleótido (dNTP) y constituir así la hebra creciente de DNA; por esta razón, la cadena de DNA sólo puede crecer en dirección 3'. A este proceso se le llama polimerización, que consiste en la unión de un dNTP (desoxirribonucleótido) complementario a la hebra molde según la ley de Chargaff (véase el capítulo 1). La replicación del DNA cuenta con tres características que la definen y permiten entender el proceso: **semiconservadora**, **bidireccional** y se lleva a cabo de manera continua y discontinua.

Semiconservadora

Cada replicación de una molécula de DNA recién sintetizada conserva una de las cadenas originales; la otra se sintetiza *de novo*.

Antes existían tres teorías que trataban de explicar el proceso de la replicación; se decía que podía ser: semiconservadora, conservadora y dispersora o dispersante.

- **Semiconservadora** (modelo correcto). En cada una de las moléculas hijas se conserva una de las cadenas originales.
- **Conservadora.** Se sintetiza una molécula totalmente nueva, copia de la original, por lo que tras la duplicación quedan, por un lado, las dos hebras antiguas juntas y, por otro, las dos hebras nuevas.
- **Dispersora** o **dispersante.** Las cadenas hijas constan de fragmentos de la cadena antigua y de la nueva.

El experimento definitivo para dilucidar cuál de estas tres hipótesis era la correcta lo realizaron Meselson y Stahl en 1957; confirmaron la hipótesis sobre la replicación semiconservadora. Este experimento se basaba en dos premisas fundamentales: por una parte, el nitrógeno es uno de los principales elementos del DNA, ya que forma parte de las bases nitrogenadas, y por la otra, existen dos isótopos de este átomo, ^{14}N y ^{15}N, que pueden distinguirse mediante técnicas de laboratorio. Aunque el ^{14}N es el isótopo más abundante en la naturaleza, el ^{15}N también es viable y es más pesado, característica que permite diferenciarlos. Este experimento se realizó utilizando bacterias cuyo medio de cultivo contenía ^{15}N, por lo que todo su DNA también lo contenía. Después se les cambió el medio de cultivo por uno que contenía ^{14}N. Se permitió que las bacterias se replicaran sólo una vez y se extrajo el DNA, analizado por centrifugación en gradiente de cloruro de cesio, el cual permite separar las moléculas por tamaño y peso. El resultado mostró una sola banda con un peso intermedio entre ^{14}N y ^{15}N, lo que sugirió que la molécula resultante estaba compuesta tanto de ^{14}N como de ^{15}N. En la segunda replicación en medio con ^{14}N se observaron dos bandas, una correspondiente a ^{14}N (del DNA replicado en esta segunda división celular) y otra intermedia entre ^{14}N y ^{15}N de la mezcla DNA original unido al DNA recién sintetizado. De esta forma, Meselson y Stahl demostraron el mecanismo correcto de la replicación del DNA (figura 5-1A y B).

Bidireccional

La replicación del DNA en eucariotas es bidireccional, ya que a partir del sitio de origen de la replicación (ORI) se sintetizan las dos cadenas en ambos sentidos, con dos puntos de crecimiento que forman lo que se conoce como *horquillas de replicación* (figura 5-2). Los sitios ORI también se llaman secuencia de replicación autónoma (ARS, *autonomously replicating sequences*).

En organismos eucariotas, debido al gran tamaño del DNA, existen múltiples sitios ORI, por lo que la replicación se considera *multifocal* (figura 5-3). Los sitios ORI son secuencias específicas ricas en A y T que controlan la replicación de una unidad de DNA llamada *replicón*. La

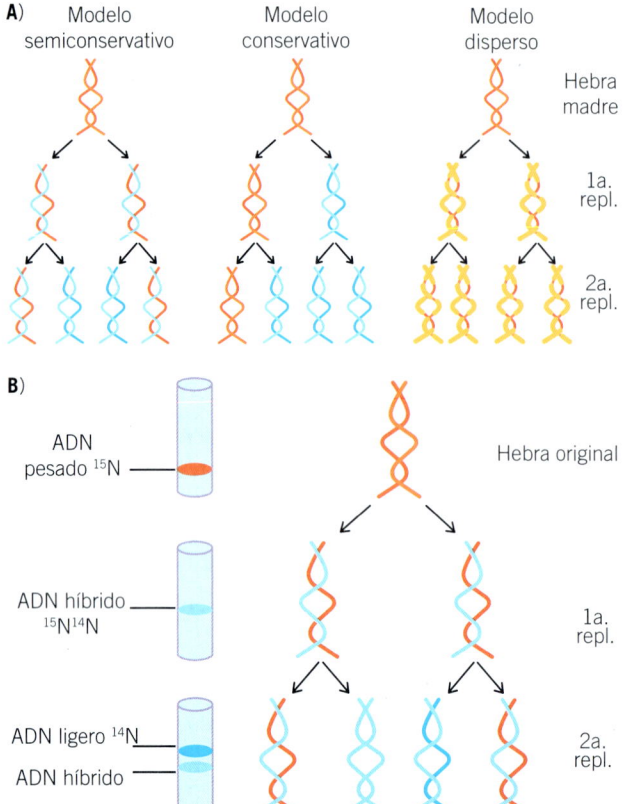

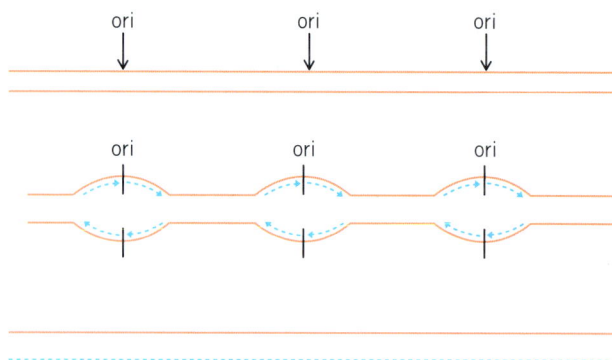

Figura 5-3. Replicación multifocal. La replicación en eucariotas contiene múltiples sitios ORI, que se replican de forma simultánea, lo que permite acortar el tiempo en el que se replica todo el DNA.

ORI. En los seres humanos se les llama ORI-H y ORI-L para la cadena pesada y ligera del DNA de forma respectiva, los cuales inician la replicación de su cadena de manera independiente y en diferente tiempo.

Discontinua

La replicación siempre se produce en sentido $5' \rightarrow 3'$ y el extremo 3'-OH libre es el punto a partir del cual la cadena de DNA se elonga. En ese sentido, existía la disyuntiva de que a pesar de que las cadenas son antiparalelas, es decir, el extremo 5' de una cadena se encuentra frente al extremo 3' de la otra cadena, las dos cadenas crecen de manera simultánea, por tanto una de las cadenas debería sintetizarse en dirección $3' \rightarrow 5'$. Esta incógnita la resolvieron los científicos japoneses Reiji Okazaki y Tsuneko Okazaki en 1960, al descubrir que una de las nuevas cadenas del DNA se sintetizaba en sentido contrario en forma de fragmentos cortos que luego eran unidos. En reconocimiento a tan importante descubrimiento, a estos fragmentos se les denominaron *fragmentos de Okazaki*. La cadena que se sintetiza en el sentido que avanza la horquilla de replicación se denomina *hebra adelantada*, *líder* o *conductora* (*leading strand*), y se

Figura 5-1. Teorías del proceso de replicación del DNA. A), conservadora, semiconservadora y dispersante. **B),** experimento de Meselson y Stahl. Se concluyó en que la replicación del DNA era un proceso semiconservador.

presencia de bases A-T facilita la separación de las hebras y la formación de la burbuja de replicación ya que A-T están unidas por dos puentes de hidrógeno a diferencia del par G-C que está unido por tres puentes de hidrógeno, por lo que resulta más sencillo romper dos puentes que tres. En los cromosomas de bacterias y virus existe un único origen de replicación por molécula de DNA por lo que se afirma que la replicación es *monofocal* (figura 5-4); este sitio ORI permite la replicación de todo el DNA circular. El DNA mitocondrial en muchos organismos tiene dos secuencias

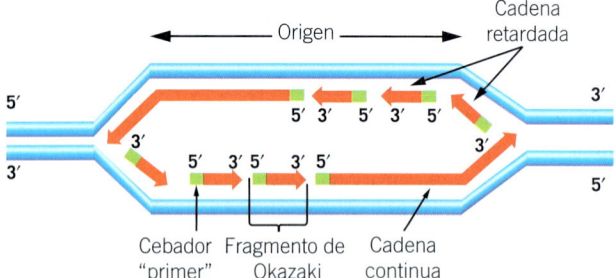

Figura 5-2. Replicación del DNA. Esta replicación es bidireccional.

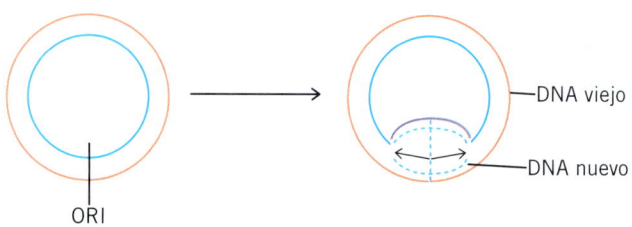

Figura 5-4. Replicación monofocal. En procariotes, el único cromosoma existente contiene sólo un sitio de replicación ORI. A este tipo de replicación se le llama monofocal.

sintetiza de forma **continua** por la DNA polimerasa, mientras que la que se sintetiza en sentido contrario al avance de la horquilla y en fragmentos se denomina *hebra discontinua, rezagada* o *retrasada* (*lagging strand*), ya que su síntesis se realiza de forma **discontinua**, y para disponer de una cierta longitud de DNA molde para continuar hay que esperar a que la horquilla de replicación avance (cuadro 5-1).

Proteínas que participan en la replicación

La maquinaria encargada de la replicación del DNA es muy compleja y está formada por un grupo de proteínas que actúan en conjunto con una secuencia de DNA específica ya establecida. A continuación se describen las enzimas que intervienen en el proceso de replicación y en seguida se desarrollará el proceso mencionando cada una de las enzimas involucradas.

Helicasa. Enzima encargada de separar las dos hebras del DNA mediante la rotura de los puentes de hidrógeno que se establecen entre las bases nitrogenadas de las dos cadenas del DNA. Ocasiona superenrollamientos positivos a los lados de la burbuja de replicación.

Proteínas de unión a cadena sencilla. Llamadas **SSB** (*single strand DNA binding proteins*) en procariotas, o **RPA** (*replication protein A*) en eucariotas, evitan la formación de los puentes de hidrógeno entre ambas cadenas al mantenerlas separadas de forma transitoria para permitir que se copien.

Primasa. Es una enzima que sintetiza pequeños fragmentos de ácido ribonucleico (RNA, *ribonucleic acid*) de entre ocho y 10 nucleótidos de longitud, conocidos como cebadores o *primers*, complementarios a un fragmento del DNA. La unión de los cebadores al DNA proporciona un extremo 3′ necesario para que la DNA polimerasa (enzima que sintetiza DNA y que no puede añadir nucleótidos si no existe un extremo 3′ libre) lleve a cabo su acción. Los cebadores, al estar conformado de RNA, se degradan después por las nucleasas RNasa H1/FEN1/RTH1 y se sustituyen por DNA debido a la acción de otra DNA polimerasa.

Topoisomerasas. Son enzimas isomerasas que actúan sobre la topología del DNA; pueden cortar y formar enlaces fosfodiéster ya sea en una de las hebras (*topoisomerasa I*) o en las dos (*topoisomerasa II*) del DNA. Esta escisión selectiva permite al DNA liberar la tensión contorsional, con lo que se deshace el superenrollamiento, el cual en caso de persistir detendría la replicación. De esta manera, se permite el acceso a la cadena de DNA de todas las enzimas involucradas en la replicación.

RNasa H1. Esta enzima se encarga de retirar los cebadores de RNA durante la síntesis de los fragmentos de Okazaki y en los procesos de reparación del DNA.

FEN1/RTH1 + RNasa H1. También llamada endonucleasa *flap* 1 (*flap endonuclease 1*), se encarga de remover el cebador de RNA del fragmento de Okazaki, el espacio remanente se rellenará por una DNA polimerasa. El Nick (falta de enlace fosfodiéster entre dos nucleótidos adyacentes) resultante es sellado por la DNA ligasa.

Ligasa. Enzima que cataliza la formación del enlace fosfodiéster entre nucleótidos contiguos.

Telomerasa. Es una ribonucleoproteína con actividad de DNA polimerasa dirigida por RNA (transcriptasa inversa) capaz de sintetizar una secuencia determinada de DNA y participar en la síntesis de los telómeros (extremos de los cromosomas eucariontes).

Antígeno nuclear de proliferación celular (**PCNA**, *proliferating cell nuclear antigen*, también conocido como aro proteína). Es un homotrímero que forma una estructura toroide, la cual es abierta de forma transitoria por acción del factor de replicación C (RFC, *replication factor C*), lo que permite su recircularización alrededor de la doble hélice del DNA a la altura del extremo del cebador en la cadena líder. La estructura toroide del PCNA alrededor de la cade-

CUADRO 5-1. Diferencias en la replicación entre procariotas y eucariotas.

Lugar	Procariotas	Eucariotas
	Citoplasma	Núcleo y mitocondria
Número de orígenes de replicación	1	Núcleo 10^3 a 10^4 Mitocondria 2
Tiempo de replicación del genoma (h)	~0.67	8
Proteínas implicadas	~30	Cientos
DNA polimerasas	3	5
Inicio	Origen único	Origen múltiple
Otros materiales	Cebador, dNTP	Cebador, dNTP
Formato	Semiconservadora	Semiconservadora
Tasa de replicación	1 000 nucleótidos/s	100 nucleótidos/s

CUADRO 5-2. Propiedades de la DNA polimerasa de eucariotas.

	α	β	γ	δ	ε
Compartimiento celular	Núcleo	Núcleo	Mitocondria	Núcleo	Núcleo
Primasa asociada	Sí	No	No	No	No
Función biológica	Síntesis del *primer* o cebador	Reparación del DNA	Replicación del DNA mitocondrial	Replicación hebra conductora y retardada	Replicación adicional
Núm. de subunidades	4	1	3	2 a 3	4
Peso molecular Subunidad catalítica (kd)	160 a 185	40	125	125	210 a 230

na de DNA facilita su libre desplazamiento por la misma. PCNA interactúa con la DNA polimerasa, sirviendo como una pinza que sostiene a la polimerasa sobre la cadena de DNA y la mantiene en el extremo del cebador, lo que le permite sintetizar la cadena de DNA.

DNA polimerasa. Son las principales enzimas en la síntesis de DNA. Son capaces de sintetizar nuevas cadenas de DNA a partir de una hebra patrón o molde utilizando dNTP complementarios. Una característica importante de esta enzima es que añade los nucleótidos en la dirección $5' \rightarrow 3'$ siempre y cuando haya un extremo $3'$ disponible. Como resultado, la dirección en la cual leerá la cadena molde de DNA será de $3' \rightarrow 5'$.

En eucariotas se han descrito por lo menos cinco DNA polimerasas involucradas en la replicación del DNA, cada una con una actividad específica: α, β, γ, δ y ε. La polimerasa α (DNA pol α), también llamada primasa, inicia la síntesis del DNA mediante la formación de un cebador RNA. Las polimerasas δ y ε (DNA pol δ y DNA pol ε) son responsables de la mayor parte de la elongación de ambas hebras del DNA. La polimerasa β (DNA pol β) no interviene en la replicación y está involucrada en la reparación de errores o daños en el DNA. Es importante mencionar que las polimerasas α, β, δ y ε están involucradas en la replicación del DNA nuclear. La polimerasa γ (DNA pol γ) lleva a cabo la replicación del DNA mitocondrial. Existen otras polimerasas, como las polimerasas ζ (theta), η (eta) y ι (iota), cuya función no es muy conocida, pero se cree que están involucradas sobre todo en mecanismos de reparación y recombinación.

De las cinco polimerasas, sólo tres tienen la actividad de exonucleasa-$3'$ (pol δ, γ y ε), esto es, son capaces de corregir los errores al incorporar los nucleótidos a la hebra que es sintetizada, eliminar el nucleótido equivocado y añadir el correcto. Ninguna DNA polimerasa en eucariotas presenta actividad de exonucleasa-$5'$. En procariotas, la DNA pol I presenta este tipo de actividad.

A diferencia de lo observado en eucariotas, en la maquinaria para la replicación de las procariotas, sólo tres enzimas participan en la síntesis del DNA. La DNA polimerasa I es la única que tiene actividad de exonucleasa de $5' \rightarrow 3'$. La DNA polimerasa II posee funciones de reparación en el DNA (actividades polimerasa $5' \rightarrow 3'$ y exonucleasa $3' \rightarrow 5'$), la DNA pol III es la principal encargada de la elongación del DNA (actividad polimerasa $5' \rightarrow 3'$) durante la cual también puede realizar tareas de corrección (actividad exonucleasa $3' \rightarrow 5'$).

En el cuadro 5-2 se resumen las propiedades de la DNA polimerasa en eucariotas y en el cuadro 5-3, las de procariotas.

CUADRO 5-3. Características de la polimerasa de procariotas.

	DNA pol I	DNA pol II	DNA pol III
Constitución	Monómero	Monómero	Multímero asimétrico
Polimerasas/célula	400	Desconocido	10 a 20
Actividad/función			
Polimerasa 5' a 3'/elongación	Sí	Sí	Sí
Exonucleasa 3' a 5'/correctora	Sí	Sí	Sí
Exonucleasa 5' a 3'/reparación	Sí	No	No
Peso molecular (kDa)	103	90	~900

Fases de la replicación

Para su estudio y mejor comprensión, como la mayoría de los procesos celulares, la replicación se ha dividido en tres fases: inicio, elongación y terminación.

Inicio

Las zonas en el DNA en las que se producen las burbujas de replicación no son aleatorias. Se sabe que existen secuencias cercanas a 300 pb que indican los lugares precisos en los que ha de comenzar la replicación. Estos sitios son ricos en A y T y son reconocidos por una serie de proteínas llamadas *proteínas de reconocimiento del sitio de origen*. En eucariotas, los orígenes de replicación se llaman secuencias de replicación autónoma.

Cada burbuja de replicación posee dos horquillas de replicación, una de las cuales se desplaza hacia la derecha y otra hacia la izquierda. El proceso de replicación necesita, en primera instancia, que las dos cadenas del DNA se separen. Para esto, la **helicasa** se unirá a la cadena de DNA e hidrolizará los puentes de hidrógeno. La apertura de la doble hélice hace que las cadenas simples adquieran inestabilidad, lo cual se compensa por la unión de proteínas estabilizadoras **RPA** en eucariotas y **SSB** en procariotas. La DNA polimerasa no puede iniciar la síntesis si no existe un extremo 3′ libre; por lo tanto, necesita que la **primasa** sintetice un **cebador**, a partir del cual la DNA polimerasa incorporará los nucleótidos en forma complementaria a las bases de la cadena molde (figura 5-5).

En procariotas, el primosoma es un complejo de proteínas responsable de la creación de cebadores de RNA; consta de siete proteínas: primasa DnaG, helicasa DnaB, helicasa DnaC, DnaT, PriA, PriB y PriC. En cada horquilla de replicación, el primosoma actúa una vez en la cadena líder y en repetidas ocasiones en la cadena retrasada, lo que inicia cada fragmento de Okazaki. El primosoma participa en la polimerización de uno a 10 nucleótidos de RNA permitiendo la creación de un híbrido DNA-RNA. Esta secuencia de RNA se utiliza como cebador para iniciar la actividad de la DNA polimerasa.

En eucariotas se presentan etapas similares en el inicio de la replicación, en las cuales participan proteínas homólogas, lo que indica que el mecanismo básico de iniciación se conserva entre las eucariotas.

Elongación

Es el proceso por el cual la DNA polimerasa añade uno por uno nucleótidos complementarios a la cadena molde, a medida que avanza la horquilla, ayudada por el **PCNA**. La función del PCNA es mantener la DNA polimerasa en contacto con la cadena molde, para que la lea y sintetice la cadena complementaria.

El proceso de elongación es similar tanto en eucariotas como en procariotas (figura 5-6). Una vez presente la maquinaria de inicio de la replicación, la horquilla avanza, aumentando la tensión por delante de la cadena. Para evitar que esta tensión impida el avance de la horquilla, las topoisomerasas (I y II) cortarán los enlaces fosfodiéster de

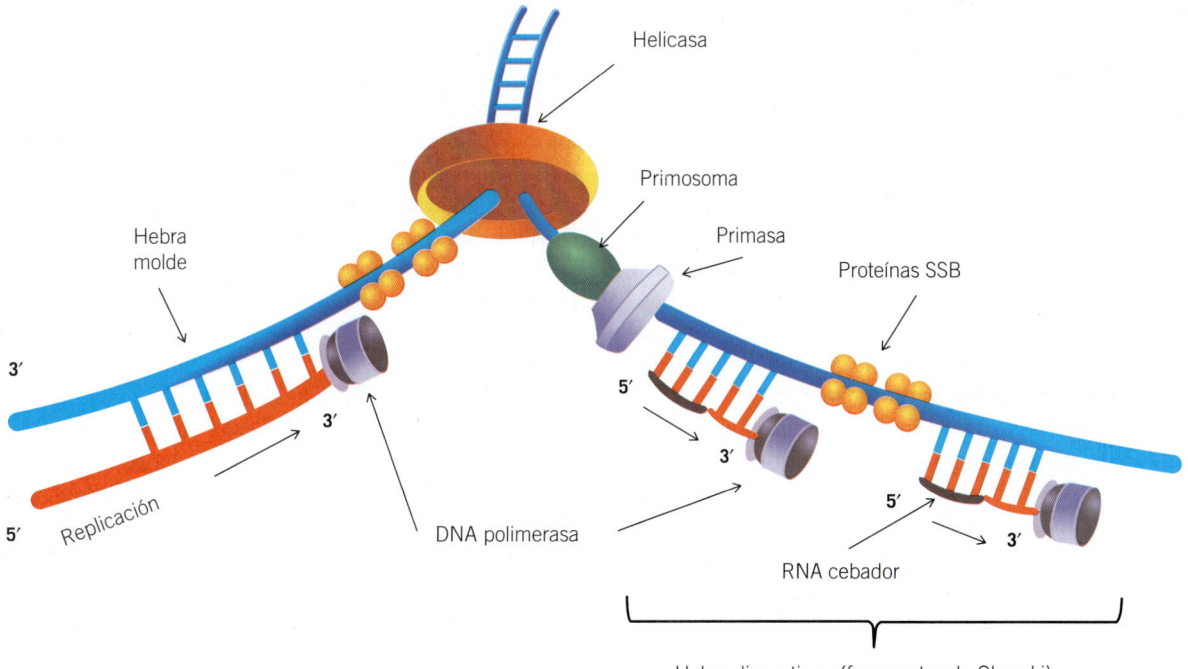

Figura 5-5. Inicio de la replicación del DNA. Se observan las cadenas continua y discontinua; ambas se replican en dirección de 5′ a 3′.

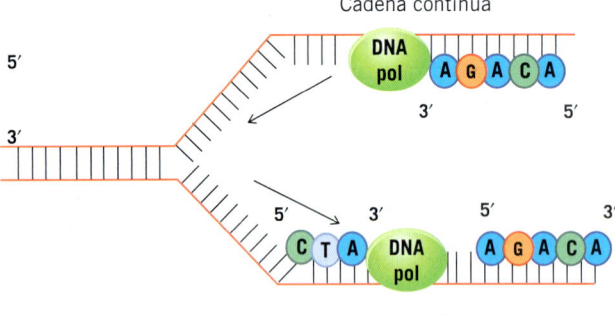

Figura 5-6. Elongación de la replicación del DNA. La cadena continua va en sentido de la horquilla, y la discontinua, en sentido contrario; siempre la dirección de la síntesis siempre es de 5′ a 3′.

la doble hélice y volverán a unirla, lo que permitirá que se desenrolle una vuelta si actúa la topoisomerasa I y dos si lo hace la topoisomerasa II.

Como se mencionó, la síntesis es diferente en cada una de las hebras de la horquilla de replicación; en la cadena líder, la síntesis se realizará en forma continua hasta llegar al extremo de la cadena; por el contrario, en la cadena retrasada, la síntesis se realizará en forma discontinua debido a la necesidad de polimerizar siempre en sentido 5′ → 3′.

Una de las consecuencias de la síntesis discontinua es que para la síntesis de cada fragmento de Okazaki se requiere de un cebador intercalado entre estos fragmentos, mientras que en el caso de la cadena continua es necesaria la presencia de un solo cebador. La complejidad asociada con la síntesis de los fragmentos de Okazaki es cercana al doble de la necesaria para sintetizar la cadena líder. Su longitud suele variar entre 1 000 y 2 000 nucleótidos en procariotas y entre 100 y 400 nucleótidos en eucariotas. Los fragmentos se ligan después para formar una sola hebra. Durante este proceso, los cebadores formados por RNA se eliminan por las enzimas FEN1/RTH1 + RNasa H, y se rellenan por la DNA polimerasa III, lo que permite que los fragmentos de Okazaki se unan por la ligasa para formar la cadena discontinua. Este proceso parece simple y repetitivo; sin embargo, defectos en la maduración de los fragmentos de Okazaki pueden causar la ruptura de la cadena de DNA e inducir alteraciones cromosómicas.

Se denomina replisoma o complejo de replicación al conjunto de proteínas que se asocian a la horquilla de replicación, como las helicasas, la primasa y otras proteínas que forman el primosoma, la DNA pol y las proteínas SSB. Existen otras proteínas que intervienen en la replicación, pero no forman parte del replisoma, como las proteínas de unión a los sitios ORI, así como las proteínas que se asocian a la DNA pol y a la DNA ligasa.

En células eucariotas al ser el DNA mucho más grande que el de células procariotas, la DNA polimerasa incorpora nucleótidos a tasas más lentas; sin embargo, al replicar su genoma en replicones distribuidos a lo largo de toda la cadena, permite que este proceso se realice en menos tiempo que en procariotas. Las regiones de DNA más altamente compactas, llamadas heterocromatina, serán las últimas en replicarse.

Terminación

El final de la replicación se produce cuando la DNA polimerasa δ llega al extremo del fragmento de DNA. Se induce entonces el desacoplamiento de todo el replisoma y la finalización de la replicación. Uno de los pasos cruciales en el proceso de terminación es completar la síntesis de la cadena retardada y unir los fragmentos de Okazaki. A este proceso se le denomina *maduración* y requiere la eliminación de los cebadores, la elongación del fragmento de DNA adyacente para rellenar el espacio que quedó por la eliminación del cebador y la unión de los extremos resultantes para formar una cadena continua.

En eucariotas, para que se lleve a cabo la maduración de las nuevas cadenas de DNA, existe un sistema de nucleasas (FEN1/RTH1 + RNasa H1) encargado de eliminar el cebador de RNA. En consecuencia, la DNA pol δ o DNA pol ε, elonga el extremo 3′ del fragmento adyacente y rellena el lugar que antes ocupaba el cebador hasta alcanzar el extremo 5′ del fragmento contiguo. Por último, la DNA ligasa I sella la mella resultante al unir el 3′-P del primer fragmento con el 5′-P del segundo. Una vez sintetizado el DNA, éste se unirá con las proteínas histonas y no histonas necesarias para la compactación de las cadenas de DNA. La DNA ligasa de *E. coli*, así como en la mayoría de las procariotas, utiliza nicotinamida adenina dinucleótido (NAD) para crear los enlaces fosfodiéster.

Replicación de los telómeros. La fase final de la terminación de la replicación del DNA consiste en la replicación de los extremos de las cadenas de DNA llamados telómeros, los cuales son secuencias repetidas de uno a cinco unidades de T y G en una de las cadenas, y por lo tanto, de C y A en la complementaria, los telómeros se encuentran situados en los extremos de los cromosomas eucariotas (las procariotas no poseen telómeros porque su DNA es circular). La dinámica de replicación que requiere de un cebador para polimerizar no permite completar la copia de los extremos de la hebra de síntesis retrasada de DNA, al no poderse situar un cebador más allá del final de la secuencia. De esta manera, al retirar todos los cebadores de las cadenas de DNA de síntesis retrasada, el extremo queda más corto. La telomerasa es una transcriptasa inversa formada por RNA (nueve a 28 nucleótidos) y proteínas; un fragmento de la secuencia de su RNA es complementario a la secuencia de los telómeros. Por lo tanto, en la replicación de los telómeros, la telomerasa se une por complementariedad de bases a los telómeros y sintetizan los extremos de los cromosomas más allá de su tamaño, tomando como molde el RNA de la transcriptasa inversa.

La telomerasa sólo está presente en células somáticas poco diferenciadas, tejidos fetales y en ciertas células madre, mientras que en células somáticas maduras su actividad es reprimida después del nacimiento. Si la célula llegara a dividirse se produciría un acortamiento del telómero. Debido a que éstas son repeticiones no codificantes, su acortamiento en un inicio no produce daños en la secuencia codificante, pero llegará un punto en que se acaben las repeticiones teloméricas y se pierdan regiones codificantes. Por lo tanto, la ausencia de actividad de telomerasa está implicada en que una célula diferenciada tenga un número limitado de divisiones celulares antes de que se produzca su muerte por senescencia.

El mecanismo de acción de la telomerasa es el siguiente:

1. La telomerasa se une a una secuencia complementaria en el telómero y alarga el extremo saliente 3′; posteriormente se produce un apareamiento de bases entre el DNA telomérico y el RNA de la telomerasa.
2. Con este apareamiento empieza la primera elongación. La telomerasa cataliza de nuevo la elongación del extremo 3′ alargado, al añadir dNTP y emplear como molde la hebra de RNA de la propia telomerasa.
3. Posterior a la primera elongación, la telomerasa se desliza sobre el extremo 3′ previamente elongado, conservando la complementariedad gracias a la repetición de secuencias, lo que se conoce como translocación.
4. La telomerasa elonga nuevamente el extremo 3′ saliente y se repiten los pasos de translocación y elongación.
5. En la segunda fase, se sintetiza un cebador en la hebra 5′ complementaria al telómero; la DNA polimerasa δ rellena la hebra y la ligasa sella la mella que queda en el segmento elongado del telómero bicatenario. Finalmente se elimina el último cebador, pero sin consecuencias, ya que se ha conseguido mantener e incluso aumentar la longitud del telómero (figura 5-7).

Replicación mitocondrial

La replicación del DNA mitocondrial en mamíferos se ajusta al modelo del lazo de desplazamiento o *lazo D*. Las dos hebras del DNA mitocondrial se pueden diferenciar según su densidad, ya que existe una hebra ligera (L) y otra pesada (H). En primer lugar, se inicia la replicación o síntesis de la nueva hebra L, sin que se comience la replicación de la nueva hebra H. El origen de replicación de la hebra L es diferente al de la hebra H, de forma que existen dos orígenes de replicación diferentes, uno para cada cadena. Además, una vez iniciada la replicación de la nueva hebra L, la síntesis es unidireccional y avanza desplazando a la otra hebra. Cuando se han sintetizado alrededor de dos tercios de la nueva hebra L, comienza la síntesis de la nue-

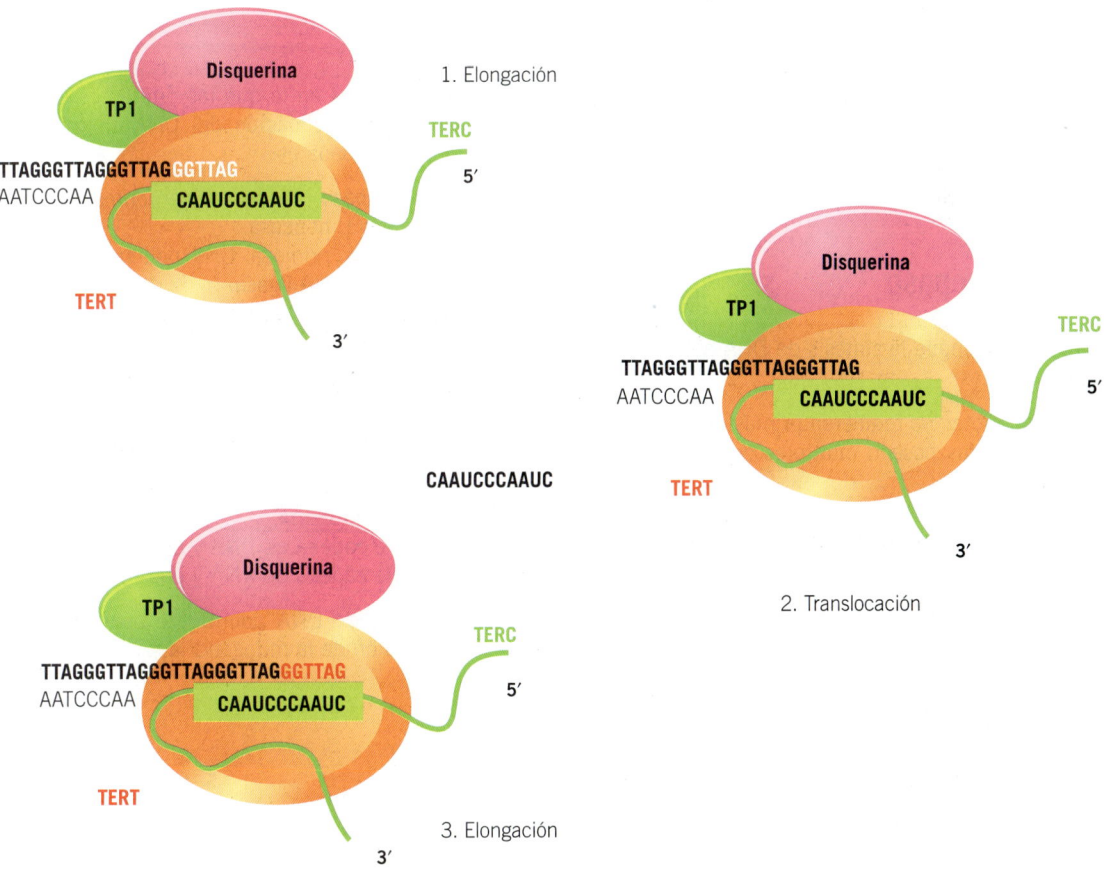

Figura 5-7. Función de la telomerasa en sus tres fases: elongación, translocación y elongación.

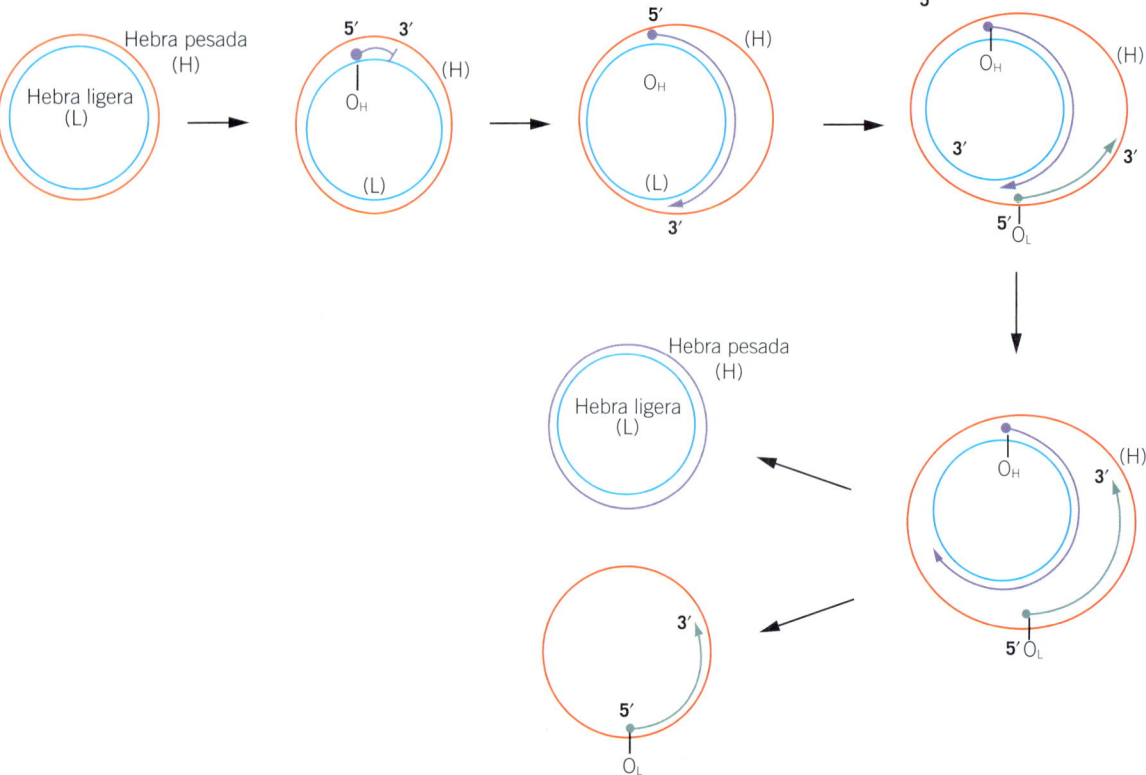

Figura 5-8. Replicación del DNA mitocondrial. (L) hebra ligera; (H) hebra pesada; (O_H) origen de hebra pesada; (O_L) origen de hebra ligera.

va hebra H, en una sola dirección, opuesta a la de síntesis de la hebra ligera L. Por consiguiente, la síntesis de la nueva hebra L termina antes que la de la nueva hebra H (figura 5-8).

Preguntas de repaso

1. ¿En qué se distingue la síntesis de DNA entre eucariotas y procariotas?

   a) Las procariotas no requieren primasas.
   b) Las eucariotas poseen múltiples orígenes de replicación.
   c) Las procariotas poseen extremos teloméricos.
   d) Las DNA polimerasas eucariotas sintetizan DNA de $3' \rightarrow 5'$.

2. Las DNA polimerasas I y III de *E. coli* se distinguen entre sí gracias a:

   a) Su distinta actividad de exonucleasa $3' \rightarrow 5'$.
   b) Su procesividad y la actividad de exonucleasa $5' \rightarrow 3'$.
   c) Que una posee actividad de exonucleasa y la otra no.
   d) Que una posee actividad de primasa y la otra no.

3. La secuencia en la que las diferentes enzimas actúan durante la replicación del DNA en procariotas en la hebra retrasada es:

   a) DNA ligasa, primasa, DNA polimerasa III, DNA polimerasa I, helicasa.
   b) Helicasa, primasa, DNA polimerasa I, DNA polimerasa III, DNA ligasa.
   c) Helicasa, primasa, DNA polimerasa III, DNA polimerasa I, DNA ligasa.
   d) Helicasa, DNA polimerasa I, primasa, DNA polimerasa III, DNA.

4. La telomerasa es un complejo formado por:

   a) RNA y proteína.
   b) DNA y proteína.
   c) Doble cadena de DNA y proteína.
   d) Doble cadena de RNA y proteína.

5. Este tipo de DNA polimerasa está involucrada en la replicación de la mitocondria:

   a) α
   b) β
   c) ζ
   d) γ
   e) η

CAPÍTULO 6

Transcripción

Zamira Helena Hernández Nazará

Introducción

Una de las funciones de la doble cadena del ácido desoxirribonucleico (DNA, *deoxyribonucleic acid*) es la de expresar la información contenida en el material genético, pieza importante del dogma de la biología molecular. El primer paso en la expresión génica es la **transcripción**, que consiste en la síntesis de una cadena de ácido ribonucleico (RNA, *ribonucleic acid*) complementaria y antiparalela, a la secuencia de nucleótidos de una de las cadenas de DNA denominada *cadena molde* y, por lo tanto, tiene la secuencia de nucleótidos idéntica a la cadena opuesta del DNA llamada *cadena codificadora*, con la premisa de que la timina se sustituye por uracilo en la molécula de RNA (figura 6-1).

La transcripción es el paso necesario para la generación de proteínas funcionales que definen el metabolismo y la identidad de las células. Las secuencias de DNA funcional que se copian en cada proceso de transcripción se denominan *genes* (figura 6-2). Desde el punto de vista de la biología molecular clásica, el gen es una secuencia lineal de nucleótidos en la molécula de DNA, que contiene la información necesaria para la síntesis de un RNA funcional. Los genes se sitúan a lo largo de cada cromosoma en una posición determinada llamada *locus*. Se estima que el número de genes que se encuentra en la especie humana está entre a 20 000 a 25 000; sin embargo, todavía no se tiene certeza acerca del número exacto. La definición de gen propuesta por Gerstein y colaboradores lo describe como un conjunto de secuencias que codifican para potenciales productos funcionales que se sobreponen entre sí y que pueden estar localizadas en más de un *locus* en el DNA.

Estructura del gen

El mecanismo de transcripción en células eucariotas, aunque transcurre de manera similar que en procariotas, es un proceso mucho más complejo; tanto el número de proteínas y enzimas como la diversidad y la estructura de los genes son considerablemente mayores, por lo que se requiere de una regulación más precisa. La mayoría de los genes en procariotas están organizados en operones, esto es, un conjunto de genes situados en el mismo fragmento de DNA que se transcriben como una unidad y que generan varios productos funcionales que participan en una vía metabólica común; aunque también pueden existir unidades que codifiquen para un solo producto funcional. Por el contrario, en las eucariotas, se transcribe por lo general sólo un producto génico (unidades transcripcionales monocistrónicas) con mayor complejidad en su regulación.

Los genes eucariotas están constituidos por secuencias regulatorias y codificantes. El inicio del sitio de transcripción se denomina +1, y la numeración aumenta conforme se dirige al extremo 3′. Esta dirección se conoce como *corriente abajo*, donde se encuentran las secuencias codificantes del gen. Hacia el extremo 5′, en la dirección opuesta, conocida como *corriente arriba*, la numeración se indica como −1, y es allí donde se encuentra la mayoría de regiones regulatorias del gen (figura 6-3).

La región codificadora del gen (a partir de la posición +1) también contiene regiones que no serán traducidas, denominadas *intrones*, y que son retiradas por medio del proceso corte y empalme del mRNA primario o heterogéneo nuclear (hnRNA, *heterogeneous nuclear RNA*). Las regiones que codifican para el producto génico se conocen como *exones*. Un solo gen puede sintetizar diferentes proteínas mediante el arreglo de los exones por el proceso de corte y empalme alternativo. El transcrito primario o hnRNA es el producto inmediato de la transcripción y consiste en un RNA que contiene las secuencias intrónicas y exónicas. El producto final, RNA mensajero maduro (mRNA), RNA ribosomal (rRNA) y RNA transferencia (tRNA), se produce cuando sucede una serie de modificaciones en el transcrito primario, llamadas *modificaciones postranscripcionales*. En procariotas, el RNA recién sintetizado no sufre modificaciones postranscripcionales y se utiliza para la traducción de forma inmediata sin sufrir ningún cambio.

Un tipo de secuencias de DNA que no codifican para el producto génico, pero regulan su expresión, son los promotores. El promotor basal es la secuencia mínima requerida para la unión de la maquinaria basal de transcripción e incluye la unión de las diferentes *RNA polimerasas* (*enzimas que sintetizan RNA*) y el sitio de inicio de la transcripción +1; las demás secuencias regulatorias integradas a este promotor mínimo pueden modificar la tasa de transcripción del gen. A los promotores se les unen proteínas conocidas como *factores transcripcionales* (TF, *transcriptional factors*), cuya función es regular (aumentar o disminuir) la tasa de transcripción. Aunque existe mucha diversidad entre los promotores basales reconocidos por las RNA polimerasas, en específico la RNA polimerasa II, el promotor puede definir secuencias de DNA, consensos comunes entre sí o que incluyan el +1 (promotor basal canónico o clásico) y que unen la maquinaria basal de transcripción. Una secuencia consenso es la región conocida como iniciador (**Inr**) localizada entre las posiciones −3 y +5. La

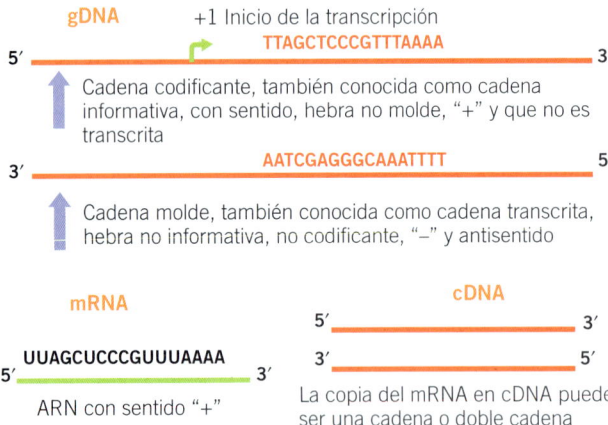

Figura 6-1. Transcripción: proceso de síntesis de RNA a partir de DNA. La molécula de RNA formada es complementaria y antiparalela a la molécula de DNA 5′ → 3′ a la que se le llama molde, y de secuencia idéntica a la cadena de DNA 5′ → 3′, denominada codificante.

secuencia consenso denominada **caja TATA**, debido a su composición de ocho pb A-T, se encuentra en la mayoría de los promotores y se localiza entre −31 a −25 bp hacia el extremo 5′ del punto de inicio de la transcripción. Este es el único elemento que se localiza en una dirección relativamente fija respecto al punto de inicio. Los promotores que carecen de caja TATA se denominan *TATA menos*

(figura 6-4). El **DPR** (*downstream promoter element*) es un elemento común en los promotores TATA menos; se localiza de +28 a +32. El promotor basal no canónico incluye estructuras más alejadas del sitio de inicio de la transcripción como las islas de CpG a una distancia de −0.5 a 2 kb, los desiertos de ATG en los que este trinucleótido se encuentra en baja frecuencia ~± 1 kb y plataformas del inicio de la transcripción (TIP) entre 0.4 a 10 kb. Estudios recientes demuestran que la mayoría de los genes de eucariotas utilizan el promotor basal no canónico que puede sustituir o funcionar en combinación con el canónico. Al parecer esta expansión de secuencias regulatorias provee ventajas para una regulación epigenética más compleja.

Algunos promotores basales son fuertes, como la mayoría de los ubicados en los genes procariotas y virales; se les denomina así ya que la maquinaria de transcripción basal se une de forma eficaz y la tasa de transcripción es elevada. Otros son débiles, como la mayoría de los promotores de genes eucariotas, con un inicio de la transcripción menos frecuente, por lo que requieren secuencias accesorias contenidas en promotores proximales, localizadas por lo general a menos de 200 pb corriente arriba del sitio de inicio de la transcripción. Las cajas GC, CAAT y el **octámero** son ejemplos de estos promotores proximales, reconocidos por los factores transcripcionales específicos para favorecer la iniciación. El número y la posición de estos elementos varían entre los promotores de los diversos genes. La unidad de transcripción se refiere a la interacción

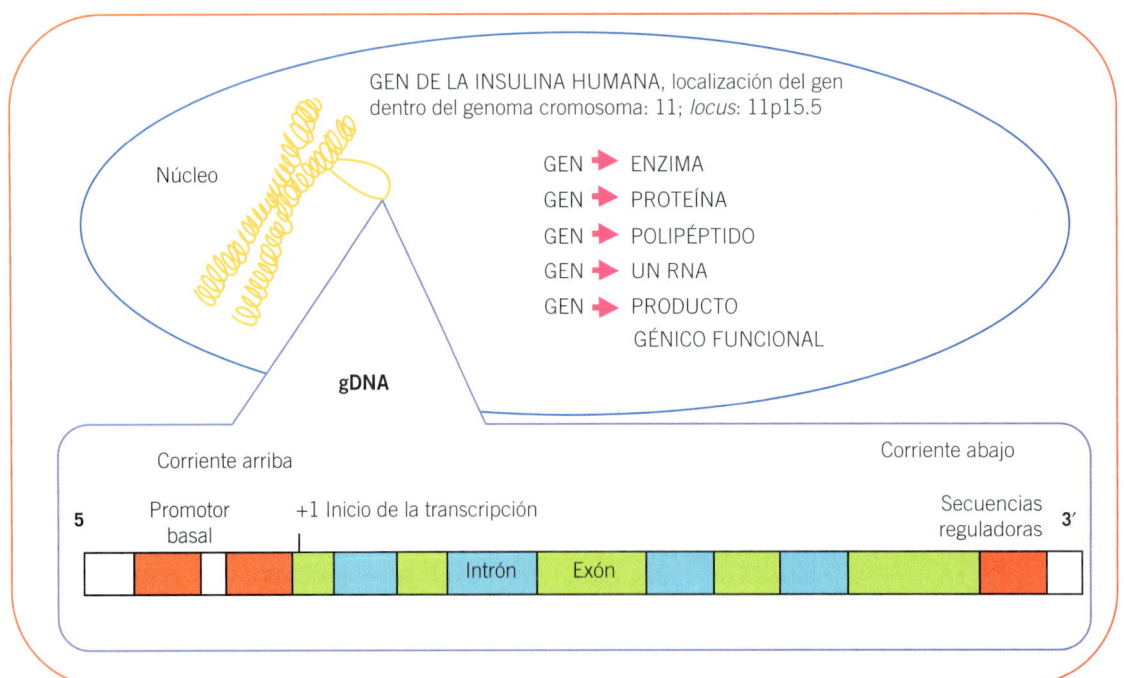

Figura 6-2. Gen: región del genoma que contiene la información necesaria para la síntesis de una molécula funcional o un rasgo particular. La localización de genes en el cromosoma es el *locus* (singular), *loci* (plural). La transcripción sucede en la interfase del ciclo celular y sólo ocurre sobre la conformación de 10 nm de DNA genómico (gDNA) cuando hay mayor acceso de las enzimas a la eucromatina.

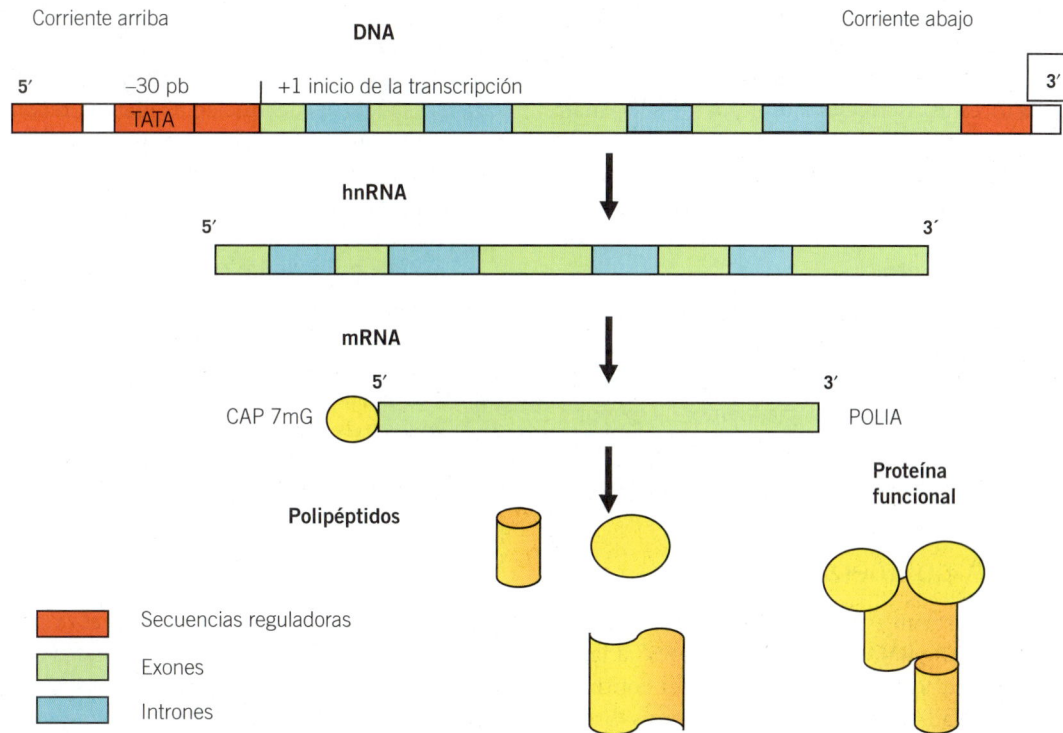

Figura 6-3. Procesamiento del RNA. A través de la transcripción de un gen se produce un hnRNA, que se procesa para dar lugar a un mRNA. Este mRNA sale del núcleo y en el citoplasma se traduce para dar lugar a proteínas que, a través de diversos procesos de maduración, darán lugar a proteínas funcionales.

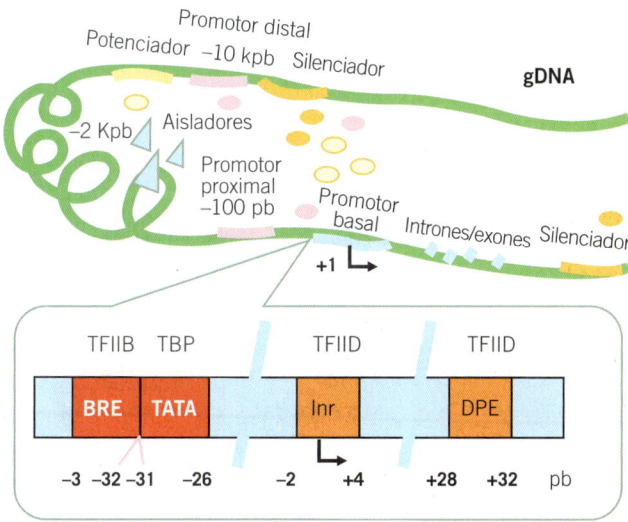

Figura 6-4. Secuencias que regulan la transcripción. Esquema del promotor basal canónico y los factores transcripcionales que se unen a él y los otros elementos involucrados: promotor proximal; promotor distal; silenciadores; potenciadores y aisladores; elemento de respuesta para el TFIIB (BRE); caja TATA (TATA); elemento iniciador (Inr); elemento promotor corriente abajo (DPE); factor transcripcional IIB (TFIIB); factor de unión a la caja TATA (TBP) y factor transcripcional IID (TFIID). Pb: pares de bases.

de todas las secuencias funcionales o estructurales posibles, así como el complejo proteico formado de enzimas y TF que se requieran durante el proceso de la transcripción.

Otras regiones regulatorias que ayudan a los promotores débiles a iniciar la transcripción son los promotores distales, que generalmente se encuentran a más de 200 pb corriente arriba (región 5′) del sitio de inicio de la transcripción, aunque también se han localizado hacia el extremo 3′ (corriente abajo). Las regiones que controlan la transcripción de un gen no necesariamente tienen que estar cerca de la región codificadora. Estas regiones son mucho más complejas y pueden activar o desactivar genes.

Los potenciadores o secuencias amplificadoras (*enhancers*) son secuencias cortas que aumentan la transcripción del gen de manera cooperativa con otras secuencias reguladoras y alteran la estructura del DNA, ya que inducen el superenrollamiento en la zona del promotor basal y aumentan la unión de TF, lo que implica una aproximación física entre ambos y una flexibilidad en la molécula de DNA; esto favorece el inicio de la transcripción.

Por otra parte, los silenciadores (*silencers*) son secuencias cortas de nucleótidos de dos tipos: los elementos silenciadores o los elementos de regulación negativa (NRE, *negative regulation elements*) y pueden actuar de varias maneras:

1. Al modificar la estructura de la cromatina y evitar que los genes se activen.
2. Al reclutar factores transcripcionales represores y evitar que factores transcripcionales inductores se unan al DNA.
3. Al alterar el proceso de corte y empalme del RNA heterogéneo nuclear y evitar su maduración.
4. Al crear señales que bloquean la traducción, e inactivar así la expresión génica.

La acción de un potenciador o un silenciador puede inhibirse por la presencia de **secuencias aisladoras**, cuya función es bloquear la transmisión de la señal de un sitio a otro en el DNA e impedir el silenciamiento. La mayoría de los potenciadores o silenciadores actúan sobre el promotor que se encuentra vecino, sin ser específicos de un determinado gen.

Tipos de RNA polimerasa

La enzima protagonista en este proceso es la RNA pol, que sintetiza una cadena de RNA en dirección 5′ → 3′ al igual que la DNA pol. Esta enzima actúa de manera continua durante toda la unidad de transcripción: primero sobre el sitio de inicio indicado en el promotor basal, continúa en la secuencia codificadora y finaliza en una secuencia de terminación. En las células eucariotas existen tres tipos de RNA pol: I, II y III, que transcriben diferentes tipos de genes en lugares específicos del núcleo. Cada una reconoce promotores y TF con características específicas. Las RNA pol de mitocondrias se asemejan más a la RNA pol bacteriana, dada la menor complejidad de los genomas de estos organelos (figura 6-5).

La **RNA pol I** reside en una zona definida del núcleo, el nucléolo, donde transcribe los genes que codifican para los rRNA. Esta enzima sintetiza un único transcrito, el rRNA 45S, precursor de los rRNA 18S, 28S y 5.8S. La **RNA pol III** se encuentra en el nucleoplasma y es la encargada de la síntesis de los tRNA, el rRNA 5S y otros pequeños RNA (snRNA, *small nuclear RNA*).

La **RNA pol II** también se encuentra en el nucleoplasma y sintetiza las moléculas de hnRNA, el precursor del mRNA y RNA no codificantes pequeño y largo. Existen tres subunidades comunes para las tres RNA pol: en primer lugar, una subunidad grande, el dominio terminal carboxilo (CTD, *carboxy terminal domain*), que puede ser altamente fosforilada en los residuos de serina y treonina, y es muy importante al inicio de la transcripción, en el corte y empalme, en la modificación de los extremos del RNA

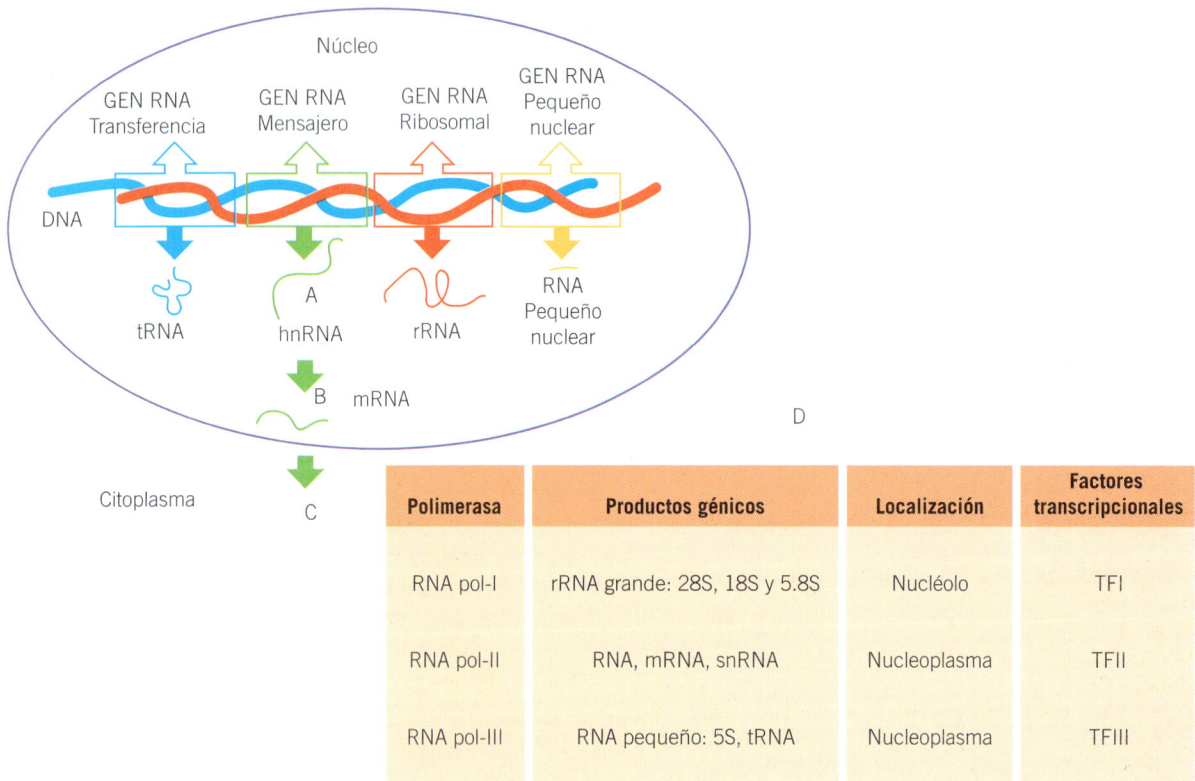

Figura 6-5. Enzimas productoras de RNA. La síntesis de todos los tipos de RNA se lleva a cabo en el núcleo por enzimas específicas donde la RNA pol I sintetiza el rRNA; la RNA pol II, el mRNA, y la RNA pol III, el tRNA y el ribosomal 5S. Después de su maduración se transportan al citoplasma para su función.

y en la terminación. Las otras dos subunidades son las de reconocimiento de la secuencia de DNA y la del sitio catalítico.

Factores transcripcionales

La producción de hnRNA por la RNA pol II requiere de una regulación mucho más compleja, en la que el número y el tipo de factores de transcripción involucrados es mayor. Como se mencionó con anterioridad, los TF son proteínas que se unen al DNA en el promotor, potenciador o silenciador para el control de la expresión de los genes. Éstos se unen al DNA reconociendo una secuencia específica, aunque una misma secuencia puede reconocerse por más de un TF, que puede ser activador o represor. Los TF se han clasificado, de acuerdo con su función, en factores transcripcionales generales o basales y factores transcripcionales inducibles.

Factores transcripcionales (TF) generales o basales

Éstos son los requeridos para el inicio de la transcripción en todos los promotores basales. Se unen a la RNA pol para formar un complejo que rodea el sitio de inicio, determinando la iniciación. Los TF toman el nombre de la RNA pol con la que actúan y, junto con ésta, forman el aparato básico de transcripción. Por lo tanto, los TF que actúan con la RNA pol I se denominan TF I; los que actúan con la RNA pol II, TF II, y los que actúan con la RNA pol III, TF III.

Factores transcripcionales inducibles

El conjunto de TF requerido para la expresión de un determinado gen es particular para cada promotor. Los TF inducibles, o TF de tejido específico, interactúan con el DNA de la misma manera que los TF generales, pero su función es más bien reguladora y se unen preferentemente a los promotores distales. Se sintetizan o activan bajo un estímulo y controlan la transcripción en tiempo y espacio. Un gen con un promotor que contenga secuencias reconocibles sólo por los TF generales puede transcribirse en cualquier tipo celular y éstos son los responsables de la expresión de genes que se expresan de forma constitutiva. En cambio, los genes controlados por TF inducibles requieren de la formación de un complejo mediador estimulado de forma regulada.

Proceso de transcripción

La transcripción tiene lugar en el núcleo. En el sitio de inicio de la transcripción, la molécula de DNA se separa de forma transitoria en dos cadenas sencillas; una se utiliza como molde para la síntesis de RNA, formando una burbuja (*burbuja de transcripción*). Conforme la RNA pol avanza y copia el DNA, éste regresa a su forma de doble hélice, liberando el RNA como una cadena sencilla de nucleótidos (sólo los últimos 25 nucleótidos sintetizados forman complejo con el DNA). La reacción de transcripción se divide en tres etapas: **iniciación**, **elongación** y **terminación**, descritos más adelante.

El reconocimiento del promotor basal, o preiniciación, de la transcripción inicia con la unión de la primera proteína del complejo del TFIID a la caja TATA, conocida como proteína de unión específica de TATA (TBP, *TATA binding protein*). La TBP tiene la capacidad inusual de unirse al DNA por el surco menor donde lo dobla. Esta unión provoca una deformación en la estructura del DNA sin separar las dos cadenas. Es el componente clave en el posicionamiento de la RNA pol II y delimita la distancia desde el punto de inicio hasta la caja TATA. En los promotores que carecen de caja TATA, la TBP puede incorporarse por asociación a otras proteínas que reconocen el DNA. El TFIID está formado por 11 TAF (*TBP associated protein*), además de la TBP. Los TAF son subunidades diferentes y pueden reconocer una variedad de promotores tanto basales como distales. Estas proteínas desempeñan una función fundamental en el nexo entre el aparato basal de transcripción y los otros factores 5′ y TF reguladores, para formar el complejo mediador de la unidad transcripcional (figura 6-6).

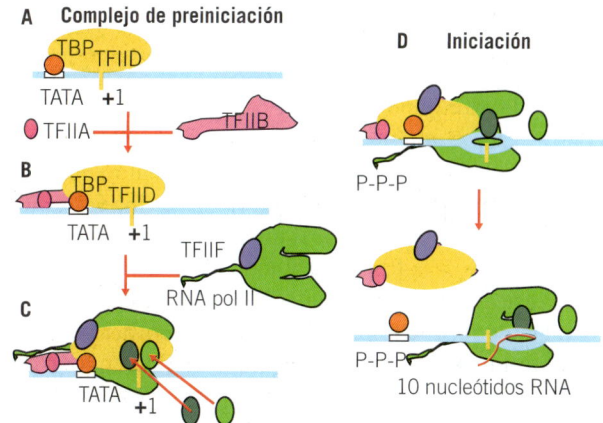

Figura 6-6. Iniciación de la transcripción. A, en la etapa de preinicio la proteína de unión a la caja TATA, TBP, interactúa con el surco menor del DNA, activando el complejo de preinicio y curvando la doble hélice. TBP forma parte del TFIID. **B**, TFIIA controla la capacidad de unión de TBP al DNA y permite a TFIID reconocer la región que se extiende hacia el extremo 5′. TFIIB proporciona una mayor superficie de reconocimiento para el anclaje de la RNA pol II. **C**, formación del complejo entre TFIIF y la RNA pol II. La RNA pol queda colocada sobre el sitio de inicio de la transcripción. Se une TFIIE que recluta a TFIIH. TFIIH tiene actividad de helicasa y desnaturaliza al DNA, exponiendo la secuencia nucleotídica a la RNA pol II. Inicio *D*, se refiere a la síntesis de los primeros 10 enlaces nucleotídicos del RNA. El extremo CTD de la RNA pol II es fosforilado en varias posiciones. La RNA pol II se suelta de todos los factores de transcripción; sólo TBP queda unido a la caja TATA.

El TFIIA controla la capacidad de unión de TBP al DNA y permite al TFIID reconocer la región que se extiende hacia el extremo 5'. El TFIIB es otro factor que se une de forma adyacente a TBP, específicamente en la secuencia del promotor basal BRE y proporciona mayor superficie de reconocimiento para el anclaje de la RNA pol II. El TFIIF es el medio de unión de la RNA pol II al complejo de transcripción.

La proteína TFIIH tiene actividad helicasa y contacta con la RNA pol II, lo que le permite su anclaje a ésta. La burbuja de transcripción se origina mediante un desenrollamiento local, que se inicia en el sitio de unión de la RNA pol II. En el caso de promotores débiles, en este paso tiene lugar el ensamblaje de todas las proteínas necesarias para iniciar la síntesis.

Inicio

El inicio se refiere a la síntesis de los primeros enlaces nucleotídicos de RNA. La RNA pol II permanece en el promotor mientras sintetiza los primeros nueve enlaces. La fase de inicio puede retrasarse por la ocurrencia de intentos abortivos, en los que la enzima sintetiza pequeños fragmentos (menos de nueve bases) y los libera, para volver a empezar. El inicio termina cuando la enzima comienza a alargar la cadena y abandona el promotor con el complejo de iniciación (figura 6-6).

Elongación

La fase de elongación requiere de las proteínas TFIIE y TFIIH, que se unen corriente arriba de la RNA pol II; ambas se requieren para iniciar su movimiento a lo largo del DNA y el abandono del promotor basal. Una vez unida TFIIE, se pueden unir TFIIH, que de forma excepcional continúa unido a la RNA pol II y tiene varias actividades: ATPasa, helicasa y cinasa, que puede fosforilar el dominio CTD de la RNA pol II. La fosforilación del dominio carboxiterminal (CTD) está implicado en el abandono del promotor basal y el inicio de la fase de elongación. En la elongación, la enzima RNA pol II se mueve a lo largo del DNA y sintetiza la cadena naciente de RNA. A medida que la enzima avanza sobre el DNA, lo desenrolla para exponer un nuevo segmento de cadena sencilla de DNA, que fungirá como molde. Los nucleótidos se añaden de forma covalente al extremo 3'OH y en la región desenrollada se forma un híbrido DNA-RNA (figura 6-7).

Terminación

La terminación de la transcripción implica el reconocimiento de una secuencia hexamérica AAUAAA o secuencia similar. En la transcripción del RNA se leería como la señal de poliadenilación que determina el final de la adición de nucleótidos a la cadena y la desintegración del complejo de transcripción. Se presume que este proceso

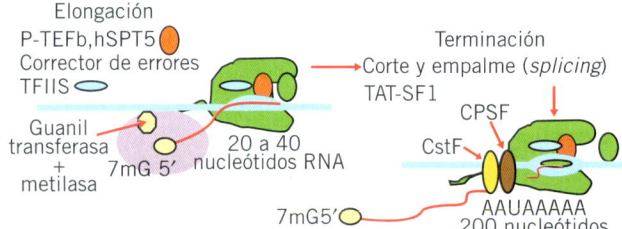

Figura 6-7. Elongación: en esta etapa la RNA pol II se libera del promotor en presencia de TFEII y TFHII, además de los factores de elongación PTEFb y TFIIS, que evitan la terminación prematura. TFIIS (elonguina) participa en la reparación en caso de que un nucleótido no se aparee de forma correcta. hSPT5 es un factor de procesamiento del extremo 5'. Terminación: implica la formación de la señal de poliadenilación y terminación AAUAAAAA y la adición de la cola de poli-A en el transcrito de RNA, así como la separación del complejo de transcripción. Los procesos de elongación y terminación son simultáneos. El factor CPSF es específico de la poliadenilación. El factor CstF participa en la escisión. El complejo proteico TATSF1 recluta el ayustosoma.

puede ser mucho más complejo. Cuando se añade el último nucleótido a la burbuja de transcripción se colapsa al desaparecer el híbrido DNA-RNA, y se libera la RNA pol II. Es importante mencionar que existe una superposición de eventos, de tal manera que los procesos de elongación, terminación y maduración del hnRNA son simultáneos, por lo que cuando termina la transcripción ya existe un mRNA maduro y listo para transportarse al citoplasma (figura 6-7).

Procesamiento del RNA

El transcrito primario, o hnRNA, tiene que procesarse de diversas formas para su maduración antes de exportarse al citoplasma y participar en el proceso de traducción; éste incluye la adición de un capuchón de guanina modificada en el extremo 5', la poliadenilación del extremo 3', el corte y empalme, además del proceso de edición que sucede sólo en algunos genes (figuras 6-7 y 6-8).

El extremo 5' se modifica cuando el RNA es apenas un polímero de 20 a 40 nucleótidos, por la adición de una 7-metil-guanosina, en tres pasos enzimáticos: la eliminación de un grupo fosfato (enzima RNA trifosfatasa); la adición del nucleótido guanina (enzima guanilil transferasa), y por último, su metilación (enzima metil transferasa). Las tres enzimas son reclutadas por el factor de elongación hSPT5 unido al CTD de la RNA pol II. La 7-metil guanosina queda unida a través de un enlace entre carbono 5'-5' de las ribosas (figura 6-8A).

La etapa de la terminación de la transcripción y la adición de la cola de poliadenilación (poli-A) en el extremo 3' están ligadas de forma íntima. El CTD de la RNA pol II, de igual manera, participa en el reclutamiento de las enzimas

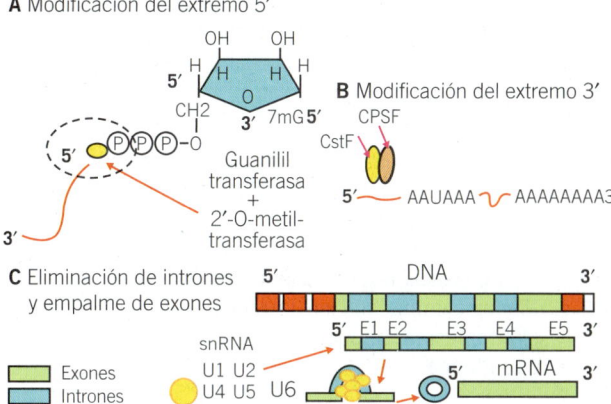

Figura 6-8. A, adición de la caperuza o casquete en el extremo 5'. La base modificada 7 metilguanosina (7mG) se añade en 2'-OH de la última base del RNA, eliminando un grupo fosfato con la formación de un enlace entre carbono 5'-5' de las ribosas. **B**, modificación del extremo 3' con la adición de la cola de Poli-A en presencia de los factores CPSF y CstF, al reconocer la secuencia AAUAAA presente en el mRNA. **C**, eliminación de intrones y empalme de exones (*splicing*), con la formación del ayustosoma con ataque nucleofílico y transesterificación.

para la poliadenilación que sucede al encontrar secuencias de reconocimiento en el RNA transcrito primario en tres procesos:

1. Los complejos proteicos, el factor estimulante de la escisión (CstF, *cleavage stimulation factor*) y el factor específico de poliadenilación y escisión (CPSF, *cleavage and polyadenylation specificity factor*), transferidos desde CTD al hnRNA, lo escinden.
2. Adición de alrededor de 200 residuos de adenina en el extremo 3' por la enzima poli-A polimerasa. Es importante mencionar que la cola de poli-A sólo se añade a los RNA generados por la RNA pol II; es decir, éstos son los que presentan la señal de poliadenilación AAUAAA, su longitud es variable y determina la semivida de los mRNA.
3. La RNA pol II continúa añadiendo sólo algunos nucleótidos antes de colapsar la burbuja de transcripción, por lo que la señal de poliadenilación es clave para el proceso de terminación (figura 6-8B).

Corte y empalme (*splicing*)

El proceso de corte y empalme (*splicing*) consiste en la remoción de los intrones (las secuencias intragénicas no codificantes de la región codificadora) y el empalme de los exones (secuencias codificantes para formar el mRNA maduro). Los exones y los intrones pueden empalmarse en más de una forma y generar variantes del mRNA por un proceso llamado corte y empalme alternativo. En fecha reciente, se ha indicado que las secuencias intrónicas pueden actuar como miRNA; éste es otro nivel de regulación génica (véase capítulo 8). Las regiones en el hnRNA reconocidas por la maquinaria de corte y empalme (espliceosoma) son secuencias conservadas de nucleótidos específicas que indican el inicio y terminación de un exón/intrón, e indican dónde se realizará el corte y el empalme de los exones conocidos como sitio de empalme 5' y 3' donante y receptor, de forma respectiva; una tercera secuencia, conocida como *sitio de ramificación*, se encuentra en la secuencia del intrón. Las enzimas del proceso, también conocido como *ayustosoma*, median dos reacciones de transesterificación sucesivas donde se rompen y se forman dos enlaces fosfodiéster nuevos. El ayustosoma está formado por 150 proteínas y 5 RNA nucleares pequeños (snRNA), conocidos como U1, U2, U4, U5 y U6; por lo tanto, es una riboproteína. Las reacciones del corte y empalme se pueden dividir en tres etapas:

1. Identificación de las secuencias **donantes 5'** y sitio de ramificación por U1 y U2, respectivamente, ayudado por proteínas accesorias.
2. Formación de un plegamiento del RNA para acercar los tres sitios de corte y empalme, ayudado por U4, U5 y U6; en este momento, se produce el ataque nucleofílico de la adenina conservada en el sitio de ramificación en el enlace fosfodiéster de una guanina conservada del sitio **donante 5'**, formando un nuevo enlace fosfodiéster y una estructura llamada *lazo intrónico*.
3. Liberación de U1. Es reemplazado por U6. En la segunda reacción de transesterificación, el sitio **donante 5'** libre se convierte en un nucleófilo que ataca el sitio **receptor 3'**. Los exones se empalman y liberan el lazo intrónico. En este momento se libera U4 y entran en contacto U6 y U2, y la unión de los exones es mediada por U5. El ayustosoma es constantemente reciclado y reclutado por el CTD de la RNA pol II a través del TAT-SF1 (figura 6-8C).

Edición del RNA

La edición es una forma de modificación postranscripcional del mRNA. En algunos casos genera el cambio de un aminoácido importante por otro o codones de paro de la traducción y la generación de una proteína truncada. El proceso de edición sólo se presenta en ciertos genes, en algunos tejidos o en algunos tipos celulares. Existen dos mecanismos que median la edición: la desaminación oxidativa de una citosina metilada, que se convierte en uridina del codón CAA (enzima citidina desaminasa) y genera el codón de paro UAA, o el cambio de base adenina por inosina, que prefiere aparearse con citosina (enzima adenosina desaminasa de acción sobre RNA, ADAR), mecanismo propio de los mamíferos, incluido el ser humano. La inserción o deleción de una uridina dirigida por un

RNA guía se ha observado en procariotas y ha cambiado los marcos de lectura para la traducción. El ejemplo más representativo del proceso de edición es en el mRNA de la apoliproteína B (ApoB). El mRNA sintetizado en el hígado produce una cadena polipeptídica de 100 aminoácidos, por lo que se lo conoce como ApoB-100. Este mismo gen en el intestino, al ser transcrito, sufre un proceso de edición, en el que una citosina en la posición 2 152 es desaminada y se convierte en U, cambiando el codón CAA por UAA, un codón de terminación que provoca la formación de una proteína truncada de tan sólo 48 aminoácidos denominada ApoB-48.

Regulación de la transcripción

Las diferencias fenotípicas que caracterizan a las diferentes células presentes en organismos multicelulares, a pesar de tener el mismo genotipo, se deben a la expresión diferencial de sus genes. El desarrollo y el fenotipo de un organismo pueden regularse por el producto génico que interactúa con otros genes o con el ambiente en tiempo y espacio. Existen diversos mecanismos por los cuales se puede controlar la expresión de los genes, mismos que se discutirán en el capítulo 8.

Preguntas de repaso

1. Elija la opción que mejor describe la definición de un gen.

    a) *Locus* específico del DNA que contiene información y almacenamiento para la descendencia.
    b) Secuencia del DNA que contiene la información para la síntesis de RNA.
    c) Secuencia del DNA específica de unión a proteínas necesarias para la función celular.

2. ¿Qué diferencias existen en la transcripción entre eucariotas y procariotas?

    a) Mayor complejidad en la regulación, se realiza en el núcleo, requiere procesamiento del RNA, son genes monocistrónicos.
    b) Se realiza en el citoplasma, son genes policistrónicos, no requieren procesamiento del DNA.
    c) Menor complejidad en la regulación, se realiza en el citoplasma, traducción y transcripción de manera simultánea.

3. Esquematiza (dibuja) la secuencia de eventos de la transcripción.

4. Son funciones del dominio proteico CTD de la RNA pol II:

    a) Regulación negativa, formación de la burbuja de transcripción y síntesis de ribonucleótidos.
    b) Reclutamiento de factores del ayustosoma y modificaciones del extremo 5' y 3' del RNA transcrito
    c) Sitios de unión al DNA y al RNA, función de ATPasa y helicasa.

5. ¿Cuáles son las modificaciones del hnRNA que lo convierten en un mRNA?

    a) Superenrollamientos, modificación del extremo 3' con una guanina metilada.
    b) Poliadenilación del extremo 3', corte de los intrones y empalme de los exones.
    c) Formación de estructuras secundarias, corte de los exones y empalme de los intrones.

CAPÍTULO 7

Traducción

Bertha Adriana Álvarez Rodríguez • Belinda Claudia Gómez Meda • José María Vera Cruz

Introducción

Se sabe que las características físicas son heredadas de nuestros padres (estatura, color de ojos), así como la predisposición a padecer o desarrollar ciertas enfermedades, a las que se denominan hereditarias (diabetes, diferentes tipos de cáncer, etc.), y esto se logra a través de la información contenida en los genes. Esta información se almacena en el cromosoma y se transmite de célula a célula mediante el mecanismo de replicación del ácido desoxirribonucleico (DNA, *deoxyribonucleic acid*) (útil para la perpetuidad de la información genética) y se expresa a través de la transcripción mediante la obtención del ácido ribonucleico (RNA, *ribonucleic acid*) principalmente el RNA mensajero (mRNA), necesario para traducir esta información para la síntesis de una proteína funcional y específica.

Traducción

Se conoce como traducción a la síntesis de una proteína de acuerdo con la información genética y se emplea una molécula de mRNA como molde. Se llama traducción porque interpreta la información contenida en el gen utilizando un código genético a través del cual desarrolla una lectura de la secuencia de nucleótidos contenidos en el mRNA. Esta conversión de información se conoce como "decodificación", y se considera extremadamente exacta (con un error cercano a 5×10^{-4} por residuo de aminoácido) y rápida (incorpora alrededor de 15 aminoácidos por segundo, a 37 °C de temperatura). Este fenómeno es uno de los procesos más complejos que se realizan dentro de la célula; en él participan numerosos factores traduccionales de manera coordinada y consume gran cantidad de energía (aproximadamente 80%, en forma de adenosina trifosfato [ATP] y 20% de guanosina trifosfato [GTP]) que la célula produce.

La cadena molde que la traducción requiere para su inicio es el mRNA, que se codifica por el código genético con una secuencia de 64 codones diferentes. El modo de lectura del mRNA es igual al observado en la transcripción, el cual tiene como inicio el extremo 5' y finaliza en el extremo 3', de tal manera que permite crecer una cadena peptídica al partir de un extremo N-terminal para finalizar en un extremo C-terminal. A la principal reacción de la traducción se le conoce como *polimerización*, que es la adición secuencial de aminoácidos (según la información genética), uno tras otro, mediante la formación de enlaces peptídicos.

Código genético

Un gen contiene la información necesaria para transcribirse en un mRNA, que a su vez puede traducirse como una proteína. Esta expresión se da debido a que las instrucciones trasladadas del DNA al RNA y en especial del mRNA a las proteínas se transmiten en forma de códigos.

El DNA está formado por cuatro bases nitrogenadas (A, C, G, T). Si se representara cada aminoácido por un nucleótido específico no se podrían formar los 20 aminoácidos que están presentes en las proteínas; de igual forma, agrupar nucleótidos de dos en dos, permitiría formar hasta 16 combinaciones posibles, pero seguiría siendo insuficiente. Así, la forma en la que se codifica la información es en grupos de tres nucleótidos, lo que conforma un triplete o codón, que representará a un aminoácido o señal específica que la célula interpreta durante el proceso de traducción. De esta manera, ya que se dispone de cuatro bases diferentes, se tienen 64 diferentes combinaciones posibles de tres nucleótidos (4^3), de los cuales, 61 codifican para aminoácidos y tres marcan la terminación de la traducción, lo que permite asignar de manera adecuada un código (o varios) de tres bases para la formación de cada uno de los 20 aminoácidos presentes en las proteínas y así poder descifrar el mensaje genético contenido en el DNA.

Este sistema de códigos se denomina *código genético* (figura 7-1), el cual muestra de manera práctica los 64 codones y su significado, a fin de poder interpretar la información de una secuencia dada. La forma de agrupar estas combinaciones se fundamenta a partir de la elección de una de las bases de cada sección de la tabla, que se organizan en orden de derecha a izquierda y de arriba abajo; es decir, se lee primero la base de la columna de la izquierda, después la base de la fila superior, seguida de la base de la columna de la derecha, para formar cada triplete.

Este código genético es utilizado por la célula para sintetizar proteínas a través del proceso de traducción, donde la secuencia de nucleótidos del mRNA, que a su vez representa la secuencia del DNA y se lee en grupos de tres (CGU, GAA, etc.), de modo secuencial y sin interrupciones, para convertirse en una secuencia de aminoácidos. Por lo tanto, la expresión de una proteína está dada por el orden en que se encuentran los nucleótidos en el DNA, que determina el ordenamiento que se tiene al momento de ser transcrito a un mRNA y, por ende, define la secuencia de aminoácidos que tendrá una proteína.

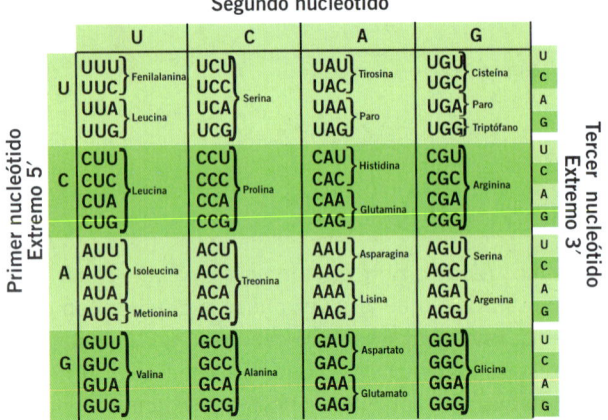

Figura 7-1. Código genético. Representado por tripletes de nucleótidos correspondientes a cada uno de los 20 aminoácidos que se encuentran en las proteínas. La columna del lado izquierdo indica el primer nucleótido del triplete, la fila de la parte superior representa el segundo y la columna del lado derecho indica el tercero. Este código se emplea para traducir la información contenida en el mRNA a secuencia de aminoácidos.

Características del código genético

El código genético es específico y continuo, ya que cada codón tiene un significado único, cada base puede pertenecer sólo a un codón, de tal forma que no hay duplicación ni omisión de ningún nucleótido en la traducción y por lo tanto no hay sobreposicionamiento.

El código genético es redundante pero no ambiguo. Hay aminoácidos codificados por más de un codón (excepto los aminoácidos metionina y triptófano que sólo tienen uno); en general, en estos casos los codones se parecen entre sí y difieren sólo en el tercer nucleótido, de tal manera que ese nucleótido presenta una baja especificidad, lo que se denomina "degeneración" de la tercera base en la mayoría de los codones. De esta forma, se dice que una base es cuatro veces degenerada si, con cualquiera de las bases nitrogenadas presente en una posición específica, el resultado es la codificación del mismo aminoácido, como sería el caso de la alanina, en la cual los codones que codifican este aminoácido deben contener GC como primera y segunda base; sin embargo, la tercera base puede ser cualquiera de las cuatro bases nitrogenadas, sin cambiar el sentido de la lectura.

Por esta razón, una característica del código genético es ser degenerado (cuadro 7-1), debido a que de los 64 codones que se conocen, 61 son utilizados para codificar a los 20 diferentes aminoácidos. Cuando un aminoácido es representado por dos, tres, cuatro y hasta seis codones diferentes, estos tripletes se conocen como "sinónimos", y no todos pueden reconocerse por el mismo anticodón, por lo que en estos casos se observan dos o tres RNA de transferencia (tRNA, *transfer RNA*) distintos, que pueden transportar el mismo aminoácido, pero con diferentes anticodones.

Los tres codones restantes (UAA, UGA y UAG) tienen la función de terminar la traducción de una secuencia nucleotídica; esto es, que una vez que se llega a este codón se mandan señales de paro para detener el proceso de traducción e informar a la célula que la síntesis proteica ha finalizado. Estos tripletes reciben el nombre de *codones de terminación, de paro* o *sin sentido*.

Otra característica del código genético es su universalidad, ya que hasta hace poco se consideraba que desde las bacterias hasta el hombre, la interpretación de los codones por aminoácidos era igual en todas las células de todas las especies, es decir, que todas "leen" los genes de la misma manera. En la actualidad se sabe que esto no es del todo cierto, ya que se han encontrado excepciones en las mitocondrias humanas, en otros mamíferos y en ciertas bacterias. Por tanto, es más correcto afirmar que el código genético es casi universal (cuadro 7-2).

Componentes del complejo traduccional

La traducción ocurre en el citoplasma de la célula, con la formación del **complejo traduccional**, formado por tres tipos de RNA: mensajero (mRNA), de transferencia (tRNA) y ribosomal (rRNA).

El **mRNA** es una molécula de ácido nucleico de cadena sencilla que contiene la información genética almacenada en el DNA y su secuencia es complementaria a una

CUADRO 7-1. Degeneración del código genético. Es una característica del código genético y se refiere a que existen más codones distintos de los necesarios para guardar la información genética.

Aminoácido	Número de codones que codifican para el aminoácido	Aminoácido	Número de codones que codifican para el aminoácido
Metionina	1	Tirosina	2
Triptófano	1	Isoleucina	3
Asparagina	2	Alanina	4
Aspartato	2	Glicina	4
Cisteína	2	Prolina	4
Glutamina	2	Treonina	4
Glutamato	2	Valina	4
Histidina	2	Arginina	6
Lisina	2	Leucina	6
Fenilalanina	2	Serina	6

CUADRO 7-2. El código genético es casi universal. Se le considera así porque es el mismo para todos los organismos existentes, con excepciones mínimas, observadas en mitocondrias y en algunos protistas.

Organismo	Codón	Código nuclear	Código mitocondrial
Todos	UGA	Paro	Trp
Levadura	CUX	Leu	Tre
Drosophila sp.	AGA	Arg	Ser
Humano y bovino	AUA	Ile	Met
Humano y bovino	AGA y AGC	Arg	Paro

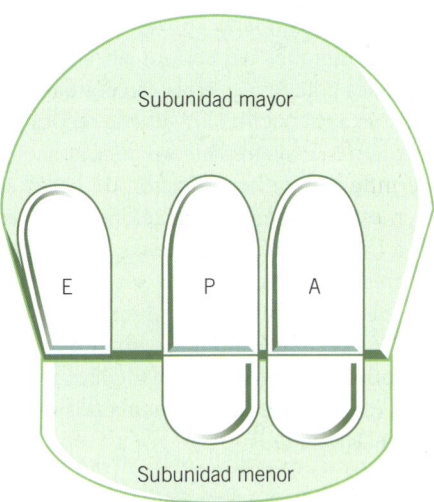

Figura 7-2. Estructura del ribosoma. Complejo molecular formado por dos subunidades (mayor y menor) encargado de sintetizar proteínas a partir de la información contenida en el mRNA.

de las cadenas del DNA, a la que se le llama cadena molde. Dicho de otro modo, esta molécula se obtiene mediante la transcripción, en la cual, secuencias específicas de DNA son copiadas a mRNA, que transporta al citoplasma el mensaje contenido en el DNA a los sitios de síntesis proteica (los ribosomas).

Las moléculas de **tRNA** son pequeños RNA con estructura de bucles y son los encargados de transportar al aminoácido hasta el ribosoma, donde serán unidos, uno tras otro, mediante enlaces peptídicos para formar una cadena polipeptídica. Existe una enzima llamada aminoacil-tRNA-sintetasa, la cual se encarga de cargar cada tRNA con su respectivo aminoácido para que lo pueda transportar hacia el sitio de la traducción. Dicha unión es un proceso que consume energía en forma de ATP. Los tRNA contienen en su secuencia al **anticodón**, un triplete de bases que se encuentra en el asa central en las posiciones 34, 35 y 36 y que se une de manera complementaria al codón del mRNA, durante la traducción, con la finalidad de incorporar un aminoácido específico a la cadena polipeptídica naciente.

El **rRNA** es el RNA más abundante en las células y forma parte de los **ribosomas**, que son las estructuras citoplasmáticas responsables de la biosíntesis proteica.

Como los otros RNA, el rRNA está formado por una sola hebra nucleotídica, con bases complementarias en algunas regiones, lo que le permite adquirir una estructura secundaria especial. Se denomina según su coeficiente de sedimentación, medido en Svedbergs (S); de esta manera, en organismos procariotas existen tres rRNA distintos: 5S, 16S y 23S, y en eucariotas cuatro: 5S, 5.8S, 18S y 28S.

Los ribosomas están formados por dos subunidades llamadas subunidad menor y subunidad mayor (figura 7-2) las cuales sólo están unidas durante el proceso de traducción desarrollando las siguientes funciones:

- Permite la unión del mRNA al tRNA, proporcionando los sitios en los que interactúa el codón del mRNA con el anticodón del tRNA.

- Cataliza la transferencia del aminoacil-tRNA (tRNA unido a su aminoácido) al peptidil-tRNA (tRNA unido a la cadena peptídica naciente o creciente), siguiendo la secuencia de codones del mRNA, según las equivalencias del código genético.

El ribosoma cuenta con tres sitios llamados A, P y E (figura 7-2). Los dos primeros se encuentran en ambas subunidades del ribosoma y participan de forma directa en la decodificación del mRNA. En el sitio P (centro P o peptidilo) se sitúa el peptidil-tRNA y, por lo tanto, se lleva a cabo la elongación de la cadena peptídica, mientras que el sitio A (centro A o aminoacilo) es el lugar por el cual el aminoacil-tRNA (correspondiente a la lectura del codón) llega al complejo traduccional, para después transferir este aminoácido al peptidil-tRNA y generar el enlace peptídico. El centro catalítico donde se genera este enlace se localiza en la subunidad mayor. Por su parte, el sitio E (centro de eliminación o salida) es el lugar por el cual saldrá del complejo ribosomal el tRNA sin aminoácido, una vez que lo dejó en la cadena polipeptídica en formación.

Interacción codón/anticodón

La **interacción codón/anticodón** permite al mRNA, dirigir el orden de incorporación de los aminoácidos dentro de la cadena polipeptídica. Estas interacciones ocurren dentro de la subunidad menor.

La interpretación de un codón requiere el principio de complementariedad de bases con el anticodón del aminoacil-tRNA correspondiente. Los tripletes complementarios se aparean no sólo por acoplamiento de AU y de GC, sino también por el ribosoma que controla el ambiente, de manera tal que el acoplamiento convencional ocurra en las primeras dos posiciones del codón; sin embargo, se permiten reacciones adicionales en la tercera base. En consecuencia, un solo aminoacil-tRNA puede reconocer más de un codón. Además, el apareamiento de interacciones también puede influir en la introducción de bases especiales en tRNA, en especial por modificaciones en el anticodón o cerca de él. La tendencia para que los aminoácidos "similares" se representen por codones relacionados reduce al mínimo los efectos de mutaciones. Por ejemplo, una mutación de CUC por CUG no tiene ningún efecto, puesto que ambos codones codifican para leucina y una mutación de CUU por AUU reemplaza la leucina por isoleucina, un aminoácido relacionado.

Fenómeno de bamboleo

La interacción codón/anticodón ocurre básicamente con la teoría de complementariedad de base establecida por Watson y Crick, por lo que debería existir igual número de anticodones que de codones, es decir, 61 codones; sin embargo, existen 31 tRNA debido a la hipótesis de "bamboleo". Esta hipótesis demuestra que varios aminoácidos están codificados por más de un triplete. A partir de esto, se concluye que el código genético es "degenerado" (un aminoácido puede ser representado por más de un codón). Los codones que especifican al mismo aminoácido se denominan **"sinónimos"**.

Hipótesis de "bamboleo"

El reconocimiento se da entre la complementariedad de las bases 1, 2 y 3 del codón con las bases 3, 2 y 1 del anticodón, de manera respectiva (figura 7-3A). Para explicar este fenómeno se estableció la hipótesis de bamboleo o fluctuación, que expresa dos reglas:

1. Las bases tercera y segunda del anticodón forman puentes de hidrógeno con las bases primera y segunda del codón, lo que determina la especificidad de la interacción codón/anticodón.
2. La primera base del anticodón puede orientarse o girarse de formas ligeramente distintas (bamboleo o fluctuación), para interaccionar con distintas bases en la posición tercera del codón (figura 7-3B). Estas uniones presentan enlaces de hidrógeno diferentes a los observados en las bases tercera y segunda. Debido a esto, la interacción codón/anticodón es más débil. Por lo general, los sinónimos comparten las dos primeras bases del triplete o codón; la tercera base del triplete es la menos importante (UC codifica serina, independientemente de cuál sea la tercera base [UCU, UCC, UCA o UCG]).

Dicho de otra manera, esta hipótesis ocurre entre la tercera base del codón y la primera base del anticodón. Las reglas originales del bamboleo sugerían que el primer nucleótido del anticodón podía complementarse con más de un nucleótido en la tercera posición del codón. Así, los anticodones con un uracilo en la primera posición podían unirse con los codones que tenían adenina o guanina en la tercera posición; los que presentaban una guanina en la posición 3 podían unirse con los codones que terminaban con uracilo o citosina. Otro fenómeno más interesante se observó cuando el tRNA que presentaba una inosina en la posición 3 podía reconocer los codones que terminaban con citosina, uracilo o adenina. Por ejemplo, el tRNA-Ala de la levadura, anticodón 5′-IGC-3′, se puede unir a tres codones: 5-GCC-3′, 5′-GCU-3′ y 5′-GCA-3′.

Fases de la traducción

La biosíntesis de las proteínas se divide en las siguientes fases o estadios (cuadro 7-3):

- Fase de activación de los aminoácidos
- Fase de traducción, que comprende:
  – Inicio de la síntesis proteica
  – Elongación de la cadena polipeptídica
  – Terminación de la síntesis de proteínas

Activación de los aminoácidos

Los aminoácidos se activan mediante la acción de la enzima aminoacil-tRNA-sintetasa y la hidrólisis de dos moléculas de ATP (figura 7-4A), uno para la remoción del pirofosfato (PPi) y el segundo para la hidrólisis de PPi a dos ácidos fosfóricos inorgánicos (2Pi); esta última reacción, con la intervención de la enzima pirofosfatasa, permite que un aminoácido pueda unirse a su tRNA específico y genere un aminoacil-tRNA cargado (figura 7-4B). En este proceso se libera un AMP + 2Pi y, tras ellos, la enzima, que vuelve a utilizarse. Cada tipo de tRNA, al unirse al aminoácido, lleva antepuesto el nombre del aminoácido que transporta;

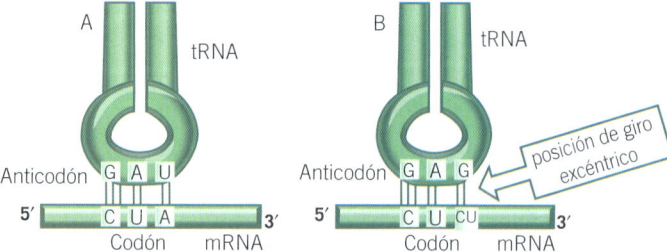

Figura 7-3. Hipótesis de bamboleo. Tres de los 64 posibles codones se reconocen como codones de terminación de la traducción. Los 61 codones restantes se reconocen por los tRNA individuales. Por tanto, es posible que un apareamiento de bases que no se dé por complementariedad, ocurra en la posición del tercer codón, esto es, el nucleótido 3′ del codón de mRNA y el nucleótido 5′ del anticodón de tRNA.

CUADRO 7-3. Estadios y componentes necesarios para la biosíntesis de proteínas.

Estadio	Componentes esenciales
Activación de los aminoácidos	20 aminoácidos 20 aminocil-tRNA sintetasa 32 o más tRNA ATP Mg^{+2}
Iniciación mRNA	N-Formilmetionil-tRNA rRNA subunidad menor rRNA subunidad mayor Factores de iniciación GTP Mg^{+2}
Elongación	Complejo de iniciación (complejo ribosomal) aminoacil-tRNA específico para cada codón Factores de elongación GTP Mg^{+2}
Terminación	Codón(es) de paro en el mRNA Factores de liberación

"AA" corresponde a la sigla del aminoácido. Por ejemplo, leucinil-tRNA^{Leu}, metionil-tRNA^{Met}, etcétera.

Inicio de la síntesis de proteínas

La fase de iniciación no sólo es el reconocimiento del codón de inicio (codón AUG: metionina), sino que también incluye todos los procesos para la formación del complejo traduccional y la formación del primer enlace peptídico (cuadro 7-4). El primer paso que se realiza en el inicio es la unión de la subunidad menor al mRNA (figura 7-5A), con la asistencia de factores de traducción llamados factores de iniciación (IF), como se observa en el cuadro 7-4. Una vez unido el ribosoma al mRNA a través del rRNA, el tRNA iniciador entra al sitio P y reconoce al codón AUG para iniciar la traducción (figura 7-5B). La identificación del sitio P es mediada por la acción de los IF; sólo bajo estas condiciones el tRNA iniciador es el único tRNA que puede entrar por el sitio P; los siguientes entrarán por el sitio A. El tRNA iniciador transportará una metionina que no llevará a un grupo formilo.

La lectura del codón se lee en dirección 5′ a 3′ por el anticodón, que se unirá en sentido invertido, de 3′ a 5′. Ya formada esta unión, la subunidad mayor forma el complejo con la subunidad menor (figura 7-5C), con ayuda de los IF. En el acople de la subunidad menor del ribosoma con el metionil-tRNA actúa el eIF-4 para eucariotas y el IF-3

por ejemplo, leucinil-tRNA para el que transporta leucina, metionil-tRNA para la metionina, y así para todos los aminoácidos. Por otro lado, el tRNA unido al aminoácido compatible con él se designa aminoacil-tRNA^{AA}, en el que

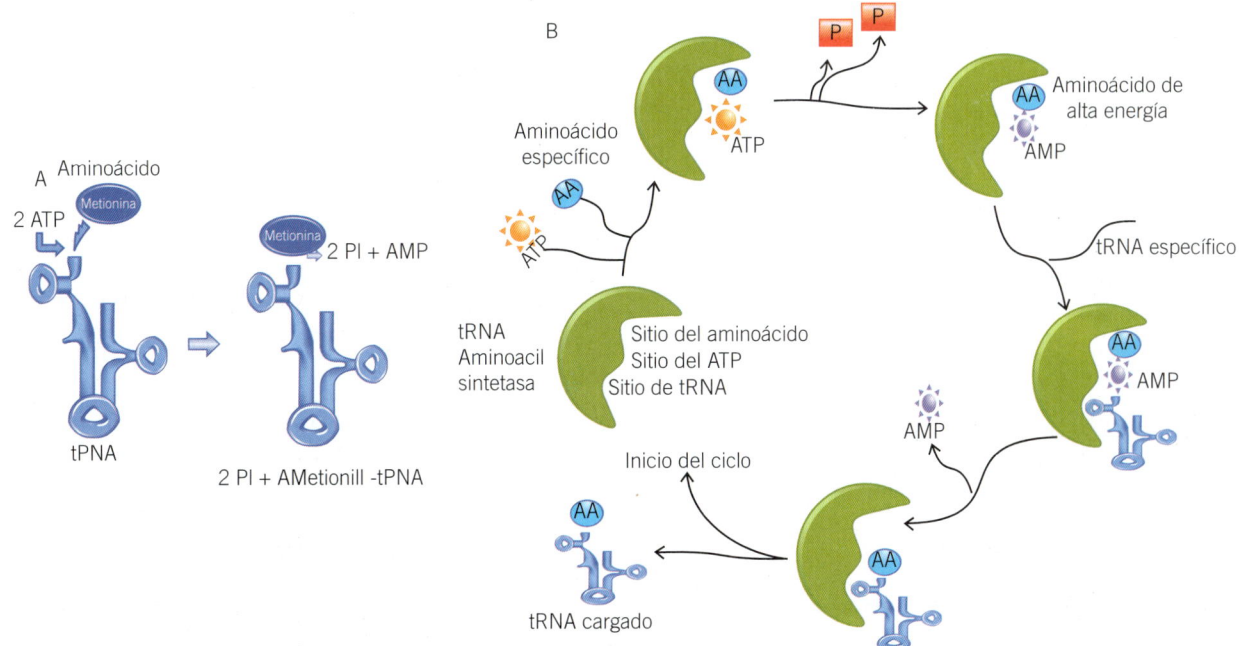

Figura 7-4. Activación de los aminoacil-tRNA. Proceso que requiere de la hidrólisis de ATP en dos reacciones secuenciales, que se catalizan en la enzima, la aminoacil-tRNA sintetasa. Primero, la enzima une el aminoácido al fosfato del ATP con la liberación concomitante de pirofosfato. Esto se llama un intermediario aminoacil-adenilato. En el segundo paso, la enzima cataliza la transferencia del aminoácido a los OH (2′ o 3′) de la porción de ribosa del residuo de adenosina 3′ terminal del tRNA generando un aminoacil-tRNA activado. Aunque esta reacción es libremente reversible, la reacción hacia delante es favorecida por la hidrólisis acoplada del PPi.

CUADRO 7-4. Maquinaria necesaria para llevar a cabo la traducción de una proteína. Diferencias entre procariotas y eucariotas.

	Eucariotas	Procariotas
rRNA	80S	70S
rRNA subunidad pequeña	40S	30S
rRNA subunidad mayor	60S	50S
mRNA	Monocistrónico	Mono y policistrónico
Sitio de reconocimiento del mRNA	Secuencia de Kozak	Secuencia Shine-Dalgarno
tRNA iniciador	Aminoacilación	Aminoacilación y formilación
Factores de iniciación (IF)	eIF-2, eIF-2B, eIF-3, eIF-4A, eIF-4B, eIF4E y eIF-4G, eIF-5 y eIF-6	IF-1, IF-2, IF-3
Factores de elongación (EF)	eEF-1a, eEF-1ß y eEF-2	EF-Tu, EF-Ts y EF-G
Factores de terminación (RF)	eRF	RF1, RF2 y RF3

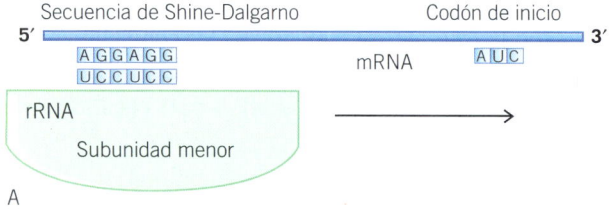
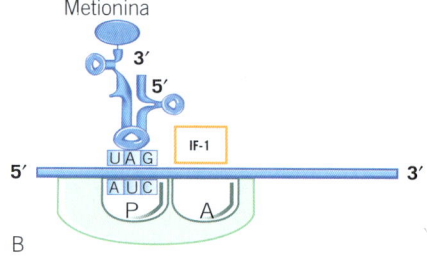
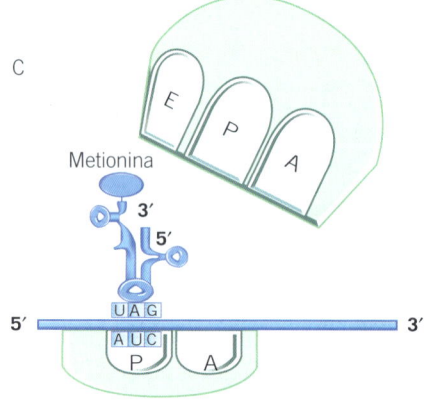
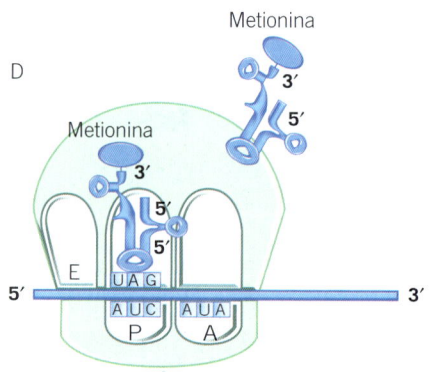

Figura 7-5. Biosíntesis de proteínas (inicio): primera etapa de la biosíntesis proteica. El mRNA se une a la subunidad menor. A éstos se asocia el aminoacil-tRNA, gracias a que el tRNA tiene en un anticodón y el mRNA un codón. Después se une la subunidad ribosómica mayor, formándose el complejo ribosomal. Todos estos procesos están catalizados por los llamados factores de iniciación. El primer codón que se traduce es generalmente el AUG, que corresponde con el aminoácido metionina en eucariotas y formilmetionina en procariotas.

para procariotas. IF-2 se asocia con GTP y se une al metionil-tRNA con el complejo ribosomal; si el codón/anticodón son complementarios, se hidroliza el GTP y la unión se vuelve estable. La iniciación termina cuando el complejo ribosomal está completo y está formada la unión codón/anticodón.

En las bacterias esta unión se realiza cerca del codón de inicio en el que una secuencia corta específica del mRNA, llamada *secuencia Shine-Dalgarno*, se une por complementariedad a una secuencia en el rRNA de la subunidad menor. Para las células eucariotas la secuencia específica en el mRNA se llama *secuencia Kozak*.

La **secuencia Shine-Dalgarno**, encontrada en procariotas, es rica en purinas, localizada corriente arriba (extremo 5′) a seis o 10 pares de bases del codón de inicio en el mRNA. El rRNA de la subunidad menor cuenta en su extremo 3′ con una secuencia que es toda o casi toda complementaria a la secuencia Shine-Dalgarno, lo que facilita la unión y la colocación del aminoacil-tRNA en la subunidad menor del ribosoma (7-5A).

La **secuencia de Kozak**, encontrada en eucariotas, difiere de la anterior levemente y en ésta se incluye el codón de inicio. La purina a −3 y la guanina a +4 son los determinantes principales. El mecanismo se inicia cuando el ribosoma se une al extremo 5′ del mRNA, para después desplazarse hasta encontrar el codón de inicio situado en la secuencia de Kozak.

Elongación en la síntesis de proteínas

El crecimiento de la cadena polipeptídica implica la incorporación de nuevos aminoácidos, transportados por el aminoacil-tRNA correspondiente y adicionados al extremo carboxi-terminal de la cadena en crecimiento; en otras palabras, el radical carboxilo (–COOH) del aminoácido iniciador se une con el radical amino (NH_2) del aminoácido siguiente mediante la formación de un enlace peptídico (figura 7-6), catalizada por la enzima peptidiltransferasa que se encuentra en la subunidad mayor del ribosoma.

Esta es una reacción cíclica, que requiere de tres pasos para añadir un aminoácido:

a) Decodificación del aminoacil-tRNA en el sitio A
b) Transferencia del aminoácido al peptidil-tRNA
c) Desplazamiento del ribosoma

La decodificación requiere de manera forzosa dos proteínas de unión al GTP, llamados factores de elongación (EF; cuadro 7-4). Se utiliza una tercera proteína, EF-Tu (en bacterias) y EF-1a (en eucariotas), asociada al aminoacil-tRNA y con un GTP para formar un complejo ternario. Cuando el aminoacil-tRNA se une al codón del mRNA de forma correcta, se genera una hidrólisis que libera un ácido fosfórico del GTP y lo convierte en guanosina difosfato (GDP), lo que permite que la cadena peptídica que contiene el peptidil-tRNA forme un enlace peptídico con el aminoácido que forma parte del aminoacil-tRNA, que se

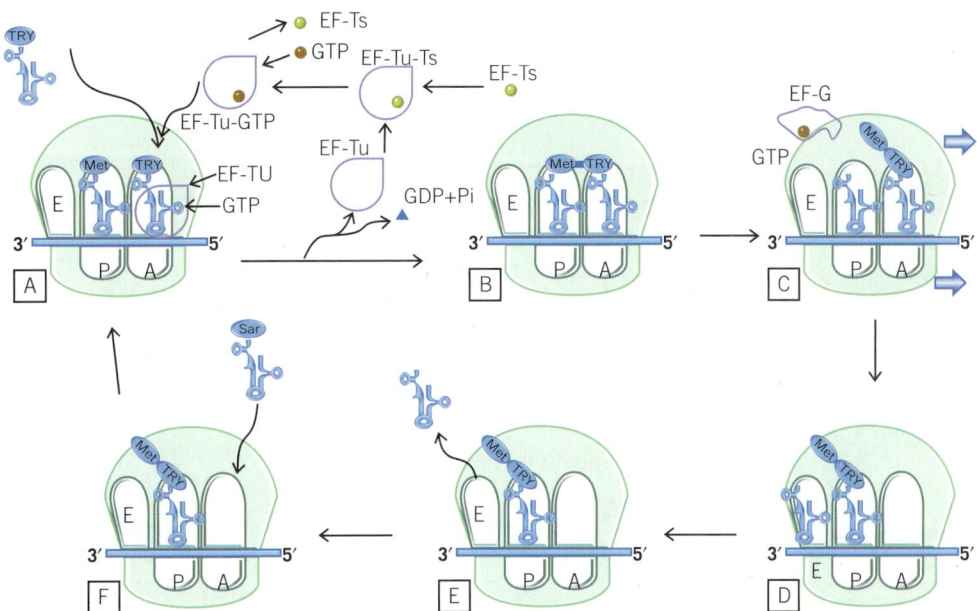

Figura 7-6. Fase de elongación: segunda etapa de la síntesis proteica; requiere proteínas específicas llamadas EF. El alargamiento de polipéptidos se produce en forma cíclica, de tal manera que al final de un ciclo completo y la formación de un enlace peptídico, el sitio A estará libre de aminoácidos y se preparará para aceptar el aminoacil-tRNA entrante dictado por el siguiente codón del mRNA.

transforma en un nuevo peptidil-tRNA. La enzima que cataliza esta unión es la peptidil-transferasa. Después de esto, existe otra hidrólisis de GTP, pero de un complejo originado por la proteína EF-G (en bacterias) o EF-2 (en eucariotas), lo que permite que se realice un desplazamiento del ribosoma correspondiente a un codón (tres nucleótidos hacia el extremo 3′ del mRNA, movimiento conocido como *translocación*). Este desplazamiento se da cuando el centro P queda ocupado por un tRNA sin aminoácido, lo que provoca la translocación ribosomal y coloca el tRNA sin aminoácido en el centro E, por donde sale del ribosoma y el peptil-tRNA formado se coloca en el centro P. Se trata de un fenómeno cíclico, por lo que se realizará tantas veces como aminoácidos se añadan a la cadena peptídica en crecimiento.

Terminación de la síntesis de proteínas

La terminación se observa cuando el sitio A se encuentra en alguno de los codones de paro del mRNA, los cuales tienen como característica no codificar ningún aminoácido. En esta fase, los factores de liberación o de terminación (RF) imitan al tRNA y reconocen directamente el codón de terminación (cuadro 7-4). Además, estos RF requieren de una molécula de GTP para permitir que el polipéptido recién sintetizado se libere del complejo traduccional y, al mismo tiempo, permite que se disocie la unión entre el rRNA y el mRNA (figura 7-7).

La terminación de la traducción requiere de dos factores de liberación:

a) **Factores clase I**, también llamados factores de liberación específicos de codón. Identifican a los codones de terminación y promueven la hidrólisis de los enlaces peptídicos del tRNA en el sitio P. Éstos son RF-1 y RF-2 para procariotas (reconocen el codón UAG y UGA de forma respectiva) y eRF-1 para eucariotas (reconoce a los tres codones de terminación).

b) **Factores clase II**, también llamados factores de liberación no específicos. Promueven la separación del ribosoma de los factores de la clase I, después de que la cadena polipeptídica sale por el sitio E de la subunidad

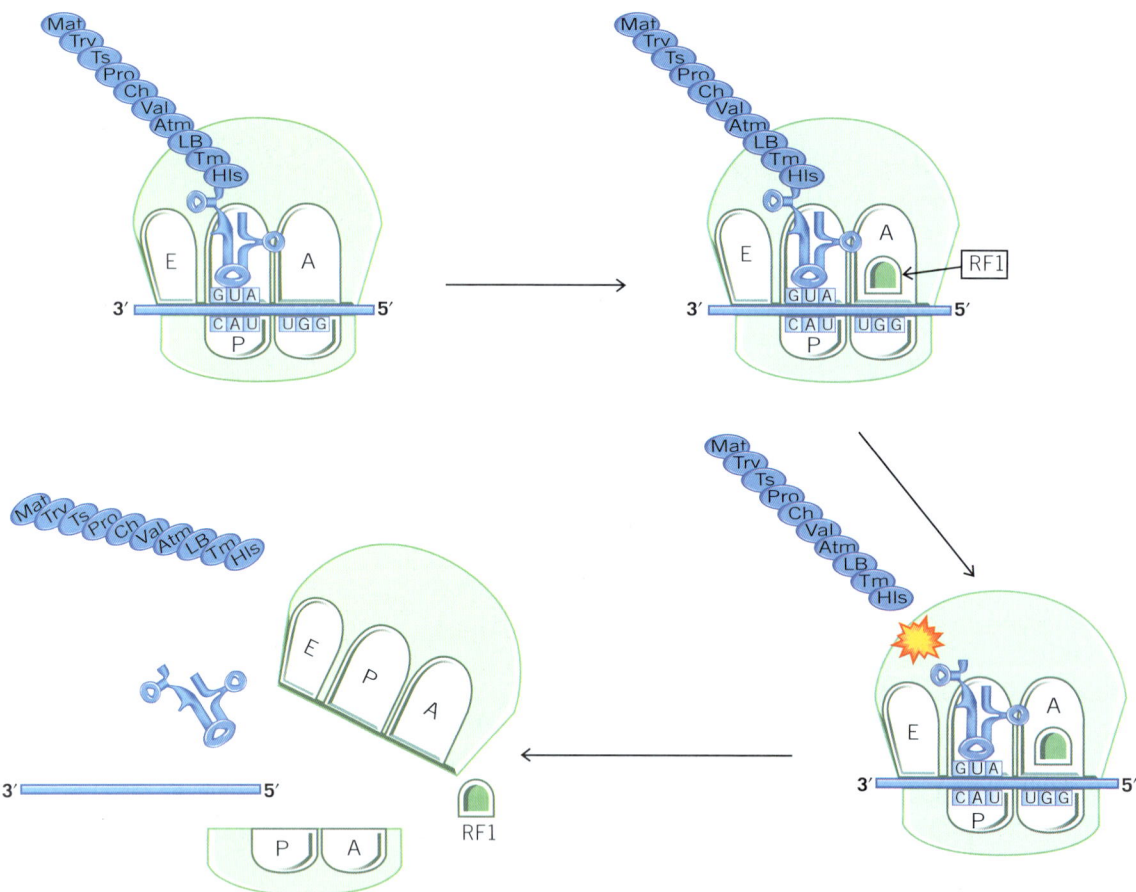

Figura 7-7. Fase de terminación: tercera etapa de la biosíntesis proteica; requiere de factores de terminación (RF). Las señales para la terminación de la síntesis proteica son las mismas tanto en procariotas como en eucariotas. Estas señales son codones de terminación (UAG, UAA y UGA) y se encuentran presentes en el mRNA.

mayor del ribosoma. Tanto las procariotas como las eucariotas tienen uno solo: RF-3 y eRF-3, respectivamente. Su acción está mediada por la hidrólisis de GTP.

Cuando los RF reconocen correctamente el codón de paro, el centro de transferencia o de formación del enlace peptídico dentro del rRNA (llamado dominio V en la subunidad mayor) cambia el modo catalítico e hidroliza al peptidil-tRNA, lo que permite la liberación de la cadena peptídica del tRNA. Ya libre el péptido, el complejo traduccional se disocia por un factor de reciclaje del ribosoma denominado *factor de terminación* (RF en bacterias), y permite con esto la reutilización de los ribosomas, de los factores de liberación y del tRNA para la siguiente síntesis proteica.

Una vez finalizada la síntesis de una cadena polipeptídica, el mRNA queda libre y puede leerse de nuevo. De hecho, es muy frecuente que antes de que finalice la síntesis de una proteína ya esté comenzando otra, con lo cual varios ribosomas leen una misma molécula de mRNA de forma simultánea. Cuando esto se observa, a la estructura que se forma (como un rosario) se le llama **polirribosoma** o **polisoma**.

Tráfico o destino de las proteínas

También llamado topogénesis, se refiere a la ruta que siguen las proteínas en la célula hasta alcanzar su localización (intracelular o extracelular) donde ejercerán su función. Esta topogénesis se realiza en el citosol, en donde participan varios organelos (retículo endoplásmico, aparato de Golgi, mitocondrias, peroxisomas y lisosomas entre los más destacados).

Las proteínas sintetizadas en la célula que son iniciadas por ribosomas libres del citosol como las proteínas nucleares, las citosólicas y las que están destinadas a cloroplastos, mitocondrias o peroxisomas, concluyen su síntesis en dichos ribosomas para luego dirigirse al citosol. La clave del proceso por el que las proteínas se dirigen a su sitio son las señales de clasificación, conocidas como secuencias señal, péptido señal o etiqueta señal, entre las que se encuentran las proteínas lisosomales, de membrana y de secreción, mientras que las proteínas que no presentan secuencias señal permanecen en el citosol (citosólicas, nucleares, de mitocondria y de peroxisomas).

Péptido señal o etiqueta señal

El péptido señal y la región señal determinan el destino celular correcto de las proteínas. Los péptidos señales cuentan con una secuencia corta de aminoácidos (13-60 aa), situados con frecuencia cerca del extremo amino (N-terminal) de la cadena, que marcan a la proteína recién sintetizada (cuadro 7-5). Esta secuencia se divide en tres secciones: la primera cuenta con uno o más aminoácidos básicos en el extremo N-terminal; la segunda se encuentra en la parte central y consta de seis o siete aminoácidos hidrofóbicos, y la tercera se encuentra en la parte C-terminal, es hidrófila y contiene la zona reconocida y cortada por la peptidasa señal.

Mecanismo de acción

La síntesis de proteínas de secreción o que tienen su función fuera de la célula se inicia en los ribosomas citosólicos. La secuencia señal sobresale del ribosoma, el cual se une de forma inmediata a la partícula de reconocimiento de la señal (SRP) que se encuentra en el retículo endoplásmico e interrumpe momentáneamente la síntesis proteica. La SRP se disocia del ribosoma y la síntesis se reinicia. Estos procesos requieren la hidrólisis de un GTP.

En cuanto a su estructura, la SRP es una ribonucleoproteína formada por seis polipéptidos y un RNA, del grupo de los RNA citoplasmáticos pequeños o scRNA.

CUADRO 7-5. Secuencias típicas de péptido o etiquetas señal. Un péptido señal es una secuencia de aminoácidos que permiten saber hacia dónde debe ser dirigida la proteína o qué función debe cumplir la misma. Muchas proteínas llevan un péptido señal para que se identifiquen y transporten por el aparato de Golgi hacia el lugar que corresponde.

Función del péptido señal	Ejemplo de péptido señal
Importación al RE	-H_3N-Met-Met-Ser-Fen-Val-Ser-Leu-Leu-Leu-Val-Gli-Ile-Leu-Fen-Trp-Ala-Tre-Glu-Ala-Glu-Gln-Leu-Tre-Lis-Cis-Glu-Val-Fen-Gln
Retención en el lumen del RE	-Lis-Asp--Glu-Leu-COO-
Importación a la mitocondria	-H_3N-Met-Leu-Ser-Leu-Arg-Gln-Ser-Ile-Arg-Fen-Fen-Lis-Pro-Ala-Tre-Arg-Tre-Leu-Cis-Ser-Ser-Arg-Tir-Leu-Leu
Importación al núcleo	-Pro-Pro-Lis-Lis-Lys-Arg-Lis-Val
Importación a los peroxisomas	-Ser-Lis-Leu-
Unión a la membrana a través de la unión covalente del extremo amino terminal al ácido mirístico	H_3N,Gli-Ser-Ser-Lis-Ser-Lis-Pro-Lis-

La proteína TRAM (translocación a través de la membrana) se une a la secuencia señal y, junto con una familia de moléculas llamadas proteínas Sec (sistema general de secreción: SecA, SecY y SecE), forman el complejo de translocación, que dirige la proteína naciente hacia el interior del retículo endoplásmico. La secuencia señal es eliminada de la proteína por escisión proteolítica de la peptidasa señal en el interior del retículo endoplásmico. Una vez completa la síntesis, el ribosoma se disocia de la membrana del retículo endoplásmico y puede comenzar un nuevo ciclo.

Algunas proteínas pueden atravesar la membrana del retículo endoplásmico después de su síntesis. En este caso, se necesita la intervención de una o más proteínas desnaturalizantes que aprovechan la energía de la hidrólisis del ATP para mantener la proteína total o parcialmente desnaturalizada mientras atraviesa la membrana.

El aspecto más destacable del tráfico intracelular es el que corresponde a las proteínas de secreción. Esto ocurre a través de la membrana del retículo endoplásmico y el aparato de Golgi.

Modificaciones postraduccionales

La expresión de un gen termina hasta la generación de una proteína madura y activa, por lo que una cadena polipeptídica en la mayoría de los casos debe sufrir ciertos cambios a fin de contar con una proteína activa (son pocas las proteínas que al terminar la traducción ya son activas). A estos cambios se les conoce como modificaciones postraduccionales, los cuales están controlados por una gran variedad de mecanismos (cuadro 7-4).

Diversos aminoácidos de la cadena polipeptídica sufren modificaciones químicas en sitios específicos, que pueden afectar la estructura o la función de la proteína. Estas modificaciones se correlacionan con la estabilidad y la conformación que adquiere la proteína debido a las interacciones producidas entre sus aminoácidos.

Muchas cadenas polipeptídicas se modifican mientras están unidas al complejo ribosomal y otras lo hacen al finalizar su síntesis. Estas modificaciones pueden consistir en la remoción de ciertos aminoácidos, la adición de grupos químicos o la asociación de iones o coenzimas (grupo prostético) en algunas enzimas.

Las proteínas pueden estar constituidas por una cadena polipeptídica o por varias subunidades, y estas últimas pueden ser iguales o distintas.

A continuación se describen las modificaciones postranscripcionales más importantes:

Acetilación

Muchas proteínas están modificadas en su N-terminal. En la mayoría de los casos, la metionina (iniciador) es eliminada y un grupo acetilo se agrega al nuevo aminoácido N-terminal; también se observa una acetilación en la lisina de la histona H4 de manera reversible, que le hace responsable de la regulación de la condensación de la cromatina. Este proceso se observa hasta en 50% en proteínas de eucariotas; uno de los principales efectos que presenta esta modificación es el incremento de la resistencia a su degradación. El acetil-CoA es el donador del grupo acetilo para estas reacciones.

Carboxilación

En los aminoácidos de algunas proteínas se añade un grupo carboxilo a la cadena lateral de un aminoácido, como en el $-CH_2$ del aspartato (β-carboxiaspartato) o del glutamato (γ-carboxiglutamato). Este proceso se observa en la trombina como factor de coagulación por su acción quelante hacia el Ca^{2+} y en proteínas estructurales del hueso. La carencia de vitamina K, que participa como cofactor en la carboxilación del ácido glutámico, provoca una carboxilación deficiente y ocasiona la generación del síndrome hemorrágico.

Metilación

La metilación de proteínas ocurre en los nitrógenos y en los oxígenos; el donador del grupo metilo activado es la S-adenosilmetionina (SAM). Las metilaciones más comunes están en la ε-amina de los residuos de lisina, y algunas metilaciones de nitrógeno adicionales se encuentran en el anillo imidasólico de la histidina, en el grupo guanino de la arginina y en los grupos R del glutamato y del aspartato. La N metilación es una modificación permanente y no se conocen enzimas en los mamíferos que puedan eliminar el grupo metilo. La metilación del oxígeno de los grupos R del glutamato y del aspartato también puede formar ésteres metilados. Las proteínas también pueden metilarse en los grupos R-tioles de la cisteína. La metilación de las histonas en el DNA es un regulador importante de la estructura de la cromatina y en consecuencia de la actividad transcripcional. Esta regulación se da en la Lis-20 de las H4, en proteínas musculares y en el citocromo C; estos dos últimos contienen monometil y dimetil-lisina.

Fosforilación

La fosforilación es una de las modificaciones postraduccionales de la proteína más común, que ocurre en las células animales y actúa casi siempre de forma reversible (fosforilación y desfosforilación). La gran mayoría de fosforilaciones ocurre como un mecanismo para regular la actividad biológica de una proteína (regulación por modificación covalente). En otros términos, un fosfato (o más de uno en muchos casos) se agrega y después se quita.

Los ejemplos más comunes de este proceso son las fosforilaciones que ocurren en la síntesis de glucógeno en los hepatocitos, en respuesta al glucagón que libera el páncreas. La versatilidad de la fosforilación es un interruptor que, según donde ocurra, provoca el encendido o el apagado de una vía metabólica. Las proteínas que inducen la fosforilación son las cinasas y las que eliminan los fosfatos son las fosfatasas. Las cinasas catalizan la siguiente reacción:

$$ATP + proteína \longleftrightarrow fosfoproteína + ADP$$

En células animales, los aminoácidos serina, treonina y tirosina están sujetos a la fosforilación, que afecta a su grupo –OH. Aunque el nivel de fosforilación de la tirosina es menor.

Sulfatación

La modificación del sulfato en algunas proteínas ocurre en los residuos de tirosina, como se observa en el fibrinógeno y en algunas proteínas secretoras. El donador del sulfato universal es el 3′-fosfoadenosil-5′-fosfosulfato (PAPS). Puesto que el sulfato es agregado de forma permanente, es necesario para la actividad biológica y no se utiliza como una modificación regulatoria, como sucede con la fosforilación de tirosina.

Glicosilación o glucosilación

Una de las formas más comunes de modificación proteica está representada por la glucosilación. Se le da este nombre debido a que se unen de manera covalente las cadenas de oligosacáridos (glucanos), con algunos aminoácidos de la cadena proteica y en general no desempeña una función en la regulación de la actividad de la proteína. Sin embargo, debido al carácter hidrofílico de los azúcares, mantienen la solubilidad de las glucoproteínas y aseguran el plegamiento correcto de los dominios, por lo que dan la estabilidad extracelular de la proteína contra la degradación. Esta modificación es frecuente en proteínas de membrana y de secreción, y casi no se observan en proteínas intracelulares; se observa en eucariotas y virus, pero no en procariotas.

Hidroxilación

La función de un gran número de hidroxilasas, presentes en el retículo endoplásmico, es la de catalizar la incorporación de grupos –OH a algunas proteínas. Estas modificaciones, que dependen de la vitamina C como cofactor, incluyen hidroxilaciones de prolina, lisina y la amidación del C-terminal (se observa en 50% de las prolinas presentes en colágeno). Las enzimas que se hidroxilan se identifican como prolil hidroxilasa y lisil hidroxilasa. El donador de la amida para la amidación del C-terminal es la glicina. Las proteínas hidroxiladas más importantes son los colágenos. Varias hormonas peptídicas, como la oxitocina y la vasopresina, tienen amidación en el C-terminal. Debido a lo anterior, una mala hidroxilación del colágeno podría derivar en el desarrollo de escorbuto, acompañado con deficiencia de vitamina C.

Modificación con lípidos

Acilación

En general, esta reacción tiene lugar en proteínas citosólicas insolubles, sintetizadas en ribosomas libres. Afecta las cadenas laterales o los extremos del polipéptido, incrementando su hidrofobicidad y proporcionando a la proteína un punto de anclaje en la membrana. Los principales ácidos grasos que se incorporan por acilación son: miristato (14C), palmitato (16C) y estearato u oleato (18C), en las cadenas laterales de serina y treonina, formando un enlace éster con el grupo –OH; en cisteína forma un enlace tioéster con el SH.

Prenilación (terpenos)

Ésta se refiere a la adición del grupo geranilo (10C) farnesil (15C) o el geranilgeranilo (20C) a proteínas receptoras, que son compuestos isoprenoides derivados, los dos primeros de la vía biosintética del colesterol. Los grupos isoprenoides se unen a residuos de cisteína en el extremo C-terminal de las proteínas, con la formación de un enlace tioéter (C-SC). Se ha identificado una secuencia consenso común en el extremo C-terminal de las proteínas preniladas y se compone de CAAX, en el que C es cisteína, A es cualquier aminoácido alifático (excepto alanina) y X es el aminoácido C-terminal. Para que la reacción de prenilación ocurra, los tres aminoácidos C-terminal (AAX) son retirados. Después de unirse el grupo prenilado, el carboxilato de la cisteína se metila en una reacción que utiliza S-adenosilmetionina como donante de metilenos.

Algunas de las proteínas más importantes, cuyas funciones dependen de la prenilación, son aquellas que modulan la respuesta inmune. Estas proteínas incluyen las involucradas en la motilidad, la activación y la proliferación de los leucocitos y en las funciones inmunes de las células endoteliales.

Formación de puentes disulfuro

Los enlaces de disulfuro se forman por lo general en el lumen del retículo endoplásmico rugoso, pero no en el citosol, por la enzima proteína-disulfuro isomerasa. Esto se debe al ambiente oxidante del retículo endoplásmico y al ambiente reductor del citosol. Así, los enlaces de disulfuro se encuentran, sobre todo, en proteínas secretoras, lisosomales y en los dominios exoplasmáticos de las proteínas de la membrana. Varias proteínas forman enlaces covalentes mediante puentes disulfuro entre la cisteína de la misma cadena (intracatenaria) o con otra de una cadena distinta (intercatenaria). Este tipo de enlaces se dan en menor cantidad en las proteínas intracelulares que en las extracelulares, favorecen un correcto plegamiento y ayudan a la protección de la conformación nativa de la proteína, evitando la desnaturalización.

Procesamiento proteolítico

También llamada por algunos científicos recorte es, junto con la fosforilación, uno de los mecanismos más comunes de modificaciones en las proteínas. Probablemente a la gran mayoría de las proteínas se les debe retirar algunas porciones de la cadena (metionina [o-Met]), después de emerger del ribosoma. Muchas enzimas involucradas en una gama de procesos biológicos se sintetizan como precursores inactivos, que se activan en condiciones adecuadas mediante la proteólisis limitada.

Precursores inactivos + proteólisis limitada → proteína funcional

Por ejemplo:

Tripsinógeno → tripsina
Quimiotripsinógeno → quimiotripsina
Proinsulina (84 residuos) → propéptido (corte de 33 residuos) + insulina

A las proteínas inactivas, activadas al retirarles segmentos de la cadena, se les denomina proproteínas, y a los segmentos extraídos, propéptidos.

Inhibidores de la síntesis de proteínas

En la actualidad, un sinnúmero de moléculas actúan deteniendo, complicando o evitando la síntesis de una nueva proteína (cuadros 7-6 y 7-7). Esta característica de algunas moléculas se utiliza en el ámbito farmacéutico, en el que se observa que las principales moléculas inhibidoras de la síntesis de proteínas son los antibióticos. Más de la mitad de éstos actúan inhibiendo uno de los organelos responsables de la síntesis de proteínas, el complejo ribosomal. Su mecanismo se ve favorecido por la capacidad de diferenciar entre los procesos de traducción presentes en procariotas y eucariotas, y así inhibe de forma selectiva la síntesis de proteínas en las bacterias sin afectar al huésped.

Los antibióticos pueden agruparse según la fase concreta de la traducción sobre la que actúan en:

a) Inhibición del reconocimiento de un aminoacil-tRNA en el sitio A del ribosoma.
b) Inducción de la presencia de errores en la lectura del mRNA.
c) Inhibición de la formación del enlace peptídico.
d) Inhibición de la translocación del peptidil-tRNA desde el sitio A al sitio P.
e) Bloqueo de los factores de elongación.

Inhibición del reconocimiento de un aminoacil-tRNA al sitio A del ribosoma

Tetraciclinas: interactúan con las subunidades ribosomales pequeñas y no permiten la entrada al aminoacil-tRNA al complejo ribosomal, evitando su unión al complejo mRNA ribosoma. Actúan *in vitro* tanto en ribosomas 70S como en 80S; *in vivo* no se observa este fenómeno. Esto se debe a que las bacterias transportan complejos de tetraciclina-Mg de forma "suicida", cosa que no ocurre en eucariotas.

CUADRO 7-6. Efecto inhibidor en células eucariotas. Inhiben la síntesis proteica en organismos eucariotas. Actúan al interferir la actividad del peptidiltransferasa al bloquear la elongación.

Molécula	Etapa	Descripción
Pactamicina	Iniciación	Evita la unión del Met-tRNA con la rRNA subunidad menor
Showdomicina	Iniciación	Impide la creación del complejo Met-tRNA
Interferón	Iniciación	Inactiva al eE2 mediante una fosforilación
Tetraciclinas	Elongación	Impide la unión del aa-tRNA al nivel del sitio A del rRNA
Ricina	Elongación	Se une al rRNA subunidad mayor impidiendo la formación del complejo aa-tRNA: eEF-1a:GTP y posiblemente también al eEF-2
Ciclohexamida	Elongación	Inhibe a la enzima peptidiltransferasa
Puromicina	Elongación	Forma una unión con el péptido creciente provocando una finalización temprana. Es un análogo del aa-tRNA
Esparsomocina	Elongación	Inhibe la translocación
Ácido fusídico	Elongación	Evita la liberación del EF-G, uniéndose al complejo EF-G:GDP e inhibe al eEF-2
Toxina diftérica	Elongación	Inactiva al EF-2 de manera irreversible

CUADRO 7-7. Efecto inhibidor en células procariotas. Inhiben la formación del complejo traduccional principalmente uniéndose a uno de los dos ribosomas (mayor o menor).

Molécula	Etapa	Descripción
Mupirocina	Activación de los aminoácidos	Impide la unión de Ile, inhibiendo de manera competitiva a la enzima Ile-tRNA sintetasa
Estreptomicina	Iniciación	Se une al rRNA subunidad menor de manera irreversible, modificando la entrada del fMet-tRNA y puede provocar errores de lectura en el mRNA
Eritromicina	Iniciación	Impide la formación del complejo ribosomal (la unión del rRNA subunidad menor con el rRNA subunidad mayor) fijándose en el rRNA subunidad mayor
Tetraciclinas	Elongación	Impide la unión del aa-tRNA al nivel del sitio A del rRNA
Kirromicina	Elongación	Evita la separación del EF-Tu del GDP impidiendo la salida del ribosoma
Cloranfenicol	Elongación	Impide la unión del aa-tRNA con la enzima peptidiltransferasa
Puromicina	Elongación	Forma una unión con el péptido creciente lo que provoca una finalización temprana. Es un análogo del aa-tRNA
Aminoglucósidos distintos a la estreptomicina	Elongación	Impiden la unión del EF-G al rRNA subunidad mayor
Ácido fusídico	Elongación	Evita la liberación del EF-G, se une al complejo EF-G:GDP e inhibe al eEF-2

Nota: las tetraciclinas, la puromicina y el ácido fusídico operan tanto en células procariotas como en eucariotas. En la actualidad no se conoce alguna molécula que actúe a nivel de la terminación de la traducción.

Inductores de errores en la lectura del mRNA

Aminoglucósidos: principalmente la **estreptomicina**, que en concentraciones relativamente bajas se une a los polirribosomas que traducen el mRNA, lo que provoca errores en la lectura del mRNA, al distorsionar la estructura del ribosoma. Por lo tanto, la bacteria comienza a sintetizar proteínas defectuosas, con un efecto final bactericida. En concentraciones mayores se une a la subunidad 30S, modificando su estructura, lo que hace que el inicio no se produzca. Otros aminoglucósidos, como la **gentamicina**, las **amicacinas**, la **tobramicina** y la **kanamicina**, evitan la asociación ribosómica al final de la fase de iniciación y provocan una mala lectura del código genético.

Neomicina y **eritromicina:** se unen a la subunidad 50S al bloquear la translocación del complejo ribosomal.

Inhibición de la formación del enlace peptídico

Puromicina: en su estructura es similar al aminoacil-tRNA de la tirosina, por lo cual se puede unir, en el sitio A, a la cadena peptídica creciente, mediante la formación de un enlace peptídico, formando una peptidil-puromicina. Esta acción permite bloquear la translocación del complejo ribosomal, produciendo que se desacople con rapidez este complejo, evitando la elongación y causando una terminación prematura de la síntesis del péptido creciente en células tanto procariotas como eucariotas.

Inhibición de la translocación del peptidil-tRNA desde el sitio A al sitio P

Macrólidos y **lincosamidas:** se unen a la subunidad ribosomal 70S inhibiendo la reacción de la peptidil transferasa. Bloquean el paso de translocación e interfieren específicamente con la liberación del tRNA desacilado; es decir, impiden que el tRNA "recién ingresado" salga del complejo una vez que ha cumplido su misión al transferirse el aminoácido al péptido naciente. Es decir, el peptidil-tRNA cargado y situado en el sitio A no puede translocarse al sitio P, lo que detiene la síntesis de proteínas.

Bloqueo de los factores de elongación

Cloranfenicol: inhibe a la enzima peptidil transferasa en procariotas y bloquea la fase de la transferencia peptídica de la elongación en la subunidad ribosómica 50S; cuando su concentración se incrementa puede inhibir la síntesis de proteínas mitocondriales.

En los cuadros 7-6 y 7-7 se enlistan algunas de las moléculas con acción sobre la traducción, tanto en células eucariotas como en procariotas.

Cada una de las modificaciones realizadas a una proteína tienen una función importante en la estabilidad, plegamiento y reconocimiento de las mismas.

Por último, el control de calidad del plegamiento de las proteínas para adquirir la estructura terciaria y cuaternaria (conformación tridimensional) se lleva a cabo por proteínas chaperonas y proteasas. Las chaperonas tienen la función de plegar o replegar de forma correcta las proteínas recién sintetizadas; las proteasas, por su parte, degradan aquellas proteínas que, a pesar de la acción de las chaperonas, no se pliegan de forma correcta.

Regulación de la expresión génica

CAPÍTULO 8

Adriana María Salazar Montes • Ana Soledad Sandoval Rodríguez • Laura Verónica Sánchez Orozco • Juan Armendáriz Borunda

Introducción

La información genética de una célula está contenida en su DNA, el cual contiene la información necesaria para crear miles de moléculas diferentes y, con ello, conformar un individuo completo.

Un organismo procariótico, como una bacteria, consta de millones de nucleótidos, en tanto que uno eucariótico, como el ser humano, de varios billones. A pesar de contener toda esa información, la célula sólo expresa una fracción de sus genes, lo que le otorga un fenotipo característico. Así, cada uno de los 10 000 tipos de células que constituyen los organismos multicelulares expresan genes diferentes.

Aunque los diversos tipos de células en un organismo multicelular contienen la misma información genética, su estructura y función difieren ampliamente. Una neurona y un linfocito, por ejemplo, son muy diferentes, por lo que es difícil pensar que estas dos células contienen el mismo genoma como sucede en realidad. Por esta razón, se creía que los genes se perdían cuando las células se diferenciaban. Ahora se sabe que las células de un organismo multicelular son distintas porque sintetizan diferentes RNA mensajeros (mRNA) y, por ende, distintas proteínas a partir del mismo genoma.

Regulación de la expresión génica

Uno de los principios fundamentales de la biología celular es que la actividad y las propiedades de cada célula están determinadas por las proteínas que contienen. Pero, ¿qué determina los tipos y la cantidad de proteínas que se encuentran en una célula? ¿Qué determina la frecuencia con que se traducen los mRNA y la estabilidad de las proteínas?

El término *expresión génica* se refiere al proceso mediante el cual la información codificada en un gen se transcribe en uno o varios RNA funcionales. La expresión de un gen se inicia con el proceso de transcripción controlado por proteínas denominadas factores transcripcionales, regulados por señales recibidas por las células, y concluye con la producción de un RNA funcional y, posteriormente, en el caso de los mRNA, con la traducción de una proteína madura y activa. Los *factores transcripcionales* son proteínas de unión al DNA que reconocen una secuencia específica y se requieren para el encendido y apagado de los genes. La expresión de un gen se regula en diferentes niveles, desde su inicio hasta su terminación.

Niveles de control de la expresión génica

Los niveles del control de la expresión de un gen son los siguientes:

1. Pretranscripción
2. Transcripción
3. Procesamiento del transcrito primario de RNA
4. Transporte del mRNA al citoplasma
5. Traducción del mRNA
6. Degradación del mRNA
7. Modificaciones postraduccionales

Ver figura 8-1.

Nivel pretranscripcional

La estructura de los genes cambia cuando van a ser transcritos; un cambio conformacional en la cromatina es el primer paso en la expresión génica. En el núcleo de una célula eucariota, el DNA se encuentra enrollado alrededor de octámeros de histonas para formar los nucleosomas, lo que impide la transcripción de los genes; es necesario que el DNA se desenrolle y se separe de las histonas para que pueda llevarse a cabo la transcripción. Cada una de las histonas que forman el nucleosoma tiene, en su extremo aminoterminal, una cola que se extiende por fuera de la doble hélice de DNA (figura 8-2). Se dispone de información acerca de que la metilación de la histona H3 promueve la compactación de la cromatina e inhibe la transcripción. Por otra parte, la acetilación de residuos de lisina en las histonas tiene un efecto opuesto, es decir, esta acetilación evita que las fibras de cromatina se plieguen dejando expuestos segmentos de DNA, para ser reconocidos por factores transcripcionales, y se forme el complejo basal de la transcripción. Las enzimas encargadas de agregar residuos de acetilo a las lisinas en las histonas se denominan *acetiltransferasas*. La unión de un factor transcripcional al DNA recluta a una proteína, llamada *coactivador*, a la región del DNA correspondiente al gen que va a ser transcrito. El coactivador acetila, entonces, a las histonas de los nucleosomas, que pierden su carga positiva, liberan el DNA del nucleosoma y dejan libre el promotor, lo que permite la unión de más factores transcripcionales, ensamblándose la maquinaria de transcripción y dando inicio a este proceso (figura 8-2).

Nivel transcripcional

En el control de la expresión de un gen a nivel transcripcional intervienen elementos CIS y TRANS. Los elementos CIS están constituidos por las secuencias en el DNA

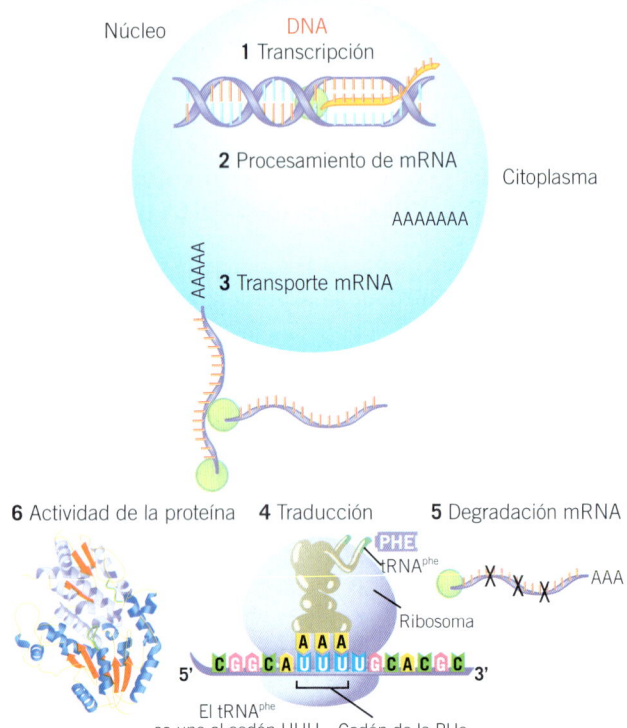

Figura 8-1. Niveles de regulación de la transcripción. La célula cuenta con diversos niveles en los cuales puede controlar la expresión de un gen desde el inicio de la transcripción hasta la formación de una proteína activa, pasando por procesamiento, transporte y degradación del mRNA, traducción y activación de la proteína por mecanismos postraduccionales.

(promotor, *enhacer*, *silencer*) en donde se unen diversas proteínas, entre ellas los factores transcripcionales. Los elementos TRANS son, precisamente, los factores transcripcionales unidos al DNA en su secuencia blanco y que desempeñan una función fundamental en este control. Estas proteínas se identificaron por primera vez en 1950 y están presentes tanto en células eucariotas como en procariotas. Su desempeño en una célula procariota es muy sencillo, mientras que en una eucariota es mucho más complejo.

Los factores transcripcionales se unen al DNA en el surco mayor, ya que la conformación de la proteína es complementaria a la superficie espacial de la doble hélice; la proteína interactúa con el DNA a través de enlaces, como puentes de hidrógeno, enlaces iónicos e interacciones hidrofóbicas que, aunque son enlaces débiles, la gran cantidad que se forma establece una unión fuerte y altamente específica (figura 8-2).

Control transcripcional en procariotas

La expresión de los genes de los organismos procariotas, como las bacterias, está determinada por las condiciones ambientales en las que se encuentran, donde la disponibilidad de alimento es uno de los factores más importantes.

En las bacterias, la mayoría de los genes relacionados con el metabolismo están agrupados en operones. Los genes pertenecientes al mismo operón se expresan al mismo tiempo. Un operón se define como un fragmento de DNA que contiene los genes de las proteínas que participan en la misma vía metabólica. El operón Lac de *Escherichia coli*

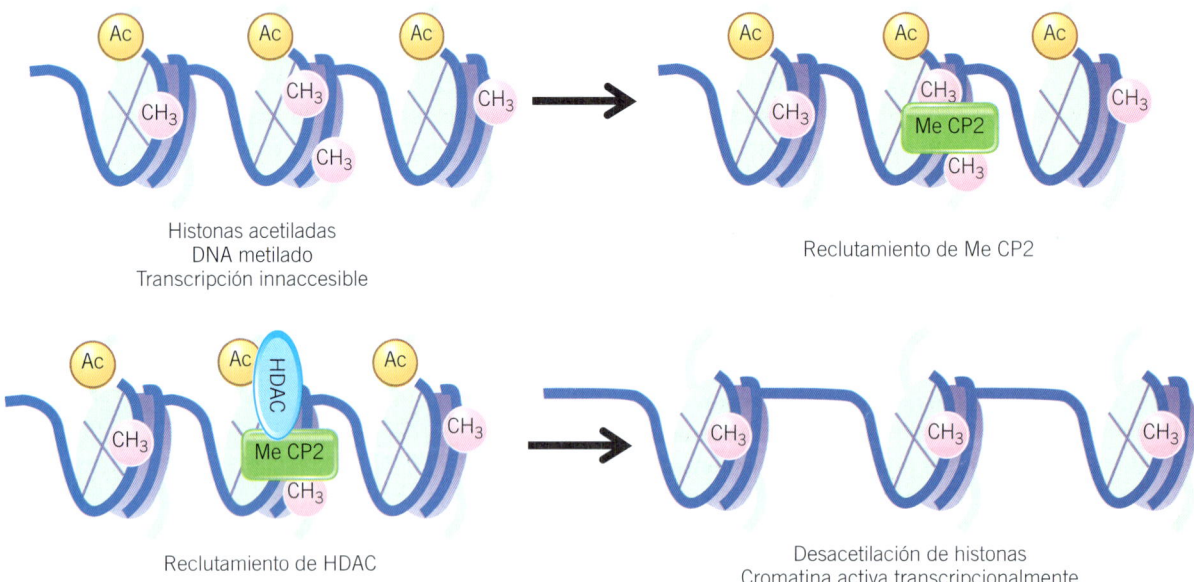

Figura 8-2. Control pretranscripcional de la expresión génica. La conformación de la cromatina es determinante para la expresión de los genes. Dicha conformación depende en gran medida de la presencia de grupos metilo o acetilo unidos a las histonas o al DNA. Si la histona está acetilada se inhibe la transcripción y si está desacetilada se tiene un efecto opuesto.

es el más conocido y estudiado, además de ser uno de los ejemplos clásicos de regulación génica. Este operón se encarga de metabolizar la lactosa para obtener energía. En ausencia de lactosa en el medio, los genes del *operón Lac* se encuentran apagados, puesto que la bacteria obtiene energía de otras fuentes. Sin embargo, cuando la bacteria está expuesta a un medio rico en lactosa, la expresión del operón Lac se activa. Este operón contiene tres genes: Z, Y y A (figura 8-3). El gen Y codifica para una permeasa de lactosa que introduce a la lactosa en la célula; el gen Z codifica para la β-galactosidasa, una enzima que rompe el enlace glicosídico de la lactosa y libera los dos monosacáridos que la constituyen (glucosa y galactosa), y el gen A codifica para la enzima tiogalactósido transacetilasa, que elimina de la célula los tiogalactósidos transportados a la célula junto con la lactosa.

En el funcionamiento normal del *operón Lac*, existe una proteína llamada *represor* (un factor transcripcional) que inhibe su expresión. En ausencia de lactosa, este represor permanece unido al promotor del operón. En presencia de lactosa en el medio, ésta se une al represor y provoca en él un cambio conformacional que impide que se una al DNA permitiendo la transcripción del *operón Lac* y, con ello, la expresión de los tres genes que actúan en el metabolismo de la lactosa (figura 8-3).

Control transcripcional en eucariotes

La transcripción de los genes la controla el promotor (véase el capítulo 6). Algunos promotores son sencillos y están regidos por una sola señal que controla la actividad de los genes. Otros son complejos, responden a una variedad de señales y actúan como pequeños procesadores que interpretan e integran estas señales, controlando así el encendido y apagado de los genes. La transcripción es, entonces, controlada por los factores transcripcionales que se unen a estos promotores. Los factores transcripcionales pueden dividirse en dos grupos funcionales:

1. **Generales:** comunes a todos los genes, que se unen al promotor junto con la RNA polimerasa.
2. **Específicos:** se unen a sitios reguladores en genes específicos.

Un mismo factor transcripcional puede controlar diferentes genes al mismo tiempo, ya que la secuencia que reconocen en el DNA puede estar presente en el promotor de varios genes.

Los primeros genes en estudiarse fueron los genes virales y aquellos que codifican para proteínas que participan en la regulación del ciclo celular. Todos estos genes contienen una secuencia altamente conservada denominada *caja TATA* (timina-adenina-timina-adenina), que se encuentra 25 a 35 pb corriente arriba del sitio de inicio de la transcripción (posición −25, −35) (figura 8-3). Estudios de mutagénesis dirigida han demostrado que el cambio de un solo nucleótido en esta secuencia disminuye de forma espectacular la transcripción de los genes que la contienen. Existen genes que se transcriben de forma constante, denominados *genes de expresión constitutiva*, como por ejemplo, el gliceraldehído 3 fosfato deshidrogenasa (GA3PDH), la β-actina y el RNA ribosomal 18S. Estos genes no contienen caja TATA, pero sí regiones ricas en GC, reconocidas por factores transcripcionales especiales.

Además del promotor, la transcripción de la mayoría de los genes eucarióticos se regula por otras secuencias en el DNA, llamadas *potenciadores* (*enhancer*) o inhibidores (*silencer*), que se localizan a cientos o miles de bases de distancia del sitio de inicio de la transcripción (figura 8-4). Mutaciones en los genes que codifican para factores transcripcionales pueden ocasionar que éstos activen o inactiven genes sin control.

La regulación de la transcripción en eucariotas es mucho más compleja que en procariotas, principalmente por dos razones:

a) Los factores transcripcionales actúan a distancia del sitio de inicio de la transcripción.
b) La RNA polimerasa eucariótica (RNA polimerasa II) requiere de la acción conjunta de un grupo de al menos 15 proteínas reguladoras denominadas *factores generales de la transcripción*, que se ensamblan de manera coordinada y secuencial en el promotor de los genes y que son necesarias para la acción de la RNA polimerasa II.

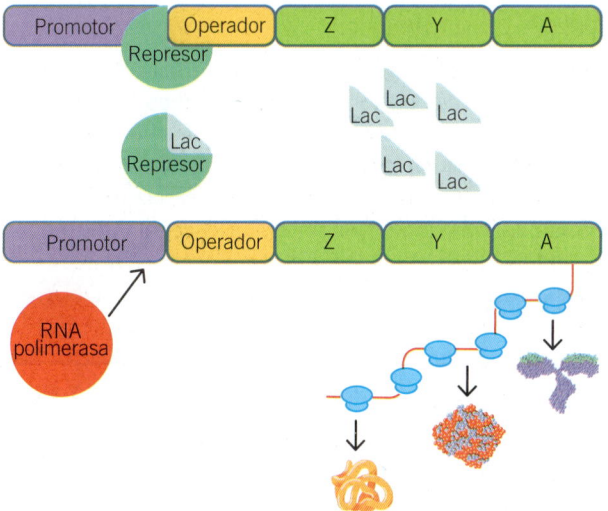

Figura 8-3. Operón Lac. El operón Lac se encuentra presente en bacterias y su expresión se induce en presencia de lactosa. Si el represor está unido al operador, los genes del operón Lac permanecen apagados. En presencia de lactosa, el operador se inactiva, por lo que no se puede unir al operador y los genes del operón se expresan y se metaboliza lactosa para obtener energía.

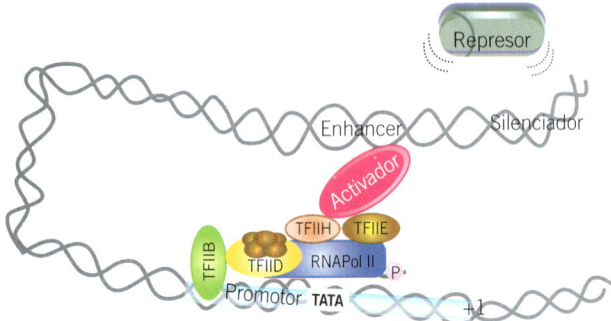

Figura 8-4. Potenciadores y silenciadores en el control de la expresión génica. Además de los promotores, existen en los genes eucariotas otras secuencias llamadas potenciadores y silenciadores que pueden inducir o inhibir la expresión de forma respectiva al unirse a ellas factores transcripcionales.

Factores generales de transcripción

El hallazgo de que la RNA polimerasa eucariótica por sí sola no puede iniciar la transcripción condujo al descubrimiento de las proteínas accesorias, conocidas como *factores generales de la transcripción*.

Estas proteínas, TFIIA, TFIIB, TFIID, TFIIE, TFIIF, TFIIH y TFIIJ (TF, *transcriptional factor*, y II, por asociarse a la RNA polimerasa II), se ensamblan de forma coordinada en el promotor de los genes y asisten la unión y acción de la RNA polimerasa. El ensamblaje se inicia con la unión del factor transcripcional TFIID a la secuencia TATA en el promotor, formada por dos proteínas diferentes: TBP (*TATA binding protein*) y TAF (*TBP associated factor*). Después se incorporan los factores TFIIA y TFIIB, y sólo entonces la RNA polimerasa II, formando complejo con TFIIF, se une al promotor; TFIIE, TFIIH y TFIIJ se acoplan después a este complejo. Una vez reunidos todos estos elementos, TFIIE, con su acción de helicasa, desenrolla el DNA y TFIIH fosforila la RNA polimerasa II en su dominio CTD, lo que produce su activación. En este momento se liberan todos los componentes del complejo de los factores generales de transcripción y se inicia la transcripción de un gen determinado (figura 8-5).

Factores transcripcionales inducibles

Es un grupo de factores transcripcionales que pueden actuar como activadores, si estimulan la transcripción de los genes, o como represores, si la inhiben. Un solo gen puede controlarse mediante la unión de varios factores transcripcionales. Por otro lado, un mismo factor transcripcional puede unirse a los potenciadores de varios genes y controlar la expresión de todos ellos. Cada tipo celular tiene un patrón característico de expresión de genes, determinado por el grupo de factores transcripcionales inducibles expresados en esa célula. A esto se le conoce como *expresión célula-específica* o *tejido-específico*.

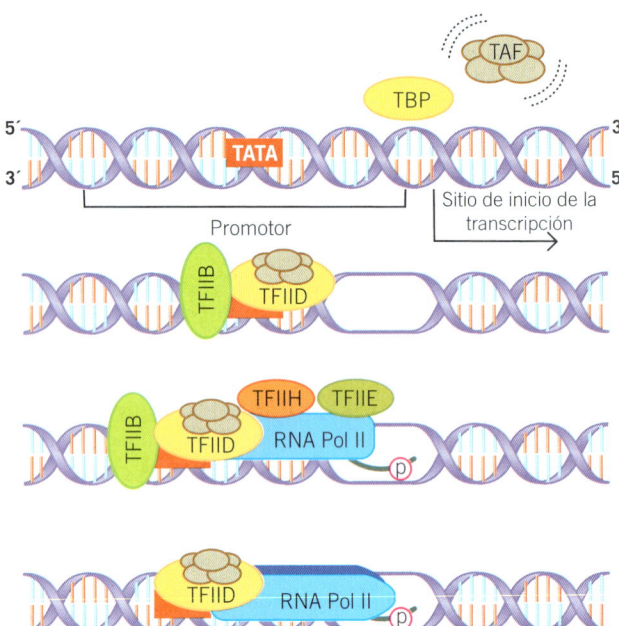

Figura 8-5. Maquinaria basal de transcripción. Los factores transcripcionales generales o basales son proteínas conocidas como TFIIA, TFIIB, TFIID, TFIIE, TFIIF, TFIIH y TFIIJ que se ensamblan en el promotor de los genes alrededor de la caja TATA de manera coordinada al asistir a la unión y acción de la RNA polimerasa. Sin ellos, la RNA polimerasa no puede iniciar la transcripción.

Estructura de los factores transcripcionales

Debido a que los factores transcripcionales son proteínas, su análisis conformacional y cristalográfico ha permitido conocer que todos ellos presentan dominios con estructura similar que les permiten unirse al DNA o a otros factores transcripcionales y formar grandes complejos que regulan la expresión de los genes. En su región de contacto con el DNA existe una serie de aminoácidos básicos (cargados positivamente) que le facilitan su unión al DNA, que tiene carga negativa. Las posibles estructuras que pueden observarse en un factor transcripcional son cuatro: hélice-vuelta-hélice, hélice-asa-hélice, dedos de cinc y *zipper* de leucinas.

Hélice-vuelta-hélice

Éstas fueron las primeras proteínas de unión al DNA que se reconocieron; de hecho, la mayoría de las proteínas que se unen al DNA tienen esta conformación. Estas proteínas constan de dos estructuras α-hélice, unidas por una cadena corta de aminoácidos, lo que provoca un giro específico en cada una de las α-hélice y facilita su unión al DNA. Un ejemplo de este tipo de factor transcripcional es el represor del operón Lac.

Hélice-asa-hélice

Los factores transcripcionales que presenta esta estructura constan de una α-hélice corta conectada por una horquilla a otra α-hélice igual o más grande, formando homodímeros o heterodímeros. El factor transcripcional Oct-1 presenta esta conformación.

Dedos de cinc

Un tercer grupo de proteínas de unión al DNA está formado por una estructura α-hélice y una β-plegada, o dos α-hélices unidas por uno o más átomos de cinc, que adquiere una forma similar a uno o más dedos. Entre los factores transcripcionales que presenta esta estructura están los receptores de esteroides, los glucocorticoides y estrógenos, y el factor transcripcional SP1 (de los descritos en primer lugar).

Zipper de leucinas

La mayoría de los factores transcripcionales con esta estructura forman dímeros para lograr una unión más fuerte al DNA, que se facilita por la presencia de residuos de lisina en los dos monómeros alternados cada siete u ocho aminoácidos. Las lisinas les permiten realizar interacciones hidrofóbicas que mantienen unidas a las dos subunidades.

El factor transcripcional AP-1 es un buen ejemplo de este tipo de estructura. Esta proteína es un heterodímero formado por dos subunidades llamadas Fos y Jun (figura 8-6).

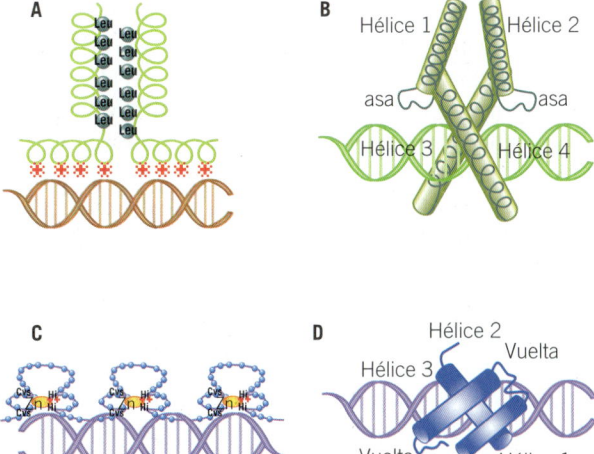

Figura 8-6. Estructuras de los factores transcripcionales. Los factores transcripcionales, al igual que todas las proteínas de unión al DNA, pueden tener cuatro estructuras posibles: **A)** cierre de leucina, **B)** hélice-asa-hélice, **C)** dedos de cinc, **D)** hélice-vuelta-hélice. Estas estructuras le facilitan su unión al DNA con lo cual se logra una unión fuerte y altamente específica.

Activación de los factores transcripcionales

La actividad de los factores transcripcionales se regula en su mayoría por modificaciones postranscripcionales; es decir, la proteína se produce pero permanece inactiva hasta que no recibe una señal de activación. Sin embargo, hay diversos mecanismos por los cuales los factores transcripcionales pueden activarse, mismos que se describen en los siguientes párrafos.

1. **Transcripción.** El factor transcripcional se sintetiza sólo cuando se necesita y se degrada rápidamente por proteólisis de tal manera que nunca se acumula.
2. **Unión ligando-receptor.** Un factor requiere de la unión de un ligando para activarse. Un ejemplo de este tipo de factor transcripcional es el receptor de esteroides. El receptor se encuentra inactivo en el citoplasma. Los esteroides, al ser liposolubles, atraviesan la membrana celular por difusión simple, se unen a su receptor en el citoplasma y lo activan, lo que propicia su transporte hacia el núcleo y su unión al DNA en los promotores de los genes que contengan la secuencia de reconocimiento.
3. **Fosforilación.** Es el mecanismo más común para la activación de la mayoría de los factores transcripcionales y consiste en la adición de un grupo fosfato por una cinasa en aminoácidos predeterminados, por lo general serina o treonina del factor transcripcional. Un ejemplo característico de este mecanismo de activación es el factor transcripcional AP-1.
4. **Formación de complejos.** El acoplamiento de varias proteínas origina un factor transcripcional activo con capacidad de migrar al núcleo y unirse al DNA. El factor transcripcional AP-1, formado por dos subunidades, Fos y Jun, es un ejemplo característico de este mecanismo de activación.
5. **Liberación del inhibidor.** El factor transcripcional se encuentra inactivado por un inhibidor. Cuando éste es fosforilado sufre un cambio conformacional que libera el factor transcripcional y permite su traslado al núcleo y su unión al DNA. El factor transcripcional NF-κB se activa a través de este mecanismo en el cual la proteína que funciona como inhibidor se llama I-κB (figura 8-7).

Regulación mediante potenciadores (*enhancer*)

En 1979 se identificaron ciertas secuencias de nucleótidos en los promotores de genes eucariotas a las que se les llamó *potenciadores* (*enhancer*). Estas secuencias sirven como sitio de anclaje de factores transcripcionales inducibles, los cuales, mediante un cambio conformacional y formando una horquilla, interactúan de forma directa con los factores generales de la transcripción y la RNA polimerasa, para

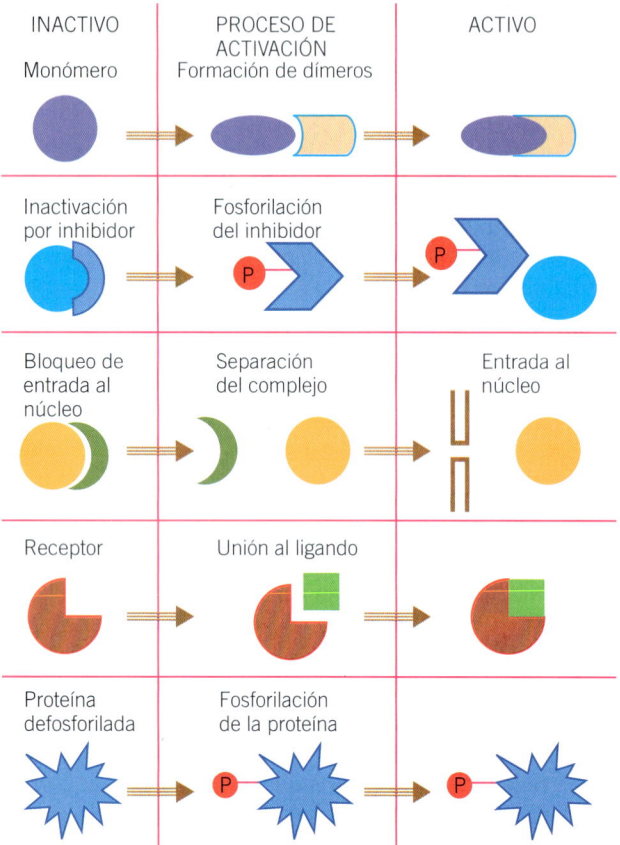

Figura 8-7. Mecanismos de activación de los factores transcripcionales. La mayoría de los factores transcripcionales se encuentra inactivo en el citoplasma. Ante un estímulo, éstos se activan por diversos mecanismos, como formación de dímeros, fosforilación del inhibidor, separación del complejo, unión a su ligando y fosforilación de la proteína. Una vez activados, los factores transcripcionales migran el núcleo y se unen a su secuencia consenso en el promotor de los genes para inducir o inhibir su expresión.

inducir la transcripción. De esta manera, la región en el DNA que controla la expresión de un gen está conformada por el promotor y uno o más potenciadores; por lo tanto, la región reguladora es una secuencia de DNA de tamaño variable que controla la velocidad de transcripción. La mayoría de los factores transcripcionales inducibles actúan en complejos, aunque algunos lo hacen de forma individual. De la misma manera, la mayoría de ellos activan la transcripción, aunque también algunos son proteínas represoras que la suprimen. Aunado a esto, un mismo factor transcripcional puede formar parte de complejos que activan o inhiben la transcripción.

Control postranscripcional

El control en el inicio de la transcripción es la forma predominante de regulación génica; sin embargo, existen otros controles menos comunes que modulan la expresión de un gen en el paso de RNA a proteínas conocidos como controles postranscripcionales, descritos a continuación y que se enlistan en el cuadro 8-1.

Atenuación de la transcripción

En organismos procarióticos, como las bacterias, la expresión de ciertos genes es inhibida por la terminación prematura de la transcripción, un fenómeno conocido como *atenuación de la transcripción*. En este proceso, la cadena de RNA recién sintetizada adopta una estructura que interactúa con la RNA polimerasa, impide su avance e interrumpe la transcripción. Cuando la célula requiere la proteína codificada por este gen, algunas proteínas reguladoras se unen a la cadena naciente de RNA y reacomodan su estructura, con lo que se permite la restauración de la transcripción y, por lo tanto, la producción de una molécula de mRNA completa.

La atenuación de la transcripción en eucariotas puede ocurrir por distintos mecanismos. En células infectadas por adenovirus o retrovirus (por ejemplo, el virus de inmunodeficiencia humana, VIH), las proteínas que se ensamblan en el promotor determinan si la RNA polimerasa puede truncar la transcripción. Estas proteínas pueden ser diferentes en distintas células y la célula puede controlar el nivel de atenuación de un gen en particular.

Nivel del procesamiento del transcrito primario de RNA

Durante la transcripción, en organismos eucariotas se producen RNA precursores llamados *transcritos primarios* o *pre-mRNA*, posteriormente procesados para producir una molécula de mRNA madura a través del proceso de corte y empalme (*splicing*). El transcrito primario es alrededor de 10 veces más grande que el mRNA maduro. En este procesamiento, los intrones se eliminan del transcrito dejando exclusivamente los exones, para constituir un mRNA maduro. Un mismo transcrito primario puede procesarse de diversas formas, lo que da lugar a diferentes mRNA y, por lo tanto, a diferentes cadenas polipeptídicas.

Algunos genes presentan *secuencias ambiguas*; éstos son regiones que en unos tejidos se consideran exones y en otros, intrones, por lo que en cada tejido se realiza un procesamiento diferente conocido como procesamiento alternativo o *splicing* alternativo, que origina en cada uno de ellos mRNA y proteínas diferentes.

Edición del RNA

Este tipo de control postranscripcional se refiere a la modificación en una o más bases en la secuencia del mRNA maduro que provoca cambios en el mensaje original. La modificación más frecuente es el cambio de citocina por uracilo, con lo que la secuencia original se altera hasta en 50%.

CUADRO 8-1. Mecanismos por los cuales puede ser regulada la expresión de un gen.

Mecanismo	Acción	Sitio en la célula donde se realiza	Consecuencia
Pretranscripcional	Metilación de histona H3	Núcleo	Inhibición de la transcripción
Pretranscripcional	Acetilación de histonas.	Núcleo	Inducción de la transcripción
Transcripción	Unión de factores transcripcionales al DNA	Núcleo	Dependiendo si el factor transcripcional es inductor o inhibidor se estimula o se inhibe la transcripción
Atenuación de la transcripción	El RNA naciente adquiere una conformación especial que impide que la RNA Pol continúe su síntesis	Núcleo	No hay síntesis completa de la cadena de RNA
Procesamiento del RNA	Eliminación diferencial de intrones y conservación de exones	Núcleo	Un mismo hnRNA da lugar a mRNA diferentes
Edición del RNA	Modificación de una o más bases en un mRNA maduro	Núcleo	Cambio de uno o más codones en el mRNA maduro
Transporte del RNA	Por señales específicas el RNA es exportado al citoplasma	De núcleo a citoplasma	No sale del núcleo y no se traduce
Transporte del RNA	El péptido señal induce el transporte del RNA al RER para la síntesis de proteínas de exportación		La falta del péptido señal hace que las proteínas se sinteticen en ribosomas libres y permanezcan dentro de la célula
Traducción	Reconocimiento de secuencias específicas en el mRNA por factores de la traducción	Citoplasma	La ausencia de estas señales no permite que se realice la traducción
Adición de grupos químicos a proteínas	Formación de proteínas compuestas	Citoplasma	Generación de proteínas funcionales y activas
Inhibidores de la traducción	Unión de proteínas inhibidoras al extremo 5´ del mRNA	Citoplasma	Inhibición de la traducción
Degradación de mRNA	Eliminación de la cola de poli-A	Citoplasma	Se degrada el mRNA y se detiene su traducción
Interrupción de la traducción	Modificación del marco de lectura que genera un codón de paro prematuro	Citoplasma	Producción de proteínas truncadas

El proceso de edición del mRNA es limitado en mamíferos y sólo se ha observado en los genes de ApoB y de la proteína del canal de calcio en el cerebro. En el primer caso, una citocina se cambia por un uracilo, con lo que se genera un codón de terminación prematuro que produce una versión truncada de la proteína. En el segundo caso, se cambia un nucleótido a la mitad de la molécula de mRNA; esto origina el reemplazo de un aminoácido por otro, lo que altera la permeabilidad del canal de calcio.

Nivel de transporte del mRNA al citoplasma

Transporte del núcleo al citoplasma. El RNA, como cualquier otra molécula que sale del núcleo, lo hace a través del complejo de poro. Para poder salir del núcleo, el RNA sufre tres modificaciones importantes: la adición del nucleótido modificado 7 metilgualnosina en el extremo 5′, la adición de la cola de Poli-A en el extremo 3′ y la eliminación de los intrones (*splicing*).

Cuando una molécula de mRNA cruza por un poro nuclear y se introduce en el citoplasma, se encuentra con los ribosomas, que la traducen en una cadena polipeptídica. Si el mRNA codifica para una proteína de secreción o de membrana, la presencia de un péptido señal en la región aminoterminal determina su transporte hacia el retículo endoplásmico. La célula reconoce este péptido tan pronto como sale del ribosoma; entonces, el complejo formado por el ribosoma, el mRNA y la proteína naciente se dirige a la membrana del retículo endoplásmico, donde la cadena polipeptídica terminará de sintetizarse. En otros casos, la proteína entera es sintetizada por ribosomas libres en el citosol, y señales en su estructura la dirigen al sitio en la célula en la cual se necesita.

Nivel de la traducción

La traducción comienza cuando la subunidad pequeña del ribosoma reconoce el codón de inicio (AUG) en el mRNA. Los nucleótidos vecinos participan en este reconocimiento, en el que se encuentra la secuencia *Shine-Dalgarno* en mRNA procariotas y la secuencia *Kozak* en eucariotas (véase el capítulo 7). Si el reconocimiento es deficiente, la subunidad ribosómica ignorará el primer codón AUG y saltará hasta el segundo o el tercero. Este fenómeno, conocido como *búsqueda de escape*, es una estrategia para producir dos o más proteínas diferentes en su extremo aminoterminal a partir de un mismo mRNA.

En mRNA virales, la traducción se realiza usando este tipo de mecanismos. Estos mRNA cuentan con secuencias de nucleótidos específicas, llamadas *sitios internos*, que el ribosoma no reconoce; la traducción se inicia en el segundo codón AUG.

Nivel de modificaciones postraduccionales

Adición de grupos químicos a proteínas

Otro mecanismo por el cual se puede regular la expresión de un gen es la adición de diferentes grupos químicos a cualquiera de los aminoácidos que conforman una proteína. Sin la adición de estos compuestos la proteína no será una proteína madura y funcional. Entre las adiciones más comunes se encuentran las acetilaciones, las carboxilaciones, las metilaciones, las hidroxilaciones y las fosforilaciones.

Proteínas inhibidoras de la traducción

La expresión de un gen puede inhibirse si la traducción se bloquea mediante la unión de proteínas inhibidoras en el extremo 5´ del mRNA cerca del sitio de inicio de la traducción. Este tipo de mecanismo se llama *control negativo de la traducción*.

Nivel de degradación del mRNA

Los mRNA en células bacterianas son muy inestables; su vida media es de pocos minutos. En células eucarióticas el mRNA es más estable, de alrededor de 30 min, aunque existen otros con vidas medias más largas, por ejemplo, el de la β-globina tiene una vida media de 10 h. Los mRNA más inestables a menudo codifican para proteínas reguladoras cuya síntesis cambia rápidamente ante un estímulo. La inestabilidad de estos mRNA se debe a que su secuencia rica en A y U en la región 3´ no traducida (UTR) acelera la eliminación de la cola de poli-A y, por ende, la degradación del mRNA. Otros mRNA se reconocen en sus extremos 3´ UTR por endonucleasas que cortan el mRNA. Sin embargo, la estabilidad de un mRNA cambia en respuesta a señales extracelulares.

Por ejemplo, el mRNA que codifica para las histonas, en la fase S del ciclo celular, periodo en el que se sintetiza el DNA y se requiere de nuevas histonas para su empaquetamiento, tiene una vida media de 1 h; cuando termina la fase S, los mRNA se degradan en pocos minutos. De igual forma, si la síntesis de DNA se inhibe con algún fármaco, la acumulación de histonas libres induce la degradación de su mRNA. Por ello, la degradación del mRNA depende de las señales que actúen en su extremo 3´, en el cual se encuentra la cola de poli-A.

Cola de poli-A

La adición de la cola de poli-A a un mRNA recién sintetizado ocurre en organismos eucariotas y se lleva a cabo en el núcleo. Su longitud es variada y cuenta con un promedio de 200 nucleótidos. Una vez en el citoplasma, esta cola se acorta con el tiempo. No se han observado colas de menos de 30 adeninas, lo que sugiere que este es el tamaño mínimo requerido para mantener la estabilidad del mRNA.

Interrupción de la traducción

El proceso de síntesis de proteínas es automático, esto es, una vez iniciado debe terminarse. En casos especiales, un proceso denominado *recodificación traduccional* puede alterar el proceso de traducción. Los tipos de recodificación observados con más frecuencia son los cambios en el marco de lectura y se observan sobre todo en virus; los retrovirus lo hacen de manera ordinaria. Estos virus producen un solo mRNA del cual se sintetizan tanto las proteínas de la cápside (proteínas Gag) como sus enzimas (transcriptasa inversa, integrasas, proteasa y proteínas Pol). Como los virus necesitan más proteínas Gag que Pol provocan un ajuste en su mRNA e inducen la formación de un codón de terminación al finalizar la región Gag, con lo cual se asegura que sólo se produzcan las proteínas de esta región y se elimina de manera temporal la síntesis de las proteínas Pol.

En fecha reciente, se han descrito otros mecanismos de control de la expresión de genes: la presencia de moléculas de RNA complementarias al mRNA que, al unirse a él, bloquean su transcripción. A este tipo de estrategias se les conoce como RNA antisentido o RNA de interferencia y regulan la expresión de algunos genes tanto en células procariotas como eucariotas (véase el capítulo 28, Terapia génica). Este mecanismo se describió inicialmente en organismos inferiores, pero ahora se sabe que funciona en la mayoría de los organismos. Los estudios experimentales con este tipo de moléculas administradas de forma exógena son de gran interés, ya que el bloqueo en la síntesis de una determinada proteína permite entender su funcionamiento completo y comprender de forma más integral su función en los procesos evolutivos. Se cree que las primeras células carecían de DNA y proteínas y sólo contenían RNA. Estas células primitivas utilizaban el mecanismo antisentido para regular sus funciones (cuadro 8-1).

Regulación de la expresión de genes mediante RNA de cadena larga no codificantes

Con el avance de las tecnologías desarrolladas para estudiar a profundidad la complejidad de transcriptoma (conjunto de RNA en un organismo), se ha encontrado una nueva clase de transcritos: los RNA de cadena larga no codificantes (ARNlnc). Estas moléculas se caracterizan por tener más de 200 nucleótidos; su expresión se controla tanto de forma transcripcional como a nivel epigénico. Se sintetizan por la RNA polimerasa II; la mayoría se procesan como cualquier mRNA, es decir, sufren el proceso de corte y empalme, adición de la cola Poli-A en el extremo 3′ y de 7 metil-guanosina en su extremo 5′ terminal. Se clasifican por su posición relativa a los mRNA que codifican para proteínas y comprenden los siguientes: lncRNA intergénicos (LncRNA), lncRNA intrónicos, lncRNA antisentidos, lncRNA transcritos por pseudogenes y RNA potenciadores ("*enhancer* RNA") (figura 8-8). En la actualidad, existen datos sobre su notable participación en las diferentes etapas de regulación de la expresión génica; además son específicos de la célula, lo que sugiere relevancia principal en la parte funcional del genoma. Su expresión es temporal, por lo que son moléculas adecuadas para un control dinámico y transitorio de la expresión génica.

Las estructuras secundarias que forman los ARNlnc son complejas e importantes para su función, lo cual les permite su unión con RNA o DNA a través de apareamiento de bases; también interactúan con proteínas a través de reconocimiento de la secuencia del RNA con una fracción de la estructura proteica; también pueden actuar como escalafones para permitir la interacción de múltiples proteínas, lo que resulta en la reunión de factores que de otra manera no podrían interactuar, con lo cual se favorece o inhibe la expresión génica (figura 8-8). A pesar de que sólo una fracción pequeña (cerca de 5%) de ARNlnc se ha caracterizado de forma funcional, el rango de procesos biológicos en los que se conoce que están involucrados está creciendo continuamente; algunos de éstos tienen implicaciones importantes en procesos fisiológicos y patológicos. Dentro de los primeros se encuentra la inactivación del cromosoma X en el sexo femenino, la regulación de la respuesta inmune, la diferenciación celular; respecto a los procesos patológicos, existe evidencia sobre su participación en diferentes tipos de cáncer, diabetes, fibrosis hepática, entre otras enfermedades.

Algunos de los mecanismos en los que participa el ARNlnc en la regulación génica son los siguientes: modificación de histonas y del estado de la cromatina: los ARNlnc se unen a complejos proteicos que modifican la cromatina, por ejemplo, complejos que metilan la histona H3. También se unen a proteínas represoras, activadoras, factores transcripcionales y factores de corte y empalme de genes. De igual forma, actúan para guiar proteínas a sus blancos o como peldaños que unen complejos proteicos en *loci* específicos. Existen datos acerca de su función como esponjas o a través de apareamiento de bases con miARN al inhibir su procesamiento a miARN maduros.

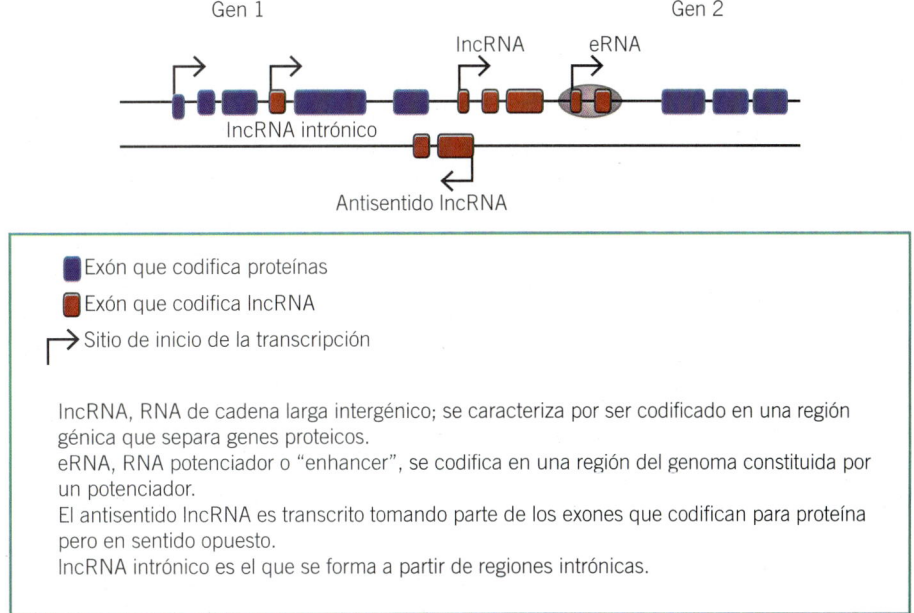

Figura 8-8. Tipos de RNA largos no codificantes (lncRNA). Éstos incluyen a los intergénicos (lncRNA), lncRNA intrónicos, lncRNA antisentidos, lncRNA transcritos por pseudogenes y RNA potenciadores ("*enhancer* RNA"). Su expresión es temporal y participan en la regulación génica por diversos mecanismos.

Ejercicios de integración

1. La expresión de un gen en eucariotas se regula en diferentes niveles: unos se realizan en el núcleo y otros en el citoplasma. Indique cuáles suceden dentro del núcleo y cuáles fuera de él.

2. Indique si es falso o verdadero:
   - Para la expresión de genes procariotas es necesario que el mRNA salga del núcleo y sufra el proceso de *splicing*. _____
   - La RNA polimerasa fosforila los factores transcripcionales para que induzcan la expresión de los genes. _____
   - En la regulación pretranscripcional participa la estructura de la cromatina, donde la acetilación de las histonas desempeña una función muy importante. _____
   - La temperatura y el medio ambiente son factores clave en la expresión de genes en procariotas. _____
   - Los operones son conjunto de genes presentes de forma exclusiva en mamíferos. _____

3. Indique a qué tipo de organismo pertenecen las siguientes estructuras o procesos:

	Eucariotas	Procariotas
Operón Lac		
Factores generales de la transcripción		
Promotores		
RNA polimerasa		
Enhancer o potenciadores		
Splicing (corte o empalme)		
Histonas		
Adición de la cola de poli-A		

CAPÍTULO 9

Mutaciones

María Guadalupe Sánchez Parada • Belinda Claudia Gómez Meda

Introducción

En todos los seres vivos, la pérdida o ganancia de material genético conducen generalmente a un fenotipo alterado. Pese a ello, todos los organismos están sujetos a sufrir cambios en su ácido desoxirribonucleico (DNA, *deoxyribonucleic acid*) debido al metabolismo propio o por efecto del medio ambiente, lo cual los hace presentar variabilidad genética dentro de una misma especie. Esta variabilidad se debe en gran parte a los procesos evolutivos a través del tiempo que involucran cambios en el DNA estables conocidos como mutaciones. La palabra *mutación* viene del latín *mutare* que significa cambiar. Hugo de Vries, botánico alemán redescubridor de Mendel, describió por primera vez la presencia de mutaciones en 1901. Posteriormente, Herman Joseph Muller pudo relacionar la exposición a los rayos X con el aumento de la tasa de mutaciones. A partir del descubrimiento del DNA por Watson y Crick en 1953 se definió como mutación a cualquier modificación o cambio en la secuencia del DNA.

Mutación

Aun cuando los procesos de replicación del material genético son muy precisos, no son perfectos, por lo que pueden producirse errores en la maquinaria de replicación que generan cambios, así como la acción de agentes mutagénicos que cambian la secuencia de nucleótidos. Durante la replicación del DNA los errores producidos por la incorporación de nucleótidos inadecuados en la cadena naciente de DNA pueden corregirse por la acción de exonucleasa de la enzima DNA polimerasa, la cual cuenta con esta actividad; es decir, revisa que los nucleótidos adicionados correspondan de acuerdo a la molécula molde y, si no es así, los corrige al eliminar el error y adicionar el correcto. En algunas ocasiones este mecanismo de reparación se ve rebasado o pasa desapercibido, por lo que queda como una mutación permanente.

Una mutación es una variación espontánea o inducida del genoma, que puede ser un cambio permanente en la secuencia de nucleótidos del DNA, o bien, en la disposición de éste en el genoma. Las consecuencias de las alteraciones de la información genética dependen del nivel de afectación que puede ser a nivel de secuencia nucleotídica, en la estructura de los genes, en sus productos génicos y en los tipos celulares involucrados.

Todos los seres vivos, tanto organismos eucariotas como procariotas, cuentan con sistemas de verificación y reparación que corrigen los cambios que sufre el DNA debido a factores internos o externos, con lo cual se evita que las mutaciones sean permanentes (véase capítulo 10). En algunas ocasiones, las lesiones del DNA escapan a esta verificación y serán las causantes de ocasionar mutaciones; por lo tanto, la efectividad de la lesión dependerá tanto de la tasa de división celular como de la eficiencia de los mecanismos de reparación contra el aumento en las lesiones al DNA. Cuando ambos factores están incrementados, el resultado será una mayor generación de mutaciones. Éstas ocurren con mucha frecuencia y constituyen la base de muchas enfermedades genéticas y hereditarias, e incluso del cáncer y de lo que se conoce como *variación normal*. Un gen tiene un rango de mutación normal, que se expresa como el número de mutaciones nuevas por *locus* por generación; en los humanos este rango es cercano a 1×10^{-6} mutación/*locus*/generación.

Origen de las mutaciones

Las mutaciones pueden deberse a causas naturales (mutaciones naturales o espontáneas) o por la acción de factores externos (mutaciones inducidas).

Mutaciones naturales o espontáneas

Son aquellas que se producen en condiciones naturales de crecimiento, ocasionadas por el metabolismo propio de las células y pueden ser influenciadas por el medio ambiente. Éstas representan la base de la evolución.

Mutaciones inducidas

Éstas son las provocadas por algún mutágeno (agente exógeno físico, químico o biológico) cuyo efecto rebasa la tasa de mutación basal.

Clasificación de las mutaciones

Existen diferentes clasificaciones de las mutaciones, algunas hacen referencia al tipo de célula afectada e incluyen las mutaciones germinales y las somáticas. Otras hacen referencia a la magnitud del material genético afectado, es decir, mutaciones génicas o puntuales, cromosómicas y genómicas, las cuales se describen a continuación.

Mutación de acuerdo al tipo de célula afectada

Mutación germinal

Este tipo de mutación ocurre en la línea germinal y las células sexuales (óvulo y espermatozoide). Este tipo de mutaciones se transmite a la siguiente generación si una célula mutada participa en la fecundación, por lo que su importancia en la evolución es de gran trascendencia. Las mutaciones germinales no dañan al individuo en sí mismo; esto es, un individuo con un fenotipo normal y sin antecedentes familiares de alteraciones fenotípicas puede ser portador de células germinales mutadas no detectadas, que sólo se detectarán si se incorporan a un cigoto, de tal forma que al ser heredadas podrían desencadenar una enfermedad.

Mutación somática

Esta mutación ocurre en cualquier célula del cuerpo, excepto en las células germinales, por lo que no se transmiten a la descendencia, sólo a las células que se originen a partir de ésta; desaparece al morir el individuo. Las mutaciones somáticas generan individuos mosaico, los cuales pueden presentar dos líneas celulares diferentes, es decir, líneas celulares con genotipo distinto. Si la mutación se produce en un tejido cuyas células están en división, existe la posibilidad de que surja un clon mutante que descontrole la célula de tal forma que se pueda desencadenar una neoplasia. En cambio, si la mutación ocurre en una célula que no volverá a dividirse, entonces su efecto será mínimo o nulo.

Las mutaciones asociadas a procesos cancerosos involucran a aquellos genes denominados *protooncogenes* y genes supresores de tumores, que regulan la división celular. Si estos genes mutan se induce un estado de división descontrolada que da lugar a un grupo de células denominadas *tumor*.

Mutación de acuerdo a la magnitud del material genético afectado

Mutación puntual o génica

Ésta ocurre en un par de bases o en un número reducido de bases adyacentes y puede deberse a modificaciones químicas del DNA que cambian una base nitrogenada por otra diferente. La frecuencia descrita de estas mutaciones es de 1×10^{-10}/par de bases/división celular y 1×10^{-6}/*locus*/generación. De acuerdo con las bases sustituidas, las mutaciones puntuales pueden clasificarse en dos grupos: transición (cambio de un nucleótido por otro de la misma clase; es decir, purina por purina o pirimidina por pirimidina) y transversión (cambio de un nucleótido por otro de diferente clase; es decir, purina por pirimidina o pirimidina por purina). Este tipo de mutaciones también pueden deberse a alteraciones ocurridas durante el mecanismo de replicación del DNA, lo que provoca la incorporación de una base errónea en una cadena sencilla de DNA. Una mutación puntual puede regresar a su secuencia original mediante una mutación compensatoria, por medio de un fenómeno denominado reversión; es decir, la aparición de una segunda mutación que restaura parcial o totalmente el fenotipo normal. Las mutaciones puntuales no se detectan con el microscopio, ya que el aspecto es igual en un cromosoma portador de una mutación puntual que otro que porta el alelo normal. Este tipo de mutaciones se detecta a nivel molecular, mediante secuenciación directa del fragmento de DNA alterado, que permite detectar cambios en un solo nucleótido (véase el capítulo 18).

A su vez, las mutaciones puntuales se subclasifican en los tipos de mutación descritos a continuación.

Mutación silenciosa

En esta mutación no hay cambios en la secuencia de aminoácidos que éstos codifican a pesar de la existencia de una alteración en la secuencia de nucleótidos. Esto sucede gracias a que el código genético se degenera y a que para algunos aminoácidos existe más de un codón que lo codifica, por lo cual los cambios en los codones no modifican el resultado de la traducción (véase el capítulo 7) (figura 9-1).

Mutación sin sentido

En esta mutación cambia un codón normal que codifica para un aminoácido por un codón de terminación (UAG, UAA, UGA), lo que propicia la terminación prematura de un polipéptido, y resulta en una proteína truncada y probablemente no funcional (figura 9-2).

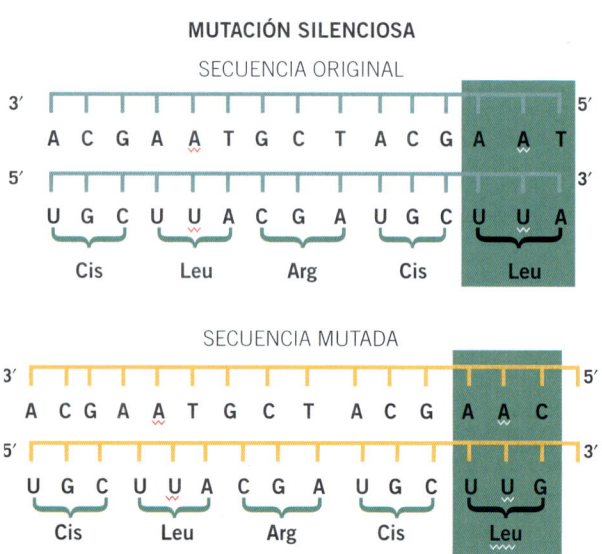

Figura 9-1. Mutación silenciosa.

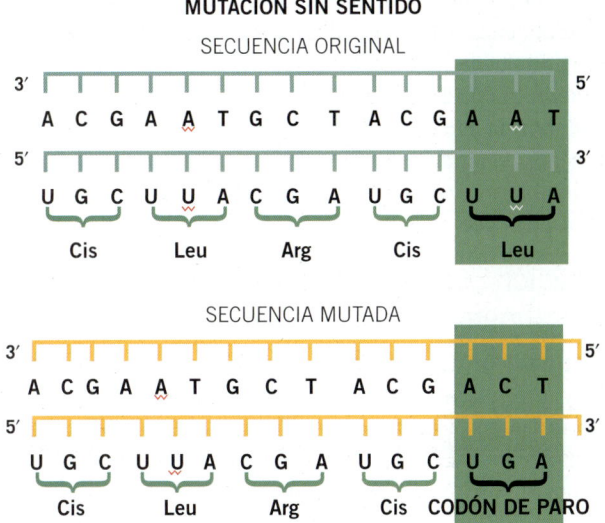

Figura 9-2. Mutación sin sentido.

Mutación de sentido equivocado

En este tipo de mutación el cambio de un nucleótido por otro provoca la generación de un codón que codifica para un aminoácido de familia, grupo o polaridad diferentes al original, por lo que el péptido resultante será diferente en estructura, función y actividad, incluso puede originar una proteína inactiva.

Mutación por sustitución de bases

Este tipo de mutación se produce cuando en una secuencia de DNA se cambia un nucleótido por otro, como en el cambio de un nucleótido de citosina por uno de timina o adenina por guanina, etc. (figura 9-3).

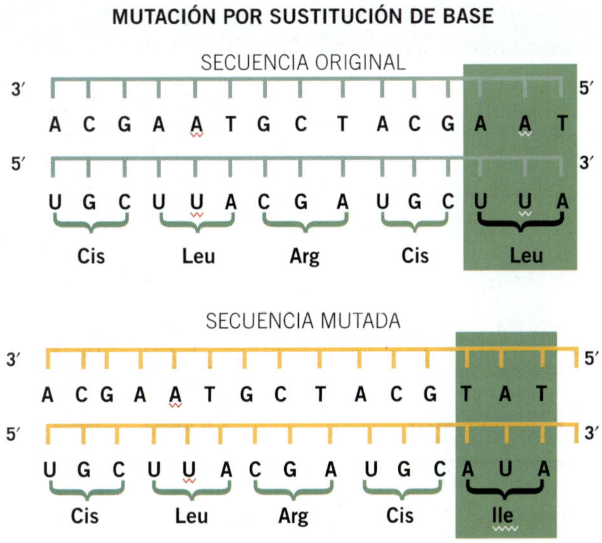

Mutación neutra

Esta mutación no tiene un efecto sobre el fenotipo debido a que el cambio en la secuencia de nucleótidos genera tripletes que codifican para aminoácidos equivalentes como AAA (lis)→AGA (arg); éstos son aminoácidos básicos, por lo que no existe variación en las cargas y posibles enlaces en el péptido resultante; aunque por el cambio de aminoácido existirán ligeras variaciones en la estructura y la conformación final de la proteína, su función aún podría conservarse (figura 9-4).

Mutación de desplazamiento de marco de lectura

Existen mutaciones en las cuales se añaden o eliminan nucleótidos en lugar de cambiar un nucleótido por otro. A este tipo de mutaciones se les conoce como inserciones y deleciones de forma respectiva. Esta alteración ocasiona un desplazamiento del marco de lectura abierta a partir del punto de la mutación de tal manera que la secuencia de codones para la traducción se modifica y, por lo tanto, también la secuencia de aminoácidos, lo cual altera de manera drástica la estructura y función de la proteína.

Mutación por pérdida de nucleótidos o deleción

En este tipo de mutación la deleción consiste en la pérdida o eliminación de uno o más nucleótidos, lo que modifica el marco de lectura abierto (figura 9-5).

Mutación por inserción de nucleótidos

La inserción es la mutación debida a la incorporación de uno o más nucleótidos en cualquier secuencia del DNA con lo cual se modifica el marco de lectura abierto, como en el caso de la deleción (figura 9-6).

Figura 9-3. Mutación por sustitución de un nucleótido.

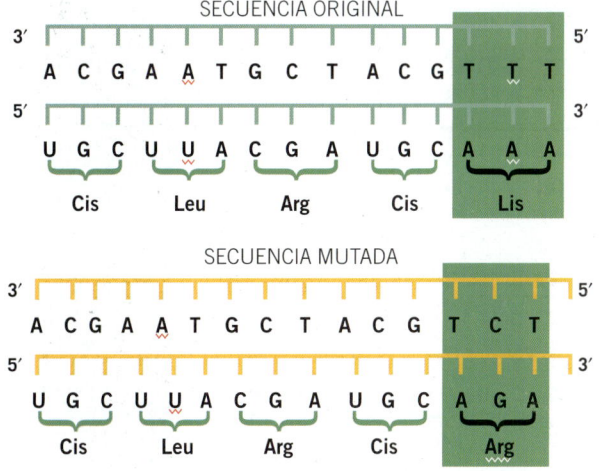

Figura 9-4. Mutación neutra.

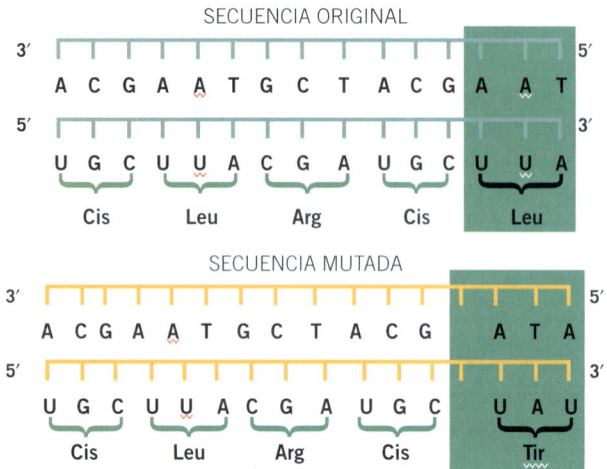

Figura 9-5. Mutación por deleción de un nucleótido.

Mutación cromosómica

Esta mutación involucra el reordenamiento cromosómico resultado de un cambio en la organización de segmentos cromosómicos, o la pérdida o ganancia de cromosomas completos, lo que provoca anomalías funcionales tanto celulares como orgánicas. Este tipo de mutaciones pueden detectarse mediante análisis microscópico. Su clasificación es la siguiente:

Mutación por inversión de un fragmento cromosómico

Esta mutación ocurre cuando un segmento del cromosoma se invierte en su orientación dentro de éste, al dar un giro de 180°, debido a una rotura doble dentro del cromosoma. Cabe mencionar que este tipo de mutación no implica pérdida de material genético, solamente reordenamiento. El fragmento invertido puede ser corto o largo y puede incluir o no al centrómero. Si éste se incluye se denomina pericéntrica y si no se denomina paracéntrica. Un ejemplo de inversión cromosómica es el síndrome de Ambras o hipertricosis universal congénita, una variante del síndrome del hombre lobo, que es una inversión en el cromosoma 8 (p11.2q23.1) (figura 9-7).

Mutación por deleción o pérdida de un fragmento cromosómico

Esta mutación se presenta por la pérdida de un fragmento del cromosoma en uno o varios sitios; puede ocurrir en un extremo o en la parte interna (terminales o intersticiales de manera respectiva). La pérdida de un fragmento en un cromosoma se asocia con la ganancia en otro cromosoma. Un ejemplo de esto es el síndrome de Prader-Willi, una enfermedad que cursa con deficiencia mental, hiperglucemia diabética e hipogenitalismo. Se trata de una deleción/inserción en la región (15q11q13) (figura 9-8).

Mutación por duplicación de un fragmento cromosómico

En esta mutación se produce la duplicación de un fragmento cromosómico en uno o varios sitios de éste. Pueden ocurrir como consecuencia de un entrecruzamiento desigual durante la meiosis (figura 9-9).

Mutación por traslocación de un fragmento cromosómico

Este tipo de mutación se presenta por un cambio en la posición de un fragmento cromosómico, resultado de la dele-

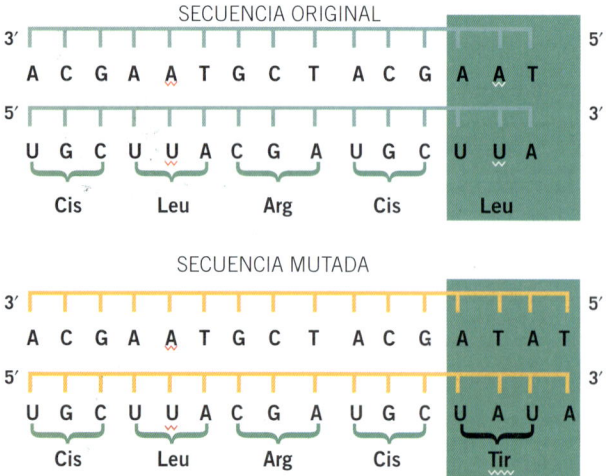

Figura 9-6. Mutación por inserción de un nucleótido.

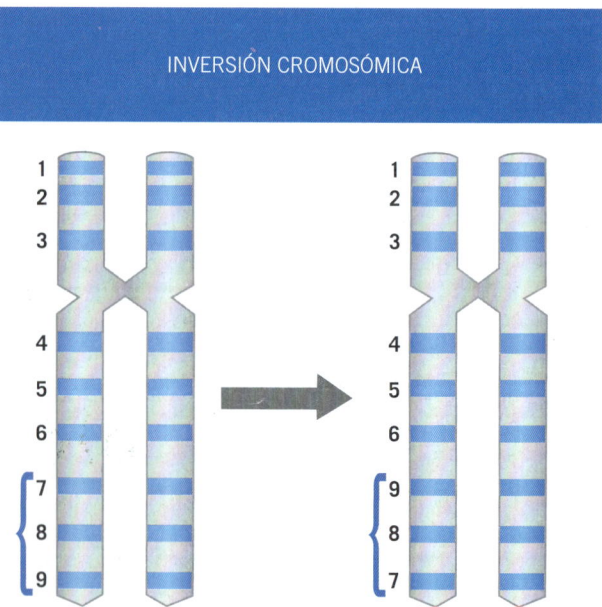

Figura 9-7. Inversión de un fragmento cromosómico.

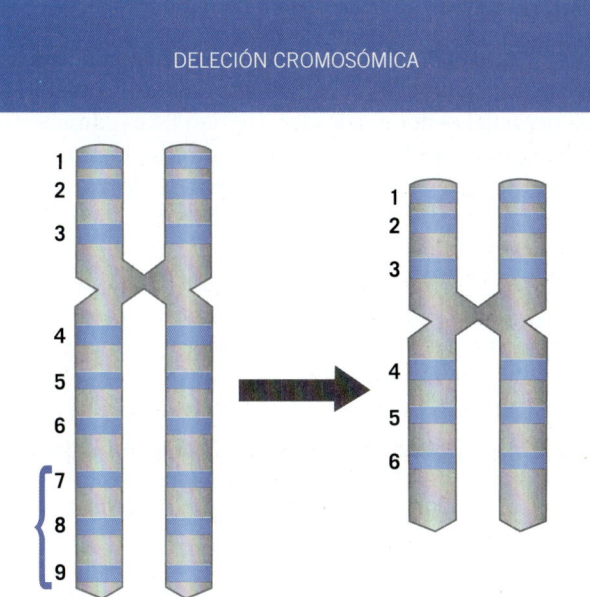

Figura 9-8. Deleción cromosómica.

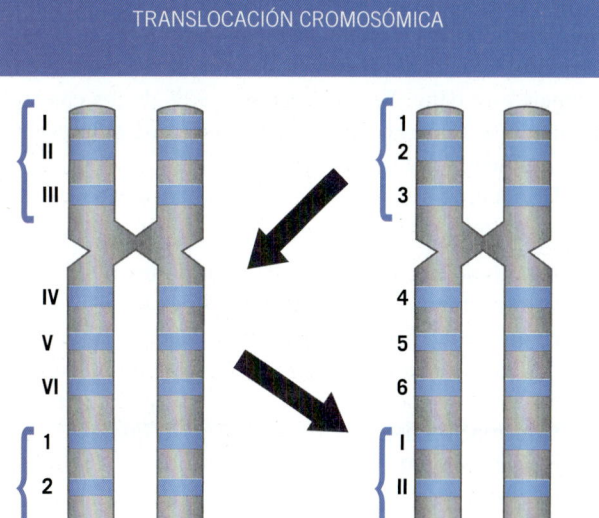

Figura 9-10. Translocación de un segmento cromosómico.

ción cromosómica de otro fragmento cromosómico, es decir, existe intercambio de segmentos cromosómicos, ya sea en el mismo cromosoma, entre cromosomas homólogos o bien entre cromosomas diferentes. Este tipo de traslocación ocurre en cerca de 5% de los pacientes con síndrome de Down; la más frecuente es t(21q14q) (figura 9-10).

Mutaciones genómicas

En estas mutaciones existe una segregación cromosómica errónea; es decir, que afecta al número de cromosomas o al genoma en su totalidad. Entre este tipo de mutaciones se encuentran las siguientes:

Poliploidía

En esta mutación se produce un aumento en el número de juegos completos de cromosomas; se presentan como triploidías (3n), tetraploidías (4n), pentaploidía (5n), etc. El ejemplo más representativo se observa en el síndrome de Down, en el cual se presenta una triploidía del cromosoma 21.

Haploidía

En esta mutación se encuentra sólo un juego de cromosomas en lugar de un par, como es lo normal.

Aneuploidía

En esta mutación se modifica el número de copias de un cromosoma, es decir, en lugar de haber dos copias de cada tipo de cromosoma (lo normal) hay uno, tres o cuatro cromosomas (monosomía, trisomía y tetrasomía, de manera respectiva).

Mutágeno

Un mutágeno es un agente que ocasiona el incremento de la frecuencia en la que ocurren las mutaciones. Son sustancias o agentes que tienen la capacidad de ocasionar cambios en el material genético de las células vivas. La efectividad de una sustancia con capacidad mutagénica se determina por el aumento en la tasa de mutación espontánea que provoca. Se ha descrito que más de la mitad de los carcinógenos son mutágenos.

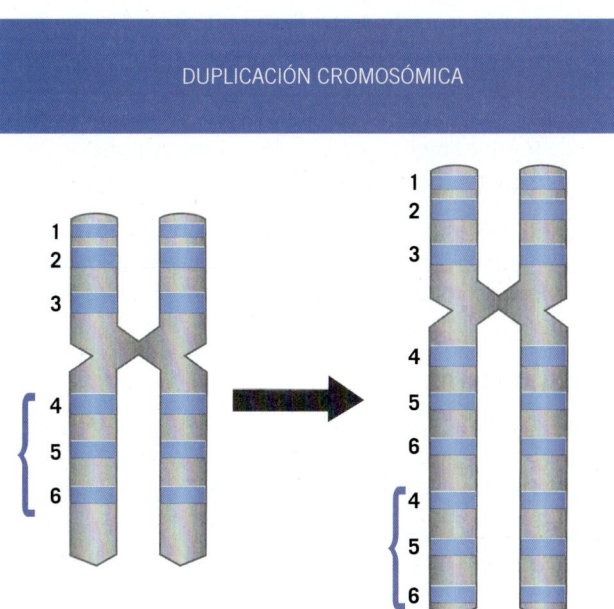

Figura 9-9. Duplicación de un segmento cromosómico.

La acción de los mutágenos debe entenderse por efecto directo que produce sobre la molécula de DNA o por las consecuencias que genera de forma indirecta, cuando se rebasa la capacidad de los mecanismos de reparación para corregir este daño. Se reconoce que 90% de los cánceres humanos se originan por agentes mutagénicos presentes en el ambiente y en los alimentos.

De acuerdo a su naturaleza, los mutágenos pueden ser físicos, químicos o biológicos.

- **Agentes físicos:** éstos son radiaciones que alteran la estructura y la secuencia del DNA. Un ejemplo de estos agentes son los rayos ultravioleta; se observa su máxima actividad mutagénica a la longitud de onda de 260 nm. La exposición a luz ultravioleta provoca la formación de dímeros de timina, lo que no ocasiona directamente la mutación, sino que sólo la induce, ya que si los mecanismos de reparación no la reparan, puede provocar alguna fractura nucleotídica o sustitución de bases (véase el capítulo 10). Dentro de los agentes físicos también se encuentran la radiación ultravioleta, la radiación ionizante, las partículas alfa, beta y gamma, el choque térmico o las radiaciones electromagnéticas.
- **Agentes químicos:** éstos son compuestos que tienen la capacidad de alterar la estructura del DNA al reaccionar directamente con ella o intercalarse entre los nucleótidos. Ejemplos de estos mutágenos son los **colorantes** de acridina, la formalina, el ácido nitroso, agentes alquilantes, el benzopireno, el ácido bórico, la colchicina, el LSD, la nicotina, el sulfato de cobre, el ácido fórmico, agentes intercalantes como el bromuro de etidio, entre otros.
- **Agentes biológicos:** son organismos que tienen la capacidad de alterar la estructura del material genético de su hospedero, al integrar su DNA en el DNA de la célula. Entre éstos se encuentran los virus, las bacterias y los hongos.

Cancerígenos

El cáncer es un proceso genético en el que una serie de mutaciones en secuencia conducen a la malignización de una célula en división. Se desencadena como consecuencia de la acumulación de múltiples mutaciones que provocan un crecimiento irregular de las células hasta convertirse en masas de tejido conocidas como *tumores* o *neoplasias*.

El proceso inicia cuando se producen alteraciones irreversibles en la información genética que convierten genes normales en anormales (por ejemplo, protooncogenes en oncogenes), capaces de inducir la iniciación del tumor. Posteriormente, factores ambientales hacen que estas células con información genética alterada desarrollen más mutaciones, y la acumulación de mutaciones ocasiona que escapen a los mecanismos de reparación y a las restricciones de proliferación, lo que las lleva a multiplicarse sin control.

Teratógenos

Existen agentes químicos presentes en el ambiente con capacidad de causar daño al ser humano durante el periodo de vida perinatal denominados *teratógenos*. Estos compuestos pueden producir efectos adversos, tanto fisiológicos como bioquímicos, en cualquiera de las etapas del desarrollo; con frecuencia causan muerte en el útero, abortos, prematurez e intoxicaciones neonatales, entre otros daños.

En particular, los teratógenos (del griego, *teratos*, "monstruo", y *génesis*, "producción") son agentes químicos que, si actúan cuando tiene lugar la embriogénesis, interfieren en el desarrollo normal del embrión, de lo que resultan diversas malformaciones orgánicas. En ocasiones, un mismo compuesto actúa como tóxico y teratógeno, según la etapa en la que se produjo la exposición a éste.

Los mecanismos conocidos o sugeridos de teratogenicidad son complejos y se enumeran a continuación:

- Mutación: cambios en la secuencia nucleotídica en el DNA.
- Aberraciones cromosómicas: alteraciones en la cantidad y estructura del DNA.
- Interferencia mitótica: trastorno en el ciclo celular.
- Alteración en la síntesis y función del DNA: trastornos en los procesos de replicación, transcripción y traducción.
- Falta de precursores, sustratos y coenzimas para la biosíntesis.
- Alteraciones con las fuentes de energía: interferencia con el ciclo del ácido cítrico o con la terminal del sistema de transporte de electrones.
- Inhibición enzimática.
- Desequilibrio osmolar: alteraciones en la presión de los fluidos, viscosidades y presiones osmóticas.
- Características de la membrana alterada: desorganización del transporte a través de la membrana y su permeabilidad.
- Otros mecanismos: se ha sugerido una gran cantidad de posibles mecanismos de los que se dispone de escasas pruebas científicas.

En la organogénesis, los teratógenos alteran el desarrollo y pueden producir anomalías congénitas mayores. En el periodo fetal pueden causar anormalidades morfológicas y funcionales, en particular en el cerebro y los ojos.

Polimorfismos

La presencia de formas alélicas diferentes o polimorfismos, sin ser propiamente una mutación, son frecuentes a lo largo de la cadena de DNA. Un polimorfismo es una variación en la secuencia del DNA que se encuentra en al menos 1% de la población, esto es, son más frecuentes que las mutaciones.

Muchos *locus* se caracterizan por tener cierto número de alelos comunes que permiten caracterizar a una población respecto a fenotipos distintos, es otra situación en la que puede haber variación o diversidad genética. Esta gran diversidad existente entre los miembros de una población da como resultado el hecho de que estos individuos puedan sintetizar proteínas o enzimas modificadas, que en ocasiones pueden estar asociadas también a susceptibilidades para padecer alguna enfermedad. Cada individuo cuenta con una constitución única genéticamente determinada que le permite responder de manera diferente a la influencia ambiental, farmacológica y de la dieta. Esta individualidad es la base para la medicina del futuro, desde un punto de vista genético que va a permitir desarrollar tratamientos individualizados de acuerdo a la carga genética de cada persona. Existen dos tipos de polimorfismos, aquellos debidos al cambio de un nucleótido por otros llamados polimorfismos de un solo nucleótido (SNP, *single nucleotide polimorphisms*) y los debidos a la variabilidad en el número de repeticiones llamados polimorfismos del número de repeticiones (VNTR, *variable number tandem repeat*).

Polimorfismos de un solo nucleótido (SNP)

Los SNP pueden deberse a la sustitución de un nucleótido por otro, una deleción o una inserción. Aunque existe modificación del triplete por alteración en la secuencia de nucleótidos, sólo en algunos casos cambia en el aminoácido que se codifica.

Polimorfismos del número de repeticiones (VNTR)

En el genoma existen regiones con repeticiones de secuencias de entre dos y nueve nucleótidos conocidas como *variable number of tandem repeats*, las cuales se utilizan como marcadores moleculares especialmente en la identificación de individuos o pruebas de paternidad.

Al ser las mutaciones alteraciones en la secuencia normal del DNA pareciera que son siempre perjudiciales; sin embargo, no se debe dejar de considerar que son parte primordial de la existencia humana y que han participado activamente en el proceso de evolución y de la selección natural que permite a los individuos adaptarse y sobrevivir a condiciones adversas del medio ambiente. Aquellos organismos con mayor capacidad de adaptación asociada a una mutación serán capaces de transmitir esa cualidad adquirida a las siguientes generaciones contribuyendo así a la evolución y a la generación de nuevas especies.

Preguntas de repaso

1. Explique por qué las mutaciones por inserción o por deleción modifican el marco de lectura abierto.
2. ¿Cuál es la diferencia entre mutación y polimorfismo?
3. Explique por qué en células germinales una mutación se transmite a la descendencia y en células somáticas no.
4. ¿Qué importancia tienen las mutaciones en la evolución de los organismos?
5. ¿Cuál es el origen de las mutaciones?

Mecanismos de reparación del DNA

CAPÍTULO 10

Mayra Guadalupe Mena Enríquez • Lucía Flores Contreras • Ana Soledad Sandoval Rodríguez • Juan Armendáriz Borunda

Introducción

El ácido desoxirribonucleico (DNA, *deoxyribonucleic acid*) está expuesto constantemente a agentes físicos, químicos y biológicos que pueden originar mutaciones y alterar la información genética del individuo. Las alteraciones en el DNA pueden deberse al efecto de moléculas o mecanismos endógenos propios del metabolismo celular, a errores en el proceso de la replicación del DNA, a ciertas infecciones virales e incluso a factores ambientales como la luz ultravioleta, agentes químicos o la radiación ionizante. Todos estos factores pueden interferir en procesos celulares como la transcripción y la replicación, e inclusive pueden provocar un descontrol en la división celular. Pese a ello, la variabilidad genética ocasionada por alguno de estos factores es necesaria para proporcionar adaptabilidad a las especies al cambiante medio ambiente; no obstante, cierta información genética es crucial y cualquier modificación sería incompatible con la supervivencia del organismo. Para preservar la información genética lo más fielmente posible, el organismo dispone de mecanismos complejos de reparación del DNA. En la mayoría de las ocasiones los cambios en el DNA no se manifiestan con cambios fenotípicos y no presentan efectos adversos en el organismo; pero algunas mutaciones sí pueden llegar a ser fatídicas, por lo que el organismo trata de evitarlas mediante mecanismos de reparación que implican complejos sistemas enzimáticos que buscan corregir las mutaciones. Varias enfermedades humanas, conocidas como *síndromes de inestabilidad cromosómica*, y ciertos tipos de cánceres están relacionados con fallas en los sistemas de reparación del DNA.

Tipos de daño en el DNA

Las lesiones en el DNA pueden ocurrir de forma espontánea o producirse por la exposición a agentes mutagénicos. La desaminación, la depurinización y el daño oxidativo de las bases nitrogenadas son algunos de los daños que se producen en el DNA espontáneamente. La desaminación consiste en la pérdida de grupos amino de las bases nitrogenadas. En condiciones normales la desaminación de la citosina produce uracilo, base nitrogenada que no forma parte del DNA; esta base se aparea preferentemente con la adenina en lugar de hacerlo con la guanina, produciendo así la conversión de un par de GC en un par de AT (figura 10-1A).

La depurinización consiste en la eliminación del enlace N-glucosídico entre la base nitrogenada y el azúcar, con la consiguiente pérdida de un residuo de adenina o guanina. Como consecuencia aparecen sitios apurínicos en el DNA que conducen a un daño genético importante, ya que durante la replicación estos sitios no pueden unir una base complementaria a la purina original, perdiéndose un nucleótido en la cadena de DNA recién sintetizada, incorporándose una mutación por deleción.

En todos los seres vivos el metabolismo normal aerobio produce especies reactivas de oxígeno como los radicales superóxido (O_2), peróxido de hidrógeno (H_2O_2) y radicales hidroxilo, moléculas que causan daños oxidativos en el DNA. Las principales alteraciones que originan estos radicales libres son la formación de una 8-oxo guanosina y el glicol de timina que bloquean la replicación del DNA si no se reparan (figura 10-1B).

Factores que provocan mutaciones en el DNA

Agentes alquilantes. Son aquellos compuestos que añaden grupos alquilo (etilo o metilo) a las bases nitrogenadas y alteran su patrón de apareamiento bloqueando la replicación. Uno de los sitios más propensos a la alquilación es el oxígeno del carbono 6 de la guanina, lo cual forma O6-metilguanina, que se aparea de modo incorrecto con la timina y provoca transiciones de un par de bases GC por un par AT.

Agentes intercalantes. Son compuestos que se intercalan entre los nucleótidos del DNA y producen adiciones de un solo par de nucleótidos. Entre los componentes químicos intercalantes se encuentran la proflavina, la acridina y el etidio. Cuando estas adiciones se producen en un gen, pueden ocasionar consecuencias importantes en la traducción de su mRNA, ya que altera la secuencia codificadora en su marco de lectura correcto.

Análogos de bases. Son compuestos químicos con estructura similar a la de las bases nitrogenadas normales y se pueden incorporar al DNA en lugar de éstas. Debido a que los análogos de bases presentan diferencias estructurales con las bases convencionales, se aparean de forma incorrecta, lo que provoca errores frecuentes en el proceso de replicación. El 5-bromouracilo (5BrU) es análogo de la timina que contiene un bromo en el carbono 5. En su forma cetónica, el 5BrU forma un par de base con la adenina, mientras que en su forma enólica lo hace con la guanina. Si se incorpora la forma cetónica del bromouracilo, se produce una transición AT-GC y si se incorpora la forma enólica se produce una transición GC-AT (figura 10-2).

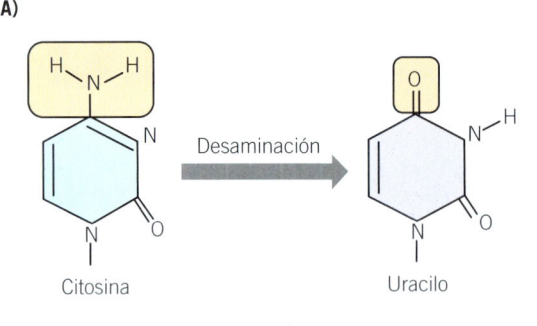
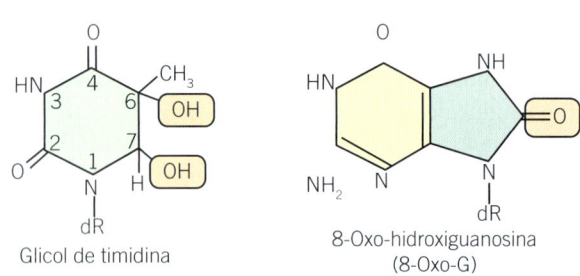

Figura 10-1. Los mecanismos más comunes de daño a DNA son la desaminación y el daño oxidativo de bases nitrogenadas.

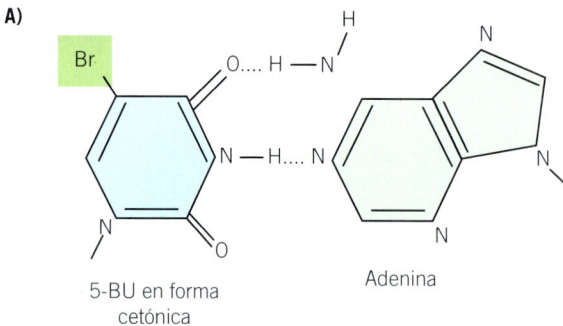
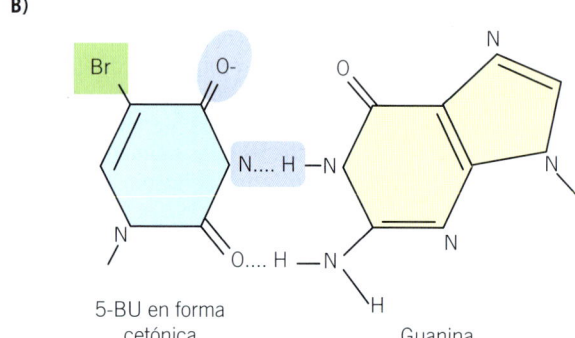

Figura 10-2. Los análogos de bases son compuestos químicos con estructura similar a las bases nitrogenadas normales por lo que se pueden incorporar en el DNA en lugar de éstas introduciendo una mutación.

Energía ionizante. La exposición del DNA a la luz ultravioleta (UV) produce dímeros de pirimidinas, sobre todo de timinas, cuando hay dos timinas consecutivas en la misma cadena de DNA. La luz UV produce que se formen enlaces covalentes entre dos pirimidinas contiguas, lo que interfiere con la unión normal de las bases nitrogenadas con la cadena complementaria. La radiación UV induce también transiciones GC–AT, transversiones, mutaciones con cambio de marco de lectura, duplicaciones y deleciones (véase el capítulo 9). La radiación ionizante produce daño directo en las bases nitrogenadas del DNA e induce la generación de especies reactivas de oxígeno. Además, produce roturas del enlace N-glucosídico que conducen a la formación de sitios apurínicos, así como rompimientos en la doble cadena del DNA, responsables de efectos letales en la célula. Estas lesiones ocasionan cambios permanentes en el DNA que pueden alterar la secuencia codificadora o reguladora de un gen e impedir el uso del DNA como plantilla para la replicación y transcripción.

Sistemas de reparación del DNA

Para minimizar el daño del material genético, el organismo dispone de diversos sistemas de reparación que se activan dependiendo del tipo de daño provocado en el genoma. Estos mecanismos de reparación se pueden clasificar en cuatro categorías: reparación directa, reparación por escisión, reparación de emparejamientos erróneos (apareamientos incorrectos) y reparación de roturas de doble cadena.

Reparación directa

La reparación directa involucra sistemas que eliminan de forma directa el daño en el DNA inmediatamente después de producidos. Este tipo de reparación no es muy común, ya que hay algunos daños en el DNA irreversibles. La fotorreactivación es el mecanismo de organismos procariotas mediante la enzima fotoliasa para reconocer los dímeros de pirimidinas producidos por la luz UV. Esta enzima se une al dímero de timina y utiliza la energía de la luz para romper los enlaces covalentes entre las pirimidinas, con lo que logra que vuelvan a formar complementariedad con la cadena antiparalela (figura 10-3). Otro tipo de enzimas que participan en este sistema de reparación son las alquiltransferasas, enzimas que eliminan los grupos alquilos de la guanina y restauran la estructura original, sin la necesidad de alterar el esqueleto del DNA.

Sistemas de reparación por escisión: reparación por escisión de bases y reparación por escisión de nucleótidos

Reparación por escisión de bases

El sistema de reparación por escisión de bases (BER, *base excision repair*) elimina del genoma las bases dañadas que

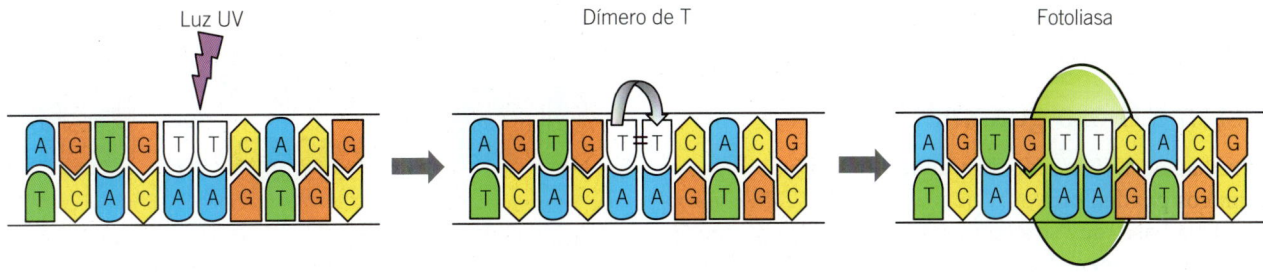

Figura 10-3. La reparación de los dímeros de timina ocasionados por la exposición del DNA y la luz UV se produce a través de las fotoliasas.

se producen por alquilación, radiación ionizante, oxidación y desaminación. En este sistema intervienen las enzimas denominadas DNA glucosilasas, de las cuales existen por lo menos ocho tipos distintos específicos para cada lesión. La reparación se realiza al hidrolizar el enlace glucosídico entre la base nitrogenada y el azúcar, con lo que se elimina la base dañada. Esta rotura genera sitios apurínicos o apirimidínicos reconocidos por una AP endonucleasa 1 (APE-1) que rompe el enlace fosfodiéster adyacente. Así, la DNA polimerasa β adiciona los nucleótidos para rellenar el hueco generado empleando la cadena que no está dañada como molde. El fragmento recién sintetizado forma el enlace fosfodiéster faltante para su ligación gracias a la ligasa (figura 10-4).

Reparación por escisión de nucleótidos

El sistema de reparación por escisión de nucleótidos (NER, *nucleotide excision repair*) reconoce cualquier lesión que provoque una distorsión importante en la doble cadena del DNA. Implica en primer lugar el reconocimiento del daño en la secuencia del DNA; posteriormente, una endonucleasa hidroliza los enlaces fosfodiéster a cada lado y varios pares de bases de distancia de la lesión, una helicasa rompe los puentes de hidrógeno correspondientes al fragmento escindido y se elimina el fragmento de DNA de cadena sencilla que presenta la lesión. El hueco que se genera por la rotura se rellena con ayuda de la DNA polimerasa y, por último, la ligasa sella la cadena que se sintetiza. Defectos en las proteínas de este sistema provocan el síndrome xeroderma pigmentosa (XP) (figura 10-5).

En *Escherichia coli* esta reparación la llevan a cabo cuatro proteínas: UvrA, UvrB, UvrC y UvrD (UV *resistant*). UvrA y UvrB se unen para formar un complejo que se encarga de reconocer las distorsiones en la cadena de DNA. Una vez que localizan el daño, UvrA se disocia del complejo; UvrB separa la doble cadena de DNA; a continuación, UvrC se une a UvrB, y el complejo corta a siete nucleótidos de distancia en dirección 5′ y cuatro en dirección 3′ del sitio de la lesión. En seguida, UvrD, una helicasa, ayuda a liberar el fragmento y, por acción de la DNA

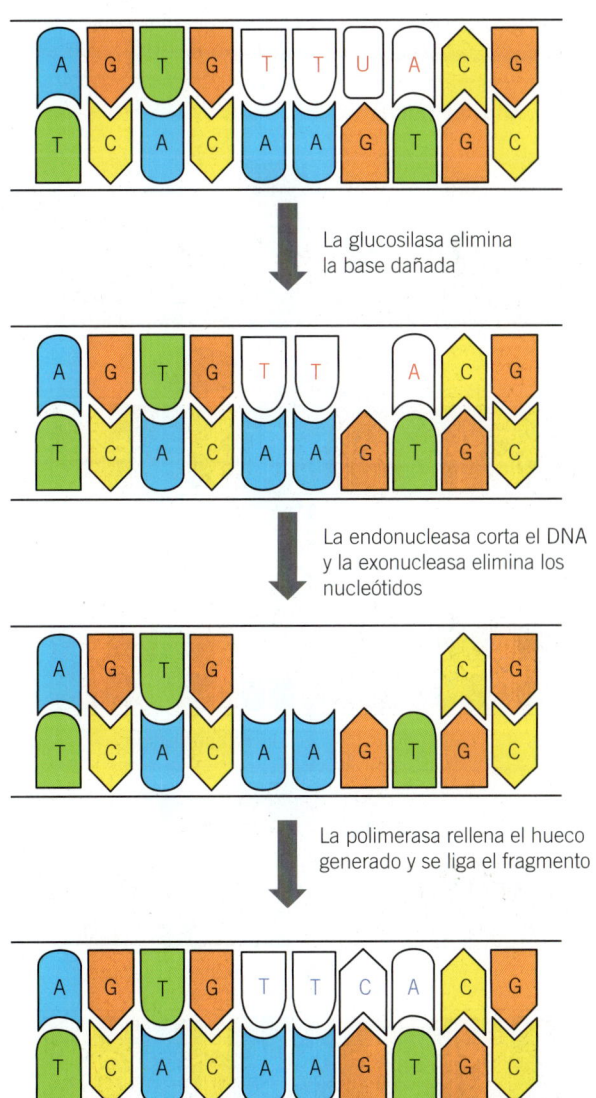

Figura 10-4. La reparación por escisión de bases es el mecanismo por el cual se reparan las alteraciones en las bases nitrogenadas del DNA. 1. La glucosilasa elimina la base dañada. 2. La endonucleasa corta el DNA. 3. La exonucleasa elimina los nucleótidos dañados. 4. La polimerasa rellena el hueco generado. 5 La ligasa une los fragmentos.

polimerasa I y la ligasa, se rellena el hueco generado con el corte.

Sistema 8-oxo guanina

La radiación UV, la radiación ionizante y algunos agentes químicos pueden provocar que las bases del DNA se oxiden. Una base muy susceptible de oxidación por especies reactivas de oxígeno (ROS) es la guanina, que como consecuencia se transforma en 8-oxo guanina (GO) u 8-hidroxiguanina, que en lugar de unirse a la citosina se unirá a una adenina y producirá un par erróneo G-A. Este error ocasionará, después de la replicación, una sustitución de C por A en el genoma, error que si no se repara se transmitirá a la siguiente generación como un cambio permanente.

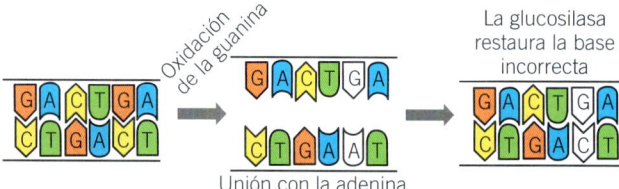

Figura 10-6. Sistema de reparación GO. Este mecanismo repara la oxidación de la guanina (GO). La enzima DNA OGG1 se une a la adenina unida a GO y la sustituye por la C correcta.

En humanos, una enzima llamada DNA OGG1 reconoce a la adenina unida con la GO, elimina la base incorrecta (adenina) y la sustituye por la citosina correcta (figura 10-6). Las enzimas participantes en este sistema en procariotas son mutM y mutY (*metil-directed mismatch repair*).

Sistema de reparación de los apareamientos erróneos

Este sistema se basa en la reparación de las bases mal apareadas y la corrección de los *bucles* que se producen en la cadena de DNA como consecuencia del deslizamiento de la polimerasa durante la replicación. El ejemplo clásico de este sistema de reparación es el que utiliza *E. coli*, en el que participan tres proteínas: MutS, MutL y MutH. La proteína MutS reconoce las bases mal apareadas y se une a ellas; MutL permitirá que se forme el complejo de reparación y, a su vez, activará MutH, con actividad de endonucleasa; además, producirá la rotura de la cadena donde se localiza la base mal apareada; MutH tiene la capacidad de discriminar la cadena que se tiene que reparar por el fenómeno de hemimetilación. La enzima Dam metilasa (*DNA adenine methylation*) se encarga de la metilación de la secuencia 5′-GATC-3′ en las dos cadenas, por lo que después de que ocurra la replicación del DNA, la única cadena metilada será la parental, mientras que la cadena de nueva síntesis no estará metilada y se reconocerá como la cadena que se ha de reparar. Una vez que se elimina el segmento con la base mal apareada, la polimerasa III añade la base correcta (figura 10-7). Este sistema de reparación también puede encontrarse en células eucariotas, en el cual participan dos proteínas: la MSH y MLH, análogos de MutS y MutL, respectivamente. Un defecto en este sistema provoca inestabilidad cromosómica asociada a enfermedades como el cáncer de colon.

Sistema SOS

Este sistema responde a la acumulación de DNA de cadena sencilla cuando el proceso de replicación se bloquea. Está integrado por más de 40 genes, que son activados por la proteína RecA (*recombination protein A*) en procariotas.

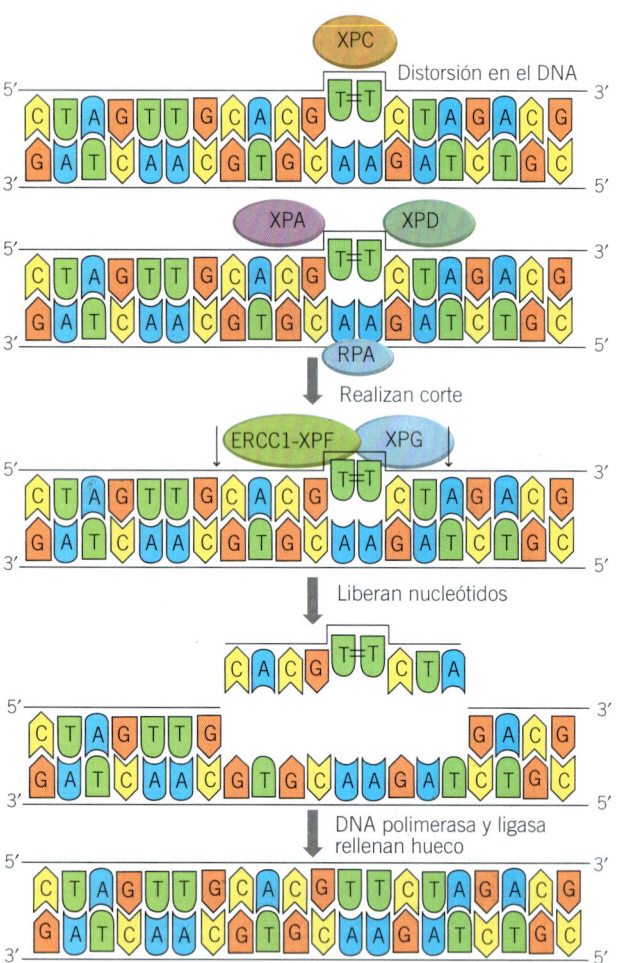

Figura 10-5. La proteína XPC detecta la distorsión en el DNA, la actividad de helicasa de las proteínas XPA y XPD, junto con la RPA crean una burbuja alrededor de la lesión. La nucleasa ERCC1 produce un corte en el sitio 5′ de la lesión y la XPG en el sitio 3′. La DNA polimerasa y la ligasa rellenan el hueco generado por el corte.

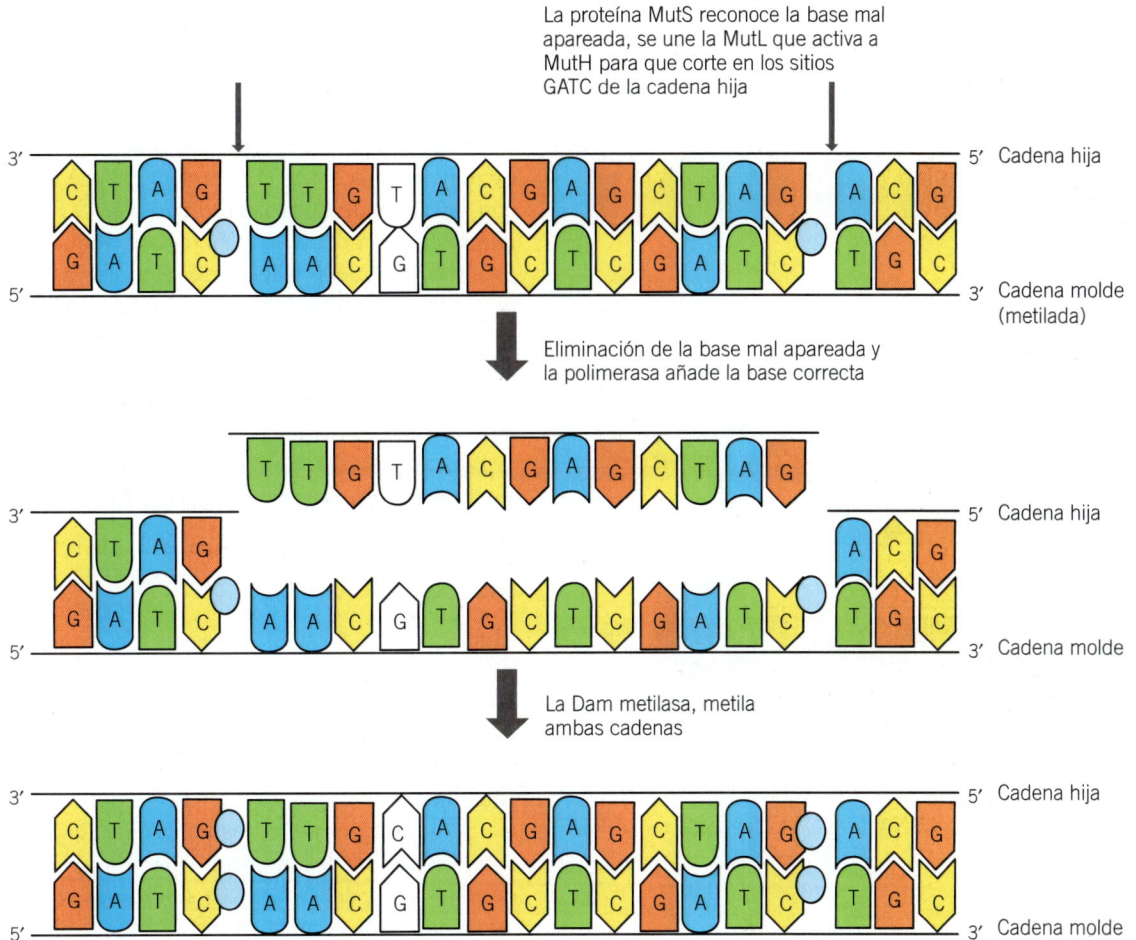

Figura 10-7. Reparación de los apareamientos erróneos. La proteína MutS reconoce la base mal apareada, se une MutL que activa a MutH, la cual corta en los sitios GATC de la cadena hija. Se elimina la base mal apareada y la DNA polimerasa añade la base correcta. La Dam metilasa, metila ambas cadenas.

En ausencia de daño, los genes SOS (*save our soul*) se encuentran unidos a su represor LexA. El DNA de cadena sencilla es una señal de activación para la proteína RecA que se une al DNA de cadena sencilla (ssDNA, *single-stranded DNA*) e interactúa con el represor LexA, lo que facilita su autoproteólisis; esto induce la transcripción de los genes que contienen la caja SOS (figura 10-8). Con ello, aumentan los niveles de las proteínas LexA, recA, UvrA, UvrB y UvrD. Por tanto, el primer mecanismo de reparación que se activa en respuesta a SOS es la reparación por escisión de nucleótidos (NER), que tratará de corregir el daño sin un encendido total de la vía SOS. Si el sistema NER no es suficiente para la reparación del DNA, las concentraciones de LexA disminuyen y se expresan genes como *sulA*, *umuD* y *umuC* (*UV-induced mutagenesis*). La proteína SulA se une a FtsZ (molécula indispensable para el inicio del ciclo celular) y detiene la división celular. Con ello, se induce al sistema de reparación UmuDC dependiente de mutagénicos.

Reparación de roturas de doble cadena

Reparación por recombinación homóloga

Éste es un sistema de reparación preciso que actúa durante la fase S del ciclo celular. Durante el proceso de replicación, este sistema se induce por la necesidad de tener una copia de DNA correcta que sirva como molde para restaurar la información perdida en la cadena dañada. En este sistema de reparación están involucrados los genes que pertenecen al grupo de epistasia de *RAD52* (*radiation sensitive mutant 52*), como *RAD50*, *RAD51*, *RAD52*, *RAD55*, *RAD57*, *RAD59* y el complejo MRN formado por *MRE11* (*meitoic recombination 11*), *RAD50* y *NBS1* (*Nijmegen breakage syndrome 1*). Además, intervienen otros genes, como *BRCA1* y *BRCA2* (cáncer de mama 1 y 2). En humanos, *RAD51* desempeña una función primordial en los mecanismos de recombinación homóloga para la reparación de roturas en

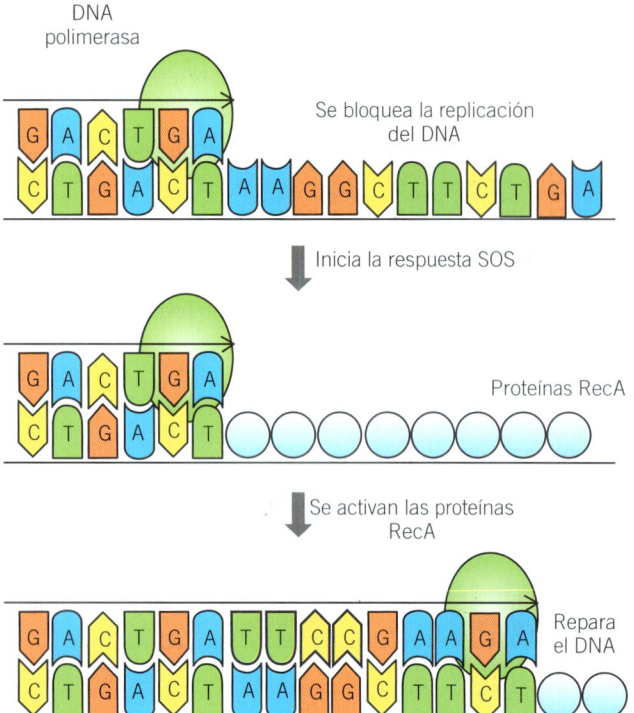

Figura 10-8. Sistema SOS. Detecta fragmentos de DNA de cadena sencilla cuando se bloquea la replicación. Se activa la proteína RecA y se une al DNA. La DNA polimerasa repara el daño.

la doble cadena del DNA. La recombinación homóloga implica gasto e hidrólisis de adenosina trifosfato (ATP) para el intercambio de la cadena de DNA, por secuencias homólogas. El primer paso para la reparación por recombinación homóloga involucra la activación del gen de la ataxia-telangiectasia mutado (ATM, *ataxia telangiectasia mutated*) que recluta el complejo MRN para que se una al DNA y, por su actividad de exonucleasa 5'-3', procesa los extremos en los que ocurrió el daño, dejando expuestos los extremos 3' en forma de cadena sencilla. A continuación, la proteína de replicación A (RPA) se une al DNA de cadena sencilla e interactúa con *RAD52*; éste se desplaza por *BRCA2*, que atrae a *RAD51*. Por último, *RAD51* se une a la cadena sencilla y forma una nucleoproteína filamentosa con el DNA. Con ayuda de *RAD54* invade la hélice homóloga que sirve como molde para restaurar el fragmento dañado (figura 10-9). Alteraciones en las proteínas que participan en este sistema provocan el síndrome de Bloom, la ataxia-telangiectasia y la anemia de Fanconi.

Unión de extremos no homólogos

Este sistema es uno de los que pueden participar cuando se producen roturas en la doble cadena de DNA. El componente principal de este sistema es la proteína cinasa dependiente de DNA (DNA-PKcs), que consta de tres subunidades: KU70, KU80 y la subunidad catalítica DNA-PKcs. Estas subunidades reconocen los cortes en el DNA y mantienen los extremos en proximidad para su procesamiento y reunión. Para que se lleve a cabo el alineamiento de los extremos es necesario el complejo ARTEMIS/DNA-PKcs, con actividad de nucleasa y el complejo XRCC4/ligasa IV, que se encarga del paso final de la ligación (figura 10-10). Este proceso puede tener varios errores, ya que únicamente une los extremos rotos, lo que conlleva la pérdida de nucleótidos en el punto de unión. Este proceso se lleva a cabo principalmente en mamíferos; sin embargo, también se ha encontrado en algunas procariotas, lo que sugiere que está muy conservado desde la perspectiva evolutiva.

Enfermedades humanas asociadas al funcionamiento de los sistemas de reparación

Muchas de las anomalías cromosómicas que generan enfermedades en la especie humana aumentan con la edad, pues los mecanismos de reparación tienden a fallar con más frecuencia. Sin embargo, también existen síndromes de inestabilidad cromosómica cuyo patrón de herencia es autosómico recesivo, caracterizados por una alta frecuencia de alteraciones cromosómicas en edades tempranas. Estas enfermedades implican defectos en los mecanismos de reparación del DNA. Los síndromes clásicos de inestabilidad cromosómica son: síndrome de Bloom, anemia de Fanconi, ataxia-telangiectasia y xeroderma pigmentoso, los cuales presentan anormalidades estructurales de los cromosomas, como roturas, puentes intercromosómicos, tétradas, entre otras. La expresión clínica de cada una de estas entidades es variable y se observa un incremento en la frecuencia de neoplasias.

Síndrome de Bloom

El síndrome de Bloom (SBLM) es un desorden genético autosómico recesivo causado por mutaciones en el gen *BLM* localizado en 15q26.1. El gen *BLM* codifica para la proteína DNA helicasa RecQL3 dependiente de ATP, la cual es parte de un mecanismo de vigilancia del DNA que opera durante la fase S.

RecQ3 mantiene la integridad genómica mediante el control de eventos de recombinación y reparación del daño del DNA, como reparación por escisión de nucleótidos y reparación directa, asegurando así el crecimiento y desarrollo humano adecuados. El síndrome de Bloom se caracteriza por presentar eritema telangiectásico en la cara, antebrazos y el dorso de las manos, fotosensibilidad (sobre todo a la luz UV), deficiencia en el crecimiento pre y posnatal (enanismo), hipo e hiperpigmentación de la piel, manchas *café con leche*, alteraciones esqueléticas, alta predisposición a desarrollar cáncer e inestabilidad cro-

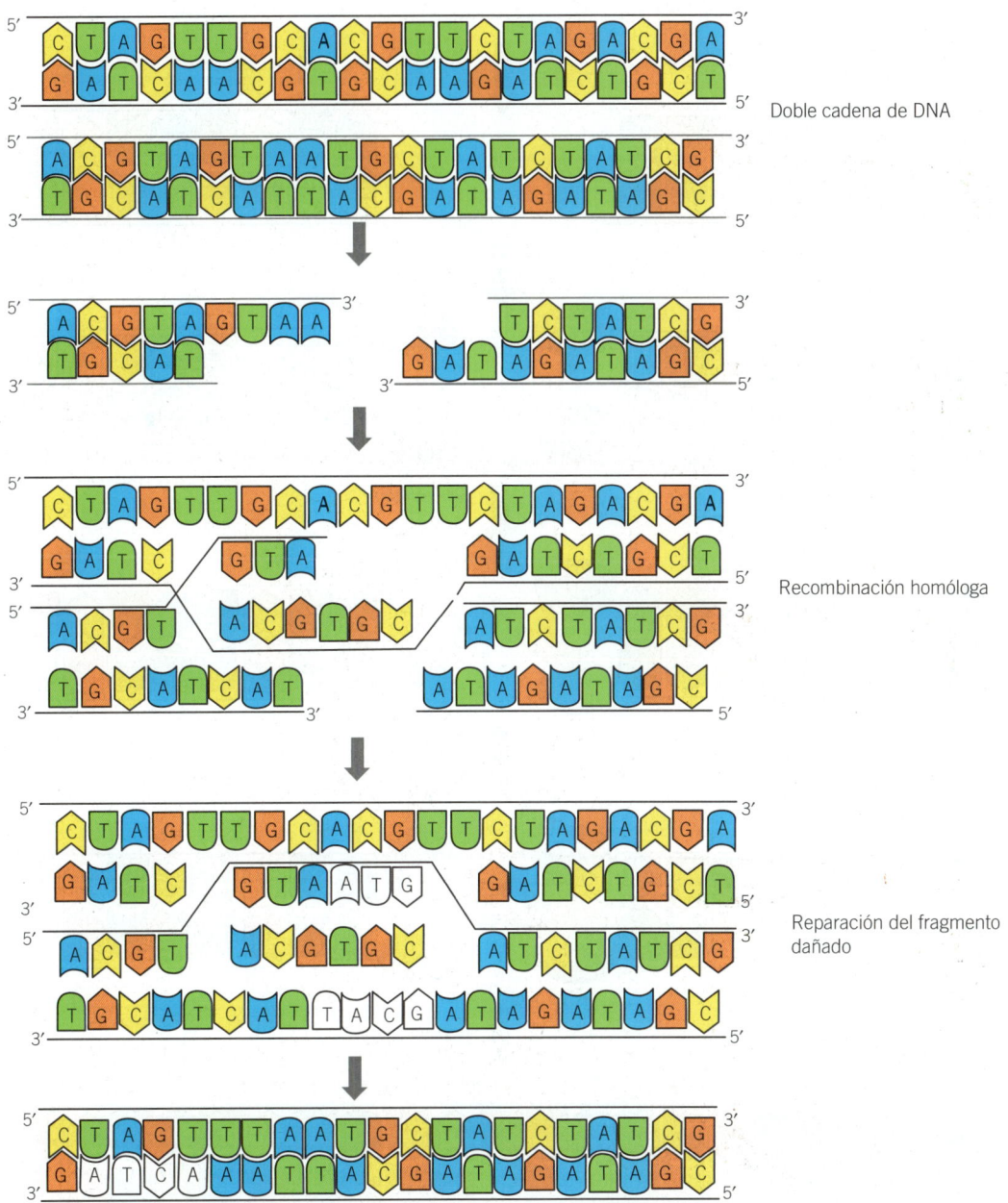

Figura 10-9. Reparación por recombinación homóloga. Repara DNA de doble cadena. Detecta fragmentos de DNA, copia en el otro cromosoma la secuencia homóloga, la inserta y repara el fragmento dañado.

mosómica. Así, cuando ocurre una mutación en RecQL3, se inactiva la actividad 5'-3' helicasa RecQL3 y las células se hacen más propensas a desarrollar malignidad (cáncer), característica del síndrome de Bloom.

Anemia de Fanconi

La anemia de Fanconi (AF) es una rara enfermedad autosómica recesiva con elevada heterogeneidad no sólo clínica sino también genética, caracterizada por un conjunto de malformaciones congénitas, aplasia medular progresiva y alta predisposición tumoral en el que 60% de los cánceres son hematológicos. Entre las principales características clínicas destacan la baja estatura, anomalías esqueléticas en antebrazos, dedos, cadera y rodillas, malformaciones renales y cardiacas, manchas *café con leche*, microcefalia, retraso mental leve e hipogonadismo en varones. Los genes mutados en pacientes con FA se llaman genes FANC. Hasta la fecha son 16 los genes mutados asociados a la AF (*FANCA, FANCB, FANCC, FANCD1* [también conocido como *BRCA2*], *FANCD2, FANCE, FANCF, FANCG, FANCI, FANCJ, FANCL, FANCM, FANCN, FANCO, FANCP*

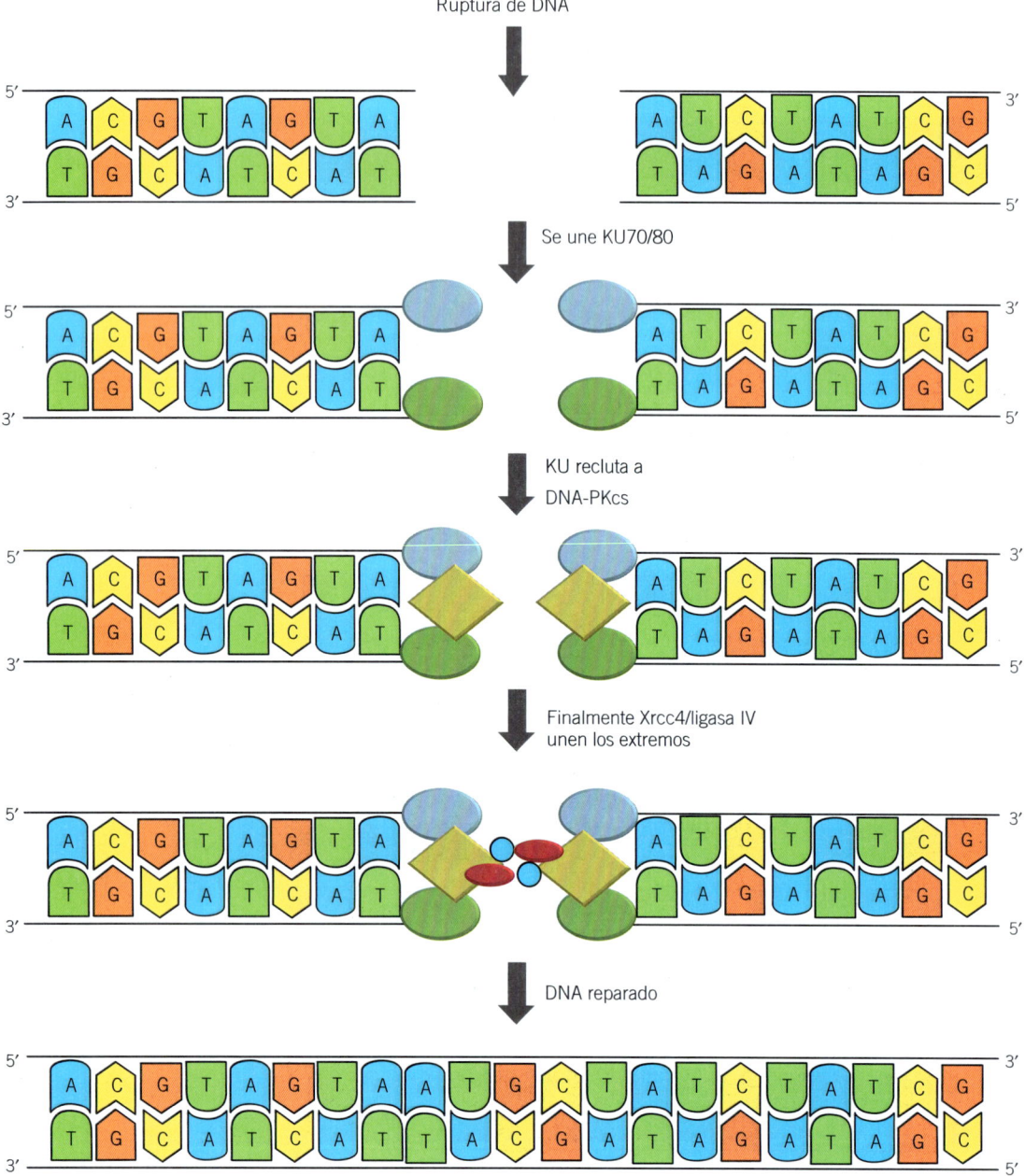

Figura 10-10. Unión de extremos no homólogos. Repara DNA de doble cadena. Se detecta la ruptura en el DNA, los extremos se mantienen próximos para su procesamiento y unión.

y *FANCQ*). Las proteínas codificadas en los genes FANC participan en un proceso celular conocido como ruta de Fanconi. Esta vía se activa cuando hay un cierto tipo de daño en el DNA conocido como enlaces de hebras entrecruzadas (ICL); este daño se produce cuando dos nucleótidos se unen de forma anormal entre sí, dando lugar a la interrupción de la replicación del DNA. Cuando sucede esto, varias proteínas FANC (A, B, C, E , F, G, I, L y M) forman un complejo nuclear AF que sirve para activar por monoubiquitinación a la proteína FANCD2, que interviene en la reparación del DNA dañado y así continuar con la replicación del DNA. Además este complejo regula el ciclo celular, la homeostasis de factores de crecimiento, el metabolismo del oxígeno y la apoptosis. Los defectos en cualquiera de estas subunidades proteicas da como resultado la pérdida del complejo nuclear AF y la degradación de las subunidades proteicas, lo cual conlleva a una inestabilidad genómica y a un riesgo elevado de presentar leucemias y carcinomas, dando origen a la anemia de Fanconi. Los pacientes con AF también presentan un acortamiento de los telómeros, lo cual se ha relacionado con inestabilidad génica, apoptosis y malignidad.

Ataxia-telangiectasia

La ataxia-telangiectasia (AT) es un desorden autosómico recesivo de la infancia causado por defectos en el gen supresor de tumor *ATM* (*ataxia telangiectasia mutated*) localizado en la región 11q22-23. Este gen codifica para la enzima ATM quinasa. La proteína de ATM tiene dos dominios: el Rad3, que responde al daño causado por la radiación y controla el ciclo celular, y el dominio fosfatidilinositol-3-quinasa (PI3-quinasa), que controla la respuesta de la célula a señales de crecimiento. La función normal de la ATM quinasa es detectar roturas de doble cadena del DNA y reclutar otras proteínas que participan en vías de señalización como p53 o Mdm2 y reparación del daño del DNA como RAD50-MRE11-NBS1 y BRCA1 (relacionadas con síndromes de inestabilidad cromosómica). Cuando la ATM detecta un daño en el DNA, fosforila otras proteínas que ayudan a reparar el DNA o bien detienen de forma temporal la división celular hasta que el daño se corrige. Si el daño es muy grave, la ATM dirige a la célula a apoptosis. Por lo tanto, las células con mutaciones en el gen ATM (como ocurre con los pacientes con AT) presentan alta sensibilidad a la radiación y múltiples roturas irreparables en los cromosomas que conducen a la muerte celular (inestabilidad cromosómica).

Las principales características clínicas de la AT son: degeneración neuronal progresiva, telangiectasia ocular, inmunodeficiencia, hipogonadismo, hipersensibilidad a la radiación ionizante, envejecimiento prematuro, altas concentraciones séricas de alfa-fetoproteína, desórdenes endocrinos como resistencia a la insulina y predisposición al cáncer. Estas características están asociadas con la inestabilidad cromosómica, los defectos en los puntos de control del ciclo celular, el acortamiento telomérico y el alto nivel de especies reactivas de oxígeno presentes en la AT.

Xeroderma pigmentoso

El xeroderma pigmentoso (XP) es una enfermedad cutánea multigénica caracterizada por una elevada sensibilidad a todas las fuentes de radiación UV. Las principales características clínicas son: quemaduras solares, ampollas, costras, telangiectasias, queratosis, envejecimiento prematuro, lesiones oculares, trastornos neurológicos; en general los pacientes presentan una elevada predisposición a desarrollar cáncer de piel. Existen varios subtipos clínicos de la enfermedad relacionados con mutaciones en diferentes genes localizados en distintos cromosomas, los cuales incluyen varias manifestaciones cutáneas y neurológicas. El XP es un síndrome genético causado por defectos en uno o varios de los genes XP (*XPA, XPB, XPC, XPD, XPE, XPF* y *XPG*), más una variante *XPV*. Estos genes codifican para un grupo de proteínas que participan en los mecanismos de reparación por escisión de nucleótidos (NER) que por lo general reparan las lesiones del DNA inducidas por la radiación UV, por lo que pacientes con xeroderma pigmentoso presentan incapacidad de las células para reparar el daño causado en el DNA por las radiaciones UV.

Ejercicios de integración

1. Relacione el sistema de reparación con el tipo de lesión que repara.

Sistema SOS	Roturas de doble cadena
Reparación directa	Daños que involucran una sola base
Reparación de apareamientos erróneos	Daños por acumulación de DNA de cadena sencilla
Recombinación homóloga	Dímeros de timina
Reparación por escisión de bases (BER)	Bases mal apareadas

2. Mencione los agentes físicos y químicos que producen daños en el DNA.
3. Relacione el sistema de reparación con las enzimas que participan.

Sistema SOS	DNA glucosilasas
Reparación directa	Sistema UvrA, B, C, D
Reparación por escisión de nucleótidos (NER)	RAD51,-52-54, RPA, BRCA2
Recombinación homóloga	LexA y RecA
Reparación por escisión de bases (BER)	Fotolipasa

4. El xeroderma pigmentoso es causado por defectos en las proteínas que participan en el sistema de reparación:

    a) BER
    b) NER
    c) Sistema SOS
    d) Recombinación homóloga

5. Alteraciones en las proteínas que participan en el sistema por recombinación homóloga provocan:

    a) Síndrome de Bloom
    b) Síndrome de Down
    c) Xeroderma pigmentoso
    d) Ninguna de las anteriores

PARTE II
Metodología del DNA recombinante

Manejo de muestras para análisis molecular

CAPÍTULO 11

Blanca Estela Bastidas Ramírez • Elizabeth Gordillo Bastidas • Daniela Gordillo Bastidas
• Jesús Javier García Bañuelos

Introducción

El material de interés en el análisis molecular es el ácido desoxirribonucleico (DNA, *deoxyribonucleic acid*) y el ácido ribonucleico (RNA). El DNA contiene los genes de un individuo y el RNA participa en la expresión de los genes. El conocimiento de las características, propiedades e interrelaciones entre estas dos biomoléculas ha permitido la implementación de técnicas en la investigación y en el diagnóstico molecular. Estas metodologías son útiles en la identificación de individuos, detección de agentes infecciosos, determinación de carga viral, corroboración de diagnósticos, monitoreo de tratamientos, análisis de mutaciones y estudio de polimorfismos, entre otras. Asimismo, el análisis molecular permite profundizar en el conocimiento del proceso salud-enfermedad, con la finalidad de proponer nuevas alternativas preventivas y terapéuticas que promuevan una mejor calidad de vida para los seres humanos.

Este capítulo pretende brindar al lector recomendaciones básicas para el manejo de muestras biológicas que se someterán al estudio de ácidos nucleicos. Se explica cómo seleccionar, obtener y preservar la muestra; también se mencionan algunos ejemplos específicos y las áreas de aplicación del análisis molecular.

Manejo de muestras

El análisis molecular debe llevarse a cabo por personal altamente capacitado en el área de la biología molecular. Sin embargo, los resultados que se obtengan no sólo dependerán de la calidad del análisis molecular *per se*, sino que en gran medida también dependerán de la calidad de la muestra analizada. De esta manera, la metodología utilizada, sea simple o sofisticada, económica o costosa, no brindará los resultados esperados si no se tiene como punto de partida una muestra manejada de forma correcta. Por lo general, para que una muestra llegue desde el sitio de la toma hasta el laboratorio, se requiere de la participación de un equipo de trabajo, por lo que es importante que cada individuo implicado en el proceso conozca las recomendaciones elementales para el manejo adecuado de muestras. Éste implica tres pasos fundamentales: selección, toma y preservación de la muestra.

Selección de la muestra: ¿qué muestra debo elegir?

Se debe seleccionar la muestra que contenga el ácido nucleico de interés. De aquí surgen dos posibilidades: estudiar ácidos nucleicos del individuo o ácidos nucleicos exógenos. En la figura 11-1 se señalan algunos casos en los que puede aplicarse el análisis molecular y el tipo de muestra recomendada.

Estudio de ácidos nucleicos de un individuo

En un individuo se puede estudiar cualquier fenómeno relacionado con la estructura primaria de su genoma (DNA) o con la expresión de sus genes (RNA) en una situación u órgano específicos.

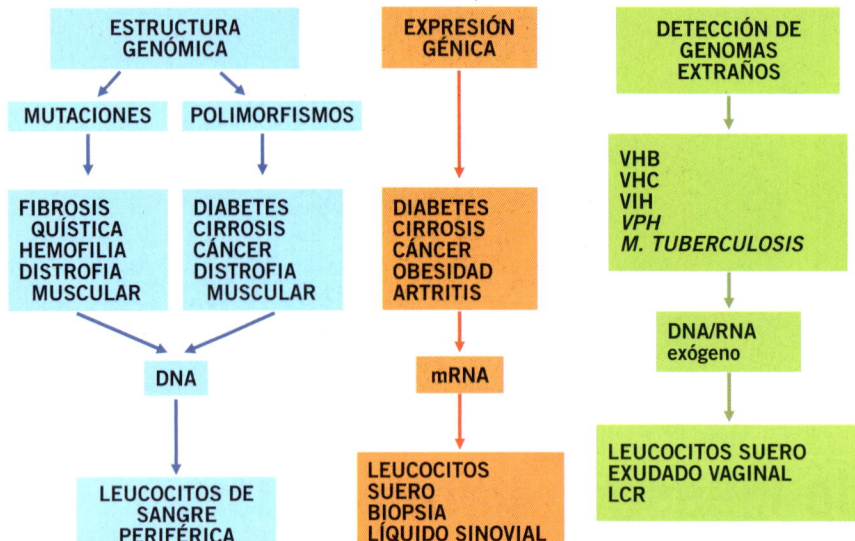

Figura 11-1. La selección del ácido nucleico y de la muestra adecuada dependerá de la información que se desee obtener. VHB, virus de la hepatitis B; VHC, virus de la hepatitis C; VIH, virus de la inmunodeficiencia humana; VPH, virus del papiloma humano: LCR, líquido cefalorraquídeo. Los asteriscos muestran la asociación entre microorganismos y la muestra para realizar el análisis. En el caso de *M. tuberculosis*, la muestra puede ser expectoración, orina o LCR, si la infección se encuentra en pulmón, vías urinarias o sistema nervioso central, de manera respectiva.

Análisis de la estructura genómica de un individuo

Para conocer alteraciones en la estructura primaria del genoma de un individuo, la molécula blanco es el DNA que se encuentra en el núcleo de las células, o DNA genómico (gDNA). Todas las células de un individuo poseen el mismo genoma, el cual no se afecta por la edad ni por variables metabólicas. Por lo tanto, la muestra para realizar este tipo de análisis puede ser cualquier célula nucleada. Sin embargo, debe elegirse la muestra que involucre el procedimiento menos invasivo y que represente el menor riesgo o incomodidad para el paciente. Una muestra de sangre periférica con anticoagulante constituye la muestra de elección para este tipo de estudios, ya que puede obtenerse gDNA a partir de glóbulos blancos. El gDNA no puede obtenerse a partir de glóbulos rojos debido a que estas células se caracterizan por su carencia de núcleo. El análisis del DNA de una persona es importante, ya que permite identificar individuos, analizar polimorfismos génicos de predisposición o protección a diversas patologías, estudiar mutaciones y confirmar el diagnóstico de enfermedades genéticas.

Estudio de la expresión génica de un individuo

Para este análisis la molécula de interés es RNA mensajero (mRNA). El estudio de la expresión génica revelará los cambios moleculares que experimenta un individuo en respuesta a estímulos celulares. La expresión génica se regula de manera espacial y temporal, y la regulación espacial representa la base de la diferenciación celular. Esto significa que los genes no se expresan en todos los tejidos, sino que cada tejido u órgano expresa solamente los genes necesarios para llevar a cabo su función. Por ejemplo, la insulina se expresa en las células beta del páncreas y la albúmina en los hepatocitos. Por otro lado, la regulación temporal significa que la expresión génica depende de estímulos metabólicos particulares, la expresión génica es diferente si un individuo está sano o enfermo, en estado de ayuno o posprandio, en etapa embrionaria o adultez, en estado de euforia o tristeza. Por esto, el estado de salud-enfermedad actual de un individuo es el resultado de la expresión de sus genes. Analizar la expresión génica constituye una labor de investigación cotidiana elemental para evaluar la respuesta a variables específicas y contribuir al conocimiento de la fisiología y patología humanas. Sin embargo, en la práctica médica, aún no constituye una herramienta de diagnóstico o prevención de uso común que dicte o modifique estrategias de tratamiento clínico de manera significativa.

La muestra idónea para estudiar la expresión de genes de un individuo debe tomarse a partir del tejido en el que se exprese el gen de interés. Por ejemplo: en obesidad puede estudiarse la expresión de mRNA de MCP-1 en biopsia de tejido adiposo y ver cómo se modifica su expresión en respuesta a tratamiento; la expresión de mRNA de telomerasa en biopsia de tejido tumoral de pulmón; la expresión de TGF-beta en biopsia de hígado de un paciente con cirrosis.

Detección de ácidos nucleicos exógenos

DNA exógeno

Las técnicas de biología molecular permiten la detección del DNA procedente de cualquier fuente, aun ajena al paciente, por lo que constituyen una herramienta útil para el diagnóstico molecular de enfermedades causadas por agentes infecciosos. En el caso de la detección de virus de DNA, el diagnóstico molecular es la opción de primera elección. Sin embargo, en la detección de bacterias, el cultivo microbiológico representa la mejor alternativa debido a su costo, sensibilidad y especificidad, excepto cuando se desea identificar bacterias de crecimiento lento, como *Mycobacterium tuberculosis*. La detección de este microorganismo empleando cultivos microbiológicos puede tardar hasta cinco semanas, mientras que mediante el diagnóstico molecular el resultado puede obtenerse en 24 h. Por tal motivo, el análisis molecular no debe aplicarse de forma indiscriminada en la búsqueda de microorganismos.

Para la detección de genomas exógenos, la muestra dependerá de la historia natural del agente infeccioso; por ejemplo, en la detección del virus de la hepatitis B (VHB), se sabe que éste es un virus hepatotrófico que al replicarse produce lisis celular por lo que los virus se diseminan por todo el organismo a través del torrente sanguíneo; por ello, la muestra de elección es sangre periférica sin anticoagulante para la obtención de suero mediante centrifugación. En el caso de tuberculosis meníngea, la muestra de elección será líquido cefalorraquídeo.

RNA exógeno

La detección de RNA exógeno es una práctica continua en investigación y en algunos casos específicos de aplicación clínica. Por ejemplo, la detección y cuantificación de la carga viral en pacientes con virus de la inmunodeficiencia humana (VIH) o con virus de la hepatitis C (VHC), ambos son virus cuyo genoma está compuesto por RNA, constituye un procedimiento elemental en el diagnóstico y monitoreo de su tratamiento.

La muestra de elección dependerá, al igual que en la determinación de DNA, de la historia natural de la partícula viral infectante. Tanto en el caso del VIH como en el del VHC, su historia natural permite establecer que el espécimen adecuado es suero procedente de sangre periférica sin anticoagulante.

Toma de la muestra

En la toma de muestras de sangre periférica para analizar la estructura génica del individuo, el consumo de alimentos no modifica los resultados; sin embargo, la concentración de lípidos puede dificultar la extracción de ácidos nucleicos. Cuando se estudia expresión de genes en tejidos o sangre periférica es probable que los resultados sí se modifiquen. Por tal motivo, es recomendable que las muestras para análisis molecular se tomen en estado de ayuno.

Uso de material libre de nucleasas

Las nucleasas (DNasas y RNasas) son enzimas altamente estables que degradan ácidos nucleicos, por lo que es necesario que se garantice la ausencia de estas enzimas en el material de laboratorio que se destina para análisis molecular, empleando material desechable nuevo, estéril y libre de nucleasas: puntas, tubos, pipetas, etc. Para inactivar nucleasas, el material de vidrio y de metal puede someterse a temperatura de 230 °C durante 8 h; el agua puede tratarse con dietilpirocarbonato (DEPC).

Uso de guantes y cubrebocas

Las DNasas y RNasas se encuentran en la saliva y el sudor, por lo que es necesario el uso de guantes y cubrebocas, realizando cambios frecuentes para garantizar su eficiencia.

Limpieza

Las bacterias, los hongos y las células muertas de la piel son fuentes ricas en nucleasas, por lo que se recomienda tomar las muestras en un ambiente limpio, asear las superficies de trabajo con agentes descontaminantes y emplear inhibidores de RNasas, como el fenol, DEPC u otros ofrecidos por diversas casas comerciales.

Anticoagulantes

Se dispone de diversas sustancias que inhiben la cascada de la coagulación y que se utilizan en la toma de muestras. El ácido etilendiaminotetraacético (EDTA) es un quelante de calcio y es el anticoagulante empleado con más frecuencia en los laboratorios. Otro anticoagulante muy común es el citrato de sodio. Ambos pueden utilizarse para toma de muestras de sangre que se someterán al análisis molecular. No se recomienda el uso de heparina, ya que puede interferir en procedimientos moleculares posteriores, como la reacción en cadena de la polimerasa (PCR, *polymerase chain reaction*).

Muestras sanguíneas

La sangre periférica es el tejido más empleado con frecuencia para análisis molecular. Es necesario adicionar anticoagulante cuando se desea extraer DNA o RNA a partir de leucocitos, ya que esto facilitará su aislamiento y la extracción del ácido nucleico. Cuando se requiere extraer ácidos nucleicos a partir de suero, debe emplearse muestra de sangre sin anticoagulante. La formación del coágulo permitirá obtener suero libre de células mediante una simple centrifugación.

DNA o RNA de leucocitos

Para aislar DNA o RNA a partir de glóbulos blancos, debe tomarse una muestra de sangre periférica en un tubo nuevo, estéril, con anticoagulante (EDTA o citrato de sodio). La cantidad de sangre dependerá del método de extracción de ácidos nucleicos que vaya a emplearse. Por lo general, una muestra de 3 ml de sangre periférica es suficiente para realizar cualquier número de análisis moleculares; sin embargo, en la actualidad existen metodologías que permiten extraer DNA de buena calidad y en cantidad suficiente de tan sólo una gota de sangre. Para la obtención de DNA, las muestras pueden guardarse a 4 °C hasta por cinco días sin que se afecte de manera significativa la cantidad de DNA de buena calidad extraíble. Una vez extraído, el DNA puede almacenarse a –20 °C para utilizarse en los siguientes meses; sin embargo, el almacenamiento a –70 °C garantiza su estabilidad durante años. Para la obtención de RNA se recomienda que el procesamiento de las muestras sea inmediato para evitar su degradación, de lo contrario, la cantidad de RNA se verá disminuida desde las primeras horas.

DNA o RNA de suero

Para la obtención de DNA o RNA a partir de suero, se toman 3 ml de sangre periférica sin anticoagulante, se mantiene la muestra a temperatura ambiente cerca de 20 min para permitir la formación del coágulo y luego se centrifuga a 3 000 rpm durante 10 min para la obtención del suero. Éste se transfiere a un tubo nuevo y estéril libre de nucleasas y se somete al proceso de extracción de DNA o RNA, según sea el caso, o bien se almacena a –20 °C hasta su procesamiento. El paquete globular se desecha de acuerdo con las normas sanitarias de seguridad para desechos de material biológico contaminante.

DNA o RNA de biopsias

La expresión génica constituye el fundamento de la diferenciación celular, por lo que el estudio de la expresión génica de un individuo debe llevarse a cabo en una muestra del tejido de interés. También puede realizarse la búsqueda de ácidos nucleicos exógenos en un tejido específico. La toma de biopsia es un procedimiento complejo, invasivo que debe tomarse por personal con gran experiencia y dirigida con ultrasonido. En algunas ocasiones la biopsia constituye el único recurso del cual puede obtenerse información valiosa para establecer el diagnóstico. Por ejemplo, en el caso de infección por el VHB en estadio no replicativo, no se encuentran virus circulantes, por lo que una muestra de sangre periférica no sería de utilidad y la biopsia hepática sería la muestra de elección tanto para valorar el grado del daño hepático mediante el estudio de la expresión de colágena (RNA del huésped), como para determinar la presencia del virus (DNA viral).

Otros fluidos biológicos

En el caso de orina, líquido cefalorraquídeo o líquidos de punción es necesario tomar la muestra en recipientes nuevos, estériles, con las precauciones de limpieza y esterilidad ya mencionadas.

Preservación: ¿qué variables afectan la estabilidad de los ácidos nucleicos?

Los ácidos nucleicos son susceptibles de degradarse por las nucleasas existentes en todas las células. La preservación de los ácidos nucleicos está dirigida a la inactivación de nucleasas, por lo que las principales variables que afectan la integridad del DNA y el RNA aislados o dentro de las muestras son la temperatura y el tiempo. Debido a las características fisicoquímicas y estructurales de los ácidos nucleicos, el RNA es una molécula mucho más sensible a la acción de nucleasas que el DNA, por lo que los cuidados para su preservación suelen ser más estrictos. Como se mencionó, el DNA aislado puede mantenerse viable a 4 °C durante varias semanas, a –20 °C durante varios meses y a –70 °C durante años. Cuando se analiza DNA, es útil el uso de inhibidores de DNasas, y en el caso de RNA inhibidores de RNasas. Sin embargo, cuando se aísla RNA se recomienda convertirlo inmediatamente a DNA complementario (cDNA) para incrementar su estabilidad. También es muy recomendable realizar alícuotas de las soluciones de ácidos nucleicos obtenidos para evitar congelamientos y descongelamientos repetidos.

Biopsias

Como ya se explicó, las biopsias se emplean por lo general para estudiar la expresión génica, es decir, RNA; aunque también puede extraerse DNA exógeno o del paciente. Sin embargo, los cuidados en el manejo de las biopsias están dirigidos principalmente a la preservación de RNA por ser una molécula fácilmente degradable. Los tejidos contienen RNasas endógenas que pueden inactivarse a baja temperatura. Se recomienda el uso de nitrógeno líquido para congelar el tejido inmediatamente después de su recolección, ya que su temperatura se encuentra por debajo de los –196 °C, y transportarlo en él hasta el sitio en el cual se almacenará o procesará para la extracción de ácidos nucleicos. Cabe mencionar que la congelación con nitrógeno líquido no siempre es una opción viable, y que existen algunas soluciones en el mercado para preservar la integridad del RNA en tejidos, almacenando la muestra a 4 °C hasta por un mes antes de aislar el RNA. Por último, las biopsias pueden mantenerse dentro de un ultracongelador a –70 °C, o bien en nitrógeno líquido por tiempo indefinido antes de la extracción de ácidos nucleicos.

Fluidos biológicos

Siempre que la molécula de interés sea RNA, las muestras deben mantenerse a –70 °C o en nitrógeno líquido, hasta que se lleve a cabo la extracción de RNA.

DNA de leucocitos

Las muestras de sangre para obtención de leucocitos y la posterior extracción de DNA pueden mantenerse a temperatura ambiente entre 15 °C y 25 °C, hasta por 48 h; a 4 °C por varios días, o indefinidamente a –70 °C. Sin embargo, para garantizar la obtención de buena cantidad de DNA y de buena calidad utilizando métodos económicos, la extracción debe llevarse a cabo de manera inmediata.

RNA o DNA en suero

El suero debe mantenerse a –70 °C o en nitrógeno líquido.

Uso de métodos comerciales

En la actualidad, el desarrollo de la biología molecular y la ingeniería genética han permitido el diseño de moléculas o sustancias que preservan la integridad de los ácidos nucleicos manteniendo las muestras a –20 °C, 4 °C e incluso a temperatura ambiente. Asimismo, se dispone de métodos comerciales para la extracción de ácidos nucleicos de muestras no frescas y que no han sido almacenadas de forma adecuada, que ofrecen un rendimiento aceptable. Obviamente esta diferencia en el rendimiento se refleja también en el costo, ya que un método casero de extracción de ácidos nucleicos podrá tener un costo 100 veces menor que uno comercial. La cuidadosa preservación de las muestras garantizará resultados fidedignos y la disponibilidad de DNA o RNA de buena calidad para llevar a cabo ensayos por triplicado y asegurar resultados confiables, aun empleando métodos económicos y sencillos de extracción.

Contaminación de muestras y degradación

Pueden obtenerse resultados no fidedignos cuando las muestras no se procesan o conservan adecuadamente (figura 11-2), denominados *falsos positivos* y *falsos negativos*.

Resultados falsos positivos

Un resultado falso positivo se obtiene cuando una muestra se contamina con otra, debido a un procesamiento inadecuado, lo que resulta en la detección de DNA o de RNA ajeno a la muestra problema.

Resultados falsos negativos

Un resultado falso negativo surge cuando el DNA o el RNA presentes en una muestra se degradan por acción de las nucleasas, lo que disminuye su cantidad hasta hacerlos indetectables por los métodos investigados.

CONTAMINACIÓN Y DEGRADACIÓN DE MUESTRAS

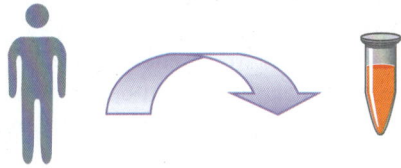

ACCIÓN DE NUCLEASAS → FALSO NEGATIVO

CONTAMINACIÓN DE MUESTRAS → FALSO POSITIVO

Figura 11-2. Los resultados falsos negativos se obtienen cuando las nucleasas degradan los ácidos nucleicos presentes en una muestra. La fuente más frecuente de resultados falsos positivos es la contaminación cruzada entre muestras.

Utilidad del análisis molecular

a) Detección de agentes infecciosos: VIH, VHB, VHC, virus del papiloma humano (VPH), *Mycobacterium tuberculosis*, genotipos del VHB, etcétera.
b) Diagnóstico de enfermedades genéticas: fibrosis quística, distrofia muscular de Düchenne, anemia de células falciformes, etcétera.
c) Determinación de polimorfismos génicos asociados al desarrollo de patologías: apolipoproteína E en la enfermedad de Alzheimer, cyp2E1 en cirrosis hepática, IL28B en hepatitis C crónica, calpaína 10 en diabetes mellitus tipo 2, etcétera.
d) Expresión de genes en enfermedades adquiridas: expresión de telomerasa en tejido tumoral, mRNA de ApoA1 en enfermedad hepática, expresión de TNF-alfa en líquido sinovial de pacientes con artritis reumatoide, etcétera.

Áreas de aplicación de los estudios moleculares

Por último, el conocimiento en el manejo de muestras para análisis molecular es cada vez más importante, ya que la biología molecular ha impactado todas las áreas de las ciencias biológicas. A continuación se mencionan algunas de las disciplinas correspondientes a las ciencias de la salud:

a) Infectología: los estudios moleculares se utilizan ampliamente en la identificación de virus y bacterias, por sus elevadas sensibilidad, especificidad y rapidez.
b) Epidemiología: la detección de polimorfismos génicos de susceptibilidad o protección en una población mediante análisis molecular es de gran utilidad para la implementación de campañas de prevención.

Asimismo, los estudios moleculares han permitido la identificación de genotipos de microorganismos endémicos de una región para establecer tratamientos específicos.

c) Nutrigenómica y nutrigenética: el análisis molecular permite valorar la interacción de los genes y los nutrimentos para la preservación y mejoramiento de la salud.

d) Farmacología: el conocimiento de los procesos fisiológicos y patológicos moleculares ha contribuido al diseño de nuevos fármacos, con mayor especificidad y menos efectos colaterales.

e) Terapia génica: los procedimientos moleculares han hecho posible el surgimiento de nuevas alternativas de tratamiento a padecimientos genéticos o adquiridos incurables.

Ejercicios de integración

1. Escriba en el cuadro la muestra de elección según sea el material genético de interés, indicando los cuidados especiales que contribuyan a preservar la muestra para que los resultados obtenidos en el análisis molecular sean confiables.

Material genético	Muestra de elección	Cuidados especiales
DNA exógeno		
RNA exógeno		
DNA endógeno		
RNA endógeno		

2. Describa en el cuadro la muestra de elección y el tipo de ácido nucleico que debe analizarse según el microorganismo o patología que se desea investigar.

Enfermedad	Muestra biológica	Ácido nucleico
Tuberculosis pulmonar		
VIH		
VHB		
Hemofilia		
Cirrosis hepática		

Preguntas de repaso

a) Enliste las aplicaciones del análisis de la estructura genómica primaria de un individuo.

b) Mencione un ejemplo en el que sea útil el estudio de la expresión génica de un individuo.

c) Señale tres recomendaciones para la toma y preservación de muestras para análisis molecular.

d) Explique la diferencia entre un resultado falso negativo y un resultado falso positivo.

e) Escriba una causa de resultado falso negativo y una de falso positivo.

f) ¿Qué tipo de muestra y qué ácido nucleico son los adecuados para detectar una mutación génica?

g) ¿Cuál sería la muestra de elección y el ácido nucleico indicados para monitorear el tratamiento antiviral contra la infección por VHC?

CAPÍTULO 12

Extracción de ácidos nucleicos

Ana Soledad Sandoval Rodríguez • Abril Bernardette Martínez Rizo
• David Alejandro López de la Mora

Introducción

Los ácidos nucleicos, el DNA y RNA reciben su nombre del hecho de ser moléculas con características ácidas (como la carga negativa en soluciones acuosas) y haberse localizado inicialmente en el núcleo celular, aunque ahora se sabe que también se encuentran en la mitocondria. Para su estudio, los ácidos nucleicos deben aislarse del resto de los componentes celulares, como lípidos y proteínas, que son más abundantes que los ácidos nucleicos. Asimismo, dependiendo del objeto de estudio debe aislarse el DNA o el RNA; así, para estudios de niveles de expresión génica se extraerá el RNA, mientras que para la búsqueda de modificaciones o alteraciones en la secuencia, el DNA.

Consideraciones para la extracción de ácidos nucleicos

La molécula de DNA, con independencia de la estabilidad química dada por su estructura helicoidal, es físicamente frágil, por ser larga, tortuosa y con un peso molecular alto, lo que provoca que se someta a fuerzas hidrodinámicas que la disgregan. En solución, el DNA, de doble cadena (dsDNA) se comporta como una estructura rígida enrollada de forma aleatoria, regida por las repulsiones electrostáticas de los pares de bases y el esqueleto de fosfatos cargados negativamente. Al pipetear, agitar o revolver el DNA se genera un flujo hidrodinámico que puede separar las dos cadenas de DNA; entre más larga la molécula, más débil la fuerza requerida para esta ruptura. Por ello, obtener fragmentos de DNA genómico es fácil, pero conforme se requieran tamaños moleculares elevados (> 150 kb) la técnica se dificulta. Los fragmentos de DNA, por lo general obtenidos con las técnicas de extracción convencionales, oscilan entre 100 y 150 kb y son adecuados para utilizarse en técnicas como Southern blot, reacción en cadena de la polimerasa (PCR, *polymerase chain reaction*), electroforesis y construcción de genotecas.

Elección del método de extracción

La extracción de ácidos nucleicos es el primer paso para la mayoría de los estudios en biología molecular y para las técnicas del DNA recombinante. En la actualidad, se dispone de múltiples metodologías de extracción, lo que permite que los biólogos moleculares puedan seleccionar la técnica que más se ajuste a sus necesidades. La elección del método de extracción suele realizarse en función de los siguientes criterios:

- Tipo de ácido nucleico que se va a extraer: DNA de cadena sencilla (ssDNA), dsRNA, RNA total, RNA mensajero (mARN), RNA de interferencia (iRNA) o RNA ribosomal (rRNA).
- Organismo origen del ácido nucleico: mamíferos, plantas, procariotas o virus.
- Fuente del ácido nucleico: cultivo celular, tejido (por lo general biopsia), sangre (leucocitos), expectoración, suero, orina, líquido cefalorraquídeo, etcétera.
- Técnica en que se utilizará el ácido nucleico extraído: según el uso que vaya a tener el ácido nucleico, los requerimientos de rendimiento, pureza y tiempo de extracción variarán de acuerdo con la metodología que se vaya a aplicar, como retrotranscripción, PCR, clonación, Northern blot, Southern blot, etcétera.

En el área médica, el DNA genómico suele extraerse para pruebas de PCR cualitativa o Southern blot, diagnóstico, determinación de variantes alélicas o clonación en vectores. En cambio, el RNA se extrae para realizar una reacción de retrotranscripción y luego, una PCR que determine los niveles de expresión génica en condiciones y momentos determinados. El DNA mitocondrial, por su parte, se extrae para diagnóstico de enfermedades mitocondriales o para análisis evolutivo; sin embargo, el aislamiento de este DNA conlleva un proceso específico.

Fuente del ácido nucleico

En teoría, el DNA/RNA puede obtenerse de cualquier célula/virus que lo contenga; sólo los eritrocitos maduros no se consideran una fuente de DNA/RNA, ya que son anucleados. Las fuentes posibles de material para la extracción de los ácidos nucleicos son: leucocitos (sangre), suero, plasma, biopsia, orina, heces, líquido cefalorraquídeo, líquido sinovial, líquido amniótico, esputo, semen, raspado bucal, folículo capilar, etc. Por acuerdos éticos se prefieren las muestras no invasivas frente a cualquier tipo de biopsia o toma invasiva de líquido. En el cuadro 12-1 se ejemplifica el ácido nucleico adecuado, así como la muestra de elección según el tipo de enfermedad que se desee diagnosticar.

Con independencia del tipo de muestra utilizada para la obtención de ácidos nucleicos, las técnicas de extracción son minuciosas e involucran los siguientes pasos:

CUADRO 12-1. Selección del ácido nucleico a extraer. Se marca con una "X" la elección recomendada del ácido nucleico y fuente del mismo según la enfermedad de interés. Las patologías se han agrupado en alteraciones genéticas, enfermedades multifactoriales y enfermedades adquiridas o infecciosas.

Selección del tipo de muestra DNA		Leucocitos		Biopsia		Suero, plasma		Mucosa oral	Suero, biopsia	Suero, biopsia	LCR, suero, biopsia, orina, expectoración
		DNA	RNA	DNA	RNA	DNA	RNA	DNA	RNA viral	DNA bacteriano	
Alteraciones genéticas monogénicas	Distrofia musc. Duchenne	X						X			
	Anemia celular falciforme	X						X			
	Hipercolesterolemia	X						X			
	Def. de alfaaminotripsina	X						X			
Enfermedades poligénicas o multifactoriales	Diabetes	X*			X**						
	Cirrosis	X*			X**						
	Cáncer	X*			X**						
	Artritis reumatoide	X*			X**						
Enfermedades adquiridas	VHB								X		
	VHC									X	
	VIH									X	
	Tuberculosis										X
	Aspergillus										X

* Si se busca la mutación génica implicada en el desarrollo de la patología, se recomienda la extracción de DNA de leucocitos.
** Si se investigan los niveles de expresión génica en determinado momento se optaría por una biopsia como fuente de mRNA.

lisis de la célula, separación, purificación, precipitación, lavado y disolución. Durante el proceso de extracción y en particular en la extracción del RNA, que es una molécula más lábil ya que es de cadena sencilla, debe considerarse el uso de material nuevo, estéril, libre de DNasas y RNasas, y el uso de guantes para impedir la degradación de la muestra con nucleasas provenientes del ambiente (pelo, sudor, saliva, polvo), así como para impedir cualquier contaminación con ácidos nucleicos exógenos. Todo el proceso debe realizarse en frío; así, con los reactivos y las muestras a 4 °C antes y durante el proceso, se conserva la muestra congelada hasta justo antes de iniciar la extracción.

Extracción de DNA

Las técnicas comunes de extracción de ácidos nucleicos son muy diversas e incluyen procesamientos químicos y físicos que las diferencian; cada una presenta ventajas y desventajas, que se agrupan en el cuadro 12-2.

Extracción de DNA por la técnica fenol-cloroformo

Esta técnica se fundamenta en la lisis total de las células y sus estructuras subcelulares mediante el empleo de detergentes y la posterior eliminación de las proteínas y componentes lipídicos mediante su extracción con solventes orgánicos. Esto deja al *DNA puro* listo para su separación por precipitación en soluciones alcohólicas. Es la técnica más empleada, por la cantidad y la calidad del DNA obtenido. En la figura 12-1 se describen los pasos que implica esta metodología.

Lisis de las células y liberación del DNA

El primer paso en la extracción es la homogeneización del tejido y la lisis con detergentes como el Tritón o dodecilsulfato sódico (SDS, *sodium dodecyl sulfate*) que son capaces de romper las membranas celular y nuclear y liberar el ácido nucleico de las células de las que se extraerá el DNA. El procedimiento de lisis celular es crítico y debe ser

CUADRO 12-2. Ventajas y desventajas de diversos métodos de extracción de ácidos nucleicos. De las diversas técnicas disponibles para la extracción de ácidos nucleicos, algunas como la extracción por cloruro de cesio se consideran ideales para DNA plasmídico. Algunas otras, como la extracción fenol-cloroformo, se emplean para cualquiera de los ácidos nucleicos (se realizan ligeras modificaciones para la extracción de RNA).

Método	Ventajas	Desventajas
Fenol-cloroformo (DNA) e isotiocianato de guanidina/fenol-cloroformo (RNA)	• Buen rendimiento • Permite el aislamiento de todo tipo de ácido nucleico	• El producto purificado requiere ser precipitado con alcaloides • El fenol es tóxico y caústico
Cloruro de cesio (DNA plasmídico)	• Excelente método para obtención de DNA plasmídico • Alta pureza de los ácidos nucleicos • Requiere muy pocas manipulaciones, lo que elimina el riesgo de contaminaciones con RNasas	• Laborioso y prolongado • BrEt es cancerígeno • Requiere eliminación de CsCl • Indispensable el uso de material especializado
Cromatografía por exclusión de tamaño (DNA o RNA)	• Tiempos de separación cortos y bien definidos • Alta sensibilidad • Reproducible	• La recuperación del ácido nucleico purificado es ineficiente (pérdida de muestra)
Salting-out (DNA)	• Reactivos inocuos • Material económico	• Requiere una cantidad grande de muestra para obtener cantidades adecuadas de DNA
Chelex (DNA)	• Previene la degradación del DNA por sus agentes quelantes • No hay pérdidas considerables de DNA	• Se obtiene ssDNA, el cual no puede usarse para RFLPs

lo suficientemente agresivo como para lograr la fragmentación del tejido y la ruptura de la membrana celular, pero sin dañar el ácido nucleico. La disgregación del tejido y su homogeneización se llevan a cabo en un *buffer* de lisis, que contiene sales, un detergente y proteinasa K, que libera el DNA de las histonas con las que se encuentra empaquetado y proteoliza proteínas celulares. La incubación con la enzima se realiza por 2 h a 65 °C. La homogeneización se lleva a cabo con un homogeneizador *manual* para evitar la ruptura mecánica de la molécula; para el RNA se emplea un homogeneizador eléctrico que gira entre 200 y 1 000 rpm. En el caso de células con pared celular, como las células vegetales, se prefiere el empleo de sonicadores, los cuales, mediante ondas sonoras, rompen la pared celular y la membrana celular y nuclear, para liberar los ácidos nucleicos de interés. Cuando la extracción se lleva a cabo a partir de células de sangre periférica, se recomienda el empleo de tubos con anticoagulante. El más recomendable es el ácido etilendiaminotetraacético (EDTA, 0.1 M al 0.02% V/V), ya que la heparina interfiere con las enzimas que se emplearán en los pasos subsiguientes como las polimerasas o las enzimas de restricción. También es necesario retirar los eritrocitos, ya que por su alto contenido de hemoglobina y carencia de núcleo *contaminan* la muestra. La lisis de eritrocitos suele realizarse por adición de una solución hipotónica a base de cloruro de amonio. Los procedimientos comunes de lisis celular y su fundamento se incluyen en el cuadro 12-3.

La inactivación de nucleasas intracelulares previene la digestión enzimática de los ácidos nucleicos, lo que permite lograr la obtención de fragmentos relativamente largos de DNA y RNA. La lisis celular y la inactivación de las nucleasas intracelulares en general se llevan a cabo en el mismo paso, ya que la solución de lisis está compuesta por sales caotrópicas, como el EDTA, que secuestra cationes divalentes y, por lo tanto, inactiva las DNasas.

Extracción de proteínas y lípidos con solventes orgánicos

Al concluir la lisis celular y la inactivación de nucleasas se retiran los restos celulares, proceso conocido como purificación. Los métodos de purificación de ácidos nucleicos combinan estrategias tan diversas como la extracción/precipitación, la cromatografía, la centrifugación, la electroforesis y la separación por afinidad. Para la extracción por la técnica del fenol-cloroformo se utiliza una solución que tiene una relación 25:24:1 v/v de fenol:cloroformo:alcohol isoamílico; por lo general, se añade hidroxiquinolina al 0.1%, que funciona como antioxidante del fenol, además de ser un inhibidor parcial de RNasas, quelante débil de iones metálicos y ayuda en la identificación de la fase orgánica por el color amarillo que le confiere. El alcohol isoamílico se emplea para reducir la espuma que puede generarse al agitar, desnaturaliza las proteínas (entre ellas las nucleasas) y mantiene la separación de la fase orgánica

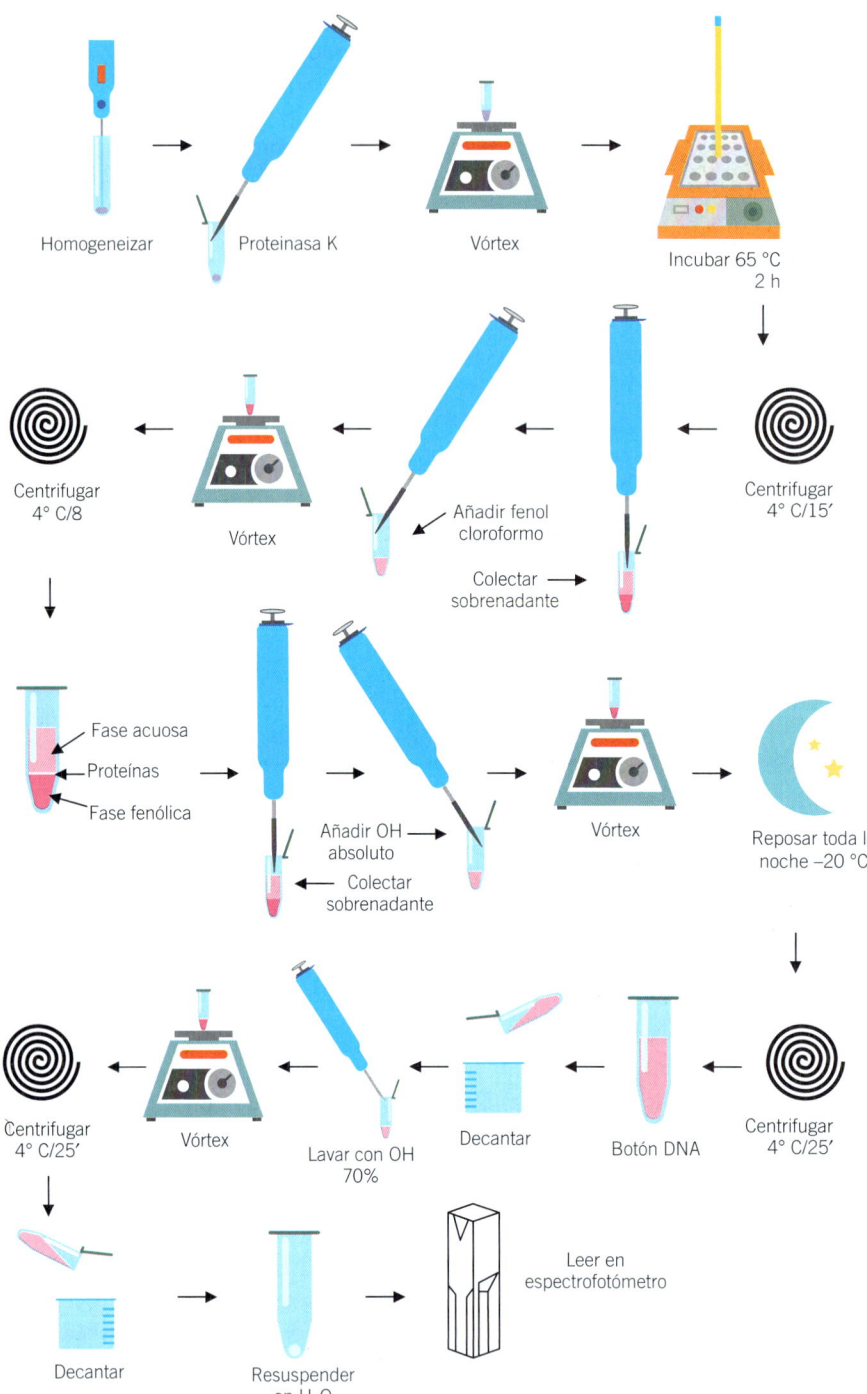

Figura 12-1. Extracción de DNA por la técnica fenol-cloroformo. Esta técnica es ampliamente usada por ser económica y sencilla, lo que permite el aislamiento de DNA de buena calidad para su uso en diversas técnicas moleculares. Es importante considerar que el procedimiento se debe realizar en frío (4 °C) después de la digestión enzimática. Una vez extraído, se almacena a temperatura de –80 °C para su preservación adecuada por varios años.

y acuosa tras la centrifugación de la muestra. La eliminación de las proteínas y componentes no hidrosolubles del homogeneizado celular se efectúa con la formación de dos fases con propiedades de solubilidad particulares: *a*) una *fase orgánica* (fenólica) en la parte inferior del tubo de precipitado que contiene lípidos, proteínas y *debris* celulares, y *b*) una *fase acuosa* en la parte superior (menos densa), que contiene los ácidos nucleicos y otras pequeñas moléculas hidrosolubles. En la interfase se ubican la mayor parte de las proteínas debido a su contenido en amino-

CUADRO 12-3. Procedimientos de lisis celular. La finalidad de la lisis celular es romper las membranas para liberar los ácidos nucleicos para su solubilización en solventes adecuados. En el caso de células con pared celular (ciertas bacterias y células vegetales), se requieren métodos más agresivos que destruyan también la pared celular.

Técnica/ejemplo	Mecanismo	Fuente
Homogeneización Procedimientos mecánicos suaves/mortero	• Utiliza la fuerza física para romper las membranas	• Tejido animal y vegetal • Cultivo celular • Biopsias
Sonicación/aplicación de ondas ultrasónicas	• Ruptura de las membranas por ultrasonido	• Bacterias • Cultivo celular
Detergentes/SDS	• Solubiliza las membranas celular y nuclear. El SDS también participa en la desnaturalización de nucleadas y la disociación de complejos nucleoproteicos	• Bacterias
Soluciones/soluciones hipotónicas	• Producen un ambiente hipotónico, lo cual rompe la membrana celular	• Bacterias • Tejido animal y vegetal • Cultivo celular • Biopsias
Disrupción enzimática/lisozimas	• Debilita la pared celular al romper los enlaces que hay entre las moléculas del ácido N-acetilmurámico y la N-acetil glucosamina	• Bacterias

ácidos hidrofóbicos e hidrofílicos, como se aprecia en la figura 12-2.

El DNA es poco soluble en fenol, por lo que previamente suele estabilizarse con una solución amortiguadora de Tris que lo mantiene en un pH de 8 a 8.5, lo que hace que el DNA permanezca en la fase acuosa. La modificación del pH de 8.5 a 5.2 en esta solución puede favorecer la extracción de RNA frente a la de DNA.

Precipitación de DNA

El DNA disuelto en la solución acuosa se precipita con alcohol absoluto (isopropanol o etílico) añadido, ya que los ácidos nucleicos son insolubles en soluciones alcohólicas. Cuando se emplea etanol (EtOH), la cantidad que se requiere para la precipitación es dos veces el volumen de la fase acuosa, mientras que con isopropanol (IprOH) se demanda solamente 0.7 veces el volumen de fase acuosa. Por otro lado, al emplear IprOH puede acelerarse el proceso, con un tiempo de incubación menor y la precipitación puede realizarse a temperatura ambiente. Sin embargo, se ha indicado una mayor dificultad para disolver ácidos nucleicos precipitados con IprOH que con EtOH.

Para facilitar la precipitación también suelen añadirse cationes monovalentes (K^+, Na^+, NH_4^+) a la solución de ácidos nucleicos cargados negativamente, con el fin de generar sales insolubles en alcohol de fácil precipitación. Si la cantidad del ácido nucleico en la muestra es baja, es posible incrementar sus agregados utilizando algún compuesto inerte que se asocie a los ácidos nucleicos y aumente su precipitación, sin interferir en futuras reacciones, como por ejemplo el glucógeno, que por su gran tamaño molecular forma una *red* que arrastra al ácido nucleico y facilita su precipitación. La precipitación se favorece al incubar a bajas temperaturas (−20 °C); una centrifugación posterior permite la obtención de una pastilla o botón del ácido nucleico en el fondo del tubo, al decantar el alcohol.

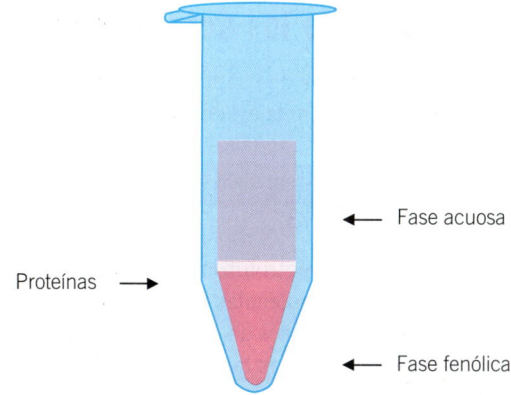

Figura 12-2. Fases en la purificación de ácidos nucleicos. En la extracción de ácidos nucleicos que involucra solventes orgánicos, una vez que estos últimos son añadidos se forman dos fases: la fase fenólica, ubicada en la parte inferior de tubo, la cual contiene proteínas y lípidos. A su vez, la fase superior es la acuosa, donde se ubica el DNA o RNA, según sea el caso. En la interfase entre ambas se localiza un acúmulo sólido de proteínas. La separación de la fase acuosa sin tocar la fase fenólica o la capa de proteínas es un paso crítico en el proceso de extracción del ácido nucleico que determina la pureza con que se aísla, y por lo tanto es determinante del índice 260/280 que se obtenga.

Lavado del DNA

El botón de DNA obtenido en la precipitación se lava con etanol al 70% por, al menos, dos ocasiones. El contenido de alcohol de esta solución (70%) mantiene al DNA precipitado; el H_2O (30%) permite la disolución de las sales presentes. Después de los lavados se seca el botón, lo que permite la evaporación del alcohol (espontánea o acelerada en un desecador).

Disolución del DNA y adición de RNasa

Inmediatamente después de la evaporación del alcohol, el botón de DNA se disuelve en soluciones que aseguren su preservación, como agua estéril y libre de DNasas, o bien soluciones amortiguadoras, como el *buffer* Tris-EDTA (TE). La cantidad de solución para disolver el DNA debe ser mínima para mantener una concentración adecuada del ácido nucleico que permita su empleo en técnicas posteriores, pero suficiente para lograr una disolución total del DNA. Éste se disuelve por pipeteo constante del botón hasta lograr una solución homogénea. Los estudios indican que la disolución del DNA en *buffer* TE preserva por mayor tiempo y en mejores condiciones que cuando se disuelve en agua estéril. Para eliminar el RNA *contaminante* proveniente de la extracción, la solución de DNA se incuba por una hora a 37 °C con RNasas; de esta manera, se evita que el RNA interfiera en la cuantificación y en posteriores técnicas.

Cuantificación de los ácidos nucleicos

Existen diversos métodos de cuantificación de ácidos nucleicos; los más usados son la espectrofotometría y la fluorometría.

Espectrofotometría

El fundamento de la espectrofotometría es que cualquier solución que contenga moléculas suspendidas permite el paso de un haz de luz a través de ella en proporción inversa a la cantidad de moléculas que contiene. Los nucleótidos de DNA y RNA presentan la absorción máxima a una longitud de onda de 260 nm (UV, luz ultravioleta); por lo tanto, los espectrofotómetros son los aparatos más utilizados para determinar la concentración de ácidos nucleicos en solución. En la celda del espectrofotómetro un haz de luz atraviesa la solución de ácidos nucleicos y cuando ha pasado por la muestra, un fotodetector mide la intensidad de luz absorbida. Mientras más luz absorba la muestra (absorbancia) mayor será la concentración de ácidos nucleicos. En la figura 12-3 se esquematiza el fundamento de la medición de concentración de moléculas en un espectrofotómetro.

La densidad óptica (OD) es la unidad de absorbancia y tiene valores particulares para cada molécula específica en una determinada longitud de onda por unidad de distancia. En el caso de los ácidos nucleicos, una OD de 1 a 260 nm equivale a 50 µg/ml de dsDNA, 37 µg/ml de ssDNA, 40 µg/ml de RNA o 33 µg/ml de oligonucleótidos. Según estos valores, se estableció la siguiente fórmula para el cálculo de la concentración de los ácidos nucleicos:

$$\mu g/\mu l \text{ de NA} = \text{OD a 260 nm} \times \text{dilución} \times \text{constante}/1\,000$$

En el que:

OD a 260 nm: absorbancia del ácido nucleico a 260 nm de longitud de onda.

Dilución: como se requieren volúmenes relativamente grandes de solución para cubrir la capacidad de las celdas de los espectrofotómetros, suelen tratarse diluciones 1:100 a 1:1 000 del *stock* de DNA, en una solución en fosfato de sodio dibásico, 1.5 µm a pH 5.2 (Na_2HPO_4), que permite leer los nucleótidos sin interferencia. Algunos equipos permiten la lectura directa del ácido nucleico, como un espectrofotómetro NanoDrop™, usando volúmenes micrométricos (1 a 2 µm), en las que la muestra no se diluye sino que se aplica directamente en el aparato.

Constante: proveniente del valor teórico de OD para cada ácido nucleico: *a*) 50 para el dsDNA; *b*) 40 para RNA; *c*) 33 para oligonucleótidos, y *d*) 37 para ssDNA.

Valoración de la pureza del ácido nucleico extraído

A pesar de que la técnica de extracción de ácidos nucleicos esté bien realizada, es prácticamente imposible eliminar la totalidad de las proteínas celulares que acompañan al DNA, así como solventes u otros componentes orgánicos empleados en la extracción, los cuales se presentan como contaminantes de la solución de ácido nucleico, lo que puede repercutir en las técnicas en que se pretenda emplear el ácido nucleico. Debido a que el espectro de absorción de luz de estas moléculas es característico, la absorción en otras longitudes de onda de la muestra de ácidos nucleicos se compara con la absorción a 260 nm, con el fin de valorar la pureza del ácido nucleico extraído. Así, para el cálculo de estos índices, se procede a dividir la OD obtenida para la muestra de ácidos nucleicos a 260 nm entre la OD de interés.

Contaminación con proteínas: índice 260/280

Dado que las proteínas (en particular los aminoácidos aromáticos) absorben luz a una longitud de onda de 280 nm, por lo común el índice de absorción 260/280 nm se utiliza para valorar la pureza de los ácidos nucleicos res-

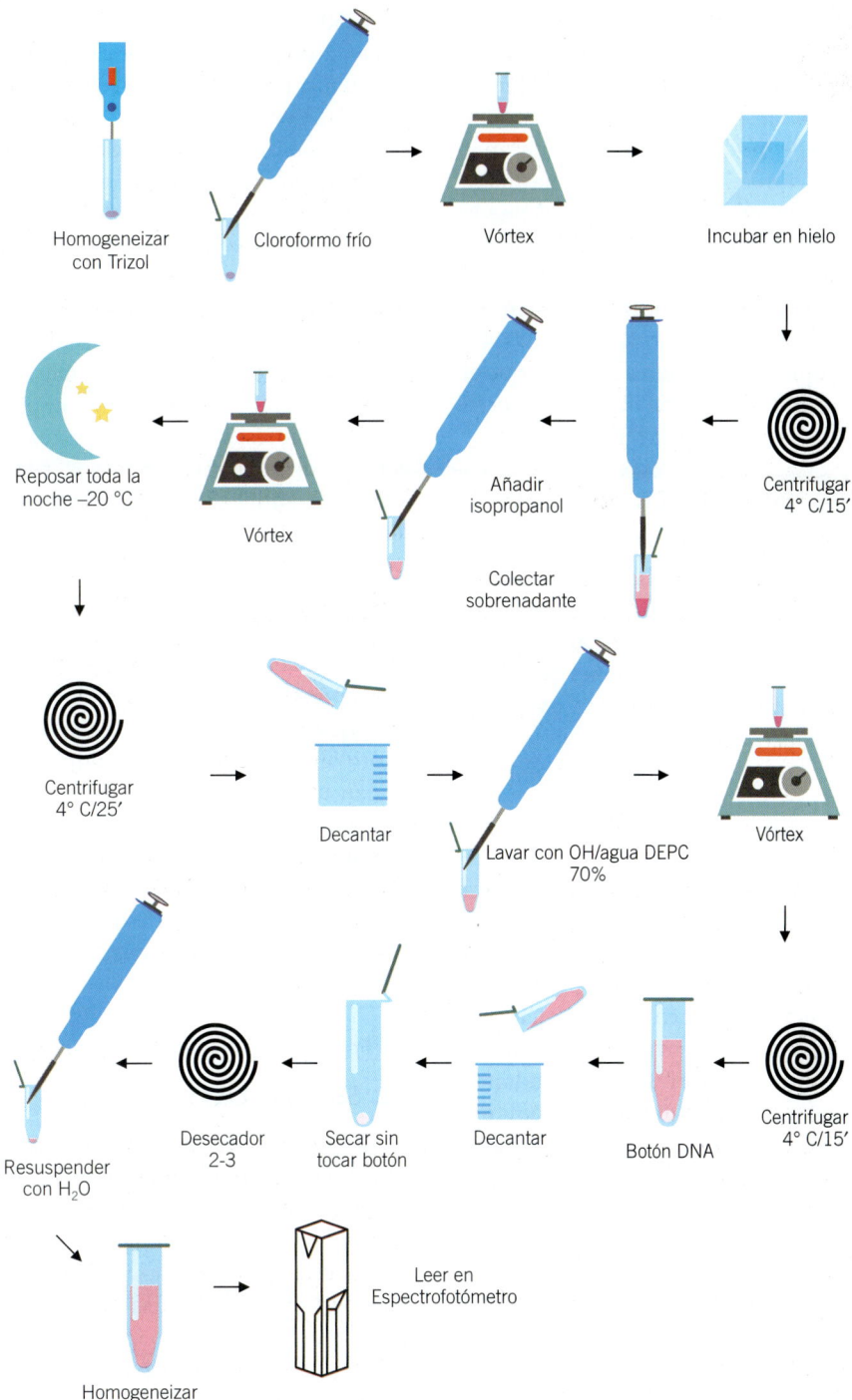

Figura 12-3. Extracción de RNA con fenol-cloroformo. La extracción de RNA es una modificación de la extracción de DNA por fenolcloroformo. La principal diferencia es el empleo de inhibidores de RNasas con la idea de impedir la degradación del RNA por las endonucleasas intracelulares de la muestra o presentes en el material. Es importante mencionar que la extracción de RNA debe realizarse en todo momento en frío (4 °C) para inhibir la acción de las RNasas, cuidando que los reactivos estén en refrigeración antes y durante su empleo.

pecto a la contaminación con proteínas. Cuando éste se encuentra entre 1.8 y 2, se considera óptimo, ya que valores cercanos a 1.8 indican que la muestra contiene casi exclusivamente DNA; para el RNA el índice óptimo es de 2. La presencia de proteínas hará disminuir este cociente, por lo que si la relación 260/280 es menor que 1.8, la cantidad de proteína en la muestra es alta y es conveniente realizar un nuevo proceso de extracción. Un índice mayor que valores de 2 indica una ruptura de las cadenas de los ácidos nucleicos, y se considera que es un ácido nucleico de calidad insuficiente, por lo que en este caso también se recomienda una nueva extracción. Sin embargo, este índice no es infalible y puede modificarse si el pH del medio se modifica; la acidez puede hacer disminuir hasta 0.2 a 0.3 unidades el índice, mientras que la basicidad puede aumentarlo. Por otro lado, la composición de nucleótidos libres afecta también esta relación, ya que si se calculase el índice 260/280 para cada nucleótido se obtendría: guanina: 1.15, adenina: 4.50, citosina: 1.51, uracilo: 4 y timina: 1.47; por ello, el RNA tendrá típicamente valores mayores que el índice 260/280, por su contenido de uracilos, que difieren notablemente del índice que producen las timinas.

Contaminación con fenol: índice 260/270

El fenol tiene un pico de absorbancia de 270 nm, por lo que a 260 nm todavía absorbe gran cantidad de luz. Debido a este efecto solapante, la contaminación con fenol (utilizado en la extracción) sobrestima de forma significativa la concentración del ácido nucleico. Las preparaciones de ácidos nucleicos sin contaminación fenólica presentan un índice 260/270 de alrededor de 1.2.

Contaminación con fenol y sales: índice 260/230

La absorción de luz UV a una longitud de onda de 230 nm significa que la muestra está contaminada con iones fenolatos o tiocianatos, péptidos, compuestos aromáticos u otras sustancias. Para muestras puras de ácidos nucleicos, el índice 260/230 se espera en el rango 2 a 2.2; muestras con un índice menor indican la presencia de contaminantes que absorben a 230 nm, como EDTA, carbohidratos y fenol. La solución fenólica con tiocionato de guanidina empleada para la extracción de RNA absorbe luz UV tanto a 230 nm como a 270 nm.

Fluorometría

La cuantificación de DNA o RNA por fluorometría es 1 000 veces más sensible que la espectrofotométrica, y menos susceptible a las interferencias por proteínas y contaminantes presentes en la solución. Esta metodología se basa en la unión específica de colorantes fluorescentes al ácido nucleico, que absorbe luz de una determinada longitud de onda y emite luz de una longitud de onda superior (de menor energía). La relación entre la concentración del ácido nucleico y la intensidad de emisión fluorescente es directamente proporcional. Esta técnica requiere de estándares de concentración conocida, contra el cual interpolar los valores de la muestra.

Los colorantes más empleados son el Hoechst 33258, una bis-benzimida que se intercala en la doble cadena de DNA en regiones ricas en AT, que se excita en el espectro UV (350 nm) y emite en el visible a 450 nm. Su sensibilidad es cercana a 10 ng/ml. Para la cuantificación de RNA se realiza un pretratamiento con DNasas, y suele emplearse RiboGreen, un colorante que absorbe a ~500 nm y emite a ~525 nm. Su sensibilidad es de 1 pg/µl. La desventaja principal de esta técnica es que no proporciona información de la pureza (como el índice A260:A280), ni de la posible degradación del RNA o DNA, por lo que se requiere realizar una electroforesis para comprobar la integridad del ácido nucleico. En los fluorómetros, la señal electrónica para la misma concentración de una sustancia varía de un instrumento a otro, por lo que mediciones hechas en equipos diferentes no pueden compararse. Se recomienda medir la fluorescencia en soluciones diluidas, pues se corre el riesgo de no iluminar por igual todas las partes de la solución y cuantificar de forma inadecuada las distintas capas de la solución.

Preservación del DNA

El ácido nucleico se mantiene en congelación (−80 °C es la temperatura recomendada) hasta su empleo. Es bien sabido que entre menor sea la temperatura la preservación se prolonga, así como que múltiples descongelaciones ocasionan una degradación progresiva en los ácidos nucleicos, por lo que se recomienda hacer alícuotas. También se dispone de métodos comerciales para la preservación del DNA, como son los tubos GenTegra™ DNA, que contienen una matriz química inerte que permite el almacenamiento del DNA seco y a temperatura ambiente por días o meses sin hidrólisis u oxidación.

Extracción de DNA por la técnica de salting OUT

Si bien muchos pasos y soluciones son comunes al método de extracción por fenol-cloroformo, la principal diferencia en esta metodología radica en el empleo de una solución concentrada de sales en lugar de solventes orgánicos para la lisis celular y la extracción de proteínas. La adición de una solución saturada de sales provoca la agregación de proteínas y *debris* celular, lo que permite su separación de los ácidos nucleicos. Por lo general, estas soluciones se preparan a saturación con NaCl. Una centrifugación posterior a la adición de la solución concentrada de sales precipita el *debris* y las proteínas y deja libre el DNA en el líquido del sobrenadante que se transfiere a un nuevo tubo para su lavado y precipitado.

Extracción de RNA

La extracción de RNA de células eucariotas se lleva a cabo para desarrollar estudios de expresión génica (análisis de los niveles de mRNA), detección de miRNA, diagnóstico de enfermedades ocasionadas por virus de RNA o, en el caso de bacterias, para análisis de expresión de genes o validar la clonación del DNA complementario (cDNA) en un vector. Al realizar la extracción de RNA de células eucariotas existen dos posibilidades: extracción de RNA total (mRNA, rRNA, tRNA y RNA pequeños) y extracción exclusiva de mRNA o de sRNA pequeños como los miRNA. La extracción de RNA total es menos compleja y generalmente más económica, y a menos que el mRNA sea sumamente escaso o se requiera la separación específica de miRNA, se opta por esta opción.

Consideraciones especiales al trabajar con RNA

La molécula de RNA es sumamente lábil, por lo que la clave en la extracción es evitar su degradación por acción de ribonucleasas propias de la célula. Los protocolos existentes se basan en la rápida inactivación de RNasas endógenas, que no requieren de cofactores para funcionar. Es muy importante tomar precauciones para evitar la contaminación con RNasas exógenas, por ejemplo, tratar el agua y soluciones salinas con inhibidores de RNasas como el dietil pirocarbonato (DEPC) al 0.1%, que inactiva las ribonucleasas por modificaciones covalentes. Si es posible, se recomienda el empleo de pipetas, puntillas y soluciones exclusivas para trabajar con RNA. El material de vidrio debe esterilizarse por calor seco por 4 h a 150 °C, mientras que el material plástico debe ser nuevo y estéril, o bien debe enjuagarse con DEPC al 0.1%, ya que la esterilización por autoclave no inactiva por completo las RNasas.

Para la lisis celular suele optarse por la lisis mecánica o enzimática. La disrupción mecánica se emplea con más frecuencia para tejidos frescos o células, usando un homogeneizador mecánico. La disrupción de tejido congelado es más laboriosa y se recomienda el uso de un homogeneizador eléctrico. La homogeneización del tejido se realiza de forma habitual en solución fenólica con tiocianato de guanidina o su equivalente.

Por otro lado, la disrupción enzimática se utiliza con más frecuencia para lisis célular que contiene envoltura o cápsula, como bacterias y levaduras. La digestión con lisozima, zimoliasa o lisostafina suele seguirse de una sonicación, homogeneización o vórtex vigoroso en un *buffer* de lisis que contiene hidrocloruro de guanidina. Los métodos enzimáticos también pueden emplearse para tejidos eucariotas ricos en colágena, con la finalidad de digerirla antes de la lisis celular.

En el mercado se encuentran disponibles soluciones comerciales estabilizadoras para el RNA, que permiten preservar la muestra sin congelarla. Estas soluciones mantienen el RNA estable en el tejido a 37 °C por un día, a 25 °C por una semana, a 4 °C por un mes y a temperaturas bajo cero por tiempo indefinido.

En general, el resto de los pasos de separación de lípidos y proteínas celulares, lavado y precipitación del RNA son similares a los que se realizan para el DNA; las principales diferencias entre la extracción de DNA y de RNA se resumen en el cuadro 12-4.

Técnica de isotiocianato de guanidina/fenol-cloroformo para extracción de RNA total

El isotiocianato de guanidina y el fenol se utilizan como componentes de la solución de lisis. El isotiocianato de guanidina es un potente desnaturalizante de proteínas con capacidad de inhibir RNasas, por lo que es ampliamente utilizado en la extracción de RNA. El fenol y el cloroformo se utilizan en la extracción del RNA con los mismos fines que en la extracción del DNA (formar las fases orgánica y acuosa, desnaturalizar proteínas e inactivar nucleasas). La solución fenólica empleada en la extracción del RNA es ácida (pH 5 a 6), para favorecer la extracción del RNA sobre la del DNA, ya que a pH ácido, el DNA es retenido en la fase orgánica y en la interfase, dejando el RNA en la fase acuosa. De manera posterior, el RNA se purifica a partir de la fase acuosa mediante precipitación a baja temperatura con isopropanol y con ayuda de una centrifugación de manera similar a como se hace con DNA. Los pasos siguientes de

CUADRO 12-4. Diferencias entre extracción de DNA y RNA. El uso de inhibidores RNasas y el pH es crítico para favorecer la extracción de RNA, especialmente en la técnica fenol-cloroformo.

Diferencias entre métodos	RNA	DNA
Temperatura	Estrictamente a 4 °C	Preferentemente 4 °C
pH de solución fenol-cloroformo	5 a 6	8.2
Uso de inhibidores de RNasas	Tiocianato de guanidina	N/A
Agua libre de RNasas para las soluciones de trabajo	DEPC 0.1%	N/A
Proteinasa K	N/A	10 µg/ml
Homogeneizador	Eléctrico	Manual

lavado, disolución y cuantificación son similares a los realizados con el DNA. Para la disolución se prefiere disolver el RNA en agua con dietil pirocarbonato (DEPC) al 0.1%, lo que evita cualquier interferencia de las sales de las soluciones amortiguadoras y lo preserva de las RNasas. Este proceso se esquematiza en la figura 12-4.

Extracción de RNA por columnas

También se dispone de estuches comerciales basados en cromatografía de intercambio iónico en fase sólida, que permiten purificar RNA total o miRNA. Las células o tejidos se disgregan en una solución de tiocianato de guanidina para lisar las células e inactivar las ribonucleasas endógenas. El lisado celular se diluye con una solución alcohólica y se coloca en una columna de resinas de intercambio iónico. La resina consiste en cuentas de sílice con superficie hidrofílica con tamaño de partícula reducido, hechas con cantidades elevadas de grupos dietil-amino-etil (DEAE). La purificación se basa en la interacción de estos grupos DEAE cargados positivamente con los grupos fosfatos (cargados negativamente) del RNA. Las proteínas y otros contaminantes se retiran con lavados. El pH y la concentración de sales de las soluciones amortiguadoras usadas en cada paso controlan la unión del RNA a la columna, la astringencia del lavado y la elución del ácido nucleico. El RNA unido a la columna se eluye con soluciones iónicas acuosas. El proceso es rápido, aunque la cantidad de RNA suele ser limitada; sin embargo, la calidad del RNA obtenido, de la cual se dice es la equivalente a dos rondas de purificación con gradientes de CsCl, es mayor, ya que no hay arrastre de fenol. Esto hace que la purificación por columna sea ideal para el RNA empleado en aplicaciones como la transfección, la microinyección, la clonación y la secuenciación.

Otros métodos de extracción de ácidos nucleicos

Los métodos comerciales para la extracción de ácidos nucleicos suelen basarse en cromatografía de intercambio iónico y emplean algún tipo de columna. Los estuches son rápidos y proporcionan una buena calidad del ácido nucleico; sin embargo, son costosos respecto a los métodos convencionales de extracción. En esta sección se describen los fundamentos de algunos métodos alternativos de extracción empleados, entre los que se encuentran los métodos comerciales.

Gradiente con cloruro de cesio

La centrifugación en gradientes de CsCl sirve para la purificación de ambos ácidos nucleicos, aunque su uso principal es el aislamiento del DNA genómico y plasmídico. Es una técnica laboriosa, prolongada y que requiere de un equipo especializado, como una ultracentrífuga. Este método es el preferido para la elaboración de genotecas de cDNA, en las que se requiere RNA de alta pureza e integridad o para aislar RNA de tejidos con altos niveles de RNasa endógena, como el páncreas.

Cromatografía por exclusión de tamaño

Esta técnica se fundamenta en la separación de ácidos nucleicos de acuerdo con su peso molecular, empleando una columna empaquetada con una matriz de gel conformada por partículas poliméricas orgánicas o de sílice; ambos materiales, mecánica y químicamente estables y con un contenido bajo en grupos iónicos, originan una red de poros hidrofílicos uniformes. Las moléculas de gran tamaño no penetrarán en los poros del polímero, por lo que migran más rápidamente que las de menor tamaño, que sí son ca-

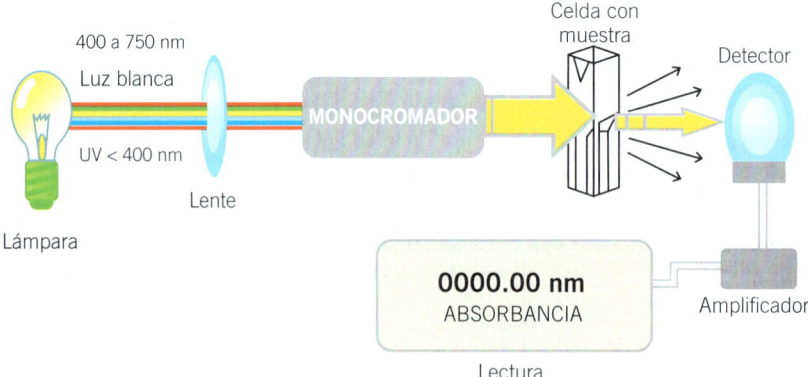

Figura 12-4. Fundamento del funcionamiento del espectrofotómetro. La luz UV o visible es emitida por una lámpara que a través de un condensador dirige los rayos hacia la muestra, ubicada dentro de una celda de cuarzo (material que no interfiere con la absorción de la muestra). La luz será absorbida de manera proporcional de acuerdo a la concentración de la muestra. La luz que no es absorbida por la muestra se mide por el detector, restándola a la luz inicial emitida y generando así una lectura en unidades de absorbancia que oscila entre 0.001 a 1.000.

paces de penetrar por los poros de la matriz. Esta técnica es el fundamento de la purificación en gel de agarosa de un ácido nucleico de determinado tamaño, usado sobre todo en la clonación de vectores. Es una metodología rápida y reproducible.

Cromatografía de intercambio iónico

Empleada por lo común para separar proteínas, se ha convertido en un método alternativo que permite la concentración y la purificación de DNA de calidad, de manera rápida y con la misma eficacia que la extracción por gradientes de CsCl. Los ácidos nucleicos interactúan con las resinas de carga positiva de las columnas de intercambio iónico, por lo que el ácido nucleico cargado negativamente se retiene y permite que otras moléculas, como proteínas o lípidos, se eluyan primero, dejando los ácidos nucleicos retenidos en la columna, los cuales se eluirán empleando condiciones que rompan su enlace con los compuestos iónicos de la resina purificados.

Cromatografía de absorción

Los ácidos nucleicos en solución se fijan de forma selectiva en sílice o vidrio, en presencia de sales caotrópicas, mientras que proteínas, metabolitos y otros contaminantes se eliminan mediante lavados. Posteriormente, los ácidos nucleicos se recuperan con una solución hiposalina.

Debido a que la importancia de la calidad del ácido nucleico extraído es crucial para su uso posterior en técnicas moleculares, por lo que el personal que realice estos procedimientos debe estar capacitado para observar las buenas prácticas de laboratorio, condición indispensable para obtener una cantidad y una calidad adecuadas de RNA o DNA.

Ejercicios de integración

1. Calcule la concentración de RNA en µg/µl obtenida de una muestra diluida 1:25 que arrojó una absorbancia de 0.185 leída a 260 nm.

2. Valore la pureza de la preparación de ácidos nucleicos obtenida de una muestra cuya absorbancia a 260 nm fue de 0.57; mientras que a 280 nm fue de 0.31. Según el índice 260/280, ¿qué pureza tiene la muestra? Explique la interpretación del resultado.

3. Calcule la cantidad de DNA por gramo de tejido si la concentración de DNA fue de 350 ng/µl, partiendo de 100 mg de muestra.

4. Dibuje el espectro de luz infrarrojo, visible y ultravioleta e indique en su esquema en qué longitud absorben los ácidos nucleicos y las proteínas; además, explique por qué estas moléculas, a esos nanómetros, presentan un máximo de absorción.

5. ¿Qué función tiene el detergente SDS frente a las membranas y las proteínas de la célula en la técnica de extracción de ácidos nucleicos?

6. Investigue y explique cuáles propiedades tiene el fenol que favorecen que los ácidos nucleicos se queden en la fase acuosa y no en la fenólica.

CAPÍTULO 13

Electroforesis

David Alejandro López de la Mora • Ana Soledad Sandoval Rodríguez

El contenido del capítulo 13 se encuentra en el Centro de Aprendizaje en Línea:

www.mhhe.com/med/salazar_bmfa2e

Enzimas de restricción

Adriana Salazar Montes • Jesús Fernando Guerrero Rodríguez

CAPÍTULO 14

Introducción

El descubrimiento, caracterización y aislamiento de los diferentes tipos de enzimas ha facilitado el estudio del genoma, así como de la regulación de su expresión y de la correlación que existe en el desarrollo de diversas patologías. Hoy en día es común la aplicación de técnicas de biología molecular en diversas disciplinas del área de ciencias de la salud que tienen gran impacto, especialmente en la investigación clínica. Entre las enzimas que modifican a los ácidos nucleicos se encuentran las nucleasas, enzimas capaces de cortar los enlaces fosfodiéster que unen a los nucleótidos en una cadena de ácidos nucleicos. Las nucleasas se denominan endonucleasas si cortan el enlace fosfodiéster en nucleótidos localizados dentro de la cadena del ácido nucleico; si cortan los enlaces de los nucleótidos que están en los extremos se llaman exonucleasas.

Origen de las enzimas

En la década de 1950 algunos investigadores observaron un fenómeno de restricción y modificación del ácido desoxirribonucleico (DNA, *deoxyribonucleic acid*) en ciertas cepas de bacterias que presentaban una replicación restringida de bacteriófagos (virus que infectan bacterias) al ser infectadas por éstos. Los fagos que lograban replicar su DNA en una cepa podían infectar con éxito otros cultivos de la misma cepa, pero no infectar otras cepas de la misma especie.

En 1960, Stewart Linny y Werner Arber obtuvieron evidencias de que la degradación y la metilación del DNA detectada en bacterias se debían a un fenómeno de defensa del hospedador en contra de los bacteriófagos. Descubrieron estas enzimas al estudiar cepas de *E. coli* y observar que ciertas enzimas metilaban al DNA en una secuencia específica y otras lo cortaban en la misma posición. Las enzimas con capacidad de corte se llaman enzimas de restricción y deben su nombre a que "restringen" la permanencia de un DNA "exógeno" (por lo general proveniente de los bacteriófagos) en la célula bacteriana que la expresa.

Las enzimas de restricción particularmente son endonucleasas que cortan los enlaces fosfodiéster del DNA en secuencias específicas denominadas secuencia DIANA. Esta secuencia tiene una longitud de 4-8 pares de bases presentes en el interior de una molécula de DNA; por lo común es palindrómica. Una secuencia palindrómica es aquella que se lee de la misma manera en un sentido y en el otro, por ejemplo: **5′AATTCGAATT3′ 3′TTAAGCTTAA5′**

Todas las especies de bacterias sintetizan uno o más tipos de enzimas de restricción; cada una reconoce una secuencia particular, lo que asegura su protección.

En la actualidad, se ha descrito la composición bioquímica y genética de más de 5 000 sistemas de restricción/metilación (R/M) en REBASE (http://rebase.neb.com), la base de datos más importante sobre enzimas de restricción. En ella se encuentra la información de las enzimas en relación a sus secuencias de reconocimiento, sitios de corte, organismos de los cuales se aislaron, secuenciación, estructura y casas comerciales en las que se encuentran disponibles.

Con el sistema R/M, el DNA bacteriano no se ve cortado por su propia enzima, ya que las bacterias metilan su DNA para diferenciarlo del DNA viral, lo que evita que se corte.

Las metilasas o metiltransferasas del sistema M/R reconocen la secuencia específica en el DNA de la bacteria y transfiere grupos metilo a partir de S-adenosil metionina (SAM), lo que crea los patrones de modificación que le confieren protección en contra de las enzimas de restricción. Por otro lado, los productos que controlan la función R de restricción reconocen la misma secuencia que las metilasas y cortan los enlaces fosfodiéster de la molécula del DNA invasor, ya que éste carece de los patrones de modificación dados por las metilasas. La transferencia del grupo metilo puede ocurrir en una adenina o en una citosina, con lo que se obtienen los productos N6-metiladenina, N4-metilcitosina o C5-metilcitosina. Las enzimas de restricción y metilasas de este sistema reconocen de manera específica la misma secuencia.

Por su mecanismo de acción, el sistema R/M se considera el sistema inmune procariótico, ya que neutraliza las moléculas de DNA invasor. Sin embargo, algunos bacteriófagos tienen sus propias estrategias para evadir la acción de restricción de las bacterias, como sintetizar sus propias metilasas para modificar el DNA propio o sintetizar proteínas antirrestricción que imitan a su DNA y evitan que las enzimas de restricción los reconozcan (figura 14-1).

Nomenclatura

Por acuerdo internacional, la nomenclatura de las enzimas de restricción o de los sistemas R/M se basa en lo propuesto por Hamilton Smith y Daniel Nathans en 1973, la cual

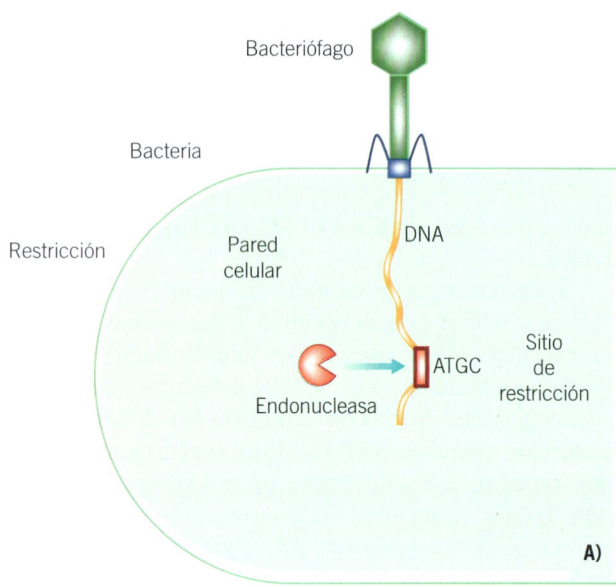

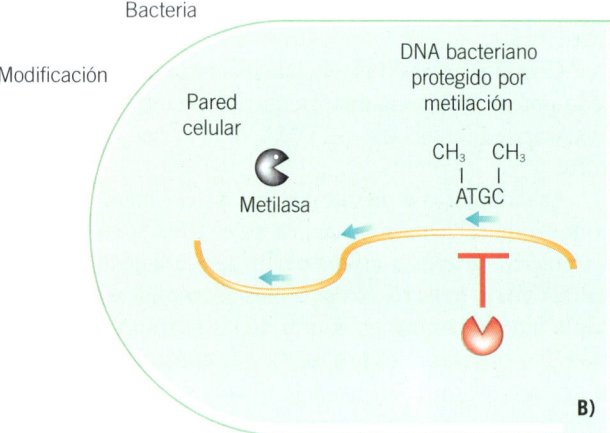

Figura 14-1. Sistema restricción-modificación. A) La acción de restricción consiste en un corte producido por la endonucleasa en las secuencias diana del DNA del bacteriófago. **B)** La acción de modificación consiste en la metilación (CH_3) del DNA de la bacteria en las secuencias diana por la metilasa, lo cual evita el corte producido por la endonucleasa.

es asignada según su origen bacteriano y se define con base en las siguientes reglas:

1. El nombre de la enzima debe empezar con un acrónimo de tres letras cursivas; la primera letra corresponde a la primera letra del género de la bacteria de la cual fue aislada la enzima; las siguientes dos corresponden al nombre de la especie. Por ejemplo: las enzimas aisladas de *Escherichia coli* comienzan con el acrónimo *Eco* y las enzimas aisladas de *Haemophilus influenzae* son *Hin*.
2. La segunda regla consiste en agregar letras extra o un número de acuerdo con la cepa o el serotipo al cual corresponda la bacteria de origen. Por ejemplo *Eco*R, aislada de la cepa "RY13" de *E. coli*.
3. Posteriormente, se añaden números romanos; éstos van en secuencia de acuerdo a la cronología en que se aislaron de la misma especie o cepa. Por ejemplo, *Eco*R I, *Eco*R V.
4. Por último, se agrega una "R" si la enzima tiene actividad de restricción o una "M" si la enzima tiene actividad de metilasa, aunque esta regla por lo general se omite.

Ejemplos del origen del nombre de las siguientes enzimas:

*Hin*d III:
Género: *Haemophilus* (*H*)
Especie: *influenzae:* (i*n*)
Cepa: *d*
Tercera enzima aislada de ese organismo: III

Eco RI:
Género: *Escherichia* (E)
Especie: *coli* (co)
Cepa: RY13
Primera endonucleasa aislada de esta cepa: I

Clasificación de las enzimas de restricción

Las enzimas de restricción se clasifican de acuerdo con su sistema R/M, el cual se basa en la composición de sus subunidades, el sitio de reconocimiento, requerimiento de cofactores y posición de escisión. De acuerdo con estas características, las enzimas se clasifican en tipo I, tipo II, tipo III y tipo IV. Las de tipo IV no se consideran propiamente dentro de los sistemas R/M debido a que reconocen y cortan sus secuencias específicas sólo cuando se encuentran metiladas.

Enzimas tipo I

Este tipo de enzimas fueron las primeras que se descubrieron y se aislaron de *E. coli*. Estas enzimas son capaces de utilizar ambas funciones del sistema R/M; por lo tanto, proveen a la bacteria de un sistema de protección eficaz en contra de DNA exógeno.

El sistema R/M tipo I está compuesto por diferentes subunidades que funcionan como un complejo. Por lo general, son dos subunidades R, dos M y una de especificidad a la secuencia reconocida (S). La función M y R se realiza por una sola enzima. Requieren del ATP, SAM y Mg^{2+} para poder realizar el corte del DNA. Este corte ocurre en posiciones variables lejos de la secuencia de reconocimiento y está determinado por el choque entre dos complejos enzimáticos durante la translocación al DNA. Cuando estas enzimas se encuentran con su secuencia de reconocimiento no metilada o hemimetilada (metilada sólo en una de las cadenas) el complejo activa la función M y generalmente el producto de metilación es N6-metiladenina. En la reacción de metilación se utiliza SAM para poder realizar la metilación de la adenina. La secuencia de reconocimiento es corta (6 a 7 pb) y está compuesta por dos regiones específicas separadas por un espacio de pb. La enzima se une a estas dos regiones, pero el corte del DNA se realiza a miles de pares de bases de distancia de estos sitios de unión; al parecer el sitio de corte está determinado de forma aleatoria. Por otro lado, la metilación ocurre en una adenina específica dentro del sitio de reconocimiento.

Enzimas tipo II

Las enzimas de tipo II son los "caballos de batalla" de la biología molecular, ya que se utilizan en muchas técnicas de laboratorio para el análisis del DNA y metodología de DNA recombinante. Sin estas enzimas, los avances en el área de biología molecular no serían los mismos. Estas enzimas pueden actuar como monómeros, dímeros e incluso tetrámeros; están compuestas por tres subunidades diferentes: M, R y S. Sin embargo, las funciones M y R en este sistema se encuentran en enzimas diferentes. Cortan y reconocen secuencias palindrómicas en el DNA con una longitud de 4 a 8 pb y requieren de Mg^{2+} o MN^{2+} para su actividad catalítica sin requerir ATP o GTP. El corte lo realizan dentro de la secuencia de reconocimiento. La reacción catalítica de este tipo de enzimas consta de seis procesos: 1) unión no especifica al DNA; 2) localización de la secuencia blanco; 3) reconocimiento y unión a esta secuencia; 4) acoplamiento y catálisis en la secuencia; 5) corte del DNA, y 6) liberación de las cadenas de DNA.

Las enzimas de tipo II tienen 12 subtipos basados en las diferentes formas de reconocimiento a su secuencia específica: A, B, C, D, E, F, G, H, M, P, S y T. En la actualidad, se conocen cerca de 4 000 enzimas de tipo II con más de 350 sitios específicos de reconocimiento; son las enzimas más estudiadas y utilizadas en el campo de la biología molecular aplicada tanto a la industria como a la medicina.

Debido a su mecanismo de acción, estas enzimas se han utilizado como herramienta biotecnológica para cortar largas cadenas de DNA genómico en fragmentos pequeños para facilitar su manipulación y análisis. El empleo de las enzimas de restricción junto con los plásmidos y otras enzimas como ligasas permitió desarrollar la metodología del DNA recombinante, una serie de técnicas y estrategias que en conjunto permiten la clonación de DNA de diferentes fuentes en una molécula recombinante producida con fines particulares.

Enzimas tipo III

Las enzimas de tipo III están compuestas por una subunidad R y una M. Al igual que las enzimas de tipo I, la función M y R se realiza por una sola enzima; ambas subunidades son requeridas para la función de restricción. Para que se pueda realizar el corte del DNA, la enzima debe interactuar con dos copias no palindrómicas de su secuencia de reconocimiento, la cual es asimétrica, de alrededor de 5 a 7 pb. El corte es dependiente de ATP y de la translocación, al igual que las enzimas de tipo I y se hace fuera de la secuencia de reconocimiento a una distancia aproximada de 25 a 27 pb corriente abajo.

En estas enzimas, la subunidad M funciona de manera independiente de su subunidad R. Al igual que las de tipo I, generalmente el producto de metilación es N6-metiladenina y la modificación completa es una hemimetilación, suficiente para proteger de la actividad R de este tipo de enzimas.

Las características generales de los tres tipos de enzimas se enlistan en el cuadro 14-1.

Tipos de cortes producidos por las enzimas de restricción

Los cortes que realizan las enzimas de restricción sobre la cadena de DNA pueden generar dos tipos de extremos: cohesivos y romos. Los extremos cohesivos, también llamados pegajosos, se generan porque la enzima corta en una cadena del DNA en una posición y en la otra en una posición diferente a una distancia aproximada de tres a cinco nucleótidos presentando un eje de simetría irregular. Los extremos generados son monocatenarios, lo que facilita su interacción con otro extremo monocatenario que sea complementario a su secuencia, lo que se logra al cortar dos DNA de diferente origen que contengan la misma secuencia diana con la misma enzima de restricción. Los extremos romos se generan cuando el corte de la enzima se produce de forma simétrica en ambas cadenas (figura 14-2).

CUADRO 14-1. Características de las enzimas de restricción tipo III.

Tipo de enzima	Gasto energético	Sitio de corte en el DNA	Actividad de metilasa
I	ATP	*Aleatorio*, fuera de la secuencia diana	Sí
II		Específico, en la secuencia diana	No
III	ATP	Aleatorio, 25 a 27 pares de bases corriente abajo de la secuencia diana	Sí

Extremos producidos por enzimas de restricción

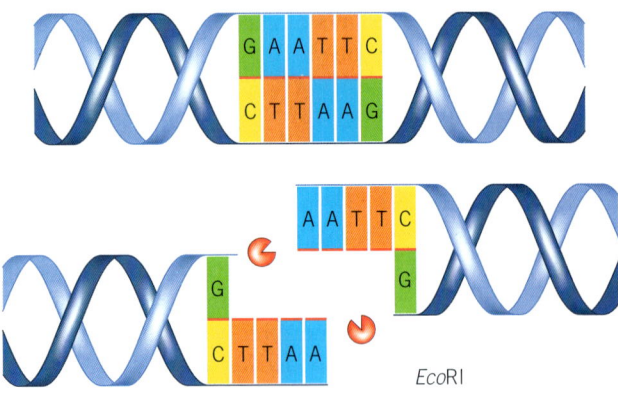

*Eco*RI
Extremos cohesivos

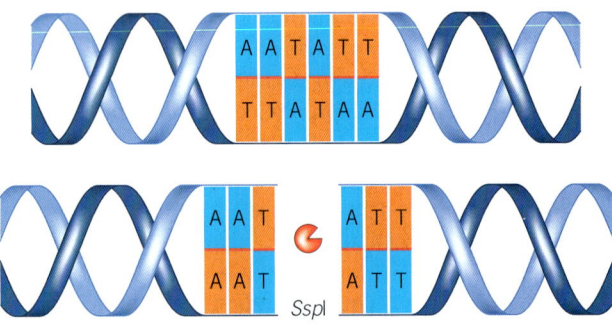

*Ssp*I
Extremos romos

Figura 14-2. Extremos producidos por enzimas de restricción. Los cortes producidos por las enzimas de restricción dejan dos tipos de extremos. Los extremos cohesivos o pegajosos se producen por cortes asimétricos en las dos cadenas de DNA. Los extremos romos se producen por cortes simétricos.

La unión de dos DNA de diferente origen cortados con la misma enzima de restricción produce una molécula híbrida de DNA llamada DNA recombinante (figura 14-3).

Isoesquizómeros

Se denominan isoesquizómeros a las enzimas de restricción obtenidas de diferente especie bacteriana pero que reconocen la misma secuencia diana de DNA y cortan entre diferentes nucleótidos de dicha secuencia, por ejemplo *Asp718I* y *Kpn I*; ambas reconocen la secuencia 5'GGTAC3' pero *ASp718I* corta el enlace entre GG mientras *KpnI* entre los nucleótidos AC (figura 14-4).

Una familia de enzimas de restricción está formada por aquellas enzimas que no necesariamente reconocen la misma secuencia diana pero producen extremos cohesivos similares, por ejemplo *Bam*HI y *Bgl*II, las cuales reconocen las secuencias diana 5'GGATCC3' y 5'AGATCT3', de manera respectiva, pero generan extremos cohesivos idénticos: 5'GATC3'.

*Bam*H I: 5'---G   GATCC---3'
           3'---CCTAG   G---5'

*Bgl*II: 5'---A   GATCT---3'
           3'---TCTAG   C---5'

Esta característica favorece que dos fragmentos cortados con estas enzimas puedan recombinarse de manera específica gracias a la complementariedad de sus bases en los extremos cohesivos generados (figura 14-5).

Factores que afectan la actividad de las enzimas de restricción

Existen ciertos factores importantes que permiten tener una alta eficiencia en la actividad de la enzima; si estos factores no se cubren, la actividad de la enzima disminuye. Entre esos factores se encuentran los siguientes:

1. Pureza biológica del DNA. El DNA debe estar libre de contaminantes como proteínas o productos fenólicos provenientes del proceso de extracción. Dicha pureza se puede verificar leyendo el DNA en un espectrofotómetro además de a 260 nm a las longitudes de 280 nm (contaminación con proteínas) y a 230 nm (contaminación con grupos fenólicos).
2. Contaminantes como detergentes y estabilizadores. Debe estar libre de SDS y EDTA provenientes del proceso de extracción. Durante este proceso es importante separar con mucho cuidado la fase acuosa y evitar contaminarla con la fase orgánica (que contiene SDS y fenol) al momento de su separación.
3. Ph y temperatura adecuados. Como para la mayoría de las enzimas, el pH y la temperarura son los factores más importantes para que éstas actúen con su máxima actividad, por lo que se debe cuidar que estos dos factores sean lo más exactos posible sin sufrir fluctuaciones durante el proceso de digestión.
4. Grado de metilación del DNA. La metilación en ambas cadenas o la hemimetilación (sólo en una) inhibe la acción de las enzimas de restricción, por lo que para obtener una alta eficiencia en la digestión es necesario asegurarse que el DNA esté libre de metilación.

Condiciones de almacenamiento y conservación de las enzimas de restricción

Las enzimas de restricción, al igual que muchas otras proteínas, pueden disminuir su vida media y por lo tanto su actividad, al conservarse y manejarse de forma inadecuada

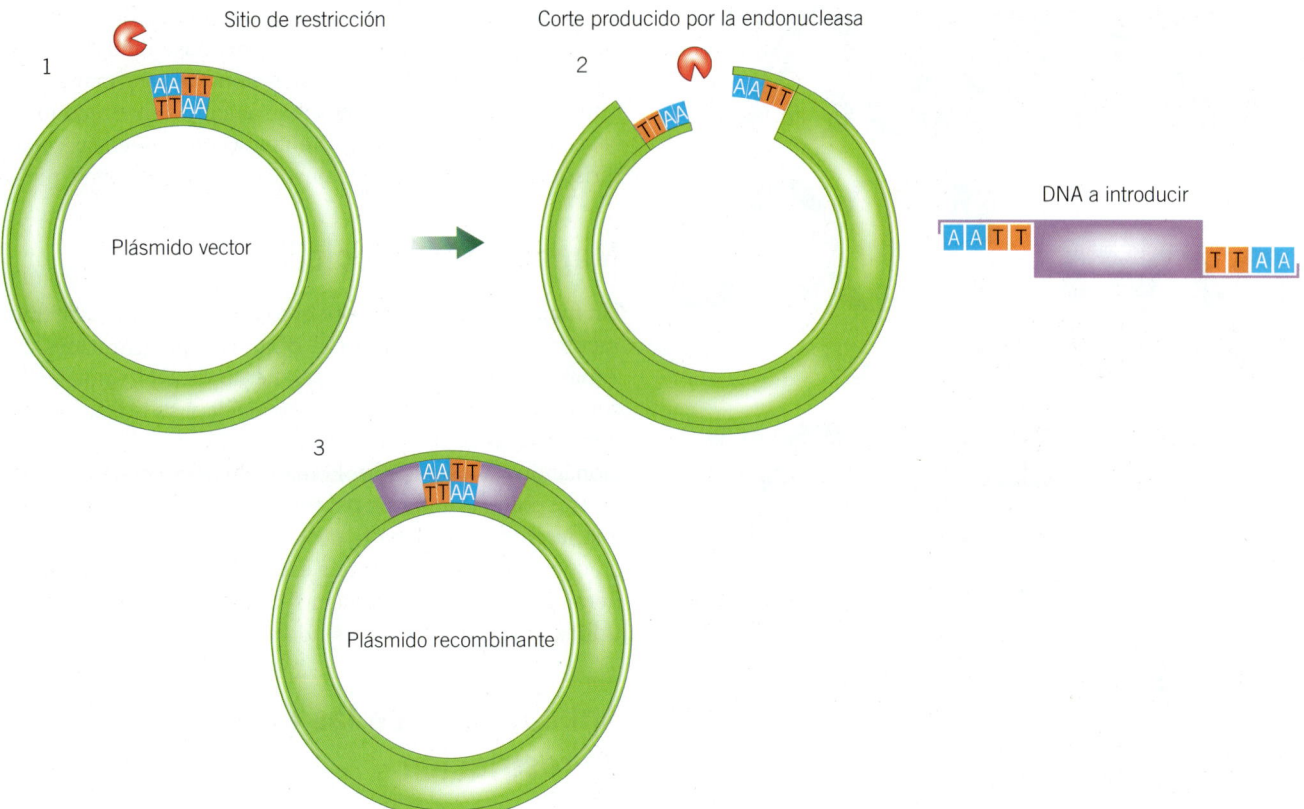

Figura 14-3. Producción de un DNA recombinante. 1) La endonucleasa reconoce la secuencia diana en el plásmido vector y en el inserto. 2) Se produce el corte en el plásmido y en el inserto, lo que causa extremos cohesivos complementarios entre sí. 3) El inserto se une al vector por complementariedad de bases, lo que genera un plásmido recombinante.

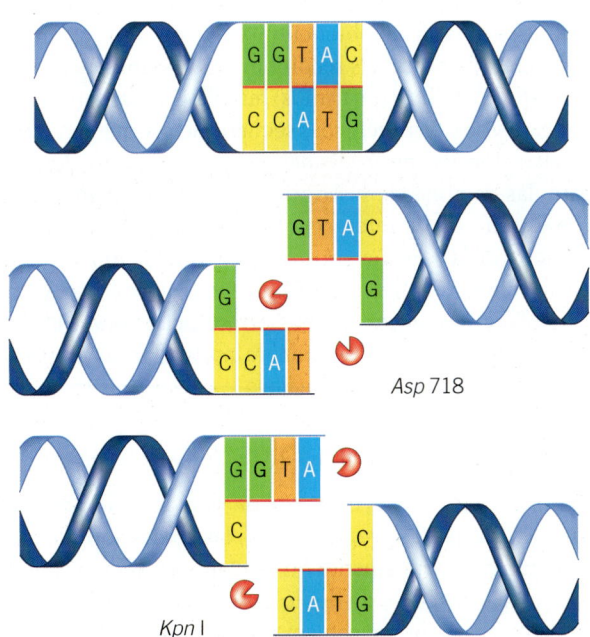

Figura 14-4. Isoesquizómeros. Las enzimas de diferente especie bacteriana reconocen la misma secuencia diana de DNA. ASp718 y KpnI reconocen la misma secuencia pero cortan en diferentes posiciones, lo cual resulta en extremos diferentes.

fuera de su rango ideal de temperatura; su almacenamiento debe ser a –20°C; se debe evitar en lo posible ciclos de congelamiento y descongelamiento. Usar un contenedor frío (4°C o –20°C) y almacenarse lo antes posible.

Eficiencia en el uso de las enzimas de restricción

Las hojas de instrucciones o insertos que facilita el proveedor en la adquisición de las enzimas incluyen la descripción, así como las condiciones óptimas de uso para la obtención de la mayor actividad de las enzimas. Dichas condiciones están ajustadas para el volumen de reacción utilizado, temperatura óptima de acción, tiempo de incubación, y también el requerimiento de aditivos, como albúmina, ATP, etcétera.

Cantidad de enzima adecuada para un ensayo

La cantidad de enzima utilizada en una reacción dependerá de la concentración de DNA en la muestra a digerir. Una unidad de enzima se define como la cantidad de enzima requerida para una digestión completa de un microgramo

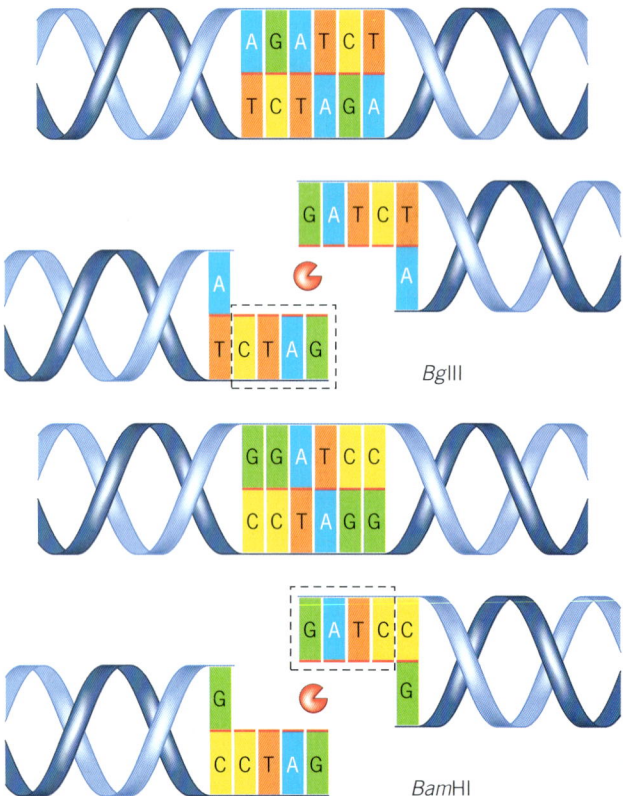

Figura 14-5. Familias de enzimas de restricción. Enzimas que producen extremos cohesivos similares tras el reconocimiento de diferentes secuencias, como BglII y BamHI.

de DNA en 60 min a la temperatura óptima de acción de la enzima. El tiempo de incubación de la reacción y las unidades de enzima requeridas puede incrementarse si la enzima utilizada está cerca de su fecha de caducidad y su actividad está mermando. Sin embargo, el tiempo no debe incrementarse demasiado, pues aunque el DNA es una molécula resistente, se puede degradar. La concentración de la enzima está descrita en la hoja de instrucciones del proveedor, como unidades por microlitro (u/µl).

Selección de la enzima de restricción adecuada

Todos los organismos cuentan con un mapa de restricción que indica la posición en que se encuentran los sitios de corte para muchas de las enzimas conocidas. Cuando se pretende realizar el corte en un plásmido conocido o comercial, por ejemplo, se revisa el mapa de restricción, el cual ofrece un listado en orden alfabético de las enzimas que dicho DNA es capaz de cortar, el sitio de corte, el tipo de corte, así como el número y tamaño de cada fragmento generado. En el caso del DNA genómico es necesario contar la secuencia completa con la que se va a trabajar para conocer los sitios de corte y predecir el número y tamaño de los fragmentos. Los sitios de corte generados se conocen al ingresar dicha secuencia a una base de datos especializada para estudios de restricción; de esta manera, se obtiene un listado de las posibles enzimas que reconocen la secuencia diana. Se elige la enzima con base en las características experimentales y ajustarse al objetivo perseguido.

Mapas de restricción

Un mapa de restricción se define como el conjunto de fragmentos que se genera por el corte con determinadas enzimas de restricción en un segmento de DNA, los cuales son específicos en tamaño y secuencia y se utilizan como herramienta en la producción de DNA recombinante y la clonación de los mismos. El mapa de restricción se esquematiza como la longitud del fragmento digerido, indicando a lo largo de la cadena la posición de corte por la enzima en cuestión. La clonación de estos fragmentos permite generar genotecas de organismos aislados, los cuales son de utilidad para posteriores estudios moleculares.

Aplicaciones de las enzimas de restricción

El descubrimiento de las enzimas de restricción ha revolucionado el campo de la biología molecular, ya que gracias a su descubrimiento hoy en día es posible realizar innumerables estrategias metodológicas muchas de las cuales se utilizan en el diagnóstico y tratamiento de enfermedades. Entre estas estrategias metodológicas se encuentran la clonación para la obtención de DNA recombinante, producción de proteínas recombinantes, mapas de restricción, estudio de polimorfismos, terapia génica, generación de organismos transgénicos, secuenciación del genoma y la realización del proyecto del genoma humano. Aunado a esto, las enzimas de restricción son un excelente modelo de estudio de las interacciones entre proteínas y ácidos nucleicos, de la relación entre la estructura de una proteína y su función, y de las modificaciones epigenéticas como las metilaciones, entre muchas otras aplicaciones. Dichas aplicaciones se revisan de manera particular en una serie de capítulos incluidos en este libro.

Nucleasas programables

En años recientes se ha diseñado un tipo de endonucleasas llamadas "nucleasas programables", las cuales son enzimas modificadas genéticamente que reconocen secuencias específicas en un DNA de doble cadena en que realizan un corte a través de un mecanismo de reparación/escisión de homología o sin homología directa, lo que produce una modificación en el DNA. Esta tecnología ha sido mayormente utilizada con la finalidad de incluir una disrupción, una inserción o una deleción en un gen determinado. Estas enzimas en general están conformadas por dos monómeros, uno encargado de reconocer la secuencia en el DNA y el otro con actividad de nucleasa. En este grupo de nucleasas, se encuentran proteínas con estructura de dedos de zinc (ZFN), lo cual facilita su interacción con el DNA de doble cadena, nucleasas efectoras similares a activadores de la transcripción (TALEN) y nucleasas modificadas por bioingeniería guiadas por ácido ribonucleico (RNA, *ribonucleic acid*) (RGEN). Éstas se han utilizado para corregir y editar defectos genéticos.

Ejercicios de integración

1. ¿Cuáles son las condiciones de almacén y conservación de las enzimas de restricción?
2. ¿En qué consiste el sistema R/M de las bacterias?

   DNADNA
3. ¿Qué grupo de enzimas de restricción se utiliza en el campo de la biología molecular?

   DNA
4. ¿Cómo se determina la enzima de restricción ideal para realizar un corte en una secuencia específica de DNA?

   DNA
5. ¿Cómo se logra la mayor eficiencia en la actividad de las enzimas de restricción?
6. ¿Cómo se determina la cantidad de enzima de restricción para un ensayo?

   DNA
7. ¿La eficiencia de la actividad de restricción aumenta si se rebasa el tiempo recomendado de incubación?

   DNA
8. En el siguiente plásmido se indica la posición de corte de las enzimas AatII y BspHI. Indique en el esquema del gel la posición y el tamaño de los fragmentos generados cuando se digiere el plásmido con una enzima, con la otra o simultáneamente con las dos.

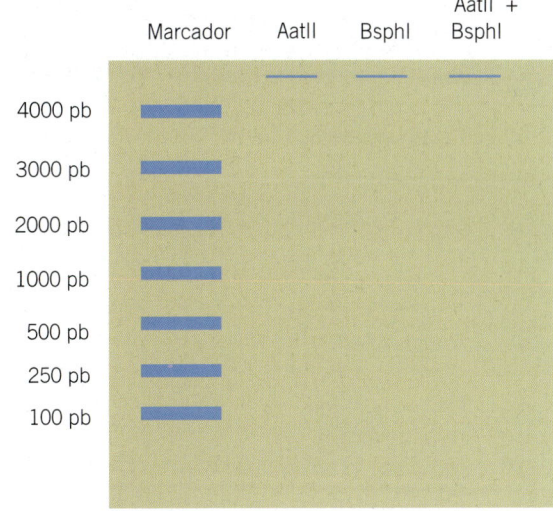

Vectores de clonación y expresión

CAPÍTULO 15

Ana Soledad Sandoval Rodríguez • Mayra Guadalupe Mena Enríquez • Ana Laura Márquez Aguirre

Introducción

Hasta la década de 1970, el ácido desoxirribonucleico (DNA, *deoxyribonucleic acid*) era una molécula cuyo análisis era sumamente problemático, ya que es demasiado larga y está formada sólo por cuatro diferentes monómeros. En esa época la secuencia de nucleótidos del DNA sólo había podido estudiarse de forma indirecta a través de la secuencia de aminoácidos en las proteínas o por su expresión en el ácido ribonucleico (RNA, *ribonucleic acid*). Por ello, el descubrimiento de las enzimas de restricción facilitó el estudio del DNA, ya que gracias a ellas fue posible seccionar moléculas grandes de DNA y separarlas en fragmentos. Cada uno de esos fragmentos se analizaba por separado y fue posible multiplicarlos a través de la técnica de reacción en cadena de la polimerasa (PCR, *polymerase chain reaction*; véase el capítulo 17), e incluso determinar la secuencia de sus nucleótidos por secuenciación. Los procesos técnicos que forman parte de la metodología del DNA recombinante son, en gran parte, adaptaciones de procesos naturales de la genética microbiana o eucariota, mezclados con técnicas novedosas e ingeniosas. Gracias a la especificidad del reconocimiento de las secuencias que pueden ser cortadas por las enzimas de restricción ha sido posible la identificación, el aislamiento y la clonación de fragmentos de DNA provenientes de diferentes organismos, para producir moléculas de DNA recombinante. El término *clonación* indica el acto de producir muchas copias idénticas de una molécula de DNA, y antes del advenimiento de la técnica de PCR era la manera usual de multiplicar una secuencia específica. En la actualidad, la clonación se emplea para la producción de moléculas recombinantes o para determinar sus funciones en el organismo. La célula en la cual se introduce el ácido nucleico se denomina *célula transformada* y esta variación en su genoma puede ser hereditaria.

Clonación

La clonación de DNA, o clonación molecular, es la introducción de un fragmento de DNA denominado **inserto** dentro de una molécula de DNA denominada **vector**, que puede replicarse de manera autónoma e independiente del genoma de la célula hospedera. El resultado es la obtención de millones de copias de una **molécula recombinante** o **clona molecular** compuesta por DNA proveniente del inserto y del vector.

El inserto puede ser DNA obtenido de cualquier organismo y puede ser DNA genómico (gDNA), DNA complementario (cDNA) producto de la retrotranscripción del RNA, un producto de PCR o un RNA obtenido por transcripción *in vitro*.

Vectores

Un vector se define como una molécula de DNA de **doble cadena** (dsDNA), con capacidad de albergar un fragmento de DNA exógeno (de otro origen).

De acuerdo con su uso, los vectores se clasifican en vectores de clonación y vectores de expresión.

Vectores de clonación

Los *vectores de clonación* tienen como finalidad el almacenamiento de secuencias y la obtención de grandes cantidades del DNA insertado o de la molécula recombinante. Éstos pueden ser plásmidos, bacteriófagos, fagémidos, cósmidos y cromosomas artificiales bacterianos o de levadura.

Vectores de expresión

Los *vectores de expresión* tienen como objetivo producir un transcrito (RNA) o la proteína producto de ese transcrito. Los vectores de expresión pueden ser plásmidos o bacteriófagos (figura 15-1).

Componentes de los vectores de clonación

Todos los vectores de clonación poseen, como parte de su estructura, los siguientes elementos básicos comunes:

a) *Origen de replicación:* es una secuencia en el DNA del vector que provee un sitio único de reconocimiento a las proteínas que identifican el sitio de inicio de la replicación (ORI). Los plásmidos se caracterizan por tener un solo sitio ORI en su genoma y realizar una replicación unidireccional.

b) *Marcador de selección:* es un gen que por lo general confiere resistencia a un antibiótico o genera un fenotipo particular con el cual puede seleccionarse la célula que incorporó el vector. En general, los marcadores de selección son únicos en los vectores, aunque existen algunos plásmidos que contienen dos. Entre los genes de selección más comunes se encuentran los de resistencia a ampicilina y kanamicina. Algunos vectores plasmídicos poseen un segundo marcador de selección, el gen *lacZ*, que se encuentra en el operón Lac de *E. coli* y codifica la enzima β-galactosidasa. Así, cuando el vector se replica dentro de la célula hospedera,

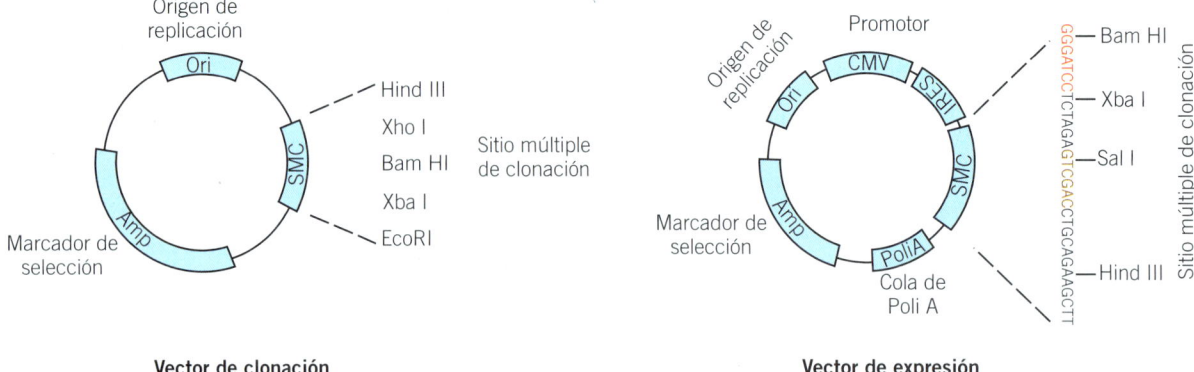

Figura 15-1. Vector de clonación y expresión. Un vector de clonación contiene elementos como el origen de replicación, un sitio múltiple de clonación (SMC), que es una secuencia específica reconocida por diversas enzimas de restricción para poder insertar el cDNA del gen de interés y un marcador de selección. Un vector de expresión se utiliza para producir una proteína recombinante y contiene, además de los elementos mencionados, un promotor y un sitio IRES (sitio de entrada interna al ribosoma), así como una secuencia de poliadenilación.

la β-galactosidasa puede expresarse y generar una enzima funcional. Si la célula que contiene el vector se pone en contacto con el sustrato de la enzima, que puede ser el compuesto denominado X-gal (5-bromo-4-cloro-3-indolylβ-D-galactopiranósido), éste se degrada y produce un color azul que permite identificar a las células que introdujeron el vector. También existen marcadores, como el gen de la proteína verde fluorescente (GFP, *green fluorescente protein*) que permite que la célula transformada emita fluorescencia cuando se expone a luz ultravioleta (figura 15-2).

c) **Sitio de clonación múltiple:** es un fragmento de DNA que contiene una serie de sitios únicos de reconocimiento para enzimas de restricción, muy cercanos entre sí, con una amplia gama de posibilidades de insertar cualquier fragmento de DNA. Los sitios de restricción más comunes presentes en el sitio de clonación múltiple de la mayoría de los vectores son para las enzimas *EcoRI*, *HindIII*, *BamHI*, *XhoI* y *KpnI* (véase la figura 15-1).

Los **vectores de clonación** más utilizados se muestran en la figura 15-3; sus características se resumen en el cuadro 15-1.

Plásmidos

Los plásmidos son pequeñas moléculas circulares de DNA que se replican y se transmiten de manera independiente del cromosoma bacteriano y constituyen el material genético móvil de las bacterias, en que funcionan como medio de transporte de genes (como la resistencia a antibióticos) de unas bacterias a otras. Los plásmidos permanecen de manera episomal en la bacteria, esto es, sin incorporarse en su genoma, y en ella puede haber múltiples copias del mismo plásmido. Cuando una bacteria se reproduce, también lo hacen los plásmidos y se transmiten a las células descendientes por distribución equitativa del citoplasma bacteriano durante la división celular. Sin embargo, también pueden transmitirse a través de los *pili* entre las bacterias. La replicación y transcripción plasmídica depende de la maquinaria enzimática de la célula huésped.

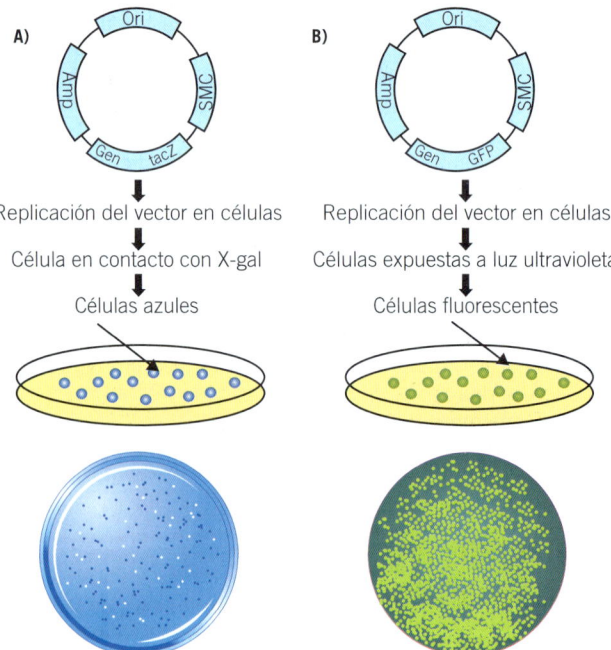

Figura 15-2. Marcadores de selección. A) El gen LacZ es un marcador de selección que codifica para la enzima β-galactosidasa. Cuando la célula que contiene el plásmido se pone en contacto con el reactivo x-gal, las colonias de células transformadas se tiñen de color azul. **B)** Otro marcador de selección es el gen GFP, que expresa la proteína verde fluorescente que proporciona fluorescencia a la colonia celular cuando es expuesta a la luz ultravioleta.

CUADRO 15-1. Características de los vectores de clonación.

Vectores de clonación utilizados		
Tipo de vector	Método de introducción	Tamaño del inserto que se puede clonar
Plásmidos	Transformación química o por electroporación. Las células se vuelven competentes para incorporar el plásmido recombinante.	20 000 pb
Bacteriófagos lambda	Infección con fagos. Después del empaquetamiento *in vitro* del factor recombinante en partículas del fago.	25 000 pb
Cósmidos	Dependiendo del tamaño del inserto de DNA se puede utilizar cualquiera de los métodos anteriores. Fragmentos largos necesitan empaquetamiento en fagos P1.	45 000 pb

Los vectores de clonación tienen características específicas que los hacen ideales para la clonación. Una de las características que se utilizan para la selección del vector de clonación es el tamaño del inserto que se quiera clonar. Los plásmidos aceptan insertos de 15 000 pb, el bacteriófago lambda 25 000 pb, los cósmidos 45 000 pb y los cromosomas artificiales más de 100 kb.

Los plásmidos se manipulan genéticamente en el laboratorio para preservar sólo las características deseables, eliminar el DNA innecesario y añadirle otras que no poseen de forma natural. Los plásmidos de *E. coli* usados como vectores, en general están formados por 2 a 5 kb de DNA, y permiten la inserción de fragmentos de hasta 20 kb. Existen cientos de plásmidos disponibles de manera comercial que ofrecen una amplia variedad de posibilidades en cuanto a las enzimas de restricción que se pueden usar para la clonación, la longitud del producto que se va a insertar y los marcadores de selección de las clonas transformadas. Entre los plásmidos más utilizados se encuentran pUC19, pBR322 y pGLO.

Bacteriófagos

Los bacteriófagos son virus que infectan de forma natural a bacterias y se comportan como parásitos intracelulares obligados que se multiplican haciendo uso de la maquinaria biosintética de las bacterias. Al igual que los plásmidos, los bacteriófagos se replican de forma autónoma, portan información genética y pueden conferirle a la bacteria nuevas propiedades o desarrollarle procesos patológicos.

Para convertirlo en un vector, el bacteriófago silvestre (virus natural) se modifica genéticamente. Dichas modificaciones consisten en la adición de sitios de restricción específicos y la eliminación de aquellos genes que no se requieren para la replicación y empaquetamiento.

El batierófago lambda tiene una cabeza proteica que contiene el genoma viral de DNA, una cola formada también de proteínas que se ensambla en la membrana celular de *E. coli* y participa en la infección de la bacteria. De manera natural es capaz de un ciclo lítico o lisogénico; en el primero el DNA viral se replica y ensambla en viriones lisando la célula huésped; en el segundo se integra al genoma bacteriano y se replica junto con el genoma procariota. Cuando se emplea como vector, los genes implicados en el ciclo lisogénico y los no esenciales para el ciclo lítico se remueven, por lo que pueden clonarse fragmentos de hasta 25 kb.

El bacteriófago lambda es el fago más utilizado como vector de clonación; su genoma consiste de una molécula lineal de alrededor de 50 000 pb, cuyos extremos son 12 nucleótidos que contienen secuencias complementarias entre sí, denominados **sitios cos**, a los cuales se les une la proteína lambda Nu1 y la proteína A para dirigir el empaquetamiento del DNA en las cabezas proteicas del fago (véase la figura 15-3).

El empleo de vectores derivados del bacteriófago P1, cuya cabeza es mayor que la del bacteriófago lambda permite la clonación de fragmentos de hasta 100 kb.

Cósmidos

Algunos estudios de análisis de DNA genómico requieren de la clonación de fragmentos de DNA grandes. En estos casos se recomienda utilizar cósmidos, ya que pueden aceptar insertos de hasta 45 kb.

Los cósmidos son vectores híbridos en los que se combinan el DNA de un plásmido con el de un bacteriófago. El plásmido proporciona el gen de resistencia a los antibióticos, el sitio ORI y demás características de un vector de clonación, por lo que el cósmido se replica de manera independiente del genoma bacteriano, como lo hacen los plásmidos. Por otro lado, los sitios *cos* del bacteriófago lambda permiten empaquetar el DNA de forma circular de manera eficiente. Ya que el cósmido carece de cualquier gen del bacteriófago no se forma ninguna partícula viral, sino más bien un DNA plasmídico circular de gran tamaño compuesto por el DNA clonado y el DNA del cósmido.

Fagémidos

Los fagémidos (también llamados fagómidos) están compuestos de un plásmido al que se le ha incorporado el origen de replicación de un fago del tipo filamentoso como el F1,

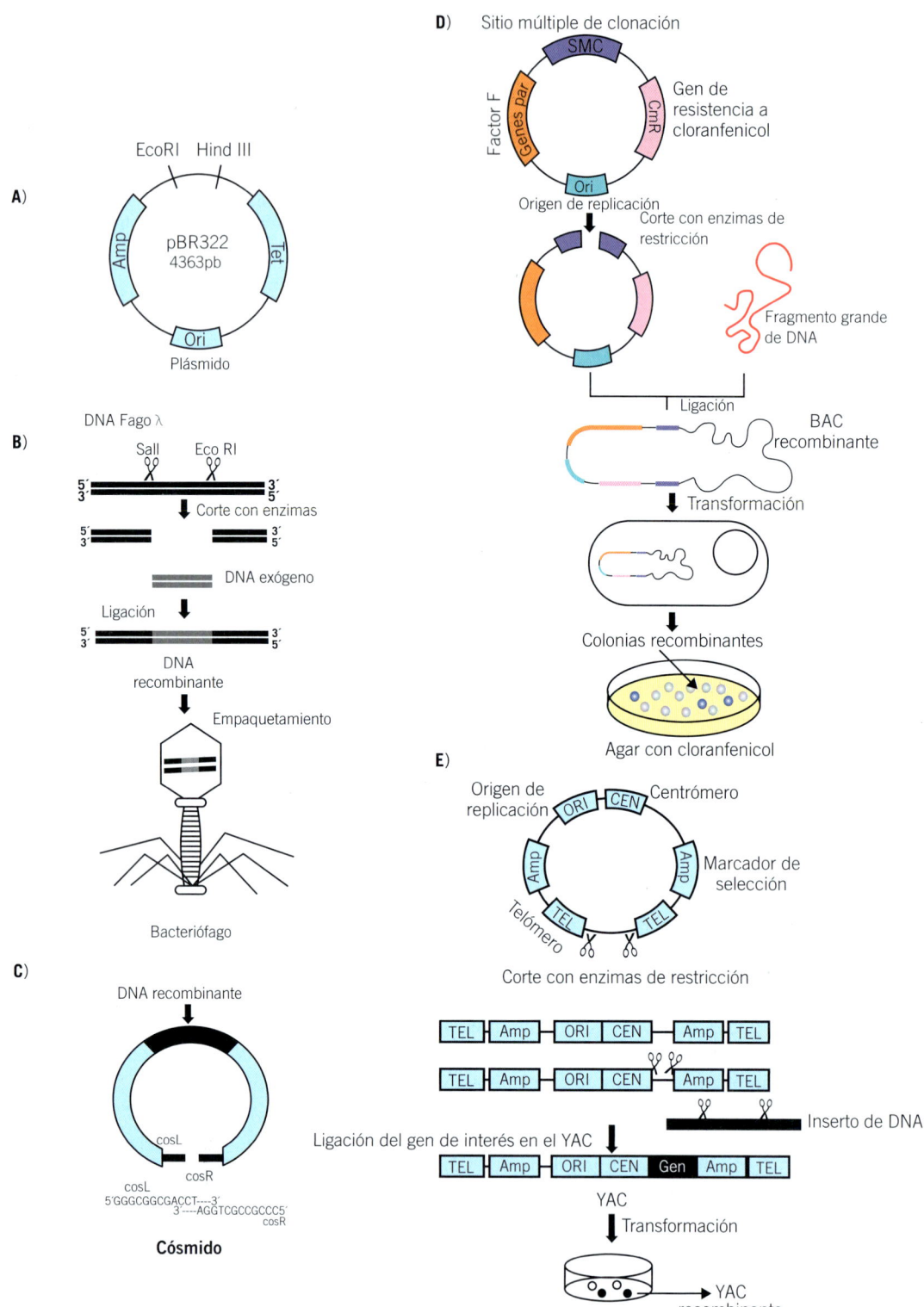

Figura 15-3. Vectores de clonación. Los vectores de clonación se han creado con la finalidad de contener y permitir la amplificación de fragmentos de ácidos nucleicos. **A)** Un plásmido consta de componentes básicos como el sitio de clonación múltiple, un gen de resistencia y un sitio ORI. **B)** Los fagos provienen de la modificación del genoma dsDNA lineal de virus bacterianos. **C)** Los cósmidos, como su nombre indica, combinan propiedades de los plásmidos con la presencia de los sitios COS del fago. **D)** Un BAC, o cromosoma bacteriano, permite la ligación de fragmentos grandes de DNA que contienen secuencias de resistencia a antibióticos, y sitio de clonación múltiple. **E)** Los YAC se construyen a partir de la ligación de fragmentos de DNA de gran tamaño con genomas de levadura modificados que contienen genes de resistencia a antibióticos, secuencias teloméricas y de codificación para centrómeros.

lo que le confiere la capacidad de producir DNA monocatenario cuando son cotransformados con un fago filamentoso deficiente en replicación como el M13K07 o M13VCS. Así, el fagémido puede usar el sitio ORI del plásmido y producir dsDNA o bien usar el sitio ORI del fago y generar ssDNA. Los fagémidos se usaron para generar ssDNA como molde en protocolos de secuenciación y en la actualidad se emplean para mutagénesis sitio-específica. Los vectores de la serie Bluescript son ejemplos de fagémidos.

Cromosomas artificiales

Fragmentos de DNA de mayor tamaño (cientos de kilobases) pueden clonarse en cromosomas artificiales de bacterias (**BAC**) o levadura (**YAC**), que se replican como un cromosoma independiente dentro de bacterias o levaduras, de forma respectiva. Este tipo de vectores son útiles en particular para estudios de mapeo de cromosomas, por su capacidad para almacenar fragmentos de gran tamaño.

BAC

Un **BAC** es un constructo derivado del factor F (*functional fertility plasmid*) del que obtiene el sitio ORI y a través del cual regula la distribución equitativa de plásmidos después de la división bacteriana. De manera usual, acepta insertos de 150 hasta 500 kb, con un promedio de 300 kb. Los BAC son similares a un plásmido convencional de *E. coli*; sin embargo, debido a su gran tamaño, la transformación bacteriana se realiza por electroporación para mejorar la eficiencia, además tienen la ventaja de poder clonarse en *E. coli* y con ello omitir la posible alteración de la secuencia clonada por recombinación. Su alta estabilidad (hasta 1 000 generaciones bacterianas) es una característica ventajosa en su uso.

YAC

Los **YAC** son cromosomas artificiales que contienen telómeros, origen de replicación autónomo, un centrómero de levadura y un marcador de selección para su identificación en las células que los contengan. Su capacidad de clonación es de 100 a 1 000 kb. Son capaces de replicarse en células de levadura, pero a diferencia de los plásmidos no son excluyentes, es decir, pueden crecer diferentes YAC en la misma célula y tener más de un YAC por célula. Su principal desventaja radica en la baja eficiencia de trasformación de las levaduras y en el hecho de que son poco estables a través de las generaciones celulares.

Como se menciona en párrafos anteriores, los **vectores de expresión** se emplean con dos finalidades: generar el RNA producto de la transcripción o bien producir una *proteína recombinante*.

Componentes de los vectores de expresión

En su estructura, los vectores de expresión poseen los elementos básicos presentes en los vectores de clonación (origen de replicación, marcador de selección y sitio de clonación múltiple), además de contar en su secuencia con, por lo menos, un *promotor fuerte*. Se caracterizan por constituir un sistema de inducción simple y efectivo, tener una baja expresión basal y ser con facilidad transferible a otras cepas. También debe incluir secuencias de terminación de la transcripción y de poliadelinación, pues con ello el transcrito estará protegido de su degradación, con lo que su vida media se extenderá. Otro factor importante presente en un vector de expresión es el sitio de unión al ribosoma (IRES, *internal ribosome entry site*), que es la secuencia Shine-Dalgarno que precede el codón de inicio AUG de la traducción en los mRNA de organismos procariotas. Dicha secuencia es complementaria con el extremo 3' del rRNA 16S, cuya hibridación permite el ensamblaje de la maquinaria de inicio de la traducción. Además, debe considerarse la expresión basal del plásmido, lo que se conoce como *número de copias del plásmido*, característica determinada por la *fuerza* del sitio de origen de replicación, que origina plásmidos con un elevado número de copias *per se*. También debe considerarse que la presencia de promotores fuertes en plásmidos con un alto número de copias origina interferencias en la viabilidad celular. Algunos ejemplos de vectores de expresión son los de la serie pcDNA3.1, pET161 y pDEST10, entre otros.

Clonación molecular

Por lo general, la célula hospedera del vector es una bacteria (*E. coli*), pero también puede ser una célula eucariota.

La introducción del DNA recombinante tiene como propósito la *transformación* celular, es decir, que el material genético se incorpore de manera extracromosómica y se replique, transcriba y traduzca empleando la maquinaria enzimática de la célula huésped.

La clonación de cualquier fragmento de DNA involucra los siguientes pasos, que se esquematizan en la figura 15-4.

1. **Preparación del inserto de DNA que se va a clonar:** involucra la digestión con enzimas de restricción para liberar el fragmento de interés de la molécula de DNA completa. La selección de la enzima que corta el DNA es un punto crítico que determina la facilidad y la eficiencia de la metodología. Para facilitar la clonación se prefiere el uso de enzimas de restricción cuyos sitios de corte estén presentes en el sitio de clonación múltiple del vector, con lo que se evita la necesidad de una posible modificación posrestricción del inserto. Asimismo, el inserto deberá cortarse con la misma enzima o con unas que dejen los mismos extremos, de manera tal que la complementariedad de los extremos generados en el inserto coincida con los extremos del vector (figura 15-5) (véase capítulo 14). Debe tomarse en cuenta que la incorporación de un inserto con ex-

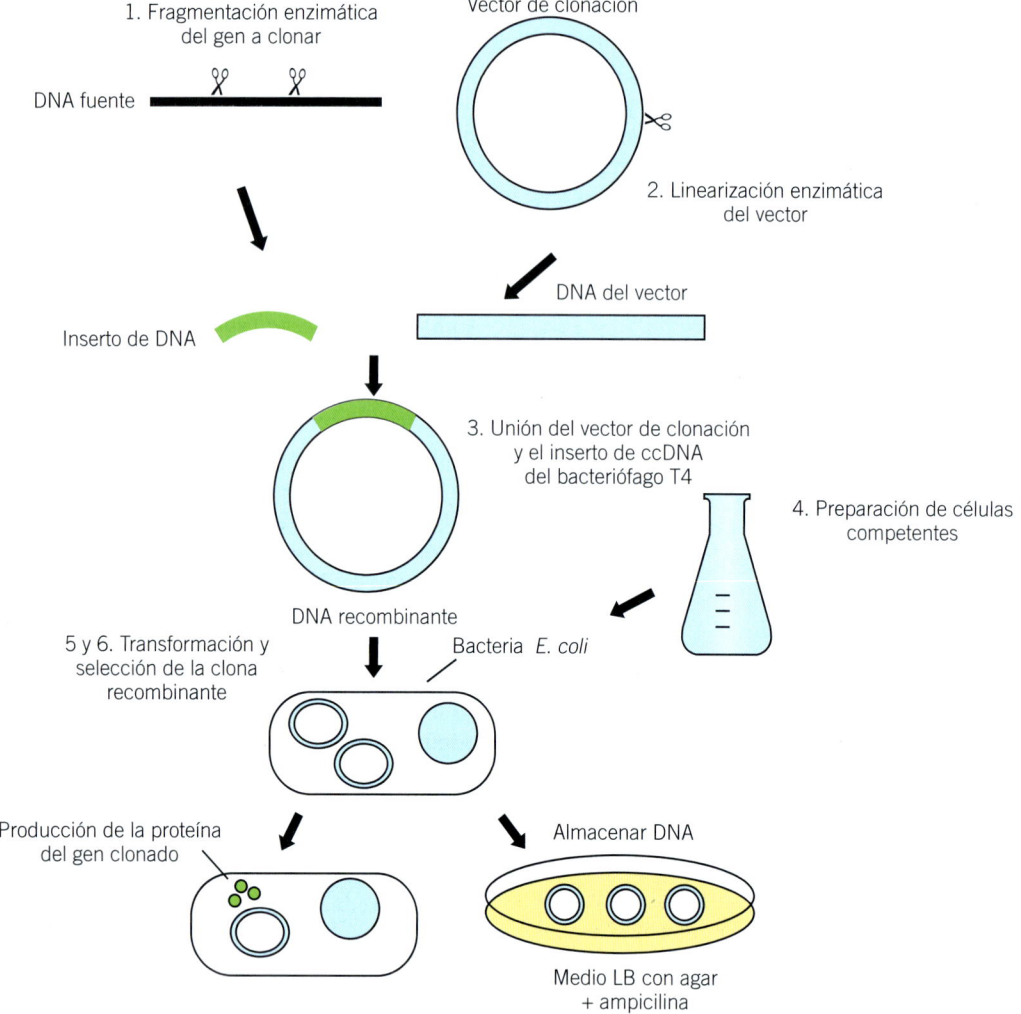

Figura 15-4. Estrategia general de clonación. El procedimiento esquematizado consta de los siguientes pasos: preparación del vector para clonación, preparación del inserto de DNA a clonar, ligación del inserto de DNA con el vector, la transformación de bacterias y la identificación de las colonias que contienen el vector recombinante. Una vez que se obtiene el vector recombinante, puede utilizarse para producir proteínas recombinantes o para almacenar el DNA.

tremos romos implica una eficiencia de 50% en la clonación, ya que en la mitad de las ocasiones el inserto va en el sentido apropiado (5'-3'), pero en el otro 50% de las ocasiones la inserción será en el sentido opuesto (3'-5'). El inserto, producto de la digestión enzimática, se purifica y separa de la molécula de DNA de la cual proviene, mediante una electroforesis en gel de agarosa (véase capítulo 13). La banda correspondiente al inserto (que se verifica por el tamaño que presenta) se escinde del gel, se extrae y purifica mediante técnicas convencionales (figura 15-6).

2. **Preparación del vector para la clonación:** consiste en:
   a. Corte con la misma enzima de restricción con que se digirió el inserto y obtener un DNA lineal. La estrategia de clonación debe diseñarse para que el corte genere extremos con secuencias complementarias a los extremos del inserto a clonar.
   b. Desfosforilación del vector con la finalidad de impedir la autoligación del vector. Se realiza usando la fosfatasa alcalina bovina de origen intestinal (CIP) o la fosfatasa bacteriana (BAP) que elimina los grupos fosfato 5' de una cadena de DNA.
   c) Purificación del vector. Consiste en eliminar las partículas de agarosa, los restos de enzimas inactivadas y las sales provenientes de la reacción de digestión. En general, se realiza empleando columnas de resinas con alta afinidad al DNA en presencia de altas concentraciones de sales caotrópicas. Esto permite una elución de la muestra en volúmenes pequeños de agua o *buffer* con baja concentración de sales. También existe la posibilidad de purificar

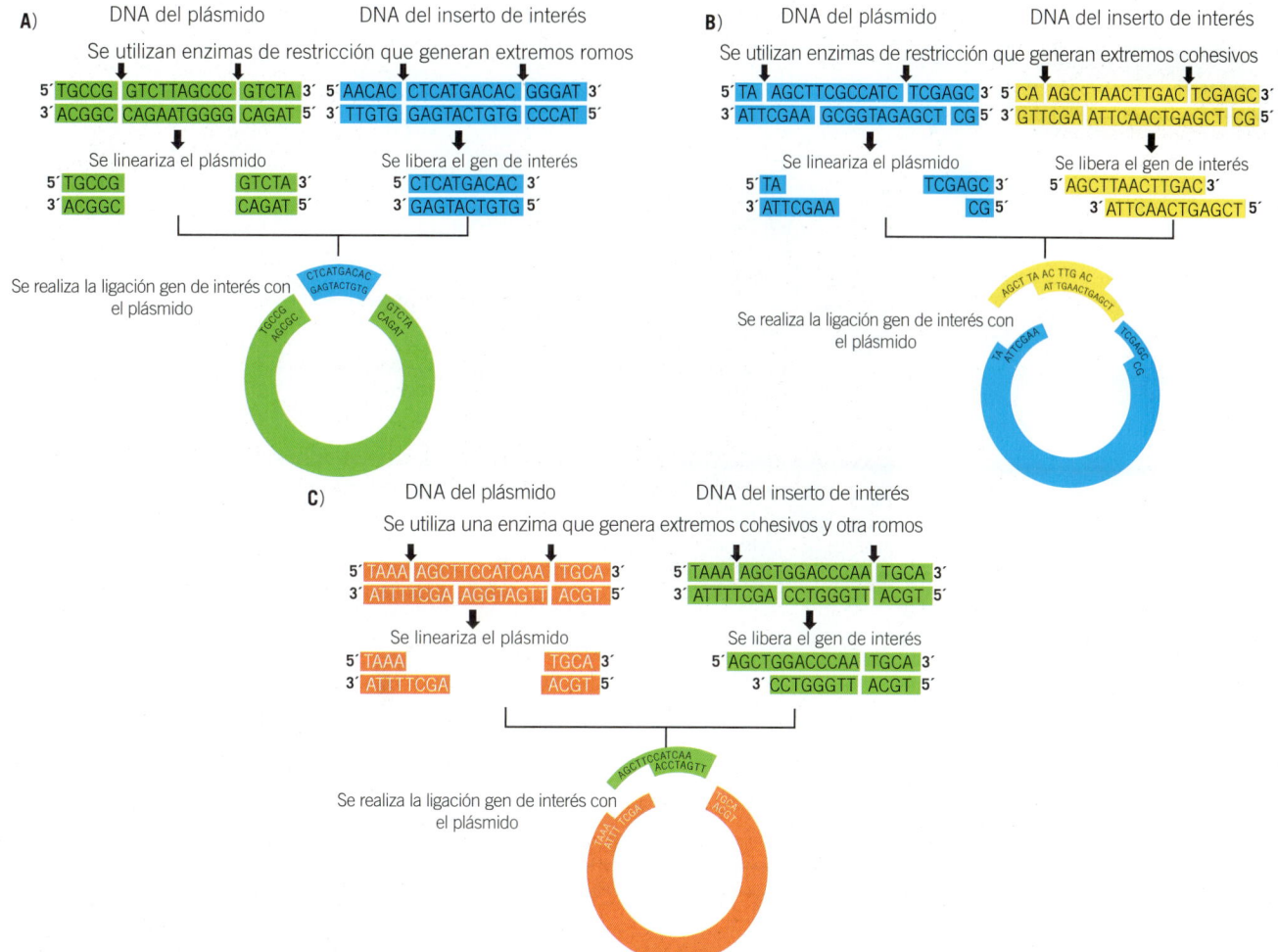

Figura 15-5. Estrategias de clonación. Según el tipo de extremos que se generan con el corte por las enzimas de restricción del vector e inserto que se va a clonar, se pueden tener las siguientes opciones: clonación de extremos romos con romos **A)**, cohesivos con cohesivos **B)**, o cohesivos con romos **C)**.

por la técnica fenol-cloroformo modificada, para obtener DNA plasmídico (y así evitar la extracción del DNA genómico); sin embargo, tiene el inconveniente de consumir mucho tiempo; en general se obtiene un DNA plasmídico de menor calidad. Otra estrategia de ligación consiste en el uso del fragmento largo de la polimerasa (fragmento Klenow), que "*rellena*" los extremos cohesivos generados por cualquier enzima y los convierte en romos. Sin embargo, los extremos romos en el vector no dirigen la inserción, por lo que la eficiencia de clonación disminuye, como se mencionó previamente (véase la figura 15-5).

3. **Ligación del inserto y el vector:** la ligación de un segmento de DNA exógeno a un vector involucra la formación de enlaces fosfodiéster entre los residuos fosfato que se localizan en los extremos 5′ de la cadena de DNA y los residuos hidroxilo 3′. Esta unión la cataliza *in vitro* una enzima denominada *ligasa*. Las más utilizadas son la ligasa de *E. coli* y la T4 ligasa de bacteriófagos. Para la reacción de ligación existen diferentes protocolos, que dependen del tipo de extremos generados por las enzimas de restricción. Los requerimientos generales que deben considerarse para las ligaciones se describen en el cuadro 15-2.

4. **Preparación de células competentes:** para su replicación, los vectores requieren encontrarse dentro de una célula, que debe prepararse para hacerla permeable a la entrada del vector recombinante, proceso denominado *generación de células competentes*. Las células competentes por lo general son células procariotas. La bacteria más utilizada para este procedimiento es *E. coli*, que carece de un mecanismo natural para la incorporación de DNA exógeno. El *estado de competencia* puede inducirse por diferentes métodos de laboratorio, y la elección del método

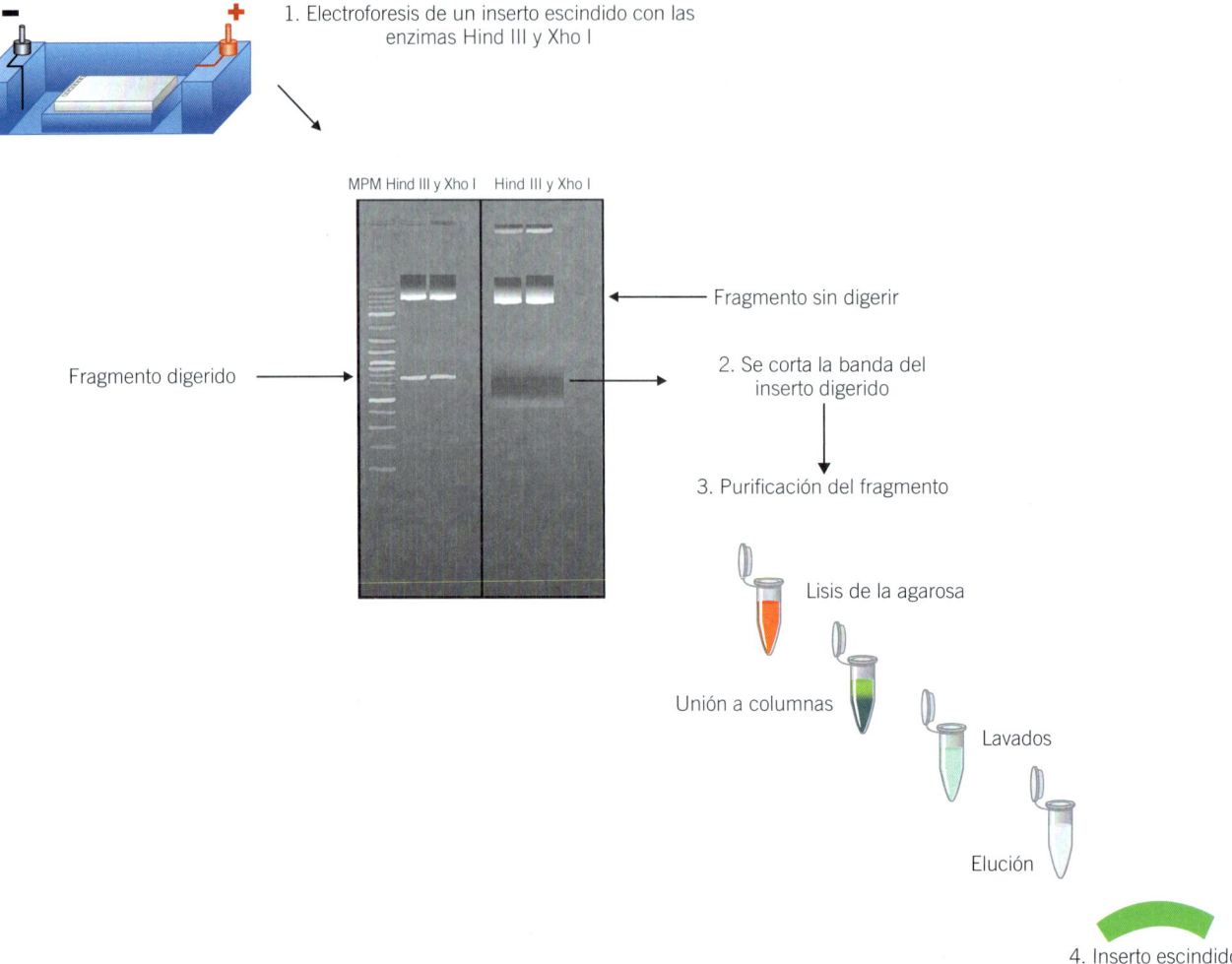

Figura 15-6. Purificación del inserto a clonar. Después de la digestión enzimática con que es escindido el inserto del DNA de origen, el inserto se purifica del resto de la molécula de DNA de donde proviene, mediante una electroforesis en gel. En la imagen, un inserto es liberado empleando las enzimas Hind III y Xho I, y en la electroforesis se visualiza el fragmento digerido. Un corte de la agarosa a la altura de la banda del inserto digerido lo aísla del resto de la molécula de origen que no haya liberado el inserto. Para extraer el inserto de la agarosa, se purifica el ácido nucleico empleando técnicas comerciales de extracción y purificación de DNA por columnas iónicas.

dependerá del procedimiento de transformación seleccionado.

Uno de los métodos de competencia más utilizados consiste en tratar las bacterias con una solución de $CaCl_2$. Se desconoce el mecanismo exacto por el cual este compuesto induce la competencia. Sin embargo, una explicación sostiene que la membrana bacteriana es permeable a los iones cloro, mas no a los iones calcio, de manera que los iones Ca^{++} se rodean de moléculas de agua para entrar a la célula, lo que provoca que la célula se abulte, lo que facilita la formación de poros y la entrada del DNA. Este procedimiento se prefiere para células que se van a transformar usando precipitados de Ca_2Cl. Para lograr el estado de competencia por cualquiera de las técnicas se requiere que las células se encuentren en la fase logarítmica de crecimiento (OD entre 0.5 y 0.7), que corresponde a una densidad celular de 5×10^7 cel/ml. Otro método para conferir competencia a las bacterias es someterlas a lavados consecutivos por cuatro a cinco veces con una solución de glicerol a 10%, para obtener células libres de iones y proteger a la membrana celular del daño que ocasionará la electroporación por la cual se transformarán.

Con independencia del procedimiento empleado para inducir el estado de competencia, las células pueden almacenarse de forma indefinida sin perder su competencia en una solución acuosa con glicerol a 10%, para impedir que al descongelarse se lisen.

5. **Transformación celular:** la transformación bacteriana consiste en la adquisición de DNA exógeno, que le confiere un nuevo fenotipo a la célula huésped.

CUADRO 15-2. Requerimientos para la clonación de insertos de DNA.

Extremos acarreados por el inserto de DNA	Requerimientos para la clonación	Comentarios
Extremos romos	Alta concentración de DNA.	Los plásmidos recombinantes pueden acarrear copias en tándem del inserto de DNA.
Extremos cohesivos diferentes	Para una máxima eficiencia se requiere la purificación del vector después de la digestión con las dos enzimas de restricción.	Los sitios de restricción de las uniones entre el vector y el inserto de DNA son usualmente conservados. El número de clonas no recombinantes es bajo. El fragmento de DNA es insertado en una sola orientación en el vector recombinante.
Extremos iguales	Tratamiento con fosfatasa del vector linearizado.	Los sitios de restricción de las uniones entre el vector y el inserto de DNA son usualmente conservados. El fragmento de DNA es insertado en cualquier orientación en el vector recombinante. Los plásmidos recombinantes pueden acarrear copias en tándem del inserto de DNA.

Los requerimientos para la ligación del inserto de DNA con el vector de clonación serán particulares, según los tipos de extremos generados por las enzimas de restricción que se emplean para el corte del inserto y vector.

Entre los métodos más comunes se encuentran la transformación química y la transformación por electroporación.

Cabe resaltar que el término **transformación** se refiere a la introducción de material genético a las bacterias, hongos, algas o plantas; el término **transducción** describe la introducción del ácido nucleico exógeno en una célula por medio de un vector viral, y el término **transfección** implica la introducción del material genético en células de mamífero empleando métodos no virales.

a) *Transformación química:* esta técnica está basada en estudios realizados por Mandel e Higa en 1970, en los que observaron que la incorporación de DNA del fago lambda por células bacterianas se incrementaba sustancialmente en presencia de cloruro de calcio. Este método se aplicó después para la introducción de DNA plasmídico a células bacterianas. En este procedimiento, las células y el DNA plasmídico se incuban en una solución hipotónica de $CaCl_2$, que forma un complejo con el DNA el cual facilita su entrada por endocitosis a una célula competente; además, se aplica un breve choque térmico a 42°C por 90 s lo que incrementa la permeabilidad de la membrana celular. La eficiencia de este método es de 1×10^4 a 1×10^6 células transformadas/μg de plásmido, misma que varía dependiendo de la longitud del plásmido y la cepa de bacterias utilizadas. Es un método sencillo y proporciona una buena eficiencia de transformación para muchos de los procedimientos habituales, aunque puede incrementarse al utilizar otros cationes divalentes, como el rubidio y el manganeso.

b) *Transformación por electroporación:* consiste en la aplicación de breves pulsos eléctricos de alto voltaje (>1 500 V/5 ms) a las células receptoras, para formar poros en la membrana plasmática en células eucariotas, la pared celular en bacterias o ambas. Los componentes de la membrana se desestabilizan, lo cual permite la entrada del vector al citoplasma de la célula. Esta es la técnica de transformación bacteriana más eficiente, ya que se obtienen alrededor de 1×10^8 células transformadas/μg de plásmido. Por otro lado, este método es la mejor opción para plásmidos *grandes* de hasta 50 kb. La electroporación no es exclusiva de las bacterias, ya que puede utilizarse en células eucariotas. Además, es el método de elección cuando las células son resistentes a los métodos tradicionales de transfección y transformación. Ambos procesos se esquematizan en la figura 15-7.

Debe considerarse que factores como la longitud del vector influyen de forma significativa en la eficiencia de transformación, con independencia del método empleado para la misma.

6. **Identificación de las colonias celulares que contienen el vector recombinante:** para identificar las bacterias transformadas se utilizan los marcadores de selección presentes en los vectores. Los más utilizados son los genes de resistencia a antibióticos, como la ampicilina, la tetraciclina, el cloranfenicol y la kanamicina. Después de la transformación, las bacterias se siembran en cajas petri con agar suplementado con el antibiótico, para el cual el plásmido es resistente. Si la transformación ha sido exitosa las bacterias serán capaces de metabolizar el antibiótico y vivirán, lo que indicará que incorporaron el vector (véase la figura 15-2); cada colonia representa un solo evento de transformación. Otros marcadores de selección se

134 Metodología del DNA recombinante

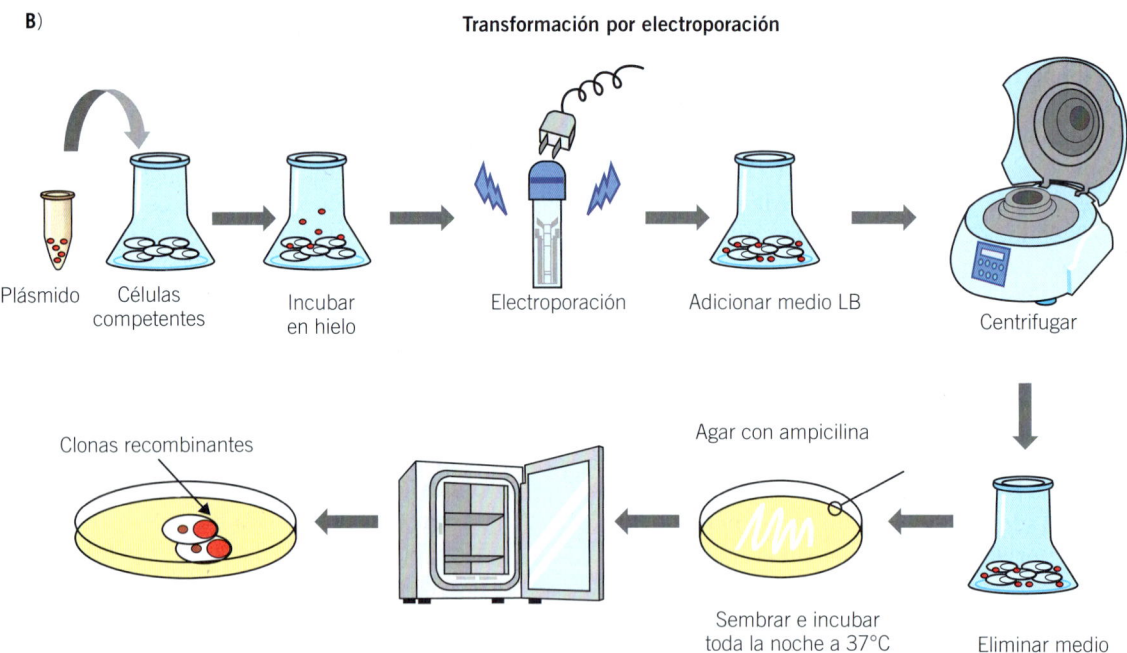

Figura 15-7. Transformación de bacterias. A) Transformación química. Para la transformación química se añade el plásmido deseado a las células químicamente competentes que se encuentran en una solución con $CaCl_2$, que junto con el vector forma un complejo insoluble. Un choque térmico a 42°C facilita la entrada del complejo DNA-$CaCl_2$ a la célula. Se añade medio LB para que las células crezcan y se reproduzcan con el plásmido insertado. Posteriormente, se siembran en agar con antibiótico del gen de resistencia que contiene el plásmido y se seleccionan las colonias resistentes que contienen el vector recombinante. **B)** Transformación por electroporación. En la transformación por electroporación la diferencia estriba en que en lugar de un choque térmico se aplican pulsos eléctricos que desestabilizan la membrana celular y permiten la entrada del vector.

basan en la producción de moléculas fluorescentes o bien en la producción de enzimas que, al reaccionar con un sustrato, producen coloración en la colonia de células transformadas.

Aplicaciones de la clonación molecular

La clonación génica tiene múltiples aplicaciones y ha sido el principal impulsor de la biotecnología y la metodología del DNA recombinante. Este proceso puede emplearse para la producción de proteínas eucariotas en bacterias (proteínas recombinantes), como hormonas, antibióticos, vacunas, generación de cultivos transgénicos resistentes a plagas o sequías, producción de animales transgénicos capaces de producir en su leche proteínas recombinantes (véase capítulo 29), así como para el establecimiento de librerías genómicas o genotecas, que han permitido secuenciar por completo el genoma humano y el de otros organismos.

Genotecas

Una biblioteca genómica o genoteca es una colección de fragmentos de DNA, provenientes del genoma de un organismo, clonados en vectores para facilitar su estudio. Se pueden construir genotecas de DNA o de cDNA.

Genotecas de cDNA

Los bancos de cDNA se construyen a partir de secuencias de mRNA mediante una reacción *in vitro* que sintetiza una primera cadena de cDNA utilizando una DNA polimerasa con actividad de transcriptasa inversa (esta reacción se llama retrotranscripción y se describe a detalle en el capítulo 17). El mRNA que no se copia a cDNA se elimina con la adición de la enzima RNasa H. La segunda cadena de **cDNA**, complementaria a la obtenida de la retrotranscripción, se sintetiza en una reacción de PCR empleando la cadena sencilla del cDNA como templado. Posteriormente, este cDNA de doble cadena se clona en un vector. La producción de una genoteca de cDNA se esquematiza en la figura 15-8.

Genotecas de gDNA

Para construir bancos de DNA es necesario aislar el gDNA del organismo de interés. Este gDNA se corta con enzimas de restricción para generar fragmentos con extremos complementarios a los del vector de clonación. Una vez que se ha construido la genoteca, se rastrea el clon o clones que portan el DNA con el gen de interés. Los métodos más frecuentes de identificación de clones recombinantes en una genoteca son la hibridación usando alguna sonda marcada (véase capítulo 16), el uso de anticuerpos frente a la proteína de interés o la selección de clonas por la actividad biológica de la proteína. En la actualidad, gracias a los adelantos de la metodología del DNA recombinante, es

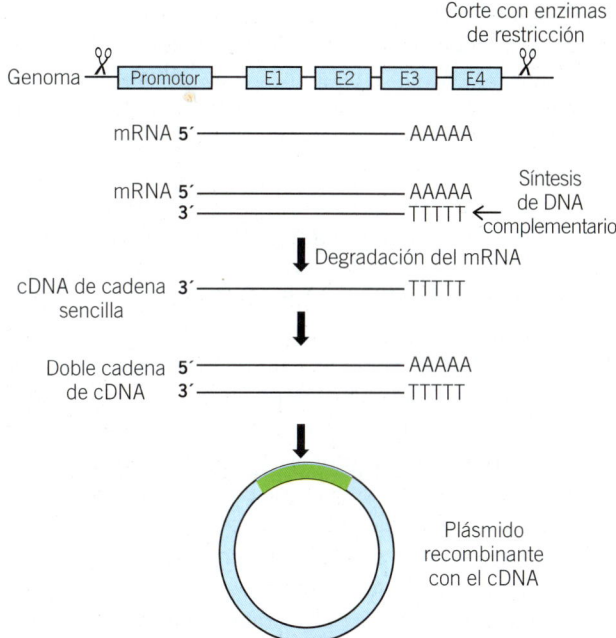

Figura 15-8. Producción de una genoteca de DNA complementario. Las genotecas de cDNA se construyen a partir de la secuencia de mRNA, de los cuales se sintetiza el cDNA por retrotranscripción. El mRNA remanente es degradado, y la cadena complementaria del DNA de cadena sencilla para formar un DNA de doble cadena se sintetiza con ayuda de una DNA polimerasa. Los fragmentos de cDNA de doble cadena se clonan en el vector de elección.

posible separar regiones determinadas de DNA, secuenciarlas, alterar la secuencia e introducir ese DNA exógeno a las células de un organismo, e incluso a células germinales, para la producción de organismos transgénicos (capítulo 29).

Producción de proteínas recombinantes

La clonación molecular ha permitido determinar la función de múltiples proteínas y generar proteínas recombinantes, que han reducido los costos de producción de hormonas o proteínas requeridas en la terapéutica, de las cuales con anterioridad sólo se disponía de pequeñas cantidades por la escasez de fuentes y la dificultad en su aislamiento o purificación. La facilidad en la producción de las proteínas recombinantes ha revolucionado el área biotecnológica, que ahora es un mercado dominante en el mundo de la biología molecular y cubre más de 10% de toda la industria farmacéutica. Las proteínas recombinantes se producen en bacterias (*E. coli*, *B. subtilis*), levaduras (*Saccharomyces cereviceae*, *Pichia pastoris*), células de insecto (*Spodoptera frugiperda*-9) y células de mamífero (células de ovario de hámster chino –CHO–, línea celular de riñón de hámster bebé –BHK– y HEK293 de riñón de embrión humano). Para maximizar la expresión de las proteínas se emplean promotores fuertes que aseguren la expresión por arriba de 10% del total de las proteínas celulares, aunque esto impone una carga metabólica a las células bajando la velocidad de su crecimiento, por lo que ciertas proteínas recombinantes pueden resultar tóxicas para las células que las producen. También puede alterarse la secuencia del gen de interés sustituyendo codones para los que hay tRNA poco frecuente y reemplazarlos por aquellos que codifican para el mismo aminoácido, pero que se usan más en el organismo huésped. Asimismo, la producción de proteínas recombinantes en plantas presenta la ventaja de que su disponibilidad es prácticamente ilimitada de biomasa, y los costos de producción son bajos, pues una vez establecido el cultivo no se requiere personal especializado, no presenta riesgos de contaminación con patógenos animales, endotoxinas bacterianas o secuencias de DNA oncogénicas. Una ventaja adicional es que las plantas permiten el almacenamiento estable de la proteína recombinante en semillas y tubérculos, lo que facilita su conservación, transporte y distribución. Esto permite el abaratamiento de costos respecto a otros sistemas de producción. Así, existen ya biorreactores vegetales que producen vacunas comestibles, en tubérculos u hojas de lechuga, como por ejemplo para el antígeno de superficie del virus de la hepatitis B humana.

La clonación molecular ha incrementado las perspectivas iniciales de la metodología del DNA recombinante y, de cierta manera, sentó las bases para la clonación de organismos e impulsó el desarrollo de la biotecnología, que ha tomado un papel protagónico en las ciencias de la salud.

Ejercicios de integración

1. Correlacione las columnas y elija el vector más indicado para cada uno de los siguientes insertos.

Inserto	Vector
Genoma de *M. tuberculosis* 0.58 Mb	pcDNA 3.1
cDNA de insulina 495 pb	pBluescript
Gen de colágena Iα 17552 pb	Fago
Genoma de *M. musculus* 2.6×10^9 pb	YAC
cDNA de miostatina 3.1 kb	BAC

2. Ordene cada paso necesario para la producción de una proteína recombinante, colocando el número del 1 al 10 que corresponda.

- Corte del inserto con enzima de restricción
- Purificación del vector
- Transformación celular
- Ligación inserto/vector
- Selección del mRNA
- Selección de la clona celular transformada
- Purificación de la proteína recombinante
- Expresión de la proteína recombinante
- Conversión del mRNA a cDNA
- Corte del vector con enzima de restricción
- Purificación del inserto

3. ¿Cuántos sitios de reconocimiento para la enzima EcoRI existen en el plásmido pX si al analizar los productos de digestión mediante electroforesis en geles de agarosa produce cuatro fragmentos de DNA de diferentes tamaños?

4. En la imagen que se presenta inserte los siguientes términos donde crea conveniente: DNA recombinante, inserto, DNA genómico, vector, corte con enzima de restricción, ligación, transformación celular, *E. coli*, linearización del vector.

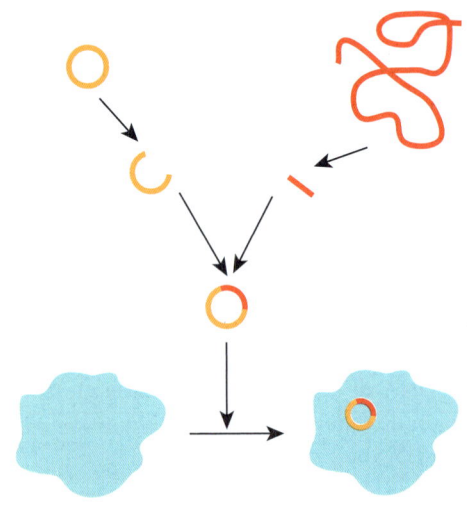

Técnicas de hibridación

CAPÍTULO 16

Miriam Ruth Bueno Topete • Alejandra Natali Vega Magaña

El contenido del capítulo 16 se encuentra en el Centro de Aprendizaje en Línea:

www.mhhe.com/med/salazar_bmfa2e

Reacción en cadena de la polimerasa

CAPÍTULO 17

Ana Soledad Sandoval Rodríguez • Alejandra Meza Ríos • Jorge Fernando Floresvillar Mosqueda

Introducción

La reacción en cadena de la polimerasa (PCR, *polimerase chain reaction*) se considera una de las técnicas más sensibles y específicas de las pruebas moleculares. En 1986, el doctor Kary Mullis desarrolló esta técnica en los laboratorios de CETUR Corporation, en Estados Unidos, lo que le hizo valedor del premio Nobel en 1993. La idea se fundamentó en la necesidad de obtener un gran número de copias de fragmentos específicos de ácido desoxirribonucleico (DNA, *deoxyribonucleic acid*) de manera rápida y económica, los cuales no podían obtenerse por otros métodos hasta ese momento. Esta técnica se basa en una replicación exponencial *in vitro* de una molécula de DNA genómico (gDNA) o DNA complementario (cDNA), mediante ciclos repetidos, que constan de tres temperaturas. En cada uno de los ciclos las moléculas se duplican hasta que los reactivos se agotan.

La longitud del producto amplificado la delimitan los iniciadores, también llamados *primers* u *oligonucleótidos*, de cuyo diseño adecuado depende el éxito de la PCR. Los iniciadores deben ser específicos, no formar estructuras secundarias ni hibridaciones inespecíficas entre ellos u otra parte de la cadena.

Características de la amplificación *in vitro* y requerimientos necesarios para la PCR

La amplificación *in vitro* de la PCR se apega a las mismas reglas de la replicación realizada en la célula; esta técnica se basa en una secuencia que le sirve de molde y, por complementariedad, sintetiza la cadena antiparalela. También, la síntesis de la cadena sigue la dirección 5'-3', ya que requiere de un nucleótido con el extremo 3' libre que proporcione el grupo OH para la adición del siguiente nucleótido, con lo que se forma el enlace fosfodiéster.

Para que se lleve a cabo la PCR se requiere una cadena de gDNA o cDNA que sirva de molde, una enzima DNA polimerasa, cofactores necesarios para la actividad correcta de la DNA polimerasa, desoxinucleótidos (dNTP) para la síntesis del producto de PCR y oligonucleótidos o *primers*. Estos componentes se colocan en un tubo de ensayo en un equipo llamado termociclador. El orden de adición suele iniciar con el DNA molde, los otros reactivos y terminar con la DNA polimerasa (sobre todo si se emplea una DNA polimerasa termolábil).

La función de cada uno de estos elementos en la reacción se describe a continuación y se enlistan en la figura 17-1.

DNA polimerasa

En la actualidad, la Taq DNA polimerasa es la enzima más empleada para la PCR; tiene como función polimerizar una nueva cadena de DNA tomando como molde otra ya existente. Debido a que en cada ciclo de la PCR se lleva la mezcla de reacción a temperaturas de 95°C, se requiere de una DNA polimerasa capaz de soportar dichas temperaturas. Con anterioridad, esta necesidad se suplía con la adición de la DNA polimerasa I de *E. coli* en cada ciclo de la DNA polimerasa, que se inactivaba con la temperatura de 95°C, por lo que debía suplementarse de nuevo después de cada paso de desnaturalización (95°C). Sin embargo, el descubrimiento de bacterias habitantes de los géiser, que viven a temperaturas alrededor del punto de ebullición del agua, permitió el aislamiento de la Taq polimerasa de la bacteria *Thermophilus aquaticus*. Con ello, la técnica pudo hacerse más eficiente, pues dicha enzima soporta los 95°C, y la cantidad inicial de enzima añadida a la reacción es suficiente como para suplementar los 25 a 40 ciclos de amplificación. La concentración de Taq polimerasa que se recomienda es de 1 a 2.5 U/reacción de PCR, y su tasa de error en la incorporación de bases es de 4×10^{-4}. Esta enzima es capaz de polimerizar un promedio de 1 000 nt/minuto.

DNA molde

Para la PCR en teoría se requiere de una sola molécula, cuya secuencia sirva de molde para la amplificación, ya sea de cDNA o de gDNA. El DNA se puede obtener de cualquier muestra biológica; la mayoría de las técnicas de extracción de ácidos nucleicos proveen de moléculas de calidad adecuada para realizar la PCR. Si se quiere amplificar ácido ribonucleico (RNA, *ribonucleic acid*) antes de la PCR se requiere realizar una reacción previa: la *retrotranscripción*, que permite convertir el RNA en cDNA, menos lábil que una cadena de RNA (cabe recordar que la inestabilidad molecular del RNA es elevada por la presencia del grupo OH en el carbono 2' de la ribosa). El cDNA puede manejarse, entonces, con mayor facilidad. Las modalidades de PCR empleadas en la actualidad permiten realizar la amplificación a partir de 300 ng de DNA genómico, o bien desde 25 a 100 ng en el caso de cDNA o DNA proveniente de genes clonados en vectores. Es importante aclarar que

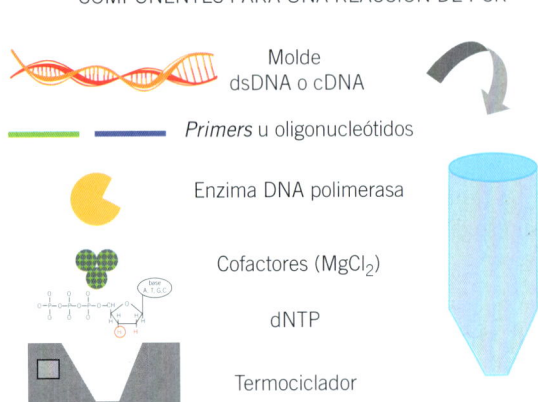

Figura 17-1. Componentes de la reacción de PCR. Para que se lleve a cabo la reacción en cadena de la polimerasa se requiere una cadena de gDNA o cDNA que sirva de molde, una enzima DNA polimerasa, Mn^{+2} o Mg^{+2} necesarios como cofactores para la enzima, dNTP o desoxinucleótidos y oligonucleótidos para el inicio de la síntesis. Estos reactivos se mezclan y se someten en el termociclador a los ciclos de amplificación.

en el caso de la amplificación de cDNA obtenido por retrotranscripción a partir de RNA, durante los primeros ciclos de la PCR se realiza la síntesis de la cadena complementaria del cDNA, lo que permitirá la amplificación de la secuencia como DNA de doble cadena (dsDNA) en los ciclos posteriores de la PCR.

Desoxinucleótidos

Para que la polimerasa lleve a cabo su función necesita que existan desoxinucleótidos (dNTP: dATP, dCTP, dGTP, dTTP) en la mezcla de reacción para poder sintetizar la nueva hebra del DNA. Los desoxinucleótidos libres, cuando no forman cadenas de ácidos nucleicos, se encuentran en su forma trifosfatada, estructura molecular necesaria para su estabilidad y para proporcionar el grupo fosfato con el que se formará el enlace fosfodiéster en la unión nucleótido-nucleótido. Los desoxinucleótidos trifosfatados deben adicionarse en una concentración óptima de entre 50 y 200 μM, cantidad suficiente para sintetizar de 6.5 a 25 μg de DNA. Cantidades mayores de 200 μM pueden producir incorporaciones erróneas, mientras que concentraciones menores de 50 μM se consideran insuficientes para una síntesis adecuada.

Amortiguador

La solución amortiguadora proporciona el pH y concentraciones de sales adecuadas para la correcta función de la DNA polimerasa. Este *buffer* maneja un pH de 8.4 y está compuesto por Tris-HCl y KCl.

Cloruro de magnesio

El magnesio actúa como cofactor de la DNA polimerasa y se suplementa a una concentración de entre 1 y 2.5 μM. Esta concentración debe optimizarse de manera experimental para cada PCR, ya que un exceso de magnesio produce una amplificación inespecífica de productos de PCR, mientras que una baja concentración disminuye la producción del fragmento amplificado.

Iniciadores

El diseño adecuado de los iniciadores es la clave del éxito de una PCR. Estos oligonucleótidos, con secuencia específica, se utilizan para reconocer por complementariedad secuencias blanco en el DNA molde. En la PCR convencional se usa un par de iniciadores para delimitar los extremos del producto que se desea amplificar. Su función radica en proporcionar un extremo 3' libre al que se han de añadir los nucleótidos consecutivos mediante enlace fosfodiéster, ya que la DNA polimerasa requiere iniciar la síntesis partiendo de un 3'OH preexistente. A partir de ellos, la DNA polimerasa inicia la polimerización en dirección 5'-3'. Los iniciadores reciben el nombre de *sentido* y *antisentido*, según la secuencia a la que dan origen. El iniciador sentido es complementario y antiparalelo a la cadena 3'-5' del DNA molde, por lo que la polimerasa, al adicionar nucleótidos en él, origina una cadena sentido (5'-3'). En cambio, el **primer** antisentido es complementario y antiparalelo a la cadena 5'-3', por lo que su polimerización originará la cadena 3'-5' (figura 17-2). En la PCR la concentración óptima de los iniciadores es de 0.3 a 1 μM/reacción, ya que un exceso favorecería la formación de dímeros entre dos *primers* parcialmente complementarios, o bien de estructuras secundarias por complementariedad parcial de un *primer* con el mismo, como se ejemplifica en la figura 17-3.

Diseño de iniciadores y su función en la especificidad de la PCR

Los iniciadores definen el tamaño del fragmento que se ha de amplificar, ya que constituyen los límites o extremos de la secuencia. Se recomienda que el tamaño de los productos a amplificar sea de entre 100 y 1 000 pb, aunque lo ideal es que se encuentren entre 200 y 500 pb. Los *primers* se denominan sentido y antisentido según participen en la amplificación de la cadena 5'-3' o 3'-5', de forma respectiva. La secuencia de cada uno de los *primers* es complementaria a cada una de las cadenas del DNA molde y de sentido antiparalelo. Así, un *primer* con secuencia 5'GATCTAA...3' hibridará en la cadena de DNA molde con secuencia 3' ... TTAGATG5'. En caso de que se desee analizar la expresión de un RNA mensajero (mRNA) convertido a cDNA, los *primers* se diseñan de tal forma que uno de éstos hibride en una secuencia exónica y el otro oligonucleótido lo haga

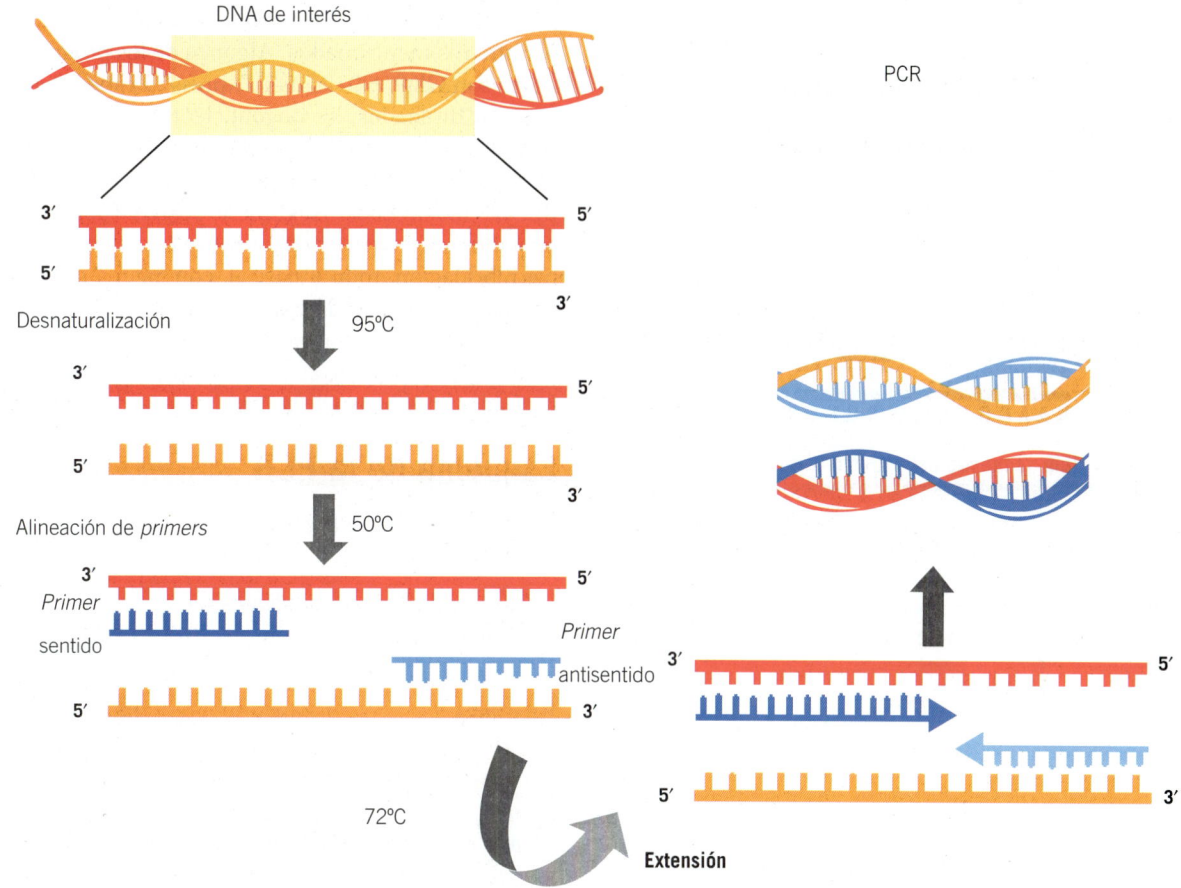

Figura 17-2. Esquema convencional de un PCR. Los ciclos del PCR constan de los pasos de desnaturalización, alineación y extensión. Estos pasos se realizan mediante el cambio automático de temperaturas en un termociclador. La temperatura de desnaturalización permite el rompimiento de los puentes de hidrógeno entre las cadenas del DNA, mientras la temperatura de alineamiento proporciona las condiciones cinéticas favorables para la unión de los iniciadores con su secuencia complementaria. En la temperatura de extensión la enzima polimeriza los dNTP y forma la cadena complementaria con base en el molde al cual hibridó el *primer* correspondiente.

en otra; de esta manera, la amplificación del producto del tamaño esperado asegura que sólo los mRNA se amplifiquen. En caso de que se haya amplificado también una secuencia de gDNA (proveniente de contaminación de la muestra de RNA con DNA durante el proceso de extracción), el producto será más grande de lo esperado debido a que contiene secuencias intrónicas de por medio, como se aprecia en la figura 17-4.

La secuencia de los iniciadores debe ser altamente específica para el gen de interés, y procurar un contenido de nucleótidos GC de 40 a 60% y una longitud óptima entre los 18 y los 30 nt. También debe evitarse un diseño que permita la complementariedad o la formación de estructuras secundarias inter e intra *primers*, sobre todo cuando estas estructuras secuestran el extremo 3', indispensable para la adición de nucleótidos como se muestra en la figura 17-3.

La secuencia y la longitud de los iniciadores es determinante para su temperatura de fusión (Tm), la cual se define como aquella a la que 50% de los iniciadores se encuentra en estructura de cadena lineal. Se procura un diseño tal que la Tm de ambos *primers* sea similar y no presente más de 5°C de diferencia con la Tm del producto que se va amplificar, lo cual garantiza temperaturas de alineamiento similares para ambos *primers* y una eficiencia de amplificación adecuada. La Tm aumenta según la longitud del iniciador, por lo que un iniciador por debajo de las 18 nt hibridaría de forma inespecífica en la cadena molde y originaría productos inespecíficos. Por otro lado, iniciadores muy largos requieren de Tm superiores a 65°C; por esto, la longitud óptima está entre los 20 y 30 nucleótidos para que se obtenga una Tm entre 55 y 65°C, compatible con la amplificación de la generalidad de los fragmentos. Existen muchos métodos para calcular la Tm de los iniciadores, pero todos toman en consideración el contenido de nucleótidos, sobre todo G y C, la longitud del *primer* y la concentración de Na^+ en el tubo de la PCR. En la actualidad, muchos programas computacionales permiten el diseño

A) Estructura secundaria en 3'

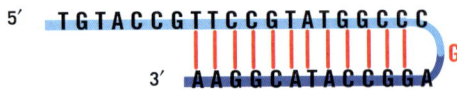

Iniciadores de PCR no adecuados

B) Complementariedad de bases

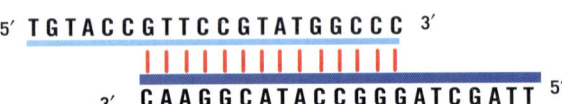

Figura 17-3. Posible secuestro del extremo 3' en los iniciadores de PCR. A) Estructura secundaria en 3': generada por complementariedad intrainiciador, lo cual genera una estructura plegada de doble cadena que interfiere con el correcto alineamiento del iniciador. **B)** Complementariedad de bases: producida por complementariedad interiniciadores, lo cual genera dímeros que afectan la disponibilidad de los mismos en el PCR.

semiautomatizado de los *primers*, tomando en cuenta los parámetros mencionados. Algunos de los programas utilizados son Oligo 6.0, Primer Express®, Primer Desing®, etc. Una vez diseñados, los oligonucleótidos deben verificarse contra alineaciones inespecíficas en la misma secuencia blanco o bien en otras secuencias, empleando el programa BLAST (Basic Local Alignment Search Tool, http://blast.ncbi.nlm.nih.gov/Blast.cgi). Este *software* coteja una posible hibridación, total o parcial, con alguna secuencia notificada en el banco de genes que pudiera interferir con la especificidad de los *primers* y su empleo correcto. En caso de hibridación con otras secuencias (mRNA o génicas) informadas en el banco de genes su diseño debe replantearse.

Esquema de la PCR

En la figura 17-2 se presenta el esquema convencional de una reacción de PCR, que incluye los siguientes pasos:

1. Inicio de la desnaturalización
2. Ciclos de amplificación

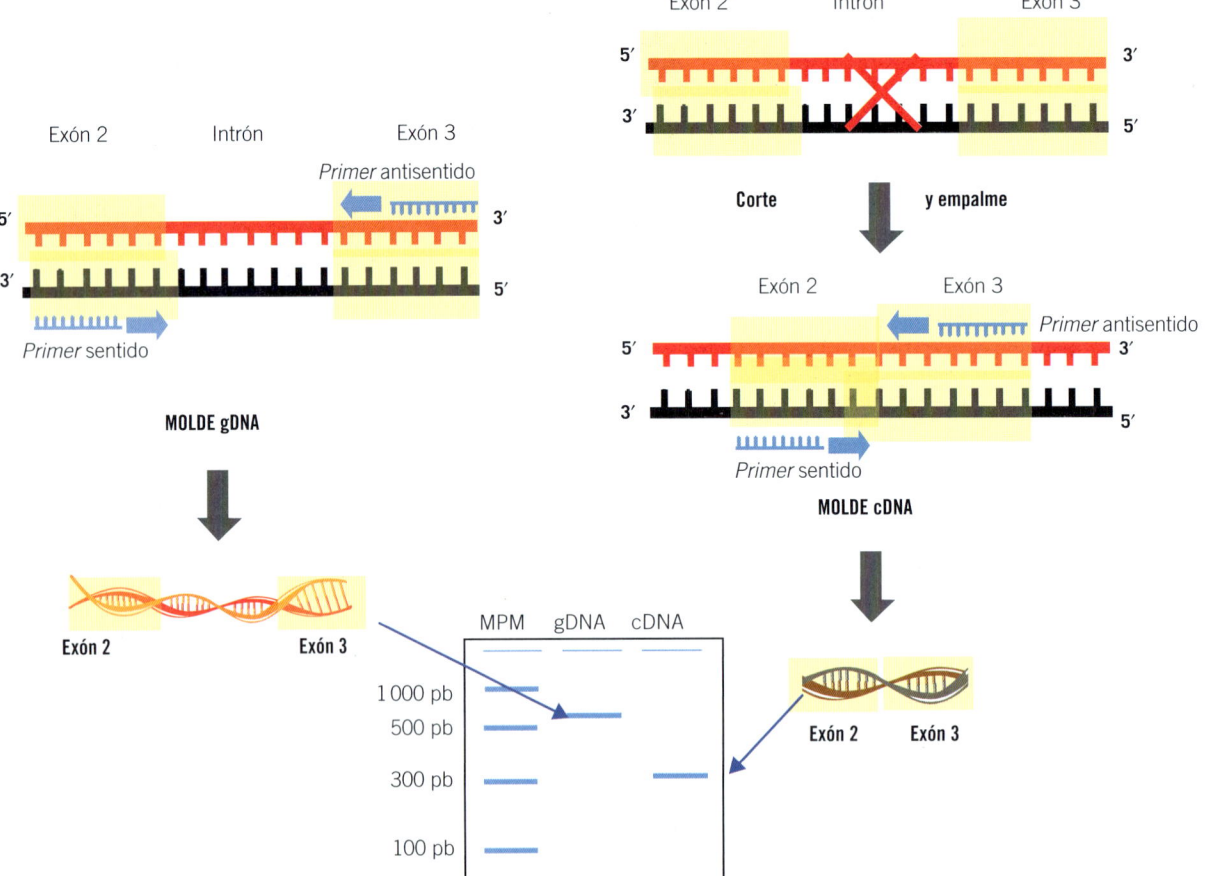

Figura 17-4. Diseño de iniciadores para la discriminación de mRNA y gDNA. Los iniciadores definen el tamaño del fragmento que se ha de amplificar, por lo que si éstos se diseñan para que hibriden en dos exones diferentes, el tamaño que genere el producto de amplificación será mayor cuando el molde sea la molécula de gDNA que contiene la secuencia interexónica, es decir, un intrón. Cuando el molde de la reacción de PCR sea el mRNA (cDNA correspondiente), el amplicón será de menor longitud por carecer de la secuencia intrónica.

- Temperatura de desnaturalización
- Temperatura de alineamiento
- Temperatura de extensión

3. Amplificación final
4. Almacenamiento temporal

Estos pasos se llevan a cabo mediante el cambio automático de temperaturas en un equipo diseñado para este fin denominado *termociclador*. El **termociclador** es capaz de cambiar la temperatura de la muestra en cuestión de segundos, que por lo general se logra mediante calentamiento/enfriamiento por resistencia eléctrica de una placa metálica, que distribuye la temperatura de manera homogénea durante tiempos programados en el rango de segundos a minutos. Normalmente, los rangos de temperatura que abarca el equipo van de 4 a 96°C. Dado que las PCR que se incuban son soluciones acuosas, los equipos cuentan con una placa metálica a manera de tapa, la cual se mantiene a 103°C para evitar la condensación del agua en las tapas de los tubos donde ocurre la reacción. De esta manera, se evita que la concentración de los solutos se modifique, lo que alteraría las condiciones óptimas para la DNA polimerasa y la termodinámica de hibridación de los *primers*. Para el enfriamiento se generan flujos de aire frío, lo que permite descensos de temperatura relativamente rápidos.

Inicio de la desnaturalización

Es necesaria una temperatura de 95°C para la desnaturalización de la doble cadena de DNA, en el caso del DNA genómico, o el rompimiento de estructuras secundarias, en el cDNA. Esta temperatura se mantiene por 5 min al inicio de la PCR.

Ciclos de amplificación

Un ciclo típico de PCR convencional consta de las tres temperaturas siguientes:

- 95°C: desnaturalización por unos 30 segundos.
- 55 a 60°C: alineación por 30 a 40 segundos.
- 72°C extensión, según la longitud del producto que se va amplificar, considerando la adición de 1 000 nucleótidos en 60 segundos.

Este ciclaje de temperatura se repite de forma continua por 30 a 35 ocasiones. Cada temperatura cumple con una función específica.

Desnaturalización

Se realiza a 95°C y tiene como objetivo desnaturalizar la doble cadena de DNA, lo que permite el acceso de los *primers* a la cadena molde en sus secuencias complementarias. Esta temperatura se mantiene por 30 segundos.

Alineación

En esta fase, la temperatura se encuentra en un rango entre 55 y 65°C, en el cual la mayoría de los iniciadores hibridan; así, se genera la energía cinética necesaria para que los iniciadores busquen en las cadenas de DNA su secuencia complementaria y formen los puentes de hidrógeno con la cadena molde, dejando el extremo 3'OH disponible y listo para la adición de los nucleótidos consecutivos por la DNA polimerasa.

Extensión

Se produce a la temperatura óptima para el funcionamiento de la DNA polimerasa empleada, por lo que la temperatura para la PCR dependerá de la enzima a utilizar. En el caso de la Taq polimerasa, la temperatura óptima es de 72°C.

Amplificación final

Una vez terminados los ciclos designados para la PCR, la reacción se somete a un ciclo más de temperatura de extensión (72°C) y se mantiene por 5 min, lo que permite que la polimerasa termine la extensión de los productos de PCR que quedaron incompletos.

Almacenamiento temporal

Durante la programación de los ciclos de la PCR se programa también un ciclo final de 4°C por varias horas, lo que permite conservar los productos de PCR a baja temperatura hasta que se retiren los tubos de reacción del equipo evitando así su posible degradación.

Fases de la PCR

Para entender el comportamiento dinámico de la reacción de PCR, se describen las tres fases de una corrida de PCR.

Fase exponencial: en esta fase los reactivos se encuentran en concentraciones adecuadas todavía, lo que asegura que exactamente el doble de producto de PCR se acumule en cada ciclo (si se asume 100% de eficiencia de reacción). En este punto la reacción es precisa y específica.

Fase linear: este punto de la reacción es altamente variable, ya que el consumo de los reactivos que participan en la reacción ha disminuido notablemente su concentración inicial y por tanto la dinámica de reacción se alenta, mientras algunos productos de PCR pueden empezar a degradarse.

Fase de saturación o *plateau*: éste es el punto de detección en gel para la PCR en punto final. La reacción se detiene y los productos de PCR no se sintetizan más. Si los ciclos del PCR se prolongan después de este punto, los productos de PCR tenderán a degradarse (figura 17-5).

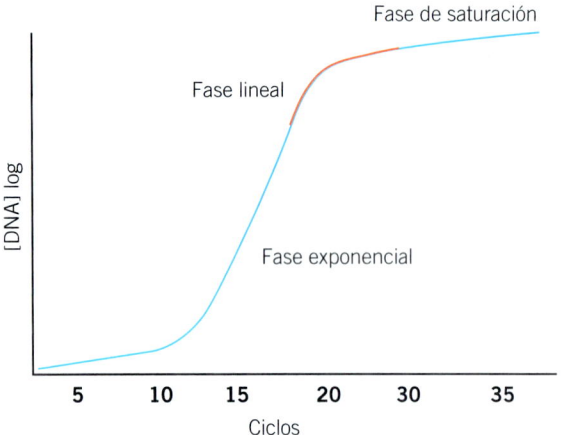

Figura 17-5. Fases de una reacción en cadena de la polimerasa. La reacción de PCR consta de tres fases, según la concentración de los reactivos y los productos de PCR que cambien a lo largo de la totalidad de los ciclos que se deje correr la reacción. La fase exponencial, lineal y de saturación se esquematizan en la imagen.

Cantidad del producto de PCR: número de copias por cada ciclo según la expresión $P = (2)^{nT}$

Teóricamente, en cada uno de los ciclos de amplificación se duplica la cantidad de producto inicial. Así, el producto de PCR aumenta de forma exponencial conforme al número de ciclos de PCR (n). Sin embargo, el producto de PCR depende del número inicial de copias del molde de DNA (T), por lo que se aplica la fórmula:

$$P = (2)^{nT}.$$

donde

P = número de moléculas producto de PCR.
n = número de ciclos.
T = número de copias iniciales de la molécula molde.

Por ejemplo, una PCR de 25 ciclos, partiendo de 10 copias de DNA molde, producirá la cantidad de P = (2)25 × 10; o sea, 2^{250}, o lo que es lo mismo, 1.8×10^{75} moléculas.

En la figura 17-6 se presenta un esquema de esta amplificación exponencial.

Sensibilidad de la técnica de PCR

La PCR es una técnica con alta sensibilidad y especificidad, al alcance de la mayoría de los laboratorios de biología molecular. Bajo las condiciones y diseño de oligonucleótidos apropiados se puede obtener una sensibilidad y una especificidad de 100%. Sin embargo, en experimentación es difícil obtener estos resultados, ya que múltiples factores influyen de manera crucial en el desarrollo de una PCR, como la selección de un sistema adecuado de detección del producto amplificado, el diseño correcto de *primers* y sondas, la calidad de la muestra que se va a amplificar, el control de los inhibidores de la reacción, la contaminación del área de trabajo, la contaminación con otros productos de PCR, la optimización de las condiciones de reacción, la concentración de reactivos, el termociclador empleado, etc. El control y el manejo correcto de cada uno de estos factores influirán en la calidad de la PCR. Esta sensibilidad es su principal característica y desventaja: una PCR puede proporcionar un diagnóstico oportuno, pues tan sólo con pocas copias del genoma de un patógeno puede determinarse su presencia. Sin embargo, esta misma característica hace que la realización de una

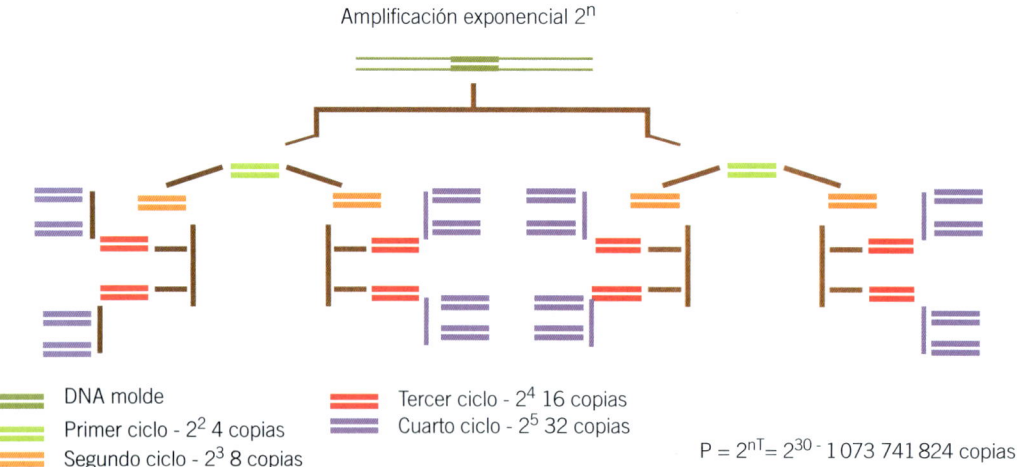

Figura 17-6. Amplificación exponencial del producto de PCR. La amplificación del producto de PCR sigue la fórmula $P = (2)^{nT}$, en que: P = número de moléculas producto del PCR; n = número de ciclos; T = número de copias inicial de la molécula molde. En cada ciclo se duplica la cantidad de producto inicial, por lo que el número de moléculas producto del PCR aumenta de manera exponencial conforme avance la reacción.

PCR sea una tarea para el especialista y que siempre deba tenerse cuidado de evitar un acarreamiento de material que pueda contaminar la reacción y producir falsos positivos.

Modalidades de la técnica de PCR

La reacción en cadena de la polimerasa ha evolucionado de manera continua desde su invención. En la actualidad, gracias a los múltiples sistemas de detección, a los avances de la tecnología, a las variantes en los iniciadores y a la cantidad de *primers* empleados se dispone de diversas variantes de la técnica, que se enlistan en los siguientes párrafos.

PCR convencional o PCR en punto final

Se basa en la detección del producto de amplificación mediante una electroforesis en gel de agarosa o acrilamida. El producto amplificado se visualiza mediante una banda (véase el capítulo 13). La intensidad de la banda se considera proporcional a la cantidad de producto amplificado y su longitud se verifica interpolando contra un marcador de peso molecular comercial de tamaños conocidos como se aprecia en la figura 17-7. El análisis de imagen de la banda del producto de PCR permite medir su intensidad mediante programas de cómputo y realizar una medición semicuantitativa de las bandas de los productos de PCR obtenidos en diversas muestras. La semicuantificación puede ser respecto a cualquiera de las muestras contenidas en el gel, como se observa en la figura 17-8A, en la que el carril 3 muestra una banda tres veces más intensa que la banda del carril 1, pero la mitad de intensa que la banda de la muestra 2. De igual forma, puede ser una semicuantificación de las muestras respecto a una banda producida por la amplificación de un gen constitutivo, como se describe adelante.

La PCR en punto final conlleva varias limitaciones al depender de la resolución del gel, por ejemplo, una precisión mala para distinguir la cantidad de productos de PCR, rango dinámico corto de < 2 log, baja resolución en la discriminación del tamaño de las bandas, deficiente sensibilidad cuantitativa del agente intercalante y procesamiento posterior al PCR. La reacción se suele analizar después de 25 a 35 ciclos, mediante un gel de electroforesis. Ya que el análisis se hace en la fase linear de la reacción de PCR no permite detectar pequeños cambios en la concentración final del producto de amplificación de PCR, y no se recomienda su uso si se quiere hacer una cuantificación.

PCR semicuantitativa

Permite conocer los niveles de expresión de un gen (mRNA) en particular, y normaliza los niveles encontrados de este

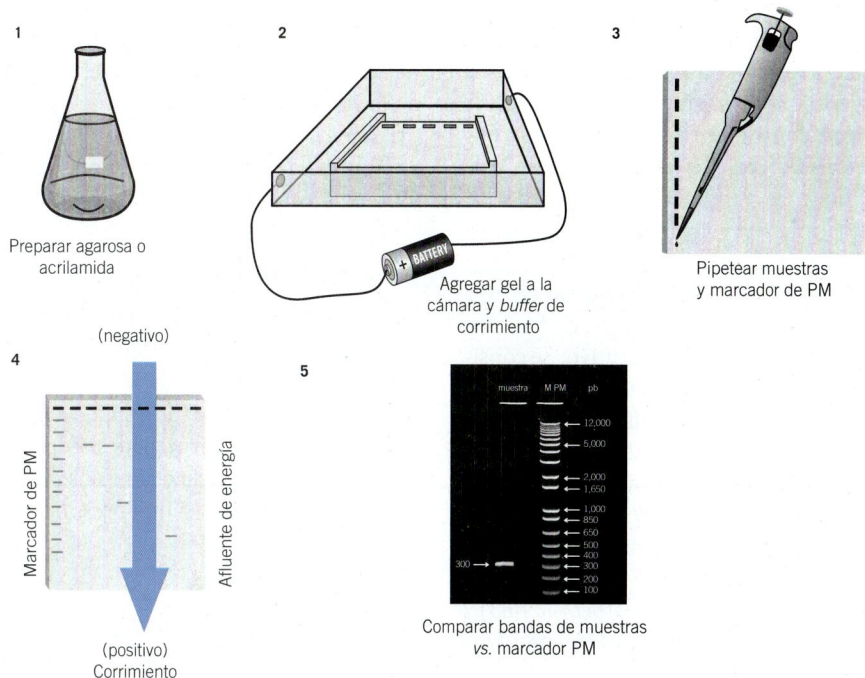

Figura 17-7. Visualización del producto de PCR mediante electroforesis en gel. La detección del producto de amplificación mediante una electroforesis en gel de agarosa se observa como una banda. La intensidad de la banda se considera proporcional a la cantidad de producto amplificado y su longitud se verifica interpolando contra un marcador de peso molecular comercial de longitudes conocidas. En este gel el carril marcado MPM corresponde al marcador de peso molecular de 1 kb plus DNA *ladder*; los valores correspondientes a las bandas se observan en la columna pb (pares de bases). La muestra corresponde a un producto de aproximadamente 300 pb, como se puede apreciar en el carril de muestra.

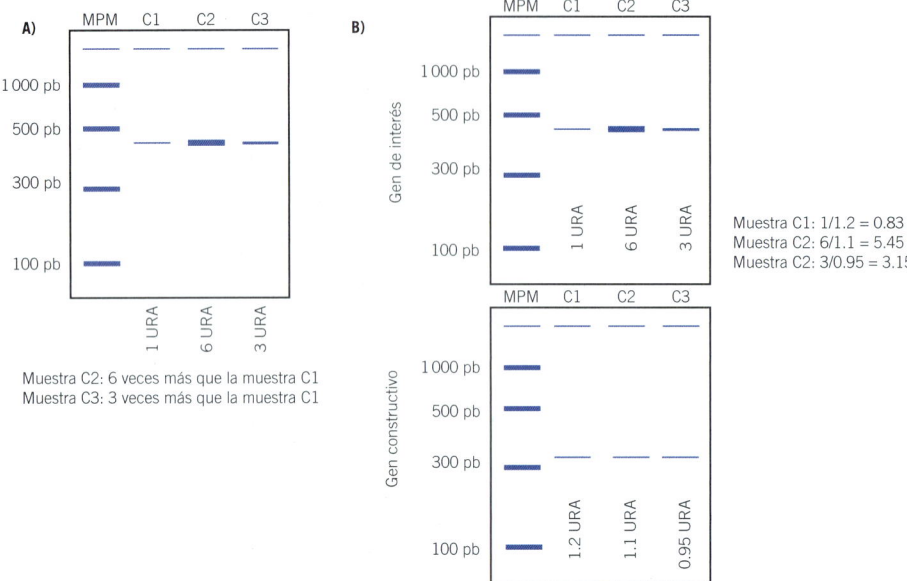

Figura 17-8. Análisis de imagen de la banda del producto de PCR. La intensidad de la banda del producto de PCR se mide mediante un software. **A)** Análisis semicuantitativo respecto a una muestra, en el cual las bandas de los productos de PCR obtenidos de varias muestras se comparan respecto a cualquiera de las muestras contenidas en el gel, como en la imagen donde el carril 3 muestra una banda tres veces más intensa que la banda del carril 1, pero la mitad de intensa que la banda de la muestra del carril 2. **B)** Semicuantificación respecto a un gen constitutivo; es aquella en la cual se mide la intensidad relativa de la banda del producto de PCR del gen de interés y de un gen constitutivo para cada una de las muestras, se determina la relación gen de interés/gen constitutivo para cada muestra, y dicha relación se compara entre muestras indicando cuál de ellas expresa más o menos el gen de interés normalizado contra el gen constitutivo.

gen con los encontrados en un gen de expresión constitutiva, que se expresa de manera constante en la célula. Al realizar una relación entre la expresión del gen de interés con la expresión del gen constitutivo, el índice que se obtenga indicará la expresión real del gen de interés y se informa como porcentaje de expresión. Esto permite su comparación con otras muestras analizadas de la misma manera, como se observa en la figura 17-8B.

Para este tipo de análisis se mide la intensidad relativa de la banda mediante un software del producto de PCR del gen de interés y de la banda de un gen constitutivo. Se considera un gen constitutivo aquel que tiene una expresión constante, ya que es indispensable para la viabilidad de la célula; esta expresión no se altera por la presencia de alguna enfermedad o variaciones en la condición fisiológica, no varía entre los individuos ni durante el desarrollo (edad) y no se ve afectado por las condiciones del experimento. GAPDH (*gliceraldehído 3 fosfato deshidrogenasa*), HPRT (*hipoxanthine guanine phosphoribosyltransferase*), β-actina (*beta-actina*) y rRNA 18S (*RNA ribosomal 18S*) son los genes constitutivos más empleados para este tipo de análisis.

Con el valor de intensidad relativa de los genes, los datos se normalizan respecto al gen constitutivo y se calcula un índice:

$$\frac{\text{Intensidad relativa del gen de interés}}{\text{Intensidad relativa del gen constitutivo}}$$

Ya que la expresión del gen constitutivo permanecerá relativamente constante, esta relación indica de manera directa la variación entre muestras del gen de interés. Esta forma de *semicuantificación* es también posible realizarla con la tecnología de detección en tiempo real a través de los métodos $-2^{-\Delta\Delta Ct}$ o el método $2^{-\Delta Ct}$, que se describen más adelante.

PCR cualitativa

Esta modalidad de PCR permite detectar la presencia o ausencia de un fragmento de DNA determinado; es decir, sólo informa si una muestra es positiva o negativa ante la presencia de un determinado DNA. Se emplea para el diagnóstico de enfermedades infecciosas y sólo permite confirmar la presencia o ausencia de un determinado agente patógeno, esto es, si una persona está o no infectada.

PCR cuantitativa

En esta modalidad de PCR, el producto obtenido es cuantificable, lo que permite notificar en números absolutos la cantidad de un microorganismo o del mRNA de un gen en una muestra. Para la cuantificación absoluta se amplifica al mismo tiempo una curva con muestras de concentración conocida del DNA que se quiere analizar. Los resultados de las muestras se traslapan a los valores de la curva y de esta manera se conoce la concentración de la muestra.

PCR múltiple (varias regiones o varios genes)

En este tipo de PCR se realiza la amplificación de más de un fragmento de DNA en una sola reacción de PCR con dos o más juegos de *primers* (cada juego para un gen en particular). Tiene la ventaja de que ahorra tiempo, reactivos y muestras; sin embargo, el diseño de los *primers* debe ser adecuado para que no se complementen entre ellos (hibridaciones inespecíficas), lo que resulta en amplificaciones erróneas. La PCR múltiple o *multiplex* puede emplearse para la búsqueda de varias deleciones, mutaciones y polimorfismos en un solo gen o en múltiples. Esta técnica se utiliza para el análisis simultáneo de múltiples marcadores moleculares asociados a alguna enfermedad, para la detección simultánea de varios agentes patógenos, organismos genéticamente modificados, etcétera.

PCR selectiva (detecta genes silvestres o mutados)

Para la PCR selectiva se diseñan *primers* capaces de hibridar solamente en secuencias con presencia de una mutación, por lo que, en caso de estar ausente, no se produce un producto de PCR. Como control se produce una PCR con *primers* diseñados para la amplificación de la forma silvestre del gen, cuyos resultados deben coincidir con los obtenidos con los *primers* que amplifican la mutación. En caso de homocigotos sólo una de las dos reacciones debe resultar positiva; en el caso de heterocigotos ambas reacciones resultan positivas.

PCR *in situ*

Se realiza en una muestra de tejido embebida en parafina (laminilla) o congelada y cortada en criostato. No requiere extracción del DNA del tejido. En la laminilla se añaden los reactivos necesarios para la PCR y se colocan en un termociclador especial, ya que en lugar de tener orificios para colocar tubos contiene ranuras para colocar las laminillas. Esta modalidad de PCR permite saber qué tipo celular presente en un tejido expresa un determinado gen o cuál célula está infectada por un patógeno.

PCR anidada (*nested-PCR*)

Esta variante de la PCR convencional proporciona mayor sensibilidad a la técnica, al amplificar las secuencias de DNA en dos rondas de amplificación con distintos pares de iniciadores o *primers* en cada una. Esto es, primero se realiza una PCR con un par de *iniciadores externos* para amplificar una región de DNA extensa, que contiene el segmento blanco que se desea amplificar. Después, este producto de amplificación sirve de molde para una segunda PCR con otro par de *iniciadores internos* (*primers* anidados) para amplificar una región más pequeña (interna).

Por lo tanto, la longitud del producto de amplificación de la segunda PCR, o PCR anidada, será de menor tamaño que la del primer producto de PCR (figura 17-9).

PCR en tiempo real

Las desventajas que presenta la PCR en punto final llevaron a los investigadores a diseñar la *PCR en tiempo real*, una tecnología que solventa los inconvenientes de dicha técnica. La reacción de amplificación es la misma, lo que cambia es el método de detección del producto amplificado y su temporalidad. La detección de las copias del producto de PCR se realiza al mismo tiempo que sucede la amplificación, a través de la intercalación de compuestos fluorescentes en los productos de PCR recién sintetizados. Un láser detecta los fluorocromos acoplados a los *primers* o a una sonda que hibrida en medio de los *primers* y que se degrada al liberar su fluorocromo por la acción exonucleasa 3'-5' de la polimerasa. Mediante la detección de la fluorescencia liberada durante la reacción de amplificación puede medirse la cantidad de DNA sintetizado en cada momento, ya que la emisión de fluorescencia producida en la reacción es proporcional a la cantidad de producto de PCR formado. Esto permite conocer y registrar en todo momento la cinética de la reacción de amplificación.

Cabe mencionar que para la técnica de PCR en tiempo real la temperatura de alineación y extensión es la misma, por lo que ambos pasos se unifican. Esto se logra porque la temperatura óptima para la enzima DNA polimerasa utilizada es de 60°C, lo que aunado a un diseño de *primers* que permite su alineación óptima a la misma temperatura posibilita que este paso se conjunte y reduzca el tiempo de reacción.

Los sistemas de detección por fluorescencia empleados en la PCR en tiempo real pueden ser iniciadores marcados por fluoróforos (*primers* LUX, *light upon-extension*), sondas específicas marcadas con fluorocromos o bien agentes intercalantes fluorescentes.

PCR en tiempo real empleando agente intercalante fluorescente

Para la detección en tiempo real puede emplearse un agente intercalante denominado SYBERGreen. En este método, muy utilizado por su bajo costo, el fluoróforo se une al DNA de doble cadena de manera inespecífica y produce fluorescencia (figura 17-10). La desventaja estriba en que la unión, al ser inespecífica, será a lo largo de toda la molécula de DNA de doble cadena, incluyendo los dímeros de *primers* que pudieran formarse. El uso de SYBERGreen implica un diseño muy cuidadoso de los *primers* con el fin de evitar la formación de dímeros. La detección del producto amplificado corresponderá a la intensidad de la fluorescencia; sin embargo, ya que varias moléculas de SYBERGreen pueden unirse a una sola molécula de dsDNA, se

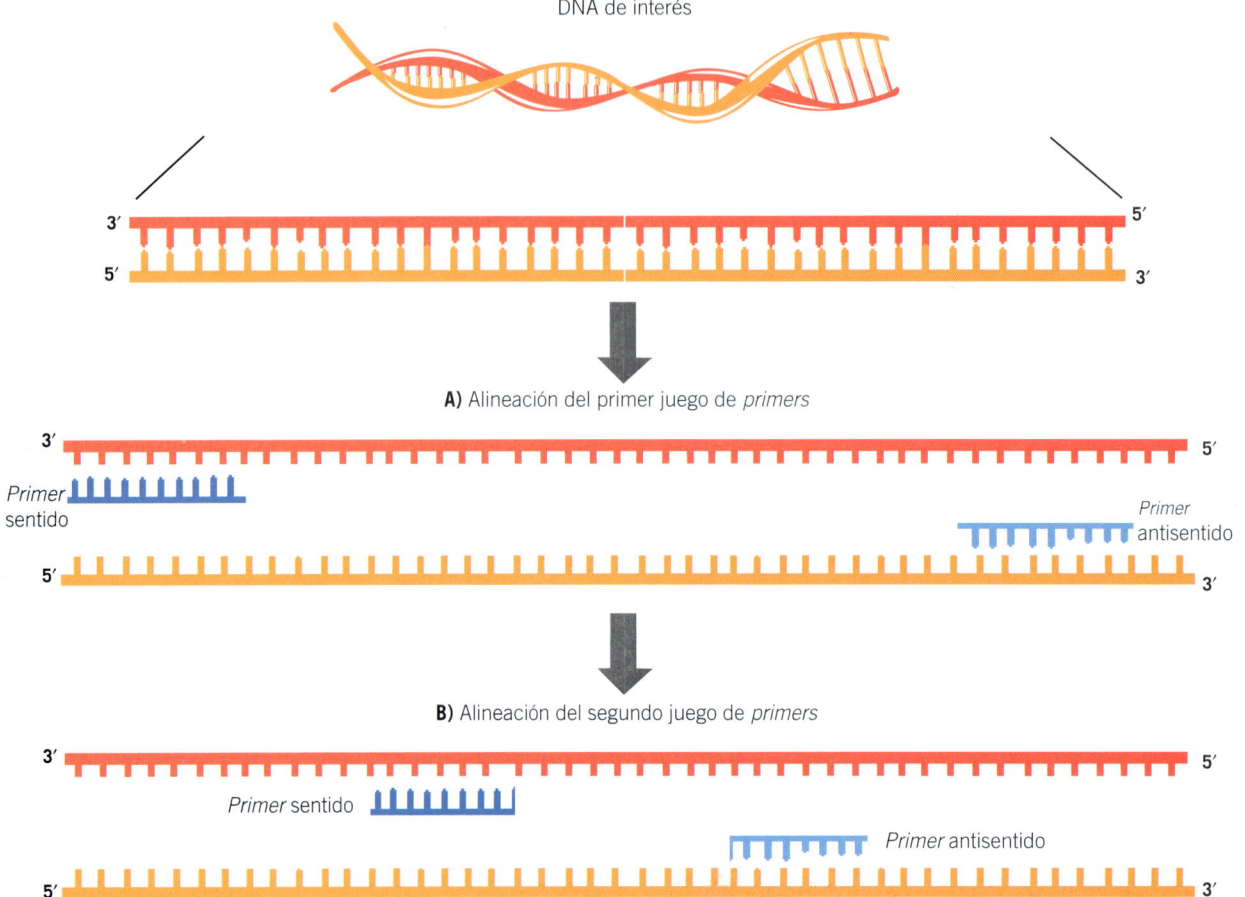

Figura 17-9. PCR anidada. Esta variante de la PCR es más sensible porque amplifica el DNA en dos rondas de amplificación con distintos pares de iniciadores en cada una. **A)** La primera reacción de PCR se realiza con un par de iniciadores que amplifiquen una región de DNA extensa. **B)** Una segunda PCR se realiza con el producto de amplificación de la primera PCR como molécula molde con otro par de iniciadores anidados. El producto de amplificación de la PCR anidada será por tanto de longitud más corta que el primer producto de PCR.

considera un método de cuantificación menos preciso que las tecnologías con *primers* LUX o sondas marcadas con fluorocromos.

PCR en tiempo real con sondas marcadas con fluorocromos (TaqMan)

En esta tecnología (de Applied Biosystems), la reacción de amplificación se lleva a cabo en un termociclador que realiza, a la vez, la detección de fluorocromos mediante luz láser. En esta tecnología, además de un juego de *primers*, se utiliza una sonda marcada con fluorescencia. La sonda marcada con fluorocromo empleada se diseña de manera que hibrida en algún punto intermedio de la secuencia franqueada por el *primer* sentido y el antisentido. Estos *primers* están diseñados para amplificar fragmentos de entre 60 y 150 pb. La sonda tiene acoplado un fluorocromo en su extremo 5′, *silenciado* por otro fluorocromo o *quencher* (referencia pasiva). La sonda hibrida en la cadena molde del DNA que será amplificada y libera su fluorocromo sólo cuando la sonda se degrada por la acción de exonucleasa 5′-3′ de la DNA polimerasa. Estas sondas se basan en el método FRET, el cual consiste en la transferencia de energía fluorescente mediante resonancia entre dos moléculas; éstas son dos tipos de fluorocromos, un donador y un aceptor, y su principio se basa en que una molécula de alta energía cercana a otra de baja energía (*quencher*) promueve una transferencia energética sin emisión de fluorescencia. Una vez que se separan dichas moléculas se emite la fluorescencia, que es captada por el lector del equipo. Las sondas de este tipo son cortas; para separar las dos moléculas fluorescentes necesitan el rompimiento de su estructura por la DNA polimerasa con actividad exonucleasa y así liberar la fluorescencia. En esta tecnología se emplea la DNA polimerasa termoestable (AmpliTaq Gold®), que se mantiene inactiva por la unión de un anticuerpo y se libera cuando la reacción se incuba a los 95°C iniciales de desnaturalización. Los dNTP empleados contienen dUTP en

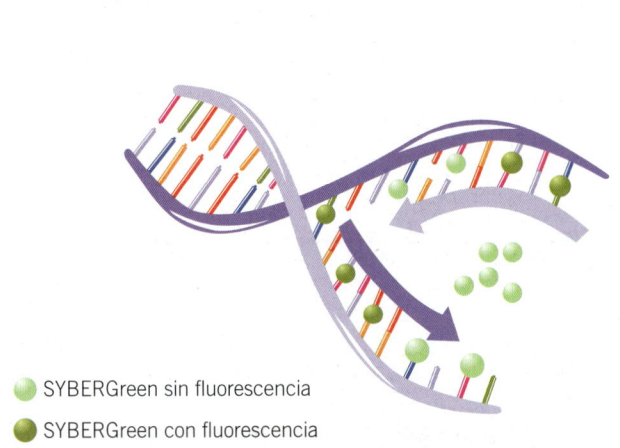

Figura 17-10. PCR en tiempo real con SYBERGreen (agentes intercalantes fluorescentes). La detección en tiempo real con agentes intercalantes fluorescentes se basa en que esta molécula es un agente intercalante en la doble cadena de DNA que se une de manera inespecífica, produciendo fluorescencia. Al unirse a toda molécula de DNA de doble cadena se puede unir también a dímeros de *primers*, por lo que es poco específico, pero debido a su menor costo es ampliamente utilizado.

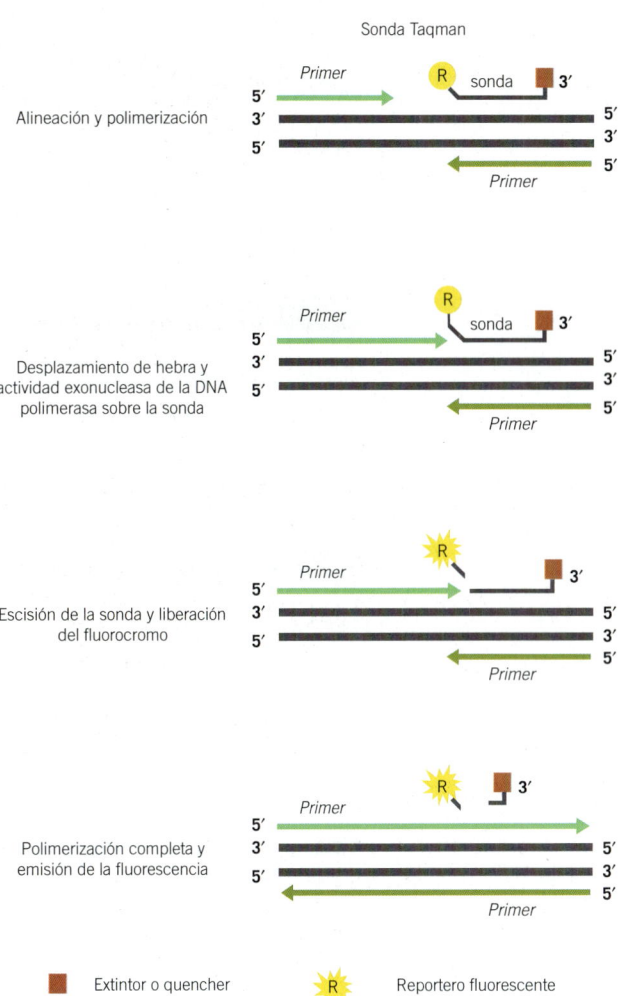

Figura 17-11. PCR en tiempo real con sondas Taqman (específicas marcadas con fluorocromos). Esta PCR implica el uso de una sonda que hibrida en algún punto intermedio de la secuencia franqueada por el par de *primers* sentido y antisentido. La sonda tiene acoplado un fluorocromo en su extremo 5′, el cual está silenciado por otro fluorocromo llamado extintor o *quencher* en el extremo 3′ de la sonda. La amplificación de la cadena donde la sonda está unida libera el fluorocromo sólo cuando la sonda es degradada por la acción exonucleasa de la DNA polimerasa, lo que asegura que sólo habrá detección cuando un producto de amplificación haya sido generado.

lugar de dTTP, por lo que los productos de PCR contienen dUTP. La mezcla de reacción contiene uracil-N-glicosilasa (UNG) (AmpErase®). La enzima UNG degrada productos de PCR de reacciones previas, con lo cual se previene la contaminación de la reacción de PCR con productos de PCR anteriores. Asimismo, el fluorocromo ROX (conjugado de glicina de 5-carboxi-X-rodamina, succinimidiléster) se incluye como referencia pasiva a una concentración final de 500 nM para normalizar la fluorescencia entre reacciones por cualquier posible fluctuación asociada con variación en el volumen. El empleo de este tipo de sondas se esquematiza en la figura 17-11.

PCR en tiempo real con *primers* LUX

La PCR con *primers* LUX se fundamenta en que uno de los iniciadores se encuentra marcado con un fluoróforo; cuando el iniciador hibrida con la cadena blanco, el fluoróforo se excita, lo que resulta en un incremento significativo de la señal de fluorescencia que el equipo detecta. Para la amplificación con *primers* LUX se emplea una enzima DNA polimerasa termoestable *hot start* (TaqPlatinum®) que se activa sólo después del *ciclo* inicial de desnaturalización a 95°C. De la misma manera que con la tecnología de las sondas marcadas con fluorocromos, la mezcla de reacción contiene una UNG para prevención de contaminación por acarreamiento. Además, el mix contiene Tris-HCl, KCl, 6 µM de MgCl2, 400 µM de desoxiguanina trifosfato (dGTP), 400 µM de desoxiadenosina trifosfato (dATP), 400 µM de desoxicitidina trifosfato (dCTP), 800 µM de desoxiuridina trifosfato (dUTP), UNG, 1 µM de fluorocromo ROX y estabilizadores. Su empleo se esquematiza en la figura 17-12.

Semicuantificación en tiempo real con el método $-2^{-\Delta\Delta Ct}$

En la PCR en tiempo real la concentración relativa se obtiene interpolando todas las muestras en un punto umbral, ciclo de corte o *cycle threshold* (CT). El CT es el ciclo elegido por el usuario de la fase exponencial en que la cantidad

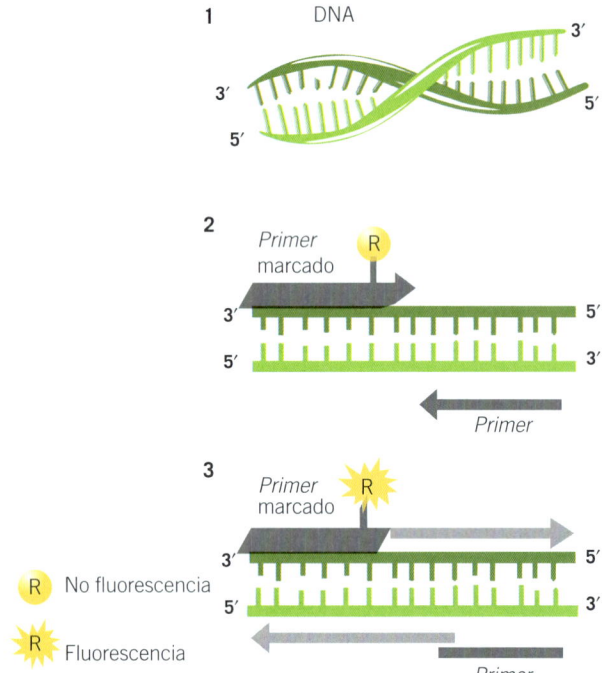

Figura 17-12. PCR en tiempo real empleando iniciadores LUX. La detección del producto amplificado se fundamenta en que uno de los iniciadores está marcado con un fluoróforo; cuando el iniciador hibrida con la cadena blanco y se realiza la polimerización, el fluoróforo es excitado, resultando en un incremento de la fluorescencia, lo que es detectado por el equipo.

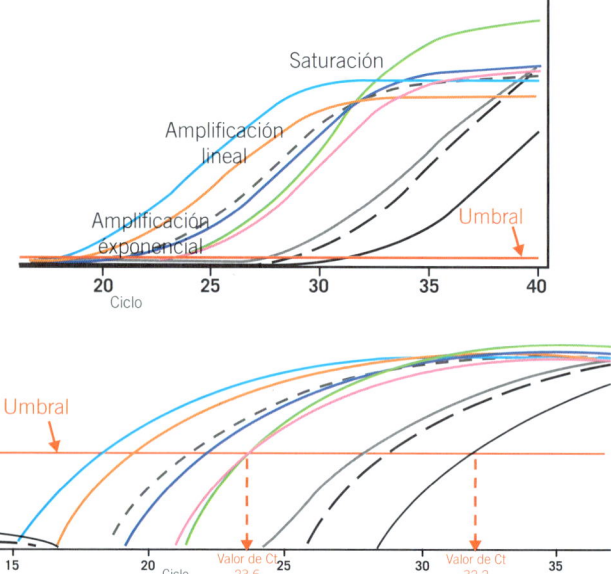

Figura 17-13. Gráficas de PCR en tiempo real. La interpretación de datos en la PCR en tiempo real se realiza interpolando todas las muestras en un ciclo de corte o *cycle threshold* (CT). El CT es aquel ciclo presente en cualquier punto de la fase exponencial de amplificación en donde la cantidad inicial de moléculas del gen de interés presentes en una muestra determinada es inversamente proporcional a la intensidad de fluorescencia. El CT permite discriminar el comportamiento de las muestras, ya que a un menor valor de CT existe mayor cantidad inicial de moléculas del gen de interés en una muestra. El CT es determinado por un software a un umbral de fluorescencia fijo *threshold* seleccionado por el analista.

de moléculas del producto amplificado es directamente proporcional a la intensidad de fluorescencia. El CT permite discriminar el comportamiento de las muestras, ya que a un menor valor de CT existe mayor cantidad inicial de moléculas del gen de interés en una muestra. El CT lo determina un software a un umbral de fluorescencia fijo (*threshold*) seleccionado por el analista, como se expone en la figura 17-13. Estos valores pueden relacionarse con una curva estándar para determinar la cantidad de moléculas de DNA existentes (cuantificación absoluta) o con un grupo de referencia (cuantificación relativa). La cuantificación relativa puede utilizarse para determinar la expresión de los niveles de mRNA de un grupo de células o tejidos respecto a una referencia (control o condición experimental). Para la cuantificación relativa debe tenerse en cuenta que todas las muestras provienen de individuos diferentes; por tanto, debe realizarse un procedimiento conocido como *normalización*, con un gen control endógeno (constitutivo), para eliminar la variabilidad entre muestra y muestra. El cálculo se realiza mediante la fórmula $2^{-\Delta\Delta Ct}$ relativo a un grupo que se considera calibrador, en el cual:

ΔCT = CT promedio del grupo de muestras para el gen de interés – CT promedio del grupo de muestras para el gen constitutivo

$\Delta\Delta CT$ = ΔCT grupo calibrador – ΔCT grupo de interés.

Por tanto, después de la normalización de los datos respecto al gen constitutivo (ΔCT) se selecciona un grupo que funciona como calibrador del experimento y los datos del resto de los grupos se comparan con el grupo calibrador que tendrá el valor de 1 y el resto de los grupos un valor menor o mayor, lo que proporciona un valor semicuantitativo.

Semicuantificación en tiempo real con el método $2^{\Delta Ct}$

Este método de semicuantificación para muestras procesadas en tiempo real se realiza cuando no se desea tomar un grupo de muestras como referencia, por ejemplo, cuando la muestra se desea comparar frente a ella misma en diferentes condiciones. La fórmula que se aplica es la siguiente:

ΔCT = CT promedio de la muestra para el gen constitutivo – CT promedio de la muestra para el gen de interés.

PCR cuantitativa mediante tecnología en tiempo real

Para una PCR cuantitativa se emplea la metodología en tiempo real y una curva con estándares de concentración conocida. Esta curva debe tener en cuenta que el DNA o RNA que se emplee debe estar diluido de manera precisa; en el caso particular de RNA se asume que la eficiencia de retrotranscripción ha sido la misma para todas las muestras. La curva estándar se construye a partir de concentraciones conocidas de un plásmido que contiene clonado el cDNA del gen a analizar. Debe asegurarse que la eficiencia de la PCR sea la misma para la muestra y para el estándar. Las diferentes diluciones de la curva presentarán CT proporcionales a la cantidad de muestra; mediante la fórmula de regresión lineal ($y = mx + b$), interpolando los valores de las muestras en el gráfico obtenido, se puede conocer la concentración absoluta de las muestras.

Retrotranscripción como paso previo a la PCR

La retrotranscripción (RT) es una reacción para la conversión del RNA en cDNA y en general se lleva a cabo antes de una PCR, cuando se pretende amplificar secuencias de RNA. La realización consecutiva de una retrotranscripción y una PCR se conoce como RT-PCR. Esta técnica es una variante de la técnica convencional de PCR, con el objetivo de amplificar un RNA específico para valorar su expresión o presencia. Esta técnica es más sensible y rápida que otros métodos de análisis de la expresión de genes como Northen blot, Dot blot, Slot blot y ensayos de nucleasa. Se basa en el uso de transcriptasa inversa de los retrovirus cuya función es sintetizar DNA a partir de RNA (figura 17-14).

En la reacción de retrotranscripción, una cadena de RNA se transcribe a DNA de secuencia complementaria al RNA, por lo que se le denomina DNA complementario (cDNA). La transcriptasa inversa más empleada es la del M-MLV (*Murine-Moloney leukemia virus*). Además del RNA molde, que se convertirá en cDNA, se requieren *primers*, por lo general hexámeros formados de secuencias aleatorias de 6 nt. Estos hexámeros hibridarán con las secuencias complementarias a ellos, que se localizan por azar en todos los RNA presentes en la muestra. Para la reacción se requiere también un inhibidor de RNasa, un componente enzimático que impide la acción de estas enzimas que puedan estar presentes en la muestra. Los dNTP (A, G, C, T) se emplearán en la síntesis de las cadenas de cDNA, mientras que una solución amortiguadora proporcionará las condiciones de pH y cofactores necesarios para un funcionamiento óptimo de la retrotranscriptasa. A diferencia de lo que sucede en la PCR, en esta reacción no se requieren ciclos, y basta con una hora a la temperatura óptima de la enzima para realizar la conversión del RNA a cDNA (para la M-MLV son 37°C). Los pasos de que consta esta reacción son desnaturalización del RNA a 70°C por 10 min para eliminar estructuras secundarias, alineación de los hexámeros por 10 min a 25°C y polimerización por la retrotranscriptasa a 37°C por 1 h. Una vez obtenida la cadena de cDNA, ésta se emplea como molde para la téc-

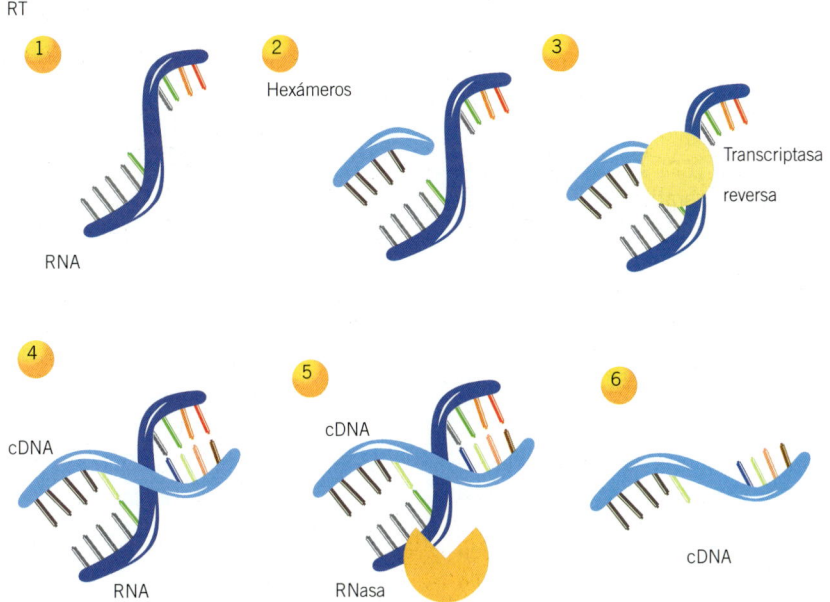

Figura 17-14. Reacción de retrotranscripción. Las moléculas de RNA son retrotranscritas a cDNA. En la reacción participa una transcriptasa reversa que polimeriza los dNTP. Se requiere además del RNA molde que será convertido a cDNA, hexámeros aleatorios de 6 nt que funcionan como iniciadores de la retrotranscripción e inhibidores de RNasa mientras se realiza la síntesis del cDNA. Una vez concluida la transcripción inversa el RNA será degradado por las RNasas del medio y las moléculas de cDNA servirán de molde a la reacción de PCR.

nica de PCR. Este método se utiliza principalmente para detectar genomas virales compuestos por RNA (como la influenza A, el VIH y la hepatitis C), así como para cuantificar mRNA de cualquier proteína expresada en un tejido.

Aplicaciones de la PCR

Los productos de PCR pueden utilizarse para la secuenciación, detección de patógenos infecciosos (virus, bacterias, hongos), amplificación de segmentos para su análisis mediante huella de DNA en medicina forense, detección de mutaciones, análisis de la expresión génica o determinación de carga viral, entre otras muchas aplicaciones.

PCR diagnóstica

En la actualidad, la PCR se encuentra económicamente al alcance de muchas personas, pues las diversas tecnologías disponibles para su realización han permitido que los laboratorios reduzcan sus costos. En los últimos 20 años, la PCR se ha convertido en una técnica indispensable para el diagnóstico de muchas enfermedades, ya que con ella se pueden amplificar segmentos que contienen una mutación conocida (diagnóstico) o bien mutaciones desconocidas que se secuenciarán y determinarán después de una PCR. Esto ha sido de gran ayuda para el diagnóstico y la correlación de variaciones génicas con enfermedades. En cuanto a las enfermedades adquiridas, la detección de genomas de patógenos es la aplicación diagnóstica más empleada de la PCR. Debido a su alta sensibilidad permite la detección aun de pocas copias del genoma, lo que suele suceder en los periodos iniciales de la infección; por lo tanto, la PCR permite un diagnóstico oportuno.

Ejercicio de integración 1

1. La enfermedad de Parkinson (EP) se considera la segunda enfermedad neurodegenerativa en cuanto a prevalencia, y afecta de 1 a 2% de las personas en edad madura. Es de origen multifactorial, por interacción de factores ambientales y uno o más genes que confieren susceptibilidad. Los pacientes con esta afección presentan 80% de muerte neuronal; se ha observado que en el citoplasma de las neuronas sobrevivientes hay inclusiones proteicas de α-sinucleína, codificada por el gen **SNCA**, conocidos como cuerpos de Lewy.

    Diversos polimorfismos en este gen se han relacionado con EP dominante, esporádica y en otras formas de demencia, con alteraciones en los cuerpos de Lewy, por lo que se propone que estos polimorfismos pueden afectar la agregación proteica e influir en el desarrollo de EP (Ramírez-Jirano L.J., 2006).

    Para estudiar la posible vinculación del polimorfismo, 116C-G del gen SNCA, se requiere la búsqueda del genotipo en pacientes con EP y en individuos sanos, mediante la técnica de PCR y la posterior digestión con enzimas de restricción de los productos de PCR.

    El fragmento del gen en el cual se encuentra la parte polimórfica de la α-sinucleína es:

    91
    ↓
    5'- CGCGGAAGTG AGGTGCGTCG GGGCTGCAGC GCAGACCCCG GCCCGGCCCC TCCGAGAGCG TCCTGGGCGC TCCCTCACGC CTTGCCTTCA AGCCTTCTGC - 3'

    a) Si la secuencia del iniciador es de 20 pares de bases y uno de ellos hibrida en la posición 91, y el fragmento a amplificar es de 65 pb, escriba la secuencia del iniciador sentido y antisentido:
    1. Sentido:
       5'–   – 3'
    2. Antisentido:
       5'–   – 3'
    b) Escriba el amplicón de dsDNA resultante, indicando los extremos 5'-3' y la ubicación de los iniciadores sentido y antisentido.
    c) En la siguiente esquematización de un gel de electroforesis indique con una banda dónde aparecería el producto de PCR según su longitud.

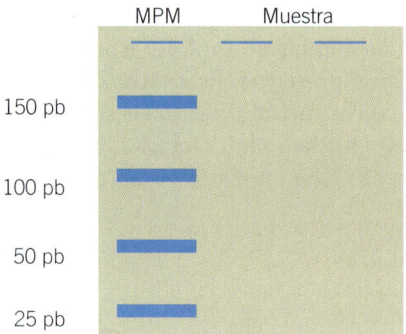

Ejercicio de integración 2

Complete las frases del tema de PCR, RT y modalidades de PCR con las siguientes palabras:

Iniciadores, RNA, PCR en tiempo real, constitutivo, curva estándar, DNA polimerasa, transcriptasa inversa, uracil-N-glicosilasa, PCR punto final, electroforesis, desnaturalización, cDNA.

1. De una reacción de retrotranscripción *in vitro* se obtiene: _____.

2. Extracción de _____ de la muestra es el primer paso para la realización de una RT-PCR.

3. Por la acción de la _____ se obtiene una molécula de cDNA de cadena sencilla.

4. La _____ utiliza las cadenas sencillas de cDNA como molde para la síntesis de moléculas de cadena doble.

5. Los _____ son los reactivos clave para la especificidad de la PCR.

6. La _____ es una modalidad de PCR que emplea sondas marcadas con fluorocromos.

7. Se denomina gen _____ a aquel cuya expresión no se modifica con las condiciones experimentales.

8. La PCR cuantitativa requiere forzosamente la interpolación de las muestras contra una _____.

9. La modalidad de _____ presenta el inconveniente de que la diferente cantidad de material de inicio da lugar a la misma cantidad de producto final debido a la saturación.

10. A la temperatura de _____ se destruyen estructuras secundarias del cDNA y corresponde a los 95°C.

11. La enzima _____ elimina los residuos de uracilo del ssDNA o dsDNA previniendo que amplicones sirvan de molde en una PCR posterior.

12. La visualización del producto de amplificación se realiza mediante una _____.

Ejercicio de integración 3

La PCR para la detección del genoma del VHB genera un amplicón de 325 pb. Interprete el siguiente gel obtenido tras procesar el suero de tres pacientes sospechosos de portar la infección.

1. ¿Cuál paciente (o pacientes) porta el genoma del VHB en su sangre?
2. ¿Cuál paciente (o pacientes) es negativo a la infección?
3. ¿Cómo interpreta el hecho de que la banda de P1 sea más intensa que la banda de P3?

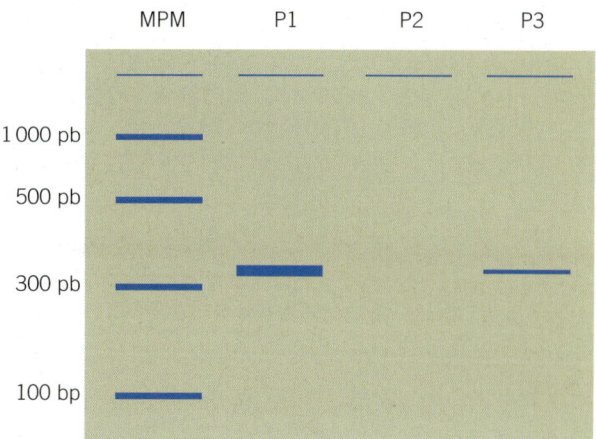

Secuenciación del DNA y microarreglos

CAPÍTULO 18

Belinda Claudia Gómez Meda • Bertha Adriana Álvarez Rodríguez • Guillermo Moisés Zúñiga González
• José María Vera Cruz

Introducción

A pesar de la función tan importante que desempeña la secuencia de ácido desoxirribonucleico (DNA, *deoxyribonucleic acid*) en la materia viva, el desarrollo de los métodos para su determinación es de inicio reciente, debido sobre todo al tamaño tan grande de las moléculas de DNA en las células.

En los decenios de 1960 y 1970, dos grupos de investigación independientes, liderados por los británicos Frederick Sanger y Alan Coulson y los estadounidenses Alan Maxam y Walter Gilbert, idearon de manera prácticamente simultánea dos procedimientos diferentes para determinar de modo directo la secuencia del DNA, el método enzimático y el químico de manera respectiva. Estos métodos sólo requieren de pequeñas cantidades de DNA, son altamente confiables y revolucionaron a la biología molecular. En la actualidad, el equipo automatizado para secuenciación hace que este método sea un procedimiento rápido y habitual en los laboratorios (figura 18-1).

Secuenciación

Método químico o de degradación de Maxam y Gilbert

Este es un método de secuenciación que depende de la degradación química específica del DNA descrita por Maxam y Gilbert en 1977. La ventaja de este método consiste en el empleo de DNA de doble hebra; requiere una separación de hebras o fraccionamiento equivalente por cada fragmento de restricción estudiado, por lo cual es laborioso.

La fragmentación específica del DNA es la base de este método, desarrollado en cinco pasos, que a grandes rasgos implican el marcaje radiactivo del extremo 5′ con ^{32}P, la modificación de una base, la eliminación de la base modificada, rotura de la cadena de DNA en la desoxirribosa modificada y el análisis de la secuencia fragmentada por electroforesis en gel de poliacrilamida. El método está limitado por el poder de resolución del gel de poliacrilamida que, en el contexto histórico de la época, permitía secuenciar cerca de 100 bases a partir del punto de marcaje.

La electroforesis es una técnica para la separación de moléculas según su movilidad en un campo eléctrico a través de una matriz porosa, la cual finalmente las separa por tamaños moleculares y carga eléctrica, según la técnica utilizada. La electroforesis en gel por lo general se utiliza con propósitos analíticos, pero puede ser una técnica preparativa para purificar de manera parcial moléculas antes de aplicar espectrometría de masas, reacción en cadena de la polimerasa (PCR), clonación o secuenciación de DNA (para mayores detalles, consultar el capítulo 13).

Antes del tratamiento químico que genera el corte en el DNA, se marca un fragmento de doble hebra producido por digestión con una enzima de restricción (fragmento de restricción) de una determinada longitud en sus dos extremos; primero, se trata con fosfatasa alcalina para eliminar el fosfato terminal en su extremo 5′ y, después, se añade un fosfato marcado con ^{32}P para producir una hebra marcada de forma terminal. La fragmentación selectiva subsecuente de la cadena de DNA marcada se consigue con el uso de cuatro tratamientos químicos independientes, cada uno de los cuales está diseñado para producir patrones específicos de rotura en cada una de las bases y su observación mediante autorradiografía. El procedimiento consiste en "atacar" químicamente al DNA con reactivos que primero dañan y después eliminan una base del nucleótido. La desoxirribosa expuesta es, entonces, un punto débil en el esqueleto de la cadena y es susceptible de roturas. Posteriormente, se llevan a cabo reacciones químicas para desprender de forma completa la desoxirribosa de los enlaces 5′ y 3′ de sus fosfatos; la reacción es tan específica que permite dañar sólo uno de los residuos a lo largo de pocos pares de bases del DNA. El reactivo específico para purinas es el dimetilsulfato, mientras que el reactivo para pirimidinas es la hidracina.

Debido a que el enlace glucosídico de una purina metilada es inestable y se rompe con facilidad, las bases pueden eliminarse calentando las hebras a pH neutro, lo cual deja la desoxirribosa libre. El tratamiento que rompe residuos de guanosinas se basa en utilizar un álcali suave a 90°C (NaOH 0.1 M), que libera completamente los restos de desoxirribosa despurinados de los grupos fosfato adyacentes en sus enlaces 3′ y 5′, o ácido fórmico para corte indiferenciado en bases púricas (A + G), mientras que para los residuos adenílicos el tratamiento es a 0°C en condiciones ligeramente ácidas (HCl 0.1 M). Cuando los fragmentos marcados en su extremo se resuelven en gel de poliacrilamida, la autorradiografía contiene un patrón de bandas oscuras y claras. Las bandas oscuras se generan del rompimiento de guaninas, que se metilan cinco veces más rápido que las adeninas. Este patrón de guanina/fuerte y adenina/débil contiene, al menos, la mitad de la información necesaria para la secuenciación; sin embargo, en la interpretación de

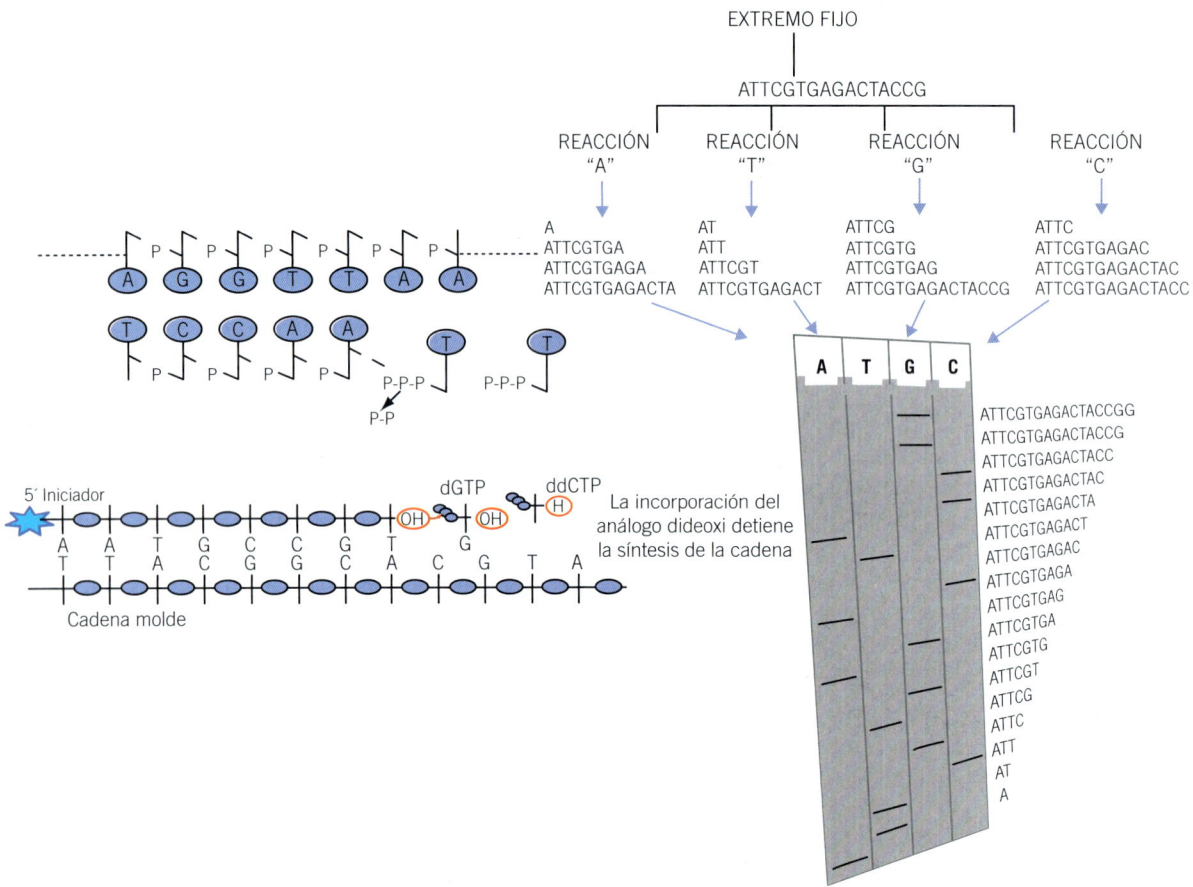

Figura 18-1. Estrategia general de secuenciación de DNA. Los métodos de secuenciación se basan en la síntesis de DNA, en cuatro reacciones en paralelo, una para cada nucleótido, a fin de producir el paro de la reacción cuando un ddNTP se añada a la reacción. Los ddNTP pueden marcarse diferencialmente con fluorocromos de diferente color. Se obtendrá la secuencia de la cadena complementaria a la cadena molde por autorradiografía o fluorescencia, leyendo de abajo hacia arriba (5′ → 3′).

estos patrones puede haber ambigüedad, ya que la evaluación de la intensidad de las bandas aisladas no es sencilla. Para determinar las bases de forma diferencial se compara la información que contiene esta columna del gel con una en paralelo en la cual se suprime el rompimiento de guaninas, lo que permite que las adeninas se evidencien.

La evidencia de corte de adeninas se basa en que los enlaces glucosídicos de las adenosinas metiladas son menos estables que las de las guanosinas, de manera tal que de preferencia las adeninas se liberan con un tratamiento suave con ácido diluido. De esta manera, el rompimiento con álcali producirá un patrón de bandas oscuras correspondiente a las adeninas y con bandas claras para las guaninas.

Para el caso de detección de pirimidinas, la reacción con hidracina producirá roturas en posiciones ocupadas por citosina y timina. La reacción se repite en presencia de NaCl 2 M, la sal suprime la reacción de la hidracina con la timina, tal que en la autorradiografía sólo se detectan fragmentos cortados mediante tratamiento con piperidina en posiciones ocupadas por citosinas. Cuando se comparan los patrones autorradiográficos de C y C + T, la banda oscura (correspondiente a la marca del radioisótopo) que aparezca en ambas radiografías indicará rotura en la C, mientras que un enlace sólo presente en C + T representará la rotura en una T.

Para lograr el corte en citosinas y timinas, la hidracina reacciona con timina y citosina, cortando la base y dejando ribosilurea. La hidracina puede reaccionar para producir hidrazona. Después de una lisis de hidracina parcial en solución acuosa de hidracina 15 a 18 M a 20°C, el DNA se corta con piperidina 0.5 M. La amina cíclica secundaria, así como la base libre, desplaza todo el producto de la reacción con hidracina de la desoxirribosa y cataliza la eliminación de β-fostatos. El patrón final contiene bandas de intensidad similar para los cortes en citosinas y timinas.

Cuando se analiza el patrón autorradiográfico de un gel de secuenciación obtenido de los cuatro tratamientos químicos, si se considera una secuencia de carriles con A, G, C y C + T, una banda fuerte en la primera columna con una banda débil en la segunda genera una A; una banda fuerte en la segunda columna con una banda débil en la primera columna es una G; una banda que aparezca en la tercera y cuarta columnas es una C, y una banda solamente en la cuarta columna es una T (figura 18-2). Para obtener la secuencia de una hebra sencilla se comienza en la parte baja izquierda y se lee hacia arriba; así, la secuencia que se lee de abajo hacia arriba es la correspondiente a 5' → 3' de la hebra original de DNA analizada. La sencillez de este método radica en que sólo se necesitan cuatro radiografías para establecer la secuencia de DNA.

La secuenciación química tiene ventajas específicas. En primer lugar, los tratamientos químicos son sencillos de controlar; el ataque químico ideal, una base eliminada por hebra, produce una buena distribución de materiales marcados a través de la secuencia. En segundo lugar, cada base es atacada, tal que en un corrimiento se desplegará cada base individual. La distinción química entre cada base es clara y la secuencia de ambas hebras permite una revisión más adecuada. Estas reacciones específicas se eligieron para proveer información más que suficiente para la secuenciación. En principio, podría secuenciarse DNA con tres reacciones químicas específicas para cada base, y utilizar la ausencia de banda para identificar la posición de la cuarta base; sin embargo, las aproximaciones tienden a error o a malinterpretarse por otra base; por esa razón se describen las reacciones para diferenciar que son redundantes.

El método de Maxam y Gilbert es óptimo para DNA que no puede secuenciarse de forma adecuada mediante otros métodos (por ejemplo, oligonucleótidos pequeños y secuencias de DNA que producen terminación prematura debida a estructuras secundarias fuertes). Además, la secuenciación de Maxam y Gilbert puede usarse para mapear modificaciones de DNA, como alquilaciones y ro-

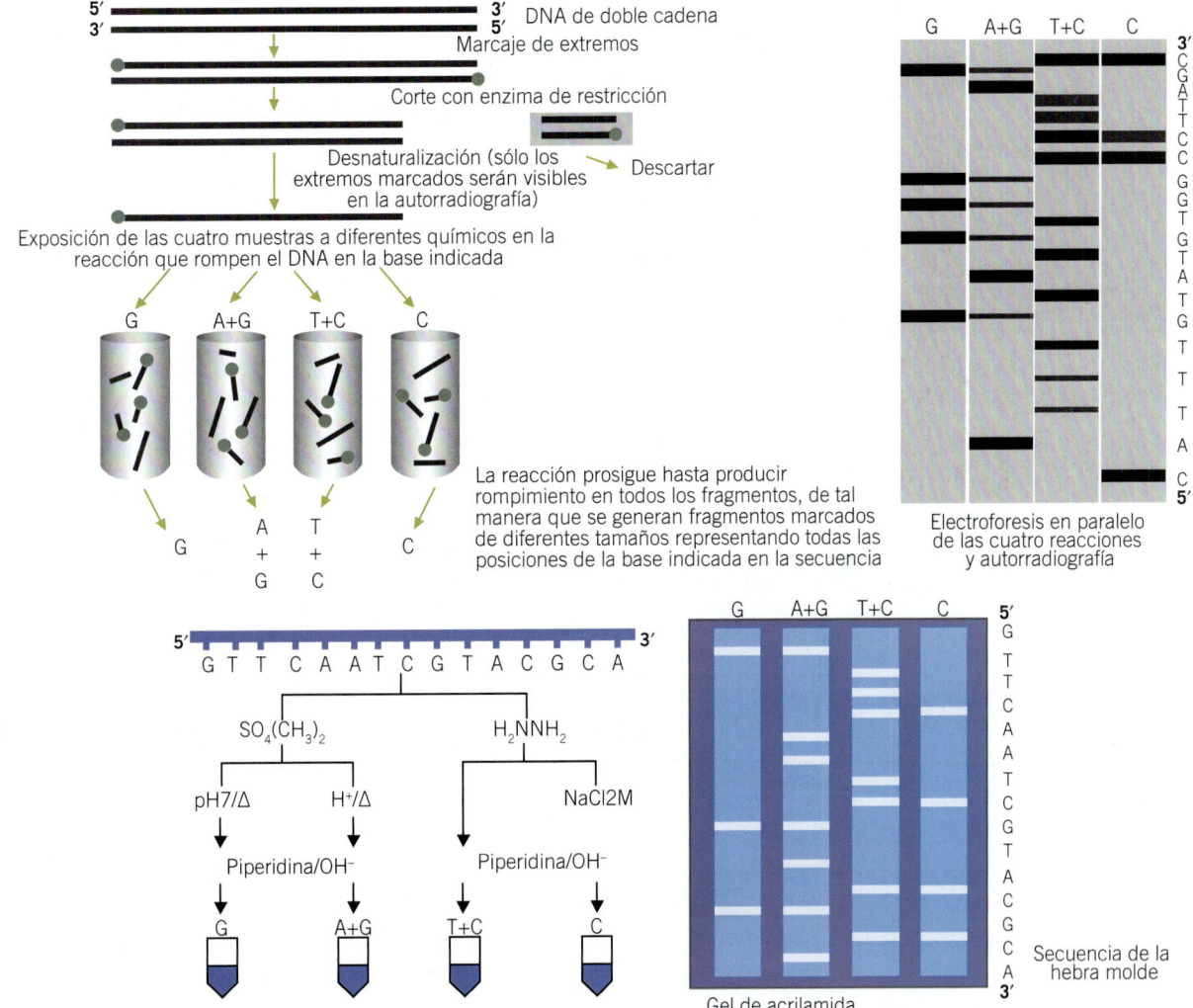

Figura 18-2. Método de secuenciación química de Maxam-Gilbert. En la secuenciación química la última base que se va agregando a la lectura de la secuencia de cada fragmento generado indica la base que fue químicamente modificada y después eliminada del fragmento durante la reacción de rotura mediada por la piperidina; es decir, la base que se indica es la que en realidad falta.

turas producidas por carcinógenos, antineoplásicos y otros fármacos que tienen como blanco el DNA. En ensayos de huella digital química o enzimática, la técnica permite la identificación precisa de secuencias específicas de DNA que se unen a moléculas pequeñas y proteínas. Por ello, las mejoras al método son benéficas para gran variedad de aplicaciones en biología molecular y bioquímica.

Método "didesoxi" de Sanger

Sanger también desarrolló otro método, el cual emplea análogos de dNTP específicos de terminación de cadena. Los análogos más utilizados son los didesoxinucleótidos trifosfatados (ddNTP), iguales que los dNTP pero sin el grupo hidroxilo en el carbono 3′ de la desoxirribosa. Éstos pueden incorporarse a una cadena de DNA en crecimiento por medio de la DNA polimerasa, pero actúan como terminadores porque, una vez incorporados a la cadena, y al no contar con el OH en el extremo 3′, no permiten que se una otro nucleótido. Este método es más rápido y acertado que el método químico de Maxam y Gilbert, por lo que es el utilizado en la actualidad de manera habitual en los laboratorios. El proceso consiste en encontrar diferentes cadenas, tantas como número de bases tenga el fragmento que son copias de la cadena de DNA que se va a secuenciar, cada uno de un tamaño diferente y terminado con la incorporación de un 2′ 3′ didesoxinucleótido (figura 18-3).

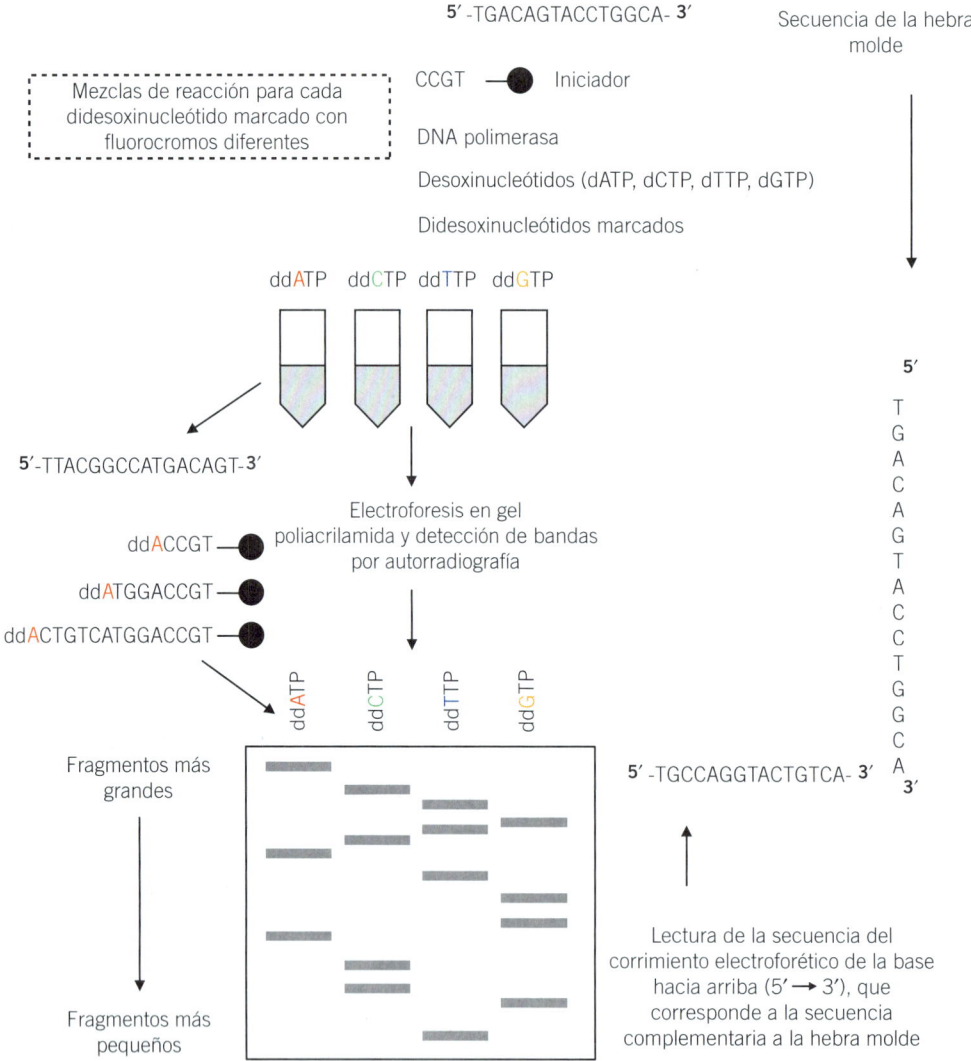

Figura 18-3. Método de secuenciación "didesoxi" de Sanger. La reacción requiere la hebra molde de DNA de cadena sencilla marcada radiactivamente, un iniciador, DNA polimerasa y cuatro dNTP. La reacción es dividida en cuatro alícuotas, uno para cada base, cada tubo contendrá uno solo de los ddNTP marcados y los otros tres dNTP y se continúa con la polimerización incorporando los nucleótidos en sentido 5′ → 3′. Cuando se marcan con flurocromos la reacción total se puede hacer en un solo tubo, ya que el color emitido servirá para diferenciar las cadenas.

El principio del método "didesoxi" es el siguiente: se aísla y se clona el DNA que se desea secuenciar; este DNA se desnaturaliza y se emplea una sola hebra en la secuenciación. En la secuenciación se utiliza un iniciador o *primer* marcado radiactivamente, el cual por lo general es un fragmento de restricción, que suministra el extremo 3′ OH necesario para que la DNA polimerasa continúe la adición de nucleótidos. El iniciador y el molde de DNA se alinean para formar un complejo iniciador-molde y la mezcla resultante se divide en cuatro partes. Con estas mezclas se preparan cuatro tubos de reacción, cada uno con el DNA molde de hebra sencilla que se desea secuenciar, la DNA polimerasa, el iniciador marcado radiactivamente y los cuatro dNTP. A cada tubo se le añade uno de los ddNTP en exceso, es decir, en mayor proporción respecto a su dNTP convencional (10:1). En cada uno de estos tubos se producirán cadenas de DNA de distintas longitudes, terminando todas en el lugar en el que se incorporó el "didesoxi" correspondiente (ddATP, ddTTP, ddGTP, ddCTP) añadido al tubo.

Por ejemplo, una muestra de DNA se incuba con DNA polimerasa en presencia de una mezcla de ddTTP (didesoxitimidina fosfato) y con bajas concentraciones de dTTP junto con concentraciones normales de los otros tres dNTP (uno de los cuales puede marcarse con ^{32}P, ^{35}S o con marcadores quimioluminiscentes o fluorocromos). Conforme la cadena de DNA se forma en el extremo 3′ del iniciador, la posición de T se estará agregando en algunos casos con el sustrato normal y, por ende, la cadena seguirá extendiéndose. En ocasiones se agregará un ddTTP, lo que hará que acabe la síntesis, de tal manera que al término de la incubación seguirá existiendo una mezcla de cadenas de longitud variable con terminación T en su extremo 3′, pero todas con el mismo extremo 5′ (el extremo 5′ original del iniciador). Incubaciones similares se llevan a cabo en presencia de cada uno de los otros tres ddNTP, lo que da mezclas de terminación en la posición de cada uno de los nucleótidos restantes C, A o G, de manera respectiva.

Las cuatro mezclas se separan en paralelo (cada mezcla de reacción en un carril) por electroforesis vertical en gel de poliacrilamida-urea en condiciones desnaturalizantes (acrilamida 12% con urea 8 M), con resolución de un solo nucleótido. Este sistema separa las cadenas de DNA de acuerdo con su longitud; así, las más pequeñas migrarán más rápido y las más grandes, más lento.

En teoría, cada una de las fracciones de las mezclas tendrá suficientes fragmentos terminados en cada una de las posiciones del nucleótido y podrán visualizarse mediante autorradiografía cuando se utiliza marcaje radiactivo, ya sea en el iniciador o en alguno de los dNTP. El tiempo de exposición de la placa de rayos X sobre el gel varía de 20 a 30 h y se expone a temperatura ambiente. En la actualidad, se emplean marcas quimioluminiscentes (fluorescentes) para evitar el manejo de radiactividad. En este caso el marcaje es con fluorocromos en el extremo 5′ del iniciador y la identificación se hace separando los diferentes fragmentos por medio de electroforesis en gel de poliacrilamida, para que, de esta manera, la secuencia pueda leerse directamente sobre el gel, de acuerdo con el patrón de bandas.

En general, secuencias de entre 15 a 200 nucleótidos desde el sitio del iniciador pueden determinarse con precisión mediante un solo iniciador e inclusive es posible leer hasta 300 nucleótidos. El problema más grave es el apilamiento de bandas, causado por las asas de apareamiento de bases que se forman en el DNA en las condiciones de la electroforesis del gel de acrilamida y que se observan como un número de bandas en la misma posición o inusualmente muy cercanas unas a otras en la electroforesis.

Método automatizado

Uno de los mayores avances en la tecnología de secuenciación del DNA fue el desarrollo de la secuenciación automatizada, ya que aunque los procedimientos propuestos tanto por Sanger como por Maxam y Gilbert son relativamente sencillos y su interpretación es fácil, su capacidad de resolución es limitada.

El método de Maxam y Gilbert fue muy popular en sus inicios; sin embargo, con la descripción del método enzimático didesoxi, o de terminación de cadena, quedó en desuso, ya que involucra la utilización de sustancias químicas peligrosas y cantidades elevadas de DNA marcado radiactivamente, además de ser técnicamente más complejo. Por ello, en la actualidad los procedimientos de secuenciación automatizada están basados en el método enzimático de Sanger, que suple el marcaje radiactivo con métodos quimioluminiscentes con el uso de fluorocromos. De esta manera, para la lectura de la secuencia se utilizan sistemas ópticos que detectan los diversos fluorocromos empleados, con lo que se logra un método más directo, fácil, rápido y seguro. Esta variante es conocida como secuenciación mediante colorantes acoplados al iniciador (*dye-primer sequencing*).

Para evitar el error debido a lo repetitivo y a los pasos de pipeteo, en la actualidad un robot industrial puede automatizar las reacciones de secuenciación del método didesoxi. Este sistema utiliza microrreacciones a temperatura controlada; en un ciclo de reacción (alrededor de 50 min) se procesan arriba de 48 moldes. Con este robot se resuelven más de 450 bases en secuenciación automática de DNA, protocolo que es aplicable tanto a marcaje radiactivo como fluorescente.

En estos sistemas automatizados, el fragmento de DNA fluorescente pasa por el punto de tensión del secuenciador automático, y estas señales se envían a una computadora con un programa especial. Así, un golpe de láser excita la tinción fluorescente, la señal de fluorescencia emitida se digitaliza y es captada por detectores que una computadora analiza y descifra; pueden observarse los resultados obtenidos en tiempo real. En minutos, este programa procesa la imagen del gel capilar. Para cada muestra secuenciada se crean curvas de cuatro colores, uno por cada nucleótido, y debajo de cada pico de la secuencia se identifica la secuencia de nucleótidos correspondientes al fragmento analizado. Puede analizarse la secuencia de 10 muestras simultáneamente o bien estudiar 40 fragmentos de DNA.

La secuenciación por terminación fluorescente es un método para el análisis de la secuencia del DNA mediante automatización parcial. Es una variante modificada en la cual el marcaje se realiza con un fluoróforo unido de forma covalente en el oligonucleótido iniciador utilizado. En esta opción se utiliza un color diferente para cada fluoróforo de cada reacción específica para nucleótidos A, C, G o T, marcándolos como terminadores reversibles mediante la unión del fluoróforo a la base en el grupo 3'-OH, de tal forma que la DNA polimerasa aún la puede reconocer como sustrato. Después, las mezclas de reacción se combinan en una coelectroforesis en un mismo gel, y la información de la secuencia se lee directamente mediante una computadora. Cuando el fluoróforo se agrega en la terminación de la cadena se tiene la ventaja de que este último método puede llevarse a cabo en una sola reacción en lugar de en cuatro, como en el método en que se marca el iniciador. En esta reacción, los ddNTP se marcan con fluorocromos de diferente color para cada base, con lo cual la terminación de cada cadena determinará el color y, por ende, el NTP respectivo. Esto hará que al fluorescer a diferentes longitudes de onda, el sistema óptico del equipo identifique directamente en un gráfico las señales de fluorescencia de cada una de las bases (figura 18-4). El gráfico generado es acorde con el color del fluorocromo, en el cual se representa cada base con picos de intensidad de luz.

Las investigaciones siguen progresando de tal forma que se ha planteado la utilización de la tecnología de espectrofotometría de masas para secuenciar DNA. Otras propuestas adaptan la técnica de Maxam y Gilbert en una tecnología innovadora denominada *secuenciación multi-*

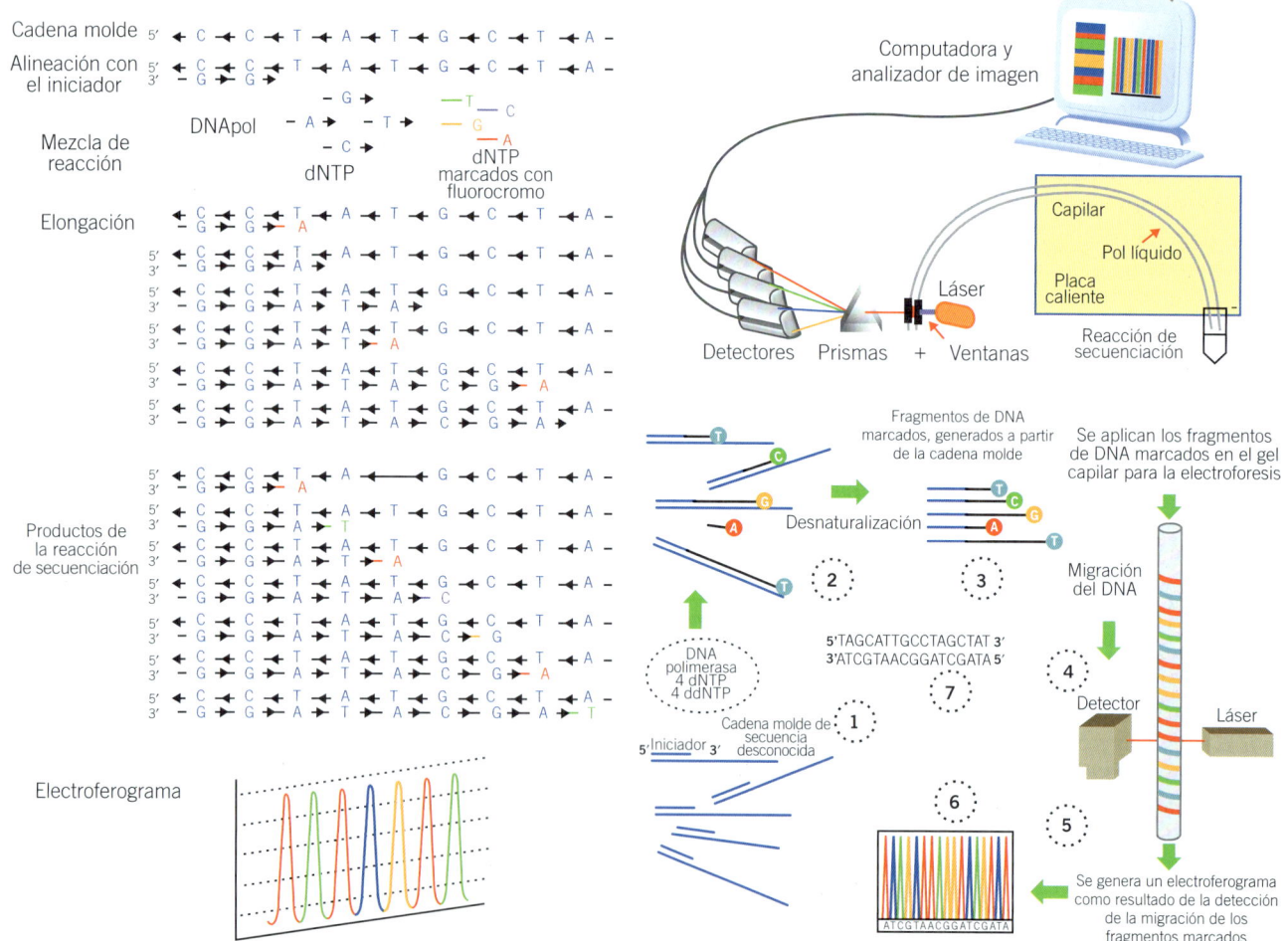

Figura 18-4. Método de secuenciación automatizado. Para realizarlo se obtienen fragmentos de DNA de la hebra molde de interés, se marcan los cuatro nucleótidos con fluorocromo de distinto color, se realiza el ciclo de secuenciación mediante PCR, se eliminan NTP sobrantes. Los fragmentos son sometidos a electroforesis en gel y mediante el sistema automatizado; el láser emitirá la luz que el detector interpreta diferencialmente de acuerdo con el fluorocromo que pase por el haz de luz para generar un patrón de curvas de acuerdo a la longitud de onda diferente para cada base, a fin de poder leer la secuencia obtenida.

plex, que permite aumentar la velocidad de secuenciación y faculta al investigador para analizar un gran grupo de fragmentos de DNA como una mezcla a través de los pasos de secuenciación de DNA, lo cual incrementa la eficiencia de los procedimientos estándares por un factor de 10.

La pirosecuenciación es un sistema basado en el método enzimático, que aprovecha la liberación de pirofosfato cuando un nucleótido se incorpora en la hebra de DNA en crecimiento, mediante bioluminiscencia; es un sistema útil para analizar tanto secuencias cortas de DNA como polimorfismos de nucleótido simple (SNP) y genotipificación. La longitud de lectura tendrá que seguir mejorando para dar aplicaciones más precisas y más amplias a esta alternativa. Este método tiene la dificultad de que descifra de forma adecuada las regiones homopoliméricas del molde de DNA; sin embargo, existen abordajes metodológicos que permiten modificar nucleótidos en posición 3′-OH mediante enlaces químicos reversibles para terminación de cadena usando un grupo alil o un grupo 2-nitrobencilo.

Se han propuesto métodos de secuenciación del DNA que no involucran ni electroforesis en gel ni reacciones químicas o enzimáticas. Entre ellos se encuentran métodos con fluorescencia para detección mediante citometría de flujo como alternativa a la técnica de secuenciación en geles, la posibilidad del marcaje de la DNA polimerasa o la secuenciación por nanoporos; otros enfoques están dirigidos a la utilización de microscopia electrónica de túnel para leer las bases directamente en la hebra de DNA mediante el marcaje de las bases con halógenos para la detección visual.

La dificultad para secuenciar fragmentos de DNA de longitudes grandes (> 300 nucleótidos) se debe a la capacidad limitada para resolver fragmentos grandes de DNA que difieran en un solo nucleótido. Una de las soluciones es la secuenciación sobrelapada, en la cual el DNA genómico se fragmenta y se clona en un vector de DNA, se amplifica, se purifica y se analiza para ensamblarse en una secuencia larga y continua, en el que se identifican las regiones sobrelapadas (secuenciación *shotgun*, de fuerza bruta o de un tiro). Para llevar a cabo esta técnica no se requiere contar con antecedentes de la secuencia de DNA, por lo que se le conoce como secuenciación *de novo*.

Técnicas desarrolladas en fecha reciente permiten secuenciar DNA genómico de células microbiales individuales (secuenciación de célula única). Esta es una estrategia útil para determinar secuencias naturales de microorganismos que suelen cambiar cuando se cultivan en laboratorio. Además, las reacciones de amplificación pueden producir rearreglos en el DNA, de tal forma que, al no requerir ni el cultivo ni la reacción, se puede llevar a cabo la determinación de la secuencia de la célula original tomada directamente del ambiente. En la actualidad, en los centros de secuenciación más de 70% de los genomas se recuperan de célula única.

Secuenciación de alto rendimiento

A partir del proyecto del genoma humano, en 2008 se realizó la secuencia de un genoma humano completo en cinco meses con 1.5 millones de dólares; en 2009 el proceso se realizó en horas y con sólo 10 000 dólares; actualmente, con un menor tiempo y costo, en una sola reacción se puede conocer la secuencia completa de un individuo, lo cual demuestra la gran capacidad y la rapidez con que ha evolucionado la secuenciación, sobre todo en los últimos años.

Las plataformas actuales comparten características tecnológicas comunes, como secuenciación masiva en paralelo de moléculas únicas de DNA separadas en un flujo de células o clonadas *in vitro*, para lograr muchas copias de la molécula original y después ser amplificadas, con ciclos repetidos de extensión de nucleótidos mediados por polimerasas o por ligación de oligonucleótidos. Como se trata de un proceso masivo en paralelo, estos sistemas pueden generar centenares de megabases (Mb) y gigabases (Gb) de secuencias nucleotídicas en un solo corrimiento de un aparato.

Los avances en el área de la secuenciación son impresionantes por la rapidez con la que se han actualizado y mejorado las técnicas y equipos. En el periodo 2001 a 2009 se perfeccionaron métodos de secuenciación que permitieron valorar secuencias cortas de manera automática y rápida; posteriormente en 2010 se plantearon innovaciones que permitieron considerar otra etapa de la secuenciación, conocida como de la nueva generación, al secuenciar fragmentos de hasta 1 000 pb en paralelo; luego el periodo 2011 a 2014 trajo mayores avances, logrando secuenciar de 50 000 a cinco millones de pb en menor tiempo y simplificando el proceso, lo que ha marcado la pauta para realizar estudios clínicos importantes, como correlaciones de variaciones génicas y fenotipo, pruebas diagnósticas específicas, el empleo del genotipo como base para la elección del tratamiento más eficaz, e incluso se plantea la secuenciación de genoma completo para conocer el perfil genético individual. Se espera que en la etapa actual, de 2015 a 2025, los avances sean tan importantes que la automatización y simplificación de los métodos permita que esta tecnología logre secuenciar genomas completos rápida y eficazmente, a fin de que esté al alcance de prácticamente cada individuo y sea utilizada de manera habitual en la clínica, para el diagnóstico, evolución y tratamiento personalizado de cada paciente, de acuerdo a su perfil genético y epigenético.

Las diversas plataformas de secuenciación se han clasificado por generación de acuerdo a su tecnología y tiempo de aparición, la segunda generación involucra a los sistemas automatizados basados en pirosecuenciación y fluorometría, mientras que los de tercera generación consideran secuenciación sin utilización de haz de luz, secuenciación de genoma completo o incluso de patrones de metilación, enfocado a estudios de epigenética.

Por ejemplo, la tecnología 454 (Roche; http://www.454.com) se deriva de la pirosecuenciación y la PCR de emulsión, en la cual se detecta la quimioluminiscencia generada por la liberación de pirofosfatos cuando se incorpora un dNTP en una reacción de polimerización. Según estas bases, en 2005 se presentó el GS20 como el primer secuenciador de nueva generación (NGS), mediante el cual se pudo secuenciar el genoma de *Mycoplasma genitalia* (580 069 pb secuenciadas a 96% con 99.96% de precisión) en una sola corrida. Posteriormente, en 2007, la 454 tuvo una nueva versión, GS-FLX, la cual mediante el mismo principio permite hacer microtitulaciones (a nivel de picolitros, es decir, la millonésima parte de un microlitro) mediante un haz de fibra óptica.

El método para secuenciar con este tipo de tecnología requiere preparar una genoteca de DNA molde mediante fragmentación por nebulización o sonicación; los fragmentos se reparan en sus extremos y ligados a oligonucleótidos. Después, la genoteca de DNA se diluye hasta la concentración de molécula única; luego se desnaturaliza e hibrida a una microesfera que contiene oligonucleótidos adaptadores con secuencias complementarias, con las cuales se lleva a cabo la PCR de emulsión; posteriormente, se liberan los fragmentos y se someten a enzimas de secuenciación mediante un flujo sucesivo de los cuatro dNTP. Cada evento de incorporación de un dNTP produce la liberación de un pirofosfato, y el sistema reconoce la luminiscencia producida, que se transmite por la fibra óptica que dirige y traduce la señal. Una ventaja reconocida de la tecnología 454 es la amplia longitud de lectura de secuencias, ya que puede leer fragmentos de más de 400 bases de longitud mediante el principio de pirosecuenciación; en el tiempo de una sola corrida (10 h) se pueden secuenciar 500 Mb.

La tercera generación y las nuevas plataformas van más lejos. El desarrollo de la tecnología de secuenciación de molécula en tiempo real (SMRT, *single molecule real time sequencing*) ha permitido disminuir el tiempo de análisis al mismo tiempo que el costo del proceso, lo que aumenta enormemente su eficacia y aplicabilidad. En esta nueva etapa se emplea la nanotecnología y la microscopia de fluorescencia, incluso sin necesidad de amplificar los fragmentos. Con los secuenciadores masivos de DNA se logra obtener la secuencia de hasta 10 000 nucleótidos a la vez, para lograr el ensamble de fragmentos y obtener la secuencia de genoma completo con rapidez. En la actualidad, las nuevas empresas que han destacado y están a la vanguardia en esta etapa con secuenciadores de tercera generación son HeliScope, PacBio y Oxford nanopore.

Helicos Bioscience Corporation (Cambridge, UK), a través del bioingeniero Stephen Quake, demostró su eficiencia al secuenciar su propio genoma completo en unas cuantas semanas, con un solo equipo, el mínimo de personal y al menor costo hasta ese momento. Su invento admite hacer mediciones múltiples en paralelo, lo que permite el análisis de secuencias más grandes, de entre 20 a 35 Gb por corrida (hasta 700 Mb por canal) y cada corrida se lleva a cabo en cerca de una semana. El método se basa en que la molécula de DNA es captada por hibridación de hasta 100 millones de hebras/cm^2 y se lleva a cabo el proceso por síntesis para proceder al lavado, mientras cada adición de un nuevo nucleótido se capta por microscopia y se almacena la señal. Entre sus limitaciones está la longitud de los fragmentos leídos (de entre 25 a 35 pb).

Pacific Bioscience presenta un aparato capaz de secuenciar una molécula de DNA completa rápidamente y a menor costo; su tecnología se basa en el empleo de una molécula de DNA polimerasa de manera continua, lo que ayuda a ampliar la longitud de la lectura hasta 1 200 pb, lo que rebasa a plataformas anteriores por un factor de 10 en el número de bases y a la décima parte del costo de las otras tecnologías, y con la promesa de lograr una secuenciación completa en tan sólo medio día. En esta plataforma se emplea la tecnología SMRT con una matriz o celda con alto número de pocillos con polimerasa inmovilizada, que convierte a cada pozo en un punto de lectura con poder de resolución alto, ya que permite detectar una señal a pesar de la gran cantidad de nucleótidos marcados en la reacción. En este método no se requiere el lavado, lo que acelera el proceso, ya que éste implica que el fluorocromo marcado sea eliminado al momento de la incorporación del nucleótido a la hebra de DNA que se sintetiza. El reto es lograr tener un equipo que pueda detectar la señal de cada nucleótido incorporado a la hebra, tan rápido como la polimerasa lleva a cabo su acción, a la par de disminuir el costo del equipo, así como sus dimensiones, que hasta ahora sólo están al alcance de algunas instituciones.

Oxford nanopore incorpora tecnología electrónica de punta, sin necesidad de reacciones enzimáticas, hibridaciones o marcajes; está basada en la utilización de chips que contienen proteínas con nanoporos de alfa-hemolisina a los que se acopla una exonucleasa, que atrae al DNA y captura secuencialmente bases individuales de cada hebra y las dirige hacia un sensor de ciclodextrina en el interior del nanoporo, utilizado como sitio de unión para las bases del DNA, a fin de que emitan una señal distintiva para cada base, cada vez que una base atraviesa el nanoporo. Este proceso se realiza en paralelo con un conjunto de chips, para lograr la secuenciación de alto rendimiento, lo que permite una lectura de mayor longitud y de manera directa, con la ventaja de que esta tecnología facilita la obtención y el manejo de datos informáticos, lo que hasta ahora también ha sido un reto en todas las plataformas, para lograr la interpretación rápida y precisa de los datos generados.

Métodos en los cuales por medio de inmunoprecipitación de la cromatina en el análisis de secuenciación, como el presentado por Illumina (conocido como ChIP, *Chromatin ImmunoPrecipitation*), son de utilidad para valorar interacciones entre proteínas y ácido ribonucleico (RNA, *ribonucleic acid*), que permite analizar eventos de regulación en diversos procesos biológicos.

Además, la secuenciación de la nueva era permite llevar a cabo la secuenciación de transcriptomas, un enfoque muy poderoso denominado *RNA-Sec*, para mapear y cuantificar transcritos a partir de muestras biológicas. El rango dinámico del RNA-Sec para determinar niveles de expresión es de tres a cuatro órdenes de magnitud, comparado con dos órdenes de magnitud de expresión por microarreglos. De esta manera, esta alternativa permite la detección cuantitativa tanto de transcritos producidos a bajo y alto nivel, además de poder deducir la diversidad de la información cualitativa y cuantitativa del corte y empalme. La RNA-Sec se ha aplicado a gran variedad de organismos, incluidos *Saccharomyces cerevisiae*, *Arabidopsis thaliana*, ratón y células humanas.

La secuencia de nucleótidos de los genes humanos ha sido y continúa siendo de gran importancia como herramienta de investigación para el entendimiento de las bases de los procesos celulares que definen la fisiología y el desarrollo. La organización de los genes en los genomas existe en un cromosoma concreto en un orden particular. La comparación de mapas cromosómicos de animales superiores proporciona información acerca de cuál organización génica está asociada con qué expresión génica y qué función génica. Sin embargo, conocer la secuencia de DNA de los genes y cómo se traducen en proteínas no es suficiente para establecer cómo están controlados o cómo la función del producto génico en una célula particular en el organismo es un todo. Entender la relación entre la estructura de la proteína y su función es el siguiente paso crucial, además del estudio de los cambios epigenéticos.

La secuenciación aplicada a la epigenética también es posible; en la actualidad las plataformas permiten analizar de forma cuantitativa sitios de metilación en el genoma con resolución de un nucleótido, además con la ventaja de realizar el análisis en múltiples muestras para mejorar el rendimiento y reducir el tiempo y costo del proceso. La empresa Illumina presenta la matriz HumanMethylation450 BeadChip, que incluye 99% de los genes RefSeq, el 96% de las islas CpG, entre otros marcadores, para el análisis de metilación y estudios de asociación epigenómicos.

A 25 años de iniciado el proyecto del genoma humano, el reto de secuenciar un genoma humano completo en minutos y por menos de mil dólares aún no se alcanza; sin embargo, con la rapidez con la que están emergiendo las nuevas plataformas, esta nueva generación de secuenciadores promete cumplir la meta en poco tiempo; se espera que para el año 2020 esta tecnología se encuentre al alcance de la mayoría y con mayores aplicaciones, sobre todo de manera habitual en el ámbito clínico.

Microarreglos

La bioinformática es el campo de la ciencia en el cual las tecnologías de la información, las ciencias de la computación y la biología se unen para formar una sola disciplina. Este campo ha sido indispensable para la interpretación de la secuenciación de los genomas, ya que por la cantidad de nucleótidos, el gran número de reacciones, el análisis del sobrelapamiento y la coordinación de las secuencias sólo pueden valorarse de forma adecuada gracias a los programas y a las bases de datos que guardan toda la información que se produce día a día. Por ejemplo, el genoma humano consta de tres mil millones de pares de bases; si la fragmentación del genoma se llevara a cabo cada 500 nucleótidos y éstos pudieran secuenciarse sin sobrelapamiento, sería necesaria la secuenciación de seis millones de fragmentos.

El uso de la bioinformática desembocó en la implementación de una nueva herramienta de la biología molecular y la genómica denominada *microarreglos* (*microarrays*).

Los microarreglos constituyen una distribución ordenada de más de 10 000 genes por cm^2 en una pequeña superficie, del tamaño de un portaobjetos, en el cual pueden estudiarse de manera simultánea mediante hibridación y puede obtenerse una interpretación instantánea de la expresión de múltiples genes (distinguibles unos de otros) en un solo análisis, lo que permite obtener un panorama del perfil genético de un individuo.

Para ello, es necesario contar con un soporte o matriz sólida (membranas o vidrio) en que se inmovilicen las sondas de unos cuantos pares de bases de longitud, para su exposición a la muestra que se pretende analizar. Se consideran biomicroarreglos cuando el material fijado a la matriz es de origen biológico, o microarreglos químicos, cuando las moléculas fijadas son de origen sintético o químico. A estos arreglos se les conoce también como biochips, chip de DNA, arreglo génico, chip génico o más generalizado, como microarreglo.

El fundamento de la técnica de microarreglos para el estudio de la expresión génica se basa en la hibridación de ácidos nucleicos y su detección por fluorescencia mediante análisis de imagen, de tal manera que, como en otras técnicas, sólo se obtendrá señal fluorescente en los puntos (genes) en que haya hibridación; la intensidad de fluorescencia será directamente proporcional al nivel de expresión del gen (figura 18-5).

Para poder interpretar los resultados debe existir previamente una cédula de identificación, es decir, una plantilla que defina la codificación que se esté manejando de acuerdo con la base de datos que se trabaje, a fin de saber en qué posición se ubica un determinado gen o marcador y cuál muestra se aplicó. Para diferenciar los puntos que emiten fluorescencia y relacionarlos de forma correcta con el gen correspondiente, y así "leer" el resultado claramente, deberán determinarse diferencias significativas que muestren datos relevantes en el estudio. Por esto, el diseño de los microarreglos debe obedecer a un diseño de estudio bien planeado que responda a las incógnitas que plantea la investigación para los genes de interés. Para ello, debe contarse con una muestra de análisis de muy buena calidad,

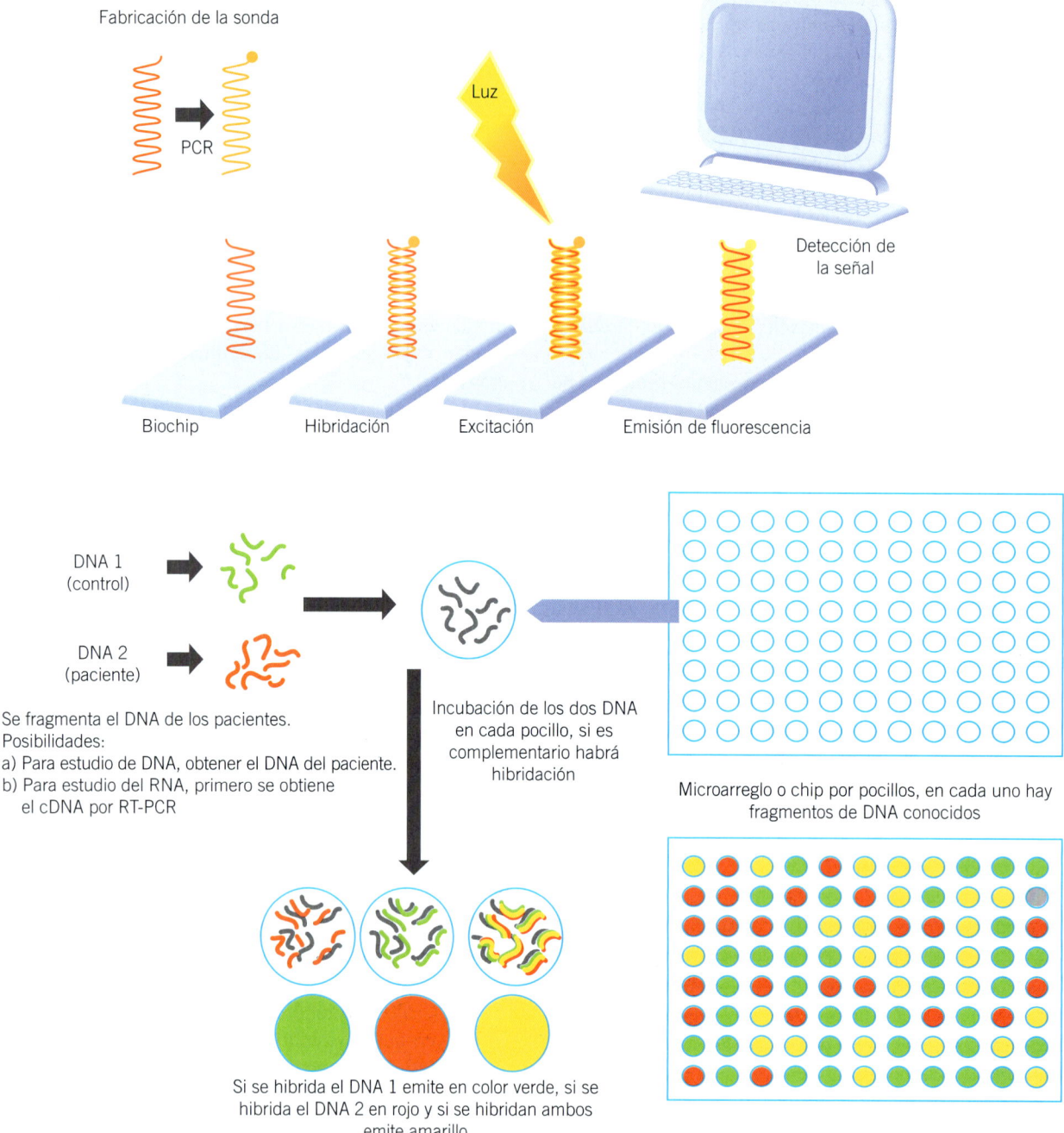

Figura 18-5. Microarreglos. Un microarreglo es una distribución ordenada de genes en una pequeña superficie, y mediante hibridación con el DNA problema se puede obtener respuesta instantánea de la actividad o expresión de múltiples genes en un solo análisis. La intensidad de fluorescencia es directamente proporcional al nivel de expresión del gen. La interpretación de los marcajes indicará un patrón de colores; así, cada punto en el soporte del microarreglo se asocia con el gen localizado según su color.

en que la pureza e integridad se aseguren para contar con resultados confiables y sin contaminación. Además, debe contarse con un buen método bioestadístico para inferir resultados.

A fin de estandarizar la metodología, se ha propuesto trabajar con duplicados, de diferentes fuentes o eventos (duplicado biológico) o mediante dos ensayos diferentes de una misma muestra para verificar la calidad y reproducibilidad de los resultados (duplicado técnico). Para ello, se ha sugerido el uso de moléculas de mRNA que funcionen como controles internos; esta técnica permite detectar incluso un solo transcrito, lo que da confiabilidad al ensayo.

El tipo de ensayo de microarreglos dependerá de la sonda utilizada. Entre los más comunes se encuentran los empleados para determinar cambios en los niveles de expresión de genes o análisis de mutaciones o polimorfismos. En el caso de las sondas, los oligonucleótidos son DNA sintético de cadena sencilla (15 a 25 o 50 a 120 nucleótidos). En la actualidad, la tendencia es utilizar oligonucleótidos de longitud corta. En esta presentación existen los bioarreglos (*bioarrays*), con genes preseleccionados para diagnóstico de enfermedades precisas. Su aplicación está enfocada al desarrollo de fármacos y terapias, respuesta a medicamentos y asesoramiento de riesgos de enfermedades o progresión.

Además, en el área de la proteómica existe la alternativa del ensayo de microarreglos de proteínas, en que las sondas son anticuerpos fijos en el soporte; sin embargo, debido a la complejidad de estructuras tridimensionales en estas moléculas, es necesaria la estandarización adecuada. Estos microarreglos pueden utilizarse para detectar patógenos al fijar a la matriz sólida anticuerpos para detectar antígenos de patógenos específicos o fijando antígenos para detectar anticuerpos en muestras sanguíneas. Este mismo principio aplica también para la identificación de reacciones alérgicas de manera más rápida. También existe la alternativa de los arreglos de microesferas mediante el uso de la citometría de flujo, empleado para detectar múltiples proteínas con microesferas marcadas de forma diferencial. En la actualidad, se ha comprobado que los microarreglos de proteínas presentan mayores ventajas que las pruebas inmunológicas habituales para la detección simultánea de diversos patógenos, de manera más rápida y precisa, ya que se evitan variaciones en el manejo de ensayos, al realizarse al mismo tiempo en una misma matriz, bajo las mismas condiciones y de forma masiva. Si bien la desventaja aún radica en la instrumentación y el manejo de datos, por lo cual aún no se emplean para el diagnóstico clínico de manera habitual. Por otro lado, los microarreglos en tejidos son una buena alternativa cuando se cuenta con cantidades limitadas de muestra para realizar pruebas de DNA, RNA o proteínas.

Adicionalmente, se integra un método citogenético molecular llamado *hibridación genómica comparativa* (CGH, *comparative genomic hybridization*), basado en la hibridación competitiva por coloración diferencial entre el tejido con la anomalía y sin ella, a partir del análisis de metafases o de DNA genómico. Para este tipo de análisis se utilizan grandes porciones de DNA genómico en las que se incluyen regiones conocidas de cromosomas, a fin de estudiar anomalías cromosómicas, como ganancias y pérdidas de genes relacionados con una enfermedad particular (por ejemplo, para la detección de tumores, defectos congénitos, presencia o ausencia de genes predisponentes o número de copias de genes involucrados en la evolución de la enfermedad). Este método presenta la ventaja de poder analizar muestras de archivo, incluso embebidas en parafina. En el ensayo se utilizan sondas con regiones cromosómicas específicas y se hibrida con DNA genómico marcado de los tejidos enfermo y sano. De esta manera, la fluorescencia emitida se diferenciará de acuerdo con la presencia del gen o el número de copias, comparado con el tejido sano o control; así, la aplicación del ensayo es útil para la clasificación de tumores, el asesoramiento de riesgos, la predicción de la evolución clínica, así como para determinar qué tratamientos farmacológicos son adecuados y su efectividad.

Los elementos que hay que tomar en cuenta para un buen ensayo de microarreglos deben contemplar el diseño experimental, el diseño del arreglo que se utilizará y la localización de cada punto en el arreglo, las muestras utilizadas y su marcaje, así como los controles, la hibridación, los datos generados y su análisis e interpretación. El proceso implica preparar el soporte con los DNA elegidos, incubar e hibridar con el cDNA y las marcas fluorescentes, detectar la unión de cDNA mediante tecnología láser, almacenar los datos y analizar las imágenes con métodos estadísticos adecuados. La interpretación de los marcajes indicará un patrón de colores, en el que de manera general un color "A" representaría al DNA control, uno "B" al DNA de la muestra de análisis, uno "C" indicaría una doble hibridación y el negro, o sin color, la no hibridación. De esta manera, cada punto en el soporte del microarreglo se asocia, según su color, con el gen localizado. Según el tipo de arreglo, la localización, así como la intensidad de color, se obtendrá información acerca del estado del gen y de su nivel de expresión (véase la figura 18-5).

La tecnología de microarreglos surgió hace casi dos décadas a partir del Proyecto del Genoma Humano; fue recibida con entusiasmo, ya que permitía conocer la expresión de gran número de genes al mismo tiempo. Esta tecnología revolucionó el área por su aplicación en el entendimiento de las enfermedades complejas y de la medicina personalizada. En la actualidad, el uso de los microarreglos en investigación y en biomedicina se ha diseminado a campos de la biología básica, microbiología, estudios de evolución, de polimorfismos y mutaciones, diagnóstico prenatal, así como en el área clínica para el diagnóstico y tratamiento de enfermedades, como en el estudio del cáncer, enfermedades cardiacas, diabetes, obesidad y otras enfermedades crónicas, o incluso para valorar la respuesta diferencial del perfil de expresión de genes en iguales o diferentes circunstancias, para la formulación de guías de tratamiento e investigación de nuevos fármacos. Por ejemplo, existen pruebas diagnósticas para determinar la progresión a metástasis de un tumor, de acuerdo al estudio de un grupo de genes en un microarreglo, así como para la detección de polimorfismos genéticos relacionados con predisposición a algunos tipos de cáncer, entre otros ensayos, aunque aún están en fase de prueba o estandarización y limitados a ciertos pacientes, sobre todo por su costo.

Sin embargo, ahora es claro que la gran cantidad de información que se genera con esta tecnología se vuelve un problema más que una ayuda, ya que la interpretación de datos es complicada incluso para los estadísticos, por la gran cantidad de información obtenida; aún no hay un consenso definitivo sobre cómo analizar e interpretar esta información. De hecho, los estudios con microarreglos continúan en desarrollo, por lo que se prevé que poco a poco los procesos se estandaricen. Así, los nuevos enfoques estarán destinados a estudiar las familias génicas, el nivel de coordinación de su expresión entre familias y a conocer nuevos genes. De esta manera, la integración de la información acerca de los patrones de expresión génica múltiple y simultánea, la interacción y la coordinación de la función celular permitirán revelar cómo los múltiples productos génicos trabajan en conjunto para producir la gran gama de manifestaciones físicas y químicas que las células requieren. Mientras más se perfeccione esta tecnología, más precisa, confiable y útil será la información, a fin de prevenir o pronosticar enfermedades o su evolución, e integrar el diagnóstico y la terapia con fármacos o tratamientos personalizados. Incluso puede tener aplicación en la búsqueda de formas de vida en ambientes extremos o externos a nuestro planeta.

Ejercicios de integración

1. ¿Cuál es la secuencia de la hebra complementaria a esta secuencia de DNA?

    5′-AGCGTCATGTTATAGCTATCGGTCTAGCTCTGCAATCGAGCTCG-3′

    a) 5′-TCGCAGTACAATATCGATAGCCAGATCGAGACGTTAGCTCGAGC-3′
    b) 3′-TCGCAGTACAATATCGATAGCCAGATCGAGACGTTAGCTCGAGC-5′
    c) 5′-AGCGTCATGTTATAGCTATCGGTCTAGCTCTGCAATCGAGCTCG-3′
    d) 3′-TCGCATAGCCAAGACGTTAGGTACAATATCGACTCGGATCGAGC-5′

2. La secuenciación química tiene ventajas específicas sobre otras técnicas, señale cuál de las siguientes afirmaciones no es cierta:

    a) Los tratamientos químicos son sencillos de controlar, sólo una base es eliminada por hebra, lo que produce que los materiales marcados a través de la secuencia se distribuyan de forma correcta.
    b) Cada base es atacada, tal que cada base individual será desplegada en un corrimiento electroforético.
    c) Es un método óptimo para DNA que no puede ser secuenciado de forma adecuada mediante otros métodos, por ejemplo, oligonucleótidos pequeños y secuencias de DNA que producen una terminación prematura debida a estructuras secundarias fuertes.
    d) La interpretación de los marcajes indica un patrón de colores, en el cual el verde representa el DNA control, el rojo el DNA de la muestra de análisis, el amarillo una doble hibridación y el negro la no hibridación.

3. En el método de secuenciación química, cuando se producen los fragmentos y se determina en el carril del gel la posición de una guanina, eso significa que el punto de terminación del fragmento secuenciado era:

    a) Guanina, porque es la base que se está detectando.
    b) Citosina, porque es la base complementaria a la cadena molde.
    c) Es la base previa a una guanina, porque por la reacción específica la G fue modificada y eliminada.
    d) Es la base previa a una adenina, porque la reacción es específica para purinas.

4. En el método de secuenciación de Sanger, el punto de paro de la síntesis se da como resultado de:

    a) La incorporación de una base modificada por reactivos específicos.
    b) La eliminación de un análogo de base marcado con un fluorocromo que emite en una longitud de onda específica.
    c) La incorporación de un didesoxinucleótido en la hebra que se está sintetizando.
    d) La incorporación de un desoxinucleótido análogo en la hebra que se está sintetizando.

5. Respecto al método de secuenciación automatizado, señale cuál de las siguientes afirmaciones no es cierta:

    a) Para llevar a cabo el proceso, como requerimientos básicos se debe contar con el marcaje diferencial fluorescente de los dNTP, sistema de electroforesis, láser, detectores de fluorescencia, computadora, analizador de imágenes.
    b) Se han desarrollado alternativas que permiten analizar un gran grupo de fragmentos de DNA como una mezcla, otros que no involucran ni electroforesis en gel o reacciones químicas o enzimáticas, como la citometría de flujo o microscopia electrónica de túnel para leer las bases directamente en la hebra de DNA.
    c) Según la sonda utilizada para la hibridación se determinan cambios en los niveles de expresión de múltiples genes a la vez, mediante el uso de cDNA o de oligonucleótidos, los cuales se amplifican selectivamente en placas por PCR y una vez verificada la calidad y pureza, se colocan en portaobjetos de vidrio por capilaridad.
    d) La técnica permite secuenciar DNA genómico de células microbiales individuales, estrategia útil para determinar mutaciones en la secuencia de microorganismos que suelen cambiar cuando se cultivan en laboratorio.

6. ¿Cuál es la base de la técnica de microarreglos?

    a) Se basa en la polimerización de una hebra molde de DNA mediante bases modificadas, y la obtención de diferentes cadenas, tantas como número de bases tenga el fragmento, cada uno de un tamaño diferente y terminado con la incorporación de un didesoxinucleótido.

b) Se basa en la hibridación de ácidos nucleicos y su detección por fluorescencia mediante análisis de imagen, de tal manera que sólo se obtendrá señal fluorescente en los puntos (genes) en que haya hibridación; la intensidad de fluorescencia es directamente proporcional al nivel de expresión del gen.
c) Se basa en la fragmentación específica del DNA, proceso que implica la modificación de una base, eliminación de la base modificada, rotura de la cadena de DNA en la desoxirribosa modificada y el análisis de la fragmentación por electroforesis en gel de poliacrilamida.
d) Se basa en la separación de moléculas según la movilidad de éstas en un campo eléctrico a través de una matriz porosa, la cual finalmente las separa por tamaños moleculares y carga eléctrica.

Polimorfismos de DNA y huella genética

CAPÍTULO 19

Belinda Claudia Gómez Meda • Ana Lourdes Zamora Pérez • María Guadalupe Sánchez Parada

Introducción

El ácido desoxirribonucleico (DNA, *deoxyribonucleic acid*) de todas las especies de organismos conocidas tiene la misma estructura química; sin embargo, cada organismo es completamente diferente a otro; la diferencia se debe al orden de las bases nitrogenadas en la molécula de DNA. Los organismos de una misma especie comparten secuencias en su molécula de DNA, pero aun dentro de la misma especie existen variaciones entre individuos. Organismos de una misma especie compartirán regiones de su secuencia hasta en más de 99.9%, lo que les confiere características similares; incluso, los familiares cercanos tendrán secuencias con mayor parecido entre ellos, pero nunca serán iguales, lo que define la variabilidad genética intra e interespecies.

En el caso del DNA humano, las secuencias que contienen a los genes son poco variables dentro de la especie; se menciona que alrededor de 1.5% del genoma es codificante, aunque cerca de 5% del genoma se conserva, de tal manera que existen regiones no codificantes que pueden participar en funciones reguladoras de la expresión génica; no obstante, existen secuencias muy propensas a la variabilidad y, debido a que hay millones de pares de bases por molécula de DNA y un alto porcentaje de ésta no codifica para una proteína, cada persona tiene una secuencia de DNA única, lo que permite identificarlo tan sólo por el orden de sus pares de bases. Estas secuencias variables se denominan *polimorfismos*.

Existen dos tipos de polimorfismos genéticos: los que muestran cambio de un solo nucleótido por sustitución de bases y los que implican cambios en el tamaño de la secuencia; esto puede deberse a inserciones o deleciones de secuencias de DNA, o bien a la repetición de bases (o combinación de bases) de manera continua en un segmento del DNA.

Esta variabilidad es un proceso biológico común, ya que en promedio 30% de la secuencia de DNA es altamente repetitiva, lo que permite establecer patrones genéticos específicos para identificar individuos, es decir, para corroborar una huella genética o huella de DNA (*DNA finger printing*).

La versatilidad del polimorfismo del DNA ha permitido su aplicación en muchos campos de la investigación científica. Por ello, los científicos han desarrollado estrategias para poder identificar individuos al analizar patrones repetitivos de DNA, los cuales no son un sello exacto, pero sí permiten relacionar muestras de un mismo origen o de personas emparentadas (familiares, ancestros comunes). Estas secuencias se eligieron porque se conoce que varían entre individuos no relacionados, de tal manera que el análisis de un grupo de ellas para encontrar concordancias permite inferir asociaciones con probabilidades altas de tener un mismo origen o ser de la misma persona.

Un gen está representado como una sección de cromosoma equivalente a un segmento de DNA con una secuencia determinada, con la información necesaria para crear una proteína específica. Los genes de un organismo contienen toda la información de manera precisa acerca de cada aspecto y proceso de la formación y desarrollo de un individuo; si bien los genes no pueden dictar su comportamiento, se debe considerar que el ambiente desempeña una función muy importante para entender cómo estos genes se expresan a lo largo de la vida del organismo.

Un gen se presenta en par, en doble dosis, uno que aporta el padre y otro la madre; a estas copias se les llama alelos, por lo que hay dos alelos por cada gen, uno de origen materno y otro paterno. Estas formas alélicas de un mismo gen existen porque la secuencia del DNA está sometida a cambios, en ocasiones debido a mutaciones que suceden al azar pero que originan formas alternas de un gen, estables y heredables, a veces con una función diferente al alelo original o silvestre. La mutación es la base de la variación gradual de la estructura genética de las poblaciones; esto es, la base de la evolución.

La posición física en la cual se ubica un gen en el genoma se denomina *locus* (*loci* en plural); por tanto, los alelos silvestres o modificados de un mismo gen residen en un mismo *locus*. Cuando un individuo tiene diferentes formas alélicas en el *locus* se dice que es heterocigoto, ya que la secuencia de cada alelo puede generar variantes de la misma proteína. Por el contrario, se identificaría un homocigoto cuando el individuo presente la misma forma alélica (de origen paterno y materno) en el *locus*; el resultado de la expresión génica será un mismo producto proteico, ya sea a partir del alelo silvestre o del modificado.

Polimorfismos

Las secuencias variables son múltiples en los organismos. Los análisis de genética poblacional han permitido detectar dos o más alelos por cada una, y cuantos más alelos diferentes haya, será más polimórfico; es decir, hay mayor poder de identificación, ya que como existe mayor variabilidad en las secuencias, será menos probable que dos individuos compartan las mismas regiones polimórficas.

Se considera que hay un polimorfismo genético cuando existen múltiples alelos de un gen en una población definida o, de manera más específica, cuando la secuencia de bases nitrogenadas de la molécula de DNA de un *locus* en particular es variable entre los organismos de una población.

La palabra polimorfismo está compuesta por *poli* (muchos), *morfo* (forma) e *ismo* (proceso o estado); es decir, "de muchas formas". Los ácidos nucleicos y las proteínas tienen la propiedad de presentarse en diferentes formas moleculares o en múltiples alelos, lo que puede tener implicaciones en las patologías moleculares. Un polimorfismo puede observarse en un individuo completo (polimorfismo fenotípico), en formas variables de proteínas o grupos sanguíneos (polimorfismo bioquímico), en las características morfológicas de los cromosomas (polimorfismo cromosómico) o en el DNA, por diferencias en la secuencia nucleotídica (polimorfismos del DNA).

Las variantes alélicas de las secuencias codificantes de genes en el DNA, debidas a procesos normales de la función celular, propician la producción de codones polimórficos y, con ello, de formas alternas de las proteínas, aunque por lo general no se altera la función del producto sintetizado, lo que permite diferenciar un polimorfismo de una mutación, que se da al azar de manera regular.

El polimorfismo puede presentarse en la región promotora del gen, lo cual influye en la expresión génica del RNA mensajero y, por ello, en la proteína que codifica (diferentes fenotipos) o inclusive identificarse en regiones no traducidas (intrones), de tal forma que no se tiene una interpretación de su función, al menos conocida hasta ahora, pero siguen siendo secuencias que permiten diferenciar individuos y especies.

Los polimorfismos, como las mutaciones, pueden clasificarse, de acuerdo con su efecto, como polimorfismos sinónimos o silentes (los que no cambian la traducción del producto proteico en la variación de la secuencia; esto es, los que, cuando la secuencia nucleotídica cambia, el codón que codificaba al aminoácido original se cambia por otro que codifica para el mismo aminoácido o por otro con características químicas similares), y polimorfismos no sinónimos (los que sí producen variación en la lectura del código genético, por alterar codones que cambian el sentido de la traducción de un aminoácido por otro). Además, se considera que los polimorfismos neutros, que son los que varían en su secuencia en regiones no codificables del DNA, también son silentes. Un polimorfismo se considera neutro si la presencia o ausencia del alelo no confiere ninguna ventaja o desventaja al individuo. Además, un polimorfismo puede representar ventajas evolutivas para una determinada población, como conferirle resistencia a condiciones medioambientales, de acuerdo con la zona geográfica en la que habita.

El término *polimórfico* es útil para definir genes o alelos; se observan secuencias que varían mucho, como en los alelos que definen los grupos sanguíneos y las moléculas de los antígenos leucocitarios humanos (HLA, *human leukocyte antigen*, el cual constituye el complejo mayor de histocompatibilidad), a los que se considera altamente polimórficos.

En genética se denomina polimórfico al alelo de un *locus* en la población con una frecuencia de más de 1%. Este porcentaje indica que la presencia de estas variantes es común y no se da al azar, es decir, que el alelo menos común no puede mantener su frecuencia simplemente por mutación.

Los polimorfismos se acumulan en las poblaciones hasta que se tornan comunes entre las especies; entonces se denominan *divergencia genética*. Así, con el paso del tiempo, un polimorfismo podría llegar a presentarse en un alto porcentaje de una población e incluso ser tan común como un alelo silvestre. Por tanto, un alelo que originalmente pudo considerarse polimórfico puede llegar a ser el alelo más común en una población.

La combinación de secuencias en los alelos que se heredan es única para cada descendiente; así, el análisis de sus polimorfismos permite obtener un patrón o perfil definido único para cada organismo, semejante al código de barras de los productos de los supermercados. A esto se le denomina *huella genética individual*, por su semejanza a las huellas dactilares, también únicas y características de cada persona.

Los polimorfismos se utilizan como marcadores genéticos para identificar o relacionar individuos, ya que al ser heredables, por lo general sin cambios de padres a hijos, permiten establecer parentescos biológicos directos, ya que comparten los mismos marcadores.

Para poder llevar a cabo los estudios de marcadores, en primer lugar hay que definir los tipos de polimorfismos genéticos, ya que pueden clasificarse de acuerdo con diferencias de estructura, forma de transmisión, distribución, estabilidad y tamaño. Dado que los métodos de estudio e identificación de polimorfismos son diversos y cada opción tiene ventajas y desventajas, la utilización de varios tipos de polimorfismos que aporten diferente información sobre su herencia e individualidad permite obtener resultados más amplios y útiles para una interpretación adecuada.

Tipos de polimorfismos

Las características de las secuencias que permiten detectar sitios polimórficos son muy variables. Así, pueden diferenciarse dos tipos de polimorfismos: los que involucran cambios en un solo nucleótido y en los que intervienen deleciones o inserciones de pocos o muchos pares de bases.

Se considera que la mitad del DNA del genoma humano es no codificante y de éste, cerca de la mitad es repetitivo (25% del DNA total), formado por secuencias repetidas de dos clases: SINES o elementos dispersos cortos de 500 pb y LINES o elementos dispersos largos, de más de 500 pb, así como DNA repetido en tándem, incluidos los llamados satélites y los minisatélites, formados por escasos pb, que son los que tienen más capacidad individualizadora. Las unidades en tándem van en secuencia de 15 a 20 pb, repetidas de 200 a 1 400 veces.

De acuerdo con esta clasificación, los marcadores polimórficos más utilizados para realizar un perfil genético son:

- Polimorfismos de un solo nucleótido o nucleótido único (SNP, *single nucleotide polymorphism*).
- Polimorfismos de longitud de fragmentos de restricción (RFLP, *restriction fragments length polymorphism*).

Polimorfismos con número variable de repeticiones continuas o en tándem (VNTR, *variable numbers of tandem repeats*) y repeticiones cortas y continuas (STR, *short tandem repeats*) (de estos polimorfismos se diferencian dos tipos: minisatélites y microsatélites).

- Polimorfismos del cromosoma Y.
- Marcadores polimórficos mitocondriales.
- Inserción-deleción (*InDel*).
- Polimorfismos de secuencias aleatorias.
- Polimorfismos de proteínas.

Polimorfismos de un solo nucleótido o nucleótido único

Como su nombre lo indica, los SNP son variaciones en un solo nucleótido o par de bases en una secuencia dada (figura 19-1). Estos polimorfismos son los más comúnmente encontrados en el genoma y pueden estar representados por la deleción, inserción o sustitución de una base nitrogenada en la secuencia nucleotídica normal. Este tipo de polimorfismo es muy frecuente, y se ha descrito que es posible encontrar un SNP en el DNA humano cada 1 000 a 3 000 pb, en secuencias codificantes de proteínas. Además, es posible que estén presentes de manera más cercana en el DNA no codificante, inclusive entre 500 a 1 000 pb en promedio.

Los SNP pueden considerarse reguladores o estructurales, ya que pueden presentar efecto funcional sobre la expresión génica o alterar la traducción del RNA mensajero de diferentes formas, ya sea en cuanto al proceso de corte y empalme (*splicing*) o al mantenimiento de su estabilidad. Los SNP reguladores se localizan en la región promotora del gen, mientras que los estructurales se encuentran en los RNA mensajeros con o sin intrones. Asimismo, se considera como SNP codificante al que se presenta en los exones, con efecto sinónimo o no sinónimo, de acuerdo a si el cambio de nucleótido modifica al producto del codón, es decir, al aminoácido.

Las ventajas de los SNP como biomarcadores son su amplia distribución a través de todo el genoma humano, su frecuencia y su estabilidad; además, debido a su alta

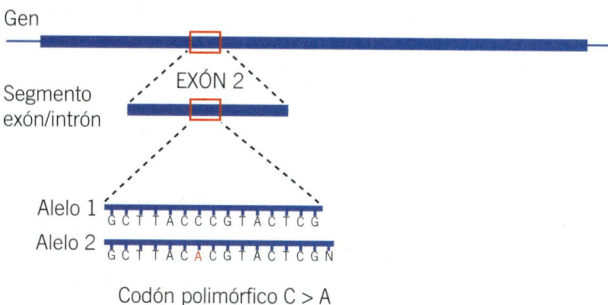

Figura 19-1. Polimorfismo SNP. Representado por el cambio de una base por otra.

frecuencia confieren mayor variabilidad incluso que otros tipos de polimorfismos y se ha demostrado que muchas enfermedades genéticas y multifactoriales están causadas por un SNP o se relacionan con la identificación de un SNP específico, de manera que portar un SNP particular puede conferir mayor susceptibilidad o riesgo de padecer una enfermedad, si bien, se sabe que la función del medio ambiente en las enfermedades multifactoriales o complejas tiene tanto o más peso que el componente genético del individuo.

Asimismo, considerar el análisis de haplotipos o combinaciones de alelos de diferentes *loci* de un cromosoma que están asociados con alguna característica o enfermedad, permite obtener perfiles genéticos más confiables para comprender la relación que existe entre al componente genético y la salud del individuo. Existe un proyecto internacional denominado *HapMap*, encargado de catalogar los polimorfismos del ser humano respecto a su localización en el genoma, su descripción, su función o asociación y su distribución en las diferentes poblaciones. De esta manera, podrán identificarse SNP predominantes o representativos en un haplotipo, que permitan hacer más eficientes y precisos los análisis.

Polimorfismos de longitud de fragmentos de restricción

Este tipo de polimorfismos se evidencian mediante el uso de enzimas de restricción, que cortarán determinadas secuencias de DNA. De este modo, se generan fragmentos (de restricción), que pueden hibridar con sondas específicas para poder reconocerlos. Si un SNP afecta el sitio de restricción de una enzima, se evidenciará un polimorfismo de restricción o RFLP. Cuando el cambio de un nucleótido altera la secuencia blanco para una determinada enzima de restricción puede detectarse el polimorfismo en función de la variación que éste genera en el patrón de restricción. En los casos en que el sitio de restricción se reconozca en ambas cadenas de DNA, se considerará un homocigoto, y al resolver los fragmentos en un corrimiento electroforético se obtendrá como resultado una sola banda en el gel, a una distancia determinada (figura 19-2).

El hecho de que un individuo sea heterocigoto significa que tiene alelos diferentes en un determinado *locus*, por lo que al identificar su secuencia en un gel se observará más de una banda (una para el fragmento sin corte de restricción y otras con el corte). En este caso, el número de variantes alélicas es siempre dos (C: corta/NC: no corta) y se maneja en función de la identificación del sitio de restricción por la enzima utilizada en la digestión, es decir, si corta o no corta en la secuencia analizada. En cambio, pueden identificarse tres genotipos: homocigoto para corte C/C, heterocigoto C/NC y homocigoto para no corte NC/NC (figura 19-3). De esta manera se identifica a los individuos con reconocimiento de la enzima de restricción en ambos alelos, en uno solo o en ninguno de ellos.

El poder diferenciar homocigotos de heterocigotos mediante este tipo de polimorfismos permite definir a los RFLP como codominantes; así, ambos alelos se manifiestan sin dominar la expresión de uno sobre el otro. Sin embargo, a pesar de que los RFLP son prueba de que existe variación heredable en el DNA, este tipo de polimorfismos suele ser difícil de encontrar, y en todo caso, sólo permite determinar si se presenta o no un sitio polimórfico en una secuencia específica. Por ello, su utilización en el diagnóstico indirecto es limitada, ya que por lo regular presentan un número de alelos bajo.

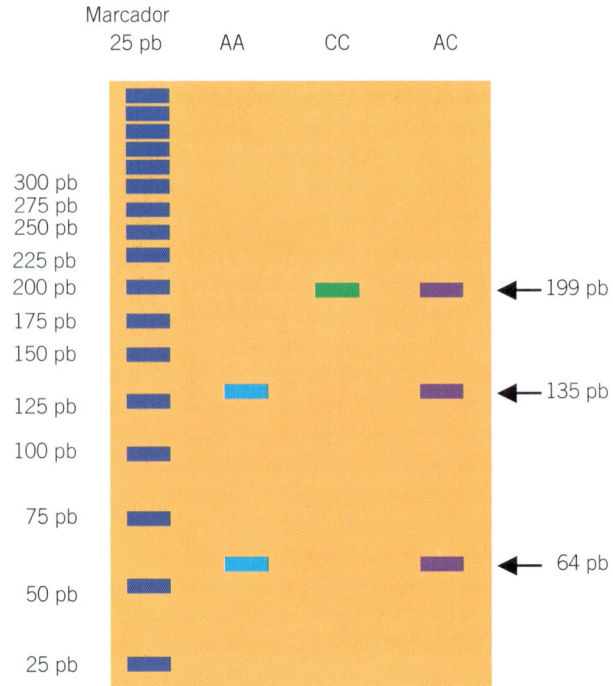

Figura 19-3. SNP TNFR1-383 A > C(rs2234649), identificado por PCR-RFLP. Fragmentos de digestión esperados para el polimorfismo TNFR1-383 A > C. Se muestra el patrón de bandeo obtenido de un gel de electroforesis en el que se evidencia la digestión con la enzima Bgl II para el polimorfismo TNFR1-383 A > C y se identifican diferentes genotipos: AA (135 y 64 pb), que identifica el homocigoto para corte de la enzima de restricción; AC (199, 135 y 64 pb), en el que se observa un heterocigoto, el cual muestra una banda sin corte debido a que no hubo reconocimiento por la enzima, y otro par de bandas que muestran el corte enzimático por el reconocimiento del sitio de restricción, y CC (199 pb), que muestra al homocigoto sin corte, es decir, que no presenta el sitio de reconocimiento para el corte por la enzima, y por lo tanto, ambos alelos se evidencian con una sola banda.

Polimorfismos con número variable de repeticiones continuas o en tándem, y con repeticiones cortas y continuas

Los VNTR y STR se consideran microsatélites o minisatélites, es decir, *locus* que corresponden a secuencias cortas de DNA (un par o trío de bases), repetidas en bloque o tándem un número específico de veces. La longitud de estas secuencias puede ser de pocas bases hasta algunas decenas de nucleótidos, y la cantidad de repeticiones determinará la variabilidad de alelos distintos en un mismo *locus*. Así, en un mismo cromosoma pueden existir regiones con diferente número de repeticiones en la población (figura 19-4).

Estos polimorfismos se localizan con frecuencia en regiones intrónicas o no codificantes, su longitud es variable, de entre 20 y 100 pb repeticiones y su variabilidad es alta den-

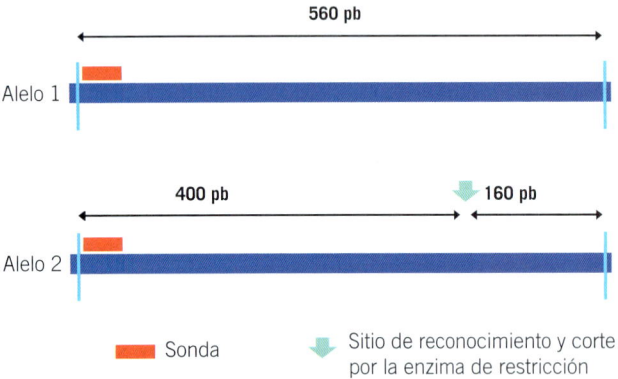

Figura 19-2. Polimorfismos genéticos RFLP. Sitio de reconocimiento de la enzima de restricción en un fragmento de DNA, mediante el cual se pueden evidenciar segmentos de diferente longitud de acuerdo con el fragmento de restricción generado. Resultado de la digestión: **Alelo 1**. Bandas variables (hay reconocimiento del sitio de restricción y hay corte enzimático; se evidencian dos fragmentos de 400 y 160 pb). **Alelo 2**. Banda única (no hay reconocimiento del sitio de restricción por la enzima, y por lo tanto no hay corte, observando sólo una banda de 560 pb).

Polimorfismos de DNA y huella genética 171

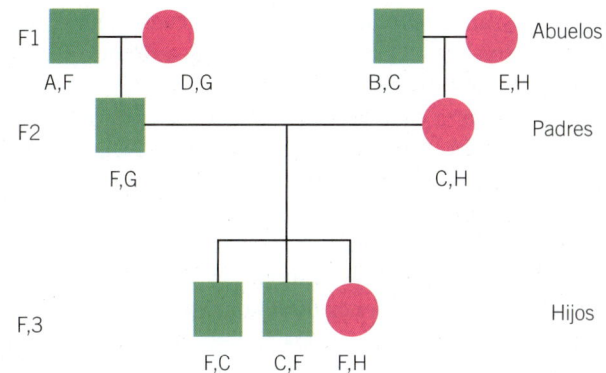

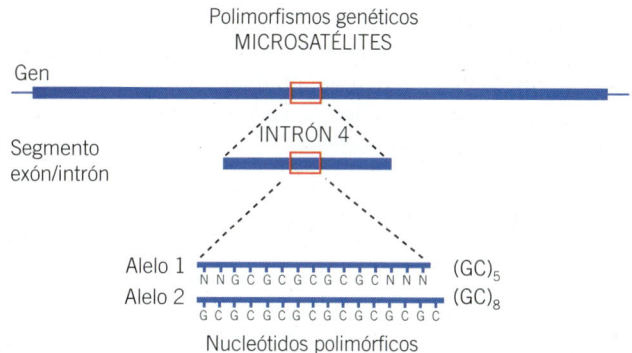

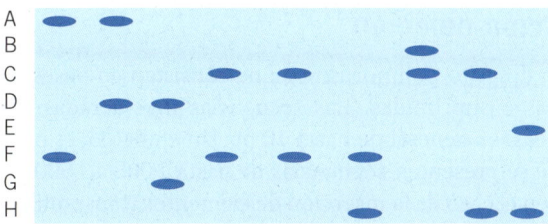

Figura 19-4. Detección de microsatélites. La detección de microsatélites se realiza en regiones no codificantes del DNA, en el cual se muestran alelos con diferencia en la repetición de nucleótidos de una secuencia analizada.

Figura 19-5. Análisis de VNTR. Se muestra el análisis de VNTR en alelos de diferentes individuos, en el cual se observa la variación en el número de secuencias repetidas en bloque o tándem, que será distintivo para cada individuo, de acuerdo con el marcador analizado.

tro de las poblaciones, lo que permite su uso confiable en la identificación de individuos.

Debido a que los polimorfismos son heredables, una persona presentará VNTR heredados de su madre y padre, por lo que no podrá presentar VNTR que sus padres no tengan. De esta manera, las secuencias repetidas de un individuo presentan un patrón único; mientras más VNTR se analicen más distintivo e individualizado será el perfil o patrón polimórfico obtenido, tal como las huellas dactilares, sólo que a escala molecular (figura 19-5).

El análisis con STR se basa en los microsatélites y se diferencia en motivos repetidos, denominados perfectos cuando se presentan sin interrupción y de forma ordenada (por ejemplo, TATATATATATATA); en caso contrario, se trata de repeticiones interrumpidas (TATATAGCTATAT) o combinadas (TATATAGCGCGCGCGCTATATA).

La desventaja principal de este tipo de polimorfismos es que no están distribuidos por todo el genoma, lo que limita su uso para determinadas condiciones o enfermedades; sin embargo, su aplicación ha sido amplia en pruebas de paternidad y en genética forense.

Satélites, microsatélites y minisatélites

El DNA satélite se define como secuencias repetitivas de tamaño variable, que pueden ir desde los 100 a los 200 nucleótidos repetidos en bloque uno tras otro (en tándem), cientos o miles de veces a lo largo del genoma. Estas secuencias están localizadas en la heterocromatina constitutiva (por ejemplo, en los centrómeros o en regiones cercanas a los telómeros), aunque en ocasiones están presentes en algunas regiones intracromosómicas.

Asimismo, a lo largo de la secuencia de DNA es posible encontrar secuencias en las que se repiten de 2 a 9 pb, denominados *microsatélites*, o repeticiones de 10 a 60 pb, llamados *minisatélites*, que son más útiles para estudios de identificación que los satélites. Su identificación se lleva a cabo mediante reacción en cadena de la polimerasa (PCR, *polymerase chain reaction*) con iniciadores específicos que flanquean el sitio de la secuencia en la cual se localizan los mini o microsatélites, y su variación se identifica de acuerdo con el número de secuencias repetidas presentes, que puede ir desde dos repeticiones hasta cientos. Los mini o microsatélites se encuentran muy distribuidos a lo largo del genoma, aunque los minisatélites, en particular, se localizan con frecuencia cerca de la región telomérica. Se consideran polimorfismos codominantes, de tal forma que un heterocigoto generará dos bandas en un corrimiento electroforético, mientras que los homocigotos generarán sólo una banda con tamaño variable, de acuerdo con el número de repeticiones existentes en el individuo (figura 19-6).

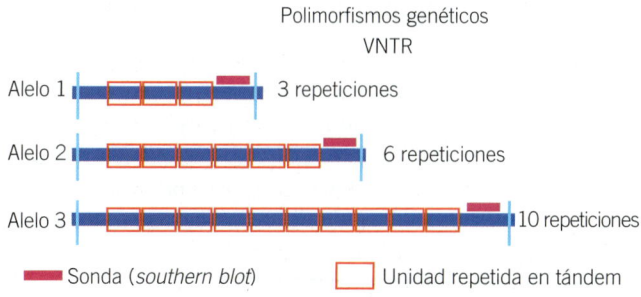

Figura 19-6. Identificación de parentesco. De acuerdo con el patrón de bandeo de un análisis de marcadores heredados de padres a hijos se realiza la identificación del parentesco.

Estas regiones de DNA repetidas en bloque o en tándem están sujetas a procesos como duplicación o recombinación, por lo que pueden ser altamente variables y diferir mucho entre individuos, lo que las convierte en marcadores genéticos muy informativos.

Polimorfismos del cromosoma Y

El cromosoma Y tiene recombinación genética con su homólogo (cromosoma X) sólo en alrededor de 1% de su secuencia; por ello, la porción no recombinante es de especial interés, ya que contiene secuencias que no se encuentran en otras regiones del DNA nuclear, además de que son puramente de herencia paterna a hijos varones.

Si el interés es determinar relaciones familiares de herencia paterna, comparar familiares o descendientes varones, los polimorfismos de utilidad serían secuencias específicas del cromosoma Y, las cuales se identifican mediante amplificación de regiones determinadas, utilizando iniciadores específicos.

La secuencia de la heterocromatina del cromosoma Y es variable y a lo largo de la molécula se han identificado secuencias repetitivas tipo microsatélites, como repeticiones AC. Además, hay que considerar que el índice de mutación para el cromosoma Y es muy bajo y no tiene implicaciones negativas para la reproducción, de manera que son variaciones muy útiles para identificar parentescos o rastrear descendientes por línea paterna. Esto también ha servido, en los estudios evolutivos de la especie humana, para la determinación de un origen común, producto de una sola migración procedente de África.

Marcadores polimórficos mitocondriales

La mitocondria es un organelo celular que existe en múltiples copias según el tipo de célula. Las mitocondrias son exclusivamente de herencia materna, es decir, todos los descendientes tendrán en sus células mitocondrias de su madre. Esto se debe a que en el momento de la fecundación el óvulo conserva las mitocondrias en el citoplasma, mientras que las mitocondrias de espermatozoide, que se encuentran en el cuello, entre la cabeza y la cola, se eliminan y no se integran al interior del óvulo para la formación del embrión. Este método permite identificar a individuos de acuerdo con parentescos por línea materna, ya que todos los hermanos, varones y mujeres, compartirán la misma información en su DNA mitocondrial (mDNA). Las ventajas del análisis del mDNA es que existen múltiples mitocondrias ($1 \times 10^3 - 1 \times 10^4$ copias) por célula, cada una con varias moléculas de mDNA, caracterizado por ser una doble hebra circular y tener un genoma pequeño (16 569 pb, que codifica para 37 genes). Además, este genoma presenta una alta tasa de mutación (cinco a 10 veces más que el DNA nuclear), lo que le confiere hipervariabilidad. Este tipo de análisis es útil, sobre todo para análisis evolutivos, antropológicos o forenses, o cuando no se tiene fácil acceso al DNA nuclear, éste está deteriorado o existe en ínfimas cantidades.

Para llevar a cabo este tipo de análisis es necesario extraer el mDNA. Para ello, se requiere amplificar regiones determinadas del mDNA, en particular las regiones hipervariables HV1 (16024-16035, 342 pb) y HV2 (73-340, 267 pb), localizadas en la región control, que es la zona que regula la transcripción de la molécula. Estos segmentos de mDNA son luego secuenciados y comparados con muestras de familiares por línea materna, por el tipo de herencia mitocondrial, para detectar diferencias en la secuencia génica.

Inserción-deleción

Se han descrito polimorfismos que consisten en bases insertadas o suprimidas. Las secuencias involucradas son pequeñas, en general de hasta 10 pb; sin embargo, es posible que se presenten secuencias de hasta 1 000 a 1 500 pb, como en el caso de la inserción de elementos transponibles o transposones (fenómeno de transposición, presente en algunos genes que pueden moverse a través del genoma y reinsertarse en lugares definidos en otra región cromosómica).

Polimorfismos de secuencias aleatorias

Es posible analizar polimorfismos de fragmentos o secuencias de DNA amplificado de forma aleatoria (RAPD, *random amplified polymorphic* DNA). La ventaja de esta técnica es que no se requiere conocimiento previo de la secuencia ni sondas homólogas, como en los RFLP, lo que la convierte en una opción como prueba tamiz.

En este caso, para la amplificación se utilizan iniciadores de 8 a 10 pb con secuencia aleatoria, de manera que, de encontrarse las secuencias de complementariedad entre el iniciador y la muestra de estudio, puede amplificarse una muestra representativa del genoma.

Al realizar análisis por electroforesis se observarán múltiples bandas que muestran fragmentos de DNA; es decir, si existiera homología en las secuencias éstas serían amplificadas y evidenciadas como una sola banda, mientras que si no la hay debido a algún cambio en la secuencia que hiciera perder la región de acoplamiento del iniciador, entonces el fragmento no amplificaría y no habría banda. Con este método no es posible diferenciar heterocigotos de homocigotos que presenten la secuencia, ya que en ambos se presentaría la banda en el gel, por eso se dice que es una prueba tamiz, ya que sólo identifica si se encuentra la secuencia en la muestra, pero no si esta secuencia se presenta en múltiples alelos o sólo en uno.

Polimorfismos de proteínas

Pueden realizarse estudios de polimorfismos de proteínas mediante la identificación de la secuencia de aminoácidos.

Esto es especialmente útil para la diferenciación de isoenzimas en el citoplasma celular, mediante la detección de mutaciones no sinónimas en el DNA, que ocasionarían que la estructura primaria de la proteína tuviera variaciones, aunque sin alterar su acción sobre un mismo sustrato, sino que sólo afectaría su afinidad por el mismo.

Este análisis se lleva a cabo mediante electroforesis, basado en que, al cambiar en la secuencia un aminoácido por otro con propiedades fisicoquímicas diferentes (por ejemplo, un aminoácido por uno básico, o uno polar por uno no polar), la estructura final de la proteína sería diferente y sus patrones de migración en la electroforesis se verían afectadas, ya que las cargas e interacciones entre aminoácidos tendrían variaciones. Estas variantes se consideran polimorfismos codominantes, ya que pueden tener función proteica a la par de su homólogo silvestre.

Este análisis es útil para identificar polimorfismos en proteínas que tienen función enzimática. Las variantes pueden dar diferente respuesta metabólica y ocasionar que la homeostasis se altere. Hay que considerar, sin embargo, la influencia ambiental, ya que si ésta es mínima resulta más sencillo analizar las consecuencias de un polimorfismo en la actividad de la enzima. Como ejemplo cabe mencionar las enzimas metabólicas de la familia citocromo P-450 (CYP450), que intervienen en la transformación, neutralización y eliminación de compuestos, por ejemplo, de los medicamentos.

Utilidad del análisis de patrones polimórficos o huella genética de DNA

Los métodos de estudio, cada vez más precisos, permiten llevar a cabo los análisis de marcadores genéticos casi con certeza absoluta. Sin embargo, el estudio de polimorfismos requiere de conocimientos técnicos y científicos adecuados, además de una gran experiencia en la interpretación de los resultados, a fin de que éstos sean confiables.

La creación de perfiles genéticos por medio de polimorfismos se realiza con marcadores o regiones con patrones de repetición definidas (micro o minisatélites). Estos marcadores o sondas pueden ser fragmentos de DNA marcados con radiactividad, fluorocromos u otros, a fin de que se puedan unir por complementariedad de bases con segmentos de DNA de la muestra. Las sondas pueden ser multi*locus* para unir muchos *loci* a la vez, lo que da como resultado el llamado *DNA fingerprint* o huella genética de DNA. El perfil genético, o huella de DNA, determinará el genotipo de un individuo de acuerdo con los marcadores genéticos analizados. La probabilidad de que haya dos huellas genéticas iguales es sumamente improbable, ya que va de 1/6 000 000 000. Por eso se considera muy confiable como marcador para diferenciar individuos; esto sería similar a la huella dactilar que también es específica para cada persona, pero con mayores aplicaciones. Cuanto mayor sea el número de marcadores analizados, mayor será la certeza para la identificación del individuo o para la confirmación de la relación filial, lo que permite realizar estudios de paternidad, filogenéticos, o de genética forense o criminalística, para la identificación molecular de individuos.

Es importante también considerar la fuente de tejido o células para realizar el análisis, ya que por lo regular la muestra obtenida es muy escasa o muy antigua, de manera que se debe hacer uso de tecnologías moleculares para su rendimiento, análisis y valoración precisa. Si bien de cualquier célula nucleada se puede extraer DNA, se ha podido observar que en muestras antiguas el DNA procedente de hueso, corazón o bazo se preserva mejor y es menos degradado, a diferencia del DNA hepático, por ejemplo.

Los polimorfismos pueden asociarse directa o indirectamente a patologías o procesos de enfermedad específicos, o incluso servir para confirmar asociaciones entre la presencia del polimorfismo con un gen defectuoso cercano a él, por estudios de desequilibrio de ligamiento o solamente como marcadores de susceptibilidad, en los que su identificación permite establecer riesgos para el desarrollo de enfermedades multifactoriales.

Los polimorfismos conocidos y más útiles son generalmente modificaciones puntuales de la secuencia de DNA (SNP). Estas modificaciones se usan para estudios de riesgo genético de diversas enfermedades, aunque también se consideran las variaciones de secuencia de fragmentos de cromosomas, como las alteraciones cromosómicas estudiadas en el cariotipo, los segmentos polimórficos en la heterocromatina del cromosoma Y, o las secuencias repetitivas, inserciones o deleciones, entre otras. Estas últimas, si bien también sirven para el diagnóstico genético, son más útiles para estudios de medicina legal y forense, para la identificación familiar, filiación, identificación de individuos en accidentes, criminalística y antropología forense, entre otros.

La identificación de SNP tiene una gran importancia en la investigación biomédica, ya que ha permitido conocer y entender el proceso de enfermedad, así como establecer estrategias de tratamiento, control y prevención.

Su aplicación clínica incluye, por ejemplo, la identificación de genotipo E4 del gen de apolipoproteína E humano (APOE), que se ha asociado con enfermedades del metabolismo de lípidos y con susceptibilidad a desarrollar la enfermedad de Alzheimer.

En el gen del metil-tetrahidrofolato reductasa (MTHFR), involucrado en el metabolismo de folatos, se reconoce como distintivo el polimorfismo Cis677Tre(rs1801133), que genera una enzima termolábil menos activa. Esto produce niveles bajos de folato en plasma y niveles elevados de homocisteína, lo que está ligado a enfermedad cardiovascular.

Los polimorfismos en enzimas metabolizadoras de fármacos ocasionan diferencias en la respuesta al tratamiento y en efectos de éste entre pacientes, ya que la biotransformación de cada compuesto puede variar, según el genotipo del individuo. Los SNP en estas enzimas han servido para identificar de forma temprana efectos secundarios a fármacos, incompatibilidad o resistencia a terapias y variación en la eficacia de medicamentos. Todo esto ayuda al médico en la toma de decisiones del tratamiento adecuado para cada paciente. A este proceso se le conoce como medicina personalizada.

Para la farmacogenética es de gran utilidad el estudio de los genes *CYP450*, entre ellos el *CYP2D6*, que metaboliza una gran cantidad de fármacos y presenta múltiples variantes alélicas. Se definen cuatro fenotipos, de acuerdo con la actividad que presente su producto génico, es decir, si serán metabolizadores rápidos, funcionales, lentos o deficientes (sin función enzimática). Todo ello conlleva implicaciones clínicas importantes. Por un lado, en un metabolizador lento o deficiente la permanencia en la célula de los compuestos o sus formas reactivas más tiempo del necesario podría ocasionar toxicidad, debido a la falta de uno de los alelos funcionales (lento) o por tener alelos que producen variantes poco funcionales de la enzima (isoenzimas) o carecer de la enzima (deficiente). Por otro lado, un metabolizador rápido (o ultrarrápido) puede tener más de dos copias del alelo activo, lo que produce enzimas altamente funcionales con actividad enzimática acelerada, de manera que el compuesto se metaboliza tan rápido que posiblemente pierda eficacia.

También son importantes los polimorfismos de acetilación de genes involucrados en el metabolismo de una gran variedad de compuestos con arilaminas e hidracinas, además de carcinógenos. Estos compuestos se metabolizan por la enzima citosólica N-acetiltransferasa (NAT2), en la cual la identificación de polimorfismos se ha asociado con una función disminuida de la enzima. A esto se le conoce como fenotipo acetilador lento y conlleva riesgo o susceptibilidad aumentada a padecer cáncer colorrectal o de vejiga.

Para el diagnóstico genético, el estudio de polimorfismos tipo SNP permite identificar variantes alélicas que se han asociado con riesgo de presentar enfermedades, sobre todo multifactoriales. Estas determinaciones ayudan a establecer programas de prevención, ya que al ser multifactorial, el componente ambiental tiene una gran importancia. Así, si se sospecha o existe la certeza de tener variantes génicas de riesgo es posible hacer cambios en diversos factores del estilo de vida que puedan desencadenar la enfermedad. Por ejemplo, diversos SNP se han asociado con la predisposición a padecer diabetes tipo 2, entre ellos SNP en el gen PPARG (*peroxisome proliferator-activated receptor gamma* o receptor de glitazona NR1C3, rs1801282 Pro12Ala(rs1801282), C/G), receptor nuclear implicado en el metabolismo de glucosa y en el catabolismo y almacenamiento de los ácidos grasos. El gen *ENPP1* (ecto-nucleótido pirofosfatasa/fosfodiesterasa 1 o PC1, rs1044498 Lis121Gln, C/A), que codifica para una glucoproteína de membrana clase 2, se ha asociado con resistencia a la insulina. Además, el gen *IL6* (interleucina 6, rs1800795 -174, G/C) es una citocina con funciones biológicas diversas, incluida la respuesta inmune. Además, en muchos de los SNP asociados se han encontrado variantes no sinónimas, de tal manera que el producto génico de la secuencia modificada tendría una alta probabilidad de conferir alteraciones funcionales.

Por otro lado, la tipificación de genomas microbianos permite determinar la distribución de los tipos microbianos en determinada población, su patogenicidad y resistencia a tratamientos o inmunogenicidad. Esto permite monitorizar poblaciones en riesgo de manera anticipada, identificar patrones de transmisión y crear nuevos fármacos o vacunas.

Métodos de detección de patrones polimórficos o huella de DNA

A fin de encontrar secuencias específicas con un patrón determinado que permitan el corte con enzimas de restricción o que puedan hibridarse para su detección, se emplean varios abordajes comunes, basados en la homología de las secuencias de DNA con sondas específicas.

Según las reglas de Chargaff, el grado en el cual dos secuencias de DNA se complementan o emparejan se le llama homología. Una complementariedad total entre dos fragmentos de DNA demuestra una alta homología, mientras que una complementariedad sólo en una pequeña porción de pares de bases pone de manifiesto una baja homología.

Para detectar polimorfismos se pueden emplear diversas técnicas; el Southern blot es un método ideal para detectar polimorfismos en el DNA, ya que mediante el uso de sondas específicas para identificar secuencias repetidas (VNTR o STR), localiza regiones de hibridación homólogas a una secuencia de interés. Asimismo, la PCR con enzimas de restricción y electroforesis (RFLPs) permite localizar secuencias blanco (véase el capítulo 16).

Existe también una técnica en la cual, mediante PCR, se amplifican regiones polimórficas que incluyen varios polimorfismos (*AmpFLP*). Esta técnica se ha automatizado y permite estudiar y crear árboles filogenéticos, basados en análisis comparativo de muestras de DNA individuales. Así, pueden distinguirse VNTR de manera sencilla y a un costo relativamente bajo, lo que hace a este tipo de métodos populares aun en laboratorios o países con bajos recursos.

Para el análisis de STR, los *locus* con STR, en primer lugar, se tratan con iniciadores específicos para amplificar fragmentos que contengan secuencias cortas (cuatro bases repetidas) con repeticiones continuas, para después separarse por electroforesis en gel o capilar, a fin de documentar el número de repeticiones y distinguir patrones de repetición que puedan compararse y asociarse con un estándar o blanco. Se debe contar con una secuencia de referencia para confirmar o descartar asociaciones, por ejemplo, en una investigación criminal, contar con muestras de DNA obtenidas de una víctima, para que puedan compararse con la muestra del sospechoso.

Los STR son comunes, los comparten de 5 a 20% de las personas, lo que obliga a la búsqueda de combinaciones de *loci* en reacciones multiplex, para lograr un método adecuado de discriminación e identificación precisa, al considerar siempre una secuencia base o de referencia con la cual hacer la comparación.

Controversias en el análisis de la huella genética

La identificación de polimorfismos para establecer un patrón genético o huella genética es útil en diversos campos de estudio. Por ejemplo, en ciencias forenses permite comparar sospechosos mediante muestras de sangre, cabello, saliva o semen, a fin de determinar responsabilidad o exoneración en juicios criminales. También es útil en la identificación de restos humanos, familiares extraviados, pruebas de paternidad, identificación de inmigrantes o personas indocumentadas, para establecer relaciones biológicas familiares para confirmar, por ejemplo, la situación legal de un menor, su nacionalidad u origen, y también son útiles para determinar la compatibilidad de órganos en trasplantes, así como para definir el origen o la composición de alimentos; incluso puede usarse en estudios evolutivos de poblaciones animales salvajes o para postular hipótesis acerca de la genética poblacional y las migraciones humanas a través del tiempo.

A pesar de que el método de identificación mediante huella de DNA se considera equivalente al código de barras de un producto comercial (ya que cada persona tiene un patrón genético específico) hasta ahora los VNTR sólo dan evidencia de probabilidad (mayor o menor) de que el patrón genético analizado sea homólogo o concuerde con el de una persona en particular. Sin embargo, esta probabilidad estaría definida como de homología de uno en dos mil millones, lo que no descarta la posibilidad de que no lo sea o, lo que es más común, de que la técnica se haya llevado a cabo de manera poco confiable y haya error o falsos positivos. Esto se ha abordado con prontitud y en la actualidad existen normas y reglamentaciones universales de seguridad y precisión en el análisis de huella de DNA, que permiten minimizar el error técnico.

Para solventar estos problemas es útil la automatización de los procesos, así como el análisis de combinaciones de polimorfismos raros (o poco comunes entre las personas). Éstos permiten crear patrones que incrementan la probabilidad de que las muestras en comparación efectivamente coincidan, en el caso de identificar que provengan de la misma persona, o que correlacionen, en el caso de establecer relaciones biológicas familiares, considerando las variaciones debido a diferencias en raza o etnia. Todo ello involucra en gran medida a la genética de poblaciones para establecer relaciones entre líneas raciales.

En un futuro, la huella del DNA podría ser una herramienta útil de identificación para todas las personas al nacer, aunque sobre este tema todavía existe controversia respecto a asuntos bioéticos. Hasta el momento existen bases de datos, sobre todo de carácter judicial, que permiten identificar a sospechosos en juicios criminales, lo que deja fuera a todas las personas que no hayan pasado por algún proceso de este tipo. Se plantea que solicitar la huella genética de cualquier persona sin alguna razón de carácter penal podría considerarse discriminatoria; además, los individuos pueden legalmente negarse a estos exámenes. Esto sería rebatible con facilidad si la prueba se aplicara a toda persona al nacer, ya que sería una forma de identificación personal válida y confiable, de hecho en Estados Unidos ya se ha propuesto que se incluya un microchip con la huella genética del individuo al nacimiento; sin embargo, los costos que implica llevar a cabo el análisis para cada persona aún son muy altos, por lo que no es una alternativa práctica.

Otra implicación de carácter ético se refiere al diagnóstico genético, ya que realizar análisis de polimorfismos asociados a enfermedades produce resultados (positivos o negativos) que atañen a la familia por completo y no sólo al *propositus* o individuo en estudio. Ello, en ocasiones, ante enfermedades o situaciones delicadas, genera conflictos entre lo que deben o no saber los demás miembros de la familia o cuánto poder tiene el *propositus* para evitar que dicha información pueda difundirse o utilizarse para otros fines, de carácter comercial o legal que pudieran afectarle en su vida laboral o personal. Este sería el caso si las compañías aseguradoras pudieran definir primas específicas a personas con determinado patrón genético. Por otra parte, la identificación de factores de riesgo o predisposición a diversas enfermedades sería sumamente útil para la prevención y el tratamiento adecuados de las enfermedades y generaría beneficios médicos y socioeconómicos evidentes, sin dejar de lado por supuesto el estudio y el control del factor ambiental, con grandes implicaciones en el desarrollo y la expresión de cierto perfil genético.

Ejercicios de repaso

I. Identificación de fragmentos de restricción para genotipificar de forma diferencial homocigotos de heterocigotos:

1. Indique en la línea inferior de cada carril los genotipos correspondientes a los siguientes fragmentos de digestión, para cada una de las muestras de los pacientes representadas en el siguiente gel.

Fragmentos de digestión esperados:
GG (131, 103, 60 pb), GC (163, 131, 103, 60 pb),
CC (131 y 163 pb).
Enzima de restricción utilizada: *Bgl*II
Gel donde se muestra la digestión para el polimorfismo TGFB1+915 C>G rs1800471

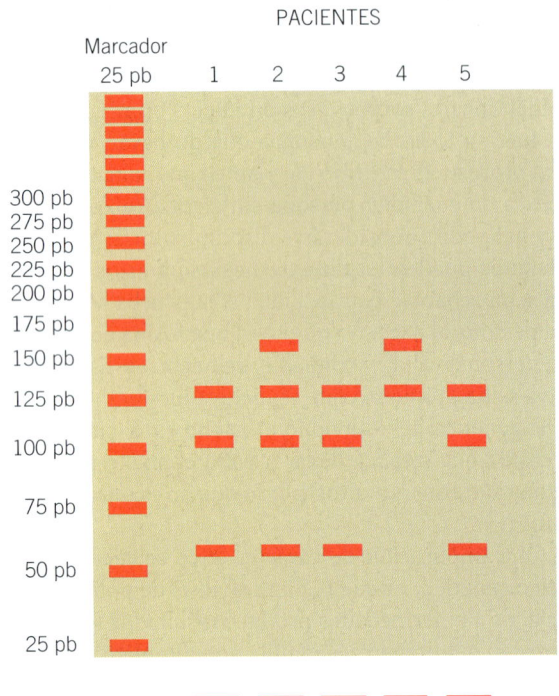

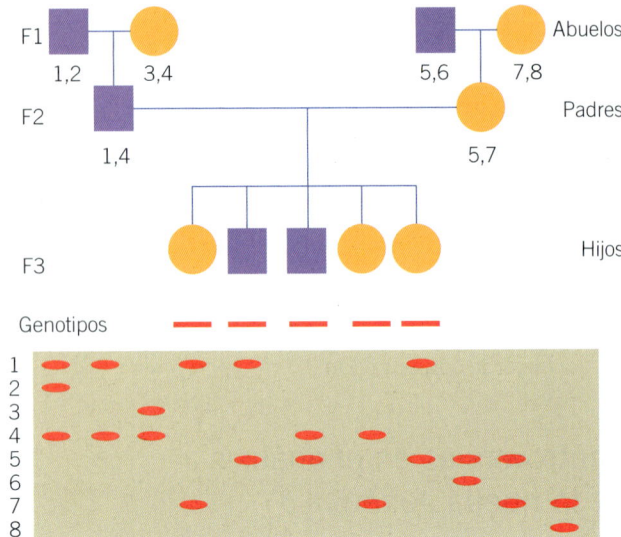

II. Identificación de parentesco a partir de la herencia de alelos:

1. De acuerdo con el siguiente patrón de bandeo, identifique en la línea el genotipo de cada uno de los hijos de esta genealogía.

2. Considere el siguiente análisis de marcadores de una familia y, tomando como base los alelos distintivos de ambos padres, identifique y explique la filiación de cada uno de los hijos.

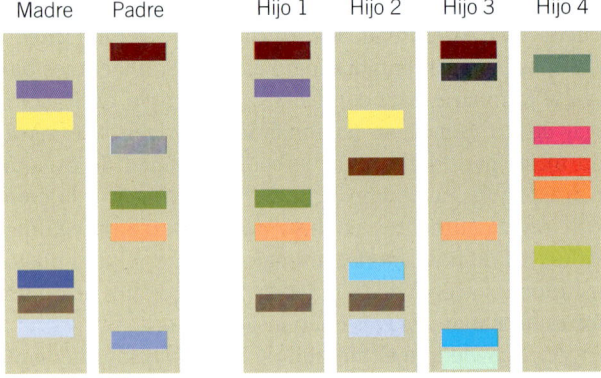

PARTE III
Bases moleculares de las enfermedades

Bases moleculares de las patologías humanas

CAPÍTULO 20

Selene G. Huerta Olvera • José Macías Barragán • Joel Salazar Flores

Introducción

El desarrollo tecnológico de la biología molecular y en especial, de la genética molecular, ha abierto un sinfín de ventajas clínicas en la práctica médica diaria. La sensibilidad y la especificidad de las técnicas usadas en el diagnóstico directo de defectos genéticos o agentes etiopatogénicos asociados a los procesos mórbidos representan una herramienta valiosa en la medicina, a lo que hay que añadir la velocidad con la que se obtienen los resultados. Por ello, es esencial conocer cómo el ácido desoxirribonucleico (DNA, *deoxyribonucleic acid*) se replica, se transcribe y se traduce a proteínas (dogma central de la biología molecular), así como los mecanismos de expresión basal e inducible de genes en el genoma. Uno de los principales objetivos es conocer los mecanismos de regulación y expresión génica en los procesos de la enfermedad para tratar de detenerla e incluso prevenirla, ya que mediante estudios genéticos se pueden conocer las probabilidades de que se presente en individuos susceptibles.

A partir del descubrimiento en que se relacionó que la mayoría de las enfermedades tienen una causa molecular, se han llevado a cabo grandes progresos para conseguir un tratamiento eficaz a dichas enfermedades. Cualquier enfermedad cursa, en mayor o menor grado, con alteraciones en la estructura, propiedades, metabolismo o función de una o varias biomoléculas.

Entre las causas que pueden inducir una enfermedad se encuentran agentes físicos (radiaciones, polvos, traumatismos, etc.), químicos (exposición a compuestos tóxicos como solventes, metales pesados, toxinas, etc.) o biológicos (virus, bacterias, parásitos, etc.) y trastornos de origen genético cuya etiología radica en la información genética contenida en el organismo.

Según la biomolécula alterada, las enfermedades también pueden clasificarse en hormonales, inmunológicas, nutricionales y metabólicas, entre otras. Independientemente de su clasificación, una enfermedad se encuentra dada por disfunciones celulares o tisulares, y genera cambios temporales o permanentes en el organismo, así como variaciones en la función de órganos y sistemas, que en último término se reflejan en forma de padecimiento, incluso aquellas debidas a otras causas y que no se consideran de origen molecular.

A continuación se enlistan los diferentes tipos de diagnóstico de una enfermedad de acuerdo con la información analizada:

1. **Diagnóstico clínico.** Se lleva a cabo a partir de la observación médica (exploración), con el apoyo de los datos de laboratorio (análisis clínicos, radiología e imagen, etc.), y se basa en un criterio fenotípico y de las manifestaciones bajo la forma de síndrome clínico.
2. **Diagnóstico molecular** de una enfermedad. Se basa en criterios genotípicos que alteran la constitución del genoma. Desde el punto de vista molecular, las enfermedades se pueden clasificar en: genéticas, exógenas y mixtas. Esta clasificación no es aceptada de forma generalizada, debido a que no se conoce con precisión la causa molecular de muchas enfermedades.
3. **Consejo genético.** Esta es una orientación no dirigida, es decir, el genetista ofrece la información ne-

cesaria relacionada con la enfermedad para que el paciente o los familiares tomen la mejor decisión en caso de que se trate de una enfermedad hereditaria. Por ejemplo, si al paciente se le diagnostica algún rearreglo cromosómico o estructural de sus genes, lo que en un futuro podría inducir una enfermedad, el genetista debe darle a conocer los riesgos que representa la decisión de tener descendientes; sin embargo, los profesionales de la salud deben evitar que el paciente tome una decisión forzada de no tener descendencia considerando la posibilidad de que se presente la patología.

El objeto de estudio de la **patología molecular** es el conocimiento de la enfermedad desde el punto de vista de su alteración molecular para contribuir a su diagnóstico y terapéutica. A principios del siglo xx se estableció la definición de *errores congénitos del metabolismo* para describir alteraciones hereditarias presentes durante la vida del paciente, que afectan vías metabólicas específicas, debido a la ausencia o a la falta de actividad de moléculas particulares (en su mayoría enzimas), como el albinismo, la alcaptonuria, cistinuria y galactosemia.

Por ejemplo, se sabe que existen diferentes tipos de albinismo, como el oculocutáneo tipo IA, caracterizado por la disminución o ausencia de la pigmentación del cabello, piel y ojos; el defecto se produce por la inactivación de la enzima tirocina cinasa, por lo que no ejerce su función como tal. El gen afectado en este tipo de albinismo es el OCA1A.

El inicio sistemático de la patología molecular tuvo lugar en el decenio de 1950, con las técnicas que permiten el estudio de los cromosomas humanos y el conocimiento de su función en el desarrollo sexual y de las anomalías cromosómicas relacionadas.

La **genómica** incluye el estudio de una gran cantidad de genes para dilucidar la interrelación que brinde la información sobre la base genética de alguna respuesta individualizada, ya sea en el caso de una respuesta a un fármaco determinado, conocida como farmacogenómica, a un tóxico, toxicogenómica o bien, como tal, la genómica de las enfermedades.

De manera análoga, la **transcriptómica** y la **proteómica** definen la función que desempeña el ácido ribonucleico (RNA, *ribonucleic acid*) y las proteínas en el inicio o confirmación de la enfermedad.

Clasificación molecular de las enfermedades en seres humanos

Desde el punto de vista molecular, una enfermedad genética es una situación causada por un cambio, como puede ser una mutación, deleción, inserción, inversión, translocaciones o aneuploidía, que se presenta durante la replicación, transcripción, traducción, reordenamientos cromosómicos o procesos de no disyunción (error o defecto en la separación de los cromosomas homólogos en el momento de la división celular) en la meiosis I, meiosis II o mitosis. En general, dichas alteraciones interfieren con el entrecruzamiento, recombinación y la producción de proteínas codificadas por el gen que presenta dicha alteración.

Las enfermedades genéticas por lo regular se transmiten de generación en generación debido a que se originan por una alteración presente en los genes, por lo que pueden ser de carácter hereditario. En cambio, alteraciones en las células somáticas no son hereditarias y sólo afectan al organismo que las desarrolla.

Las enfermedades genéticas se clasifican de acuerdo con características específicas en **alteraciones genéticas, según su extensión:** *mutación puntual* (es la alteración de un solo nucleótido y la causa de las enfermedades monogénicas); *mutación mediana* (por lo general tiene lugar en secuencias repetidas, como los satélites o microsatélites, e implica la deleción o inserción de secuencias de más de dos nucleótidos), y por último, *mutación a gran escala* (pueden ser cromosómicas o citogenéticas, y afectan a cromosomas completos o a grandes fragmentos de ellos). Se distinguen translocaciones, deleciones o inserciones de fragmentos cromosómicos, además de anomalías en el número de cromosomas de la célula. Las alteraciones numéricas se deben a segregación cromosómica errónea, mientras que las anomalías estructurales o cromosomopatías lo hacen a reordenamientos cromosómicos.

Además, las enfermedades genéticas también pueden clasificarse en **alteraciones genéticas, según el genoma afectado**, ya que pueden presentarse en el genoma *nuclear* o **mitocondrial**; las primeras son más frecuentes, ya que el tamaño del material genético nuclear es mayor. A su vez, las alteraciones genéticas nucleares pueden clasificarse **según el tipo de cromosoma** afectado, ya que el defecto puede estar localizado en los *cromosomas sexuales* (cromosomas X o Y) o en los *cromosomas autosómicos* (22 pares). Esta distinción combinada con el carácter dominante o recesivo con el que se expresa la enfermedad es la clasificación más sencilla y empleada en genética.

Sin embargo, clásicamente, desde el punto de vista molecular, las enfermedades del ser humano se dividen en: 1) enfermedades monogénicas o mendelianas (nucleares y mitocondriales); 2) enfermedades exógenas, adquiridas o ambientales, y 3) enfermedades multifactoriales o de origen complejo.

Enfermedades monogénicas

Enfermedades nucleares

Estas enfermedades hereditarias son causadas por la mutación o alteración de un solo gen. También se les conoce como enfermedades mendelianas, ya que se transmiten en la descendencia según las leyes de Mendel. Se conocen más de 6 000 enfermedades hereditarias monogénicas, con una prevalencia de un caso por cada 200 nacimientos. Si el alelo anormal aparece en ambos cromosomas homólogos, el individuo es **homocigoto** para dicha alteración, mientras que si lo hace en uno solo de los alelos cromosómicos se denomina **heterocigoto** para la mutación.

Para su inclusión en este grupo, la enfermedad debe cumplir las siguientes características:

1. Debe estar determinada de manera genética, es decir, deberse a mutaciones que alteran la secuencia o la organización del genoma codificante.
2. Debe afectar a moléculas en cantidad, estructura, actividad o función. En especial, se alteran las proteínas, en cantidad o en actividad.
3. La alteración bioquímica que afecta a estructuras celulares o vías metabólicas y causa la enfermedad debe ser el resultado de las alteraciones en las moléculas.

Las alteraciones monogénicas generan múltiples enfermedades; entre las más conocidas se encuentran albinismo, anemia falciforme, daltonismo, distrofia muscular de Duchenne, distrofia muscular de Becker, hemofilias o hipercolesterolemia familiar, la cual también puede ser de tipo poligénica, entre otras. Para obtener una mayor información acerca de estas patologías se puede acceder por vía electrónica a la base de datos del **OMIM** (*Online Mendelian Inheritance of Man*; http://www.ncbi.nlm.nih.gov/omim). Esta base de datos de consulta en línea es un catálogo actualizado de genes humanos y alteraciones genéticas. El OMIM se centra principalmente en las enfermedades genéticas heredables.

Algunos ejemplos de enfermedades monogénicas comunes son anemia falciforme, fibrosis quística, enfermedad de Batten, enfermedad de Huntington (cromosoma 4), enfermedad de Marfan, hemocromatosis, deficiencia de alfa-1 antitripsina, distrofia muscular de Duchenne, síndrome de cromosoma X frágil, hemofilia A y fenilcetonuria. Cada enfermedad y gen tienen asignados un código de seis dígitos. A este número se le denomina código *MIM*, en el cual se concentran las alteraciones genéticas heredadas y no heredadas. Además, es una base de datos referente al proyecto del genoma humano. A esta información se accede mediante el OMIM, que se actualiza a diario. Debido a los avances científicos que inducen un constante reordenamiento de las diferentes enfermedades genéticas es más aconsejable basarse en la versión en línea que en la impresa.

Las enfermedades monogénicas (cuadro 20-1) se transmiten según los patrones hereditarios mendelianos y pueden clasificarse como:

- Enfermedad autosómica dominante. Sólo se necesita un alelo mutado del gen para que la persona manifieste una enfermedad autosómica dominante. Por lo menos uno de los dos progenitores de la persona afectada padece la enfermedad y este progenitor tiene 50% de probabilidad de transmitir el gen mutado a su descendencia, que manifestará la enfermedad (figura 20-1A).

- Enfermedad autosómica recesiva. Para que la enfermedad se manifieste, se requiere que los dos alelos del gen se encuentren mutados en la persona afectada, cuyos padres en general no padecen la enfermedad, pero portan cada uno sólo una copia del gen mutado, por lo que pueden transmitirlo a la descendencia. La probabilidad de tener un hijo afectado por una enfermedad autosómica recesiva entre dos personas portadoras

A. Patrón de herencia autosómica dominante

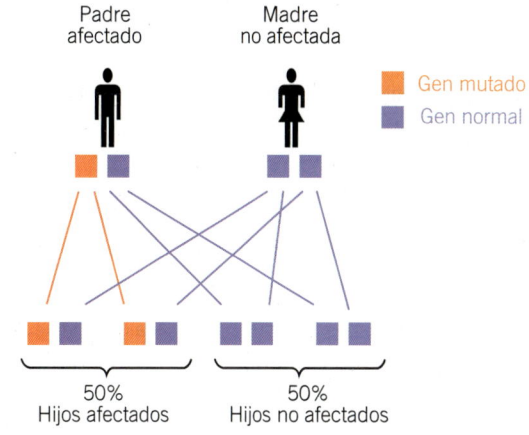

B. Patrón de herencia autosómica recesiva

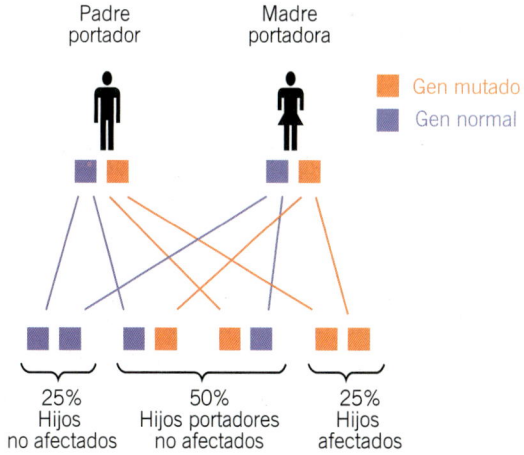

Figura 20-1. Patrón de herencia autosómica dominante (A) y recesiva (B). Los rasgos autosómicos se asocian con un único gen en un autosoma (cromosoma no sexual). Se le llama dominante porque un solo alelo heredado de cualquiera de los padres es suficiente para causar la aparición de este rasgo. El carácter autosómico recesivo es un patrón de herencia de un rasgo, enfermedad o trastorno que se transmite a través de las familias. Para que un rasgo o enfermedad recesiva se manifieste, dos copias del gen (o los genes) responsable de la aparición de ese rasgo o desorden tienen que estar presentes en el genoma del individuo.

CUADRO 20-1. Enfermedades monogénicas asociadas al brazo largo del cromosoma 21 humano

Enfermedad	OMIM	Gen	Localización	Tipo de Herencia
Enfermedad de Alzheimer familiar 1[A]	104300	APP	21q21.3	AD
Esclerosis lateral amiotrófica	105400	SOD1	21q22.1	AD
Síndrome poliglandular autoinmune de tipo 1	240300	AIRE	21q22.3	AR
Homocistinuria tipos responsiva B6, y no responsiva	236200	CBS	21q22.3	AR
Epilepsia mioclónica progresiva 1	254800	CSTB	21q22.3	AR
Trastorno hereditario de las plaquetas asociado a predisposición a sufrir leucemia mielogénica aguda	151385	RUNX1	21q22.12	AD
Deficiencia de adhesión leucocitaria	116920	ITGB2	21q22.3	AR
Sordera autosómica recesiva 8/10	601072	TMPRSS3	21q22.3	AR
Síndrome de Usher de tipo 1	602097	USH1E	21q21	AR
Síndrome de Knobloch tipo 1	267750	COL18A1	21q22.3	AR
Holoprosencefalia de tipo 1	236100	HPE1	21q22.3	AR
Deficiencia holocarboxilasa sintetasa	253270	HLCS	21q22.13	AR
Cataratas congénitas de herencia autosómica dominante	123580	CRYAA	21q22.3	AD
Miopatía de Bethlem[B]	158810	COL6A1/COL6A2	21q22.3	AD
Síndrome de Long QT6	603796	KCNE2	21q22.11	AR
Anemia hemolítica por deficiencia en fosfofructoquinasa	171860	PFKL	21q22.3	AR
Deficiencias de enterocinas	226200	PRSS7	21q21.1	AR

Se indica el número de OMIM, el gen responsable y el tipo de herencia que presenta (AD, autosómica dominante; AR, autosómica recesiva).
[A] La mayoría de casos de enfermedad de Alzheimer son esporádicos y no presentan un patrón de herencia mendeliano.
[B] Mutaciones en el gen COL6A3 localizado en 2q37 también producen miopatía de Betlem.

Sólo se citan algunos ejemplos de enfermedades reconocidas para el cromosoma 21.

de una sola copia del gen mutado (que no manifiestan la enfermedad) es de 25% (figura 20-1B). Una de las enfermedades genéticas más comunes e importantes de tipo autosómica recesiva son las hemoglobinopatías, como por ejemplo la anemia falciforme, también llamada anemia drepanocítica o enfermedad de la hemoglobina SS (Hb SS). Esta afección es el resultado de la sustitución de adenina por timina en el gen de la globina beta, lo que conduce a una mutación de ácido glutámico por valina en la posición 6 de la cadena polipeptídica de globina beta y a la producción de una hemoglobina funcionalmente defectuosa, la hemoglobina S. Debido al cambio de ese aminoácido, las moléculas de hemoglobina se agregan y forman fibras, lo cual le da al hematíe su característica forma de hoz. Aunque esta enfermedad está presente al nacer, por lo regular los síntomas no ocurren hasta después de los cuatro meses de edad. Esta anemia puede volverse potencialmente mortal y los pacientes pueden presentar "crisis" o episodios dolorosos y agudos causados por vasos sanguíneos bloqueados y órganos dañados. Se conocen varios tipos de crisis: *crisis hemolítica* (cuando se dañan los glóbulos rojos), *crisis de secuestro esplénico* (cuando el bazo se agranda y atrapa células sanguíneas) y *crisis aplásica* (cuando una infección hace que la médula ósea deje de producir glóbulos rojos). Estas crisis dolorosas, que ocurren en casi todos los pacientes en algún momento de sus vidas, pueden durar de horas a días y afectar los huesos de la espalda, los huesos largos y el tórax. Algunos pacientes presentan un episodio con intervalos de unos cuantos años, mientras que otros, muchos episodios por año. Estas crisis pueden ser tan graves que requieren hospitalización para el control del dolor. Además, las crisis repetitivas pueden ocasionar daños a los riñones, los pulmones, los huesos, el hígado y el sistema nervioso central (figura 20-1).

- Enfermedad ligada al cromosoma X. Ésta puede ser de tipo recesiva o dominante. En el caso de la herencia recesiva ligada a X. Una de las principales características de esta enfermedad es que tiene una mayor incidencia en varones, las mujeres heterocigotas generalmente no suelen presentar afectaciones. Un varón afectado transmite el gen responsable de la enfermedad a todas sus hijas, cada hijo de cada hija tiene una probabilidad de 50% de heredarlo.

En cuanto a la herencia dominante ligada a X, los varones afectados con parejas sanas no tienen hijos afectados ni hijas sanas; los hijos de ambos sexos de las portadoras presentan un riesgo de 50% de heredar el fenotipo, y la frecuencia de mujeres afectadas es cercana al doble de la correspondiente a los varones afectados, las mujeres afectadas muestran características ticamente una leve expresión fenotípica de la patología (figura 20-2). Estas enfermedades pueden transmitirse a su vez de forma dominante (figura 20-2A) o recesiva (figura 20-2B). En el cuadro 20-2 pueden observarse algunos ejemplos de estos tres tipos de enfermedades.

- Herencia pseudoautosómica. Ésta describe el patrón de herencia de los genes localizados en la región pseudoautosómica de los cromosomas tanto X como Y, que se intercambian de manera regular entre los dos cromosomas sexuales. Un ejemplo de trastorno hereditario autosómico dominante es la discondrosteosis, la cual es una displasia esquelética de transmisión hereditaria dominante; se presenta una estatura muy baja y deformidad del antebrazo.

Enfermedades mitocondriales

Estas enfermedades son inducidas por la pérdida o disminución de la función mitocondrial de las células afectadas. Cuando ciertos intermediarios metabólicos no funcionan de forma adecuada, hay una crisis energética, lo que puede interrumpir algunas reacciones químicas importantes para la supervivencia celular. La herencia mitocondrial es una de las excepciones a los principios de transmisión mendeliana de las enfermedades monogénicas, ya que su herencia es exclusivamente por línea materna y se ven afectadas por la heterogeneidad genética o heteroplasmia. Algunos ejemplos de estas enfermedades son:

- **Síndrome de MELAS.** También se denomina encefalomiopatía mitocondrial o acidosis láctica. En 80% de los casos descritos, es un trastorno asociado con una mutación A-G, en la posición 3 243 en el tRNA, aunque pueden existir otras mutaciones. Algunos de los síntomas son migraña, vómitos, demencia, epilepsia, sordera, ataxia, retinosis pigmentaria, cardiomiopatía, disfunción tubular renal proximal y miopatía.

CUADRO 20-2. Diagnóstico de enfermedades monogénicas

	Enfermedad	OMIM
Autosómicas recesivas	Fibrosis quística	219700
	Atrofia muscular espinal (tipo 1 o de Werding-Hoffmann)	253300
	Talasemia	141900
	Anemia falciforme	603903 (*141900)
	Incompatibilidad factor Rhesus D	*111680
Autosómicas dominantes	Distrofia miotónica o enfermedad de Steinert	160900 (*605377)
	Huntington	*143100
	Enfermedad de Charcot-Marie-Tooth	118220 (*159440)
	Enfermedad de AD riñón poliquístico	600666
Ligadas al cromosoma X	Síndrome de Marfan (MFS)	154700 (1*34797)
	Síndrome de X frágil	309550
	Distrofia miotótica de Duchenne (DMD) y DM Becker (DMB)	310200
	Hemofilia A	306900

El diagnóstico de estas enfermedades en el genoma es un proceso largo y complicado que puede acortarse de forma significativa gracias a la técnica de reacción en cadena de la polimerasa (PCR). Cada uno de los genes de interés se puede amplificar con cebadores específicos para posteriormente secuenciarlos y detectar la existencia de mutaciones. El diagnóstico genético preimplantacional (DGP) es el estudio del DNA en embriones humanos con el propósito de detectar aquellos que portan algún defecto congénito. En este método a partir de blastómero se extrae el DNA hasta de una sola célula y la secuencia a estudiar es amplificada por PCR con los cebadores específicos. Es fundamental tomar las precauciones necesarias para amplificar el material de una única célula (dos alelos, una copia cada uno) sin contaminación de otros tipos celulares.

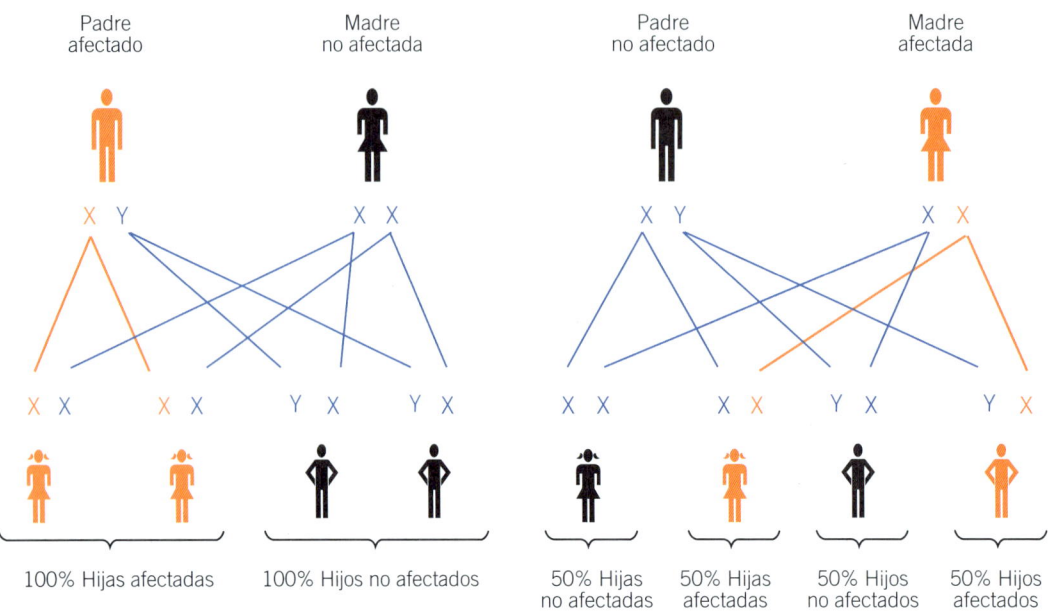

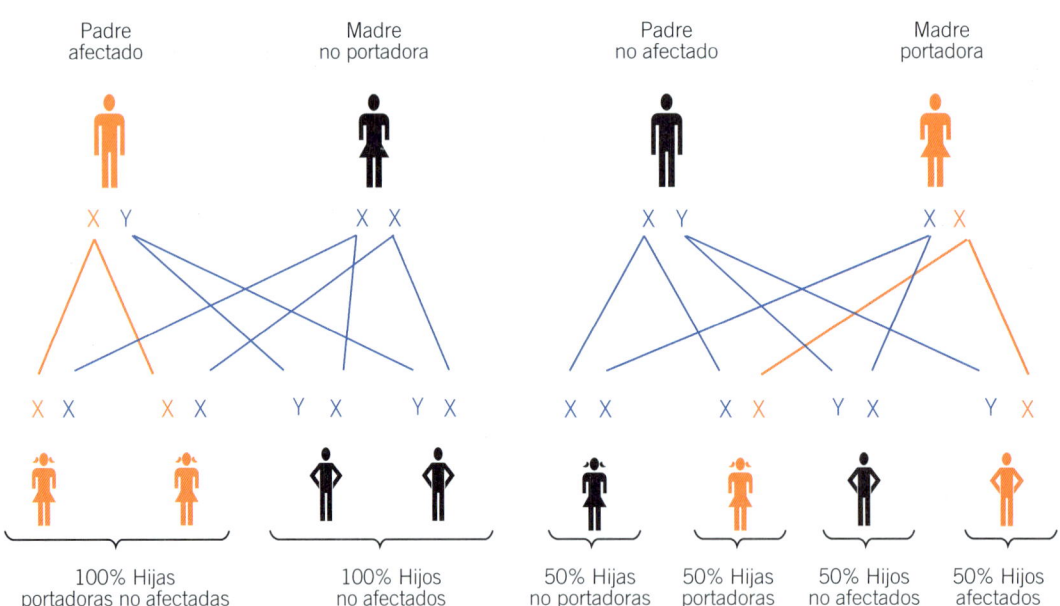

Figura 20-2. Patrón de herencia autosómica dominante (A) y recesiva (B) ligada al cromosoma X. Los genes ligados a X se encuentran en el cromosoma sexual X y, tal como los genes autosómicos, tienen tipos recesivos y dominantes. Los desórdenes recesivos ligados a X raramente son vistos en mujeres y por lo general afectan sólo a varones. Lo anterior se debe a que los varones heredan su cromosoma X (y todos los genes ligados a X) de su madre. Los padres sólo pasan su cromosoma Y a sus hijos varones, así que ningún rasgo ligado a X es pasado de padre a hijo. Las mujeres expresan desórdenes ligados a X cuando son homocigotas para el mismo y se convierten en portadoras cuando son heterocigotas.

- **Síndrome de MERRF.** El síndrome de epilepsia mioclónica asociada a fibras rojas rasgadas (*myoclonic epilepsy with ragged red fibers*) es una enfermedad que cursa principalmente con mioclonías y epilepsia. Se origina por varias mutaciones, que de forma independiente conllevan al desarrollo de la enfermedad. Entre 80 y 90% de los casos se da la mutación *A8344G* (transición de A a G en la posición *8344* del gen). El síndrome de MERRF es una de las enfermedades con una mayor variabilidad en la expresión de sus síntomas, incluso dentro de una misma familia de afectados. El cuadro clínico de esta enfermedad suele comenzar durante la infancia o la adolescencia y puede incluir, entre otras características, epilepsia mioclónica progresiva, degeneración neuronal progresiva, atrofia cerebral y cerebelar, lo cual se puede observar mediante técnicas de neuroimagen, además se puede presentar demencia en estos pacientes. Otras características son fibras rojas rasgadas, que se observan en biopsias de músculo, acidosis láctica y aumento de lactato en el líquido cefalorraquídeo (LCR).
- **Síndrome de NARP.** Es un trastorno neurodegenerativo y progresivo de inicio juvenil-adultez temprana. Está incluido dentro de las alteraciones de la fosforilación oxidativa. Los pacientes presentan debilidad muscular proximal, con neuropatía sensorial, ataxia y retinitis pigmentaria. La forma de inicio infantil, conocida como MILS (síndrome de Leigh de herencia materna) se caracteriza por una encefalopatía asociada a lesión bilateral y simétrica de ganglios basales. El gen *MTATP6* es el único asociado a NARP. Más de 50% de los individuos afectados presentan una mutación en el nucleótido 8 993 de este gen (T8993G).
- **Neuropatía óptica hereditaria de Leber (NOHL) o atrofia óptica de Leber.** Es una degeneración de los gangliocitos de la retina y sus axones, que conlleva a la pérdida aguda o subaguda de la visión central. En la fase aguda, que dura algunas semanas, el ojo afectado muestra microangiopatía y una apariencia edematosa de la capa de fibras nerviosas. Afecta sobre todo a varones adultos jóvenes. La NOHL se origina principalmente con la presencia de una de las tres posibles mutaciones puntuales en el DNA mitocondrial. Estas mutaciones afectan a los nucleótidos de las posiciones 11.778, 3.460 y 14.484, en los genes de las subunidades ND4, ND1 y ND6 del complejo I de la cadena de transporte de electrones mitocondrial.

Enfermedades exógenas, adquiridas o ambientales

El origen de estas enfermedades no está determinado de forma genética y son producto de la interacción del individuo con agentes externos. Según su origen, se clasifican en:

1. **Enfermedades biológicas.** Se originan por agentes microbiológicos, como parásitos, bacterias, hongos, virus o priones. Algunos de los ejemplos más representativos de estas enfermedades son:

    a) Virus*:* virus de la inmunodeficiencia humana (agente causal del síndrome de inmunodeficiencia adquirida o sida), virus de papiloma humano (asociado al cáncer cervicouterino), virus herpes zóster (principal agente de la varicela).
    b) Bacterias*: Staphylococcus aureus* (agente causal de síndrome séptico), *Streptococcus pyogenes* (el grupo A, productor de la faringitis purulenta y en ocasiones de la fiebre reumática y escarlata).
    c) Priones*:* partículas infecciosas constituidas por una sola molécula de proteína, que no contiene ácidos nucleicos ni información genética; producen degeneración del sistema nervioso central e inducen la enfermedad de Creutzfeld-Jacob (ECJ) en humanos, encefalopatía espongiforme bovina o enfermedad de las vacas locas en reses y *scrapie* en ovejas. Existen tres clases de ECJ: 1) *Adquirida:* la enfermedad se transmite por exposición directa al prion, mediante contacto con tejidos cerebrales o del sistema nervioso de animales infectados. 2) *Esporádica*: la enfermedad se presenta incluso cuando la persona parece estar libre de factores de riesgo asociados, es decir, de etiología desconocida, o por una mutación sin sentido del gen *PRNP* que codifica la proteína priónica (PrP). Otras veces, el envejecimiento es el único factor de riesgo consistente. 3) *Hereditaria*: determinada por antecedentes familiares de la enfermedad o pruebas positivas de mutaciones del gen *PRNP*. Posee un patrón de herencia autosómica dominante.

2. *Enfermedades nutricionales.* Trastornos que resultan de mala absorción o desequilibrio nutricional causados por defectos anabólicos y catabólicos, así como por condiciones relacionadas con nutrientes o moléculas que causan enfermedades. Pueden incluir deficiencias o excesos en la dieta capaces de inducir trastornos de la alimentación y enfermedades crónicas, así como anomalías del desarrollo que se pueden prevenir con dieta, trastornos metabólicos hereditarios que responden al tratamiento dietético, la interacción de los alimentos y nutrientes con medicamentos, alergias e intolerancias alimentarias. Algunos ejemplos son el alcoholismo, anemia ferropénica, deficiencia de ácido fólico y vitaminas, obesidad y desnutrición.

3. *Enfermedades ambientales.* Enfermedades que se pueden atribuir directamente a factores ambientales. Se subdividen en:

    a) *Físicas:* traumatismos o por exposición a radiación solar e ionizante.

b) *Químicas:* intoxicación por medicamentos o xenobióticos, envenenamiento por gases tóxicos (monóxido de carbono), quemaduras por componentes químicos (ácidos, álcalis, líquidos flamables).

Varios de los ejemplos anteriores son condicionados o exacerbados por factores como el área geográfica, el clima, la urbanización o las políticas sociales, que aumentan la vulnerabilidad humana a padecer enfermedades de tipo exógeno. Como ejemplo de estos factores cabe mencionar el aumento de la temperatura en las tierras altas, las guerras y el calentamiento global.

Enfermedades multifactoriales o de origen complejo

A diferencia de las enfermedades monogénicas, la manifestación clínica de enfermedades multifactoriales es un reflejo del efecto combinado o interacción acumulativa de alteraciones producidas por factores genéticos (mutaciones múltiples, a veces simultáneas, en un número impreciso de genes) y factores ambientales o exógenos (efecto nutricional, agentes tóxicos, estrés oxidativo, factores psicológicos, etcétera).

Otra categoría puede ser la de los desórdenes mentales, que son un conjunto de condiciones o enfermedades que se manifiestan por fallas en los procesos psiquiátricos y psicológicos expresadas principalmente como alteraciones del pensamiento, sentimiento y conducta, ya sea con malestar o deterioro de la función. Cinco grandes trastornos mentales comparten algunos factores de riesgo genéticos, tal es el caso de la esquizofrenia, el trastorno bipolar y el autismo. La mayoría de estas patologías son de origen poligénico o incluso psicológico; sin embargo, las variaciones génicas asociadas de forma significativa con los cinco trastornos están relacionadas con polimorfismos en dos genes que codifican para la maquinaria celular que regula la entrada de calcio en las neuronas. Una variación es la CACNA1C, implicada en la susceptibilidad al trastorno bipolar, la esquizofrenia y la depresión mayor; es conocida por afectar los circuitos cerebrales involucrados en la emoción, el pensamiento, la atención y la memoria. Otro gen del canal de calcio, llamado CACNB2, también se ha relacionado con dichas patologías. A pesar de que la sensibilidad y especificidad del diagnóstico genético para predecir el riesgo individual de los trastornos psiquiátricos son por lo general bajos, las puntuaciones de riesgo genético pueden ser una herramienta valiosa para estratificar una población heterogénea en grupos con "características genéticas compartidas".

En cualquier caso, la complejidad del origen dificulta un diagnóstico preciso, lo que ha llevado a que una misma enfermedad reciba distintos nombres. Como no se trata de trastornos de un único gen, la herencia de estas alteraciones no sigue la genética clásica mendeliana; a pesar de ello, son más comunes dentro de una familia que entre individuos no emparentados. Para que el síndrome se presente en otro miembro de la misma familia es necesario que se reúna una combinación de cambios génicos y medioambientales similares. Otros ejemplos de enfermedades multifactoriales son las **malformaciones congénitas** (labio leporino, cardiopatías congénitas, anencefalia, espina bífida, malformaciones congénitas del sistema digestivo y respiratorio, etc.), que se manifiestan desde el nacimiento y pueden ser producidas por un trastorno durante el desarrollo embrionario o el parto, o como consecuencia de un defecto hereditario. Las exposiciones a productos químicos o radiaciones en el medio ambiente pueden inducir resultados reproductivos adversos, como reducción en la fertilidad, abortos espontáneos, bajo peso al nacer, malformaciones y deficiencias del desarrollo. Otra categoría son las **enfermedades de la edad adulta** (algunos tipos de cáncer, cardiopatías, artrosis, artritis, Alzheimer, Parkinson, sordera, ictus, demencia senil y diabetes mellitus); en todas estas enfermedades se ha observado una predisposición genética. Las condiciones en las que se transcurre por la vida adulta obedecen a factores de índole personal, familiar y cultural. Entre los factores con una función decisiva en la incidencia de estas enfermedades se incluyen el consumo prolongado de ciertos medicamentos y drogas, el tabaquismo, el consumo excesivo de alcohol, el sedentarismo, la nutrición inadecuada y dietas hipercalóricas. Por ejemplo, entre los principales factores ambientales que incrementan el riesgo de presentar diabetes tipo 2 son la alimentación excesiva y una forma de vida sedentaria, con el consiguiente sobrepeso y obesidad. Un tratamiento completo de la diabetes no sólo debe incluir la disminución de calorías consumidas y ejercicio físico moderado y habitual, sino también un control médico constante. De igual manera, el nivel educativo, los ingresos, las funciones sociales y las expectativas personales influyen en la modificación de los hábitos de vida, que serán condicionantes del futuro envejecimiento.

Rastreo y diagnóstico de las enfermedades genéticas

Se debe sospechar de la presencia de una afección genética cuando un niño presente bajo peso, un tamaño pequeño para su edad gestacional, hipotonía, malformaciones externas e internas, dismorfias, dificultad para alimentarse, vómitos, somnolencia, convulsiones, etc. Los pilares del diagnóstico de una afección genética son la *historia clínica*, *examen físico* y *exámenes de laboratorio*. A continuación, se hace referencia a estos últimos exámenes, ya que complementan el diagnóstico clínico. Los exámenes de laboratorio se pueden realizar para:

1. *Rastreo de poblaciones en riesgo:* cuando se tienen sospechas de que el producto puede ser portador de la enfermedad por antecedentes familiares, se obtiene una muestra de vellosidad coriónica después de la semana 10 de gestación. Esta es la forma más común de

diagnóstico prenatal en poblaciones de riesgo, como por ejemplo en la enfermedad de Tay-Sacks en judíos.
2. *Rastreo familiar de portadores:* se lleva a cabo para determinar qué personas son portadoras del gen y, por tanto, pueden transmitir la enfermedad a sus hijos. El objetivo de estas pruebas es reducir el riesgo de que dos personas portadoras tengan hijos entre ellos.
3. *Programa de tamiz neonatal (screening):* constituye una prioridad dentro de la atención en problemas de salud pública, ya que busca a los individuos que presentan alguna característica fuera de lo normal o que haga sospechar la presencia de una enfermedad, de esta manera se pueden tomar medidas preventivas que coadyuven a mejorar un tratamiento posterior. Este método se realiza a partir de gotas de sangre, lo que hace posible determinar una amplia gama de moléculas.

Los principales trastornos que se detectan mediante el procedimiento anterior incluyen:

- *Alteraciones endocrinas:* hiperplasia adrenal congénita e hipotiroidismo congénito, fibrosis quística.
- *Alteraciones de las células de la sangre:* anemia falciforme.
- *Errores innatos del metabolismo de los carbohidratos:* galactosemia.
- *Errores innatos del metabolismo de los aminoácidos:* fenilcetonuria, homocistinuria y enfermedad de la orina con olor a jarabe de maple o arce, trastornos del ciclo de la urea, acidemias propiónica, metilmalónica e isovalérica.
- *Errores innatos del metabolismo de los ácidos orgánicos:* deficiencia de la biotinidasa.
- *Trastornos de la carnitina y de la oxidación de ácidos grasos:* trastornos neuromusculares, cardiacos o muerte súbita.
- *Problemas pulmonares y digestivos:* fibrosis quística.

En México, la Norma Oficial Mexicana NOM-007SSA2-1993 sólo establece como obligatoria la prueba para detectar el hipotiroidismo congénito (2011), afección causada por la disminución de la producción de la hormona tiroidea en un recién nacido, que puede ocasionar retraso mental grave y retraso en el crecimiento. También la Secretaría de Salud promueve el tamiz auditivo, para detectar sordera congénita e hipoacusia (disminución de la audición). Como ya se mencionó, el **diagnóstico prenatal** genético se realiza mediante una biopsia de vellosidades coriónicas (amniocentesis), prueba de la alfa-fetoproteína en sangre materna (AFP), ecografía, cordocentesis, determinación de células fetales en sangre materna, fetoscopia, etc., para detectar enfermedades genéticas del producto durante el embarazo. En la actualidad, se dispone de métodos de diagnóstico genético preimplantacional (análisis diagnóstico de una o más células embrionarias), que conlleva la selección embrionaria para la implantación de embriones no afectados.

Tratamiento y prevención de enfermedades genéticas

La mayoría de las enfermedades genéticas no tiene tratamiento definitivo o curativo; en general dichos tratamientos son sintomáticos. Una vez realizado el diagnóstico (en el cuadro 20-2 se presentan algunas enfermedades que pueden detectarse mediante la técnica de reacción en cadena de la polimerasa [PCR]) en forma pre o posnatal, existen medidas terapéuticas que mejoran la calidad de vida de los pacientes afectados.

Algunas enfermedades genéticas se tratan mediante la aplicación de **medidas paliativas**, por ejemplo, dietas de eliminación (fenilalanina en la fenilcetonuria), suplementación de cofactores (factor VIII de la coagulación en hemofilia), reemplazo de enzimas (glucocerebrosidasa en la enfermedad de Gaucher), trasplante de órganos (médula ósea en la talasemia) y medidas quirúrgicas de corrección (labio leporino). También es posible realizar **terapia preventiva** de enfermedad genética, como es el caso de la escisión quirúrgica del colon (colectomía) en la poliposis familiar. Para que una enfermedad genética pueda tratarse mediante terapia génica somática se requiere conocer el gen defectuoso que la produce y por lo regular se requiere contar con un modelo celular *in vitro* o modelo animal de la afección.

Ejercicios de integración

1. Desde un punto de vista molecular, ¿qué es una enfermedad de origen genético?

2. Mencione las dos principales características de las enfermedades monogénicas o mendelianas.

3. Para que una enfermedad autosómica se manifieste, ¿se requiere que los dos alelos del gen se encuentren mutados en la persona afectada?

4. **Caso clínico.** Describa a qué enfermedad se refieren las siguientes características: niña de cinco años que consultó por fiebre de cuatro días. En la exploración física destacaban palidez cutánea y mucosa, subictericia y esplenomegalia. En la analítica sanguínea destacaban: Hb de 79 g/L, hematocrito de 27%, volumen corpuscular medio de 93.4 fl y reticulocitos de 3%. En el frotis de sangre periférica destacaban anisocitosis y policromasia. La prueba de estabilidad térmica fue positiva. La electroforesis mostró una banda difusa entre HbA2 y HbA. La cromatografía líquida de alta resolución (HPLC) mostró una Hb no identificada, que correspondía a 12% del total. El estudio molecular demostró la mutación CD92 His * Pro, en estado heterocigoto, patrón que se repitió en la madre. Su expresividad clínica se agudiza tras la ingesta de fármacos oxidantes o infecciones. La HPLC permitió el diagnóstico diferencial entre los diferentes tipos de Hb.

Enfermedades monogénicas

Silvia Mora Lee • Paola B. Castro-García

CAPÍTULO 21

El contenido del capítulo 21 se encuentra en el Centro de Aprendizaje en Línea:

www.mhhe.com/med/salazar_bmfa2e

Bases moleculares de las hemoglobinopatías

CAPÍTULO
22

Carmen Carrillo • Omar González • Javier Perea

Introducción

Desde el punto de vista histórico, el inicio de la medicina molecular empezó con la descripción de una variante de hemoglobina anormal y, por consiguiente, el desarrollo de enfermedades que afectan al ser humano, como la anemia de células falciformes. En la actualidad, la hemoglobina (Hb) humana se consideraba un modelo tradicional para explicar los procesos normales y anormales de la expresión y regulación génica. En este capítulo se analizan algunos ejemplos de alteraciones hereditarias de la hemoglobina denominadas hemoglobinopatías, así como su aplicación para explicar el dogma central de la biología molecular.

Estructura y función de la hemoglobina

La hemoglobina (Hb) es una proteína globular con una masa molecular de 64.4 kDa; es un tetrámero formado por la unión de cuatro cadenas polipeptídicas, dos de tipo α-globina de 141 aminoácidos (aa) y dos de tipo β-globina de 146 aa. Cada una de las globinas contiene un grupo prostético denominado grupo hemo, conformado por un átomo de hierro que transporta el oxígeno y un anillo de porfirina. Durante la eritropoyesis es fundamental que las cadenas α-globinas, β-globinas y el grupo hemo estén en proporciones estequiométricas 2:2:4 para el correcto ensamblaje de la hemoglobina, ya que el desequilibrio entre estos tres componentes puede ser perjudicial; el exceso de cada componente es citotóxico para los eritrocitos y sus precursores.

En cada eritrocito existen cerca de 250 millones de moléculas de hemoglobina; esta concentración es tan alta (cerca de 5 mM) que puede influir en la forma, la capacidad de deformación y la viscosidad de los eritrocitos. Dado que cada molécula de hemoglobina transporta cuatro moléculas de oxígeno, un eritrocito puede transportar cerca de mil millones de moléculas de oxígeno.

Estructura de la hemoglobina

La secuencia de aminoácidos de los polipéptidos globínicos es diferente pues conserva sólo algunas posiciones clave para su función; los polipéptidos α-globinas y β-globinas son muy semejantes en su estructura secundaria debido a que los dos forman ocho hélices α(A-H). La estructura terciaria de cada polipéptido se establece por el acomodo espacial de las ocho hélices α, unidas por secciones intermedias en forma de asas, llamadas AB, CD, EF, FG y GC (figura 22-1).

En la estructura globular de la hemoglobina del adulto existen interacciones importantes entre las subunidades polipeptídicas que realizan la unión del oxígeno al hierro: la interfase entre las subunidades α_1-β_2, las uniones β_1-β_2, α_1-α_2 y la región circundante del grupo hemo.

La interfase entre las subunidades α_1-β_2 tiene una distancia que se conserva en mamíferos; esta distancia cruza el canal central formado entre las cuatro subunidades, llamado región del hueco. La interfase se caracteriza por contener aminoácidos hidrofóbicos, enlaces iónicos, puentes de hidrógeno y puentes salinos importantes en la flexibilidad de las hélices F y G de ambas subunidades globínicas para permitir los estados oxigenados (llamada conformación R) y desoxigenados de la molécula (llamada conformación T). En la flexibilidad de la interfase α_1-β_2 participan los aminoácidos aspartato de la posición 94 (D94) y treonina de la posición 41 (T41) de la cadena α_1, y en la cadena β_2 asparagina 102 (N102) y arginina 40 (R40) para formar dos puentes de hidrógeno que estabilizan el estado oxigenado. Un puente se forma entre el D94 de la cadena α_1 y la N102 de la cadena β_2 (α_1D94-β_2N102) y el otro se forma entre α_1T41-β_2R40; los aminoácidos que estabilizan el estado desoxigenado son los que forman puentes de hidrógeno entre los aminoácidos α_1Y42-β_2D99 y α_1N97-β_2D99; además para estabilizar el estado desoxigenado se forman más puentes de hidrógeno y salinos entre otras interfases con el fin de garantizar que el CO_2 se libere en los alveolos. Los tres puentes de hidrógeno adicionales son α_1K40-β_2H146-β_2D94, β_2A98-β_2Y145 y α_1V93-α_1Y140; los cuatro puentes salinos estabilizados por el ion cloro son α_1R141-α_2V1, α_1R141-α_2K127, α_1R141-α_2D126, α_1R141-β_2V34 (figura 22-2a).

Los 17 aminoácidos que rodean al grupo hemo de la α-globina son principalmente hidrofóbicos; destacan por su función dos histidinas (H): la H94 (llamada proximal), la cual se une al hierro por enlace covalente coordinado, y la H65 (distal) que está orientada al centro del grupo hemo e influye en la unión del oxígeno. Cuando una subunidad de la hemoglobina no está ligada al oxígeno, la histidina proximal tira del átomo de hierro hacia ese lado, desplazándolo del centro del anillo de protoporfirina (figura 22-2B).

Función de la hemoglobina

En condiciones normales, la captación de oxígeno por el hierro depende tanto de la presión parcial de oxígeno en

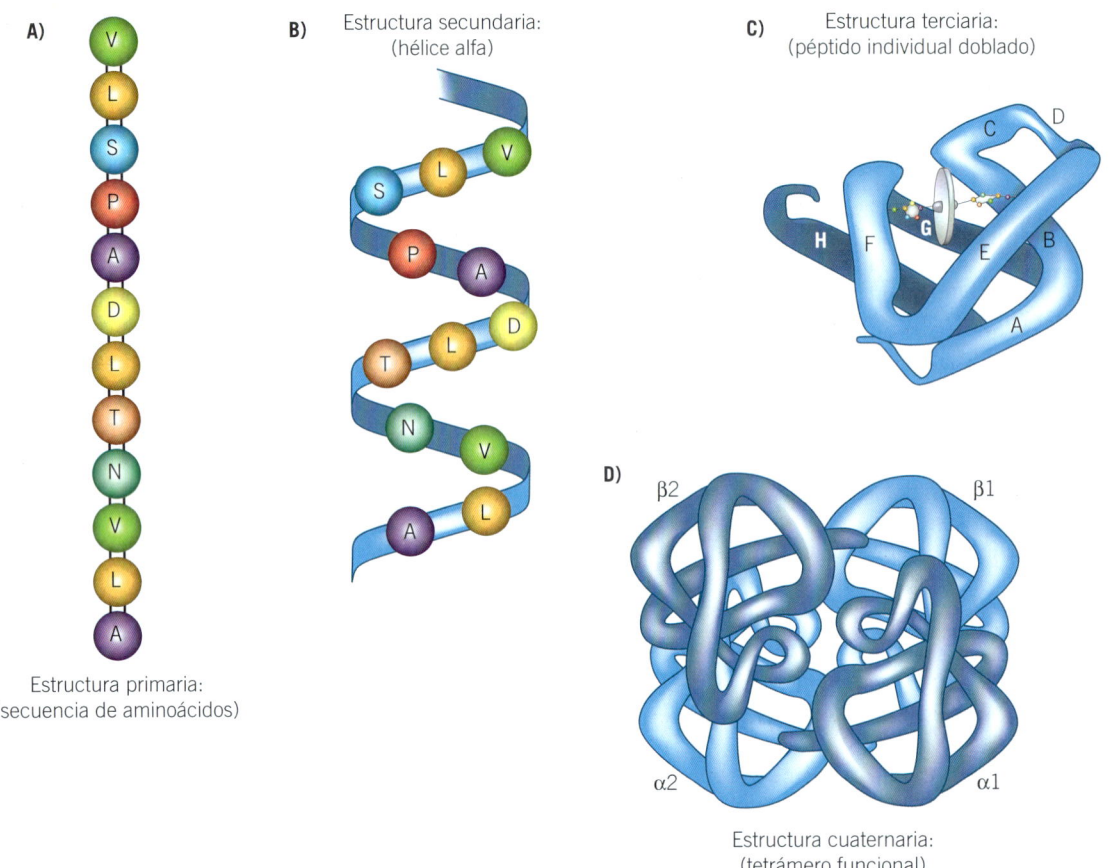

Figura 22-1. Estructura de la hemoglobina. A) Estructura primaria: secuencia de aminoácidos; **B)** estructura secundaria de αhélice; **C)** estructura terciaria: ocho hélices α en el péptido A-H; **D)** estructura cuaternaria: proteína con cuatro subunidades formadas por dos heterodímeros.

el alveolo pulmonar, como de la estructura globular de la Hb. Si se graficara el grado de oxigenación comparado con el logaritmo de la presión parcial de oxígeno, la curva obtenida tendría forma de "S" o sigmoidal; lo anterior indica que a presiones bajas de oxígeno en tejidos distales al pulmón, cerca de 70% del tetrámero estará desoxigenado (figura 22-3). El oxígeno empieza a unirse al hierro de manera lenta a medida que aumenta su presión parcial en los pulmones; esta unión se establece por el lado opuesto a la unión Fe-H94.

La unión del oxígeno desplaza al átomo de hierro hacia el centro del anillo de la protoporfirina, llevándose consigo la H94 de la hélice F, lo cual provoca un cambio conformacional. Como consecuencia, se modifica la relación espacial entre esta subunidad y las otras tres que forman la estructura globular, además se rompen algunos puentes de hidrógeno y salinos que estabilizan la forma desoxigenada y se forman otros con el fin de preparar las subunidades para que la unión de la próxima molécula de oxígeno se realice con mayor facilidad; el proceso de captación de oxígeno y modificación de puentes de hidrógeno se repite hasta que cada subunidad tiene una molécula de oxígeno y la estructura de la molécula poco a poco cambia a la conformación oxigenada (llamada conformación relajada R). Estos cambios conformacionales hacen que la interacción entre los dos dímeros ($\alpha_1\beta_1; \alpha_1\beta_2$) giren 15°, lo cual modifica la distancia de la región del hueco, siendo estrecha en la conformación R y mayor en la conformación desoxigenada o tensa (T). Este es un ejemplo de efecto alostérico debido a que existe una interacción cooperativa entre las cuatro subunidades.

A nivel bioquímico, los efectos alostéricos son dos: el primero es el efecto del pH sobre la saturación de la Hb (llamado efecto Bohr); éste tiene dos mecanismos, uno sucede en los tejidos metabólicamente activos porque generan gran cantidad de CO_2, el cual reacciona con el agua para producir ácido carbónico (H_2CO_3) que se ioniza con rapidez a iones de H^+ y bicarbonato ($^-HCO_3$); el otro mecanismo se genera por las condiciones anaerobias que producen ácido láctico ($CH_3-CHOH-COOH$). Ambos procesos conducen al cambio de pH en la sangre de 7.6 a 6.8, lo cual provoca que la Hb pierda afinidad por el oxígeno. Los residuos responsables del efecto Bohr son los residuos N-terminales de las dos cadenas α y el residuo βH146 debido a que modifican su pKa en la desoxi-Hb como conse-

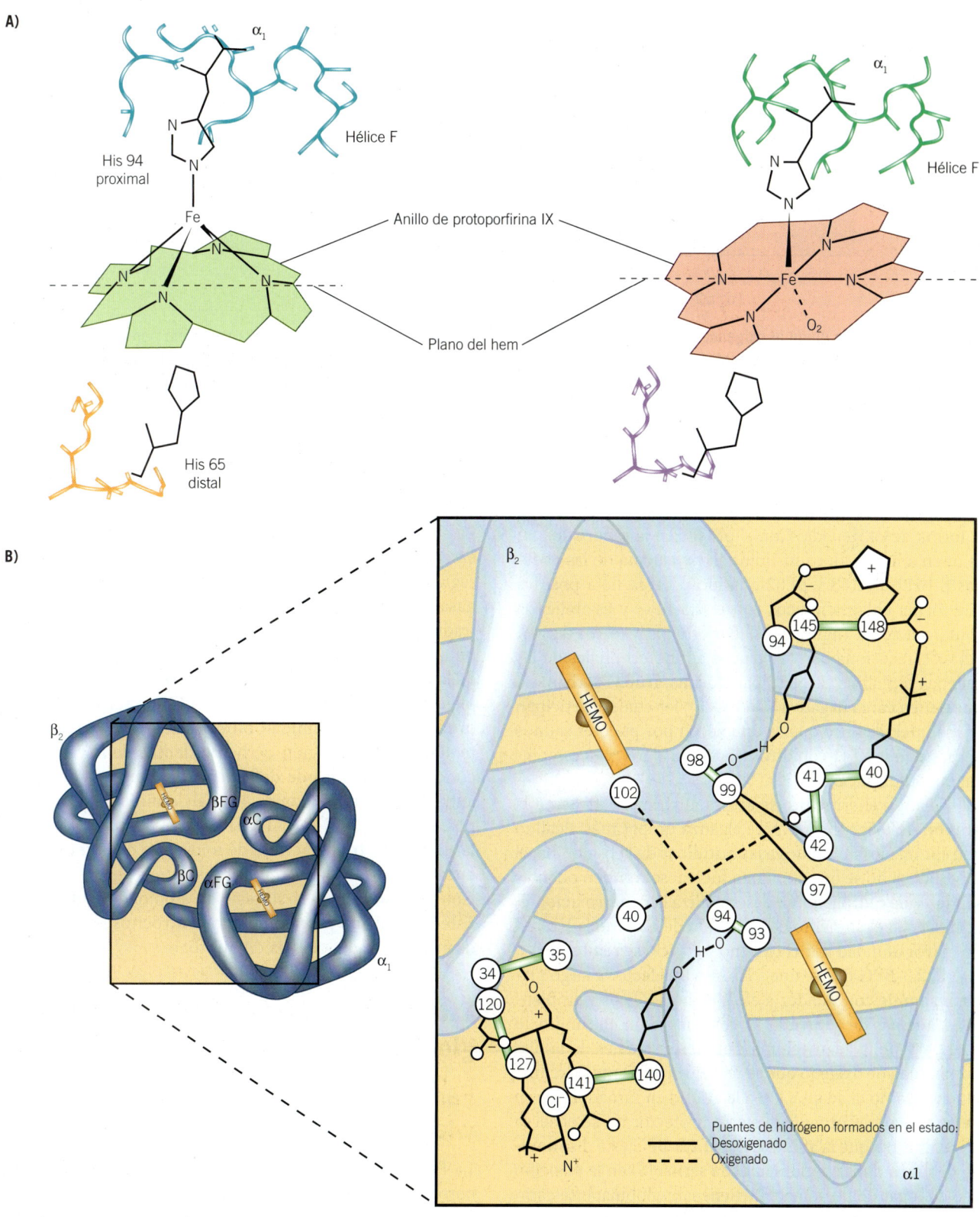

Figura 22-2. Aminoácidos importantes en los estados oxigenado y desoxigenado y su influencia en la posición del átomo de hierro.
A) Puentes de hidrógeno y salinos que estabilizan la hemoglobina en los estados oxigenados y desoxigenados; **B)** izquierda: en el estado desoxigenado, el átomo de hierro es desplazado fuera del centro de la molécula de protoporfirina por el movimiento de la H94 de la hélice F. Derecha: cuando se une el átomo de oxígeno en el lado opuesto a H94, el átomo de hierro se acomoda en el plano con el anillo de la protoporfirina.

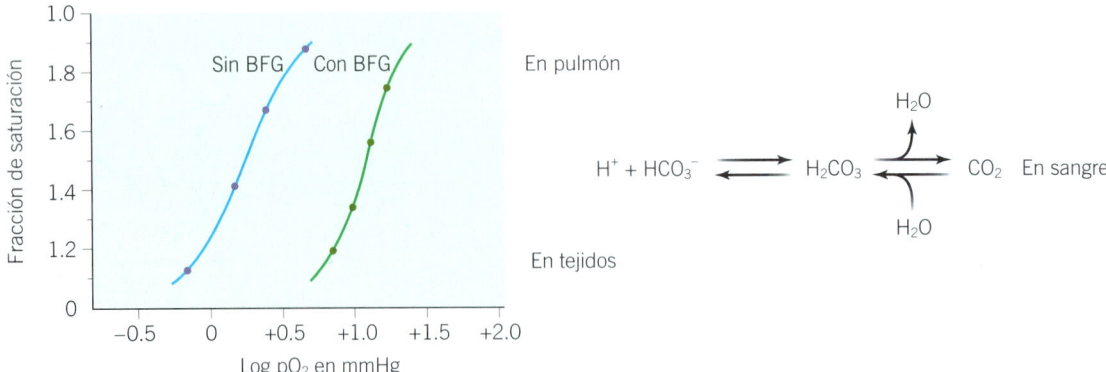

Figura 22-3. Curva de unión al oxígeno. Esta curva obtenida para la hemoglobina de eritrocitos tiene una forma parecida a una "S". Se grafica el logaritmo de las presiones de O_2 en milímetros de mercurio. La concentración del bisfosfoglicerato (BPG) cuando está presente es de 5 mM, y el pH de 7. La mayor saturación de oxígeno es en los pulmones y la menor saturación es en los tejidos. (Tomada de Bonaventura C y cols. 1975. *J BiolChem* 250(16):1673 y modificada por Carrillo C.)

cuencia de los cambios conformacionales producidos por la liberación del oxígeno. El segundo efecto alostérico es la estabilidad que brinda el 2,3-bisfosfoglicerato (2,3-BPG) a la forma desoxigenada. Con el pH 6.8 en la sangre, los H^+ se unen a los residuos histidina (H) y leucina de las cadenas β βH2, βH143 y βL82 e inducen carga neta positiva que forma enlaces iónicos con el 2,3-BPG y estabiliza la conformación T (figura 22-4). Por otra parte, cerca de 14% del CO_2 reacciona con los grupos aminoterminales de las cadenas β-globina ($R-NH_2$) para formar grupos carbamato que tienen carga negativa $RNH-CO_2^-$, los cuales participan en las interacciones que se establecen por puentes salinos del residuo $α_1R141$ con otros cuatro residuos para estabilizar la conformación T.

Cuando el eritrocito se acerca al pulmón, aumenta la presión de oxígeno, la sangre alcanza un pH más alcalino que elimina los H^+ unidos a las histidinas de la β-globina, el 2,3-BPG ya no se une con tanta fuerza, se rompen puentes salinos y de hidrógeno, se desestabiliza la conformación T, además con el aumento de la presión de oxígeno la Hb tiene mayor afinidad por el oxígeno y el ciclo se repite.

El 2,3-BPG que se une a HbA es un efector a largo plazo; responde con rapidez a efectos metabólicos y ambientales, además de aumentar su concentración en sangre, lo cual permite la adaptación a cambios graduales de la disponibilidad de oxígeno que se realiza en diferentes circunstancias, como la adaptación a la altitud en fumadores o en personas con hipoxia. Este efecto protector no se observa en la HbF, porque la afinidad por el 2,3-BFG está disminuida debido a que la γ-globina tiene serina (S) en la posición 143 en lugar de histidina, que tiene la β-globina; este cambio no permite la interacción con el 2,3-BPG, como sucede con el feto que no tiene capacidad biológica para adaptarse a la falta de oxígeno por altitud (por ejemplo, aeromosas embarazadas), al tabaquismo de la madre, además de ser susceptible a los efectos adversos del humo del cigarro y de la hipoxia.

Equilibrio en la síntesis de α-globinas y β-globinas

La síntesis de las α-globinas, β-globinas y el grupo hemo en cantidades equimolares 2:2:4 de manera respectiva, se regula por un mecanismo establecido por la proteína cinasa 1 de la subunidad α del factor 2 de iniciación de la traducción eucariótica (EIF2AK1, *eukaryotic translation initiation factor 2-alpha kinase 1*); esta cinasa es un sensor de la concentración del hemo y se une al formar un complejo 1:1 que mantiene inactiva a la cinasa. Esta unión se produce con una afinidad moderada, lo que permite detectar la concentración de hemo dentro de la célula. En condiciones agudas de deficiencia del hemo, la cinasa se autofosforila en la treonina 485 del dominio de activación; posteriormente EIF2AK1 fosforila las serinas 48 y 51 de la subunidad α del factor 2 de iniciación de la traducción eucariótica (eIF2α, *eukaryotic initiation factor 2-alpha*). Con esto se inhibe la síntesis de globinas (figura 22-5). Este mecanismo permite que los eritrocitos sobrevivan a la anemia por deficiencia de hierro.

Estructura y regulación de los genes globínicos

Familia de genes globínicos y localización cromosómica

La familia de los genes α-globina se localiza en el brazo corto del cromosoma 16 banda 13.3 y está constituida por cuatro genes funcionales, los genes *HBZ*, *HBA-1*, *HBA-2* y *HBQ1* y tres pseudogenes *HBZP1*, *HBAP1* y *HBAP2*.

Por su parte, la familia de genes β-globínicos se localiza en el brazo corto del cromosoma 11 en la banda 15.5; está formada por los genes *HBE*, *HBG2*, *HBG1*, *HBD* y *HBB*, y un pseudogén *HBBP* (figura 22-6).

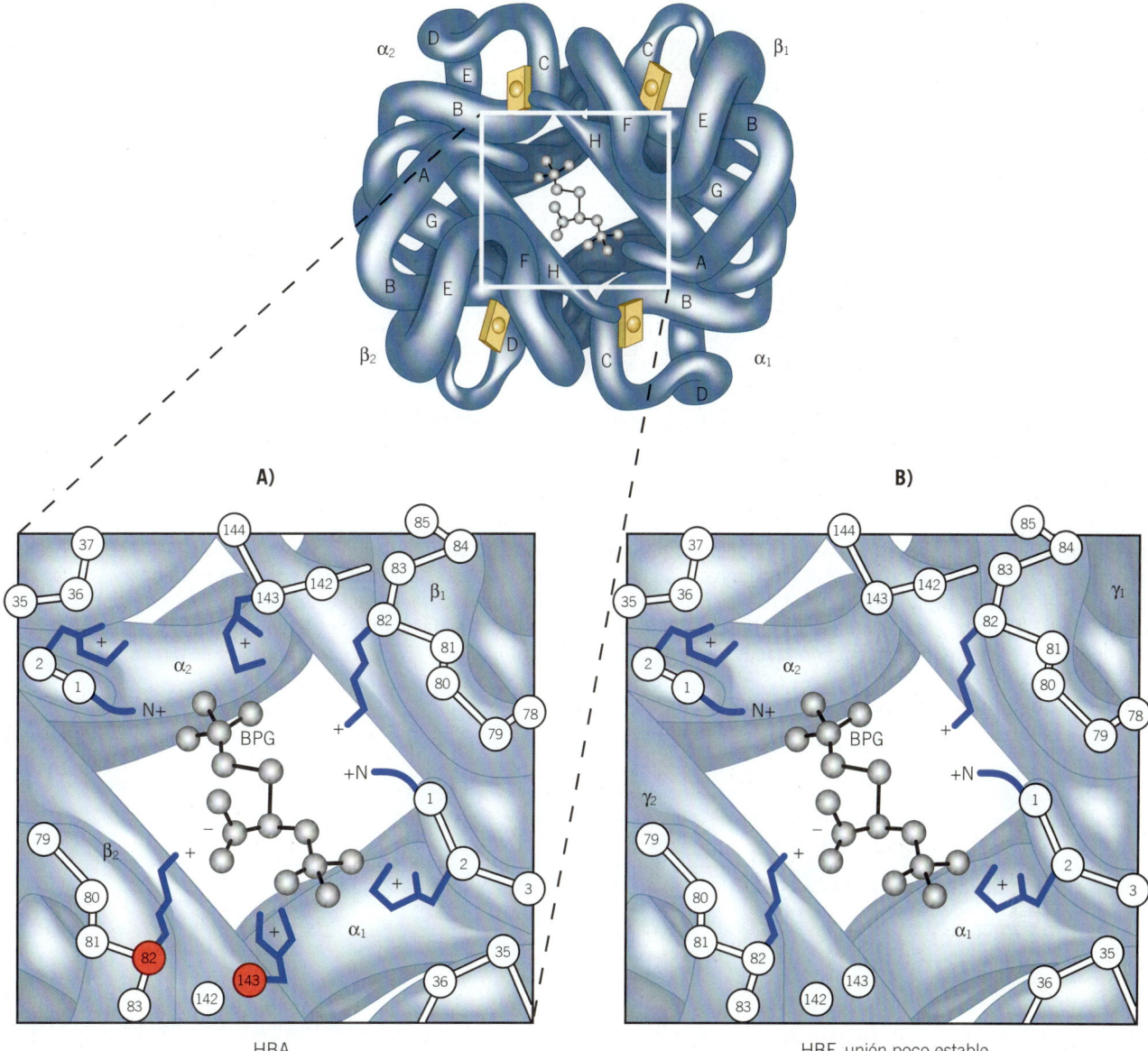

Figura 22-4. Interacción del bisfosfoglicerato con los aminoácidos de las hemoglobinas A y F. A) Se presenta la región del hueco en la que se identifican los aminoácidos βL82, βH143 αV1 y αH2, y su interacción con el bisfosfoglicerato (BPG) en la hemoglobina del adulto (HbA). La disminución de oxígeno y el cambio de pH de 7.6 a 6.8 hace que los aa αH2, βH143 y βL82 se carguen +, estabilizan la forma desoxi en la cual el bisfosfoglicerato se une con mayor fuerza. **B)** Se muestra el cambio de aminoácido β143 que evita la unión estable del BPG en la hemoglobina fetal (HbF). L, lisina; H, histidina; V, valina.

Estructura de los genes globínicos

Todos los genes globínicos están formados por tres exones y dos intrones. Todos los promotores basales están formados por los elementos reguladores BRE, TATA, INR, MTE y DTE situados de −37 a +32 (figura 22-7A). El mRNA contiene la secuencia Kozak, la cual define el sitio de inicio de traducción.

Los genes globínicos se expresan en los precursores eritroides multipotentes; la expresión controlada de los genes específicos de líneas celulares es crucial para comprometer y diferenciar cada tipo de célula hemática durante la hematopoyesis.

Regulación de los genes α-globínicos

La regulación de la expresión de los genes de la familia α-globina se lleva a cabo a través de una región potenciadora altamente conservada entre las especies, llamada MCS-R2 o potenciador HS-40, localizada a 40 kb corriente arriba del gen *HBZ*. Al potenciador HS-40 se unen factores de transcripción de la línea eritroide como GATA1,

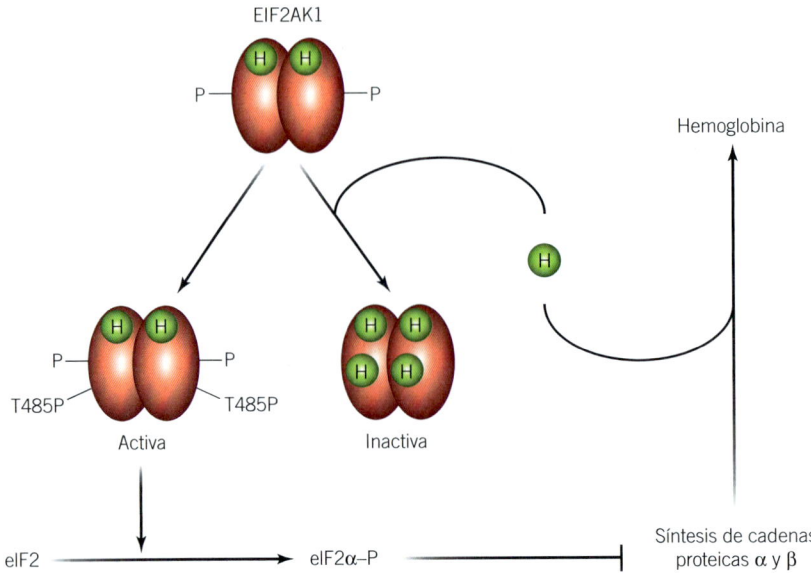

Figura 22-5. Control de la síntesis de cadenas globínicas por el grupo hemo. En concentraciones normales de H, la cinasa EIF2AK1 está inactiva debido a su unión con el grupo H; en condiciones bajas de H, la cinasa se autofosforila en la treonina 498 H del dominio de activación. La forma activa fosforila la subunidad α de eIF2 para inactivarlo y así disminuir la síntesis de globinas. H, grupo hemo; EIF2AK1, proteína cinasa 1 de la subunidad α del factor 2 de iniciación de la traducción eucariótica; eIF2, factor 2 de iniciación de la traducción eucariótica; T, treonina; P, grupo fosfato.

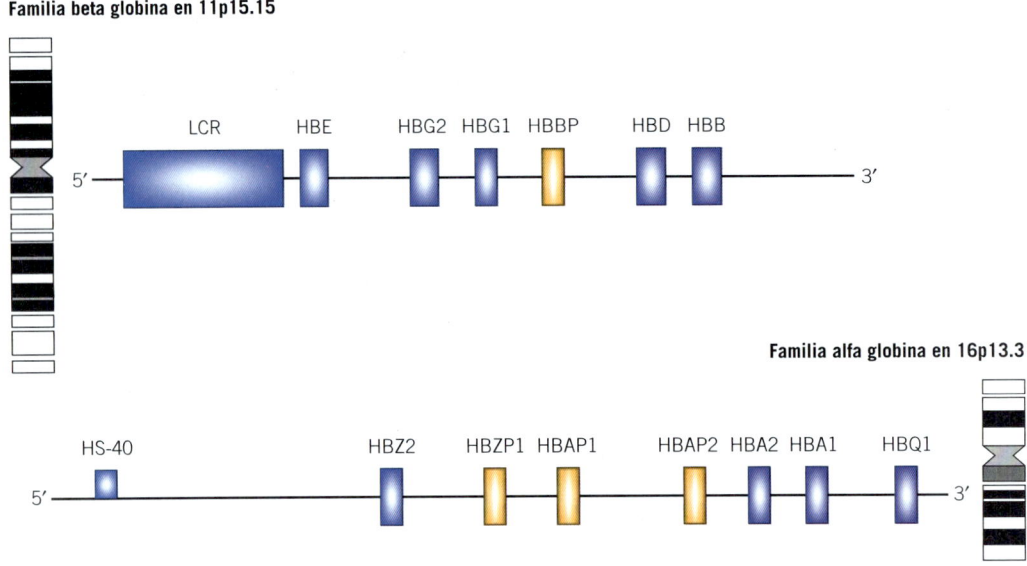

Figura 22-6. Familias de genes globínicos. Estructura cromosómica de los grupos de genes α-globina y β-globina en los cromosomas 16 y 11 de forma respectiva. Los genes *HBZ* y *HBE* son de expresión embrionaria; los genes *HBG1* y *HBG2* son de expresión fetal; el gen *HBB* se expresa principalmente en el adulto, y el gen *HBA* se expresa desde la etapa fetal y ya no se inactiva. Los pseudogenes de ambas familias se presentan con un rectángulo negro. LCR y HS-40 son los potenciadores y reguladores de la transcripción de los genes de las familias β y α globina respectivamente. LCR, región que controla el *locus*; *HBBP*, pseudogén de la globina B; *HBZP1*, pseudogén 1 de la globina Z; *HBAP1*, pseudogén 1 de la globina A; *HBAP2*, pseudogén 2 de la globina A.

GATA2, SCL, SP/KLF y NF-E2/MARE, y cofactores como FOG, pCAB y p300. La unión de los factores de transcripción y de los cofactores permite la remodelación de la cromatina para que la RNA polimerasa II alcance el promotor del gen que se transcribirá (figura 22-8).

Existen dos mecanismos que mantienen silentes a los genes α-globínicos de las células no eritroides. Uno de esos mecanismos es la metilación de la lisina 27 de la histona H3; otro es la monoubiquitinación de la histona H2A. Ambos mecanismos inducen la compactación de la cromatina

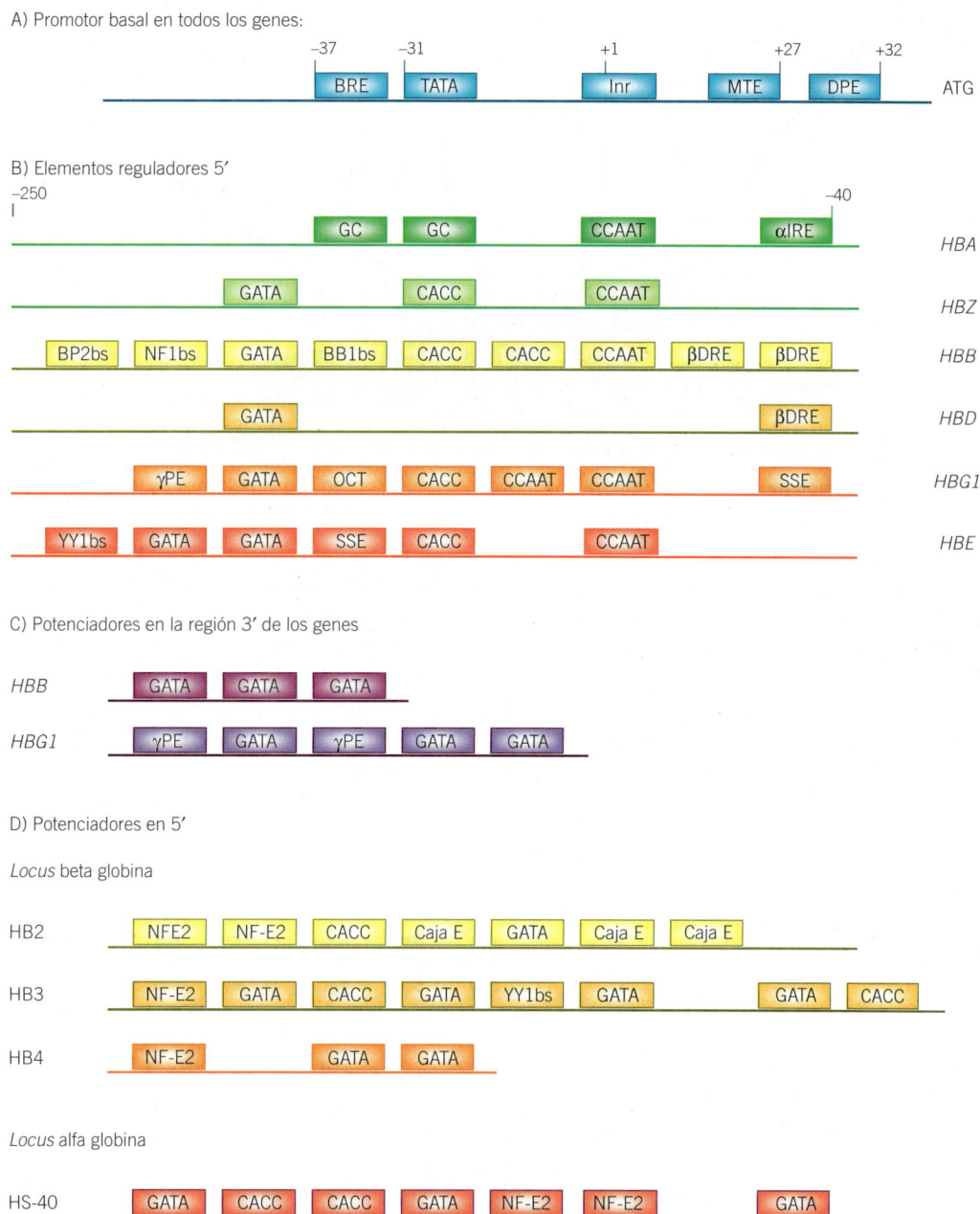

Figura 22-7. Estructura de los promotores de los genes globínicos. Se presenta el mapa físico de cada región promotora. A) Estructura del promotor basal presente en todos los genes globínicos; B) características conservadas de los promotores de los genes globínicos; C) potenciadores localizados en la región 3' necesarios para la expresión; D) estructura de los potenciadores que regulan la expresión de la familia α y β globina. Familia β presenta la estructura de tres segmentos del LCR. La secuencia CCAAT une CP1, GATA-1 y NF-E6 o cEBP. NF-E4, factor nuclear eritroide 4; OCT1, octámero 1; CDP, proteína desplazadora de CCAAT; cEBP, proteína de unión a CCAAT; Stat3, transductor de señal y activador de transcripción 3; KLF, factor similar a Kruppel; LCR, región que controla el *locus*.

al inhibir la transcripción realizada por la polimerasa II. La traducción de las α-globinas es regulada a través de una proteína chaperona llamada proteína estabilizadora de α-globina (AHSP, *alpha hemoglobin stabilizing protein*). La proteína AHSP neutraliza el efecto citotóxico de las α-globinas libres que se acumulan en las células eritroides normales.

Regulación de los genes β-globínicos

La regulación de los genes β-globínicos se lleva a cabo por el potenciador llamado región controladora del *locus* (LCR, *locus control region*); este potenciador se localiza de 6 a 22 kb corriente arriba del gen *HBE* (figura 22-7B). El potenciador

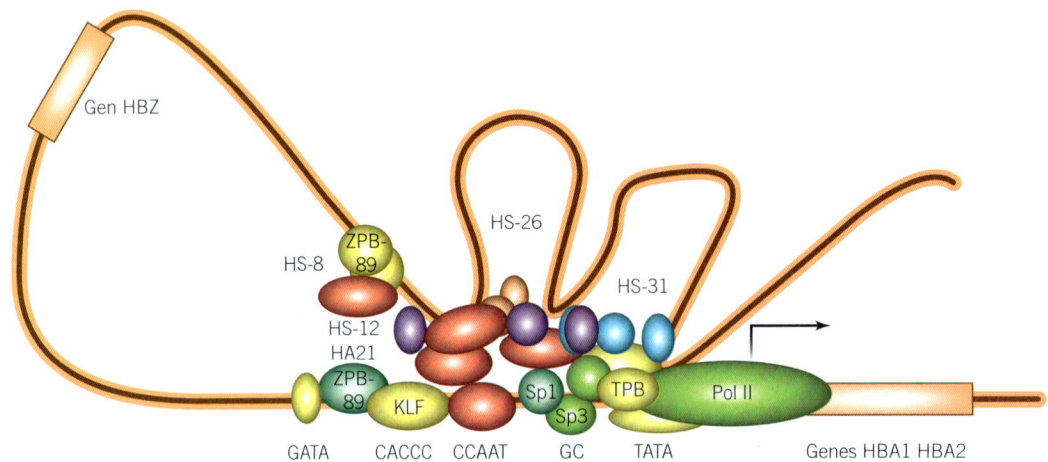

Figura 22-8. Regulación de la expresión de genes de la familia α-globina. Organización de la cromatina para que el potenciador pueda activar los genes *HBA1* y *HBA2* en modelo de zebra fish. (Tomada de Ganis *et al.*, 2012 y modificada por Carrillo C.)

está formado por siete bloques de secuencias consenso para factores de transcripción eritroides (HS1-HS7). El LCR realiza dos regulaciones principales por concomitancia en la expresión de los genes β-globina durante el desarrollo; la primera sucede durante la expresión embrionaria concomitante entre el gen *HBE* y *HBG* alrededor de la sexta semana de gestación, cuando la eritropoyesis cambia de la placenta al hígado, inhibe la producción del gen *HBE* que

forma a las hemoglobinas embrionarias **Gower-1** ($\zeta_2\varepsilon_2$), **Gower-2** ($\alpha_2\varepsilon_2$), activa los genes *HBG1* y *HBG2*, cuyos productos forman a la hemoglobina **Portland-1** ($\zeta_2\gamma_2$), hasta llegar a producir principalmente la hemoglobina fetal (Hb-F $\alpha_2\gamma_2$) (figura 22-9). En esta regulación se ha mostrado que la baja concentración del factor 1 similar a Kruppel (KLF1, *Kruppel-like factor 1* [*erythroid*]), un factor de transcripción del tipo dedos de cinc que reconoce la secuencia consen-

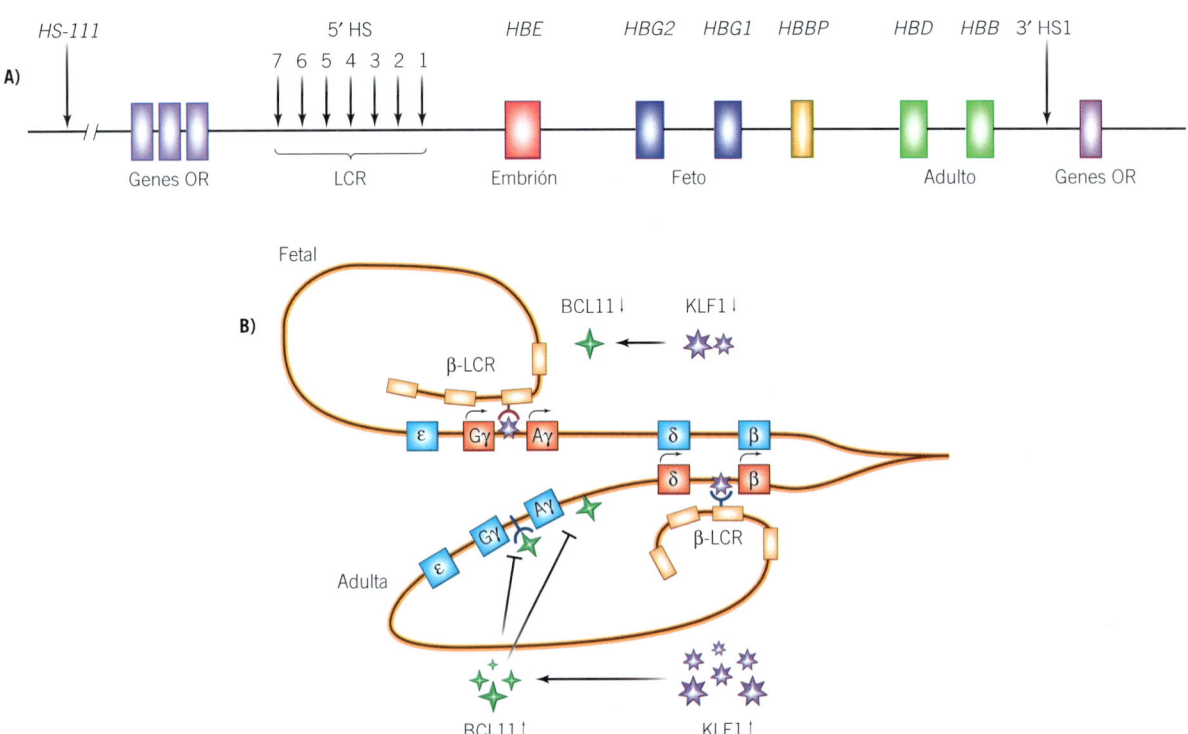

Figura 22-9. Regulación de la expresión de genes de la familia β-globina. A) Mapa físico de la familia de genes β-globina. B) Parte superior: la baja concentración de factores de transcripción BCL11 y KLF1 permite que el potenciador active los genes gamma. Parte inferior: la elevada concentración de KLF1 estimula la producción de BCL11 que actúa como represor de la transcripción de los genes gamma, para favorecer de esta manera otra conformación de la cromatina y la transcripción de los genes δ y β.

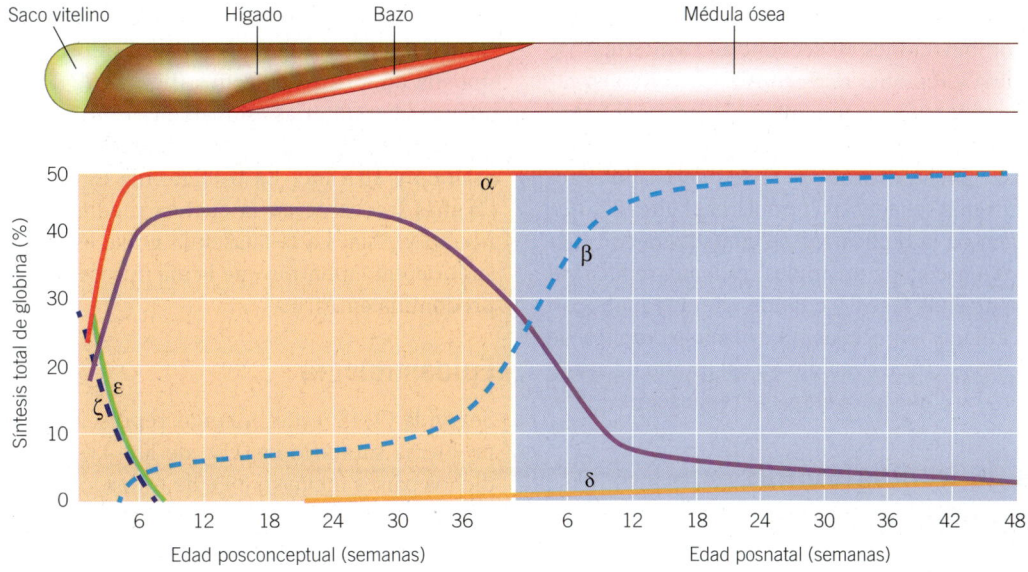

Figura 22-10. Expresión de las hemoglobinas durante el desarrollo. En la parte superior se presenta la eritropoyesis durante las semanas de gestación que se marcan en el eje X. En la gráfica se presentan semanas desde la concepción hasta después del nacimiento, y en las gráficas la cantidad de cada globina que se expresa.

so CACCC, cuya función es activar la expresión del gen *BCL11A*, el cual codifica para un factor de transcripción que se une a las regiones LCR-HS1, HS2, HS3 y HS7, región 3' del gen *HBE*, 3.4 kb corriente abajo del gen *HBG1* y en el promotor del gen *HBD*. El factor BCL11A inhibe la expresión de los genes *HBG*, como consecuencia se expresan los genes que codifican para las cadenas γ-globina (figura 22-10). El hígado sigue siendo el principal sitio para la eritropoyesis hasta la semana 20 de gestación, momento en el cual la médula ósea comienza a contribuir con la mayoría de la producción de células eritroides. La segunda regulación se realiza durante la expresión concomitante entre los genes *HBG* y *HBB* poco antes del nacimiento, cuando las células eritroides hepáticas que sintetizan predominantemente HbF ($\alpha_2\gamma_2$) cambian por las células eritroides en médula ósea para producir principalmente la hemoglobina mayoritaria del adulto HbA$_1$ ($\alpha_2\beta_2$). En esta regulación se ha mostrado que en progenitores de las células eritroides del adulto y no derivadas del hígado fetal, el factor KLF1 activa a los genes *HBB* y *BCL11A*; la proteína codificada por este gen inhibe la expresión de los genes *HBG* (figura 22-10). La hemoglobina minoritaria HbA$_2$ ($\alpha_2\delta_2$) se presenta desde la etapa fetal y se conserva en la edad adulta (figura 22-9).

Además del LCR, los genes tienen elementos reguladores propios, como en el caso del gen *HBB* que contiene un potenciador de varios cientos de bases corriente abajo del sitio poli-A; este potenciador funciona como un sitio de unión a GATA-1 y se requiere para la expresión del gen *HBB* en el adulto (figura 22-7C).

En células no eritroides, los promotores de los genes β-globínicos se encuentran metilados e inactivos de manera transcripcional (figura 22-11).

Replicación del *locus* β-globina

Entre los genes *HBD* y *HBB* de la familia β-globina se localiza un origen de replicación bidireccional, constituido por dos replicadores (Rep) adyacentes e independientes,

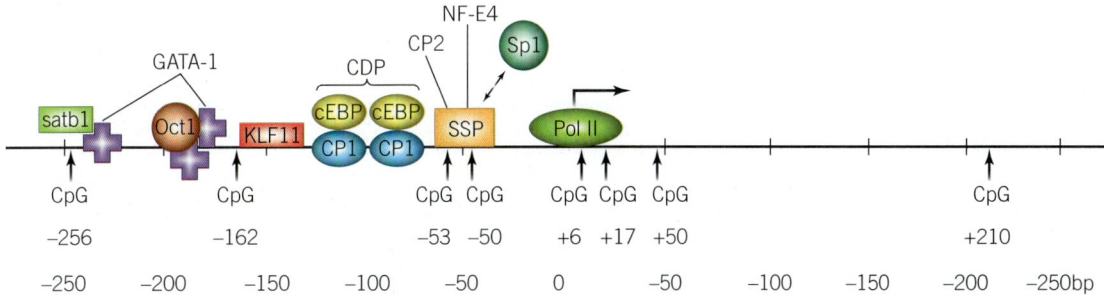

Figura 22-11. Metilación del promotor del gen HBG. Diagrama de regiones del promotor humano del gen *HBG* en el que se presenta la localización de los sitios de unión para factores de transcripción y dinucleótidos CpG.

llamados Rep-P y Rep-I; están formados por módulos establecidos por combinaciones de secuencias asimétricas de purina-pirimidina y regiones ricas en AT. Cada Rep es capaz de iniciar la replicación; no presentan secuencias consenso y se pueden combinar módulos de secuencias de ambos replicadores para iniciar el proceso. Se requiere la interacción de al menos dos secuencias modulares (figura 22-12). Cuando el origen de la replicación se empaqueta con histonas acetiladas en células eritroides, el *locus* replica de manera temprana en la fase S y cuando se empaqueta con histonas no acetiladas en células no eritroides, replica de manera tardía, lo que hace evidente que el estado de acetilación de histonas influye en la etapa de replicación.

Variantes de hemoglobinas y enfermedades humanas

Las hemoglobinopatías son trastornos hereditarios que afectan la estructura, la función o la producción de hemoglobina como consecuencia de mutaciones en los genes que la codifican. Se clasifican en tres grandes grupos: variantes en estructura, variantes en síntesis y variantes de regulación génica. Según la OMS, las dos primeras son de importancia médica debido a las manifestaciones clínicas que presentan los pacientes que las heredan; las variantes de regulación no tienen consecuencias clínicas: sin embargo, desde el punto de vista biomédico, tienen gran relevancia porque han permitido esclarecer los mecanismos de regulación de los genes globínicos.

Selección natural de mutaciones de los genes globínicos

Debido a que los portadores sanos se encuentran protegidos frente a los efectos mortales del paludismo y los homocigotos normal/normal o mutación/mutación son blanco de selección en contra por paludismo o por hemoglobinopatía de forma respectiva (figuras 22-13 y 22-14), estas anemias hereditarias estaban en un principio confinadas a las regiones tropicales y subtropicales de los continentes asiático y africano. La β-talasemia es la hemoglobinopatía más frecuente en la cuenca mediterránea, el Oriente Medio y Asia. La α-talasemia grave es frecuente en Asia sudoriental, mientras que la anemia de células falciformes predomina en África.

Epidemiología

Según la OMS, estas anemias representan un importante problema sanitario en 71% de los 237 países estudiados; dichos países incluyen 89% de todos los nacimientos en el mundo. Se calcula que cerca de 5% de la población mundial es portadora de genes de trastornos clínicamente importantes de la hemoglobina y en algunas zonas alcanza hasta 18% (figura 22-13). A nivel mundial, alrededor de 7% de las embarazadas son portadoras de alguna hemoglobinopatía, como la α o β-talasemia, o de otras hemoglobinas patológicas como la S, C, D o la E. Cada año nacen más de 330 000 niños con alguna forma de hemoglobinopatía; las distintas formas en que se pueden presentar incluyen anemia hemolítica, eritrocitosis, cianosis o estigmas vasoclusivos. Su gravedad incluye datos anormales en pruebas de laboratorio de personas asintomáticas hasta la muerte fetal intrauterina. En el mundo, las hemoglobinopatías más frecuentes en orden decreciente son la anemia de células falciformes, las talasemias y otras hemoglobinopatías, en proporciones 3:1.5:0.5 de manera respectiva. La proporción de muertes entre niños menores de cinco años representa 3.4%. Por otra parte, el aumento mundial de las migraciones ha introducido las hemoglobinopatías en muchas zonas donde originalmente no eran endémicas.

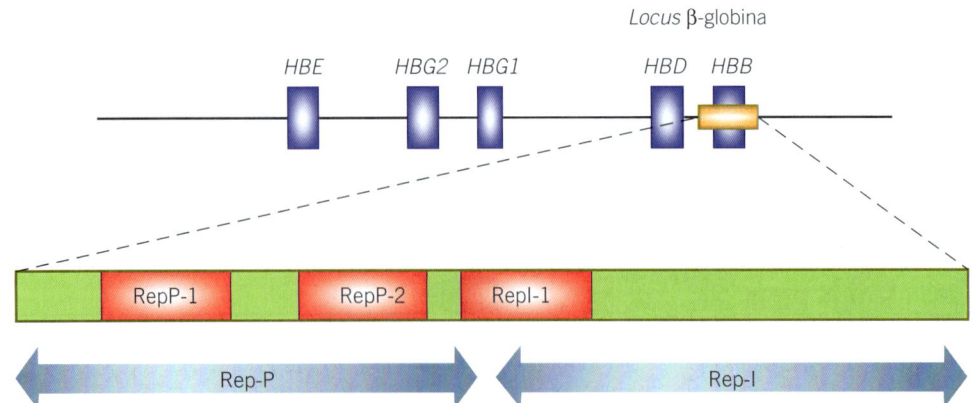

Figura 22-12. Estructura del origen de la replicación del locus β-globina. Los rectángulos vacíos representan los genes de la familia β-globina; el rectángulo negro representa el origen de la replicación. Los rectángulos grises representan las secuencias importantes en el inicio de la replicación y las flechas representan los dos orígenes de replicación bidireccional. (Tomada de Wang 2006 y modificada por Carrillo C.)

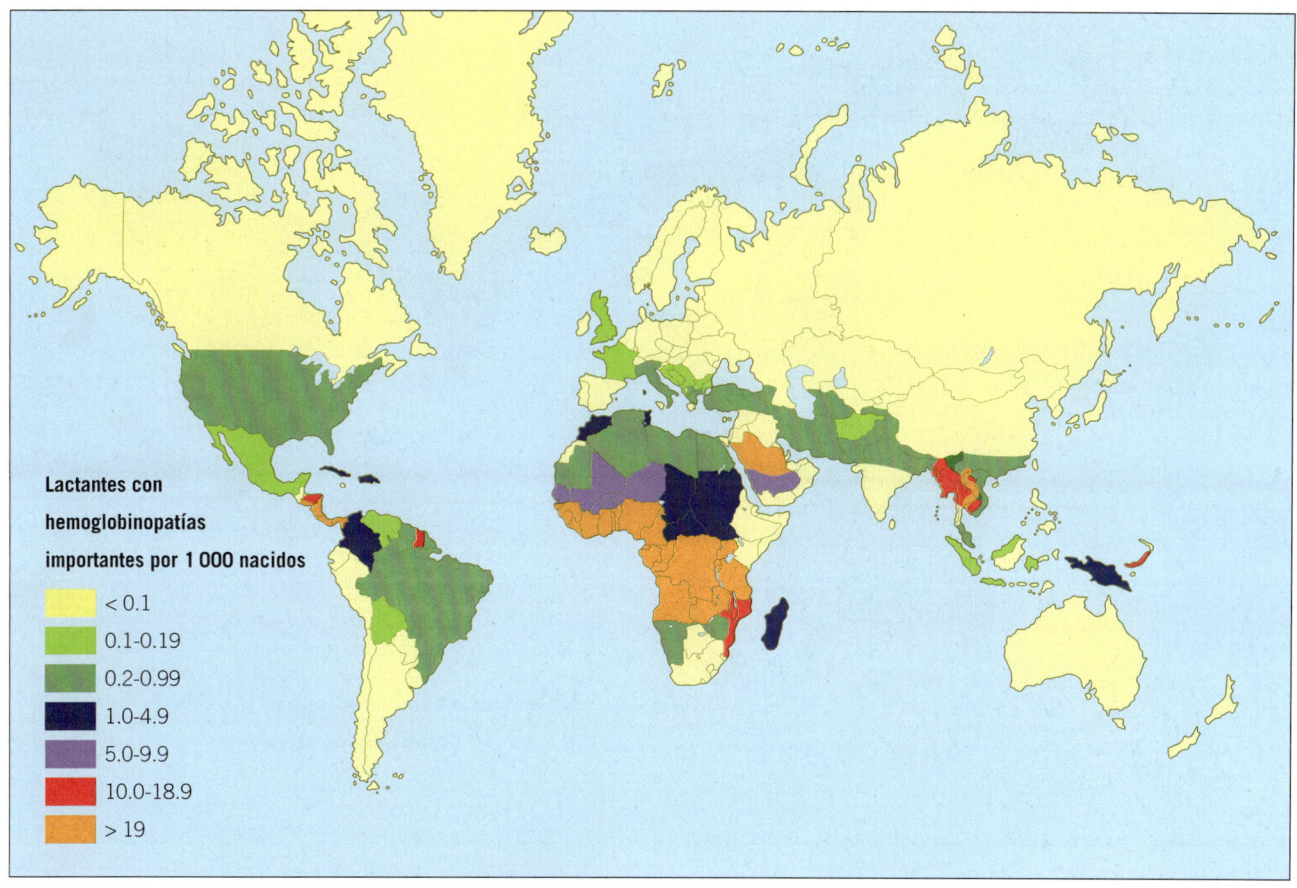

Figura 22-13. Distribución geográfica de las hemoglobinopatías.

En Estados Unidos, 10% de la población corre el riesgo de sufrir anemia de células falciformes. En Europa noroccidental entre 2 a 9% de la población pertenece a minorías étnicas con riesgo de sufrir hemoglobinopatías. En algunos países de Asia sudoriental, hasta 40% de la población puede ser portadora de mutaciones importantes de los genes de la hemoglobina, con el consiguiente aumento de recién nacidos con talasemia.

La OMS y la Organización Panamericana de la Salud (OPS) recomiendan a los países donde su prevalencia así lo requiera, tener un programa de prevención y control neonatal de la anemia de células falciformes para aumentar la esperanza de vida de los afectados. La esperanza de vida de un niño en Tailandia, homocigoto para β-talasemia es de 10 años como reflejo de la imposibilidad de otorgar tratamiento con fármacos quelantes, los cuales son muy costosos.

Hemoglobinopatías estructurales

Variantes estructurales

Las variantes estructurales (E) se producen cuando las mutaciones modifican la secuencia de aminoácidos en una globina (αE o βE). Las mutaciones descritas de mayor a menor frecuencia son el cambio de un nucleótido (> 80% de los casos), deleciones (> 10%), inserciones (< 5%) y fusiones (< 1%). En las globinas con una variante estructural se alteran principalmente las propiedades de dimerización, solubilidad y la afinidad por el oxígeno, lo cual provoca las manifestaciones clínicas características.

Este tipo de hemoglobinopatías (HbS y HbC) son de importancia médica y epidemiológica por la frecuencia de portadores en el mundo. Las HbC y HbS son derivadas de la alteración de la cadena β-globina y contienen un aminoácido diferente en la posición 6, producto de la mutación en el primero y segundo nucleótidos del codón GAG que codifica para glutamato. La HbC se produce por la mutación G>A de la primera base del codón 7 (posición 49 del mRNA [se escribe c.49G>A]), cambia el codón para glutamato por el de lisina (se escribe p.E6K). La HbS se origina por la mutación c.50A>T que convierte el codón GAG de glutamato a GTG para valina (se escribe p.E6V). Las propiedades de estas variantes estructurales de la β-globina son diferentes. La HbC es menos soluble que la HbA y tiende a cristalizarse en los eritrocitos, lo que reduce su deformidad en los capilares y desencadena una enfermedad hemolítica leve. En la HbS se favorece la propiedad de po-

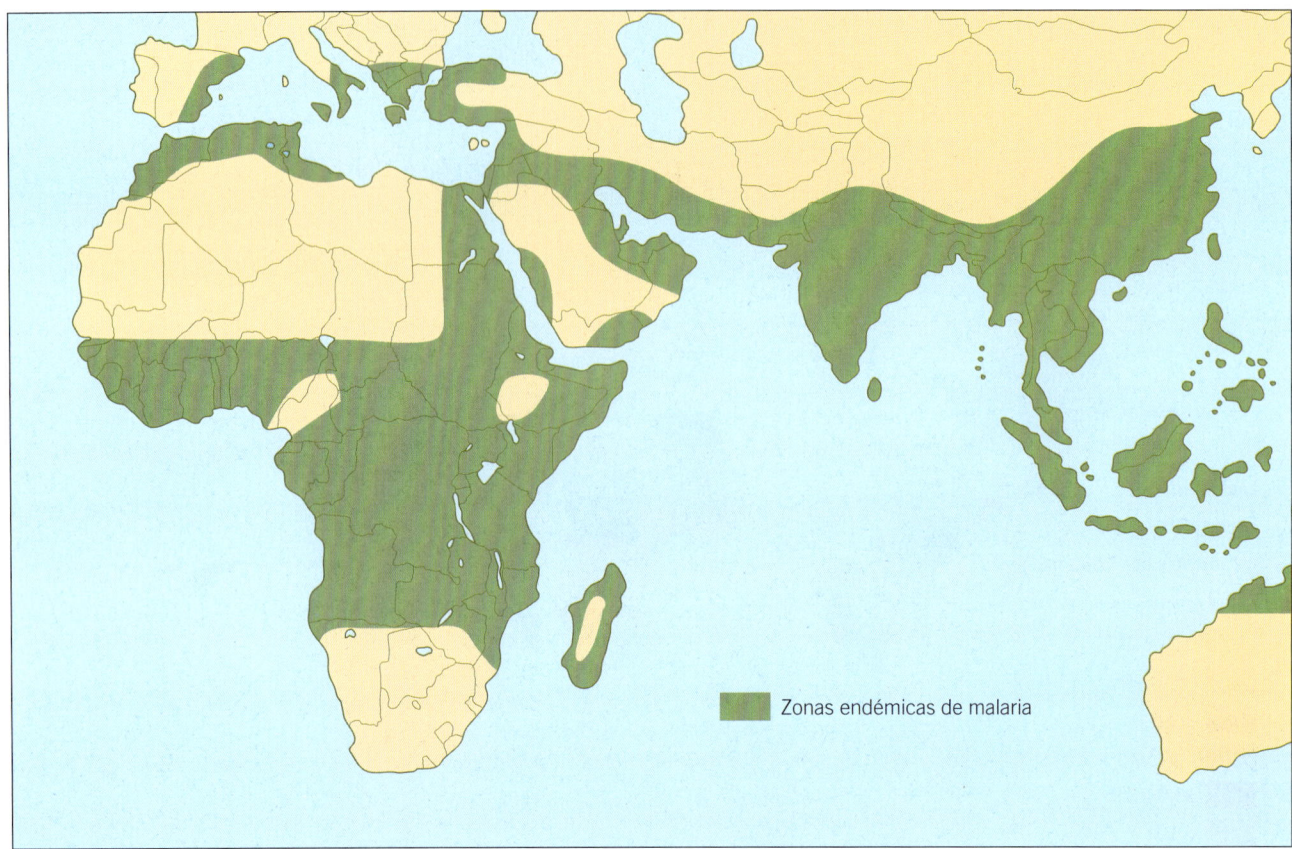

Figura 22-14. **Distribución de paludismo en las zonas de mayor incidencia de hemoglobinopatías.**

limerización para construir fibras de HbS; en condiciones de baja presión del oxígeno, menor pH y conformación T de la molécula de HbS, conducen al cambio de la forma del eritrocito bicóncavo normal a la forma de hoz o media luna (drepanocitos), característica patognomónica de la anemia de células falciformes. Esta deformación es proporcional al contenido de fibras de HbS. La distribución de fosfolípidos y proteínas periféricas en la membrana de los drepanocitos se modifica para favorecer aglutinación heterocelular que conduce a oclusión de los vasos sanguíneos pequeños, lo que impide la irrigación sanguínea y causa isquemia tisular, crisis de dolor y disfunción de órganos (figura 22-15).

Variantes en la producción

Síndromes talasémicos

Estos síndromes surgen a partir de mutaciones que alteran la transcripción, el procesamiento de intrones o la traducción, para causar una deficiencia parcial o total de la síntesis de cadenas α o β-globínicas de la hemoglobina. Las personas con mutaciones en el par de genes desarrollan α-talasemia (αT) o β-talasemia (βT) de manera respectiva. También existen algunos casos de talasemias con las variantes de hemoglobina que surgen de la combinación de mutaciones. Los pacientes tienen un alelo con mutaciones características del síndrome talasémico; el otro alelo codifica para una hemoglobinopatía estructural (HbE)

Las α-talasemias se caracterizan por baja producción de subunidades α que disminuyen la concentración de dos Hb: la fetal (HbF, $\alpha_2\gamma_2$) y del adulto (HbA, $\alpha_2\beta_2$). Las β-talasemias se caracterizan por baja producción o ausencia de cadenas β, que conducen a deficiencia de HbA. Si la producción de globina es parcial se nombran talasemias$^+$ y si no hay producción se nombran talasemias^0.

Los niños con talasemia necesitan transfusiones periódicas de paquete globular (cada uno a dos meses) para mantener niveles de hemoglobina entre 9 y 10.5 g/100 ml todo el tiempo con el fin evitar la síntesis de globinas y grupo hemo, y las complicaciones que esto desencadena; su frecuencia depende de la gravedad de la anemia y por esta razón se clasifican en talasemia mayor, talasemia intermedia y talasemia menor.

En los niños con β-talasemia mayor (también llamada anemia de Cooley) se han identificado estados homocigotos (βT/βT) y heterocigotos compuestos (por ejemplo: βT/βE). Clínicamente son normales al nacimiento, pero desarrollan anemia grave (< 80 gHb/L) con hipocromía (hemoglobina corpuscular media [MCH] < 20pg) y microcitosis (volumen corpuscular medio [MCV] < 70fL); durante el primer año de vida requieren transfusiones regulares de

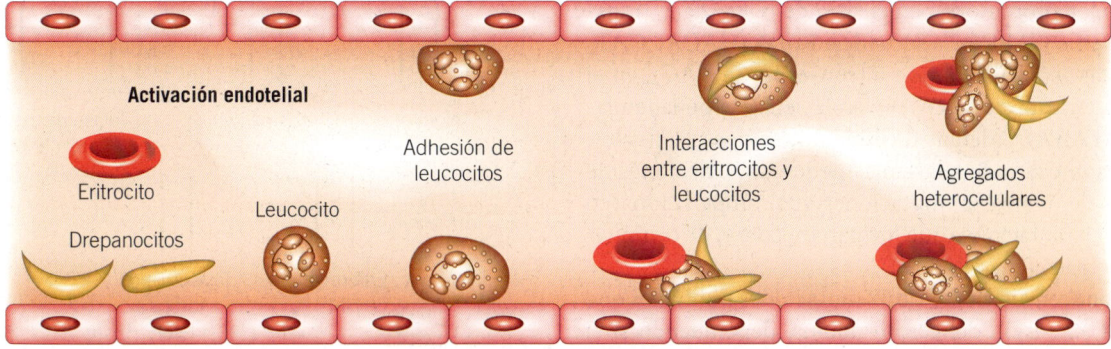

Figura 22-15. Mecanismo del bloqueo capilar en la anemia de células falciformes. Se presentan los estadios que conducen al bloqueo capilar y a la crisis nocturna de dolor y el daño a los tejidos debido a la hipoxia celular. La descripción es de izquierda a derecha.

paquete de eritrocitos con el propósito de incrementar la hemoglobina entre 130 y 140 g/L y mantener las concentraciones a más de 90 a 100 g/L todo el tiempo para controlar la síntesis de cadenas α y algunos síntomas como la hipoxia tisular; cerca de los 10 años de edad, los niños desarrollan las complicaciones por la sobrecarga de hierro (daño al corazón, hígado y sistema endocrino). A partir de esta edad se puede administrar un quelante de hierro (desferrioxamina) de cinco a siete noches por semana vía subcutánea; con esto la esperanza de vida aumenta hasta la edad adulto mayor, y en los países de ingresos altos la esperanza de vida se acerca progresivamente a los valores normales. Sin transfusión de sangre, estos niños permanecen anémicos y desarrollan progresivamente hepatoesplenomegalia, presentan alteraciones del crecimiento que muestran las características generales de un estado hipermetabólico. Los niños con β-talasemia mayor no tratados o parcialmente tratados mueren en la primera o segunda décadas de la vida.

Los pacientes con β-talasemia intermedia se caracterizan por no requerir transfusiones regulares; también son homocigotos o heterocigotos compuestos para talasemias $β^+$ y $β^0$, presentan a mediano plazo (de dos a seis años) anemia moderada. Los pacientes se caracterizan por concentración de hemoglobina de 70-100 g/L con un VCM de 50-80 fL y una MCH entre 16-24 pg, además de hipertrofia de médula eritroide con hematopoyesis medular y extramedular; sus complicaciones incluyen osteoporosis, masas de tejido eritropoyético que afectan principalmente el bazo, hígado, ganglios linfáticos, pecho y columna vertebral, deformidades en los huesos y cambios faciales, cálculos biliares, úlceras en las piernas y aumento de la predisposición a la trombosis.

Las personas que heredan una sola mutación de talasemia $β^+$ o $β^0$ son heterocigotos (β-normal/βT, se escribe ββ/βT); por lo general tienen β-talasemia menor. Los portadores de β-talasemia suelen tener sólo una leve anemia microcítica hipocrómica con una concentración poco elevada de HbA_2. Estos pacientes no necesitan tratamiento específico, pero deben evitar los suplementos de hierro innecesarios.

Las mutaciones más frecuentes que conducen a Talβ$^+$ o Talβ^0 son puntuales con muy baja frecuencia de deleciones (cuadro 22-1).

Talasemias causadas por variación en la secuencia de nucleótidos

Estas talasemias se producen por mutaciones en las secuencias conservadas que son importantes en el proceso de transcripción, corte de intrones y traducción. Se han descrito mutaciones en la secuencia consenso CCAAT y

CUADRO 22-1. Variantes patológicas de hemoglobinas. Se presentan ejemplos de variantes estructurales y persistencia hereditaria de hemoglobina fetal.

I. Variantes estructurales de hemoglobinas
1. Con mayor afinidad por oxígeno
2. Con menor afinidad por oxígeno
3. Termoestables

TATA de los promotores, en el sitio de inicio de la transcripción (sitio CAP), en la secuencia Kozak (GACACCATGG), en las señales de unión intrón-exón (GT/AG), en el codón de terminación (TAA) y en la señal de poliadenilación (AATAAA). Además de estas mutaciones puntuales, también son causa de talasemias pequeñas, deleciones de múltiplos de tres bases, mutaciones que rompen el marco de lectura y mutaciones que forman un codón de terminación anticipada (cuadro 22-2).

Se conocen alrededor de 69 mutaciones puntuales que alteran la expresión del gen α-globina; dependiendo si el gen afectado es *HBA2* o *HBA1* se refieren como αT/α o α/αT de manera respectiva. Se han descrito más de 200 mutaciones puntuales que conducen a β-talasemia debido a que interfieren en cualquiera de las etapas correspondientes a la expresión del gen β.

Talasemias causadas por deleciones cromosómicas y duplicaciones de segmentos

Las talasemias causadas por deleciones pueden deberse a la pérdida de elementos reguladores corriente arriba del gen y también por la pérdida de uno o más genes estructurales o por deleciones grandes que se extienden más allá de la región de la familia globínica involucrada.

En la α-talasemia existen aproximadamente 50 deleciones diferentes, ya sea de forma completa o parcial, de ambos genes α-globina.

Un portador de α-talasemia menor resulta de la deleción de un gen α(-α/αα); la forma intermedia de α-talasemia se produce por la pérdida del par homólogo (-α/-α)

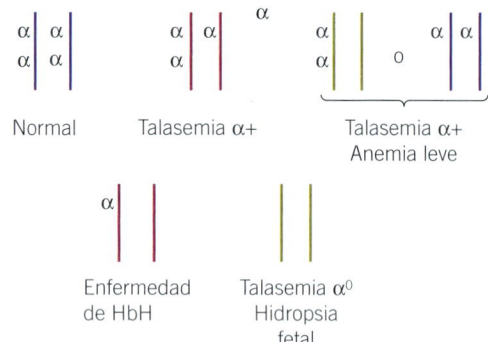

Figura 22-16. Deleciones que causan α-talasemia.
Se presentan el par cromosómico con dos genes α en cada uno. La letra α representa a los genes *HBA1* y *HBA2*. La ausencia de la letra representa la deleción del gen.

(figura 22-16). Desde el punto de vista geográfico, estas formas de α-talasemia se localizan en una franja tropical que se extiende desde África subsahariana hasta la India y el oriente y sureste de Asia, pasando por las regiones del Mediterráneo y Medio Oriente; alcanza frecuencias entre 10 y 25%. También se ha encontrado que de forma permanente alcanza hasta 80% de la población en algunos poblados del norte de la India y Papúa Nueva Guinea.

Las formas mayores de αT se producen debido a la pérdida de los dos genes α de ambos cromosomas de la α^0(--/--) talasemia; éstas tienen una incidencia mucho más restringida y alcanzan frecuencias altas sólo en el sureste de Asia y en algunas islas del Mediterráneo.

Cuando la síntesis de α-globina se reduce hasta 25% o menos, los pacientes pueden tener anemia hemolítica de moderada a grave asociada al exceso de cadenas β, identificados como tetrámeros β4, referidos como hemoglobina H (HbH), de aquí que se llame enfermedad de HbH. Cuando la síntesis es casi cero o nula, produce anemia grave intrauterina asociada a exceso en la producción de cadenas γ, los cuales forman tetrámeros γ4 llamados hemoglobina Bart (Hb Bart); por esta razón, la condición se refiere como síndrome de hidropsia fetal por Hb Bart (BHFS) y causa mortinato (figura 22-16). Las deleciones muy grandes que van más allá de la región de la familia de genes α-globínicos y abarcan hasta 900 kb a partir del telómero, producen α^{0}T y morfología normal del individuo; sin embargo, cuando la deleción es mayor a 900 kb, se asocian a una variedad de alteraciones del desarrollo que incluyen α^{0}T y se diagnostican como síndrome ATR-16; no todos los pacientes con este síndrome tienen talasemia, sólo aquellos con los genes globínicos homólogos dañados.

Avances en el tratamiento de hemoglobinopatías

La anemia de células falciformes (ACF) y la β-talasemia actualmente son blanco de tratamiento con terapia celular

Cuadro 22-2. Número de variantes estructurales por gen.

I. Variantes estructurales por gen globínico	Número	%
A. Familia de genes β-globínicos		
Gγ-globina	65	0.04
Aγ-globina	55	0.03
δ-globina	95	0.06
β-globina	791	0.47
B. Familia de genes α-globínicos		
α1-globina	313	0.18
α2-globina	373	0.22
II. Tipos de variantes estructurales		
Cambio de un nucleótido	1 227	0.83
Inserciones	62	0.04
Deleciones	180	0.12
Fusiones	9	0.006

a través del trasplante alógeno de células madre hematopoyéticas (HSCT, *hematopoietic stem cell transplantation*) con procedimientos específicos para cada tipo de enfermedad.

El HSCT alógeno se utiliza después del acondicionamiento para superar la barrera inmunológica; las células madre alógenas se utilizan como vectores para corregir el defecto genético básico porque contienen genes que son esenciales para la hematopoyesis normal. En un futuro se podrán utilizar células autólogas transformadas con genes normales introducidos con vectores para los trasplantes.

El tratamiento con HSCT de la talasemia ha mejorado de forma sustancial en las últimas dos décadas, con los avances en las estrategias de prevención, el control de las complicaciones relacionadas con el trasplante y los regímenes de preparación. Las características anteriores al trasplante influyen en la sobrevida postrasplante, la hepatomegalia de más de 2 cm, fibrosis portal y la historia de quelación irregular (cualquier desviación del régimen: terapia con desferroxiamina a más tardar 18 meses después de la primera transfusión, administrada por vía subcutánea durante 8 a 10 h de forma continua durante al menos cinco días/semana). Los pacientes clase 1 no presentan ningún factor de riesgo adverso mientras que los de la clase 2 tuvieron uno o dos factores de riesgo adversos; los pacientes clase 3 los tuvieron todos. Si se cuantifican las probabilidades de supervivencia libre de enfermedad con base en el riesgo que tiene cada tipo de trasplante, alcanza 90, 84 y 78% para la clase 1, 2 y 3 de pacientes con talasemia, de forma respectiva. Por el avance de la enfermedad, los pacientes adultos tienen mayor riesgo de toxicidad relacionada con el trasplante y una tasa de curación de 65%. Los pacientes sin donantes compatibles podrían beneficiarse de trasplante haploidéntico de madre a hijo. Hay una alta tasa de curación para los niños con ACF que reciben HSCT seguido de protocolos mielodepresores.

Conclusiones

El estudio de las hemoglobinas ofrece uno de los mejores modelos que integran un programa transcripcional y un programa de epigenética a través de un conjunto de elementos reguladores que actúan en *cys* y en *trans*; están dispersos en una gran región cromosómica y coordinan la activación e inactivación de genes por intervalos en la hora y lugar correcto durante el desarrollo y la diferenciación. Este modelo de estudio de cómo los elementos reguladores de largo alcance controlan la expresión génica se debe gracias al análisis de la organización normal y también por la caracterización, identificación y conocimiento de los efectos que producen las mutaciones naturales, así como de modelos experimentales. En la actualidad, existe un conocimiento suficiente de las mutaciones que conducen a hemoglobinopatías para desarrollar el asesoramiento genético y el diagnóstico prenatal integral, en países que requieran y lugares donde haya experiencia y los recursos suficientes para apoyar el programa propuesto por la OMS para disminuir su incidencia. Por último, se debe continuar con la identificación de mutaciones naturales de los genes de globina debido a que éstas son observaciones que siguen para elucidar los principios generales que subyacen a la genética molecular humana.

Bases moleculares del cáncer

CAPÍTULO 23

Carmen Magdalena Gurrola Díaz

Introducción

El cáncer se caracteriza por ser una enfermedad multifactorial que afecta el crecimiento y la proliferación normal de las células, además de producir alteraciones en el proceso de diferenciación celular, lo que condiciona la formación de un tumor en un tejido específico. Por ello, el término *cáncer* implica, además de un descontrol en el crecimiento y la proliferación celular, una transformación maligna, es decir, una pérdida de las características y funciones normales de las células en un tejido. Estos procesos están influidos por alteraciones genéticas o epigenéticas de numerosos genes que codifican proteínas que regulan este proceso, contribuyendo a un fenotipo maligno. Asimismo, existen factores ambientales implicados en la tumorogénesis con una influencia determinante en algunos tipos de cáncer.

Para una mejor comprensión del control del ciclo celular, éste se puede esquematizar de forma análoga como un *reloj biológico*, el cual opera desde el núcleo de las células en donde existen o convergen diversos estímulos que inhiben o inducen la progresión del ciclo celular (figura 23-1).

En las células eucarióticas, el ciclo celular está compuesto de las fases G1, S, G2 y M. Su regulación es prioritaria y es controlada por la participación de diferentes proteínas llamadas *ciclinas y cinasas dependientes de ciclinas* (CDK, *cyclin dependent kinases*). Ambas actúan de manera cooperativa; así, las CDK fosforilan ciertas ciclinas en un momento específico y permiten que la célula continúe el ciclo celular. Además, es importante considerar que entre las fases mencionadas existen puntos de control (*checkpoints*) que involucran una maquinaria compleja de proteínas que verifica si en la célula se dan las condiciones adecuadas o no para continuar con la fase siguiente del ciclo celular. Estos puntos controlan la progresión entre las fases G_1/S, G_2/M y M. La regulación del ciclo celular involucra a las ciclinas y las cinasas dependientes de ciclinas (véase el capítulo 3), así como a otro tipo de proteínas, que son producto de los protooncogenes y los genes supresores de tumor que, de igual forma, participan de manera orquestada en este control, y cuyas funciones se revisarán a lo largo de este capítulo (figura 23-2).

Es evidente la complejidad e importancia del control del ciclo celular, así como la participación múltiple y paralela de varios factores. Esto otorga el carácter multifactorial al cáncer y finalmente complica el restablecimiento de un fenotipo normal en células malignas.

Protooncogenes, oncogenes y genes supresores de tumores

De manera normal, las células responden a señales tanto internas como externas que estimulan su proliferación, lo que requiere de una regulación en la que participan diferentes proteínas que estimulan el ciclo celular. Entre los numerosos genes relacionados con la transformación maligna de células se encuentran dos grandes grupos, clasificados como **oncogenes** y **genes supresores de tumores**; ambos presentan como denominador común su implicación en la proliferación celular.

Protooncogenes y oncogenes

En 1910, Peyton Rous, del Instituto Rockefeller y ganador del Premio Nobel, experimentó con sarcoma de pollo. Al inyectar homogeneizado de sarcoma libre de células en pollos sanos se inducía la misma clase de tumor, planteando la incógnita de cuál era el agente, molécula o factor responsable de la tumoración.

En las décadas siguientes se descubrió el agente etiológico de este padecimiento: un retrovirus denominado *virus del sarcoma de Rous* (RSV, *Rous sarcoma virus*). En 1970 se describió uno de los genes del virus del sarcoma de Rous, el gen *src*, que tiene la capacidad de transformar células normales en fenotipos malignos. El estudio de este gen en experimentos de hibridación *in situ* realizados por J. Michael Bishop y Harold E. Varmus, de la Universidad de California en San Francisco (1976), mostró que células *normales* de pollo contenían algunos elementos del gen *src*, lo que dio lugar a la siguiente controversia: ¿cómo es posible que genes que se encuentran en el virus oncogénico (RSV) también lo hagan en células eucariotas normales? Estudios posteriores demostraron que versiones similares de genes virales oncogénicos se encuentran en células normales y participan en el proceso de proliferación celular. De hecho, el gen *src* pertenece a una familia cinasas de tirosina que participa en la regulación del desarrollo embrionario y crecimiento celular. Estos genes se denominaron **protooncogenes**; con este antecedente histórico, estos últimos pueden definirse como genes que codifican proteínas que regulan de manera normal y fisiológica la cascada de eventos que sirven para mantener el control de la progresión del ciclo celular y el estado normal de diferenciación de la célula. Se les antepone el prefijo "c" de "celular" para distinguirlos de las versiones virales, a las cuales se les antepone el prefijo "v" (por ejemplo, *c-src* [celular] y *v-src* [viral]). Las

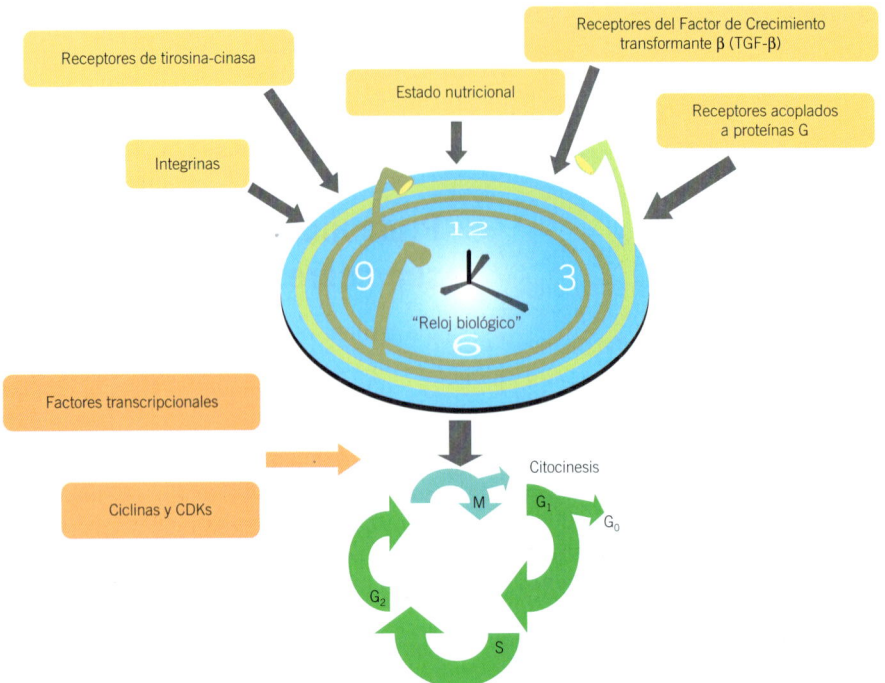

Figura 23-1. Estímulos del ciclo celular. Relación analógica entre el ciclo celular y un *reloj* biológico; su progresión depende de la participación de diversos estímulos.

versiones alteradas de estos **protooncogenes** por mutaciones **dan lugar a los oncogenes**. En consecuencia, las funciones de los productos génicos de los protooncogenes y de los oncogenes son diferentes; en los oncogenes estos productos son las oncoproteínas. Éstas actúan pleiotrópicamente provocando una serie de cambios tanto celulares como moleculares, según el nivel molecular específico en el cual actúen.

Genes supresores de tumores

Al igual que los oncogenes, los genes supresores de tumores son determinantes en la evolución del cáncer, ya que desempeñan una función clave en la tumorogénesis, al restringir o suprimir la proliferación celular bajo ciertas condiciones. Estos genes son sumamente importantes, ya que para la formación tumoral maligna es necesaria su inactivación o pérdida; esto les confiere una naturaleza *recesiva*. En 1986 se clonó el primer gen supresor de tumores, el retinoblastoma (*Rb*), y dos años después el gen *p53*, una molécula que por su importancia a nivel fisiológico fue considerada "la molécula del año" por la revista científica *Science*. En la actualidad, los avances en el estudio de los oncogenes y genes supresores de tumores han situado a *p53* como el centro de atención del estudio de los procesos cancerígenos.

De esta manera, puede hablarse de genes relacionados con susceptibilidad al cáncer de mama; de un modelo que ha establecido una asociación entre lesiones histopatológicas y las diferentes mutaciones en protooncogenes; de genes supresores de tumor, como el cáncer de colon (**teoría multipasos**); además, se reconoce que el virus del papiloma humano es uno de los principales factores de riesgo para el desarrollo de cáncer cervicouterino.

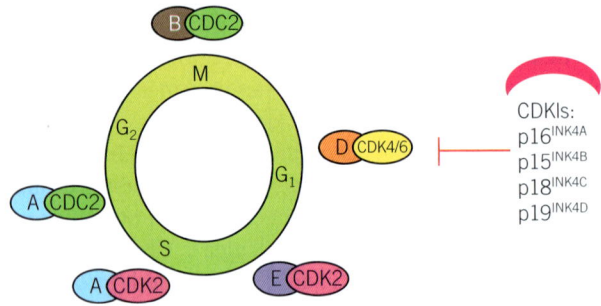

Figura 23-2. Ciclo celular: ciclinas, CDK y CDKI. Existen diferentes complejos de ciclinas/CDK a través de la transición de una fase del ciclo celular a otra. La inhibición de estos complejos se logra por los CDKI.

Protooncogenes y genes supresores de tumor de interés biomédico

Para profundizar en la comprensión del concepto de protooncogén es necesario revisar la cascada de eventos que conducen a la división celular.

Las proteínas denominadas *factores de crecimiento* proporcionan un estímulo externo a la célula; estas proteínas, al unirse a su receptor en la membrana celular, internalizan la señal al autoactivarse como una enzima con capacidad de tirosina cinasa o a través de segundos mensajeros, como puede ser proteínas G, con lo que se inicia una cascada de fosforilaciones en proteínas citoplasmáticas que finalmente modifican factores transcripcionales que se encuentran en el citoplasma y migran hacia el núcleo, uniéndose al DNA y activando la expresión de proteínas que inducen la división celular (figura 23-3A). Asimismo, existen señales inhibitorias que pueden frenar la división celular a través de mecanismos similares (figura 23-3B). Por ello, el balance entre estas dos cascadas de señales es lo que permite la homeostasis de la división celular en una célula normal, entre otros mecanismos.

Esta cascada de señales es coordinada, entonces, por proteínas desde el espacio extracelular hasta el mismo núcleo, por lo que pueden encontrarse diferentes niveles celulares en que se controla la división celular. A continuación se describen brevemente estos niveles.

Factores de crecimiento

Los factores de crecimiento son proteínas que se unen a dominios extracelulares de receptores enclavados en la membrana plasmática, donde disparan una señal de transducción. El primer oncogén descrito como factor de crecimiento fue *v-sis*, oncogén procedente del virus del sarcoma de los simios, similar a la cadena β del factor de crecimiento derivado de plaquetas (PDGF, *platelet-derived growth factor*).

Receptor con actividad de tirosina cinasa

El receptor del factor de crecimiento epidérmico (EGF, *epidermal growth factor*) es una proteína transmembranal con actividad de tirosina cinasa que se activa cuando se une el factor de crecimiento en su dominio extracelular; en consecuencia, la tirosina cinasa de la proteína *v-erb-B* (proteína codificada por el virus de la eritroblastosis aviar) se activa *inespecíficamente sin necesidad de estímulo*; así, pierde su función normal y conduce a la oncogénesis. De forma independiente, otros grupos de investigación identificaron genes relacionados con el gen *v-erb-B* que llamaron HER-2. El receptor al factor de crecimiento epidérmico se encuentra sobreexpresado o mutado en carcinoma pulmonar y, de hecho, es el blanco terapéutico de un grupo de fármacos llamados inhibidores de tirosina cinasa.

Proteínas G asociadas a membrana

Un ejemplo típico de estos protooncogenes implicados en la transducción de señales es la familia de los genes *ras*, que incluye tres protooncogenes relacionados de forma

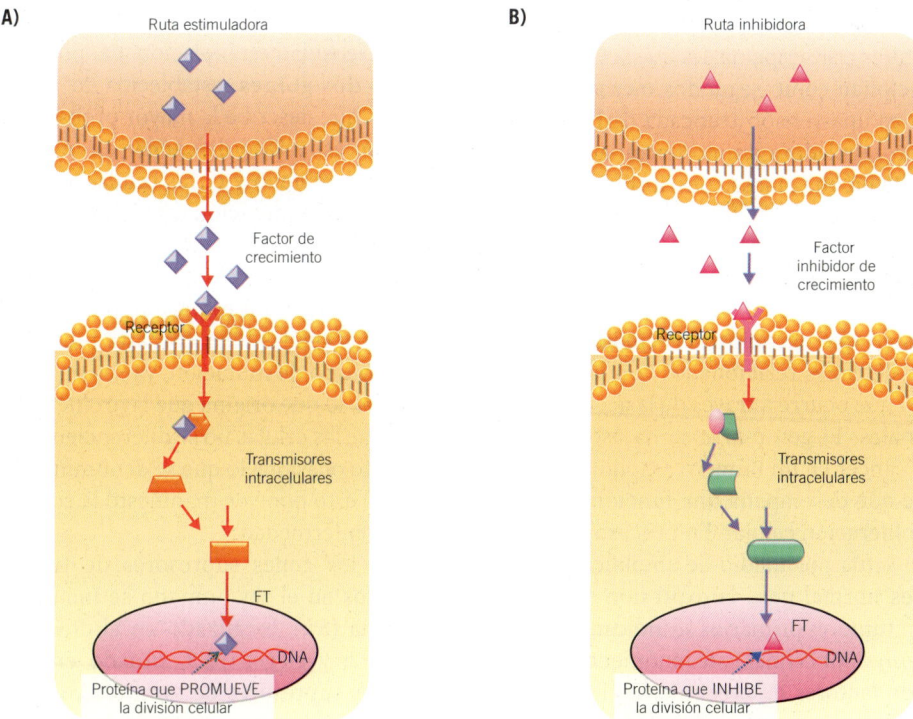

Figura 23-3. Transducción de señales. Ruta de factores que desencadenan vías de señalización que promueven o inhiben la división celular por último.

estrecha, Harvey (ha)-*ras*, Kirsten (Ki)-*ras* y N-*ras*. Éstos codifican para proteínas de ~21 kDa que están en la superficie interna de la membrana plasmática; su función es unir GTP/GDP a través de su actividad de GTPasa, al participar en vías de transducción de señales que regulan el crecimiento celular. Las mutaciones puntuales pueden activar el potencial oncogénico de los genes *ras*, alterando la secuencia aminoacídica de las proteínas p21. *In vivo*, estas mutaciones se encuentran casi de manera exclusiva en los codones 12, 13 o 61, aunque se han descrito mutaciones puntuales en otros codones (59, 63, 116 y 119), cuyo potencial transformante se ha demostrado por mutagénesis *in vitro*. Entre las vías que activan las proteínas *ras* se encuentra la vía de señalización de las cinasas MAP (*mitogen-activated-protein*). De manera importante, la identificación de mutaciones en *ras* también contribuye al pronóstico de diferentes tipos de cáncer, entre ellos en cáncer de colon y el pulmonar, ya que la presencia de mutaciones en *ras* puede contribuir a que los tumores metastaticen en fases más tempranas de su evolución, lo que puede servir como un factor pronóstico para los pacientes.

Cinasas citoplasmáticas

La mayoría de la actividad cinasa observada en mamíferos se realiza a través de la fosforilación de residuos de serina/treonina de las proteínas. Las cinasas son proteínas solubles citoplasmáticas y miembros de la cascada de señalización que fosforilan una proteína y la activan; ésta, a su vez, fosforila a otra, y así de forma sucesiva, al formar una cascada de fosforilaciones que por último culmina en la activación de factores transcripcionales que actúan en el núcleo; esto es, funcionan como segundos mensajeros. El oncogén viral *v-raf* es una versión truncada de la proteína celular. La región reguladora amino terminal tiene una deleción que resulta en una cinasa constitutivamente activa.

Factores transcripcionales

La cascada de señales en que participan las cinasas culmina en la activación de genes relacionados con la división celular, fenómeno que ocurre a través de la acción de factores transcripcionales. El gen *c-myc* se ha asociado con diversos tipos de cáncer en un número amplio de especies, lo cual sugiere que desempeña una función clave en los procesos de proliferación celular. En procesos neoplásicos, el gen *c-myc* actúa por medio de amplificación, es decir, la proteína es normal pero la expresión se encuentra aumentada; en tumores primarios se indican entre ocho a 10 copias de *c-myc* por célula. Este fenómeno ocurre aun en ausencia de factores de crecimiento. La presencia de múltiples copias de protooncogenes en células tumorales se ha asociado a un mal pronóstico para los pacientes.

Genes supresores de tumores

Como describió Bert Vogelstein, investigador en el área de cáncer de la Universidad Johns-Hopkins, una analogía sencilla que permite ubicar con facilidad los dos principales tipos de genes involucrados en cáncer es que un oncogén se parece al acelerador de un automóvil, mientras que un gen supresor de tumor puede considerarse como el freno. En términos de la célula, cuando ésta se acelera, se divide, y cuando se frena, ocurre lo contrario; por ello, los genes supresores de tumor también se conocen como *antioncogenes*.

Una diferencia entre los oncogenes y los genes supresores de tumor es que los primeros sólo necesitan de un alelo mutado para que se active su función tumorigénica; es decir, poseen carácter dominante. Por el contrario, en los genes supresores de tumor se necesita que ambos alelos del gen estén alterados para que no sean funcionales; esto es, tienen un carácter recesivo. Los mecanismos por los cuales ambos alelos se inactivan pueden ser por el mismo tipo de mutación o por una mutación diferente. Aunque por lo general se poseen dos alelos de un gen sin alteraciones, en algunas ocasiones se puede heredar un gen con uno de sus alelos mutado; sin embargo, el otro alelo tiene la capacidad de reemplazar la pérdida de función del alelo mutado. Cuando se pierde esta combinación por alguno de los mecanismos ya mencionados, que puede incluir una mutación de manera aleatoria, se da una **pérdida de heterocigosidad** de los alelos; esto implica cambios en dos alelos mutados, lo que favorece el desarrollo de un tumor, condición inicial para el desarrollo del cáncer. La pérdida de heterocigosidad está relacionada, por tanto, con la **teoría de los dos golpes** (establecida en 1971 por Alfred G. Knudson), que describe la mayor probabilidad de desarrollar un tipo específico de cáncer en individuos que heredan un alelo mutado y cuyas células son más susceptibles de presentar una mutación somática en el alelo normal. De hecho, el efecto de la teoría de los dos golpes en una célula es el inicio de una proliferación descontrolada que da origen a más células con esta característica; sin embargo, en el cáncer, las células hijas con esta mutación pueden presentar otro tipo de mutación, ya sea en el mismo gen o en otros genes, lo que origina que la proliferación sea aun más rápida o que las células no se diferencien de acuerdo con su estirpe; esto ocasiona lo que se denomina naturaleza clonal del cáncer; esto pone de manifiesto la complejidad biológica de esta enfermedad.

Entre los genes supresores de tumores mejor caracterizados en el ser humano se incluye el gen de retinoblastoma (*Rb*), localizado en el cromosoma 13 brazo q14.1-q14.2, y el gen *p53*, situado en 17p13.1. Existen otros genes supresores de tumores con una importancia similar, pero se limitan a tipos específicos de cáncer, como los genes *APC* y *DCC*, situados en 5q21-22 y 18q23.3, de forma respectiva, cuya importancia clínica se ha limitado al cáncer de colon. Los genes *NF-1* y *NF-2*, cuyas posiciones en el genoma son 17q11.2 y 22q12.2, se han asociado a neurofibromatosis.

Retinoblastoma

El retinoblastoma es una enfermedad que se manifiesta por una tumoración maligna en la retina desde la infancia. Al estudiar esta enfermedad se observó que el cariotipo de los pacientes con retinoblastoma mostraba una deleción del cromosoma 13, donde se localiza el gen *Rb*. Cabe mencionar que el fenotipo maligno sólo se desarrolla cuando ambos alelos de *Rb* están mutados. En la forma hereditaria de la enfermedad, uno de los alelos de origen parental porta la deleción y cuando se altera el otro alelo (no mutado) se desarrolla el tumor. Se ha indicado hasta 70% de los casos de retinoblastoma con pérdida de heterocigosidad en células somáticas de la retina. Existen también casos esporádicos en que los alelos de origen parental son totalmente normales; sin embargo, el tumor se puede presentar por mutaciones somáticas en los dos alelos. Aunque en la mayoría de los casos el defecto lo causa una deleción, en otros estudios se demuestra que el defecto puede estar en la expresión del gen. La inactivación del gen *Rb* se ha observado en el retinoblastoma, el osteosarcoma y el cáncer pulmonar de células microcíticas. En el caso de las alteraciones en la expresión génica, se encuentra la metilación del promotor del gen de *Rb* en tumores de cerebro. El gen *Rb* codifica para una fosfoproteína nuclear implicada en la regulación del ciclo celular, a través de su unión cíclica a los complejos ciclina-CDK, específicamente las ciclinas D, E y al factor transcripcional E2F. Durante el final de la fase G_1 se fosforila y libera al E2F, lo que permite la transcripción. Durante la mitosis, este gen sufre una desfosforilación y esta forma hipofosforilada inhibe la proliferación celular (figura 23-4).

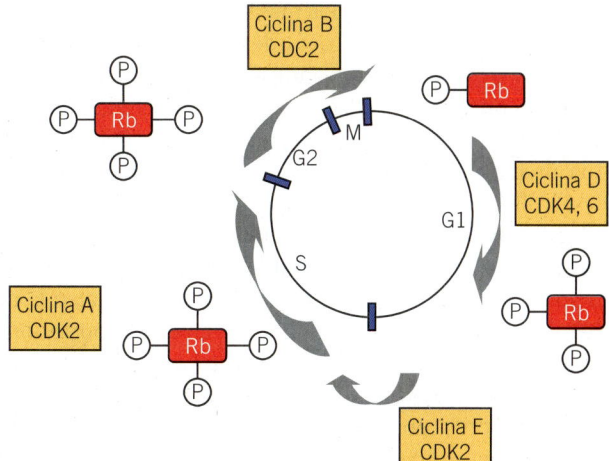

Figura 23-4. *Rb* y ciclo celular. La progresión del ciclo celular depende del estado de fosforilación de *Rb*.

p53

El gen *p53* codifica para un factor transcripcional que activa la transcripción de ciertos genes y, en respuesta al daño en el DNA, detiene el ciclo celular. Lo anterior se logra por la inhibición de los complejos de CDK/ciclinas, así como por la fosforilación de *Rb*. En caso de que el DNA no pueda repararse, las células aumentan sus niveles de *p53* y se detienen en la fase G1 antes de entrar a la fase de síntesis, para activar los mecanismos de reparación. Si la lesión no es reparable, la célula es inducida a apoptosis; las células con una lesión reparable retornan a la fase S y a la división celular. El principal objetivo es evitar que la información genética alterada se transmita. Las células premalignas con una mutante de *p53* permiten que la célula con su genoma alterado continúe con el ciclo celular y transmitan la alteración a la células hijas.

Como sucede con *Rb*, si se heredan mutaciones de los alelos de origen parental existe la tendencia a desarrollar cáncer. Esta patología heredada se conoce como síndrome de Li-Fraumeni y presenta un patrón de herencia autosómico dominante.

En 1987, Donna George y colaboradores informaron que el oncogén *MDM2* suprime la capacidad de *p53* para inhibir la tumorogénesis. A este respecto, se han observado amplificaciones de *MDM2* y mutaciones de *p53* en osteosarcomas. Debido a que *p53* está implicado en numerosos tipos de cáncer, se ha propuesto que su detección podría ser útil como un marcador en la evolución de la enfermedad.

Las mutaciones informadas con más frecuencia en *p53* son puntuales de sentido equivocado (véase el capítulo 9, Mutaciones), que se pueden producir en todo el marco de lectura, en particular de los exones 5 a 8 que constituyen la región central de la proteína. No obstante, cada tipo de cáncer tiene mutaciones particulares más frecuentes en sitios específicos. Por ejemplo, en cáncer de colon se han detectado mutaciones en el codón 165 y en carcinoma hepatocelular, en el codón 249. Las mutaciones puntuales sin sentido suelen asociarse a una prolongación en la vida media de la proteína y, por lo tanto, a un incremento de su nivel basal.

Por último, la pérdida de la actividad de algún gen supresor de tumor siempre se compensa por la actividad de otro gen que surge como mecanismo de seguridad ante situaciones emergentes de las células. No obstante, estos mecanismos se pierden en la tumorogénesis.

Cáncer cervicouterino

El cáncer cervicouterino (CaCu) continúa siendo una causa de mortalidad importante en México, a pesar de la implementación de campañas preventivas que buscan diagnosticar de forma temprana esta patología. La etiología del cáncer cervicouterino conlleva la participación de factores genéticos, inmunológicos y ambientales.

Un evento principal que inicia la transformación maligna de las células epiteliales cervicales es la infección del virus del papiloma humano (VPH), de ahí la importancia de la detección temprana de VPH, así como la implementación de la vacunación contra el VPH como estrategias profilácticas. En relación con su potencial oncogénico, el VPH se clasifica en genotipos de alto y de bajo riesgos. Las infecciones con VPH de alto riesgo se pueden considerar de importancia patológica; no obstante, la mayoría de las infecciones con VPH de alto riesgo se revierten de manera espontánea después de varios meses; sólo en una pequeña proporción (≈10%) persiste la infección, la cual favorece la progresión de lesiones premalignas del cáncer. Aunque la infección con VPH oncogénico es un factor indispensable, no es suficiente para causar cáncer cervicouterino.

Las interacciones entre las proteínas del VPH y las proteínas de la célula hospedera, así como la homeostasis, se han estudiado de manera profunda. Se han encontrado dos genes tempranos en el VPH de alto riesgo como factores importantes en la transformación celular maligna, denominados E6 y E7. Los productos génicos E6 y E7 interfieren con la regulación de la fase G1-S del ciclo celular. Por un lado, E7 inactiva la proteína *Rb* y, por otro, E6 degrada *p53*. La pérdida de función de *Rb* provoca la activación del ciclo celular mediada por el factor transcripcional E2F, lo cual podría ser contrarrestado por la inducción de la apoptosis en las células hospederas. No obstante, la apoptosis se inhibe por la degradación de *p53* mediada por E6.

La expresión de E6 y E7 en células basales competentes para replicación se regula a través de diversos factores celulares. La principal característica de la progresión del tejido infectado por VPH a lesiones displásicas es el patrón de expresión alterado de los oncogenes del VPH. En lesiones de alto grado, E6 y E7 se expresan de manera fuerte en células epiteliales basales y los oncogenes virales interfieren de forma sustancial con el control del ciclo celular de estas células. Por último, aunado al descontrol en la proliferación y falta de regulación del ciclo celular de las células infectadas, se presenta inestabilidad cromosómica que resulta de múltiples aberraciones cromosómicas a nivel estructural y numérico. Precisamente en el proceso de reparación de la inestabilidad cromosómica, el genoma del VPH puede integrarse dentro del material genético de las células hospederas. También se ha descrito una mayor tasa de integración del DNA del VPH a medida que progresa la transformación maligna. Durante el proceso de integración viral, se eleva el nivel de expresión de E6 y E7. Cabe resaltar que aunque la expresión de los oncogenes es dirigida por el promotor viral, puede ser modulada de forma molecular por promotores, potenciadores o represores celulares, o bien por cambios epigenéticos.

Virus y cáncer

El cáncer cervicouterino (CaCu) es un tipo de cáncer que tiene como factor de riesgo la infección con el virus del papiloma humano (VPH). Algunos estudios reportan la infección positiva a VPH en pacientes con CaCu en más de 90% de los casos. Cabe mencionar que existen tipos virales de alto riesgo (VPH 16 y 18, entre otros) y de bajo riesgo (VPH 6 y 11, entre otros) al desarrollo de CaCu. Debido a que la infección con VPH se produce en las células epiteliales basales, ésta se mantiene durante el proceso de diferenciación epitelial, para asegurar la síntesis de proteínas virales que darán origen a nuevos virus. En respuesta a la infección, las células activan mecanismos de defensa celular que implican a *p53* y Rb, y dirigen a la célula infectada a apoptosis. Los tipos virales de VPH de alto riesgo sobreexpresan las oncoproteínas virales E6 y E7, que inactivan los genes supresores de tumor mencionados. E6 inactiva la función de *p53*, mientras que E7 inactiva a Rb. En ambos casos se produce una pérdida de su actividad, lo que contribuye a la tumorogénesis del CaCu, ya que se producen cambios en el crecimiento normal y diferenciación del epitelio cervical, y se acumulan alteraciones genéticas en estas células. No obstante, además de la infección viral con algún genotipo de alto riesgo de VPH, es importante considerar la competencia del sistema inmunológico del huésped en la eliminación de la infección viral, ya que no todas las infecciones con VPH de alto riesgo progresan a CaCu; esto pone de manifiesto la importancia de la respuesta inmune humoral y celular, así como otros factores, entre los que se incluyen infecciones recurrentes, coinfecciones con otros tipos virales y la integración en el DNA celular.

Predisposición genética al cáncer

Los cánceres de tipo familiar implican un riesgo elevado de heredar la enfermedad. El retinoblastoma infantil, en que se hereda un alelo mutado del gen supresor de tumores *Rb*, es quizá uno de los ejemplos más ilustrativos. En esta afección, más de 80% de los casos desarrollan retinoblastoma entre los tres y los cuatro años de edad. Sin embargo, un pequeño porcentaje de las personas que heredan un alelo *Rb* mutado no desarrollan un tumor. Esto indica que existe una predisposición al cáncer en determinadas etapas del desarrollo, ya que dichos pacientes pierden la susceptibilidad a la enfermedad si no la desarrollan en los primeros años de la infancia. En los pacientes portadores de una mutación en *Rb* que no presentaron retinoblastoma en la niñez, desarrollan tumores no oculares en etapas posteriores de la vida. De igual manera, los pacientes afectados con el síndrome de Li-Fraumeni presentan un alto riesgo de desarrollar tumores cerebrales y mamarios, entre otros.

Otro síndrome neoplásico de carácter hereditario relacionado con defectos en genes supresores de tumor es la poliposis adenomatosa familiar (PAF), cuyo patrón de herencia es autosómico dominante. Esta enfermedad representa un modelo de estudio por la correlación que existe entre la evolución de las lesiones histopatológicas en el epitelio colónico y las alteraciones genéticas en genes supresores de tumor (*APC, MCC, DCC, p53*) y oncogenes (*ras*). Los pacientes con PAF heredan mutaciones en el gen *APC*, que estimula la formación de pólipos que tienden a malignizarse a medida que participan otras alteraciones genéticas en genes supresores de tumores durante la transformación maligna; se presenta lo que se conoce como pérdida de heterocigosidad y **expansión clonal**. Ésta es la capacidad de las células de iniciar, promover y convertirse a un fenotipo maligno por expansión de la clona mutada.

Los diferentes tipos de cáncer son enfermedades complejas, que presentan un carácter multigénico y, en algunos casos, una fuerte influencia del medio ambiente.

Teoría de las mutaciones múltiples

Como se mencionó, la tumorogénesis implica varios eventos en el que están involucrados tanto oncogenes como genes supresores de tumores; en la actualidad también se han asociado numerosos genes relacionados con el control del ciclo y la diferenciación celular. Dichos genes participan en diferentes vías de señalización, procesos de evasión de la respuesta inmunológica, apoptosis y angiogénesis, de manera tal que las alteraciones genéticas involucradas en el proceso de malignización de las células se van *acumulando* para finalmente transformar una célula y dar origen a un tumor. Estas mutaciones múltiples, de naturaleza clonal, tienen lugar en diferentes estadios histológicos y se han correlacionado con la evolución, como es el caso del cáncer de colon, uno de los modelos más representativos de esta teoría.

Ejercicios de integración

1. Investigue los procesos moleculares implicados en los puntos de control del ciclo celular.
2. Describa la importancia de la fase S.
3. Investigue qué subfase de la mitosis es crítica como punto de control en la división celular.
4. Mencione los genes cuya expresión es activada por *p53*.
5. Defina pérdida de heterocigosidad.
6. Investigue cuáles son los genes de susceptibilidad involucrados en el cáncer de mama y mediante qué mecanismo participan en la tumorogénesis.
7. Como ejercicio integrador, realice un ensayo en el que se mencionen cuáles serían los principales blancos moleculares que regulan en el tratamiento de un tipo de cáncer que usted elija, y qué estrategia farmacológica realizaría para revertir, ya sea parcial o totalmente, el proceso maligno.

Bases moleculares de la diabetes mellitus tipo 2

CAPÍTULO 24

Ana Rosa Rincón Sánchez • María Cristina Islas Carbajal

Introducción

La diabetes mellitus (DM) es una enfermedad metabólica de tipo endocrina, caracterizada por hiperglucemia crónica y alteraciones en el metabolismo de los carbohidratos, grasas y proteínas; puede producirse por secreción insuficiente de insulina, resistencia a la acción de la misma o una mezcla de ambas, originada por la destrucción de las células β (beta) de los islotes de Langerhans debido a un mecanismo autoinmunitario, o por una causa desconocida (DM tipo 1, DM1); o bien, por fenómenos de resistencia a la insulina (RI), lo cual ocasiona dificultad para que esta hormona actúe en los tejidos a causa de trastornos en el número o afinidad de sus receptores (DM tipo 2, DM2).

En el siglo I d.C., el término *diabetes* se empleaba para referirse a la eliminación de grandes cantidades de orina (poliuria). El término fue acuñado por el filósofo griego Arateus que lo denominó *diabetes mellitus o diabetes sacarina*, debido al olor dulce de la orina y se supuso al sabor dulce como la miel, de ahí su denominación latina: *mellitus*. En los últimos años se han eliminado los términos *diabetes mellitus insulinodependiente* y *diabetes mellitus no insulinodependiente*, que se aplicaban a la diabetes de tipo 1 y 2 de manera respectiva, ya que ambas clases de diabetes pueden necesitar la administración de insulina para su tratamiento.

Epidemiología

En la actualidad, la DM se reconoce como una verdadera epidemia. La *International Diabetes Federation* (IDF) calculó que 382 millones de personas vivirían con diabetes para fines del 2013 (80% de las personas con DM viven en países de ingresos medios y bajos); se pronostica que esta cifra se elevará a 592 millones para el año 2035. En Norteamérica (incluido México) y el Caribe existen 39 millones de personas con diabetes, con una prevalencia de 11.4%; de ellas, 27.1% no está diagnosticada. Se calcula que cada 7 s una persona muere a causa de la diabetes.

La Asociación Latinoamericana de Diabetes (ALAD) indica que la prevalencia de la diabetes mellitus en América es de 4 a 16%; se espera un incremento en los próximos 25 años de 25 a 50%. En Estados Unidos, la prevalencia en pacientes jóvenes con obesidad es de 6.6%; esta cifra es de 4% para los individuos de 20 a 60 años y de 12% para aquellos entre 60 a 64 años; para los ancianos es de 17 por ciento.

Se espera un incremento en la prevalencia de ambos tipos de diabetes en todo el mundo, aunque es posible que la DM2 aumente con más rapidez a causa de la obesidad creciente, la reducción de la actividad física, el envejecimiento de la población y la urbanización de las sociedades.

En México, la DM2 supone la primera causa de muerte y de incapacidad prematura y definitiva, con una prevalencia de 9.2% en promedio; además, una de cada cuatro personas desconoce que sufre de la enfermedad. Incluso con tratamiento, cerca de 60% no muestra un control óptimo de la glucemia.

Clasificación de la diabetes

La clasificación etiológica más utilizada es la recomendada por la *American Diabetes Association* (ADA) del 2015:

Diabetes tipo 1 (DM1). Se presenta por la destrucción de las células beta, que producen deficiencia absoluta de insulina.

Diabetes tipo 2 (DM2). Se debe a un defecto secretorio progresivo sobre el antecedente de resistencia a la insulina.

Diabetes mellitus gestacional (GDM). Se diagnostica DM en el segundo o tercer trimestre de embarazo, en mujeres que no habían sido diagnosticadas como diabéticas con anterioridad. Según el análisis del 2014 de los *Centers for Disease Control and Prevention* de Estados Unidos, la prevalencia de la diabetes gestacional es de 9.2%. En la página de la ADA se puede encontrar más información al respecto (http://www.diabetes.org/diabetes-basics/gestational/what-is-gestational-diabetes.html#sthash.AYOQtH7v.dpuf).

Diabetes tipo 1

Esta enfermedad se caracteriza por la deficiencia absoluta de insulina, ocasionada por un ataque inmunológico en contra de las células beta del páncreas. Los islotes de Langerhans se infiltran con linfocitos T activados, originando *insulitis*. Este ataque autoinmune conduce a un agotamiento gradual de las células beta del páncreas. Los síntomas aparecen de forma súbita cuando se destruye de 80 a 90% de las células beta del páncreas. Éste deja de responder de forma adecuada al estímulo de la glucosa para secretar insulina; ésta debe ser administrada en forma exógena para restaurar el control metabólico y prevenir la cetoacidosis que puede poner en riesgo la vida del paciente. Para que este ataque autoinmune se presente es necesaria la presencia de un estímulo en el ambiente (en algunos casos es por una infección viral), además de un determinante genético que lleve al sistema inmune a no reconocer a las células beta como propias. Las personas con DM1 deben administrarse insulina exógena de manera permanente para poder vivir.

Diabetes tipo 2

Es una enfermedad crónica con complicaciones que suponen una importante causa de mortalidad y se asocian con el daño o la falla de varios órganos. La RI con hiperinsulinismo está ya presente en el estadio normoglucémico prediabético. Los factores genéticos de susceptibilidad son poligénicos; sin embargo, factores ambientales contribuyen a exacerbar estas anormalidades. Los individuos con DM2 también se caracterizan por una reducción en la masa de células beta del páncreas y aumento en la apoptosis celular.

La DM2 se caracteriza por la presencia de hiperglucemia en ayuno y posprandial. La hiperglucemia en ayuno es el resultado de la resistencia hepática a la acción de la insulina. La hiperglucemia posprandial resulta de la secreción anormal de insulina por las células beta del páncreas al consumir alimentos, y a la toma inadecuada de glucosa por los tejidos periféricos sensibles a la insulina, particularmente en el músculo esquelético.

La falta de respuesta de los tejidos receptores a la insulina mantiene el estímulo de la glucemia elevada, lo que se traduce en un incremento en la producción y liberación de insulina por las células betapancreáticas, con el fin de compensar y mantener los niveles normales de glucemia. Este proceso fisiopatológico de hiperglucemia e hiperinsulinemia y alteración funcional de la célula beta pancreática puede durar varios años de vida del individuo (hasta 15 años), hasta volverse insostenible para las células beta, por lo que se presenta intolerancia a la glucosa, con elevación exagerada de la glucosa posprandial, RI, y posteriormente, el proceso patológico de la DM2.

Las alteraciones metabólicas en la DM2 son más leves que las descritas para la DM1 (cuadro 24-1), en parte porque la secreción parcial de insulina, aunque insuficiente, limita la presencia de cetogénesis. La aparición de la DM2 depende casi por completo de factores genéticos y ambientales, los cuales se consideran factores de riesgo para esta enfermedad, por ejemplo:

- Padres o hermanos diabéticos
- Obesidad e hipertensión
- Edad superior a 45 años
- Pertenecer a ciertos grupos étnicos (afroamericanos, nativos americanos, asiáticos, isleños del Pacífico e hispanoamericanos)
- Diabetes gestacional o parto de un bebé con un peso mayor a 4 kg
- Niveles altos de triglicéridos en la sangre
- Niveles altos de colesterol en la sangre
- Falta de ejercicio y vida sedentaria

La ADA recomienda valorar a los adultos mayores de 45 años para DM2 al menos cada tres años y con mayor frecuencia en personas de alto riesgo. El criterio diagnóstico de la ADA define la DM como glucemia en ayuno ≥ 126 mg/100 ml o una glucemia > 200 mg/100 ml a las 2 h de una carga de 75 g de glucosa anhidra (cuadro 24-2).

CUADRO 24-1. Comparación de las principales características clínicas entre la diabetes tipos 1 y 2

Características clínicas	Diabetes tipo 1	Diabetes tipo 2
Edad de inicio	Casi siempre durante la infancia o la pubertad	Por lo general después de los 35 años de edad
Tiempo de desarrollo	Se desarrolla con rapidez	Se desarrolla de forma gradual (crónico)
Estado nutricional	A menudo se presenta desnutrición	Casi siempre hay obesidad
Prevalencia	900 000 = 10% de los diabéticos diagnosticados	10 millones = 90% de los diabéticos diagnosticados
Predisposición genética	Moderada	Muy marcada
Defecto o deficiencia	Las células beta se destruyen, eliminando la producción de insulina	Resistencia a la insulina, combinada con la incapacidad de producir cantidades adecuadas de insulina
Presencia de cetosis	Frecuente	Rara
Insulina plasmática	Baja o ausente	Alta en etapas iniciales, baja en la fase crónica
Complicaciones	Cetoacidosis	Coma hiperosmolar
Empleo de hipoglucemiantes orales	No responde al tratamiento	Sí responde al tratamiento
Tratamiento	Siempre será necesaria la aplicación de insulina	Hipoglucemiantes orales, dieta, ejercicio, y algunas veces insulina

CUADRO 24-2. Criterios diagnósticos de la *American Diabetes Association* (ADA), 1997

A. Diabetes
- Síntomas de diabetes + glucemia al azar ≥ 200 mg/100 ml
- Glucemia ≥ 126 mg/100 ml en ayunas en dos días diferentes
- Glucemia 2 h pos SOG ≥ 200 mg/100 ml en dos pruebas

B. Alteración de la glucemia en ayunas (AGA):
- Glucemia en ayunas entre 110 y 125 mg/100 ml
  Si existen factores de riesgo de diabetes hay que realizar una prueba de SOG:
  - Si 2 h ≥ 200 mg/100 ml = diabetes
  - Si 2 h < 140 mg/100 ml = no diabético
  - Si 2 h entre 140 y 199 mg/100 ml = ATG

C. Alteración de la tolerancia a la glucosa (ATG):
- Glucemia 2 h SOG entre 140 y 199 mg/100 ml

Pruebas y criterios diagnósticos para la diabetes mellitus tipo 2

Independientemente de la definición, existen diversos criterios para el diagnóstico de la DM revisados de forma constante por la ADA y la Organización Mundial de la Salud (OMS). Estos criterios se resumen en el cuadro 24-2. A continuación se presentan las pruebas auxiliares en el diagnóstico de diabetes.

Prueba aleatoria de glucosa

Se sospecha la existencia de diabetes si los niveles son superiores a 200 mg/100 ml y están acompañados por síntomas clásicos como aumento de sed, micción y fatiga (esta prueba se debe confirmar con otra de nivel de glucosa en la sangre en ayunas).

Prueba de glucosa de ayuno durante por lo menos 8 h

Se diagnostica diabetes si el resultado es mayor de 126 mg/100 ml en dos ocasiones. Los niveles entre 100 y 126 mg/100 ml se denominan alteración de la glucosa en ayunas o prediabetes. Dichos niveles se consideran factores de riesgo para la DM2 y sus complicaciones.

Prueba de tolerancia de glucosa

Ésta inicia con toma de glucosa en ayuno. Después, el paciente toma una cantidad moderada de glucosa en una bebida dulce. La glucosa se mide a intervalos específicos. Se diagnostica diabetes si el nivel de glucosa es superior a 200 mg/100 ml, luego de 2 h (esta prueba se usa con más frecuencia para la DM2).

Existen otras pruebas, como la glucosa casual, glucosa en ayunas, glucosa posprandial, la curva de tolerancia a la glucosa oral y la hemoglobina glucosilada (GHB, *glycated hemoglobin*). De estas pruebas, la GHB o hemoglobina A_{1c} (HbA_{1c}) es una excelente medida del control de la glucosa en sangre, sobre todo a largo plazo. La importancia de esta prueba radica en que la HbA_{1c} le indica al médico el control de la glucosa promedio durante los últimos dos a tres meses.

Estadios de la diabetes tipo 2

Estadio I. Normoglucemia compensada por hiperinsulinemia con diferentes grados de resistencia.

Estadio II. Normoglucemia basal con hiperinsulinismo asociada con disminución de la respuesta de la célula beta pancreática a la glucosa, lo que causa hiperglucemia posprandial.

Estadio III. Disminución de la secreción de insulina con hiperglucemia en ayuno.

Tratamiento de la diabetes mellitus tipo 2

Los objetivos del tratamiento para lograr una autovigilancia y autocuidado efectivos son lograr un buen control metabólico, evitar complicaciones agudas y prevenir las complicaciones crónicas, junto con un equilibrio emocional adecuado. El tratamiento es muy variable, en función de las características del paciente y el estadio de la enfermedad, pero el esquema general debería incluir desde ejercicio físico y dieta (sin uso de fármacos) hasta estas actividades combinadas con el uso de diferentes tipos de fármacos, administración de insulina y diferentes combinaciones.

Fisiopatología de la diabetes mellitus tipo 2

La patogenia de la DM2 sigue siendo desconocida. Sin embargo, queda claro que los hábitos de vida desempeñan una función crítica, como lo demuestra la obesidad como un factor de riesgo. No obstante, se considera que los factores genéticos son incluso más importantes que en la DM1. Estudios en gemelos homocigotos demuestran que la incidencia de DM2 en ellos tiene una concordancia de 60 a 80%. En pacientes con antecedentes familiares de DM2 y en gemelos no homocigotos, el riesgo de desarrollar la enfermedad es de 20 a 40%, mientras que la cifra en población general es de 5 a 7 por ciento.

La DM2 es un síndrome heterogéneo que tiene, como elemento común, una hiperglucemia crónica por una deficiencia de insulina o una insuficiente efectividad de su acción. La glucorregulación es un proceso fisiológico complejo, en el cual las fallas a diferentes niveles conducen finalmente a hiperglucemia. En la actualidad, se han identificado defectos en células, tejidos o funciones relacionados con la expresión de la enfermedad, o bien la presencia de polimorfismos. Cada uno de estos cambios en las células aportan su propio riesgo, modificado por los factores ambientales; la sumatoria de éstos es lo que predispone, en mayor o menor medida, al desarrollo de la enfermedad.

La obesidad es un factor desencadenante de la DM2. Alrededor de 80% de los pacientes con DM2 son obesos; la obesidad abdominal (en oposición a la obesidad en depósitos subcutáneos) es la que presenta un riesgo mayor. La acción lipolítica se opone a los efectos lipogénicos de la insulina y moviliza ácidos grasos para su uso como fuente de combustible durante el ayuno.

Los factores de riesgo propuestos para explicar el incremento de complicaciones e incidencia de enfermedad cardiovascular en la diabetes son la presencia de hiperglucemia, la dislipidemia, la formación acelerada de productos finales de glucosilación avanzada (AGE, *advanced glycation end-product*) como la HbA_{1c}, el incremento del estrés oxidativo y factores genéticos.

Tipos específicos de diabetes debido a otras causas

La diabetes también puede deberse a algunas enfermedades del páncreas exocrino (como fibrosis quística), diabetes inducida por químicos, fármacos (como aquellas relacionadas al tratamiento del VIH/sida), o después del trasplante de órganos. También por síndromes diabéticos monogénicos (como diabetes neonatal y diabetes de tipo 2 de inicio juvenil [MODY, *maturity-onset diabetes of the young*]). A continuación se explica esta última.

MODY

MODY es una forma rara de DM distinta de las DM1 y DM2, de tipo familiar. Es producida por una mutación en un solo gen. Si un padre tiene la mutación, los hijos tendrán 50% de posibilidad de heredarlo. Según expertos, se calcula que de 1 a 2% de las personas con DM en el Reino Unido padecen MODY. La enfermedad se presenta antes de los 25 años de edad, sin importar el estilo de vida, peso o grupo étnico. Por lo general, no necesitan insulina.

Clasificación

La mayoría de los casos de diabetes MODY se deben a mutaciones heterocigóticas en seis genes:

- Factor nuclear hepático 4 alfa (HNF4-alfa, *hepatic nuclear factor 4-alpha*): subtipo MODY 1.
- Gen que codifica la enzima glucocinasa: subtipo MODY 2.
- Factor nuclear hepático 1 alfa (HNF1-alfa, *hepatic nuclear factor 1-alpha*): subtipo MODY 3.
- Factor promotor del gen de la insulina 1 (IPF 1, *insulin promoter factor*): subtipo MODY 4.
- Factor nuclear hepático 1 beta (HNF1-beta, *hepatic nuclear factor 1-beta*): subtipo MODY 5.
- Factor 1 de diferenciación neurogénica (también denominado beta 2): subtipo MODY 6.

Tipos más comunes de MODY

- HNF1-alfa (MODY subtipo 3). Causa cerca de 70% de los casos; presenta disminución en la cantidad de insulina; se presenta en la adolescencia o cerca de los 20 años; por lo general no es necesaria la insulina y responden bien a sulfonilureas.
- HNF4-alfa (MODY subtipo 1). Es el tipo menos común de las formas de MODY; los individuos que lo presentan tienen peso alto al nacer (alrededor de 4 kg); pueden tener hipoglucemia al nacer o poco después. Por lo general, se tratan con sulfonilureas, pero pueden progresar y necesitar insulina.
- HNF1-beta (MODY subtipo 5). Los sujetos con este tipo de DM pueden tener varios problemas, incluidos quistes renales (incluso detectados antes de nacer), anormalidades uterinas y gota. Puede necesitar insulina, dieta balanceada y actividad física regular. El tipo MODY HNF4-beta también lleva el riesgo de complicaciones de la DM.
- MODY tipo glucocinasa (MODY subtipo 2). Este gen codifica para una proteína de la señal de secreción de insulina, que ayuda al cuerpo a reconocer qué tan altos son los niveles de glucosa sanguínea, los cuales, en este tipo de MODY, son por lo regular más altos de los niveles normales, con síntomas casi ausentes y diagnosticados con frecuencia a través de pruebas habituales (por ej. durante el embarazo). No se necesita ningún tratamiento para este tipo de MODY. La glucocinasa cataliza la fosforilación de la glucosa en posición 6 y desempeña una función crucial en la regulación e integración del metabolismo de la glucosa en las células beta pancreáticas y en los hepatocitos.
- IPF 1 (MODY subtipo 4). Este subtipo de diabetes MODY se relaciona con mutaciones en el IPF 1 que constituye un elemento crítico para el desarrollo embrionario de los islotes pancreáticos y para la regulación transcripcional de los genes de tejidos específicos del páncreas endocrino. Los pacientes homocigotos tienen agenesia o hipoplasia grave del páncreas; así, la enfermedad se manifiesta por una diabetes muy agresiva en pacientes menores de tres meses, en los que se comprueba ausencia total o hipoplasia muy grave del páncreas; presentan una DM1 muy agresiva y de difícil control. Los pacientes heterocigotos tienen una disminución moderada de la síntesis insulínica; es similar a una DM2 de inicio pospuberal, con menor incidencia y prevalencia de microangiopatía; los heterocigotos tienen una diabetes tardía. Este subtipo de diabetes representa por lo menos 1% de todos los casos de diabetes MODY.
- Factor 1 de diferenciación neurogénica (NEUROD1), también llamado beta 2 (subtipo MODY 6). El factor NEUROD1 es una proteína reguladora del desarrollo pancreático. Las mutaciones en este gen originan diabetes moderada o grave; en esta última, las edades de aparición varían. Los pacientes suelen ser obesos e hiperinsulinémicos en ayunas, estado que se acentúa de forma notable tras la ingesta de alimentos, lo cual difi-

culta el diagnóstico diferencial entre la diabetes tipo 2 asociada a obesidad y la diabetes subtipo MODY 6. Un marcador clínico muy útil es la presencia de acantosis *nigricans* o pseudoacantosis *nigricans*.

Insulina

Función de la insulina

La insulina es una hormona pancreática liberada por las células beta de los islotes de Langerhans en respuesta a niveles elevados de nutrientes en sangre, que controla funciones energéticas fundamentales, como el metabolismo de la glucosa, lípidos y proteínas. Además, promueve la división y el crecimiento celular, a través de sus efectos mitogénicos.

La insulina es una hormona de 5.8 kDa; se compone de 51 aminoácidos dispuestos en dos cadenas polipeptídicas A y B, unidas por dos puentes disulfuro (figura 24-1A). La cadena A consta de 21 aminoácidos y la cadena B, de 30. También contiene un puente disulfuro intramolecular entre los residuos 7-7 y 20-19 de aminoácidos de la cadena A y B.

La insulina se libera a la vena porta en respuesta a un aumento de la glucemia; su principal función es mantener la concentración de glucosa sanguínea en un rango entre 80 y 105 mg/100 ml, para favorecer la entrada y el almacenamiento de este nutriente en el músculo y el tejido adiposo.

El hígado absorbe alrededor de 50% de la insulina; el resto permanece en el torrente sanguíneo, con una vida media de entre 5 y 8 min en personas sanas. El resto de la glucosa se almacena en el hígado como glucógeno, lo que inhibe la producción de insulina.

Las acciones de la insulina son mediadas por cascadas de señalización intracelular, en las cuales la fosforilación inicial del receptor en residuos de tirosina (*Tyr*) lleva a una serie de eventos de fosforilación/desfosforilación de cinasas de *Tyr* y serina/treonina (*Ser/Thr*), que transmiten la señal para la regulación de eventos metabólicos dentro de la célula.

En la figura 24-1B se observa el procesamiento de la insulina en la célula pancreática, en el que el producto final es la insulina y el péptido C.

La función fisiológica de la insulina es regular el nivel de glucosa en sangre. Sin embargo, tras una comida y en función de su índice glucémico, el nivel de insulina sanguínea puede elevarse de acuerdo al nivel de este índice. Una comida compuesta en su mayor parte de proteínas, grasa y muy pocos carbohidratos, producirá una respuesta glucémica reducida, mientras que una comida rica en monosacáridos (carbohidratos simples, como el azúcar) ocasionará una respuesta glucémica elevada.

Nuevas insulinas

Debido a que las insulinas tradicionales no han podido mantener los niveles basales y posprandiales requeridos en todos los casos, se han desarrollado nuevos tipos de insulina. Las técnicas con las que se ha logrado el cambio en la secuencia de aminoácidos de la insulina han sido a través de ingeniería genética que produce proteínas recombinantes. Se han desarrollado dos tipos de análogos, los de acción rápida y los de acción basal. Los primeros son la *insulina aspart*, *insulina lispro* y *glusilina*; los análogos de insulina basal incluyen la *insulina glargina* e *insulina determir*. En la figura 24-2 se observa la farmacocinética de los diferentes tipos de insulina y las respectivas modificaciones a la insulina normal.

Mecanismos de la insulina

Las comidas habituales pueden elevar la concentración de glucosa en sangre a 140 mg/100 ml. Las células beta del páncreas son capaces de reconocer el incremento de glucosa y liberar insulina en 30 s; la insulina se une a un transportador de proteína de la sangre que conduce los macronutrientes y los micronutrientes a los miocitos, los hepatocitos y los adipocitos. En los miocitos existen dos transportadores de glucosa: glut 1 y glut 4. Se considera que las proteínas glut 1 son los transportadores basales de la glucosa, porque su presencia en la membrana celular no varía. Sin embargo, las proteínas glut 4 reciben el nombre de transportadores inducibles de glucosa, pues se desplazan a la superficie de la célula en respuesta a la insulina o a la contracción muscular. El ejercicio físico aumenta el número de proteínas g glut 4 de la membrana celular y, por consiguiente, la sensibilidad a la insulina. Al introducir la glucosa en esas células, la insulina logra restablecer el nivel de glucosa en la sangre en dos horas.

Tanto la obesidad como la lipoatrofia ocasionan RI y una predisposición a la DM2, lo que demuestra que el tejido

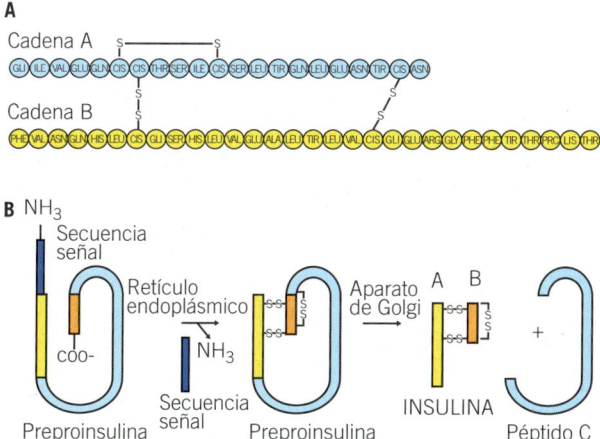

Figura 24-1. Insulina. A) Estructura de la insulina. **B)** Formación de la insulina humana a partir de la preproinsulina.

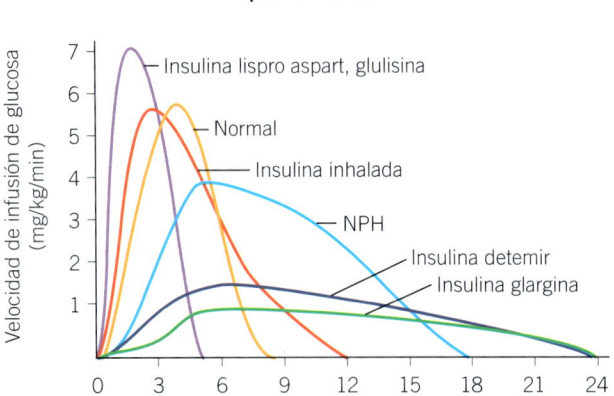

Tipo de insulina	Modificación
Insulina humana regular	
Insulina lispro	Intercambio de prolina en la posición B28 por lisina posición B29.
Insulina aspart	Sustitución de prolina por ácido aspártico posición B28.
Insulina NPH	NPH (*Neutral Protamine Hagedorn*) es un preparado que pertenece al grupo de las insulinas de acción intermedia.
Insulina glargina	Inserción de dos argininas en la región C terminal cadena B. Sustituye aspargina por glicina en la posición A21.
Insulina detemir	Insulina unida al ácido mirístico, se une a los ácidos grasos presentes en la albúmina.

Figura 24-2. Farmacocinética de los diferentes tipos de insulina. Los análogos de acción rápida son la *insulina aspart*, la *insulina lispro y glucilina*. Los análogos de insulina basal son la *insulina glargina* y la *insulina determir*. Por recombinación genética se hicieron las modificaciones. La insulina inhalada se absorbe antes que la insulina administrada de forma subcutánea. (Tomada de dtc.ucsf.edu y modificada de Aragón Alonso A, y col., 2003.)

adiposo es crucial para la regulación del metabolismo de los carbohidratos, más allá de su capacidad en captar glucosa. Aunque la insulina no estimula la captación de glucosa en hígado, bloquea la glucogenólisis y la gluconeogénesis, y estimula la síntesis de glucógeno; de esta manera regula los niveles de glucosa en ayuno. La acción de la insulina en tejidos que por lo regular no se consideran sensibles a la insulina, incluidos el cerebro y las células pancreáticas beta, también son importantes en la homeostasis de la glucosa.

Resistencia a la insulina

La RI puede definirse como la incapacidad de las células blanco de responder a la insulina, debido a defectos en su señalización. Esta RI es una de las principales características en las manifestaciones patológicas asociadas con la DM2.

Se han identificado múltiples anormalidades en las reacciones de señalización de la insulina que contribuyen a esta resistencia:

- Reducción del nivel de expresión de receptores de insulina.
- Reducción del nivel de actividad de la cinasa de tirosina **intrínseca**, lo que produce una fosforilación inadecuada del sustrato del receptor de la insulina.

Entre las causas potenciales para la disfunción de las células beta del páncreas se encuentran:

- Anormalidades metabólicas reversibles como la *glucotoxicidad* y la *lipotoxicidad*.
- Cambios hormonales como la acción inadecuada de la incretina y la secreción aumentada de glucagón (las hormonas incretinas se producen en el tracto gastrointestinal y se liberan cuando los nutrientes ingresan al intestino; tras su liberación, se estimula la secreción de insulina; el principal mecanismo regulador para la secreción de glucagón es el nivel de glucosa en sangre).
- Anormalidades genéticas de las proteínas de las células beta del páncreas, como la glucocinasa, el complejo formado por el receptor de las sulfonilureas y el canal de potasio, el factor promotor 1 de la insulina, el factor nuclear de los hepatocitos y el sustrato 1 del receptor de la insulina.
- Reducción de la masa de las células beta del páncreas causada, principalmente, por apoptosis.

La resistencia a la insulina aumenta con el incremento de peso; por el contrario, ésta disminuye cuando se pierde peso. Lo anterior sugiere que la acumulación de grasa es importante en el desarrollo de la resistencia a la insulina. El tejido adiposo además de almacenar energía, también la secreta. Las sustancias reguladoras que producen los adipocitos incluyen leptina, resistina y adiponectina, las cuales contribuyen al desarrollo de resistencia a la insulina. Los niveles altos de ácidos grasos que se presentan en la obesidad también participan en el desarrollo de resistencia a la insulina.

El efecto nocivo de los ácidos grasos en la señalización de la insulina se lleva a cabo a través de la activación de diferentes proteínas cinasas de serina/treonina (JNK, IKK, PKC θ y PKC ζ) que fosforilan al sustrato del receptor de la insulina 1 (IRS-1). De ahí que la fosforilación de residuos serina/treonina del IRS-1 desempeña una función crucial en la resistencia a la insulina inducida por ácidos grasos. Al impedir esta fosforilación se protege el músculo contra la resistencia a la insulina.

Las células adiposas expresan y liberan al factor de necrosis tumoral alfa (TNF-α), factor cuya participación se reconoce en la inducción de la RI. Esta molécula ejerce múltiples efectos sobre la función del adipocito, como inhibición de la lipogénesis y aumento de la lipólisis. El TNF-α interfiere en la señalización de insulina y causa resistencia a insulina en obesidad (figura 24-3).

Señalización de la insulina

La insulina ejerce varios efectos pleiotrópicos en las células; incrementa la replicación y supervivencia celular, disminuye la apoptosis, participa en el ciclo celular y regula la homeostasis del metabolismo energético. La resistencia a la insulina puede deberse a múltiples defectos en la transducción de las señales como la activación defectuosa del receptor de insulina y la vía de activación disminuida de la cinasa de fosfatidilinositol trifosfato (PI3K, *phosphatidylinositol-3-kinase*) estimulada por insulina.

Se investigan varias moléculas como estrategia para intervenir en la transducción de señales mediadas por la insulina. Los nuevos enfoques se dirigen a inhibir las vías enzimáticas que desactivan el receptor de insulina, o a sus efectores intracitosólicos subyacentes, como las proteínas IRS (sustrato del receptor de insulina). De esta manera, se han podido identificar proteínas fosfatasas de tirosina específicas (PTP, *protein tyrosine phosphatases*), entre otras, como objetivos terapéuticos.

Receptor de insulina

Una vez en la sangre, la insulina llega a los dos órganos blanco principales: las células del tejido adiposo y las de músculo; estas últimas son las grandes consumidoras de glucosa y cuentan con receptores específicos para la insulina en su superficie.

Las acciones de la insulina inician con su acoplamiento al receptor de insulina (InsR), el cual es una proteína transmembranal heterotetramérica, compuesta de dos subunidades extracelulares alfa y dos subunidades beta transmembranales con actividad a la tirosina cinasa. La insulina se une a dos sitios asimétricos de las subunidades extracelulares alfa, con lo que se inducen cambios conformacionales que dan lugar a la autofosforilación de las subunidades beta insertadas a través de la membrana y producen la activación de la tirosina cinasa intrínseca del receptor (enzima fosforilante). En ese momento, la porción intracelular del receptor adquiere la capacidad de cinasa, y hace que una molécula de fosfato ($H_3PO_3^-$) se combine con el aminoácido tirosina en cada subunidad, como se describe en la figura 24-4.

La subunidad beta tiene tres sitios de autofosforilación: uno cerca de la membrana y otro dentro del asa de regulación; el tercero en el extremo carboxilo terminal. La autofosforilación es el inicio de una cascada de respuestas de señalización celular que incluyen la fosforilación de la familia de proteínas IRS, de las cuales se han identificado al menos cuatro, con estructuras químicas similares, pero que se distribuyen en forma distinta en los tejidos corporales. El efecto insulínico se da por la activación de la cadena

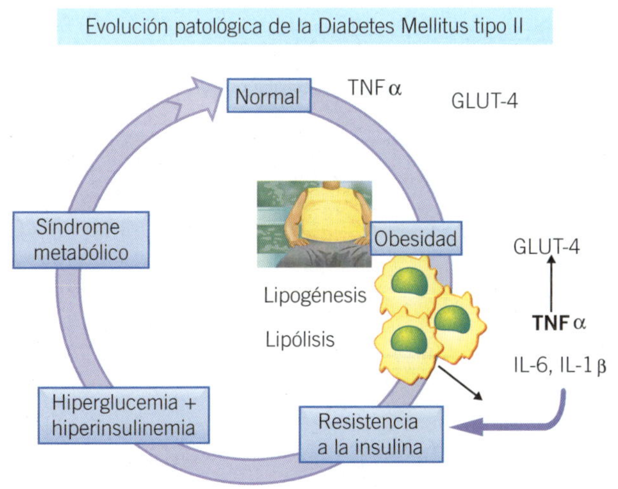

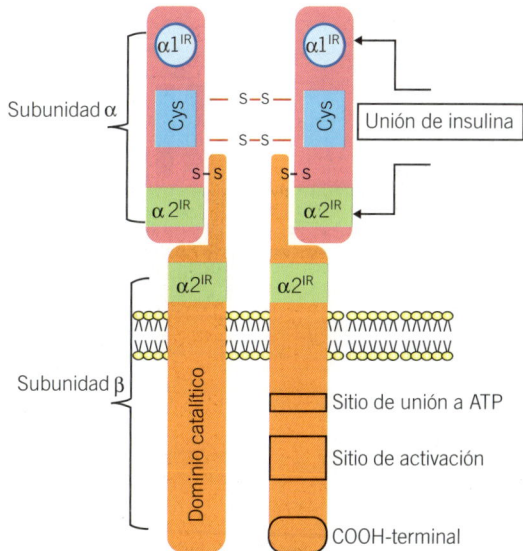

Figura 24-4. Estructura del receptor de insulina: dominios funcionales del receptor. La estructura del RI es un heterotetrámero con dos subunidades alfa extracelulares unidas a dos subunidades beta por puentes disulfuro. Las subunidades alfa contienen las regiones de unión a insulina α1IR y α2IR en adición a una región rica en cisteínas (*Cys*). La subunidad alfa contiene una porción extracelular, una transmembranal y una intracelular. En su porción intracelular se localiza un dominio catalítico de cinasa de tirosina con un sitio de unión a ATP y sitios de fosforilación en tirosina que se localizan en las regiones yuxtamembranal, sitio de activación y carboxilo terminal. (Tomada de Olivares Reyes J.A, 2008.)

Figura 24-3. Evolución patológica de la diabetes mellitus tipo 2. La TNF-α interfiere en la señalización de insulina y causa resistencia a la insulina en individuos con obesidad. En seres humanos obesos se incrementa la actividad de TNF-α y puede inducir resistencia a la insulina a través de un defecto en la capacidad del receptor de insulina de fosforilación, o por la disminución en la expresión génica de los transportadores de glut 4. TNF-α es un estimulante de la lipólisis, mientras que inhibe la lipogénesis.

fosforilativa intracelular, mediante un intercambio de fósforos entre diversas moléculas dentro de la célula. Como consecuencia de la unión de la insulina a las subunidades alfa, la subunidad beta, con propiedades de proteína cinasa, se autofosforila en los residuos de tirosina, y serina/treonina. Enseguida, se inicia una cascada de reacciones de fosforilación y desfosforilación de un gran número de sustratos intracelulares, intermediarios de muchas acciones metabólicas. De este modo, la insulina alcanza sus efectos finales mediante un conjunto de acontecimientos celulares que involucran reacciones muy diversas.

El IRS-1 fosforilado, a su vez, se une a varias proteínas llamadas *proteínas SH2*, que contienen dominios SH2, por homología al dominio 2 de la proteína Src.

Una vez fosforilado, el InsR atrae proteínas adaptadoras que contienen dominios de unión a fosfotirosinas (PTB), como el IRS y la proteína homóloga de Src (Shc). Las proteínas adaptadoras que se unen al receptor fosforilado pueden activar la vía de la proteína cinasa activadora de la mitogénesis (MAPK, *mitogen-activated protein kinase*) o la PI3K, como se describe en la figura 24-5.

Sustratos del receptor de insulina

Se han identificado al menos nueve sustratos intracelulares de las cinasas del receptor de insulina/IGF-1. Cuatro de ellos pertenecen a la familia de las proteínas IRS del receptor de insulina. Otros sustratos incluyen a las proteínas Gab-1, p60dok, Cbl, APS e isoformas de Shc. Las tirosinas fosforiladas en estos sustratos actúan como zonas de acoplamiento para proteínas que contienen dominios de SH2.

Inhibición de la señalización del receptor de insulina

En adición a la fosforilación de tirosina, tanto el receptor de insulina como las proteínas IRS son susceptibles a las fosforilaciones en sus residuos de serina, que pueden atenuar o eliminar la vía de señalización intracitosólica de la insulina al disminuir o interrumpir la fosforilación de tirosina mediada por la insulina y promover también interacciones con las proteínas 14-3-3. Éstas se caracterizan por estar implicadas en la transducción de señales mediante su unión a proteínas que contienen fosfoserina. Las proteínas 14-3-3 actúan como moduladoras de la fosforilación. Esto significa que, luego que una proteína es fosforilada, se genera un sitio de unión para 14-3-3; esta interacción realmente modifica el estado de activación de la proteína (figura 24-5).

Estas fosforilaciones retroalimentan de forma negativa la señalización de insulina; sirven como mecanismo molecular puente para la comunicación cruzada de otras vías

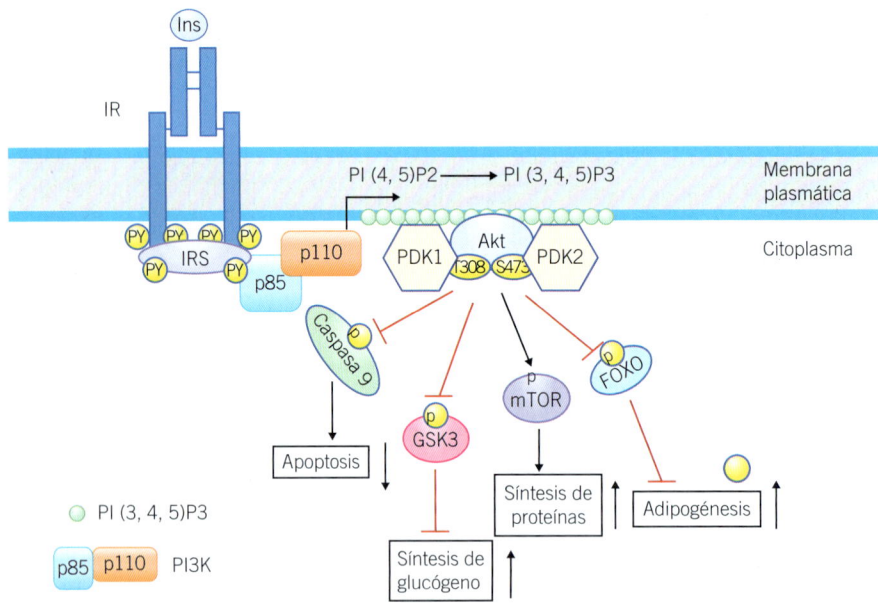

Figura 24-5. Activación de la vía de PI3K/AKT por insulina. Esta vía representa el principal mecanismo por el que la insulina ejerce sus funciones en el metabolismo. El IR activo y autofosforilado activa a IRS, que contiene varios sitios de fosforilación en residuos de Tyr (Y) que, al ser fosforilados por el IR, se convierten en sitios de unión y activación de proteínas que contienen dominios SH2 como PI3K. La PI3K posee una subunidad reguladora (p85) y una subunidad catalítica (p110). La interacción entre p85/IRS-1 da por resultado la activación de p110; ya activada, la p110 tiene acceso a su sustrato PI(4,5)P2, el cual es fosforilado en la posición 3 de inositol, generando PI(3,4,5)P3, que sirve como un sitio de unión para cinasas de Ser como PDK1 y Akt. El complejo proteico PDK2 activa a Akt, lo que induce su primera fosforilación en la Ser473, seguida de una segunda fosforilación en la Thr308, esta última inducida por PDK1. Akt regula varios de los efectos metabólicos de la insulina a través de regular la activación de diferentes sustratos que propagan la respuesta, como mTor, FOXO, GSK3 y caspasa 9. (Tomada de Olivares Reyes J.A., 2008.)

intracitosólicas involucradas en la resistencia a la insulina. En este proceso se han implicado varias cinasas, incluyendo la PI-3K, Akt, la cinasa glucógeno-sintetasa GSK-3 y el receptor en mamíferos de rapamicina (mTOR, *mammalian target of rapamycin*). Por otro lado, la atenuación de la señalización de insulina inducida por tejido adiposo podría desencadenarse a través de otras vías moleculares y genómicas que ocasionan la activación secuencial de la proteína cinasa C (PKC) y la cinasa del inhibidor del factor nuclear-kappa beta (IκK-β).

La acción de la insulina también es atenuada por proteínas fosfatasas de tirosina (PTPasas), que catalizan una defosforilación rápida del receptor y sus sustratos.

Cascadas de fosforilación estimuladas por la insulina

Como en otros factores de crecimiento, la insulina estimula la MAPK, para a su vez estimular la cinasa regulada por señales extracelulares (ERK, *extracellular signal-regulated kinase*). Esta vía involucra la fosforilación de tirosinas en las proteínas IRS o Shc, que a su vez interactúan con la proteína adaptadora Grb2, y reclutan a la proteína de intercambio *Son-of-sevenless* (SOS) hacia la membrana plasmática para activar la proteína Ras. La activación de Ras requiere también la estimulación de la tirosina fosfatasa SHP2, a través de su interacción con sustratos del receptor como Gab-1 o IRS1/2. Una vez activada, la proteína Ras opera como un interruptor molecular, estimulando a su vez una cascada de serinas-cinasas a través de la activación secuencial de las proteínas Raf, MEK y ERK. La activación de ERK la transloca al interior del núcleo en donde cataliza la fosforilación de factores de transcripción, que dan lugar a la proliferación y diferenciación celulares, como se aprecia en la figura 24-6.

Transportadores de difusión facilitada por hexosas

Los *transportadores de difusión facilitada para hexosas* (glut, *glucose transporter*) son una familia de proteínas cuyos miembros poseen características comunes con secuencias extremadamente conservadas que determinan estructuras secundarias y terciarias (dominios o *motifs*). Estos dominios les dan especificidad a los transportadores por uno o más carbohidratos, determinan su distribución tisular, la ubicación celular y la regulación de su actividad por hormonas.

En los últimos años se han identificado nuevos genes que codifican proteínas transportadoras tipo TDFH para la glucosa y que pertenecen a la familia portadora de solutos 2A (SLC2A, *solute carrier 2A*). Sobre la base de la homología de la secuencia primaria, la familia de los glut puede dividirse en tres subfamilias:

a) Familia de clase I: se encuentra formada por los glut 1, 2, 3 y 4.

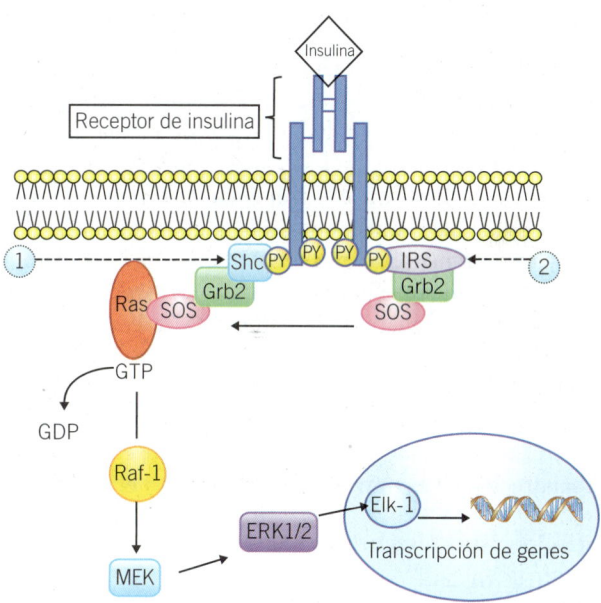

Figura 24-6. Activación de la vía de las MAPK por acción de la insulina. La insulina activa la vía de las MAPK a través de dos mecanismos: en el primero, la activación del IR promueve la asociación de la proteína Shc y ésta une al complejo Grb2/SOS; SOS activa a Ras y una vez activado se inicia el encendido de la cascada de las MAPK. GTP-Ras une y activa a Raf-1 que subsecuentemente lleva a la fosforilación y activación de MEK y de las ERK1/2. De manera alterna, existe una vía independiente de Shc pero dependiente de la activación del IRS por la que la insulina es capaz de activar a las MAPK. En esta vía, una vez que IRS está activo, se une al complejo Grb2/SOS, siguiendo la misma secuencia de activación de proteínas para Shc. (Tomada de Olivares Reyes J.A, 2008.)

b) Familia de clase II: constituida por los glut 5, 7, 9 y 11.
c) Familia de clase III: formada por los glut 6, 8, 10 y 12; el glut 13, o transportador para mioinositol (HMTI-1), y el glut 14.

Glut 1 (SLC2A1): transportador con alta afinidad

Se encuentra en los tejidos que emplean glucosa como combustible principal. A glut 1 también se le conoce como transportador de glucosa eritrocito/cerebro. Se encuentra ampliamente distribuido en el ser humano y se expresa en numerosos tejidos fetales y adultos, como los eritrocitos, las células endoteliales, las células nerviosas, la placenta, los leucocitos, las células de la retina, el riñón (mesangio), el tejido adiposo, etc. Glut 1 tiene una alta afinidad por la glucosa (K_m [constante de Michaelis-Menten]* = 1 a 2 mM), por lo que puede transportarla al interior de la células a cualquier concentración de ésta.

Se considera un transportador basal, lo que es importante para el tejido nervioso y el eritrocito (los tejidos donde se encuentra).

Glut 2 (SLC2A2): función glucosensora

El glut 2 es un transportador de glucosa con baja afinidad (K_m = 15 a 20 mM); se expresa en el hígado humano adulto, el riñón, las células beta de los islotes de Langerhans y la membrana basolateral de las células epiteliales del intestino delgado. Se le atribuye la propiedad de glucosensor porque, con una baja concentración de glucosa en plasma, no es capaz de transportar glucosa al interior de la célula beta y la secreción de insulina es muy baja. En cambio, después de una comida, cuando se incrementa la concentración plasmática de glucosa, el ATP generado por el metabolismo puede estimular la liberación de insulina. Glut 2 es un transportador de tipo bidireccional, que puede transportar glucosa desde la sangre al tejido o bien desde el tejido hacia la sangre, lo que es muy útil para el hígado y el riñón.

Glut 3 (SLC2A3): glut de más alta afinidad por la glucosa

El glut 3 es un transportador de glucosa de alta afinidad (K_m = 1 a 2 mM) que primero fue caracterizado en el cerebro. Es un transportador coagregado con glut 1 en el tejido nervioso y la placenta. Este transportador participa en el desarrollo embrionario.

Glut 4 (SLC2A4): glut con gran movilidad

El glut 4 es un transportador de alta afinidad para la glucosa (K_m = 5 mM) que se expresa fundamentalmente en el tejido muscular estriado, el tejido muscular cardiaco y el adipocito. El glut 4 representa un mecanismo muy fino de regulación del metabolismo de la glucosa, que sólo permite la entrada de glucosa al tejido muscular cuando es lo suficientemente elevada como para estimular la secreción de insulina que favorecerá la entrada del excedente de glucosa al interior muscular. El mecanismo del glut 4 es a través de la unión de vesículas con la membrana plasmática (figura 24-7). Este complicado sistema requiere la participación de una serie de proteínas de las vesículas y de la membrana, denominadas en conjunto proteínas Snare (*soluble NSF attachment protein receptor*). La translocación de glut 4 a la membrana también requiere de la activación de la enzima fosfatidilinisitol-3-cinasa (PI-3K), por intermedio del IRS-1 fosforilado, que forma un complejo con dicha enzima que produce un incremento de su actividad unas 20 veces.

Glut 5 (SLC2A5): transportador específico para fructosa

Se expresa fundamentalmente en las células del ribete en el cepillo del intestino delgado, donde media el paso de la fructosa desde el lumen hasta la célula epitelial intestinal (K_m = 10 a 13 mM). Niveles bajos de este transportador también se encuentran en los eritrocitos, el riñón, los espermatozoides, el músculo esquelético y el tejido adiposo de humanos y ratas.

Glut 6 (SLC2A6): glut 6 de baja afinidad, como en el caso del glut 23

La proteína más similar al glut 6 es el transportador glut 8 (44.8% de homología).

Glut 7 (SLC2A7): un número fallido

Después de analizar las secuencias de glut 7 en ratas, se concluyó que ni los hepatocitos de rata ni los de humanos contenían el mRNA equivalente al que se clonó en los experimentos iniciales, por lo que se infiere que el hallazgo inicial de glut 7 fue un artefacto de las técnicas de clonaje usadas en la época. Más adelante se detectó un gen con características similares a la de los glut adyacentes al gen de glut 5, con el cual tiene gran similitud (58% de homología). Este gen se ha denominado provisionalmente SLC2A7, aunque aún no se conoce el patrón de expresión de este gen ni la especificidad de su transcrito por sustratos.

Glut 8 (SLC2A8): se inicia la carrera por descubrir nuevos glut

Al encontrar niveles muy bajos de mRNA de las isoformas conocidas de estos transportadores, surge la idea de la existencia de nuevos transportadores. Experimentos en ratones que no expresan glut 4 (*glut 4 knockout mice*) mostraron que la capacidad de transporte de glucosa en el músculo es casi normal, sin que se observe un incremento compensatorio en la expresión de glut 1 o 3. Así, se llegó a la identificación y la caracterización de glut 8 y 9 (en la actualidad reclasificados como glut 6).

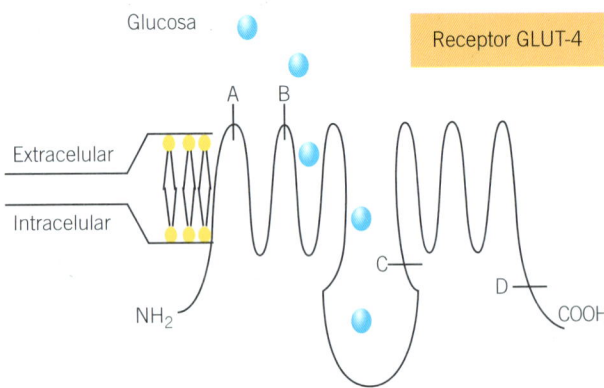

Figura 24-7. Activación de glut 4. La glucosa ingresa a la célula en cuatro etapas. 1) Se une al transportador en la cara externa de la membrana; 2) el transportador cambia de conformación; 3) la glucosa y su sitio de unión quedan localizados en la cara interna de la membrana, y 4) el transportador libre cambia nuevamente de conformación, expone el sitio de unión a la glucosa en la cara externa y retorna a su estado inicial.

Glut 9 (SLC2A9): el verdadero glut 9

Glut 9 es un transportador con una homología de 55% con glut 5. Se expresa de manera importante en el riñón y el hígado, y a bajos niveles en el intestino delgado, la placenta, el pulmón y los leucocitos.

Glut 10 (SLC2A10): hace pareja con glut 2

El K_m del glut 10 es de 0.3 mM. El gen del transportador se localiza en una región asociada fuertemente con posibles diabetogenes. La localización del gen y sus propiedades funcionales sugieren que glut 10 puede llevar a cabo funciones metabólicas de gran importancia y ser un elemento clave en el desarrollo de la DM2. Este transportador se encuentra en mayor concentración en el hígado (adulto y fetal), así como en el páncreas, el músculo cardiaco, el pulmón, el cerebro (adulto y fetal), el músculo esquelético, la placenta y el riñón.

Glut 11 (SLC2A11): un transportador más de fructosa

Sólo se han conseguido productos del gen de glut 11 humano en el músculo esquelético y cardiaco; de éste se han descrito tres tipos de variantes: la primera es causada por la existencia de tres exones de inicio distintos. A diferencia de glut 4, la actividad del transporte de glucosa de glut 11 es inhibida en gran medida por la fructosa, lo que lleva a pensar que éste es un transportador para fructosa con baja afinidad para la glucosa.

Glut 12 (SLC2A12): hermano menor del glut 4

El cDNA de este glut codifica para una proteína de 617 aminoácidos que posee las características esenciales de los glut. El grado de homología de este transportador con glut 4 es de 29% y con glut 10 de 40%. Glut 12 presenta un asa extracelular de gran tamaño entre las α hélices transmembranal 9 y 10. El inmunoblot ha puesto en evidencia la expresión de glut 12 en el músculo esquelético, el tejido adiposo y el intestino delgado. Este hecho ha planteado la hipótesis de que este transportador representa el elusivo segundo sistema de transporte sensible a la insulina que se encuentra en células musculares, ya que su mRNA se ha encontrado en el músculo y en la próstata.

Glut 13 (SLC2A13): transportador de mioinositol dentro de la clasificación de los glut

El glut 13, o transportador de H+/inositol, codifica para una proteína transportadora de membrana de 629 aminoácidos con una analogía de 35% con glut 6 y que se expresa fuertemente en células de la glía y en algunas neuronas, con la capacidad de transportar mioinositol y glucosa cuando se encuentra a una alta concentración. El inositol y sus derivados fosforilados (fosfoinositósidos) tienen una función importante como osmolitos y como segundos mensajeros en la regulación de la exo y la endocitosis de vesículas. La expresión de este transportador en ovocitos de *Xenopus laevis* ha demostrado que la actividad de transporte es casi exclusiva para el mioinositol y algunos de sus isómeros, con una K_m de 100 mM. Su expresión preferencial en el sistema nervioso central hace pensar que su principal función está en la regulación de estos metabolitos en el cerebro.

Glut 14 (SLC2A14): una codificación lejana

Este glut está codificado unas 10 Mb corriente arriba del gen glut 3, con el cual comparte un importante parecido. Hasta ahora se había creído que glut 14 era un pseudogén (como el glut 6 al principio), resultado de la duplicación del gen de glut 3. El gen de glut 14 posee dos formas: una corta, que consiste en un transcrito de 497 aminoácidos, similar al glut 3 en 94.5%. La segunda forma, llamada forma larga, codifica para una proteína de 520 aminoácidos que difiere de la anterior en el extremo amino-terminal. Sin embargo, en contraste con glut 3, este transportador se expresa fundamentalmente en los testículos, donde su mRNA se encuentra en una concentración cuatro veces mayor que glut 3.

Genes de susceptibilidad a diabetes mellitus tipos 1 y 2

La aplicación de técnicas de biología molecular ha avanzado en la búsqueda de marcadores genéticos asociados a diversas enfermedades, para su diagnóstico y tratamiento oportunos.

En contraste con la DM1, en que se ha encontrado una estrecha relación con los genes del sistema HLA, en la DM2 no ha sido posible establecer un solo gen involucrado con esta enfermedad. Sin embargo, se han descrito varios genes relacionados con esta afección, entre los que destacan los genes que codifican para las proteínas involucradas en la vía de señalización de la insulina, el transporte de la glucosa, la síntesis de glucógeno y absorción de ácidos grasos, y la diferenciación de los adipocitos (cuadro 24-3).

Genes polimórficos asociados a la diabetes mellitus 2

Se han observado ciertos genes con variantes polimórficas que alteran la susceptibilidad a desarrollar DM2. Al ser la DM2 una enfermedad multifactorial y multigénica, la presencia de estos polimorfismos en el individuo podría aumentar el porcentaje global de riesgo, lo cual hace a la DM2 un trastorno demasiado complejo. El cuadro 24-4 muestra algunos genes implicados y el polimorfismo del que se trata.

CUADRO 24-3. Genes candidatos asociados a diabetes tipo 2

Gene	Función
CAPN10	Calpaína 10, posee actividad enzimática intracelular tipo cisteína-proteasa. Pertenece al grupo de peptidasas de las calpaínas.
PAR-γ2	Receptor activador de los peroxisomas, proteína nuclear involucrada en las rutas metabólicas de los ácidos grasos.
PPARGC1A	Coactivador 1 del PPARG. Proteína que funciona como receptor nuclear y cofactor transcripcional. Está involucrado en la diferenciación del adipocito, en la gluconeogénesis, en la oxidación de los ácidos grasos y en la termorregulación.
UCP-1	Proteínas desacopladoras; participa en el transporte de protones.
UCP-2	Participa en la unión y el transporte de protones. Se relaciona con el desarrollo de la obesidad.
UCP-3	Está involucrada en el metabolismo de los lípidos y el intercambio de gases durante la respiración, también participa en el transporte de protones.
IRS-1	Sustrato del receptor de la insulina. Proteína citoplasmática que al unirse al receptor de la insulina activa la vía de señalización de la glucosa.
SUR1	Receptor de la sulfonilurea. SUR-1 casete que une ATP. Algunas mutaciones se han asociado con DM2.
Grelina	Ligando endógeno que regula la secreción de la hormona de crecimiento (GH). Participa en la señalización célula acoplado a proteínas G.
Adipo	Hormona secretada por los adipocitos que regula la homeostasis de la glucosa y el metabolismo de los lípidos.

Diabetes y actividad física: efecto en glut 4, glucogenólisis y resistencia a la insulina

Los efectos beneficiosos de la actividad física para el tratamiento de la DM2 son reconocidos. En varias investigaciones se ha demostrado que el ejercicio aeróbico es una forma muy conveniente de entrenamiento, aunque hoy en día en pacientes con DM2 también se recomienda el ejercicio de sobrecarga como un componente importante de los programas de acondicionamiento físico.

En los miocitos existen dos transportadores de glucosa, glut 1 y glut 4. Se considera a las proteínas glut 1 los trans-

CUADRO 24-4. Se muestran algunos genes y sus polimorfismos implicados en la susceptibilidad para desarrollar DM2 como factores predisponentes o protectores

Gen	Nombre del gen	Polimorfismo	Efecto
TGFβ1	Factor de crecimiento transformante beta 1	+869T/C(L10P)	Efecto protector
PPAR-γ	Receptor gamma del activador de proliferadores de peroxisomas	Pro 12 Ala	Aumento de resistencia a la insulina
ALR-C	Aldosa reductasa	ALR C(-106)T	Más susceptible para DM1 > DM2
TCF7L2	Factor de transcripción-7, like-2	rs12255372 (G/T)	Mayor susceptibilidad
ACE	Enzima convertidora de angiotensina	Inserción/deleción (I/D)	Mayor susceptibilidad
APO-E	Apolipoproteína E	ε2 alelo	Mayor susceptibilidad
FABP-1	Proteína-1 de unión a ácidos grasos	rs2197076	Mayor susceptibilidad
FABP2	Proteína-2 de unión a ácidos grasos	Ala54Thr	Mayor susceptibilidad
FTO	Gen asociado a la masa grasa y obesidad	-rs9939609	Mayor susceptibilidad
KCNJ11	Canal de potasio	E23K	Mayor susceptibilidad
GCK	Glucocinasa	-30G>A	Mayor susceptibilidad
HNF4A	Factor nuclear de hepatocitos	T130I	Mayor susceptibilidad

portadores basales de la glucosa porque su presencia en la membrana celular no varía. En otras palabras, las células musculares poseen un número determinado de proteínas glut 1 en la membrana celular para transportar glucosa. Sin embargo, los transportadores glut 4 se desplazan a la superficie de la célula en respuesta a la insulina o a la contracción muscular inducida por la actividad física (figura 24-8). Así, el ejercicio físico aumenta el número de proteínas glut 4 en la membrana celular y, por consiguiente, la sensibilidad a la insulina, ya que es traslocado hacia la membrana de la célula muscular, sin intervención de insulina. Una simple caminata permite la entrada de 100 g de glucosa/hora a los músculos; mientras que el ejercicio intenso permite la entrada, como máximo, de 200 g de glucosa/hora.

AMPK y el consumo de glucosa del músculo

La proteína cinasa activada por AMP (AMPK, *AMP-activated protein kinase*) es una enzima que se activa cuando existe un cambio en los depósitos energéticos de la célula, debido a mecanismos de contracción. También se ha visto que cuando el músculo se ejercita se activa por hipoxia. Su función crucial en el consumo de glucosa ha sido demostrada fisiológica y farmacológicamente. Este mecanismo, observado *in vitro*, se presenta de manera independiente de los mecanismos inducidos por la insulina. En la medida que AMPK activa el consumo de glucosa en el músculo, los niveles de glucosa sanguínea descienden. La magnitud de este fenómeno es dependiente del contenido de glucógeno muscular, del grado de entrenamiento del músculo y del tipo de fibras musculares que lo componen. Otro fenómeno implicado en el consumo de glucosa por AMPK es la acción de ésta sobre la sensibilidad del receptor de insulina, asociada a la disminución de triglicéridos (TG) intracelulares. Dichos TG entorpecen la señalización de insulina y junto con la disminución de Malonil CoA están implicados en la patogenia de la resistencia a la insulina.

El AMPK también estimula la translocación de los transportadores de glucosa, glut 4. La presencia de óxido nítrico estimula el AMPK, y éste, a su vez, el metabolismo de glucosa.

Señales hacia el transporte de glucosa durante el ejercicio

El ejercicio induce de manera independiente el mecanismo de la insulina, la incorporación y el consumo de glucosa

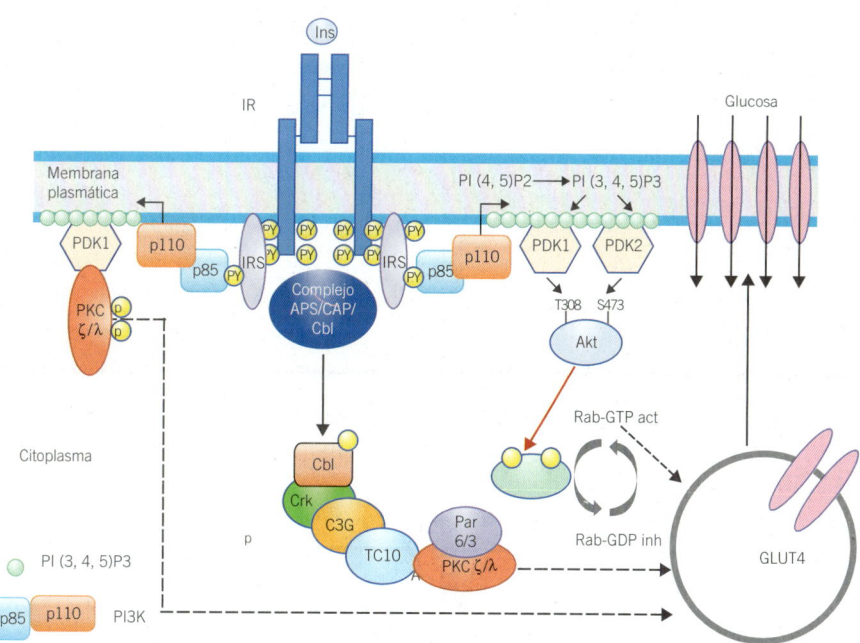

Figura 24-8. Regulación del transporte de glucosa por la insulina. La insulina promueve la translocación del transportador glut 4 de compartimentos intracelulares a la membrana plasmática. La proteína AS160 en su estado no fosforilado y activo regula de forma negativa a la proteína G pequeña Rab, la cual participa en el tráfico vesicular de glut 4. AS160 estimula la hidrólisis del GTP unido a las Rab (generando Rab-GDP, inactivo) e inhibiendo el tráfico vesicular. Cuando la AS160 se fosforila por Akt, ésta se inhibe, lo que incrementa el tráfico-dependiente de Rab-GTP (activo) de glut 4 a la membrana plasmática. Por otra parte, PDK1 induce también la fosforilación de sitios críticos en el asa de activación de dos formas atípicas de la PKC (PKCë/ï), que contribuyen de manera extraordinaria a la translocación de glut 4 inducida por la insulina. En fecha reciente, se describió una vía alternativa independiente de PI3K/PDK1/Akt, en que la unión de insulina a su receptor activa la proteína G pequeña TC10 vía el complejo APS/CAP/Cbl. Así, TC10 participa en la activación de las PKC-ë/ï que produce la translocación de glut 4. (Tomada de Olivares Reyes J.A, 2008.)

por parte del músculo. Al parecer, uno de los mecanismos esenciales esta mediado por las variaciones en las concentraciones del Ca^{2+} por medio de la activación de la PKC que involucra al AMPK y otras proteínas que corresponden a la cascada de señales de insulina, como la p38 y la familia de las MAPK.

Durante el consumo de glucosa por parte del músculo están involucrados los procesos de aumento del aporte de glucosa a la membrana celular, debido al incremento de la capilaridad y perfusión que supone el ejercicio, seguido de una mayor capacidad de transporte de la membrana obtenida por la vía de translocación de los glut 4 y por los microtúbulos que los trasladan desde el espacio intracelular a la membrana. En la contracción repetida del músculo se incorporan diacilgliceroles, que inhiben la cascada de señales de insulina y, por lo tanto, funcionan como proteína moderadora de la entrada de glucosa al citoplasma celular.

Aspectos ligados al entrenamiento físico

El entrenamiento físico incrementa la posibilidad de metabolizar u oxidar ácidos grasos, gracias al incremento de la capilaridad que posee el tejido muscular entrenado. Éste es capaz de modificar el umbral oxidativo y, ante una misma carga, el músculo entrenado puede modificar la proporción oxidativa de grasas y glucógeno. Por otro lado, se ha observado que el exceso de glucosa plasmática, acompañado de elevaciones de insulina, inhibe la oxidación de ácidos grasos en el músculo. Este efecto no sucede a la inversa, es decir, ante un aumento de ácidos grasos circulantes, no aumenta la capacidad oxidativa de grasas por parte del músculo durante el ejercicio. Esto es muy importante ante los diferentes estados fisiopatológicos relacionados con la resistencia a la insulina.

Ejercicios de integración

1. Complete el siguiente cuadro de clasificación de los tipos de DM con la información contenida en el capítulo.

	Diabetes tipo 1	Diabetes tipo 2	Diabetes gestacional	Diabetes MODY
Prevalencia en México				
Enfermedad/estado desencadenante				
Edad de inicio				
Genes asociados				
Defecto en la señalización de insulina				
Niveles de insulina plasmática				
Complicaciones				
Tratamiento				

2. Complete el siguiente esquema de la señalización de insulina, rellenando los cuadros con los nombres de las moléculas:

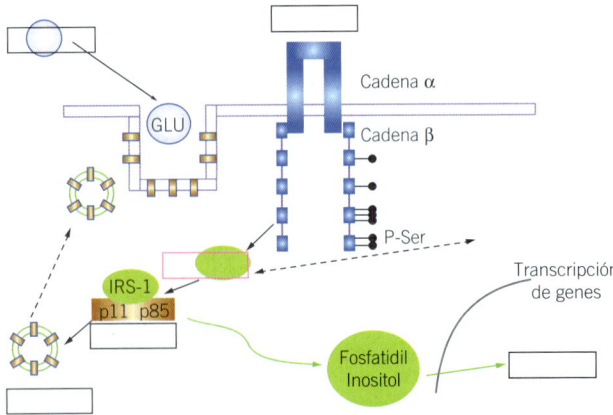

Bases moleculares de la obesidad

CAPÍTULO 25

Blanca Estela Bastidas Ramírez • Angélica Sofía González Garibay • Viviana Carolina Núñez Valdez
• Alfonso López Vázquez • Pedro Ernesto Urzúa Lozano

Introducción

Durante las últimas décadas, la obesidad se ha convertido en una enfermedad con una alta prevalencia a nivel nacional y mundial. En 2012, México ocupó el primer lugar en obesidad en adultos y el segundo en niños. Este trastorno aumenta el riesgo de padecer enfermedades crónico-degenerativas no transmisibles, como diabetes mellitus tipo 2 (DM2), enfermedad cardiovascular (ECV), hipertensión y ciertos tipos de cáncer. En la actualidad, estas enfermedades constituyen las principales causas de mortalidad en México.

Hasta hoy, los avances científicos y tecnológicos han brindado una respuesta incompleta acerca de la etiología de la obesidad. Es evidente que los factores genéticos y ambientales, así como una dieta incorrecta y la inactividad física, participan en el desarrollo de esta enfermedad.

La respuesta biológica a un mayor consumo de alimentos o una reducción en el gasto energético varía entre los individuos. Para identificar medidas preventivas y terapéuticas eficaces contra la obesidad es necesaria una comprensión mecanicista más detallada de las vías moleculares, fisiológicas y del comportamiento, involucradas en individuos susceptibles.

Obesidad

Definición

La Organización Mundial de la Salud (OMS) define a la obesidad como una enfermedad crónico-degenerativa multifactorial, caracterizada por un aumento desproporcionado de tejido adiposo en el organismo; este aumento se relaciona con el deterioro de la salud y se debe a un balance energético positivo, resultado del desequilibrio entre el consumo calórico y el gasto energético.

Diagnóstico

El índice de masa corporal (IMC) es un cálculo indirecto para diagnosticar la obesidad; el estadista Lambert Adolphe Jacques Quetelet lo desarrolló, por lo que también se le conoce como índice Quetelet. El IMC es la relación resultante de dividir el peso corporal en kilogramos (kg) entre la talla en metros al cuadrado (m^2).

$$IMC = \text{peso en kg} / \text{talla en } m^2$$

Con base en la clasificación de la OMS, se considera que un IMC igual o mayor de 30 kg/m^2 corresponde a obesidad (cuadro 25-1). Asimismo, un valor de IMC igual o mayor a 25 kg/m^2 aumenta las probabilidades de desarrollar enfermedades relacionadas con la obesidad.

Comorbilidades

La obesidad es un factor de riesgo para desarrollar resistencia a la insulina (RI), DM2, ECV, osteoartritis, cáncer del endometrio, cáncer de mama y cáncer de colon, entre otras afecciones crónicas asociadas. Además, este trastorno también está vinculado con varias enfermedades digestivas, que incluyen la enfermedad por reflujo gastroesofágico, la esofagitis erosiva, pólipos colorrectales y la esteatohepatitis no alcohólica.

Tejido adiposo

Entre 20 y 30% del peso corporal total de un adulto sano corresponde a tejido adiposo. Sesenta por ciento del tejido adiposo está conformado por adipocitos.

Existe tejido adiposo pardo (TAP) y tejido adiposo blanco (TAB). Ambos poseen diferente color, morfología, funciones y características bioquímicas. El TAP se distribuye en vísceras, nódulos linfáticos y músculo esquelético, permite la oxidación de ácidos grasos y disipa el exceso de energía en forma de calor. El TAP se correlaciona inversamente con la obesidad. Por otro lado, la proporción de TAB es dominante en el cuerpo humano y se distribuye por todo el organismo. Se compone principalmente de adipocitos esféricos, grandes, apoyados por un tejido conectivo laxo muy vascularizado, además de células del estroma vascular como preadipocitos, células endoteliales y células del sistema inmune, como linfocitos y macrófagos. La función metabólica principal del TAB es almacenar nutrientes en forma de triglicéridos que puedan ser liberados en los momentos de demanda de energía del organismo, como son el hambre y el ejercicio. En fecha reciente se descubrió un nuevo tipo de adipocito que presenta un patrón de expresión de genes diferente. Estas nuevas células de color marrón, que residen dentro del TAB, se han denominado adipocitos beige o tejido adiposo marrón inducible (TAMi) y son estimulados por la exposición al frío y por algunas hormonas endógenas.

El TAB también se reconoce como un importante órgano endocrino, productor y secretor de más de 600 factores bioactivos conocidos en la actualidad como adipocinas. Éstas permiten establecer comunicación entre el TAB y los órganos centrales, como el cerebro, y los órganos periféricos, como el hígado y el músculo esquelético, así

CUADRO 25-1. Clasificación de la Organización Mundial de la Salud de los valores del IMC para el diagnóstico de la obesidad.

IMC NOM (kg/m²)	IMC OMS (kg/m²)	Clasificación
	Menor a 18.5	Peso bajo
	18.5 a 24.9	Normal
	25 a 29.9*	Sobrepeso
	30 a 34.9**	Obesidad nivel I
	35 a 39.9	Obesidad nivel II
	Mayor a 40	Obesidad nivel III mórbida

como actuar de manera autocrina y paracrina en el tejido adiposo. Por tanto, el entendimiento profundo de la función de estas moléculas facilita la comprensión del complejo desarrollo de la obesidad.

Fisiopatología de la obesidad

La obesidad se refiere al almacenamiento excesivo de energía en el TAB, que debido a su amplia distribución en el organismo puede afectar a la función de diversos órganos y sistemas. La obesidad se acompaña de cambios importantes en la función de los adipocitos y en el metabolismo sistémico.

En el adulto, el balance energético positivo ocasiona hipertrofia del adipocito, mientras que en niños y adolescentes predomina la hiperplasia. La hipertrofia del adipocito ocasiona modificaciones en su expresión génica y una respuesta inflamatoria en el tejido adiposo caracterizada por una afluencia de células inflamatorias. La comunicación cruzada entre los adipocitos y los macrófagos del tejido adiposo contribuye de forma importante a la disfunción del adipocito al modificar el perfil de expresión de adipocinas.

Adipocinas involucradas en la obesidad

Adiponectina

Ésta es una adipocina implicada en las vías metabólicas que regulan el metabolismo de lípidos y la sensibilidad a la insulina, con actividades antidiabéticas, antiaterogénicas y antiinflamatorias directas.

El gen de la adiponectina, o *ADIPOQ*, también conocido como *ACDC*, *ACRP30*, *APM1* o *GBP28*, se localiza en el cromosoma 3q27. Este gen se expresa de manera exclusiva en el tejido adiposo y codifica una proteína con similitud a los colágenos VIII, X y factor de complemento C1q. Está constituida por 244 aminoácidos y contiene un péptido señal, el cual permite su secreción al exterior del adipocito. La proteína madura tiene un peso aproximado de 26 kDa. La adiponectina se modifica de forma postraduccional mediante hidroxilación y glicosilación, con lo cual es capaz de conformar trímeros (LMW), hexámeros (MMW) o isoformas de alto peso molecular (HMW), lo que le permite aumentar su vida media en circulación. Las isoformas HMW se han relacionado con un aumento en el perfil de lipoproteínas aterogénicas.

La adiponectina ejerce su acción a través de dos receptores: AdipoR1 (expresado altamente en músculo esquelético) y AdipoR2 (expresado en el hígado). La unión de adiponectina a su receptor conduce a la activación de AMPK y PPAR. Esta activación se traduce en aumento en la proliferación y diferenciación del adipocito. La adiponectina además mejora la sensibilidad a la insulina, lo que favorece la translocación de los transportadores de glucosa, inhibe la gluconeogénesis y aumenta la oxidación de ácidos grasos en el hígado. Asimismo, la adiponectina antagoniza TNF-alfa mediante la regulación negativa de su expresión en varios tejidos como el hígado y los macrófagos, y también contrarresta sus efectos sobre la cascada de señalización de la insulina. Inhibe la señalización de factor nuclear κB (NFκB, *nuclear factor kappa B*) a través de una vía dependiente de AMP cíclico (AMPc).

La hipoadiponectinemia, caracterizada por bajos niveles de adiponectina en plasma, puede originarse por factores genéticos, como polimorfismos de nucleótido único (SNP, *single nucleotide polymorphism*) y mutaciones en el gen de la adiponectina o por depósitos abundantes de tejido adiposo en vísceras. Se ha sugerido que la hipoadiponectinemia está asociada con la dislipidemia, la hipertensión arterial, hiperuricemia, síndrome metabólico, aterosclerosis, DM2 y diversas enfermedades cardiovasculares.

Leptina

Ésta es una adipocina que desempeña una función importante como parte de una vía de señalización que regula el tamaño de los depósitos de grasa corporal; inhibe también el consumo de alimentos y regula el gasto de energía como parte de un mecanismo homeostático para mantener la constancia de la masa adiposa.

El gen de la leptina (del griego *leptos*, delgado) se localiza en el cromosoma 7q31.3 y se le ha denominado gen *LEP*; también se le conoce como gen *OB*. Este gen se expresa en el TAB y codifica una proteína con carácter de hormona de 167 aminoácidos, con una secuencia señal de 21 aminoácidos, que se elimina antes de que la leptina se transporte al torrente circulatorio como una proteína de 146 aminoácidos. La proteína madura tiene un peso aproximado de 17 kDa. En su forma activa contiene un puente disulfuro entre las cadenas, el cual es importante para que ejerza su actividad biológica. El gen de la leptina presenta una alta homología entre las diversas especies, además de una concordancia de 84% con el ratón y 83% con la rata. Las mutaciones en este gen o sus regiones reguladoras causan obesidad grave y obesidad mórbida con hipogonadismo.

La leptina ejerce su acción a través de su receptor que presenta dos isoformas: la isoforma A está presente en hígado, corazón, próstata y ovarios, mientras que la isoforma B es altamente expresada en el hipotálamo. La leptina funciona a través de una vía de señalización que puede inhibir el consumo de alimentos al inducir la saciedad o regular el gasto de energía al estimular la lipólisis y mejorar la sensibilidad a la insulina.

La leptina atraviesa la barrera hematoencefálica mediante un sistema de transporte saturable. Cuando la leptina ingresa al sistema nervioso central (SNC) induce la expresión del transcrito regulado por cocaína y anfetamina (CART, *cocaine and amphetamine regulated transcript*) y de propiomelanocortina (POMC, *pro-opiomelanocortin*), y éste, a su vez, estimula los receptores de melanocortina 3 (MC3R) y 4 (MC4R); este proceso induce saciedad y bloquea el estímulo del hambre. Debido al sistema de transporte saturable de la leptina, aunque los niveles de leptina sean altos, no toda llegará al SNC. A este hecho se le conoce como *bloqueo leptinérgico* o *resistencia a la leptina* (RL). La obesidad que se acompaña de RL es más grave y se ha relacionado con el desarrollo de RI y DM2.

Los niños y los adolescentes que presentan DM2 y sobrepeso tienen mayor concentración de leptina respecto a los individuos sanos. La expresión del gen de LEP disminuye en caso de ayuno prolongado. Otro factor que afecta los niveles de leptina es la pérdida de peso, ya que conduce a una disminución rápida de leptina. Al parecer, las variaciones en las concentraciones de leptina también dependen del sexo, ya que en mujeres se han encontrado niveles más elevados.

Resistina

La resistina es una hormona que parece suprimir la capacidad de la insulina para estimular la captación de glucosa en las células adiposas.

El gen de la resistina se localiza en el cromosoma 19p13 y codifica un prepéptido de 108 aminoácidos, con un péptido señal hidrofóbico que es escindido antes de su secreción. La resistina es una hormona cuyo nombre se deriva de su participación en la RI, pertenece a la familia FIZZ (*found in inflammatory zone*), y también es conocida como ADSF (*adipocyte-specific secretory factor*) o FIZZ3. La resistina se expresa en el tejido adiposo visceral y en macrófagos, y se ha demostrado que su expresión aumenta durante la diferenciación de adipocitos. Al disminuir el tejido adiposo visceral, disminuyen los niveles de resistina en plasma.

En roedores, los adipocitos producen la resistina; sin embargo, los macrófagos producen la resistina humana y su expresión se incrementa por una variedad de estímulos inflamatorios como lipopolisacárido (LPS) a través de una vía dependiente del NFkB. La resistina es capaz de estimular la expresión de citocinas como IL-6 y moléculas de adhesión, muy probablemente a través del receptor tipo Toll 4 (TLR-4, *Toll-like receptor 4*). Los ratones manipulados genéticamente que expresan la resistina humana presentan RI durante el estudio, por lo que la resistina se ha correlacionado ampliamente con el desarrollo de DM2.

Factor de necrosis tumoral alfa

El factor de necrosis tumoral alfa (TNF-α, *tumor necrosis factor-alpha*) es una citocina pleiotrópica que desempeña una función importante en la inflamación y la inmunidad, regula la proliferación y diferenciación celular, así como la apoptosis. Se ha correlacionado con la reducción patológica de la masa muscular y adiposa, y con RI inducida por obesidad. Muchos tipos de células, como los macrófagos, linfocitos, fibroblastos, queratinocitos y adipocitos, expresan TNF-α en respuesta a inflamación, infección o algunos estímulos ambientales. El gen se localiza en el cromosoma 6q21.3. La proteína madura tiene un peso molecular de alrededor de 25 kDa. TNF-α puede actuar a través de dos receptores expuestos en la superficie celular: el receptor de TNF 1 (TNFR-1 o p55) y el receptor de TNF 2 (TNFR-2 o p75). El receptor p55 se expresa en todas las células y es el principal para TNF-α; el receptor p75 sólo se expresa en células del sistema inmune y su respuesta biológica es limitada.

El TNF-α liberado por el tejido adiposo actúa de forma autocrina y paracrina; provoca disminución en la captación de ácidos grasos libres e interrumpe la cascada de señalización de la insulina. Además, reprime la expresión de genes que participan en la adipogénesis y lipogénesis e induce la expresión de adipocinas como IL-6 a través del factor transcripcional NFκB.

Regulación del hambre y la saciedad

Regulación central

Desde hace medio siglo se conoce de la existencia de diversos mecanismos fisiológicos que intervienen en la regulación homeostática del peso corporal. Uno de estos mecanismos lo lleva a cabo la leptina, que actúa en el SNC. La adiposidad ocasiona el incremento de la síntesis de leptina; ésta ingresa al SNC hacia el núcleo arqueado y estimula las neuronas productoras de propiomelanocortina (POMC) y CART; al mismo tiempo puede actuar sobre neuronas que sintetizan el neuropéptido Y (NPY) y la proteína relacionada a Agouti (AgRP), bloqueando su síntesis (figura 25-1).

POMC es una proteína de 285 aminoácidos sintetizada en el núcleo arqueado y el tracto solitario. Esta proteína puede sufrir una escisión proteolítica que resulta en la síntesis de ocho péptidos diferentes, como las tres isoformas de la hormona estimulante de melanocitos alfa, beta

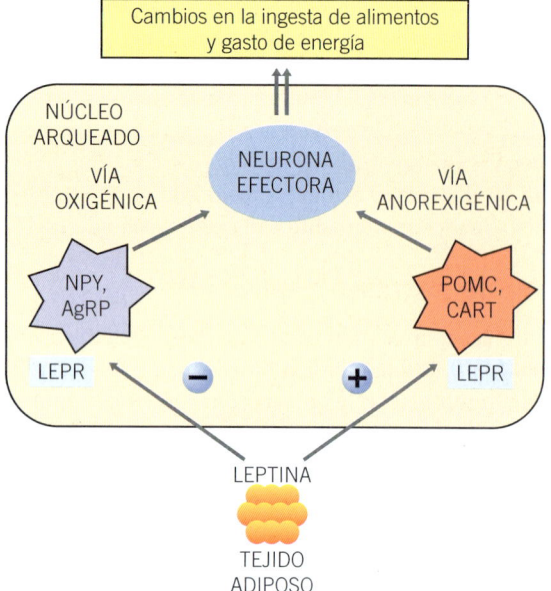

Figura 25-1. Regulación central del hambre y la saciedad. La liberación de leptina del tejido adiposo es dependiente de la adiposidad. La leptina se une al receptor de leptina (LEPR), el cual se encuentra en la superficie de las células secretoras de propiomelanocortina (POMC) y transcrito regulador de anfetamina y cocaína (CART) que se comunica a su vez con una neurona efectora, lo que disminuye el consumo de alimentos. Se muestra también cómo la leptina inhibe al neuropéptido Y (NPY) y a la proteína relacionada con Agouti, las cuales al comunicarse con una neurona efectora aumentan el consumo de alimento.

y gamma. CART es una proteína que promueve el balance negativo de energía, suprime el consumo alimentario y ejerce sus efectos mediante la unión a MC3R y MC4R, los cuales se expresan principalmente en el cerebro.

POMC y CART se comunican con una neurona efectora o de segundo orden, e inhiben el consumo de alimentos. A esta serie de señales se le ha denominado vía anorexigénica. Por otro lado, NPY y AgRP son estimuladores del consumo de alimento y conforman la vía orexigénica. El NPY es un péptido de señalización anabólica que estimula el centro del hambre o del apetito, que se sintetiza en el cuerpo celular de las neuronas del núcleo arqueado en el hipotálamo y se transporta axonalmente al núcleo paraventricular, donde se encuentra en altas concentraciones. Por otro lado, AgRP es un antagonista de los MC3R, por lo que también estimula el hambre.

Regulación periférica

Péptidos y hormonas del tracto gastrointestinal

La regulación del consumo a corto plazo involucra señalización nerviosa y endocrina. En el tracto gastrointestinal se encuentran los mecanorreceptores y quimiorreceptores que llevan el estímulo del nervio vago hasta el bulbo raquídeo y generan señales de saciedad. Por otro lado, las hormonas gastrointestinales estimulan vías vagales ascendentes que van del tracto gastrointestinal hacia el bulbo raquídeo o directamente hacia neuronas en el hipotálamo.

Se reconoce la existencia de péptidos y hormonas que actúan como señales orexigénicas, o de apetito, y anorexigénicas, o de saciedad, provenientes del tracto gastrointestinal. Las señales de saciedad causan sensación de plenitud y reducen la cantidad de alimentos que se consumen en un tiempo determinado (figura 25-2).

Preproglucagón y sus péptidos derivados

El gen de preproglucagón, o GCG, está localizado en el cromosoma 2q36-37 y su producto es una preproteína modificada para dar lugar a cuatro péptidos maduros: péptido YY (PYY), péptido similar al glucagón-1 (GLP-1), oxintomodulina y péptido similar al glucagón-2, entre otros que se enlistan a continuación.

Péptido YY (PYY3-36)

Éste es un péptido de 36 aminoácidos, cuya principal isoforma está truncada y es conocido como PYY_{3-36}. Éste es sintetizado en las células L del intestino delgado aunque se encuentra en mayor concentración en el colon y el recto. PYY_{3-36} es liberado a la circulación después de ingerir alimentos y su nivel se reduce por ayuno. Actúa como un agonista o estimulador en el receptor Y2 en el hipotálamo. Este receptor inhibe la liberación de neuropéptido Y, el más potente estimulador del apetito en el SNC.

La administración exógena de PYY_{3-36} en seres humanos ejerce un efecto supresor sobre el consumo de alimentos. En sujetos obesos y delgados, el consumo de alimentos durante un almuerzo buffet se redujo en 30% después de la administración de PYY. Estos datos lo involucran como un actor importante en la cascada del apetito. Sin embargo, los datos sobre la relación entre PYY y el apetito aún son limitados.

Péptido similar al glucagón (GLP-1)

GLP-1 es una hormona neuropeptídica sintetizada por procesamiento postraduccional del preproglucagón en el SNC y en el intestino. Se encuentra en mayor cantidad en el bulbo raquídeo donde contribuye en la homeostasis energética. GLP-1 es producido primeramente en el íleon en respuesta a la presencia de nutrientes, carbohidratos y grasa principalmente.

GLP-1 estimula a las células beta del páncreas para permitir la secreción de insulina, lo que contribuye a la reducción de las concentraciones de glucosa en sangre en respuesta a la ingestión de carbohidratos. Se sugiere que induce saciedad e incrementa el gasto energético mediante el aumento de la temperatura corporal. Además, está involucrado en el freno del íleon, que es un mecanismo que causa un

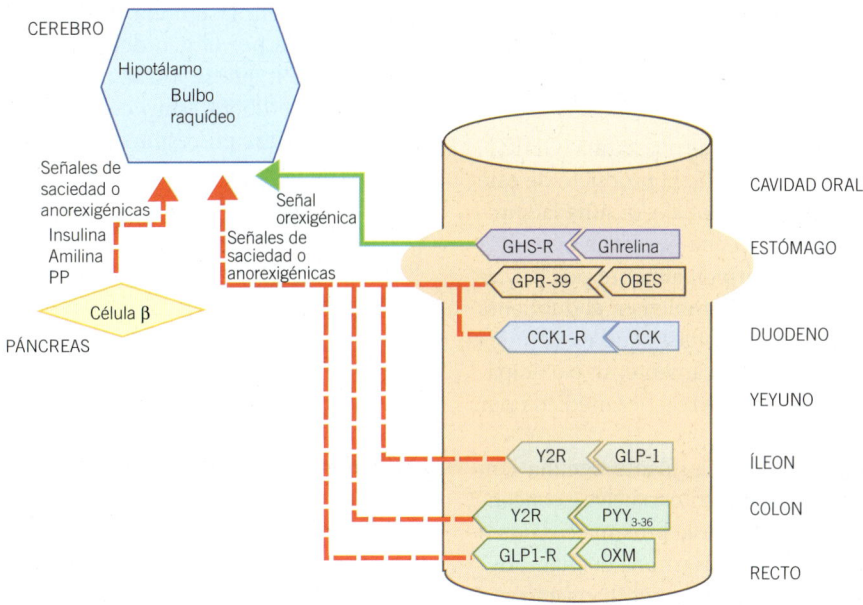

Figura 25-2. Regulación periférica. Las señales periféricas de saciedad o anorexigénicas, y de apetito u orexigénicas provenientes del tracto gastrointestinal y del páncreas, se integran en el cerebro. PP, polipéptido pancreático; GHS-R, receptor de secretagogos de hormona de crecimiento; OBES, obestatina; GPR-39, receptor huérfano acoplado a proteínas G; CCK, colecistocinina; CCK1-R, receptor de la colecistocinina-1; GLP-1, péptido similar al glucagón-1; Y2R, receptor Y2 de neuropéptido Y; PYY_{3-36}, péptido YY amino terminal truncado $_{3-36}$; GLP1-R, receptor del péptido similar a glucagón-1; OXM, oxintomodulina.

flujo moderado y estable de nutrientes del estómago al intestino delgado. Esto es probablemente parte del mecanismo mediante el cual ejerce su efecto sobre el apetito.

Oxintomodulina

Ésta es un producto del gen del preproglucagón y se libera a la circulación después del consumo de alimentos. Al parecer, la oxintomodulina se une al receptor de GLP-1 (GLP1-R). Estos receptores se encuentran tanto en el bulbo raquídeo como en el núcleo arqueado. La oxintomodulina reduce el consumo de alimentos cuando se administra en seres humanos por vía periférica; además, promueve el gasto energético.

Colecistocinina

El gen de la colecistocinina (CKK) se localiza en el cromosoma 3p22-21.3 y se expresa ampliamente en el tracto gastrointestinal, particularmente en el duodeno y yeyuno. Es una proteína que consta de 115 aminoácidos y se libera cuando los lípidos o proteínas entran en contacto con el duodeno. Parte de la CCK actúa de manera local o paracrina al estimular los receptores CCK1 en las fibras sensitivas del nervio vago; otra parte se secreta a la circulación y estimula la función del páncreas y de la vesícula biliar. Además, retarda el vaciamiento gástrico e incrementa la motilidad intestinal. También se expresa en el SNC y actúa como un neurotransmisor que regula el comportamiento de recompensa, saciedad, memoria y ansiedad. La CCK actúa con rapidez en la reducción de la cantidad de alimentos ingeridos y en la duración de un tiempo de comida, efectos potenciados por la distensión gástrica.

El efecto de la CCK a largo plazo en el peso corporal puede ser resultado parcial de la interacción con moléculas como la leptina, que potencian el efecto de saciedad de la CCK.

Bombesina

La bombesina es un tetradecapéptido, cuya estructura es similar a la del péptido liberador de gastrina (GRP) y a la de la neuromedina B. La bombesina se sintetiza ampliamente en el intestino y sus niveles plasmáticos se incrementan después de comer. Estimula la liberación de CCK y la contracción del antro y del píloro. Estos efectos están relacionados con la inhibición del vaciamiento gástrico en seres humanos. Además, reduce el consumo de alimentos con independencia de la CCK.

Polipéptido insulinotrópico dependiente de glucosa

El polipéptido insulinotrópico dependiente de glucosa (GIP) es un péptido residual de 42 aminoácidos liberado por las células K del duodeno después del consumo de alimentos. Aún no se ha informado que ejerza una influencia aguda sobre el consumo de alimentos, pero en ratones *knock out* del receptor de GIP, alimentados con dieta alta en grasa, se ha observado resistencia a la OB. Por ello, se sugiere que afecta directamente a los adipocitos en lugar de ejercer un efecto sobre la regulación central del hambre y la saciedad.

Ghrelina (hormona orexigénica)

El gen de la ghrelina, o prepropéptido de obestatina (GHRL), se localiza en el cromosoma 3p26-p25. El producto de este gen se procesa de forma postraduccional y origina la ghrelina y la obestatina. La ghrelina es una hormona peptídica de 28 aminoácidos, sintetizada principalmente por las células oxínticas del estómago, pero también en el duodeno, el íleon, el ciego y el colon. Se considera que es la única hormona orexigénica activa periféricamente; su participación en la estimulación del hambre parece ser mediada por el hipotálamo.

La concentración de ghrelina circulante declina con rapidez después del consumo de alimentos; vuelve a concentraciones prepandiales antes de iniciar la próxima comida o con el ayuno. Es conocida como "la hormona del hambre".

La administración de ghrelina por vía intravenosa a voluntarios saludables durante un examen de resonancia magnética aumenta la respuesta neuronal en regiones del cerebro, incluyendo la amígdala, la corteza órbito-frontal, la insula anterior y el arco estriado, los cuales están implicados en codificar el valor incentivo de las señales alimentarias; de esta manera, la ghrelina puede aumentar el consumo de comida al favorecer la respuesta incentiva y hedónica a señales relacionadas con comida.

El otro producto del gen *GHRL* es el péptido llamado *obestatina*, que se une al receptor huérfano 39 acoplado a proteínas G (GPR-39) en el estómago, el yeyuno y el íleon. La administración de obestatina por vía periférica o intraventricular en modelos murinos reduce el consumo de alimentos y, además, por vía periférica, también disminuye la ganancia de peso.

Hormonas pancreáticas

Polipéptido pancreático

El polipéptido pancreático (PP) consta de 36 aminoácidos y es liberado por el páncreas después de consumo de alimentos. Se deriva de un precursor llamado *polipéptido prepropancreático*, cuyo gen se localiza en el cromosoma 17q21. La cantidad liberada de PP es proporcional al contenido energético de los alimentos consumidos. Además, para que PP se libere y posteriormente se transporte a la circulación, se requiere de la digestión de lípidos.

La infusión intravenosa de PP reduce el consumo de alimentos no sólo a corto plazo (2 h), sino también en las siguientes 24 h. Este efecto puede deberse al retraso del vaciamiento gástrico.

Amilina

La amilina, también conocida como polipéptido amiloide de los islotes, es un péptido residual de 37 aminoácidos que pertenece a la familia de los péptidos de calcitonina, codificada por el gen del polipéptido amiloide de los islotes (IAPP), que se localiza en el cromosoma 12p12.1. La amilina se libera junto con la insulina por las células betapancreáticas en respuesta al consumo de alimentos. Aunque se cree que su función principal es participar en la homeostasis de la glucosa, cuando se administra periféricamente ocasiona reducción de peso; si se administra a dosis suprafisiológicas puede reducir el consumo de alimentos.

Insulina

La insulina se considera un regulador clave periférico del consumo de alimentos. El gen de la insulina (INS) en seres humanos se localiza en el cromosoma 11p15.5 y codifica para la preproinsulina que da origen a la proinsulina. La insulina madura tiene un peso molecular cercano a 60 kDa. Los niveles plasmáticos de insulina se correlacionan directamente con el peso corporal y con la adiposidad. La insulina plasmática se incrementa con el consumo de alimentos, siendo la glucosa su principal agonista; disminuye durante el ayuno, así como en periodos de balance energético negativo.

El receptor de insulina se expresa a nivel central en los núcleos arqueado, dorso medial y paraventricular, por lo que los niveles plasmáticos de insulina participan en la homeostasis energética. Se dispone de evidencias de que la insulina actúa como una señal anorexigénica en el SNC. La administración de insulina en el tercer ventrículo (i3vt) disminuye la expresión de NPY en el núcleo arqueado.

Factores asociados a la obesidad

El medio ambiente moderno, consecuencia del desarrollo científico-tecnológico, económico y social, entre otros, ha propiciado la mala alimentación y falta de actividad física. En la actualidad, las razones para ingerir alimentos no se basan solamente en señales fisiológicas o neuroendocrinas, sino que responden a la exposición a señales de comida, a la disponibilidad de alimentos densamente energéticos, a la palatabilidad y a la gran diversidad en sabores y olores. Estos factores afectan las áreas corticolímbicas del cerebro, relacionadas con el aprendizaje, la memoria, la recompensa, el humor y las emociones. Como consecuencia, se crean asociaciones positivas entre los alimentos y factores psicológicos que contribuyen a la anulación de las señales orgánicas, tanto de hambre como de saciedad. Incluso otros factores, como las costumbres, los hábitos, el apego a horarios y el estrés, generan cambios en la alimentación. Los factores mencionados ocasionan el consumo excesivo de nutrimentos cuando en realidad no se necesitan. Por otro lado, la inactividad física es consecuencia del cambio en las jornadas de trabajo, la falta de espacios propicios para el ejercicio, la disminución de la necesidad de desplazamiento para satisfacer necesidades básicas, etc. La inactividad física, o sedentarismo, conduce a la disminución del gasto energético y al aumento de las reservas de energía. Así, los factores ambientales (figura 25-3) contribuyen al desequilibrio entre el consumo calórico y el gasto energético, lo que propicia el desarrollo de obesidad.

Genética de la obesidad

Obesidad monogénica

La obesidad monogénica se debe a la mutación de un solo gen que participa en la regulación central del hambre y la saciedad. Cabe destacar que este tipo de mutaciones son poco frecuentes y ocasionan obesidad grave.

La mutación homocigota del gen *LEP* (ΔG133) ocasiona la deficiencia congénita de leptina, que causa hiperfagia y conduce al desarrollo de obesidad de inicio temprano y obesidad grave en la edad adulta. Los individuos heterocigotos para dicha mutación presentan niveles de leptina circulantes menores y una mayor prevalencia de obesidad. Por otro lado, las mutaciones homocigotas del gen del receptor de la leptina, que generan un receptor truncado antes del dominio transmembranal, ocasionan un fenotipo similar al de la deficiencia de leptina congénita. Las mutaciones homocigotas de *POMC*, que ocasionan la pérdida total de la función, o heterocigotas conducen a hiperfagia y obesidad de inicio temprano y pigmentación rojiza del cabello. También se han encontrado mutaciones heterocigotas de sentido equivocado (Arg 236Gly) en *POMC*, asociadas con susceptibilidad a la obesidad, e incluso se han observado en varios niños con obesidad de inicio temprano.

Otro de los genes con mutaciones heterocigotas descritas es el de la prohormona convertasa 1 (*PGC-1*), encargada de modificaciones postraducciones de proteínas, por ejemplo, de POMC. Las mutaciones autosómicas dominantes para el gen *MC4R* es la causa más frecuente de OB monogénica, presentes en 1 al 6% de la obesidad grave de inicio temprano en varios grupos étnicos.

Obesidad sindrómica

Existen alrededor de 30 síndromes genéticos con modo de herencia mendeliano tanto autosómicas como ligadas al cromosoma X, cuya principal característica es la obesidad; estos síndromes incluyen casi siempre retraso mental, características dismórficas y alteraciones órgano-específicas.

El síndrome de Prader-Willi (PWS) es uno de los más frecuentes. Este síndrome es una enfermedad autosómica dominante caracterizada por obesidad, hiperfagia, hipotonía muscular, retraso mental, estatura baja e hipogonadismo hipogonadotrófico. En últimas fechas se sugirió que la síntesis elevada de ghrelina en personas con PWS podría aumentar el apetito por la interacción con POMC/CART y NPY. En seres humanos, la deleción o disrupción del SIM1 (*single minded homologue 1*) resulta en un fenotipo similar al del PWS o en obesidad de desarrollo temprano asociada a hiperfagia.

El síndrome de Bardet-Biedl (BBS) se caracteriza por distrofia de conos y bastones en el ojo, polidactilia, dificultades

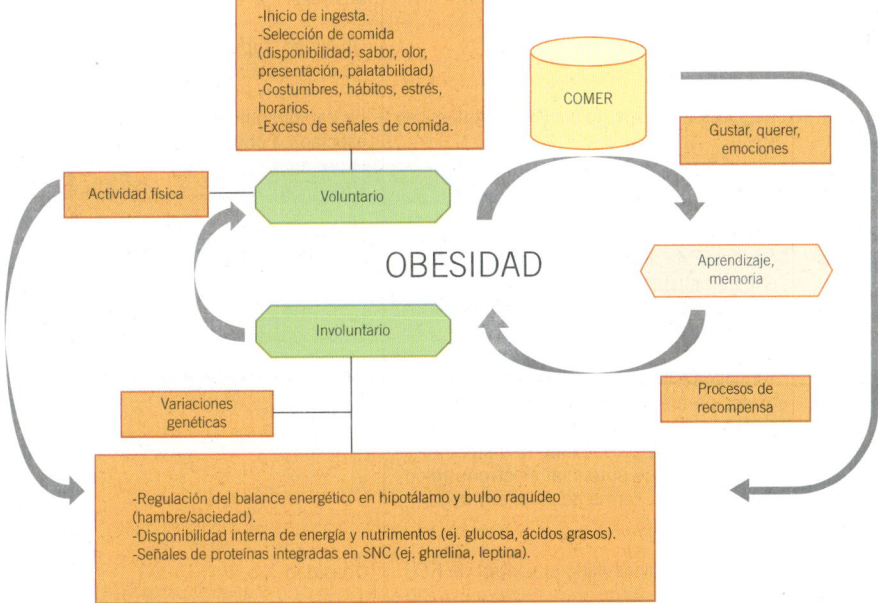

Figura 25-3. Factores involucrados en la obesidad. En el desarrollo de obesidad, el consumo de alimentos y la actividad física desempeñan una función muy importante. El desequilibrio entre el consumo calórico y el gasto energético propicia el desarrollo de obesidad. El consumo de alimento está regulado por señales fisiológicas y neurológicas, así como a la disponibilidad de alimento. Estos factores afectan áreas córtico-límbicas del cerebro creando asociaciones positivas entre los alimentos y factores psicológicos que estimulan a las personas a comer sin sentir hambre.

en el aprendizaje, hipogonadismo hipogonadotrófico en varones, malformaciones renales y obesidad que se desarrolla en los primeros cinco años de vida.

Obesidad poligénica

Cada día existen más evidencias de que las variaciones genéticas, como los SNP, desempeñan una función importante en la epidemia de obesidad. Estos SNP tienen efectos modestos en la susceptibilidad individual de formas comunes de obesidad, pero debido a su alta frecuencia pueden contribuir más a la obesidad a escala poblacional. Para el estudio de las variaciones genéticas se han desarrollado estrategias que permiten identificar los genes involucrados en la obesidad poligénica, como el estudio de genes candidato o el escrutinio completo del genoma para detectar regiones cromosómicas ligadas a rasgos cuantitativos (QTL, *quantitative traits loci*) asociados a la obesidad. La mayoría de los genes localizados están involucrados en la regulación del metabolismo energético, el control del apetito o la señalización autocrina y paracrina del adipocito.

La obesidad relacionada con diversos SNP es la forma más frecuente de la enfermedad. Se han detectado SNP en genes involucrados en el metabolismo de lípidos y glucosa, así como en genes que participan en la regulación del hambre, la saciedad y el gasto energético.

Genes asociados a la obesidad

Las variaciones en los alelos relacionados con la obesidad pueden explicar sólo una pequeña proporción de las variaciones del IMC. El rango calculado entre estas variaciones va de 0.05 a 0.24 de IMC para cada alelo. De esta forma, en los individuos portadores de un gran número de alelos que impliquen riesgo se espera que tengan un IMC mayor.

En el cuadro 25-2 se muestran los genes relacionados con obesidad, a variaciones del IMC y a fenotipos relacionados con obesidad. También se indica en qué tejido se expresan principalmente dichos genes.

CUADRO 25-2. Genes asociados a obesidad y a variación en el IMC.

Nombre y símbolo del gen	Función o actividad	Fenotipo relacionado	Tejidos donde se expresa
Adiponectina (*ADIPOQ*)	Flujo de oxidación de ácidos grasos, mejora la sensibilidad a la insulina, inhibe la fagocitosis, evita la formación de células espumosas, inhibe la producción de IL-6 y TNF-α, inhibe la fagocitosis	Glucemia, DM2, dislipidemia, RI, enfermedades coronarias	A (blanco y pardo)
Receptor beta adrenérgico 2 (*ADRB2*)	Estimula la lipólisis en los adipocitos	Obesidad (ciertos grupos étnicos)	A, C
Receptor beta adrenérgico 3 (*ADRB3*)	Termogénesis, lipólisis	Obesidad, hiperinsulinemia, hipertensión	C
Receptor de melanocortina (*MC4R*)	Regulación del apetito a nivel hipotalámico	La haploinsuficiencia está asociada a obesidad mórbida Hiperfagia Hiperinsulinemia	H, núcleo arqueado del hipotálamo
Receptor gamma activado por el proliferador de peroxisomas (*PPARG*)	Controla la diferenciación de adipocitos, oxidación de ácidos grasos, acción sobre el metabolismo de lipoproteínas, inhibidor benéfico de los procesos inflamatorios de la pared vascular	Enfermedades cardiovasculares, DM2 y obesidad	M, L, A, macrófagos, intestino delgado, células endoteliales vasculares
Proteína desacopladora 1 (*UCP1*)	Termogénesis, regula la eficiencia de la oxidación fosforilativa, permite el paso de protones desde el espacio intermembrana hacia la matriz provocando la disipación del gradiente de potencial electroquímico de protones en forma de calor sin irritación adaptativa	Asociado a obesidad en el adulto	A (pardo)
Proteína desacopladora 2 (*UCP2*)	Termogénesis, vinculado al control de ROS	Obesidad	A, L, C, bazo, pulmón, intestino, testículo, cerebro, útero, células betapancreáticas
Proteína desacopladora 3 (*UCP3*)	Termogénesis, vinculado en el metabolismo de los lípidos y al control de las ROS	Obesidad	M, A (pardo), C

Nombre y símbolo del gen	Función o actividad	Fenotipo relacionado	Tejidos donde se expresa
Asociado a masa grasa y obesidad (*FTO*)	Control de energía	Asociado a DM2, tejido adiposo y obesidad, conductas alimentarias (4)	H (núcleo arqueado), A
Factor neurotrófico derivado del cerebro (*BDNF*)	Su expresión está regulada por el estado nutricional y la señalización de MC4R	Asociado a DM2. Individuos con la deleción de BDNF tienen un IMC > percentil 95	H
Relacionado a fosfodiesterasa (*PTER*)	Rompe nucleótidos cíclicos que son importantes para la transmisión de señales dentro de la célula	Obesidad	L, H
SH2B proteína adaptadora 1 (*SH2B1*)	A nivel neuronal participa en la homeostasis energética. Metabolismo de glucosa	Los ratones sin Sh2b1 son obesos y diabéticos. Obesidad mórbida, DM2	A, L, M SNC, cerebro
Oncogén homólogo del fibrosarcoma musculoaponeurótico v-maf (*MAF*)	Involucrado en la síntesis del factor de crecimiento endotelial y la progresión del ciclo celular	Participa en la adipogénesis y en la regulación insulina-glucagón	Linfocitos T, citolíticos naturales (*natural killers*)
Niemann-Pick tipo C-1a (*NPC1*)	Transporte de lípidos intracelulares	Los ratones sin Npc-1 muestran inicio tardío de pérdida de peso y baja ingesta alimenticia	H, A
Regulador de crecimiento neuronal tipo 1 (*NEGR1*)	Crecimiento neuronal	Obesidad	Neuronas sensitivas y simpáticas
Proteína transmembranal 18 (*TMEM18*)	Desarrollo neural y migración neuronal	Relacionado con DM2, asociado al IMC en niños y adolescentes	Neuronas del hipotálamo y tronco encefálico

CAPÍTULO 26

Bases moleculares de la hepatitis B

Laura Verónica Sánchez Orozco • David Adrián Fernández Galindo • José María Vera Cruz
• Juan Armendáriz Borunda

Introducción

El término *hepatitis* significa "inflamación del hígado", y las causas más comunes de esta inflamación son las infecciones por uno o más de los virus conocidos como virus de la hepatitis A, B, C, D y E (VHA, VHB, VHC, VHD, VHE, de manera respectiva). Todos estos virus pueden causar una enfermedad aguda con síntomas que duran varias semanas, como icteriia (color amarillo en la piel y los ojos), orina oscura, fatiga extrema, náusea, vómitos y dolor abdominal. De los virus mencionados antes, el VHB y el VHC pueden ser asintomáticos, sin daño hepático aparente, en personas portadoras, o bien causar manifestaciones clínicas como la aparición de una hepatitis crónica con evolución a cirrosis hepática, que puede culminar con un carcinoma hepatocelular.

En relación con el VHB, los avances de la biología molecular han contribuido de forma considerable a la prevención, el diagnóstico y el tratamiento de la hepatitis B. En la actualidad, se conoce con precisión la organización genómica y los mecanismos de transcripción y replicación del virus. Para ello, se cuenta con métodos diagnósticos que permiten identificar de forma directa la presencia del genoma de este virus en muestras biológicas. Además, se dispone de una vacuna recombinante muy efectiva (ofrece 90% de protección) y con efectos colaterales mínimos. La producción de antígenos recombinantes también ha permitido mejorar el diagnóstico serológico para la detección de los antígenos virales y de los anticuerpos que se forman en respuesta a la infección. A pesar de los esfuerzos realizados por los diferentes grupos de investigación, aún no se cuenta con un tratamiento ideal. Los medicamentos aprobados para tratar la hepatitis B son el interferón, la lamivudina, el adefovir dipivoxil, el entecavir y el tenofovir. El tratamiento con antivirales ha mostrado una mejoría clínica en algunos pacientes y se ha visto una disminución en la aparición del carcinoma hepatocelular en países con alta endemia de esta afección. Sin embargo, por lo general se presentan variantes del virus resistentes a los fármacos, lo que pone de manifiesto la necesidad de extender las medidas de prevención y diagnóstico a escala mundial y continuar la búsqueda de nuevas estrategias de tratamiento más efectivas, con el objeto de lograr erradicar la hepatitis B.

Epidemiología mundial

La Organización Mundial de la Salud (OMS) calcula que alrededor de 2 000 millones de personas están infectadas por el VHB, de las cuales más de 240 millones presentan una infección crónica. Es la décima causa de muerte a escala mundial y al año mueren cerca de 600 000 personas por complicaciones de infección por el VHB. La distribución de esta infección en el mundo es heterogénea, por lo que se divide en tres categorías geográficas, basadas en la prevalencia de portadores crónicos al HBsAg: a) áreas con una prevalencia elevada (> 8%); b) áreas con prevalencia intermedia (2 a 8%), y c) áreas con prevalencia baja (< 2%). Dentro de las regiones con una prevalencia elevada se encuentran algunos países de África, el sureste de Asia y China. Las zonas de prevalencia intermedia incluyen el este y el sureste de Europa, norte de África, Oriente Medio, Japón, India y algunas partes de Sudamérica. Estados Unidos y Europa occidental son zonas de baja endemia. En México, los estudios, aunque no representan a la población en general, sugieren que es un país con baja endemia, con algunas zonas de prevalencia intermedia.

Vías de transmisión

- Perinatal (madre a hijo).
- Inyecciones y transfusiones de productos sanguíneos no seguras.
- Contacto sexual.
- Uso de jeringas y agujas no estériles.

En los países con prevalencia elevada, la mayoría de las infecciones se adquieren por vía perinatal y durante la etapa temprana de la infancia, cuando el sistema inmune es inmaduro. En esas regiones, el cáncer hepatocelular se encuentra dentro de las tres primeras causas de muerte. En los países con endemias moderada y baja, la hepatitis B se adquiere en el adulto joven por actividad sexual y el consumo de drogas por vía intravenosa. Además, la hepatitis B es la principal infección viral que se presenta en los trabajadores de la salud por punción accidental o por trabajar sin las medidas de prevención suficientes, sobre todo en los países donde el uso de la vacuna no está generalizado.

Virus de la hepatitis B

Para entender los conceptos de la historia natural de la hepatitis B, su prevención, diagnóstico y tratamiento, en primer lugar es importante conocer los aspectos fundamentales del VHB, la organización de su genoma y las características más importantes de sus proteínas.

El VHB se clasifica dentro de la familia **Hepadnaviridae**, del género *Orthohepadnavirus*; presenta tropismo por el hígado y se caracteriza por ser un virus de **DNA** circular de doble cadena, el cual se replica a través de un **RNA intermediario** mediante **transcripción inversa**. El genoma del VHB puede integrarse en los cromosomas del hospedero. *In vivo*, el hígado es el principal órgano de replicación del virus; sin embargo, se han encontrado genomas virales intermediarios de la replicación fuera del hígado, como en el epitelio del ducto biliar, el páncreas, las células renales, los linfocitos y los monocitos. La partícula viral madura está compuesta de una nucleocápside rodeada por una bicapa de lípidos en la cual se incorporan las proteínas de la envoltura. Dentro de la nucleocápside se encuentra el genoma viral que contiene toda la información genética organizada.

Genómica y proteómica

El **genoma del VHB** está constituido por DNA de 3 200 pb, aunque su tamaño varía un poco según el genotipo. Si a esta característica tan peculiar de tener un genoma pequeño se le agrega que durante la replicación utiliza un RNA intermediario (con una transcriptasa inversa que no corrige errores), puede concluirse, entonces, que se trata de un virus con una **tasa de mutación intermedia** (entre un virus de DNA y uno de RNA). Una característica más del DNA del VHB es que una de sus cadenas es más pequeña que la otra. Se divide en **cuatro** regiones principales que son **fragmentos de lectura abierta (FLA): S, C, P** y **X** (figura 26-1). Estos FLA contienen los genes que codifican para las proteínas de la envoltura viral, las proteínas de la cápside, el antígeno e (HBeAg), la polimerasa y la proteína X, y dado que estos genes se sobreponen, la mayoría de las bases del DNA del genoma del VHB participan en la codificación de dos proteínas virales. En la figura 26-1 y en el cuadro 26-1 se muestra la organización del genoma del VHB, sus transcritos, las proteínas y las características principales de estas moléculas.

Replicación

Una vez que el virus penetra en el hepatocito, libera la nucleocápside en el citoplasma (figura 26-2). A continuación, el genoma viral se transporta al núcleo mediante mecanismos aún no bien definidos. Después, la cadena positiva del DNA viral no completa se termina de sintetizar por medio de la polimerasa viral, donde forma un **DNA circular covalentemente cerrado (cccDNA,** *covalently closed circular DNA*). La RNA polimerasa II del huésped transcribe la cadena negativa del DNA viral en un RNA pregenómico (pgRNA) de 3.5 kb y cuatro RNA mensajeros (mRNA) que sirven para la traducción de las proteínas virales.

El pgRNA sale del núcleo y, en el citoplasma, tiene dos funciones: por un lado, sirve como mensajero para la síntesis de la polimerasa y de la proteína central, y por otro, es un intermediario en el proceso de la replicación. Si el DNA viral continúa el tiempo suficiente en la célula, se convierte en bicatenario, y en este caso regresa al núcleo para otra ronda replicativa (figura 26-2). Sin embargo, cuando se

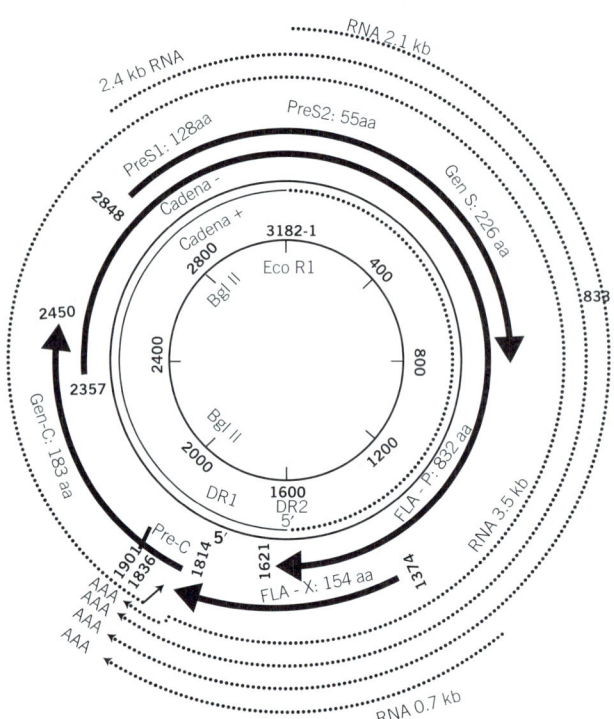

Figura 26-1. Genoma del virus de la hepatitis B y sus transcritos. En el círculo del centro del genoma se especifica el número del nucleótido. Como referencia, se considera la primera base dentro del sitio de restricción de EcoR1; le sigue el doble círculo con una línea continua y una discontinua, este doble círculo representa el DNA del VHB (una de sus hebras no está completa, la parte que carece de nucleótidos está representada por la línea discontinua). Posteriormente, las flechas con línea continua representan las regiones o fragmentos de lectura abierta (FLA) y genes del virus; se especifica su nombre y el número de aminoácidos que se sintetizan durante su traducción. Las flechas con línea discontinua representan los RNA que se transcriben del genoma viral que participan en la replicación del virus (RNA 3.5 kb) y en la traducción de sus proteínas.

forma un DNA de doble cadena parcial, la nucleocápside madura e interactúa con las proteínas de la envoltura en el retículo endoplásmico, para formar la partícula viral completa de 42 nm, que es secretada mediante exocitosis.

Historia natural de la hepatitis B

La probabilidad de desarrollar **infección aguda con los síntomas característicos** (ictericia, dolor abdominal, orina oscura, fiebre) y la eliminación posterior del VHB está relacionada con la edad; en niños menores de cuatro años se presenta en sólo 10% de los casos, aproximadamente, mientras que en los adultos jóvenes, la proporción es mayor (cerca de 90%). En cambio, la probabilidad de evolucionar a una **hepatitis crónica** por el VHB es elevada en los individuos infectados por vía perinatal (90%) o durante la infancia (20 a 30%), comparada con la que se adquiere

CUADRO 26-1. Genoma y proteoma del VHB y características principales de sus moléculas.

FLA	Gen/región	Proteína codificada	Función y características
P	P	Polimerasa	Replicación del genoma viral. Contiene cuatro dominios: 1) N terminal que participa en la encapsulación y en el inicio de la síntesis de la cadena negativa; 2) RT, región catalítica que sintetiza el genoma viral; 3) RNasa H, su función es degradar el pgRNA, y 4) un espaciador de función desconocida.
S	Pre-S1 Pre-S2 Gen S	Tres proteínas de la envoltura viral: Pre-S1 + Pre-S2 + Gen S = "Proteína grande" Pre-S2 + Gen S = "Proteína mediana" Gen S = "Proteína pequeña"	Forman parte estructural de la envoltura del virus. Las tres proteínas tienen en común la secuencia de aminoácidos del extremo carboxilo terminal (lo correspondiente a la proteína pequeña es lo que se conoce como el HBsAg). En la proteína grande se encuentra un sitio de reconocimiento al hepatocito, por lo que se considera que sirve de entrada del VHB a la célula del huésped. En el HBsAg se encuentran los principales determinantes antigénicos que son reconocidos por los anticuerpos que se producen en respuesta a la infección o a la vacuna que inhiben la entrada del virus al hepatocito. La vacuna contra este virus es la primera de tipo recombinante que se produjo; a la fecha se continúa utilizando el HBsAg como inmunógeno.
C	Pre-C Gen C	Dos proteínas: Región Pre-C + Gen C = HBeAg Gen C = La proteína central (HBcAg)	HBeAg. Es la forma soluble del HBcAg. Necesario para una infección persistente. Cruza barrera placentaria. Proteína central. Forma parte estructural de la nucleocápside del virus. Se ensamblan cerca de 180 subunidades de esta proteína para formar esta estructura viral. Favorece el reconocimiento de la polimerasa y el RNA intermediario viral, los cuales son encapsulados y ahí se realiza la síntesis del DNA viral a partir del RNA intermediario.
X	Gen X	Proteína X	Regulador transcripcional, favorece la transcripción de su propio gen y de genes del hospedero, entre ellos, *c-myc, c-fos*.

FLA, fragmento de lectura abierta; RT, transcriptasa inversa; HBsAg, antígeno de superficie del VHB; HBeAg, antígeno e del VHB.

cuando se infecta un adulto inmunocompetente (< 10%). Se han descrito tres fases de la hepatitis crónica según lo observado durante el seguimiento de los individuos infectados a edad temprana. Estas fases son: a) inmunotolerancia, con biopsia hepática normal o con cambios mínimos de inflamación sin fibrosis; b) fase inmunoactiva, que se subdivide en b1) HBeAg positivo y b2) HBeAg negativo, con inflamación hepática con o sin presencia de fibrosis determinada mediante biopsia hepática, y c) fase de hepatitis B inactiva, en la que la inflamación hepática con o sin fibrosis puede mejorar con el tiempo y, en algunas ocasiones, puede no detectarse el HBsAg. En el cuadro 26-2 se describen las principales características de estas fases.

La mayoría de los portadores del VHB experimentan la **seroconversión** del HBeAg; esto quiere decir que la proteína HBe del VHB no se detecta en sangre y aparecen los anticuerpos dirigidos contra esta proteína. Esta seroconversión por lo general se relaciona con un buen pronóstico en la evolución de la hepatitis B.

El resultado a largo plazo de la hepatitis crónica B es heterogéneo. La incidencia anual de cirrosis clínicamente diagnosticada se estima de 2 a 3%; los factores de riesgo para desarrollar cirrosis incluyen edad avanzada, presencia de HBeAg y niveles elevados de alanina aminotransferasa (ALT, *alanina aminotransferasa*). La incidencia anual de carcinoma hepatocelular (CHC) se estima que es menor a 1% en los pacientes sin cirrosis y de 2 a 3% en los pacientes con esta enfermedad. El CHC se presenta más en varones comparado con mujeres 3:1 a 4:1, y otros factores de riesgo para el desarrollo de CHC incluyen presencia de cirrosis, edad avanzada, historia familiar de CHC y coinfección con hepatitis C.

La eliminación espontánea anual del HBsAg se presenta en 0.5 a 0.8% de los pacientes con hepatitis B crónica. Se considera que las personas que eliminan este antígeno están en la fase de **"recuperación"** de la hepatitis; sin embargo, se dispone de evidencias de que, aun cinco años después, en más de 20% puede detectarse el DNA-VHB en muestra sanguínea, y más aún, en los individuos que se considera que han eliminado el DNA-VHB, se sigue detectando el cccDNA del VHB en el hígado. Los pacientes que eliminaron el HBsAg sin desarrollar cirrosis también presentan riesgo de desarrollar CHC. Esto puede ocurrir porque el genoma del VHB permanece en muy bajas concentraciones en sangre e hígado y porque tiene la capacidad de integrarse en el genoma del hepatocito, lo que puede conducir a alteraciones celulares. Por ello, las personas que fueron HBsAg positivas y que se encuentran en fase de "recuperación" deben continuar realizándose valoraciones clínicas de por vida para detectar un carcinoma hepatocelular.

Factores que influyen en la gravedad de la hepatitis B

Carga viral

Se dispone de evidencias que muestran que la incidencia de cirrosis se incrementa en los pacientes con una carga viral elevada.

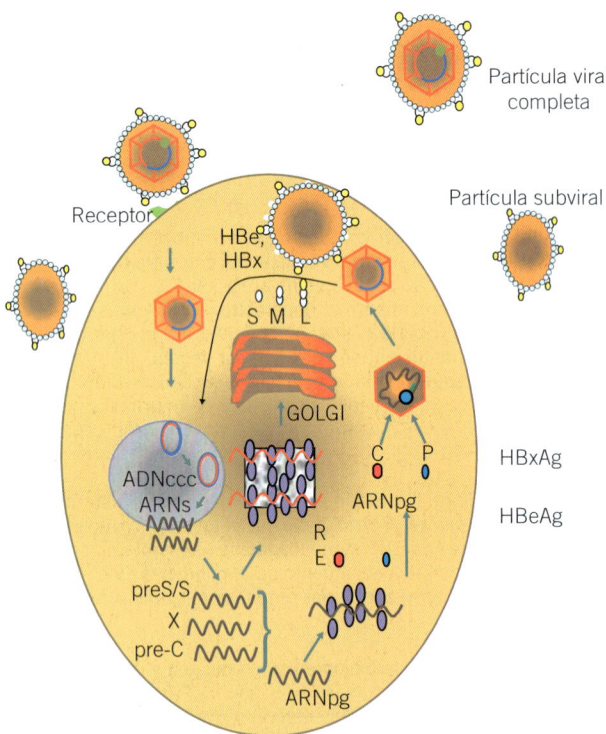

Figura 26-2. Ciclo de vida del VHB. El VHB entra a la célula por un receptor, libera la envoltura en el citoplasma; posteriormente, pierde la nucleocápside y entra al núcleo. La cadena no completa se termina de sintetizar formando el cccDNA. La RNA pol II del huésped sintetiza los RNA virales. En los ribosomas libres se sintetizan la polimerasa viral y proteínas cápside. Dentro de ésta se sintetiza el DNA a partir del pgRNA. En el retículo endoplásmico rugoso se sintetizan las proteínas que envuelven al genoma viral y, junto con lípidos del hospedero, envuelven a la cápside para liberar la partícula viral completa. Partículas subvirales, HBeAg y el HBxAg, son secretadas de la célula.

Genotipo del virus de la hepatitis B

A la fecha se han definido 10 genotipos que se designan con las letras del alfabeto, de la A a la J, y múltiples subtipos. La clasificación se basa en una diferencia de 8% en la secuencia de nucleótidos del genoma completo. Los distintos genotipos presentan una distribución geográfica diferente: el genotipo A predomina en el norte de Europa, América e India; los genotipos B y C, en Asia y el Pacífico; el genotipo D se detecta principalmente en el Mediterráneo, gran parte de Rusia e India; el genotipo E se localiza en África; el genotipo F, en Centroamérica y Sudamérica, y el genotipo H es el que predomina en México. El genotipo G se ha identificado en Francia, Alemania, Estados Unidos y México. La determinación del genotipo se consideró útil para precisar el pronóstico de la respuesta al tratamiento. Estudios en que se comparan el genotipo A con el D y el B con el C muestran que los pacientes infectados con los genotipos A y B responden mejor a la terapia con interferón alfa. También existen estudios que sugieren que los pacientes infectados con el genotipo A eliminan con mayor facilidad el HBsAg sin necesidad de tratamiento. Así, en un paciente con genotipo A en quien se observa que los niveles del DNA viral están disminuyendo, se recomienda esperar para valorar si se produce la eliminación viral sin necesidad de tratamiento. En cambio, si el paciente no logra eliminar la infección viral por medio de su sistema inmune, se valorará si puede recibir tratamiento, ya que de no ser así se le pronosticaría una enfermedad hepática grave.

La determinación del genotipo podría utilizarse en el futuro para identificar pacientes con alto riesgo de progresión de la enfermedad. Se dispone de estudios que indican que existe una correlación entre el genotipo y la gravedad de la enfermedad hepática. Las infecciones con el genotipo C, F1 y B2-5 se han asociado con un alto riesgo de desarrollar carcinoma hepatocelular; en cambio, las infecciones con los genotipos B1, B6 y A2 parecen estar asociadas con un riesgo menor de presentar complicaciones hepáticas. Sin embargo, es necesario incrementar el número de estudios, ya que esta comparación no se ha estudiado en la mayoría de los genotipos del VHB.

En México, en donde predomina el genotipo H, no se cuenta con estudios clínicos que permitan conocer si existe una asociación entre el genotipo del VHB y el nivel de gravedad de daño hepático, la respuesta al tratamiento y la vulnerabilidad del virus a desarrollar mutaciones de resistencia a los análogos de nucleósidos o nucleótidos utilizados en el tratamiento de la hepatitis B.

Mutaciones del virus de la hepatitis B y su importancia clínica

Como se describió antes, el VHB se replica a través de un RNA intermediario (para lo cual se requiere de una transcriptasa inversa que carece de la capacidad de corrección de errores), por lo que presenta una tasa de mutación 10 veces más alta que otros virus de DNA. Esta elevada tasa de mutación conduce al surgimiento de variantes virales con implicaciones clínicas.

Mutaciones presentes en la región precentral y central

Esta región codifica para la proteína central y para el HBeAg. Estas dos proteínas contienen determinantes antigénicos potentes que evocan una respuesta inmune durante el mecanismo de eliminación viral. Existen dos grupos de mutaciones que afectan la síntesis del **HBeAg**: 1) las que se encuentran en la **región precentral**, y 2) las localizadas en el **promotor basal central**. Una explicación de la presencia de estas mutaciones es que la presión que ejerce

CUADRO 26-2. Interpretación de las pruebas serológicas.

Fase de la enfermedad	HBsAg	Anti-HBs	HBeAg	Anti-HBe	Anti-HBc	DNA-VHB copias/ml	ALT	Historia
Hepatitis B aguda	+	−	+	−	IgM +	Positivo	Elevadas	Evidencia de exposición reciente
Infección resuelta	−	+/−	−	+/−	+/−	ND	Normales	Exposición en el pasado
Inmunizado	−	+	−	−	−	Negativo	Normales	Vacunación
Fases de la hepatitis B crónica								
Inmunotolerante	+	−	+	−	+	$> 10^7$	Normales	Edad joven (segunda o tercera décadas de vida), infectado en la infancia
Inmunoactiva (HBeAg +)	+	−	+	−	+	$> 10^5$	Elevadas	Infección distante
Inmunoactiva (HBeAg −)	+	−	−	+	+	$> 10^4$	Elevadas persistentemente o indeterminadas	Infección distante (más común en personas de mayor edad)
Portador inactivo HBsAg	+	−	−	+	+	ND-10^4	Normales	

HBsAg, antígeno de superficie del VHB; Anti-HBs, anticuerpos dirigidos contra el HBsAg; HBeAg, antígeno e del VHB; Anti-HBe, anticuerpos contra el HBeAg; Anti-HBc, anticuerpos contra el antígeno central del VHB; ALT, alanina aminotransferasa; ND, no detectable (los métodos más sensibles de detección del DNA-VHB no logran detectar menos de 60 copias/ml).

el sistema inmune para erradicar el virus conduce al desarrollo de estas **"mutaciones de escape"**, lo que permite la sobrevivencia de las variantes del virus que no producen HBeAg (mutante precentral) o lo producen a niveles muy bajos, pero que aun con esas mutaciones el virus no pierde la capacidad de replicarse, y algunas veces lo hace con mayor eficiencia (mutaciones en el promotor basal central). Estas mutaciones se presentan en todos los genotipos, pero son más comunes en los genotipos asociados al desarrollo de cirrosis descompensada o con CHC, como el genotipo C.

Mutaciones en la región PreS/S

En zonas endémicas a la hepatitis B se ha encontrado la presencia de mutaciones de escape a la vacuna que alteran el HBsAg. En general, una sustitución de un aminoácido glicina por una asparagina en la posición 145 del HBsAg es suficiente para que los anticuerpos que se generan en respuesta a un virus silvestre o a la vacuna no detecten este antígeno. Por tanto, la presencia de estas mutaciones puede dar como resultado una prueba serológica negativa para la detección del HBsAg (hepatitis B oculta) y una mala respuesta a la vacuna. El aminoácido 145 del HBsAg se encuentra dentro del **determinante "a"**, nombre que se le dio a los aminoácidos localizados de la posición 99 a la 170 del HBsAg. Este determinante representa el principal blanco inmune de los anticuerpos dirigidos contra este antígeno, ya sea por una infección activa o en respuesta a la vacuna.

En pacientes con hepatitis B oculta también se han encontrado mutaciones en las regiones Pre-S1 y Pre-S2, con presencia de deleciones o mutaciones sin sentido en el codón de inicio de pre-S2 (que afecta a la síntesis de la proteína mediana de envoltura).

Valoración del paciente con hepatitis B

Diagnóstico

La valoración de un paciente con diagnóstico de hepatitis B debe dirigirse al monitoreo de la actividad de la enfermedad de acuerdo con su historia natural; de esta manera se puede valorar el tratamiento y el control del paciente.

Además de la historia médica y la valoración clínica se requieren estudios serológicos, bioquímicos y moleculares como prueba virológica, para confirmar el diagnóstico; también se requieren estudios de imagen para continuar con el monitoreo del paciente. La biopsia hepática, aunque no es necesaria en todos los casos, puede ser muy útil para aportar un pronóstico de la enfermedad y para ofrecer un seguimiento adecuado en los pacientes seleccionados para tratamiento. La frecuencia del monitoreo clínico en el paciente debe determinarse según la actividad y el estadio de la enfermedad. La búsqueda dirigida al desarrollo del carcinoma hepatocelular debe basarse en la edad, el sexo, la raza, la historia familiar, la duración, la actividad y el estadio de la enfermedad. En el cuadro 26-3 se especifican los estudios de imagen y de laboratorio recomendados por el consenso de los *National Institutes of Health*, en la primera visita de un paciente con diagnóstico de hepatitis B.

Estudios serológicos

El diagnóstico de la hepatitis B puede establecerse mediante la **detección del HBsAg, principal marcador serológico** de escrutinio para este tipo de hepatitis. La presencia de este marcador puede detectarse tanto en la etapa aguda de la infección como en la etapa crónica. El **marcador serológico** específico de una **hepatitis B aguda** es el anticuerpo de tipo M, dirigido contra la proteína central del VHB (**IgM-antiHBc**). La presencia del **HBeAg** en suero indica que hay una **elevada replicación viral en el hígado**. La **"seroconversión del HBeAg" se relaciona con una mejoría clínica de la hepatitis** (reducción del DNA viral, niveles normales de ALT e inflamación leve en hígado). Esta mejoría clínica también se acompaña de la seroconversión del HBsAg (HBsAg negativo/anti-HBs positivos). La presencia de los **anti-HBs**, en ausencia del resto de marcadores serológicos del VHB, indica que la persona ha sido **vacunada contra el virus** o que fue infectada pero con altas probabilidades de haber eliminado al virus. En el cuadro 26-2 se muestra la relación del diagnóstico serológico y molecular (carga viral) con la hepatitis aguda, infección resuelta, inmunización y las tres fases de la historia natural de la hepatitis crónica mencionadas anteriormente.

CUADRO 26-3. Estudios de imagen y de laboratorio en la visita inicial del paciente con hepatitis B.

Antígeno de superficie del VHB (HBsAg)
Antígeno e del VHB (HBeAg) y su anticuerpo (anti-HBe)
DNA-VHB
Anticuerpo IgM del VHB contra el antígeno core (IgM-anti-HBc) (si se sospecha de hepatitis B aguda)
Pruebas bioquímicas habituales, incluyendo alanina y aspartato aminotransferasas (ALT, AST, de manera respectiva), fosfatasa alcalina (FA), creatín-fosfocinasa (CPK), lactato deshidrogenasa (LDH), bilirrubina total y directa, albúmina, proteínas totales, nitrógeno ureico en sangre y creatinina
Biometría hemática incluyendo plaquetas
Tiempo de protrombina
Niveles de inmunoglobulinas
Alfa fetoproteína
Anticuerpos contra los virus de las hepatitis A, C y D (anti-VHA y anti-VHD) y contra el virus de la inmunodeficiencia humana (anti-VIH)
Ultrasonido abdominal

Pruebas moleculares

Se dispone de cuatro tipos de ensayos moleculares para el diagnóstico y tratamiento de la hepatitis B: 1) detección de la carga viral, mediante pruebas cuantitativas; 2) determinación de los genotipos; 3) pruebas de resistencia antiviral, para detectar mutaciones, y 4) pruebas de detección de mutaciones en la región del promotor central y la región precentral. Las pruebas que determinan la carga viral del VHB en sangre periférica (suero o plasma) son las utilizadas con más frecuencia. Las otras pruebas son muy especializadas, por lo que su uso es más limitado.

Detección de la carga viral

Ésta es fundamental en la valoración inicial de la hepatitis B crónica y durante su control, en particular para tomar la decisión de iniciar el tratamiento y su monitoreo. Los ensayos de carga viral altamente sensibles son importantes en el diagnóstico de pacientes con carga viral baja, como los que tienen hepatitis crónica y son negativos al HBeAg, también como aquellos con hepatitis B oculta. Uno de los aspectos fundamentales es la sensibilidad analítica de la prueba molecular (cantidad mínima de DNA que es capaz de detectar) y el rango dinámico (lo mínimo y máximo que se detecta). Si esto se desconoce y no se analiza el tipo de prueba que se lleva a cabo, entonces, dependiendo de la carga viral, pueden perderse resultados valiosos en pacientes que se encuentran en los extremos de la carga viral. En el cuadro 26-4 se muestran las pruebas que existen comercialmente y sus principales características.

Determinación de los genotipos

Las pruebas moleculares para la determinación del genotipo son útiles, ya que el genotipo podría influir en el resultado de la hepatitis B crónica y el éxito del tratamiento antiviral.

Pruebas de resistencia antiviral

Se dispone de pruebas comerciales que detectan la resistencia a los antivirales mediante reacción en cadena de la polimerasa (PCR, *polymerase chain reaction*) e hibridación de ácidos nucleicos. Sin embargo, en la mayoría de casos estas pruebas no son habituales y sólo se realizan en protocolos de investigación. Para el seguimiento del tratamiento de la hepatitis B corriente se mide la carga viral, ya que un aumento de 10 veces en dicha carga puede indicar la presencia de una mutación que confiere resistencia al antiviral en uso. La detección de mutaciones de resistencia antiviral es muy valiosa en la decisión del fármaco que se va a utilizar como tratamiento, ya que hay mutaciones del VHB que presentan reactividad cruzada con diferentes antivirales; esto es, la misma mutación afecta a la eficacia de diferentes fármacos. Así, por ejemplo, la mutación rtL180M presente en el dominio de transcriptasa inversa de la polimerasa viral, que en la posición 180 cambia una Leu por una Met, crea una

CUADRO 26-4. Pruebas comerciales cuantitativas para determinar el DNA-VHB.

Prueba	Método	SENSIBILIDAD ANALÍTICA		RANGO DINÁMICO	
		UI/ml	Copias/ml	UI/ml	Copias/ml
PCR en tiempo real (Abbott)	PCR en tiempo real	4		$9 - 4 \times 10^9$	
Captura de Híbridos II (Digene)	Captura de híbridos		1.9×10^5	19	$1.9 \times 10^5 - 1.7 \times 10^9$
Ultrasensible Captura de Híbridos II (Digene)	Captura de híbridos		8×10^3		$8 \times 10^3 - 1.7 \times 10^9$
Artus HBV PCR (QIAGEN Diagnostics)	PCR en tiempo real			$54 - 3.6 \times 10^9$	
COBAS Amplicor HBV (Roche Diagnostics)	PCR cuantitativo semiautomatizado		2×10^2		$2 \times 10^2 - 2 \times 10^5$
COBAS TaqMan HBV (Roche Diagnostics)	PCR en tiempo real		35		$1.7 \times 10^2 - 8.5 \times 10^8$
VERSANT HBV DNA 3.0 (Siemens Medical Solutions Diagnostics)	DNA ramificado		3.3×10^3		$3.3 \times 10^3 - 1.0 \times 10^8$

Los valores determinados pueden variar un poco según la técnica de extracción de ácidos nucleicos que se utilice.

resistencia del virus al tratamiento con lamivudina y telvivudina, y disminuye el efecto del entecavir.

Pruebas de detección de mutaciones en el promotor central y la región precentral

Estas pruebas se llevan a cabo en pacientes con hepatitis crónica negativos al HBeAg y se aplican sólo en proyectos de investigación. En un futuro próximo estas pruebas podrán ser muy útiles en el tratamiento, el pronóstico y la evolución clínica de la hepatitis B.

Consideraciones finales

A pesar de los avances desarrollados en el conocimiento de la hepatitis B, que han llevado a una disminución de casos de CHC, así como a un incremento en el promedio y la calidad de vida de los pacientes infectados, todavía se requiere mayor número de estudios, en diferentes razas, dirigidos a entender más a fondo la asociación de los aspectos genéticos del virus y del hospedero, enfocados al conocimiento de la fisiopatología de la hepatitis B y al desarrollo de nuevos fármacos más adecuados para erradicar esta infección.

Preguntas de repaso

1. ¿Cuáles son los aspectos moleculares que explican una tasa de mutación intermedia entre un virus de DNA y uno de RNA en el VHB?
2. ¿Por qué se diseñó la vacuna del VHB con el HBsAg recombinante?
3. Por medio de la carga viral, ¿qué parámetro sugiere el surgimiento de una mutación de resistencia a los análogos de nucleótidos?

CAPÍTULO 27

Bases moleculares de la hepatitis C

Laura Verónica Sánchez Orozco • David A. Fernández Galindo • Jesús Javier García Bañuelos
• Juan Armendáriz Borunda

Introducción

El virus de la hepatitis C (VHC) es un virus de RNA pequeño, encapsulado, que presenta tropismo hepático y que causa hepatitis aguda y crónica en seres humanos. En el mundo existen 200 millones de personas afectadas y, según la Organización Mundial de la Salud (OMS), 3% de la población mundial está crónicamente infectada por este virus. La gran mayoría de los pacientes infectados permanecen asintomáticos durante la fase aguda y son incapaces de eliminar el virus, lo que provoca que cientos de miles de pacientes mueran cada año por complicaciones crónicas de la enfermedad, como la cirrosis y el carcinoma hepatocelular (CHC). A la fecha no existe vacuna para prevenir la infección, y el tratamiento a base de interferón pegilado (PEG-IFN) más ribavirina es costoso, presenta efectos secundarios adversos, no es adecuado para todos los sujetos infectados y sólo es efectivo en cerca de 50% de los pacientes tratados. El resto de pacientes que no responden a este tratamiento requiere además adicionar alguno de los antivirales como telaprevir, boceprevir y simeprevir, lo que incrementa aún más el costo de esta terapia, pero aumenta su efectividad. Una de las limitaciones en el avance del conocimiento de la hepatitis C es que se carece de modelos animales pequeños para su estudio, dado que este virus sólo infecta al chimpancé y al ser humano. Sin embargo, el desarrollo de sistemas de cultivo *in vitro* está generando un gran avance en el conocimiento relacionado con la replicación del virus y con el desarrollo de nuevas terapias antivirales.

Epidemiología mundial de la hepatitis C

En el mundo existen alrededor de 200 millones de personas afectadas por el VHC. La prevalencia varía según la región: es más alta en el norte de África y Oriente Medio, principalmente Egipto, donde se ha informado una prevalencia de 14%; le sigue el resto de África (3%), China y otros países asiáticos (2.1%), Europa oriental y Estados Unidos (1.6%). En países del norte de Europa, como Reino Unido, se informa una prevalencia de 1.1%. En México, aunque no se dispone de estudios realizados en una población representativa, y según los datos existentes, la mayoría realizados en donadores de sangre, la prevalencia de hepatitis C es de alrededor de 0.4 por ciento.

Vías de transmisión

La forma más común de infección por el VHC es el contacto directo con sangre y productos sanguíneos contaminados. La disponibilidad de tratamientos inyectables y drogas ha tenido una influencia notable en la epidemiología de la hepatitis C.

Consumo de drogas por vía intravenosa (DIV). En países desarrollados, como Estados Unidos, el uso de DIV es el principal factor de riesgo, a pesar de que se ha observado una disminución en el número de casos. La prevalencia de hepatitis C en usuarios que tenían un año consumiendo DIV disminuyó a 10% en el periodo de 1997 a 1998, mientras que durante 1988 a 1991 la prevalencia informada fue de 65 por ciento.

Inyecciones y transfusiones de productos sanguíneos no seguras. En los países con prevalencia elevada, la mayoría de las infecciones se adquieren por no contar aún con medidas seguras de transfusión sanguínea, por la administración de inyecciones con jeringas no desechables y el uso inadecuado de material de curación cortante en consultorios médicos y dentales.

Contacto sexual. De los casos con hepatitis aguda informados en Estados Unidos, 15 a 20% de los pacientes refieren como principal factor de riesgo la actividad sexual (más de dos parejas sexuales durante un periodo de seis meses o tener relaciones con personas infectadas). Sin embargo, estudios de prevalencia realizados en parejas monogámicas en que uno de ellos está infectado con el VHC sugieren que el contagio de la hepatitis C por contacto sexual es raro.

Transmisión perinatal. La transmisión a recién nacidos de madres infectadas varía de 4.6 a 10%. La única característica maternal asociada a la transmisión de la hepatitis C al recién nacido es la presencia del RNA viral en las madres durante el parto. No se han observado diferencias en la transmisión de la hepatitis C dependiendo de la forma de liberación del recién nacido (parto o cesárea).

Transmisión a personal de la salud y en prácticas de salud. En países desarrollados no es común observar la transmisión de paciente a paciente y, cuando se detecta, ésta se relaciona con prácticas inadecuadas de curación, como el uso de viales multidosis, limpieza inadecuada de equipo y falta de técnicas de asepsia. La transmisión del VHC de pacientes infectados al personal de salud se presenta en su mayoría por accidentes con agujas contaminadas.

Características estructurales del VHC

El VHC pertenece a la familia *Flaviviridae* y es el único miembro del género *Hepacivirus*. Existen siete genotipos

(1 a 7) identificados según su secuencia de ácidos nucleicos, con una divergencia en su genoma completo de 30 a 50%; existen, también, más de 70 subgenotipos (a, b, c, d, etc.), identificados por diferencias en la comparación del genoma de 20 a 25% entre los genotipos. El término quasiespecies se refiere a la mezcla de variantes genéticas del VHC en un mismo individuo. De los genotipos identificados, el más resistente al tratamiento con interferón pegilado más ribavirina es el genotipo 1.

El VHC es un virus de RNA de cadena sencilla, con sentido positivo, que se replica mediante una RNA polimerasa dependiente de RNA. Su principal órgano de replicación es el hígado; sin embargo, se dispone de evidencia de reservorios extrahepáticos para el VHC, tales como linfocitos B de sangre periférica, células epiteliales en el intestino y el sistema nervioso central (SNC). Las partículas virales, analizadas en el microscopio electrónico, se observan de forma heterogénea; tienen al menos dos tamaños (50 y 100 nm de diámetro) y contienen doble pared y proyecciones en forma de pico en su superficie. En la figura 27-1 se muestra un esquema con los componentes estructurales de la partícula del VHC.

Como se mencionó anteriormente, el genoma del VHC está formado por un RNA de cadena sencilla positiva de aproximadamente 9.6 kb, y contiene un marco de lectura abierta (MLA) que codifica para una poliproteína precursora de aproximadamente 3 000 aminoácidos. Esta poliproteína, al ser fragmentada mediante la acción de proteasas virales y del hospedero, genera al menos 10 proteínas diferentes: tres estructurales, la proteína central, E1 y E2; una proteína integral de membrana p7, y seis proteínas no estructurales, NS2, NS3, NS4A, NS4B, NS5A y NS5B, que coordinan los procesos intracelulares del ciclo de vida del VHC (cuadro 27-1).

CUADRO 27-1. Proteínas del virus de la hepatitis C y su función.

Proteína	Función
Central	Une al RNA viral y forma la nucleocápside
E1	Envoltura. Fusión
E2	Envoltura. Unión con receptor
P7	Canal iónico
NS2	Autoproteasa en unión con NS3
NS3	En unión con NS2 autoproteasa. Helicasa
NS4A	Cofactor de la NS3 autoproteasa
NS4B	Unida a membrana de retículo endoplásmico, participa en la formación del complejo viral de replicación
NS5A	Formación del complejo de replicación
NS5B	RNA polimerasa

Virus de la hepatitis C, sus proteínas y genes

El RNA del VHC carece del sitio 5'cap, y su traducción depende de un sitio interno de entrada al ribosoma (IRES, *internal ribosome entry site*), que se localiza en la región 5'-no codificante (5'NCR). El IRES se une a la subunidad 40S del ribosoma. Una vez iniciada la traducción del genoma del VHC, se produce una larga poliproteína y mediante el ataque proteolítico mediado por proteasas del huésped y del virus se obtienen las proteínas estructurales y no estructurales del virus. La organización del genoma viral tiene la misma estructura que la poliproteína, con la diferencia de la presencia de las regiones no codificantes que se encuentran en los extremos 5' y 3' (5'-RNC y 3'-RNC, de forma respectiva) del genoma viral (figura 27-2).

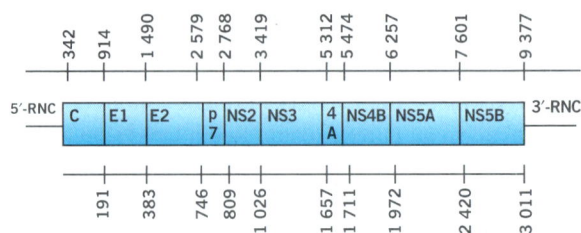

Figura 27-2. Organización lineal del genoma del virus de la hepatitis C. El VHC codifica, al menos, 10 proteínas por medio de un marco de lectura abierta que da lugar a una poliproteína precursora que es fragmentada en diversas proteínas estructurales y no estructurales. En la línea superior se especifica la posición del ribonucleótido, y en la línea inferior al aminoácido que da lugar al inicio de cada proteína viral.

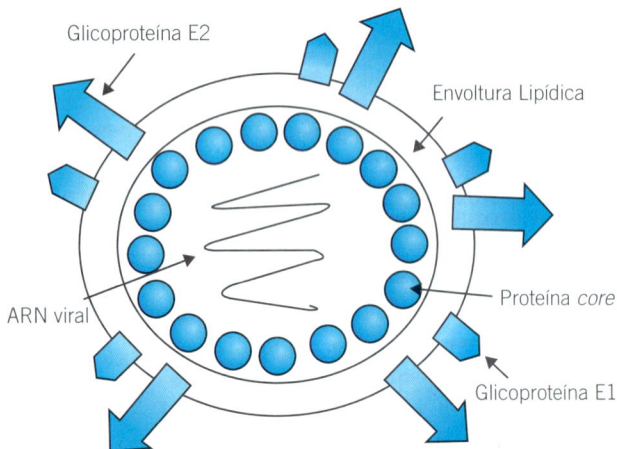

Figura 27-1. Esquema representativo del virus de la hepatitis C. El virus de la hepatitis C está constituido por una envoltura lipídica, un *core* y un genoma RNA.

Proteínas estructurales

Proteína central

La proteína central del VHC contiene una elevada proporción de aminoácidos básicos, característica que le permite su unión al RNA viral que da lugar a la formación de la nucleocápside.

Glucoproteínas de la envoltura

Las glucoproteínas de la envoltura E1 y E2 son proteínas transmembranales tipo I, forman heterodímeros no covalentes que dan lugar a la estructura de la envoltura viral y participan en la entrada del virus a la célula.

P7

Es un polipéptido de 63 aminoácidos, dentro de la poliproteína viral se localiza en la parte de unión de las proteínas estructurales y no estructurales. P7 contiene dos dominios transmembranales que forman hexámeros con actividad de canal iónico. Se desconoce si P7 se ensambla en las partículas virales.

Proteínas no estructurales

NS2/3 autoproteasa

En la poliproteína viral, la unión de NS2/3 se hidroliza por medio de su actividad de autoproteasa que se localiza en el NH-terminal de NS3; este proceso es indispensable para la replicación del virus. La proteína NS2 derivada de la rotura de NS2/3 se inserta en la membrana del retículo endoplásmico y participa en la fosforilación de la proteína viral NS5A, evento indispensable para la replicación viral.

NS4A y NS4B

NS4A es un polipéptido de 54 aminoácidos que funciona como cofactor de la serina proteasa localizada en el dominio NS3.

NS4B es una proteína muy hidrofóbica de 27 kDa que se integra en la membrana del retículo endoplásmico. Esta proteína induce una alteración en la membrana, conocida como red membranosa, que sirve como sitio para la formación del complejo viral de replicación.

NS5A y NS5B

NS5A es una metaloproteína fosforilada, que contiene cinc como metal, y participa en la replicación viral, así como en el proceso del ensamblaje de la partícula viral. Los estudios de cristalografía de la proteína sugieren que forma una estructura que favorece la unión del RNA viral y el complejo de replicación.

NS5B es la polimerasa viral; es una RNA polimerasa dependiente de RNA que promueve la síntesis de nuevos genomas de RNA. Durante la replicación el RNA viral de cadena positiva se utiliza como molde para la síntesis de una hebra de RNA complementaria intermediaria de sentido negativo, que a su vez sirve de molde para la síntesis de nuevos RNA virales de cadena positiva.

Replicación del virus de la hepatitis C

Al igual que en todos los virus de RNA de cadena positiva, el VHC forma un complejo de replicación asociado a membrana, compuesto de proteínas virales, RNA viral, membranas celulares alteradas y factores del huésped.

La glucoproteína E2 se une con elevada afinidad a CD81, proteína que se encuentra en la superficie de muchos tipos de células, incluyendo los hepatocitos. Sin embargo, además de E2 y CD81, se requieren más moléculas para la entrada del VHC a la célula, entre las que se encuentran el receptor clase B tipo I (SRB1), que regula el metabolismo del colesterol. Este receptor en conjunto con las lipoproteínas de alta densidad (HDL, *high density lipoproteins*) desempeñan una función muy importante al inicio de la infección por el VHC. La proteína viral E1 se considera que participa en la fusión del virus con la membrana en la cara citoplasmática. El receptor de lipoproteínas de baja densidad (LDL, *low density lipoproteins*) y de los glucosaminoglucanos, el heparán sulfato también participa en la entrada del VHC al hepatocito.

Una vez que el VHC entra a la célula, la nucleocápside es liberada al citoplasma, donde el RNA viral funciona como molde en dos eventos importantes de la replicación: 1) la traducción de la poliproteína y 2) la replicación del RNA viral. Durante la traducción se produce la poliproteína precursora, la cual se procesa en las proteínas estructurales (C, E1, E2, P7) y no estructurales (NS2, NS3, NS4A, NS4B, NS5A y NS5B), mediante el ataque proteolítico de las proteasas del huésped y las virales. La replicación del RNA viral de cadena positiva se lleva a cabo en un compartimiento membranoso en el citoplasma de la célula y da lugar a un RNA de cadena negativa, formando RNA de doble cadena que funciona como intermediario para la nueva formación de RNA viral de cadena positiva. Estos procesos permiten el ensamble de las proteínas estructurales del virus con el RNA viral para formar nuevas partículas virales, que son liberadas de la célula mediante exocitosis (figura 27-3).

Historia natural de la hepatitis

Hepatitis C aguda

La mayoría de los pacientes que se infectan con el VHC no presentan un cuadro de hepatitis aguda. La infección aguda por el VHC raramente es sintomática (15%). Durante la evolución de la hepatitis C aguda, pueden distinguirse

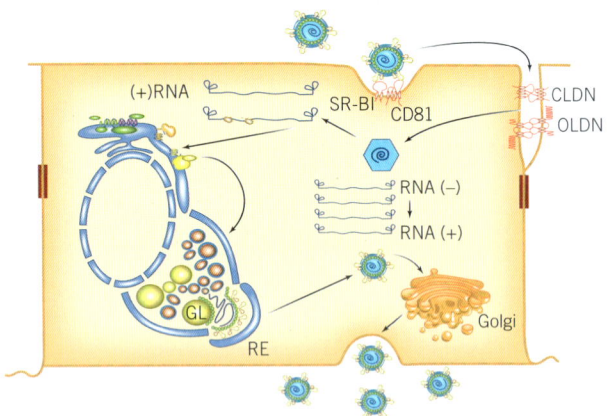

Figura 27-3. Ciclo de vida del VHC. 1) Unión de glucoproteínas virales con receptores de membrana celular. **2)** Fusión de membranas. **3)** Entrada viral al interior de la célula. **4)** Pérdida de la nucleocápside viral. **5)** Síntesis de proteínas virales en el retículo endoplásmico rugoso (RER). **6)** Replicación viral en el citoplasma. **7)** Encapsulación en membranas de RNA viral en el aparato de Golgi (AG). **8)** Liberación de virus.

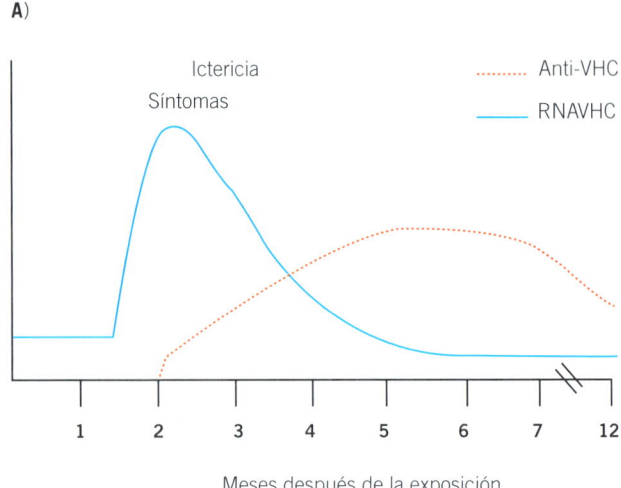

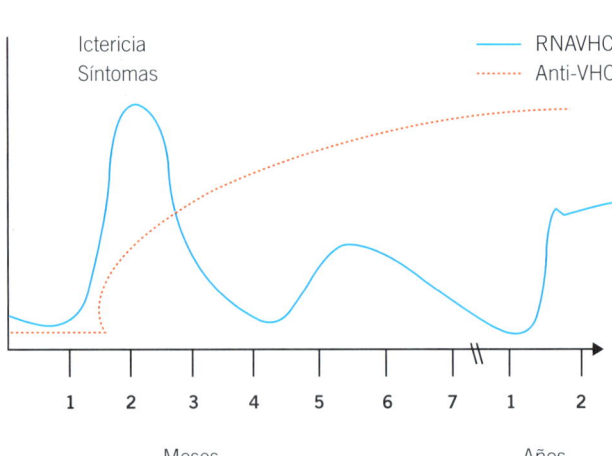

Figura 27-4. Evolución de la infección por el virus de la hepatitis C. A) La hepatitis C aguda se caracteriza por un pico notorio de RNA viral a la semana 6, junto con el inicio de los síntomas; a este mismo tiempo se elevan los niveles de anti-VHC que en general son detectables entre el tercer y el cuarto meses, y existe una disminución notoria en los niveles de RNA viral hasta hacerse indetectables entre el quinto y el sexto meses. **B)** La hepatitis C crónica muestra un curso variable; es frecuente el inicio más temprano de los síntomas y oscilaciones en la carga viral.

cuatro fases: la primera se caracteriza por la no detección o detección intermitente de concentraciones muy bajas de RNA del VHC circulante; cerca de dos semanas después, le sigue una fase corta de ocho a 10 días, en la cual hay un incremento rápido de la carga viral circulante; la tercera fase se caracteriza por una etapa estacionaria en los niveles circulantes del RNA viral, con una duración de alrededor de 40 a 60 días; por último, la cuarta fase se caracteriza por la detección de los anticuerpos anti-VHC, una disminución de la carga viral o el avance a un estado crónico de la enfermedad en la mayoría de los pacientes infectados. La presencia de anticuerpos se detecta generalmente en la novena semana; sin embargo, hay casos en los que se ha informado que tardan en aparecer hasta un año después de la primera detección de la viremia (figura 27-4A). Alrededor de 15 a 40% de los pacientes expuestos al VHC elimina la infección en seis meses.

Hepatitis C crónica

La mayoría de las personas infectadas con el VHC evolucionan a cronicidad. Estudios realizados en donantes de sangre, personas que han recibido productos sanguíneos, usuarios de DIV y mujeres jóvenes que recibieron inmunoglobulina D contaminada muestran que de 55 a 86% de las personas infectadas por el VHC evolucionan a cronicidad.

Para establecer el diagnóstico se requiere la detección de RNA del VHC por más de seis meses (figura 27-4B). En pacientes crónicos, la evolución de la enfermedad es variable y no todos desarrollan complicaciones hepáticas como cirrosis o CHC. Estudios realizados en pacientes que acuden a clínicas de hígado muestran que de 18 a 26% de estos sujetos presentan complicaciones hepáticas, como cirrosis, casi 20 años posteriores a la fecha de infección, porcentaje que es menor en los estudios realizados en donantes de sangre, en los que esta complicación sólo se presenta entre 4 y 7% de estos individuos a los 20 años posinfección.

De los pacientes que desarrollan cirrosis, la probabilidad de presentar enfermedad hepática descompensada es de 4% por año. En pacientes con fibrosis avanzada, cada año 7% evoluciona a CHC.

Diagnóstico de la hepatitis C con estudios moleculares

La infección por el VHC a menudo se subdiagnostica; hasta 50% de las personas con infección por este virus no son conscientes de su enfermedad. Por esto, las técnicas moleculares (cuadro 27-2) se utilizan como herramienta clave en el diagnóstico y el monitoreo del tratamiento para la infección por el VHC. El RNA viral puede detectarse en el suero, el hígado y las células mononucleares de sangre periférica de pacientes infectados con hepatitis aguda, crónica, cirrosis y CHC. La detección del RNA viral en suero se considera el indicador más sensible y específico de replicación viral e infectividad para el VHC, y es esencial para la confirmación del diagnóstico serológico e *imprescindible* para el seguimiento del paciente en tratamiento. Las pruebas que se utilizan para determinar la presencia del RNA viral se clasifican en cualitativas y cuantitativas, y son muy sensibles y específicas.

Las pruebas cualitativas documentan la presencia o ausencia de virus en sangre; de estas pruebas, la más utilizada es la retrotranscripción (RT) seguida por la reacción en cadena de la polimerasa (PCR, *polymerase chain reaction*). De esta prueba se dispone de varios *kits* comerciales; en general, la sensibilidad es de 96% y la especificidad de 99%, y tienen un límite de detección muy sensible, de cerca de 50 UI/ml. Además de confirmar la viremia, estas pruebas son muy útiles en la búsqueda del VHC en donadores de productos sanguíneos, lo cual aumenta la prevención y disminuye el contagio de este virus, ya que en la mayor parte del mundo la detección del virus se realiza mediante métodos serológicos con la detección de anticuerpos contra el VHC; sin embargo, tienen la desventaja de presentar un amplio periodo de ventana.

Las pruebas cuantitativas documentan el número de copias de RNA viral en unidades internacionales por mililitro (UI/ml) (carga viral). La conversión de la UI a copias/ml varía según el equipo comercial que se utilice, pero oscila en un rango de 0.9 a 5.2 copias/ml. Se dispone de varias pruebas cuantitativas, que se fundamentan en la PCR en tiempo real, que puede cuantificar con precisión los niveles de RNA viral en un rango lineal que supere los seis logaritmos. Estas pruebas se utilizan, sobre todo, en el monitoreo terapéutico.

Determinación del genotipo viral

El VHC se clasifica en siete genotipos y varios subgenotipos. Es clínicamente importante realizar el diagnóstico molecular de estos genotipos, ya que predicen la probabilidad de respuesta al tratamiento, dictan su duración y muchas veces determinan la dosis del fármaco que se tiene que emplear. El genotipo es el predictor de respuesta al interferón y ribavirina más fuerte. Para la determinación del genotipo viral existen dos métodos comerciales: uno se basa en la técnica de secuenciación de ácidos nucleicos en la región 5′ NC del virus (*TrueGene 5′NC HCV genotyping kit*), y el otro se lleva a cabo mediante una RT-PCR, seguido de una hibridación inversa, utilizando sondas específicas de genotipo que se unen en la región 5′NC (*Versant HCV genotype Assay LiPA*).

Una vez que se conoce la carga viral, el genotipo viral y todos los factores clínicos y de laboratorio que valoran el efecto del VHC en el deterioro de la función hepática, pueden establecerse los criterios de tratamiento en el paciente.

Tratamiento de la hepatitis C

Ya que la mayoría de pacientes infectados por el VHC permanecen asintomáticos durante la fase aguda, los que acuden a recibir el tratamiento son predominantemente pacientes con daño hepático crónico. El objetivo del tratamiento es lograr una respuesta virológica sostenida (RVS), esto es, eliminación de la carga viral por lo menos durante seis meses posteriores a la conclusión del tratamiento. En la actualidad, no se dispone de una vacuna antiviral selectiva ni de una vacuna preventiva. El tratamiento inicial para hepatitis C consistía en la monoterapia con interferón α (IFN-α). Los resultados tuvieron una mejoría considerable cuando se modificó químicamente la molécula de IFN-α con el uso de polietilenglicol, conocido como IFN pegilado (PEG-IFN). Con esta modificación se incrementó la vida media del compuesto, lo que le permite permanecer en circulación sanguínea durante días y ser activo. Esta mejoría en la biodisponibilidad del IFN *in vivo* y la adición de la ribavirina al tratamiento logró una mejoría de más de 100% en la RVS comparada con el IFN-α no pegilado. Aun con estos cambios, que lograron una mejoría considerable en el tratamiento para la hepatitis C, es importante señalar

CUADRO 27-2. Guías para el uso de pruebas de ácidos nucleicos para la detección del virus de la hepatitis C.

Situación clínica	Prueba
Sospecha de infección aguda	RT-PCR cualitativa o RT-PCR en tiempo real
Sospecha de infección crónica (anti-VHC positivo)	RT-PCR cualitativa o RT-PCR en tiempo real
Anti-VHC negativo, inexplicable enfermedad hepática o inmunocomprometido	RT-PCR cualitativa o RT-PCR en tiempo real
Anti-VHC y RNA-VHC positivos, elegibles para tratamiento	RT-PCR cuantitativa y determinación del genotipo viral
Hijo nacido de madre con anti-VHC positivo	RT-PCR cualitativa o RT-PCR en tiempo real

que únicamente alrededor de 50% de los pacientes tratados logran una RVS. Factores virales y del huésped alteran la respuesta a la terapia incluyendo la carga viral al inicio del tratamiento, fibrosis hepática, el genotipo del VHC, mutaciones virales en la región de sensibilidad interferón, la relación de la respuesta inmune celular Th1/Th2, y el peso corporal. Los efectos secundarios del tratamiento tales como la anemia y los acontecimientos adversos psiquiátricos (por ejemplo, depresión, ira, hostilidad y ansiedad) conducen a reducción de la dosis y la terminación prematura del tratamiento del VHC. El genotipo del VHC desempeña una función muy importante en la respuesta y la velocidad de una RVS al tratamiento, y alrededor de 50% de pacientes con genotipo 1 desarrolla una RVS favorable, comparada con más de 80% de aquellos con genotipos 2 o 3 que responden de forma favorable. Estudios han revelado que el polimorfismo de un solo nucleótido en el gen de IL28B, rs12979860 CC, se relaciona con la probabilidad de eliminación espontánea y respuesta virológica sostenida después de PEG-IFN y ribavirina en pacientes infectados con genotipo 1.

Aún no se ha llegado a establecer el mejor tratamiento para la infección aguda por VHC, pero en varios estudios se han observado buenos resultados con el uso de 5 MUI de PEG-IFN diario, por cuatro semanas, seguido por 5 MUI tres veces por semana por 20 semanas; con este esquema se ha demostrado RVS en más de 95% de los pacientes. Lo más importante de esto es que, durante la infección aguda por VHC, el genotipo y los niveles séricos de RNA parecen no tener influencia en el tratamiento. Para el tratamiento de la infección crónica por VHC, las guías recomiendan PEG-IFN más 1 000 a 1 200 mg de ribavirina por 48 semanas para los genotipos 1 o 4, y PEG-IFN más 800 mg de ribavirina por 24 semanas para genotipo 2 o 3, con lo que se ha demostrado RVS de 55 y 80%, de manera respectiva. A partir de la introducción en el 2011 de los antivirales de acción directa como boceprevir y telaprevir (inhibidores de proteasa) aumentaron las tasas de RVS, tanto en pacientes no tratados y con fracaso al tratamiento. En el 2013 se aprobó el sofosbuvir y simeprevir, los cuales han mostrado un menor perfil de resistencia y son más eficientes para el tratamiento de todos los genotipos.

Los pacientes que no responden al tratamiento y continúan con enfermedad hepática crónica, pueden evolucionar con graves consecuencias, como el desarrollo de CHC o presentar una descompensación hepática. La opción para estos pacientes podría ser un trasplante hepático; sin embargo, se ha observado que si éstos presentan una infección activa por el VHC durante el trasplante, se produce un aumento de 10 veces en la carga viral en relación con los niveles presentados antes del procedimiento. De los que desarrollan cirrosis después del trasplante, alrededor de 40% presentará descompensación hepática y sólo 50% de estos pacientes logrará sobrevivir un año después de la descompensación.

En la actualidad se encuentran en desarrollo nuevos fármacos, que inhiben específicamente un sitio en el ciclo de vida de VHC; virtualmente, puede inhibirse cada paso de este ciclo. Además, con el uso de tecnología de biología molecular y del DNA recombinante se ha llegado a la producción de moléculas que podrían interferir con la síntesis viral, como las ribozimas y el DNA de interferencia, aunque esto todavía está en investigación *in vitro*.

Preguntas de repaso

1. ¿Qué proteína del VHC interactúa con el receptor CD81 para ingresar al hepatocito?
2. ¿Cómo se determina que una hepatitis C evolucionó a cronicidad?
3. En pacientes con hepatitis crónica, ¿cuáles son los genotipos del VHC más resistentes para desarrollar una respuesta virológica sostenida?

Bases moleculares del virus de la inmunodeficiencia humana

CAPÍTULO 28

Martha Escoto Delgadillo • Eduardo Vázquez Valls

Introducción

Los virus se clasifican en más de 60 familias, según el tipo de ácido nucleico que contengan, de la información que albergue su genoma y de la cantidad y tipo de genes que presente. Entre estas familias, al menos 20 infectan a los seres humanos. El agente causal del síndrome de inmunodeficiencia adquirida (sida) es un retrovirus que se conoce como virus de la inmunodeficiencia humana (VIH) perteneciente a la familia *Retroviridae* y al género *Lentivirus*.

Luc Montagnier identificó por primera vez el VIH en Francia en 1983; éste es un virus con genoma RNA que induce infección celular crónica por la conversión de su ácido ribonucleico (RNA, *ribonucleic acid*) a ácido desoxirribonucleico (DNA, *deoxyribonucleic acid*) proviral, que se integra en el genoma de la célula infectada e induce daño progresivo al sistema inmune del huésped. La infección por este lentivirus se caracteriza por una progresión lenta, con largos periodos de latencia clínica, seguido por la aparición de signos y síntomas graduales como fiebre, linfadenopatía, enfermedades oportunistas, síndrome de desgaste, enfermedades oncológicas y crónicas degenerativas.

Una de las principales características del VIH es su variabilidad genética, que muestra durante su evolución la transmisión de fragmentos genómicos de virus de simio al ser humano y que han dado origen a varios tipos, subtipos, variantes y múltiples formas recombinantes.

Otro factor que participa en la variabilidad genética es la alta tasa de mutación del genoma del virus, dada por la enzima transcriptasa inversa. Esta enzima carece de actividad exonucleasa en el proceso de replicación y genera 3×10^{-5} mutaciones por nucleótido por ciclo y una producción de 10^{10} partículas virales por día. Considerando estas dos variables, se calcula que en promedio pueden generarse 3×10^{9} mutaciones por día en la población viral de cada persona que vive con VIH. La mayoría de las mutaciones que se generan en las variantes tienen poco o nulo efecto en la función viral o en la capacidad de replicación, e incluso otras pueden ser letales para el virus. Sin embargo, cuando estas mutaciones se ubican en sitios genómicos clave, por ejemplo, en genes de las enzimas virales, afectan la capacidad del virus o pueden conferir resistencia a uno o varios antirretrovirales.

Otro factor que contribuye a la diversidad genética es la recombinación de las dos cadenas de RNA, que constituye una parte intrínseca del ciclo normal de replicación viral y puede mediar la reparación de genomas virales defectuosos, incrementar la diversidad viral o acelerar la propagación de mutaciones benéficas entre las cuasiespecies virales.

La variabilidad genética impacta en la pandemia del VIH a través del diagnóstico, patogénesis, progresión y transmisión de la enfermedad, cuantificación de la carga viral, el manejo clínico, la respuesta al tratamiento antirretroviral y en el diseño de una vacuna.

Historia natural de la enfermedad

Los diferentes estados clínicos de la infección por VIH son producto de alteraciones en el balance entre el estado inmunológico y virológico. El estado inmunológico se determina por el conteo de los linfocitos T CD4+ y se expresa como células/mm³. El estado virológico se determina por el número de copias de RNA del VIH (carga viral) y se expresa como copias/ml. Son características de la infección, la destrucción gradual de la población de linfocitos T CD4+ y la producción constante de nuevas partículas virales, lo que genera una inmunodeficiencia gradual que lleva al paciente al último estadio de la infección por VIH.

Los pacientes infectados con VIH atraviesan por tres estadios clínicos (figura 28-1):

1. Infección primaria o fase aguda, seroconversión
2. Estado asintomático o latencia clínica
3. Estado sintomático, sida

Infección primaria

Este periodo inicia con la infección del paciente y puede no tener ninguna manifestación clínica, ya que sólo es sintomática en cerca de 40 a 80% de los pacientes después de dos a tres semanas de haberse infectado. Los síntomas pueden variar; éstos incluyen fiebre, mononucleosis, erupción maculopapular, dolor de garganta, malestar general y dolor de articulaciones. Los signos y síntomas desaparecen en dos o tres semanas; posteriormente el paciente es asintomático entre seis a 10 años.

Los primeros episodios que ocurren después de que el VIH atraviesa la barrera de la mucosa se conocen como periodo de ventana, durante el cual la producción de anticuerpos IgM e IgG no son suficientes para que las pruebas diagnósticas detecten la respuesta inmunológica en contra de la presencia del VIH. La duración es controversial, aunque se ha sugerido que tarda alrededor de tres meses. Debido a la naturaleza inespecífica de los síntomas durante esta etapa, el diagnóstico de la enfermedad por VIH rara vez se reconoce en la práctica médica.

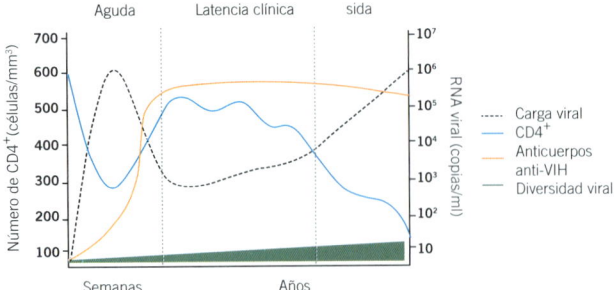

Figura 28-1. Historia natural de la infección. La infección primaria se caracteriza por los niveles elevados de RNA viral, los recuentos de linfocitos T CD4+ bajos y la ausencia de anticuerpos específicos contra el VIH. Durante la latencia clínica, la viremia baja y los linfocitos se restablecen, para descender con el transcurso del tiempo acompañado de un aumento moderado pero continuo de la carga viral y conducir a un colapso del sistema inmune asociado a la progresión a sida. La diversidad genética viral aumenta en función del transcurso de la enfermedad.

Entre dos y seis semanas después de la infección, la carga viral en el plasma llega a centenas de miles de copias/ml. Debido al aumento masivo de la replicación viral, el número de linfocitos T CD4+ disminuye. En consecuencia, la carga viral elevada también contribuye a la transmisión de la enfermedad. Se ha calculado que hasta 30% de los contagios por VIH se transmiten durante la fase aguda.

Entre las cuatro y 12 semanas a partir de la infección inicial se presentan los anticuerpos IgG específicos contra el VIH y se activa la respuesta inmune celular específica, causa principal del descenso de la carga viral y del correspondiente aumento en el recuento de linfocitos T CD4+ y la seroconversión del paciente (figura 28-1).

Alrededor de seis a 12 meses posteriores a la infección se alcanza y se mantiene un equilibrio entre la cantidad de partículas virales producidas y eliminadas, y el número de linfocitos T CD4+ destruidos y generados cada día.

Fase asintomática

La mayoría de los pacientes se diagnostican en esta fase, a pesar de la ausencia de síntomas iniciales. Durante esta etapa persiste una replicación viral alta y el número de partículas virales que se producen alcanzan más de 10^{10} partículas por día. Estas partículas se contrarrestan por la capacidad de regeneración de los linfocitos T CD4+; sin embargo, no son suficientes para detener, en definitiva, la progresión de la enfermedad. Con el uso adecuado del tratamiento antirretroviral, que inhibe la replicación del virus en distintas etapas del ciclo de replicación viral, es posible la reconstitución del sistema inmune, lo que prolonga la aparición de los síntomas de sida y aumenta la cantidad y calidad de vida de las personas que viven con VIH. La duración de esta fase asintomática, también llamada crónica, es variable y depende de muchos factores tanto del virus como del individuo infectado. En 80 a 90% de los pacientes esta etapa dura entre ocho y 10 años (figura 28-1).

Etapa sintomática o sida

El continuo desgaste del sistema inmune por la pérdida de los linfocitos T CD4+ incrementa la susceptibilidad de adquirir diversas infecciones. En esta etapa se produce un aumento de la actividad de replicación viral y el sistema inmunológico ya no es capaz de frenarla. Desde el punto de vista clínico, cuando la cuenta de linfocitos CD4+ disminuye a < 200 células/mm³, los pacientes son más susceptibles a presentar infecciones oportunistas que le pueden conducir a la muerte. Neoplasias como el sarcoma de Kaposi, tuberculosis, neumonía, candidiasis y ciertos trastornos neurológicos son algunas infecciones características de esta fase. Su duración es desfavorable con una supervivencia inferior de 15 a 30% a los tres años. En esta etapa de la enfermedad, el sistema inmune está muy comprometido y aunque el paciente reciba tratamiento antirretroviral, morirá en algún momento (figura 28-1).

Clasificación del VIH

La epidemiología molecular del VIH es un tema complejo que está en constante evolución, debido a la alta variabilidad genética inherente a este retrovirus. El VIH se originó en África occidental y central, por la transmisión de múltiples zoonosis de los virus de la inmunodeficiencia de los simios y de primates no humanos a los humanos.

Existen varias hipótesis que explican la transmisión entre los primates y los seres humanos; las más aceptadas son: a) en el proceso de caza y matanza de los primates para consumo de la carne; b) la exposición directa de los seres humanos a la sangre o secreciones de las mucosas de los animales, y c) la contaminación en la preparación de la vacuna oral contra la poliomielitis.

La clasificación del VIH se elabora según los patrones de agrupamiento por similitud genética. Hasta la fecha se han identificado dos tipos de VIH: el VIH-1 y el VIH-2 (figura 28-2).

VIH-1

A través de numerosos análisis filogenéticos de las cepas del VIH, aisladas en diversas zonas geográficas del mundo, el virus se ha clasificado en cuatro categorías: grupos, subtipos, subsubtipos y formas circulantes recombinantes.

Existen cuatro grupos del VIH-1, transmitidos de manera independiente del chimpancé y el gorila al ser humano; éstos se denominan M, N, O y P (figura 28-2).

Los grupos M y N tienen relación filogenética con los virus encontrados en el chimpancé (*Pan troglodytes troglodytes*), mientras que los grupos O y P con los hallados en los gorilas (*Gorilla gorilla gorilla*).

Bases moleculares del virus de la inmunodeficiencia humana

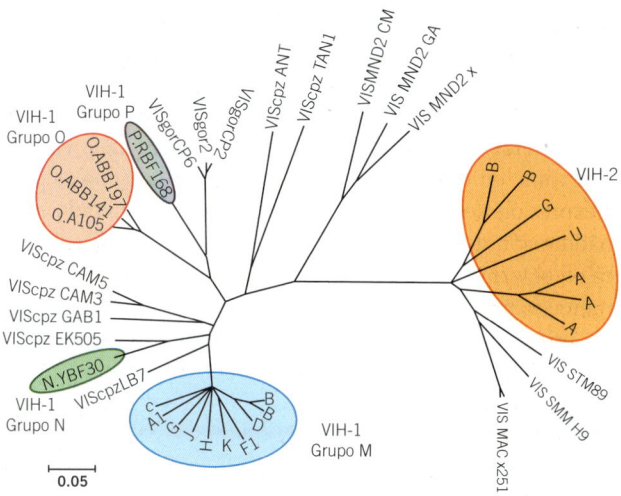

Figura 28-2. Relación filogenética del VIH y VIS (virus de la inmunodeficiencia en los simios). Se construyó el árbol filogenético con las secuencias consenso del gen *pol* del VIH y VIS. Para mayor claridad, las FRC se excluyeron del análisis. Las secuencias se analizaron con Clustal W y el árbol se construyó con el programa Mega utilizando el método *Neighbor-Joining* con *bootstrap* de 1 000 replicados.

Los grupos se denominan "M" por *main* o principal, "O" por *outlier* y "N" por *non-M, non-O*. La nomenclatura para clasificar las cepas del VIH se propuso en 1999; desde entonces se acordó que a los nuevos grupos se les asignaría una letra por estricto orden alfabético, tal es el caso del recientemente descrito grupo P.

El grupo M incluye las cepas responsables de la pandemia alrededor del mundo; se subdivide en nueve subtipos (A-D, F-H, J y K) (figura 28-2). Los subtipos A y F se subdividen en subsubtipos (A1, A2, F1 y F2). Conforme se encuentren nuevos subtipos también se les denominará por orden alfabético.

Mediante el análisis filogenético, algunas cepas se agrupan con distintos subtipos en diferentes regiones de sus genomas; a estos genomas mosaico se les ha designado como *formas recombinantes circulantes* (FRC), que se forman cuando en la misma región geográfica cocirculan varios subtipos que infectan a un individuo y generan virus recombinacionales con información genética de dos subtipos diferentes (figura 28-3). En la actualidad se han descrito 72 FRC que se identifican con los números y con las letras de los subtipos que están involucrados. Cuando se recombinan más de tres subtipos se denominan *cpx* (complex) y se clasifican en el orden en que se describieron.

En el mundo, el subtipo C representa 48% de las infecciones, seguido del subtipo A, B, G y D con el 12, 11, 5 y 2% de las infecciones de manera respectiva. Las FRC representan por lo menos 20% de las infecciones por VIH en el mundo. En México predomina el subtipo B y las formas recombinantes intersubtipo BF y BG.

No están muy claros todos los efectos que tienen los subtipos sobre la progresión de la enfermedad, pero se ha demostrado que el subtipo D progresa más rápido que el subtipo A.

El grupo N está formado por secuencias filogenéticas muy relacionadas, ya que sólo se ha descrito en muy pocos individuos de Camerún.

El grupo O se encontró originalmente en la región centro-occidental de África; igual que el grupo M, la diversidad de sus secuencias es elevada. Se clasifica en las clases I-V, que son genéticamente distantes entre ellas como los subtipos del grupo M; sin embargo, no se han propagado en todo el mundo.

En fecha reciente se describió el grupo P; sólo se dispone de muy pocas secuencias en individuos que son originarios de Camerún.

VIH-2

El VIH-2 presenta una relación cercana con el virus de inmunodeficiencia en simios aislado de sooty mangabeys (*Cercocebus atys*). Se divide en grupos del A-H. En la actualidad se ha descrito una FRC (HIV2 01_AB).

Este virus es endémico de África occidental y los estudios filogenéticos demuestran que los diversos grupos de este virus se originaron por transmisiones independientes entre el sooty mangabeys y los seres humanos.

Genoma viral

El genoma del VIH consta de alrededor de 10 kb; está compuesto por nueve genes: tres estructurales, que son característicos de los retrovirus; dos reguladores, y cuatro accesorios. Además, en los extremos cuenta con repeticiones

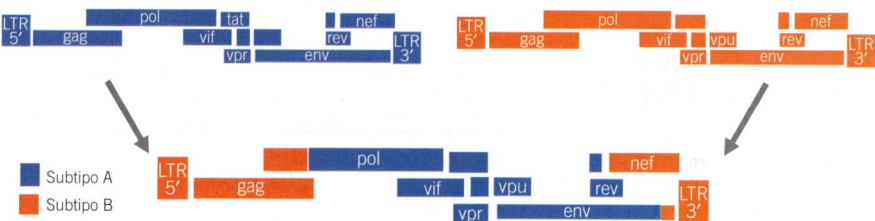

Figura 28-3. Representación esquemática de la formación de FRC. Estructuras de mosaico del genoma de las formas recombinantes circulantes del VIH. Las letras y los colores representan los diferentes subtipos del VIH-1 que lo componen. Se muestra la FRC03_AB.

terminales largas (LTR, *long-terminal repeat*), que funcionan como regiones promotoras para la transcripción del virus (figura 28-4).

Las proteínas estructurales son necesarias para la síntesis de nuevas partículas virales; los genes que codifican para estas proteínas son *gag*, *pol* y *env*. El gen *gag* codifica para las proteínas de la cápside (p24, p17, p9 y p7): p24 forma la nucleocápside; p17 forma la matriz del virus y se encuentra entre la envoltura externa del virus y la nucleocápside, y p7 y p9 están estrechamente asociadas con el RNA viral. El gen *pol* codifica para las tres enzimas esenciales del ciclo de replicación viral. La enzima transcriptasa inversa (p66)/RNasa H, la integrasa (p31) y la proteasa (p15). El gen *env* codifica para la proteína precursora de la envoltura y se procesa por una proteasa celular en dos proteínas de envoltura: gp120 que se encuentra en la superficie del virus y gp41 que es una proteína transmembranal. Este complejo de glucoproteínas es el que une al receptor celular (figura 28-4).

Los genes reguladores son *tat* y *rev*, cuyas proteínas no se ensamblan en el virus, pero son esenciales para la replicación viral dentro de la célula. La función de la proteína Tat es regular la transcripción del promotor viral y la de la proteína Rev, ayudar al transporte eficiente del RNA viral del núcleo al citoplasma. En ausencia de Rev no se forman las proteínas estructurales (figura 28-4).

Los genes accesorios están involucrados en la regulación de la expresión de genes virales y en la latencia celular; estos genes son *nef*, *vif*, *vpr*, *vpu* y *vpx*. Los genes *nef*, *vif* y *vpr* se encuentran en todos los retrovirus a excepción del SIVagm que no contiene *vpr*. El VIH-1 contiene *vpu*, mientras que el VIH-2, *vpx* (figura 28-4). El gen *nef* codifica para una proteína que se requiere para una replicación viral eficiente, interactúa con componentes de la célula huésped y se relaciona con elevadas cargas virales. La proteína Nef tiene, al menos, dos funciones distintas: mejora la replicación viral y estimula una reducción en el número de receptores celulares CD4 en la superficie de la célula infectada, función que sirve para prevenir reinfecciones. Otra función biológica de Nef es la regulación de la molécula MHC-1 en las células infectadas que enmascara al sistema inmune. La proteína Vif influye para que las partículas virales libres sean infecciosas. La proteína Vpr tiene múltiples funciones durante la replicación viral en células que no están en división; tiene efectos en el proceso de transcripción inversa, en la importación del complejo de preintegración del DNA viral, en la regulación de la apoptosis e interviene en los genes de la célula huésped. La proteína Vpu sólo se encuentra en el VIH-1, facilita la liberación de las partículas virales, interviene en el retículo endoplásmico en las señales para la expresión del receptor celular CD4, está involucrado en la maduración de las proteínas de la envoltura y no se encuentra en el virión; sin esta proteína, las partículas virales permanecen unidas a la membrana celular. Por último, el gen *vpx* es exclusivo del VIH-2 y tiene funciones similares a la proteína Vpr del VIH-1, pero sin detener el ciclo celular. Esta proteína se asocia a la patogenia del virus porque en su ausencia se desarrolla sida.

Estructura del virión

El VIH pertenece a un grupo de virus isométricos y mide entre 90 y 140 nm de diámetro. Como otros retrovirus, la partícula viral del VIH está compuesta por la proteína de la cápside (p24), la de la nucleocápside (p7/p9), dos cadenas de RNA de cadena simple y tres enzimas: proteasa, transcriptasa inversa e integrasa (figura 28-5).

La envoltura del virus está compuesta de lípidos, que son derivados de la célula huésped, y espículas virales, codificadas por el virus. Posee cerca de 70 espículas sobre la envoltura lipídica, que consisten de una molécula transmembranal, la glucoproteína 41, que actúa no covalentemente con la gp120 (glucoproteína exterior). Debajo de la envoltura del virión se encuentra la proteína de la matriz (p17), que delimita la membrana externa de la cápside interna (figura 28-5).

La partícula madura del VIH contiene una cápside interna ribonucleoproteica formada por las proteínas p24 y p7/p6. Dentro de la cápside se encuentran las enzimas, transcriptasa inversa/RNasa H, integrasa y proteasa; además, contiene dos copias de RNA de cadena simple unidas mediante enlaces no covalentes (figura 28-5).

Ciclo de replicación del VIH

Como otros retrovirus, el VIH necesita replicarse dentro de una célula blanco, utilizando su maquinaria celular. El virus inicia el ciclo de infección con la unión de la partícula

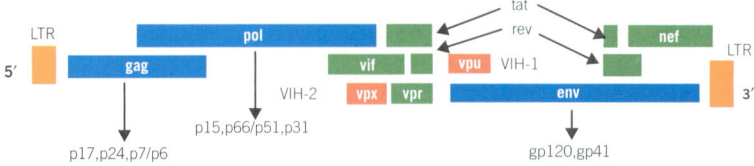

Figura 28-4. Genoma del VIH. Formado por tres genes estructurales (*gag*, *pol* y *env*) y dos genes reguladores (*tat* y *rev*), junto con cuatro genes accesorios, tres de éstos son comunes para ambos tipos de virus (*vif*, *vpr*, *nef*) y el cuarto es específico, *vpu* para el VIH-1 y *vpx* para el VIH-2.

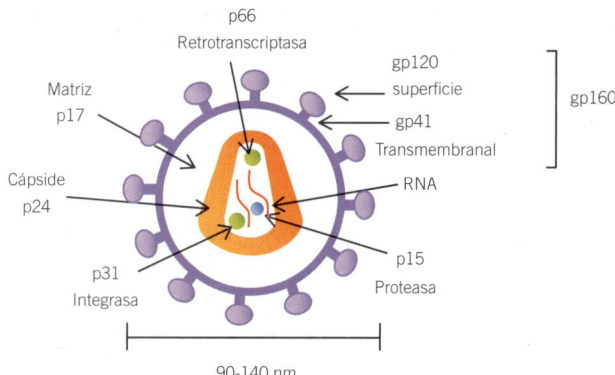

Figura 28-5. Estructura del VIH. La nucleocápside de la parte central contiene dos copias del genoma viral, proteínas del núcleo y las enzimas. La envoltura que la rodea está compuesta de lípidos que se derivan de la célula huésped y glucoproteínas virales (gp120 y gp41).

viral a células con receptor CD4+; las células susceptibles de ser infectadas son los linfocitos T cooperadores, macrófagos, células de Langerhans, células dendríticas, de la microglía y megacariocitos.

La partícula viral se adhiere a la célula con la interacción de la glucoproteína gp120 de la envoltura del virus con el receptor de superficie celular CD4+. Esta unión produce cambios conformacionales en ambos receptores, lo que permite un acercamiento más estrecho entre ellos y lleva al virus a una segunda unión con el correceptor celular (CCR5 o CXCR4). Esta segunda interacción genera un nuevo cambio conformacional en la gp41, lo que provoca que se forme un poro de fusión, unión que ocasiona cambios en la membrana celular y la envoltura del virus, lo que permite su fusión (figura 28-6). Como consecuencia, al degradarse parcialmente la cápside, se libera el contenido de la partícula viral (entre otros componentes las dos hebras de RNA y la enzima transcriptasa inversa) en el citoplasma de la célula.

El siguiente paso en la replicación involucra la transcripción inversa, en la que el RNA viral se transcribe en DNA proviral. La enzima transcriptasa inversa es la responsable de la síntesis de la primera cadena de DNA (ssDNA[−]) y es complementaria a la cadena de RNA. Durante la síntesis de ésta, con frecuencia la transcriptasa inversa cambia de una cadena de RNA a la otra y genera una sola cadena de DNA con recombinación de las dos cadenas originales de RNA viral. La actividad RNasa H de la enzima degrada el RNA cuando éste ya se ha copiado.

De forma subsecuente, el ssDNA(−) sirve como templado para sintetizar la segunda hebra de DNA y forma el complejo de preintegración que es transportado vía retículo endoplásmico, y con ayuda de la proteína viral Vpr, al núcleo celular, donde será integrado al genoma de la célula huésped. Con la participación de la enzima integrasa, el complejo de preintegración atraviesa la membrana nuclear y, junto con enzimas reparadoras del huésped, integra el genoma viral en el cromosoma de la célula huésped, generando el genoma proviral (figura 28-6).

La transcripción del genoma proviral se regula por los genes *tat* y *rev*. La proteína Tat ayuda a la elongación de RNA; Rev regula la transportación del RNA del núcleo citoplasmático. El RNA se une a los ribosomas e inicia la síntesis de proteínas virales; estas proteínas se transportan

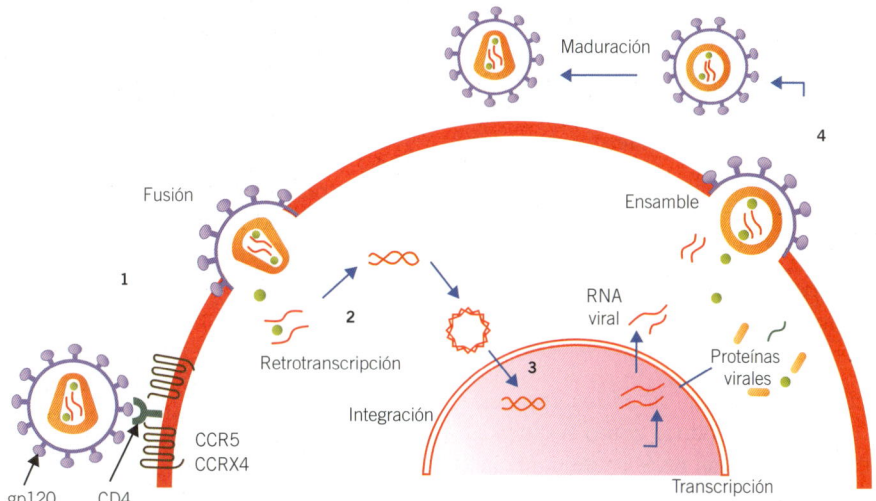

Figura 28-6. Ciclo de replicación del VIH y sus blancos terapéuticos. Después de la unión y fusión en la superficie de la membrana celular, la cápside central entra en el citoplasma. La transcriptasa inversa sintetiza una doble cadena de DNA que es transportada al núcleo, donde ocurre su integración, seguida de la expresión de los RNA virales y síntesis de las proteínas virales. Se ensamblan y liberan las nuevas partículas virales de la membrana celular. Los blancos terapéuticos virales son cuatro: 1) inhibidores de entrada (antagonistas del CCR5 e inhibidores de fusión); 2) inhibidores de la transcriptasa inversa (análogos de los nucleósidos/nucleótidos y no-análogos de los nucleósidos); 3) inhibidores de la integrasa, y 4) inhibidores de la proteasa.

para ensamblarse cerca de la membrana de la célula. Las proteínas estructurales de los genes *gag*, *pol* y *env* se expresan como polipoteínas, que son cortadas por la proteasa del virus hasta convertirlas en unidades funcionales más pequeñas. Los productos del gen *env* se transportan a la membrana celular y el empaquetamiento del RNA requiere de las señales del gen *gag*. Las proteínas de envoltura viral se unen dentro de la membrana de la célula huésped, junto con las proteínas que forman el *core* del virus, las dos hebras RNA y las enzimas. Por último, en la liberación de las nuevas partículas virales interviene el gen *vpu*. El virus pincha la célula y libera nuevos virus fuera de la célula, donde, por medio de la proteasa, el virus sigue madurando (figura 28-6). La capacidad del virus de infección depende de la maduración de éste y del gen *vif*. Una sola célula puede producir miles de partículas infecciosas del VIH durante semanas o en una sola explosión, tras la muerte de la célula infectada.

Diagnóstico serológico y molecular

Después de la exposición al virus, en general desde la segunda a tercera semanas, los eventos virológicos y serológicos muestran una viremia elevada, lo que provoca la distribución del virus a todo el organismo. El RNA del VIH está presente antes de que el paciente desarrolle anticuerpos detectables anti-VIH.

La proteína de la cápside central del virus, el antígeno p24 (Ag p24), por lo regular puede detectarse a los pocos días de la aparición de la viremia. Cuando el sistema inmune del huésped inicia una respuesta para controlar la infección, los niveles tanto del virus como del Ag p24 disminuyen hasta ser indetectables. El Ag p24 permanecerá indetectable hasta que el sistema inmune se desgaste, y se asocia con la progresión de la enfermedad.

El conocimiento de estos acontecimientos virológicos y serológicos que ocurren después de la infección permite diagnosticar la infección por VIH por cualesquiera de las técnicas.

Diagnóstico de la enfermedad

El diagnóstico de la infección por el VIH se basa en pruebas de laboratorio. Los métodos de diagnóstico se pueden clasificar en dos grupos:

1. Indirectos: detectan la presencia de anticuerpos específicos que el organismo produce como respuesta. En este grupo se encuentran las pruebas de tamizaje, como el enzimoinmunoanálisis de absorción (ELISA, *enzyme-linked immunosorbent assay*/EIA, ensayo de inmunoabsorbentes) y la prueba confirmatoria (Western blot).
2. Directos: detectan al virus o algunos de sus componentes (cultivo viral, reacción en cadena de la polimerasa [PCR, *polymerase chain reaction*]).

La prueba más frecuente es el ELISA/EIA; sin embargo, para diagnosticar la infección por VIH se requieren dos pruebas de ELISA positivas y una prueba confirmatoria también positiva.

ELISA

Estas pruebas detectan mínimas cantidades de anticuerpos, por lo que pequeñas cantidades de sustancias similares podrían conducir a resultados positivos falsos (vacuna contra la influenza, hepatitis B y rabia), que también se producen por estimulación del sistema inmune (infecciones virales, embarazo, enfermedades autoinmunes, transfusión de sangre, etc.). Para confirmar un resultado positivo, en general se realiza una prueba de inmunoelectrotransferencia (Western blot). La reacción se lleva a cabo en una placa de plástico con pozos microtitulados. La superficie de cada cavidad está cubierta por los anticuerpos y antígenos del VIH. A continuación, al pozo se le agrega suero o plasma del paciente y si en el suero existen anticuerpos específicos, éstos se unirán al complejo de antígeno de la placa. Después se añade un anticuerpo secundario marcado que se va a unir al complejo que se formó entre los anticuerpos presentes en el suero y los antígenos localizados en la placa. Por último, se agrega un sustrato cromógeno, que reacciona con el anticuerpo marcado con la enzima. Esta unión resulta en un cambio de color que se mide en el espectrofotómetro. La densidad óptica se correlaciona con la concentración de anticuerpos del VIH presentes en el paciente: a mayor intensidad, más anticuerpos en el suero.

Pruebas rápidas

Las pruebas rápidas son métodos de detección de anticuerpos anti-VIH con resultados en menos de 30 min, con una sensibilidad y una especificidad con rangos desde 99.6 a 100%. Además de plasma y suero sanguíneo, en las pruebas rápidas se utiliza sangre total o capilar, que se toma del dedo o del lóbulo de la oreja; también, otros ensayos utilizan orina o trasudación oral (no saliva). Las pruebas rápidas se basan en métodos inmunocromatográficos, aunque hay técnicas que utilizan aglutinación de partículas, inmunoDOT e inmunofiltración. Suelen emplear péptidos sintéticos o proteínas recombinantes del VIH como fuente de antígeno; consisten en una fase sólida compuesta de macropartículas que contienen los anticuerpos y el antígeno del VIH. Metodológicamente son menos complejas que el ELISA y combinadas con otras pruebas de detección de anticuerpos constituyen una estrategia que mejora la especificidad de los resultados de forma asequible. Los resultados positivos siempre se deben confirmar con ELISA y Western blot.

Western blot

La técnica consiste en separar las proteínas virales (antígenos) por su peso molecular por medio de electroforesis;

después se transfieren a una membrana de nitrocelulosa que se va a utilizar como tira reactiva del ensayo. Esta tira se incuba con el suero o el plasma del paciente. Si existen en el suero anticuerpos anti-VIH, éstos se van a unir al antígeno que está presente en la tira reactiva. El complejo resultante (antígeno-anticuerpo) se hace visible utilizando un anticuerpo secundario y su sustrato correspondiente. Las bandas que se observen en la tira reactiva concuerdan con los anticuerpos presentes en la muestra.

A continuación se exponen las proteínas que pueden detectarse con esta prueba, que corresponden a los genes estructurales del VIH:

- Proteínas de la envoltura: gp41, gp120, gp160.
- Proteínas de la polimerasa: p31/p34, p39/p40, p51/p52, p66/p68.
- Proteínas de la nucleocápside: p17/p18, p24/p25, p55.

La formación de anticuerpos después de la infección sigue una cinética específica; por ejemplo, la p24 y la gp120 se detectan en fases tempranas, mientras que la p31 por lo común se observa en fases tardías de la infección. Una prueba de Western blot se considera positiva cuando al menos son visibles dos o tres bandas.

Los criterios internacionales para determinar un resultado positivo no están definidos de manera uniforme; son los siguientes:

- Organización Mundial de la Salud (OMS): dos glucoproteínas cualesquiera.
- Cruz Roja americana: una proteína de cada gen estructural.
- *Food and Drug Administration* (FDA): p24+p32+ (gp41 o gp120 o gp160).
- *Centers for Disease Control and Prevention* (CDC): p24 + (gp41 o gp120 o gp160) o gp41 + (gp120 o gp160).

Ensayos de detección de RNA del VIH

Aunque los ensayos con anticuerpos son el pilar en el diagnóstico de la infección por VIH, los anticuerpos pueden permanecer indetectables durante las primeras tres a seis semanas después de la infección. La detección del RNA viral desempeña una función importante en la infección temprana antes de que ocurra la seroconversión. En general, puede detectarse entre la primera y la segunda semanas después de la infección, cuando ni los anticuerpos ni el antígeno p24 son detectables. Esta clase de pruebas tiene la sensibilidad de detectar 50 copias/ml en adelante. Estas pruebas no se han adoptado como herramientas de detección porque son costosas y técnicamente complejas para llevarlas a cabo.

El único ensayo aprobado por la FDA como ayuda en el diagnóstico de la infección es el ensayo cualitativo de RNA (*Aptimade Gen-Probe*). En resumen, se captura el RNA en una micropartícula magnética y, posteriormente, se amplifica para detectar por medio de una sonda quimioluminiscente. Se recomienda en los bebés nacidos de madres positivas para el VIH, pacientes con un riesgo elevado de adquirir la infección y que presenten síntomas que sugieran la infección, así como en pacientes con infección aguda. La infección aguda por el VIH se define como niveles detectables de RNA viral en plasma con resultados de anticuerpos negativos o indeterminados.

El desarrollo de los ensayos para cuantificar los niveles de RNA del VIH (carga viral) en plasma ha revolucionado el tratamiento clínico de la infección por el VIH. Aunque estas pruebas cuantitativas desde hace varios años existen, no están aprobadas para el diagnóstico de la infección, ya que en pacientes positivos para el VIH, pero con bajos niveles de RNA, pueden representar un resultado negativo falso.

Los pacientes con infección por el VIH diagnosticados con ensayos de detección de RNA viral deben practicarse un examen serológico para confirmar la seroconversión.

Ensayos de seguimiento

Durante el periodo de latencia clínica asociada a la infección por el VIH, éste continúa replicándose. El periodo en cuestión termina con el desarrollo de síntomas de la enfermedad. El conocimiento de los factores que afectan la progresión de la enfermedad ayuda al control integral de la infección por VIH. Se ha demostrado la relación entre alta cantidad de RNA del VIH y la disminución de la cantidad de linfocitos T CD4+ con la rápida progresión de la enfermedad.

La cuantificación de la carga viral y el recuento de los linfocitos T CD4+ proporcionan información pronóstica esencial para el médico. Las pruebas para medir la carga viral en los pacientes se utilizan para monitorear la eficacia del tratamiento antirretroviral, con la finalidad de mantener la carga viral por debajo de los niveles detectables, y en pacientes sin tratamiento antirretroviral, para valorar si se requiere iniciarlo. Un aumento significativo y progresivo de la carga viral en el paciente indica el fracaso del tratamiento, pero no si es por falta de adherencia al tratamiento o por resistencia a los antirretrovirales. Para corroborar si el fracaso terapéutico es por resistencia a los antirretrovirales, se realiza la prueba de genotipificación.

Cuantificación de los linfocitos T CD4+

Los linfocitos T CD4+ son fundamentales para desarrollar la respuesta inmune específica a las infecciones, en particular a los patógenos intracelulares. Puesto que estas células son el blanco del VIH, su disminución limita gravemente la capacidad de la respuesta inmune del hospedador. La capacidad del sistema inmune de tener una respuesta específica contra el VIH es un factor clave en el curso de la enfermedad y la cuantificación de los linfocitos CD4+ es el predictor más significativo de la progresión de la enfermedad. Recuentos bajos de linfocitos T CD4+ se relacionan con mayor riesgo de progresión de la enfermedad; la recomendación para iniciar tratamiento se basa en la cuenta de los linfocitos T CD4+ antes que en cualquier otro marcador.

El riesgo de progresión a sida aumenta de forma sustancial cuando el recuento de los linfocitos T CD4+ es < 350 células/mm^3. El riesgo es mayor cuando los recuentos caen por debajo de 200 células/mm^3. Con este conteo se recomienda comenzar el tratamiento antirretroviral (200-350 células/mm^3).

El recuento de los linfocitos CD4+ se lleva a cabo por citometría de flujo, mediante anticuerpos fluoresceinados y cuenta del porcentaje de células CD4+.

RNA-VIH

La cuantificación de la carga viral del VIH se utiliza como marcador pronóstico para medir tanto la progresión de la enfermedad como la eficacia del tratamiento antirretroviral. Los niveles elevados de carga viral se relacionan con una disminución de los linfocitos T CD4+, lo que lleva a la progresión a sida y por último la muerte.

La guía de manejo de antirretrovirales de las personas que viven con VIH define *falla virológica* como la situación en que no se logra una carga viral con niveles indetectables después de seis meses de tratamiento (< 50 copias/ml) o cuando se tiene una carga viral constante de > 50 copias/ml.

En la actualidad están aprobados por la FDA cinco ensayos para cuantificar las copias de RNA del VIH/ml de plasma; dos son pruebas de RT-PCR, que son más sensibles y menos susceptibles a la contaminación. Una utiliza PCR estándar, otra con DNA ramificado; la última utiliza amplificación basada en la secuencia de ácido nucleico (NASBA, *nucleic acid sequence-based amplification*). Estas pruebas tienen sensibilidad mayor al 98%, detectan al grupo M del VIH-1, con excepción del RT-PCR en tiempo real, que detecta los grupos M, N y O del VIH-1.

Pruebas de resistencia a los antirretrovirales

La resistencia se define como la disminución de la sensibilidad del fármaco antirretroviral. Esta es la principal causa de la falla al tratamiento y se genera por una serie de sustituciones en los genes que codifica para el receptor y las enzimas virales, blancos en los que actúan los antirretrovirales.

Las pruebas de resistencia determinan la secuencia de nucleótidos del genoma viral y sus resultados son una lista de cambios de aminoácidos o mutaciones que son diferentes a la cepa de referencia de tipo natural. Esas mutaciones se expresan por la posición que tienen en el genoma (codón), precedido por la letra que corresponde al aminoácido de tipo silvestre, seguido por el aminoácido que muestra la mutación, por ejemplo la L90M, leucina del codón 90 que cambia a metionina.

En la actualidad existen más de 100 mutaciones involucradas en el desarrollo de resistencia a los antirretrovirales. Existen varios algoritmos tanto públicos (cinco) como privados (seis), que facilitan la interpretación del genotipo para determinar el nivel de resistencia a los antirretrovirales. Se dispone de cinco ensayos comerciales para determinar la resistencia, todos basados en obtener la secuencia de RNA viral para analizar las mutaciones en los genes en los que actúan los antirretrovirales que están disponibles a la fecha. La Asociación Internacional de SIDA y la guía para la atención médica de la Secretaría de Salud en México recomiendan el uso de estas pruebas bajo las siguientes circunstancias: a) infección aguda por el VIH en el momento del diagnóstico; b) fracaso del tratamiento antirretroviral, si la carga viral está >1 000 copias/ml; c) en embarazadas, como profilaxis en la transmisión vertical, si en la madre se detecta RNA viral; d) respuesta subóptima a la terapia, cuando no se logra disminuir la carga viral en un periodo de ocho a 12 semanas, lo que sugiere la preexistencia de resistencia, y e) antes de iniciar tratamiento antirretroviral. En México, entre pacientes *naïve* a tratamiento antirretroviral se encontró que 16% al menos presentaba algún grado de resistencia a un antirretroviral, además 7.3% mostró niveles de resistencia altos.

Terapia antiviral

Desde el descubrimiento del VIH se ha tratado de comprender los mecanismos fisiopatológicos involucrados en el ciclo biológico del VIH, desde la interacción del virus con la célula, hasta la liberación de las partículas virales. Con este conocimiento se han identificado los pasos críticos, que hoy son blancos terapéuticos y bloquean el ciclo de replicación viral.

El tratamiento antirretroviral es la mejor opción para lograr la supresión viral por periodos prolongados, ya que la mantiene en niveles indetectables, y así aumentar los linfocitos CD4+ por el mayor tiempo posible y en consecuencia reducir la mortalidad y la morbilidad; sin embargo, los tratamientos actuales no erradican la infección por el VIH. Al inicio, la inhibición de la replicación del VIH se dirigió a las enzimas virales, que no están presentes en las células humanas y son exclusivas del virus. Los tratamientos actuales que inhiben la replicación del VIH abarcan la entrada del virus a la célula y bloquean la función de las tres enzimas virales. El uso del tratamiento antirretroviral altamente activa ha demostrado ser eficaz para retrasar la progresión a sida, al controlar la replicación viral por periodos prolongados. En México se han aprobado 32 productos, incluidas las coformulaciones que contienen antirretrovirales con seis mecanismos de acción distintos para el tratamiento en diferentes etapas del ciclo de infección del VIH (cuadro 28-1).

- Inhibidores de entrada: hay dos clases de inhibidores:
  Antagonistas del CCR5
  Inhibidores de fusión

CUADRO 28-1. Antirretrovirales aprobados para el tratamiento de la infección por VIH.

Antirretroviral	Aprobación		Blanco viral	Mecanismo de acción
	FDA	SSA		
Inhibidores de entrada				
Maraviroc (TPV)	2007	2008	Correceptor celular CCR5	Se une al correceptor CCR5, al bloquear la adhesión viral con el linfocito T CD4+
Enfuvirtida (T-20)	2003	2004	gp41 de la envoltura viral	Interfiere con la fusión de la membrana viral con la célula
Inhibidores de la transcriptasa inversa				
Análogos de los nucleósidos/nucleótidos (ITRAN)				
Abacavir (ABC)	1998	1999	Transcriptasa reversa	Son activos cuando se trifosforilan. Los ITRAN son una versión modificada de los nucleósidos. Interrumpen la síntesis de DNA del VIH, al incorporarse durante esta etapa
Didanosina (ddI)	1991	1996		
Emtricitabina (FTC)	2003	2005		
Estavudina (d4T)	1994	1998		
Lamivudina (3TC)	1995	1998		
Tenofovir (TDF)	2001	2005		
Zidavudina (AZT)	1987	1990		
No análogos de los nucleósidos (ITRNN)				
Delavirdina (DEL)	1997	–	Transcriptasa reversa	Inhibidores que se unen al sitio activo de la enzima e impiden la transcripción y neoformación del DNA viral
Efavirenz (EFV)	1998	1998		
Etravirina (ETV)	2008	2008		
Nevirapina (NVP)	1996	1997		
Rilpivirina (RPV)	2011			
Inhibidores de integrasa				
Dolutegravir (DTG)	2013	2014	Integrasa	Interfieren con la integración de la hebra de DNA del VIH en el genoma de la célula huésped
Elvitegravir (EVG)	2012	2013		
Raltegravir (RAL)	2007	2008		
Inhibidores de proteasa				
Atazanavir (ATV)	2003	2003	Proteasa	Se unen al sitio activo de la enzima, impidiendo la incisión peptídica para la formación de proteínas funcionales y la maduración viral
Darunavir (DRV)	2006	2007		
Fosamprenavir (FPV)	2003	2005		
Indinavir (IDV)	1996	1997		
Lopinavir/ritonavir (Lop/r)	2000	2001		
Nelfinavir (NFV)	1997	1999		
Ritonavir (RTV)	1996	1997		
Saquinavir (SQV)	1995	1996		
Tipranavir (TPV)	2005-06	2006		

- Inhibidores de la transcriptasa inversa:
  Análogos de los nucleósido/nucleótidos de la transcriptasa inversa (ITRAN)
  No análogos de los nucleósidos de la transcriptasa inversa (ITRNN)
- Inhibidores de la integrasa
- Inhibidores de la proteasa (IP)

Inhibidores de entrada

La entrada del VIH tiene una gran relevancia como blanco farmacológico. La entrada del virus se puede dividir en cuatro etapas: 1) el virus se fija a la superficie de la célula; 2) el virus se une al receptor CD4+; 3) el complejo CD4-gp120 interactúa con los correceptores celulares, y 4) el virus se fusiona con la célula. Dentro de este grupo de antirretrovirales se incluyen los antagonistas del CCR5 y los inhibidores de fusión.

Antagonistas del CCR5

Después de la interacción de la gp120 con el linfocito CD4 ocurre un cambio conformacional que permite una interacción más cercana con alguno de los correceptores celulares CCR5 o CXCR4, para impulsar la fusión entre el virus y la célula. Los antirretrovirales de esta clase inhiben la unión del complejo gp120-CD4 con los correceptores CCR5 e interrumpen el ciclo de replicación del VIH. Los antagonistas del correceptor CCR5 se unen a su dominio transmembranal, lo que produce un cambio en el dominio extracelular del CCR5 que hace que la gp120 del VIH no lo reconozca. El antirretroviral aprobado de esta familia es el maraviroc.

Inhibidores de fusión

El único antirretroviral aprobado de esta clase de inhibidores es enfurvitide. Cuando el complejo CD4-gp120-correceptor celular se une para el ingreso de la partícula viral a la célula huésped, inducen cambios conformacionales en gp41. Estos cambios provocan que la región hidrofóbica de la parte central de la gp41 quede expuesta. En esta región se encuentra el *heapted repeat* (HR) 1 y el HR2, que están compuestas de seis hélices que forman una estructura de *horquilla*, que crea el poro de fusión por donde la cápside viral pasa a la célula. El mecanismo de acción de esta clase de antirretroviral consiste en la unión competitiva a HR1 para impedir los cambios conformacionales del complejo gp41-gp120 y evitar el acercamiento y la fusión entre el virus y la célula.

Inhibidores de la transcriptasa inversa

La enzima transcriptasa inversa se encarga de convertir el RNA viral en DNA de doble cadena, para formar el complejo de preintegración que después se llevará al núcleo de la célula. El sitio activo de esta enzima está altamente conservado y la sustitución de cualquier aminoácido disminuye su actividad enzimática asociada con la unión de los desoxinucleótidos (dNTP, *deoxyribonucleotide*) y la elongación del templado. Existen dos clases de inhibidores de esta enzima: los análogos de los nucleósido/nucleótidos y los no análogos de los nucleósidos.

Inhibidores de la transcriptasa inversa análogos de los nucleósido/nucleótidos

Los ITRAN son antirretrovirales que requieren ser trifosfatados por las cinasas celulares para ser activos. Una vez fosforilados compiten por los dNTP naturales; al incorporarse en la cadena de DNA en formación, bloquean la elongación y finalizan su síntesis. Los ITRAN no tienen el grupo 3′ OH hidroxilo; por lo tanto, previenen la formación del enlace fosfodiéster de la cadena en crecimiento. En la actualidad existen siete antirretrovirales de esta clase (cuadro 28-2).

Inhibidores de la transcriptasa inversa no análogos de los nucleósidos

Los ITRNN no requieren de activación celular y actúan directamente en el bloqueo de la actividad enzimática. Estos inhibidores se unen en el hueco hidrofóbico localizado cerca del sitio activo de la enzima, lo que causa un cambio debido al desplazamiento de la posición de los aminoácidos y la imposibilidad de la unión de la polimerasa. Los antirretrovirales de primera generación pertenecientes a este grupo (delavirdina, nevirapina y efavirenz) presentaban resistencia cruzada y una barrera genética baja, ya que con una mutación se generaba elevado grado de resistencia. La segunda generación de los ITRNN, como la etravirina y rilpivirina, muestran una barrera genética mayor y menores probabilidades de resistencia cruzada.

Inhibidores de la integrasa

La inserción del genoma viral en el DNA de la célula huésped se lleva a cabo mediante la enzima viral integrasa. Ésta tiene dos funciones catalíticas: 1) forma el complejo de preintegración viral, ya que remueve un dinucleótido de cada extremo del DNA viral y luego se transporta a través del poro nuclear al núcleo; 2) dentro del núcleo, corta ambas cadenas de DNA de la célula e integra el DNA viral. Este proceso se conoce como *transferencia de cadenas*. Las enzimas reparadoras de la célula huésped sellarán los espacios entre el DNA viral y el celular.

En la actualidad existen tres inhibidores de la integrasa, que buscan bloquear a esta enzima mediante la unión a su sitio catalítico, para evitar que se lleve a cabo el proceso de integración. En la formación del complejo de preintegración, la integrasa se adhiere a los extremos del DNA viral y los inhibidores de esta enzima se adhieren a la integrasa. Este complejo se transporta al núcleo; sin embargo, con la presencia de los inhibidores, la integrasa ya no puede unir los extremos del DNA viral al DNA celular, lo que impide que se establezca la infección.

Inhibidores de la proteasa

La proteasa del virus tiene como función la de cortar la poliproteína que se forma como producto de la traducción del mRNA de los genes *gag*, *pol* y *env*, y transformarlas en proteínas funcionales o activas de la cápside interna, las enzimas esenciales y las glucoproteínas de la envoltura que se requieren para la producción de virus maduros. Los inhibidores de la proteasa tienen una barrera genética muy alta y se unen al sitio activo de la enzima lo que impide el ensamblaje de los viriones inmaduros y, por lo tanto, pierden su infectividad. En la actualidad existen nueve inhibidores de la proteasa aprobados para su uso clínico (cuadro 28-1).

El desarrollo de resistencia a los antirretrovirales es la principal causa de la falla al tratamiento y se genera por una serie de sustituciones de nucleótidos en los genes que codifican para el receptor y enzimas virales, blancos en los que actúan los antirretrovirales.

La diferencia en el surgimiento de la resistencia a los antirretrovirales se explica por las barreras genéticas de los propios fármacos. Para los ITRNN y lamivudina (3TC), una sola mutación puede conferir resistencia y, en algunos casos, generar resistencia para todos los fármacos de esta misma clase. Para el resto de los ITRAN y los inhibidores de proteasa el desarrollo de niveles altos de resistencia requiere de varias mutaciones (cuadro 28-2).

La continua replicación en presencia de antirretrovirales lleva a la acumulación de varias mutaciones y permite, con el tiempo, el desarrollo de resistencia cruzada dentro de una misma clase de antirretrovirales (cuadro 28-2). Cuando se requiere de múltiples mutaciones para conferir resistencia, se dice que existe una barrera genética alta.

CUADRO 28-2. Antirretrovirales en el tratamiento de la infección por VIH y sus mutaciones de resistencia.

Antirretroviral	Mutaciones de resistencia*	Mecanismo de resistencia
Inhibidores de entrada		
Maraviroc	No hay consenso sobre las mutaciones de resistencia, se han identificado mutaciones en el bucle V3 de gp120	No está confirmada
Enfuvirtide	G36DS, I37V, V38AME, Q39R, Q40H, N42T, N43D	Mutaciones en el dominio HR1 de gp41
Inhibidores de la transcriptasa reversa		
Análogos de los nucleósidos/nucleótidos (ITRAN)		
Abacavir	K65REN, L74V, Y115F, M184V	Las mutaciones influyen tanto en el sitio de unión con los dNTP como en el lugar de unión de la enzima a la plantilla iniciadora
Didanosina	K65REN, L74V	
Emtricitabina	K65REN, M184VI	
Estavudina	M41L, K65REN, D67N, K70R, L210W, T215YF, K219QE	
Lamivudina	K65REN, M184VI	
Tenofovir	K65REN, K70E	
Zidovudina	M41L, D67N, K70R, L210W, T215YF, K219QE	
Complejo de inserción 69	M41L, A62V, inserción 69, K70R, L210W, T215YF, K219QE	Generan resistencia a todos los ITRAN
Complejo 151	A62V, V75I, F77L, F116Y, Q151M	
TAM	M41L, D67N, K70R, L210W, T215YF, K219QE	

(*continúa*)

CUADRO 28-2. Antirretrovirales en el tratamiento de la infección por VIH y sus mutaciones de resistencia (*continuación*).

Antirretroviral	Mutaciones de resistencia*	Mecanismo de resistencia
No análogos de los nucleósidos		
Delavirdina	K103N, V106M, Y181C, Y188L, P236L	Las mutaciones disminuyen la afinidad del inhibidor por la enzima. Todas las mutaciones se localizan en el hueco de unión que abarca los codones 100 a 110 y 180 a 190. Una sola mutación puede generar altos niveles de resistencia
Efavirenz	L100I, K101P, K103NS, V106M, V108I, Y181CI, Y188L, G190SA, P225H, M230L	
Etravidina	V90I, A98G, L100I, K101EHP, V106I, E138AGKQ, V179DFT, Y181CIV, G190SA, M230L	
Nevirapina	L100I, K101P, K103NS, V106AM, V108I, Y181CI, Y188CLH, G190A, M230L	
Rilpivirina	L100I, K101EP, E138AGKQR, V179L, Y181CIV, Y188L, H221Y, F227C, M230IL	
Inhibidores de integrasa		
Dolutegravir	F121Y, E138AK, G140SA, Q148H	Probablemente cambio en la capacidad de la enzima para realizar sus funciones
Elvitegravir	T66IAK, E92QG, T97A, F121Y, S147G, Q148RHK, N155H	
Raltegravir	L74M, E92Q, T97A, F121Y, E138AK, G140AS, Y143RHC, Q148HKR, N155H	
Inhibidores de proteasa		
Atazanavir +/− ritonavir	L10IFCV, G16E, K20RMITV, L24I, V32I, L33IFV, E34Q, M36ILV, M46IL, G48V, I50L, F53LY, I54LVMTA, D60E, I62V, I64LMV, A71VITL, G73CSTA, V82ATFI, I84V, I85V, N88S, L90M, I93LM	Las mutaciones reducen la afinidad de la enzima, éstas se pueden encontrar cerca del sitio activo de la enzima o en aminoácidos fuera de la región activa. Para generar niveles altos de resistencia se requieren múltiples mutaciones
Darunavir/ritonavir	V11I, V32I, L33F, I47V, I50V, I54ML, T74P, L76V, I84V, L89V	
Fosamprenavir/ritonavir	L10FIRV, V32I, M46IL, I47V, I50V, I54LVM, G73S, L76V, V82AFST, I84V, L90M	
Indinavir/ritonavir	L10IRV, K20MR, L24I, V32I, M36I, M46IL, I54V, A71VT, G73SA, L76V, V77I, V82AFT, I84V, L90M	
Lopinavir/ritonavir	L10FIRV, K20MR, L24I, V32I, L33F, M46IL, I47VA, I50V, F53L, I54VLAMTS, L63P, A71VT, G73S, L76V, V82AFTS, I84V, L90M	
Nelfinavir	L10FI, D30N, M36I, M46IL, A71VT, V77I, V82AFTS, I84V, N88DS, L90M	
Saquinavir/ritonavir	L10IRV, L24I, G48V, I54VL, I62V, A71VT, G73S, V77I, V82AFTS, I84V, L90M	
Tipranavir/ritonavir	L10V, L33F, M36ILV, K43T, M46L, I47V, I54AMV, Q58E, H69KR, T74P, V82LT, N83D, I84V, I89IMV	

Abreviaturas: *IAS Johnson y cols.; TAM, mutaciones análogas a la timidina; A, alanina; C, cisteína; D, aspartato; E, glutamato; F, fenilalanina; G, glicina; H, histidina; I, isoleucina; K, lisina; L, leucina; M, metionina; N, asparagina; P, prolina; Q, glutamina; R, arginina; S, serina; T, treonina; V, valina; W, triptófano; Y, tirosina.

PARTE IV
Tópicos selectos

CAPÍTULO
29
Terapia génica

Ana Soledad Sandoval Rodríguez • Adriana María Salazar Montes • Adriana Díaz Rivera
• Juan Armendáriz Borunda

Introducción

La terapia génica (TG) se define como la transferencia o introducción de genes a una célula eucariota con el propósito de alterar el curso de una condición médica o corregir un desorden metabólico o genético. La TG es una estrategia terapéutica basada en la modificación del repertorio génico de células mediante la administración de ácido desoxirribonucleico (DNA, *deoxyribonucleic acid*) o ácido ribonucleico (RNA, *ribonucleic acid*), destinada a curar tanto enfermedades de origen hereditario como adquirido.

A partir de 1990, los protocolos experimentales y clínicos de TG registrados y aprobados por la FDA (*Food and Drug Administration*) de Estados Unidos aumentaron de manera considerable. Hasta el año 2015, los protocolos de TG aprobados por el RAC (*Recombinant DNA Advisory Committee*), institución que regula y controla las investigaciones que involucran moléculas de DNA recombinante, son 2 142. Estos protocolos son en su mayoría dirigidos al tratamiento del cáncer (64.2%), enfermedades monogénicas (9.2%), enfermedades infecciosas (8%) y enfermedades vasculares (7.8%). De acuerdo con el vector utilizado para el envío del gen terapéutico, los vectores más utilizados son los adenovirus con 22.5% de los protocolos, seguido por los retrovirus con 18.8%, 17.5% con DNA desnudo de plásmidos, 5.8% para virus adenoasociados y el resto (35.4%) con otros vectores o estrategias, como el RNA de interferencia. De todos los protocolos clínicos, 58.8% se encuentra en fase I, 16.5% en fase II y el resto en fases combinadas o fase III. (Datos actualizados al 2015, consultar: http://www.abedia.com/wiley/) (figura 29-1).

Las enfermedades que se han tratado con esta estrategia terapéutica son variadas e incluyen desde las monogénicas hereditarias hasta las poligénicas e infecciosas. Debido a ello, cada enfermedad requiere un abordaje particular, por lo que las opciones de tratamiento génico pueden agruparse de la siguiente manera:

Adición génica: consiste en insertar un gen funcional en un tejido blanco para que se exprese la proteína terapéutica. Se utiliza cuando se requiere corregir genes defectuosos, insertar genes con funciones nuevas o para incrementar la expresión de un gen en particular.

Supresión génica: el objetivo suele ser disminuir o anular la expresión de algún gen o genes, a través de RNA de interferencia, oligonucleótidos antisentido o ribozimas. Esta estrategia también se aplica para la generación de animales *knock-out*, a través de mutagénesis dirigida para alterar la estructura de un gen cuya función estará ausente en el organismo afectado (véase capítulo 30).

Clasificación: tipos de terapia génica

Según el tipo celular

Según las células a las que se les aplique, la terapia génica se puede dividir en dos categorías, que se explican a continuación.

Terapia génica en células germinales

También llamada *terapia eugénica,* va dirigida a células germinales (espermatozoides y óvulos). Al insertar genes

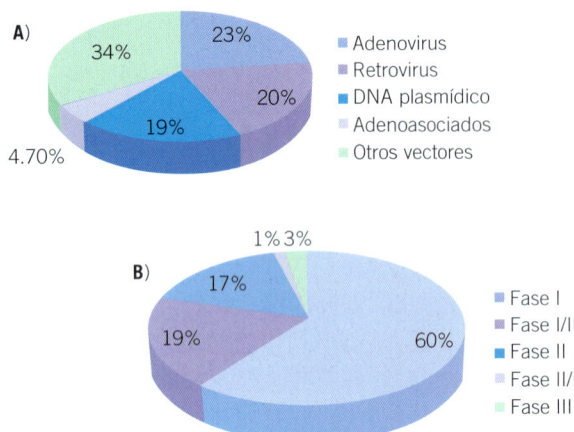

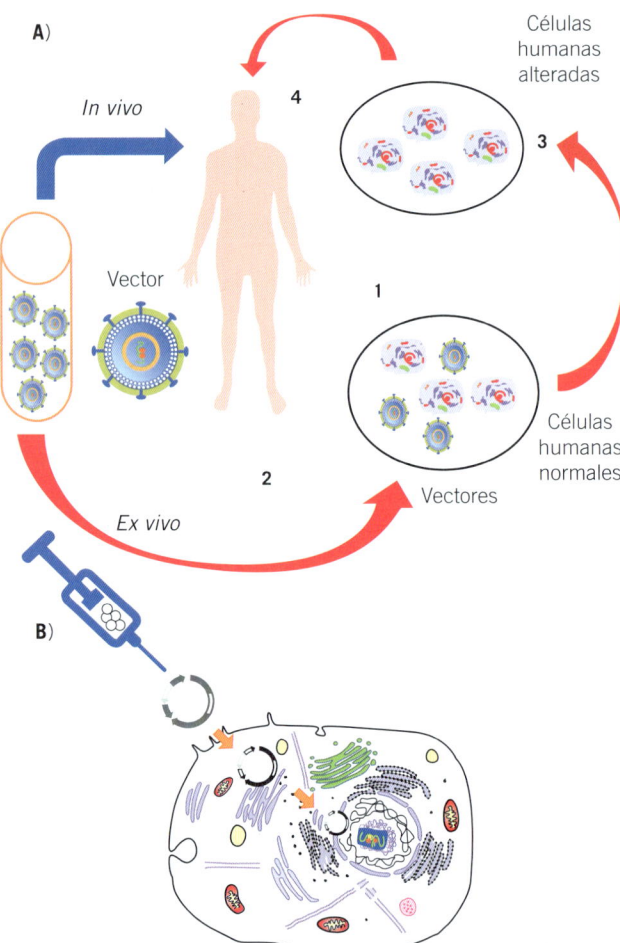

Figura 29-1. Protocolos clínicos registrados ante la FDA.
A) Estadística según el tipo de vector empleado. 2 142 protocolos han sido aprobados para su aplicación en pacientes y son dirigidos al tratamiento del cáncer, enfermedades monogénicas, sida y enfermedades vasculares. **B)** Porcentajes de protocolos según la fase de aplicación-comercialización en la que se encuentran.

en estas células se provoca un cambio genético permanente en el organismo que se derive de esa célula, por lo que la modificación genética se hereda a generaciones posteriores. Este tipo de terapia no se permite en seres humanos debido a las enormes implicaciones éticas que su aplicación conlleva.

Terapia génica en células somáticas

En este tipo de estrategia el gen deseado es enviado a uno o más tejidos, ya sea mediante una administración sistémica, por inyección directa en el órgano o previa extirpación del tejido, el cual se manipula genéticamente de manera externa y se regresa al organismo del que fue obtenido. Involucra la transfección de material genético en cualquier tipo celular y es la que se aplica en la actualidad en los protocolos clínicos.

Según la metodología

Según el procedimiento utilizado para introducir el gen terapéutico, la terapia génica se divide en tres categorías, las cuales se esquematizan en la figura 29-2.

Terapia génica *ex vivo*

Este método se basa en la obtención y aislamiento de un tipo celular específico del paciente; las células obtenidas se cultivan en el laboratorio, donde se les introduce el gen terapéutico con ayuda de un vector. Una vez que se tiene la certeza de que las células expresan el gen terapéutico, se introducen de nuevo al paciente con la finalidad de que expresen el gen recién incorporado.

Figura 29-2. Tipos de terapia génica. Terapia génica *in vivo*.
Se refiere a la aplicación directa al paciente de vectores que contienen un gen terapéutico. La vía de administración puede ser intravenosa, intramuscular o local al tejido específico. La **terapia génica *ex vivo*** consiste en extraer células al paciente **(1)** y administrarles el gen deseado *in vitro*, mezclando las células con el vector (por lo general a viral) que transporta el gen de interés en un cultivo **(2)**, lo que conlleva una alteración genética de las células del paciente **(3)**, las cuales se trasplantan de nuevo al paciente para producir la proteína deseada **(4)**.

Terapia génica *in vivo*

Este método consiste en la introducción directa del gen terapéutico al torrente sanguíneo del paciente; el gen llegará al órgano blanco, o bien una administración directa en el órgano o tejido blanco (músculo, piel, etc.) del organismo.

Terapia génica *in situ*

Este método se refiere a la administración directa del vector en un determinado órgano o tejido (músculo, piel, etc.) con la finalidad de que sólo las células de ese órgano incorporen el gen terapéutico.

Terapia génica 263

CUADRO 29-1. Características principales de los métodos de envío de los genes. Se muestran las propiedades de los métodos físicos, químicos o biológicos susceptibles de ser empleados en protocolos experimentales o clínicos de terapia génica en la actualidad.

		Equipo/material	Características
Métodos físicos	Electroporación	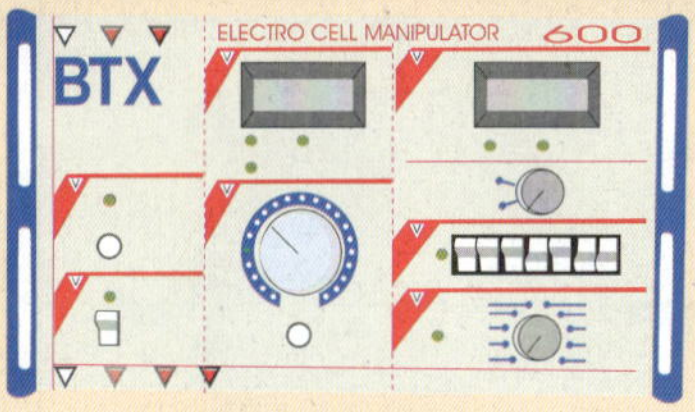	Este método emplea un aumento de conductividad eléctrica y la permeabilidad de la membrana plasmática celular causado por un campo eléctrico aplicado de manera externa. Es habitual en biología molecular como forma de introducción de diferentes sustancias en las células
	Bombardeo de partículas	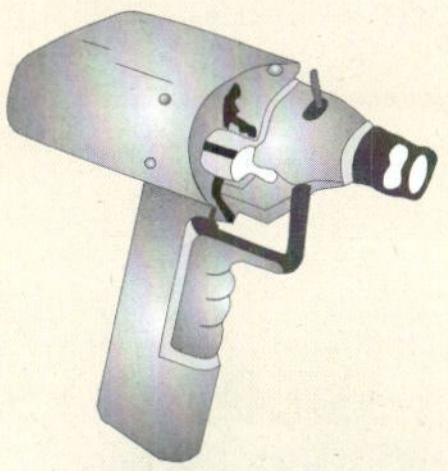	El bombardeo de partículas constituye una técnica efectiva de transferir genes tanto *in vitro* como *in vivo*. En este método físico, el plásmido o porción de DNA es recubierto en su superficie por gotas de oro o tungsteno, de una a tres micras de diámetro. Estas partículas, aceleradas por una descarga eléctrica de un aparato o por un pulso de gas, son disparadas hacia el tejido
	Inyección directa de DNA	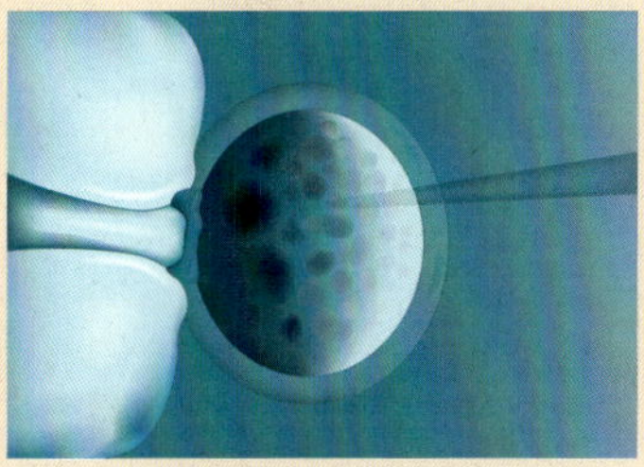	Otra alternativa para el bombardeo de partículas es la inyección directa de DNA o RNA puro circular y cerrado covalentemente. Una desventaja fundamental que cabe señalar es que los niveles y persistencia de la expresión de genes dura un corto periodo
	Precipitación con fosfato	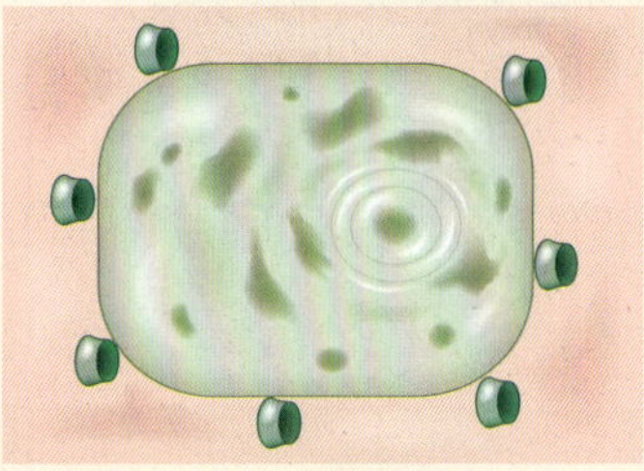	Los fosfatos forman un complejo con DNA y éste se deposita sobre la membrana celular, el cual es endocitado
	DEAE-dextrán		DEAE-dextrán es utilizado en células animales para transfectar DNA foráneo. El DNA se añade a la solución donde se une o interactúa con DNA cargado de manera negativa
			Este procedimiento se usa para una transfección transitoria útil en varios estudios de biología molecular
Métodos químicos	Liposomas	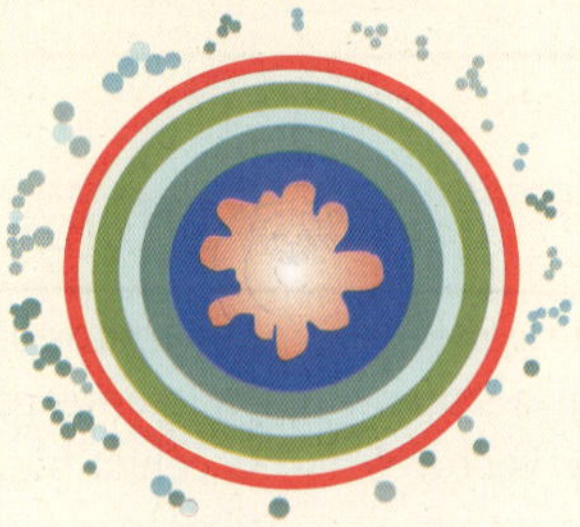	Los liposomas catiónicos consisten en la mezcla de un lípido catiónico de carga positiva y varias moléculas de DNA con carga negativa, debido a los fosfatos de la doble hélice

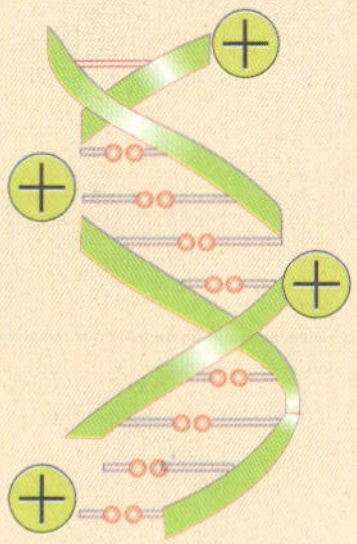

(*continúa*)

CUADRO 29-1. Características principales de los métodos de envío de los genes. Se muestran las propiedades de los métodos físicos, químicos o biológicos susceptibles de ser empleados en protocolos experimentales o clínicos de terapia génica en la actualidad (*continuación*).

		Equipo/material	Características
Métodos virales	Retrovirus		Estos virus, una vez en el interior de la célula infectada, copian su genoma, constituido por RNA, en forma de DNA bicatenario; posteriormente, este último fragmento de DNA se integra en el genoma de la célula infectada. El genoma viral permanece integrado en un cromosoma celular, mientras produce nuevos virus continuamente, transmitiéndose de generación en generación de la misma manera que cualquier otro gen celular. Sin embargo, cabe resaltar que estos vectores presentan como desventaja una inserción al azar, lo cual podría conducir a derivaciones oncogénicas.
	Herpesvirus		Estos vectores presentan un material genético compuesto por DNA bicatenario lineal. El potencial de estos virus como vectores génicos recae en la habilidad tanto de llevar grandes secuencias de DNA, como para establecer infecciones latentes de larga duración. Los herpesvirus son muy diversos y varían en su tamaño de genoma, así como en la organización del mismo, lo cual conlleva a tener diferentes clases de ambos.
	Adenovirus		Los vectores adenovirales son virus no envueltos de doble cadena de DNA. Son deficientes en replicación y requieren de un sistema de complementación que es la línea celular HEK293 (*Human Embryonic Kidney* 293) modificada para que produzca constitutivamente los elementos E1 virales, que son suprimidos en el vector adenoviral. Tienen la ventaja de que se logra con ellos un alto nivel de expresión, son relativamente fáciles de manejar, infectan un buen número de tipos celulares y tienen la capacidad de infectar células que no se están dividiendo.
	Adenoasociado		El virus AAV es un virus no patógeno muy común en el ser humano (más de 80% de la población posee anticuerpos contra el AAV). Su principal interés consiste en que es el único virus conocido de mamífero que se integra específicamente en una región concreta del genoma de la célula, en el brazo corto del cromosoma 19 humano. En la actualidad, su limitación principal es que los vectores son difíciles de desarrollar en grandes cantidades y se requiere un gran número de partículas víricas para transducir las células, para lo cual hasta ahora no se han desarrollado las células de encapsidación ideales y el tamaño que el gen puede integrar es muy limitado (menos de 4 kb).

Métodos de envío de genes

Los vehículos utilizados para la transferencia de genes a células somáticas se llaman vectores; se pueden agrupar en dos grandes categorías: vectores no virales y vectores virales. Los métodos de envío de genes se resumen en el cuadro 29-1.

Vectores no virales

Los métodos no virales de envío de genes basan su acción en la entrega directa de la información genética dentro de la célula blanco; si bien estos sistemas muestran una baja toxicidad y son de bajo costo, la transferencia de genes es por lo general ineficiente y transitoria. El envío de DNA a las células a través de cualquiera de estos métodos se llama *transfección*. A su vez estos métodos se dividen en físicos y químicos.

Físicos

Dentro de este grupo se encuentra la electroporación, bombardeo de partículas y microinyección.

- *Electroporación:* este método se usa para el envío de genes en estudios *in vitro*, es decir, en células en cultivo; consiste en el empleo de descargas eléctricas en las células con la finalidad de facilitar la entrada de DNA exógeno a las mismas. Para su realización se requiere de un aparato llamado *electroporador* que está equipado con una celda en que se colocan las células mezcladas con el DNA exógeno que se quiere introducir. La celda que contiene las células y el DNA se coloca en el electroporador, el cual genera una corriente eléctrica del orden de milivoltios con duración de milisegundos. Esta descarga eléctrica genera poros momentáneos en la membrana celular, lo que permite la entrada del DNA exógeno como precipitado en un complejo de DNA-sales. Las descargas eléctricas ocasionan la muerte en alrededor de 70% de las células; sin embargo, la cantidad de células que permanecen vivas incorporan de manera efectiva el DNA y serán suficientes para las siguientes determinaciones.
- *Bombardeo de partículas:* este método es el de elección para la introducción de DNA en células vegetales, ya que la pared celular es un obstáculo físico que bloquea de manera natural cualquier proceso; se conoce también como *pistola de genes* y consiste en el uso de un aparato de balística que dispara micropartículas de oro o tungsteno que llevan adherido el DNA que se requiere enviar. La fuerza con que son disparadas permite que las partículas atraviesen la pared celular, lo que permite depositar el material genético en el citoplasma de la célula.
- *Microinyección:* la microinyección consiste en la inyección directa de DNA en el núcleo celular con una microjeringa y un microscopio óptico llamado micromanipulador que permite dirigir y visualizar la entrada del material genético a la célula blanco. Este método se utiliza por lo general en la producción de organismos transgénicos. El principal inconveniente que presenta es que sólo se puede transducir una célula a la vez, además de requerir de material y personal altamente especializado; sin embargo, cuenta con una alta eficiencia.

Químicos

Los métodos químicos más utilizados son precipitación con fosfato de calcio, DEAE-Dextrán y liposomas.

- *Precipitación con fosfato de calcio:* los coprecipitados de fosfato de calcio ($CaPO^{-4}$) con el DNA se utilizan para la transferencia de información genética en células tanto procariotas como eucariotas. Consiste en la formación de un precipitado insoluble entre el fosfato de calcio y el DNA en una solución salina de fosfatos. Estos precipitados forman microagregados que se depositan sobre la membrana celular y posteriormente se endocitan. Es la técnica más difundida para la producción de líneas celulares establemente transfectadas; por su bajo costo es la técnica de elección para experimentos *in vitro*. Es un método rápido, simple y puede utilizarse en diversas líneas celulares.
- *DEAE-Dextrán:* esta técnica es similar a la de precipitación con fosfato de calcio sólo que no ocasiona transfecciones estables sino sólo transitorias, además de ser más tóxica. El mecanismo por el cual el DEAE-Dextrán permite la entrada de DNA a las células y su transporte hasta el núcleo es poco conocido. Se asume que los complejos formados por el DEAE-Dextrán y el DNA se adhieren a la superficie celular y entran por endocitosis.
- *Liposomas:* esta técnica se basa en el uso de moléculas lipídicas de carga neta altamente positiva (catiónicas) que interactúan con el esqueleto fosfatado de la molécula de DNA. Estos polímeros con carga positiva se unen electrostáticamente a las cargas negativas del DNA, formando vesículas multilaminales que interactúan con los lípidos de la membrana celular, lo que facilita la transferencia de los ácidos nucleicos al interior de las células. Se ha informado que el pH fisiológico de estas moléculas contiene residuos protonables que controlan el pH del endosoma y por lo tanto protegen al DNA de la degradación por el sistema lisosomal.

Vectores virales

La transferencia de genes por un vector viral se denomina *transducción*; como su nombre lo indica, utilizan como vectores a virus que han sido modificados genéticamente a los que se les ha eliminado su capacidad autorreplicativa y se les han incorporado genes terapéuticos en su genoma. Una vez dentro de la célula, introducen su DNA al núcleo y puede quedar de manera episomal (separado del DNA celular) o integrarse al genoma de la célula. Una vez en el núcleo se expresa y produce la proteína deseada. Los vectores virales emplean los mecanismos naturales de infección viral para introducirse a la célula por lo regular a través de receptores celulares. En general, estos vectores ofrecen grandes ventajas respecto a los vectores no virales ya que la eficiencia de envío de genes es mucho mayor; son los más utilizados para la realización de protocolos clínicos de terapia génica *in vivo*.

Los virus utilizados hasta el momento como vectores virales son los retrovirus, adenovirus, adenoasociados, herpesvirus y baculovirus. Cada uno de éstos posee ventajas y limitaciones respecto a los otros, dependiendo del gen terapéutico que transporten, el tipo celular, la vía de administración y la enfermedad que quiera tratarse. De manera general, en la terapia génica, un vector ideal debe cumplir con las siguientes condiciones:

- ***Facilidad para producirse en altos títulos:*** el empleo de vectores, ya sea en protocolos experimentales o en protocolos clínicos, requiere de administrar cantidades elevadas de los mismos, especialmente si la administración es sistémica, por lo que aquellos vectores que se pueden producir con facilidad en títulos altos mayores de 10^8 partículas/ml son los ideales.
- ***Métodos de producción rápidos y reproducibles:*** la metodología para la generación y producción de los vectores debe ser reproducible y lo más sencilla posible para no entorpecer el proceso de producción.
- ***Incorporación del transgén precisa y estable:*** una transferencia eficaz en las células blanco y una alta especificidad son las características ideales de un vector, sobre todo cuando la administración es sistémica y va dirigida a un tejido específico.
- ***Respuesta inmune nula o mínima en el huésped:*** el vector debe ser lo menos inmunológico posible para el huésped; esto permitirá que la expresión del transgén sea más prolongada, además de evitar reacciones inmunológicas adversas.
- ***Transgén más elementos regulatorios:*** la secuencia codificadora del gen debe acompañarse con secuencias regulatorias que permitan mantener una expresión estable del gen terapéutico.

De acuerdo con su capacidad de integrarse en el genoma de la célula huésped, los vectores pueden ser considerados vectores integrativos (como los retrovirus) o no integrativos (como herpesvirus, adenovirus y adenoasociados).

Vectores integrativos

Retrovirus

Éstos constituyen el grupo viral más utilizado como vectores para protocolos clínicos de los cuales los *Lentivirus*, derivados del virus de la leucemia murina son en este momento los más desarrollados. Los *Lentivirus* pertenecen a la familia *Retroviridae* y al género *Lentivirus*; están dotados de envoltura con un diámetro de 80 a 130 nm. Su genoma es una cadena sencilla de RNA cercana a 10 kb, lo que los obliga a realizar el proceso de retrotranscripción para su replicación. Tienen capacidad para incorporar transgenes de hasta 8 kb; son altamente eficientes en el envío de genes a células en proliferación y se integran en el DNA de la célula huésped al presentar una expresión estable del gen terapéutico. La integración se realiza de manera aleatoria en el genoma de la célula huésped, lo que los hace útiles para su uso en enfermedades monogénicas hereditarias o crónicas, ya que la expresión del transgén será permanente. Al integrarse en el genoma, presentan el riesgo, aunque bajo, de producir mutagénesis insercional, lo que altera la secuencia de un gen vital e inhibe la expresión de un gen supresor de tumores, o bien al activar la expresión de un protooncogén e inducir su transformación a oncogén.

Vectores no integrativos

Herpesvirus

Los herpesvirus son virus de DNA de doble cadena, de la familia *Herpersviridae*; el género *Simplexvirus* es el más usado como vector. El tamaño de su genoma es de 120 a 240 kb, lo que le permite aceptar transgenes de gran tamaño o inclusive varios genes. El herpes virus puede ser una herramienta muy valiosa en células del sistema nervioso central (SNC), ya que sus células blanco son las neuronas. Es un virus con capacidad de integrarse y por lo tanto con expresión persistente. Su complejidad y el hecho de que aún queda en duda la existencia de un herpesvirus no replicativo o sin capacidad de producir las proteínas líticas, pone en duda la seguridad de su utilización.

Adenovirus

Los adenovirus son virus de DNA de doble cadena miembros de la familia *Adenoviridae*. Su genoma tiene una longitud de 30 a 35 kb y pueden aceptar hasta 8 kb de material genético exógeno. El virión es de 80 a 100 nm de diámetro, sin envoltura y se han identificado más de 50 serotipos adenovirales pero sólo el Ad2 y Ad5 se utilizan como vectores debido a que están perfectamente caracterizados. Los adenovirus pueden infectar una gran variedad de células tanto en división como en reposo. Son virus no integrativos por lo que su expresión es transitoria y tienen una duración media de entre 12 a 25 días, aunque algunos investigadores han informado hasta seis meses de expresión. Los adenovirus *gutless* tienen la capacidad de incorporar material genético de hasta 20 kb ya que carecen de prácticamente todo su genoma con excepción de las secuencias empaquetadoras. Los adenovirus deben su éxito en terapia génica al hecho de que son muy seguros desde el punto de vista biológico, se producen con facilidad en el laboratorio y en su estado natural (silvestre), sólo se les relaciona con infecciones respiratorias y gastrointestinales leves. Alrededor de 90% de la población humana se encuentra sensibilizada a los adenovirus, ya que han estado en contacto con ellos y por lo tanto presentan anticuerpos circulantes contra ellos, lo que limita su aplicación en protocolos clínicos. La principal desventaja de su administración en seres humanos estriba en la fuerte respuesta inmune que despiertan en el huésped, lo que limita su eficiencia al usarse como vehículo génico debido a que son eliminados por el sistema inmune. Por esta razón, es necesario utilizar dosis altas de estos vectores para lograr un adecuado porcentaje de transducción, lo que podría desencadenar una respuesta inflamatoria inespecífica intensa que ocasione daños al paciente y finalmente la muerte.

Adenoasociados

Los virus adenoasociados (AAV) son virus relativamente pequeños de 45 a 60 nm de diámetro, con DNA de cadena sencilla con una longitud de 4.7 kb, por lo que la aceptación de DNA exógeno es pequeña (de tan sólo 1 kb). Es capaz de infectar tanto células en reposo como en replicación. Los AAV silvestres se integran de manera selectiva en el cromosoma 19 sitio q13.3-4; sin embargo, el adenoasociado recombinante pierde esta capacidad de integración y su expresión es episomal pero estable, ya que forma estructuras de concatámeros cabeza-cola, los cuales persisten en promedio seis meses hasta más de un año. Su uso es muy prometedor debido a que no generan respuesta inmune humoral en el hospedero y se ha informado la expresión del gen terapéutico por más de un año; sin embargo, tienen el inconveniente de que son difíciles de producir y los títulos que se obtienen al producirlo son bajos.

En el cuadro 29-2 se resumen las ventajas y desventajas de los diferentes virus usados como vectores en terapia génica. Se puede concluir entonces que el vector idóneo será aquel que no represente dificultad para su producción en cantidades necesarias, sea capaz de entregar el gen a la célula blanco y logre expresarlo de manera eficiente y por tiempo prolongado.

RNA de interferencia

El iRNA es un mecanismo que involucra el empleo de secuencias específicas de RNA de doble cadena (dsRNA) para un gen específico, con la finalidad de bloquear su expresión. Se unen por complementariedad de bases a las

CUADRO 29-2. Ventajas y desventajas de los vectores virales más empleados. En este cuadro se resumen las principales ventajas y desventajas de cada vector; se aprecia que los vectores son los más eficientes para el envío de genes, especialmente a células de mamífero.

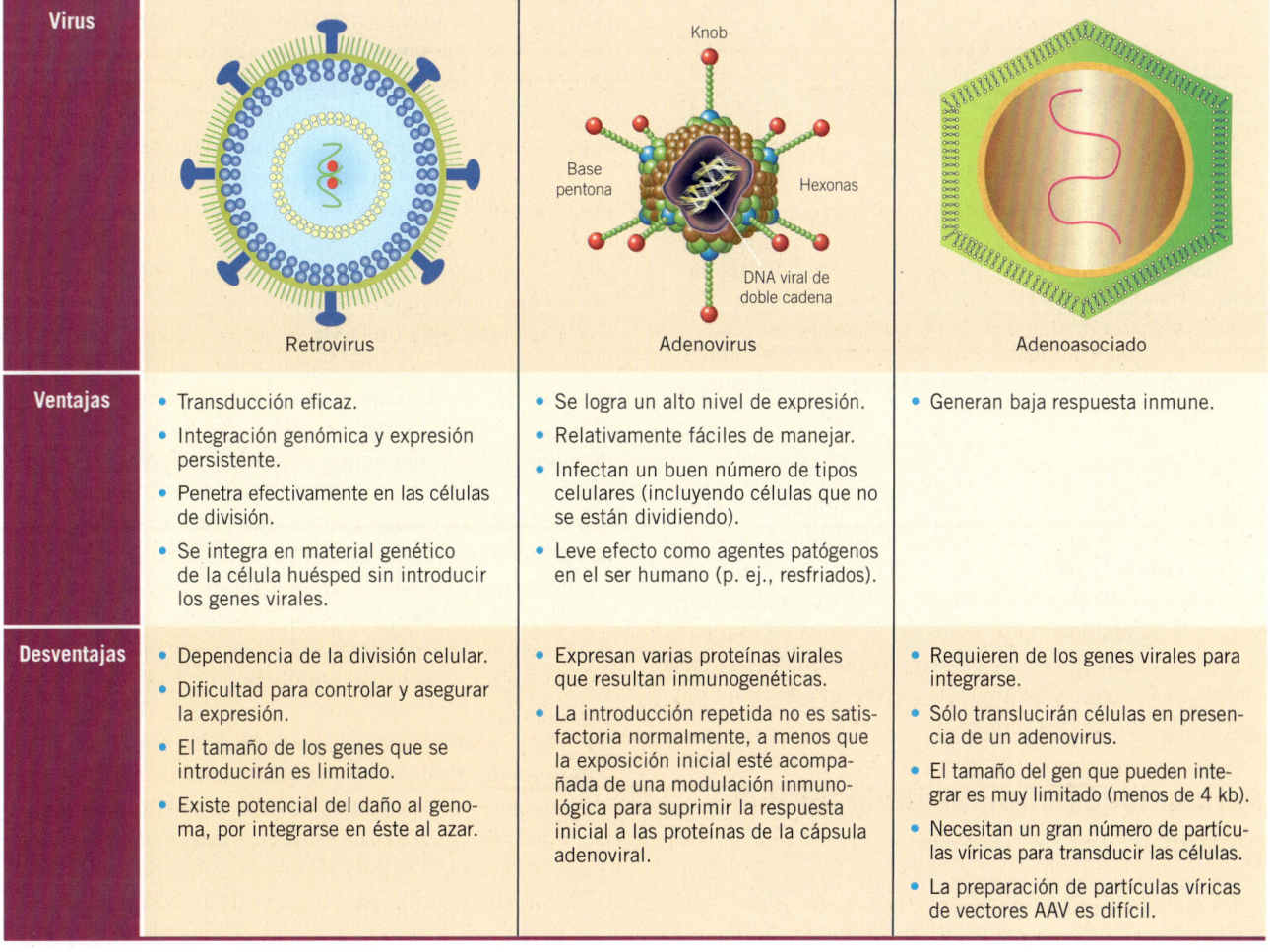

Virus	Retrovirus	Adenovirus	Adenoasociado
Ventajas	• Transducción eficaz. • Integración genómica y expresión persistente. • Penetra efectivamente en las células de división. • Se integra en material genético de la célula huésped sin introducir los genes virales.	• Se logra un alto nivel de expresión. • Relativamente fáciles de manejar. • Infectan un buen número de tipos celulares (incluyendo células que no se están dividiendo). • Leve efecto como agentes patógenos en el ser humano (p. ej., resfriados).	• Generan baja respuesta inmune.
Desventajas	• Dependencia de la división celular. • Dificultad para controlar y asegurar la expresión. • El tamaño de los genes que se introducirán es limitado. • Existe potencial del daño al genoma, por integrarse en éste al azar.	• Expresan varias proteínas virales que resultan inmunogenéticas. • La introducción repetida no es satisfactoria normalmente, a menos que la exposición inicial esté acompañada de una modulación inmunológica para suprimir la respuesta inicial a las proteínas de la cápsula adenoviral.	• Requieren de los genes virales para integrarse. • Sólo translucirán células en presencia de un adenovirus. • El tamaño del gen que pueden integrar es muy limitado (menos de 4 kb). • Necesitan un gran número de partículas víricas para transducir las células. • La preparación de partículas víricas de vectores AAV es difícil.

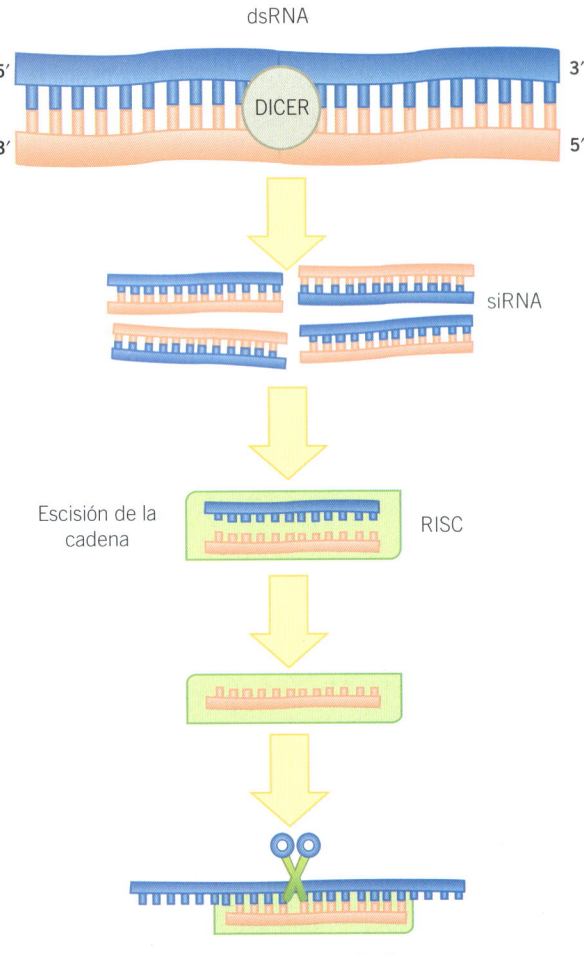

Figura 29-3. Mecanismo del RNA de interferencia. La enzima Dicer corta un dsRNA y genera las moléculas de siRNA, las cuales se incorporan a un complejo llamado RISC (RNA-*induced silencing complex*), que desnaturaliza el dsRNA y permite que una de las cadenas se una al mRNA de forma complementaria. Esta hibridación induce la degradación del complejo con el subsecuente bloqueo de la expresión del gen.

cadenas de RNA mensajero (mRNA) e inhiben el proceso de síntesis de proteínas (figura 29-3). Los iRNA se han incorporado a la terapia génica especialmente contra enfermedades infecciosas. En muchos protocolos clínicos de VIH se está empleando el envío de iRNA que bloquea la expresión de los genes *pol* del VIH, como la transcriptasa inversa, la proteasa y la integrasa, con resultados muy prometedores para los pacientes.

Aplicaciones clínicas de la terapia génica

Sin el conocimiento de las bases genéticas de algunas enfermedades y la reciente secuenciación del genoma humano, la aparición de la terapia génica como estrategia para el tratamiento de enfermedades mortales sin curación no hubiera sido posible. En la actualidad, se han descrito en la literatura médica internacional 2 142 protocolos para realizar terapia génica en humanos, lo que involucra a más de 7 000 pacientes en todo el mundo.

Esta metodología abre la posibilidad de cura de muchas enfermedades a las que se pretende combatir con el uso de genes como elementos curativos; esto se presenta como una nueva forma de medicina molecular aplicable a la mayoría de las enfermedades tanto monogénicas, como infecciosas y multifactoriales. De las terapias realizadas, 70% han sido para intervenir procesos neoplásicos, 12% para enfermedades infecciosas y 9% sobre patologías monogénicas. Hace 20 años, la terapia génica se veía como una fantasía. Ahora, representa una opción real que puede revolucionar el tratamiento de diversas enfermedades crónico-degenerativas, monogénicas e infecciosas hasta ahora mortales.

Terapia génica contra el cáncer

El cáncer es la patología con mayor número de protocolos clínicos con registro en dichos protocolos. Las principales estrategias utilizadas para su abordaje incluyen envío de genes de ciertas citocinas para estimular una respuesta inmune contra las células cancerígenas, envío de genes suicidas a células tumorales para inducir su muerte, envío de genes supresores de tumores o bien el bloqueo de oncogenes.

Dentro de estos protocolos clínicos, el empleo de oligonucleótidos antisentido o estrategias de silenciamiento contra una variedad de oncogenes, como *k-ras*, *c-myc*, *bcr-abl* y *bcl-2*, ha dado buenos resultados cuando estas maniobras se combinan con quimioterapia.

Otra estrategia utilizada se basa en la vacunación con cDNA de citocinas como interleucina-2 (IL-2), interleucina-4 (IL-4), interleucina-7 (IL-7), factor de necrosis tumoral (TNF), interferón-gamma (INF-γ) y factor estimulador de colonias de granulocitos-macrófagos (GM-CSF) con el objetivo de estimular el sistema inmune y favorecer la eliminación de las células cancerosas. El envío de moléculas coestimuladoras como CD80 (B7-1) o CD86 (B7-2) a células cancerosas, las cuales no se expresan de manera natural en estas células (lo que impide una correcta activación y maduración de los linfocitos T contra los epítopes de las células tumorales), ha sido también empleada con resultados satisfactorios.

De la misma manera, la terapia suicida es una estrategia comúnmente utilizada en tumores sólidos. Se basa en el empleo de genes de enzimas de virus cinasa del herpes simple (HSVTK, *human herpes simplex virus thymidine kinase*) o de bacterias y levaduras, como la citosina desaminasa (CD, *cytosine deaminase*), capaces de activar profármacos que presentan toxicidad para las células que expresan el transgén y por tanto metabolizan el fármaco. La más empleada es la HSVTK que fosforila al ganciclovir (GCV) y lo convierte en un metabolito tóxico; la CD convierte a la 5-fluorocitosina (5-FC) en 5-fluorouracilo, su forma tóxica. Ambos transgenes se han empleado en numerosos protocolos preclínicos y clínicos para tumores cerebrales, de cabeza y cuello, ováricos y de cáncer de útero. Suelen ser administrados de manera directa en el tumor cuando se emplean adenovirus como vectores.

Terapia génica contra agentes infecciosos

La terapia génica para enfermedades infecciosas se enfoca en la transducción de genes que bloqueen o disminuyan la expresión de genes involucrados en la replicación del agente infeccioso o bien que limiten o impidan su diseminación en el organismo infectado. Las estrategias se basan en la inhibición de proteínas indispensables para la replicación del microorganismo con estrategias antisentido, señuelos de RNA y RNA catalíticos (ribozimas), RNA de interferencia, o bien en la estimulación específica del sistema inmune contra el agente infeccioso mediante vacunas genéticas o linfocitos sensibilizados a patógeno específicos.

Ejemplos específicos de estas aplicaciones incluyen el uso de ribozimas multidiana para regiones conservadas del genoma del VIH-1, las cuales han demostrado una inhibición eficiente de la replicación viral. Para el caso del VHC se ha empleado RNA de interferencia que tiene como secuencia blanco el *loop II* de la región 5' no traducida; éstos han demostrado la inhibición efectiva de la expresión de seis genotipos del VHC.

En fecha reciente se ha informado de protocolos clínicos de terapia génica que insertan un sistema novedoso de corte de DNA llamado CRISPR/Cas9 (*Clustered Regularly Interspaced Short Palindromic Repeats*) en células infectadas, el cual provee un mecanismo de defensa intracelular contra la infección de VIH al suprimir la expresión génica del virus por mutación del LTR viral, además de inducir la escisión del genoma integrado, dando a las células resistencia de largo tiempo contra la infección de VIH.

Terapia génica para enfermedades monogénicas

En septiembre de 1990, los *National Institutes of Health* (NIH) de Estados Unidos aprobaron por primera vez un protocolo de terapia génica en seres humanos, fecha que coincidió con el inicio del Proyecto del Genoma Humano. William French-Anderson, Michael Blaese y Steven Rosenberg tuvieron la idea de introducir el gen que codifica para la enzima adenosín desaminasa (ADA) para el tratamiento de una enfermedad llamada síndrome de inmunodeficiencia combinada grave (SCID, *severe combined immunodeficiency disease*). Los niños que padecen este tipo de inmunodeficiencia presentan una mutación en el gen de la enzima ADA y son incapaces de montar una respuesta inmune adecuada. La ADA participa en el metabolismo de las purinas y su deficiencia ocasiona la acumulación de dATP, metabolito que inhibe la acción de la ribonucleótido-difosfato reductasa, que convierte a los ribonucleótidos en desoxinucleótidos. La proliferación de linfocitos depende de la síntesis de dNTP, por lo que sin una reductasa de ribonucleótidos funcional, la proliferación de linfocitos se ve inhibida y el sistema inmune comprometido. Los pacientes afectados por esta patología se conocen como *niños burbuja*, ya que son muy vulnerables a sufrir infecciones, por lo que es necesario mantenerlos en un medio ambiente estéril como medida paliativa. La estrategia de terapia génica dirigida a estos pacientes consistió en aislar linfocitos T de los niños afectados e introducir el gen ADA normal, usando un vector retroviral; una vez insertado el gen, las células se devolvieron a los pacientes. El tratamiento duró un año con administraciones cada uno o dos meses y los niños mostraron mejorías clínicas significativas; fueron capaces de iniciar una respuesta inmunitaria, lo que produjo una importante disminución en el número de infecciones. El riesgo de una posible mutagénesis insercional, después de repetidas administraciones de retrovirus, se vio confirmado al presentarse leucemia en dos de 12 de los niños tratados. En febrero de 1991 se autorizó también el mismo protocolo en Italia, al doctor Bordignon en el Hospital San Raffaele de Milán. En 1995 ambos grupos de investigación publicaron los resultados, lo que puso de manifiesto la eficacia de la terapia génica en el tratamiento de enfermedades mortales (figura 29-4).

Perspectivas de la terapia génica

Aunque la terapia génica inició como una estrategia con enormes expectativas y grandes dificultades desde decidir cuáles son las mejores vías de administración, la obtención de apoyo financiero para su realización y sobre todo la aprobación de los organismos de control como la FDA, sigue siendo, hoy por hoy, una estrategia de tratamiento muy prometedora para un gran número de enfermedades genéticas, incluso aquellas multifactoriales e infecciosas. Existe un amplio acuerdo internacional de que los protocolos de terapia génica que se pongan en práctica se desarrollen con mucha prudencia y con un estricto control científico y ético. En lo que se refiere a la terapia germinal, ésta sigue siendo prohibida, ya que no se ha demostrado que las supuestas ventajas adquiridas con esta práctica compensen los peligros asociados a la misma.

Tópicos selectos

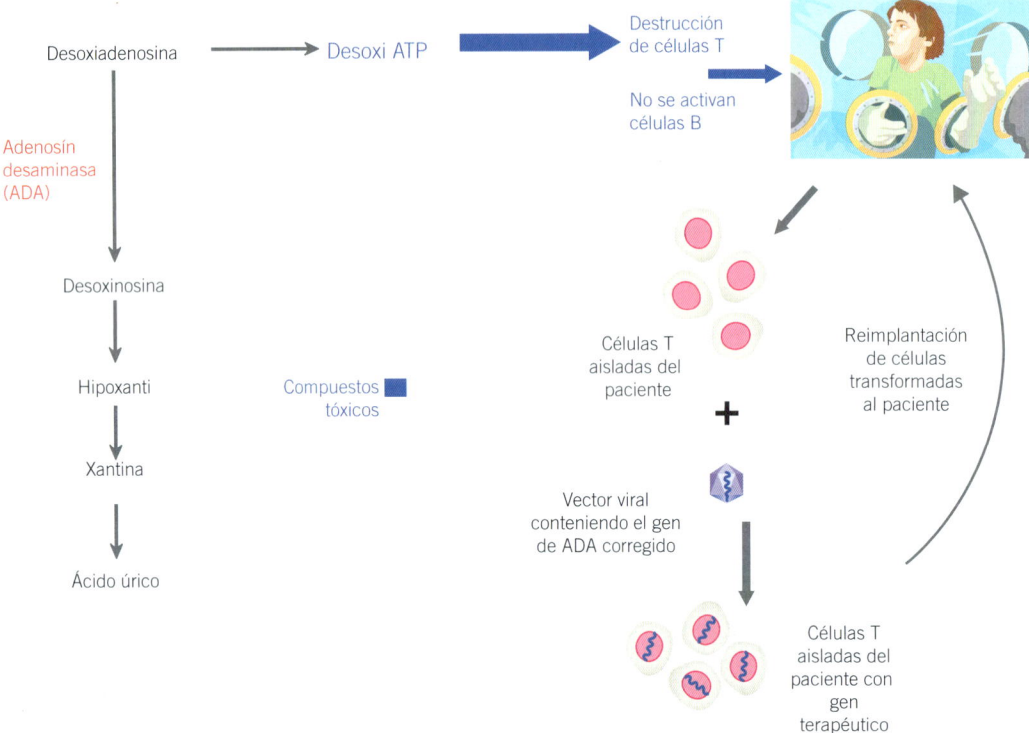

Figura 29-4. Terapia génica para la deficiencia de la enzima adenosín desaminasa (ADA). Este protocolo fue el primer éxito de la terapia génica en el contexto clínico y se realizó en 1990. La inmunodeficiencia combinada grave (SCID) se origina por la falta de la enzima ADA, indispensable en el metabolismo de las purinas sin la cual no se producen linfocitos T para el sistema inmune. El envío de este gen en un retrovirus restauró la función enzimática de ADA y permitió la proliferación de linfocitos T.

Ejercicios de integración

Instrucciones

Llene el siguiente cuadro con la información correspondiente para cada método de envío de genes o vector viral.

CUADRO 29-3.

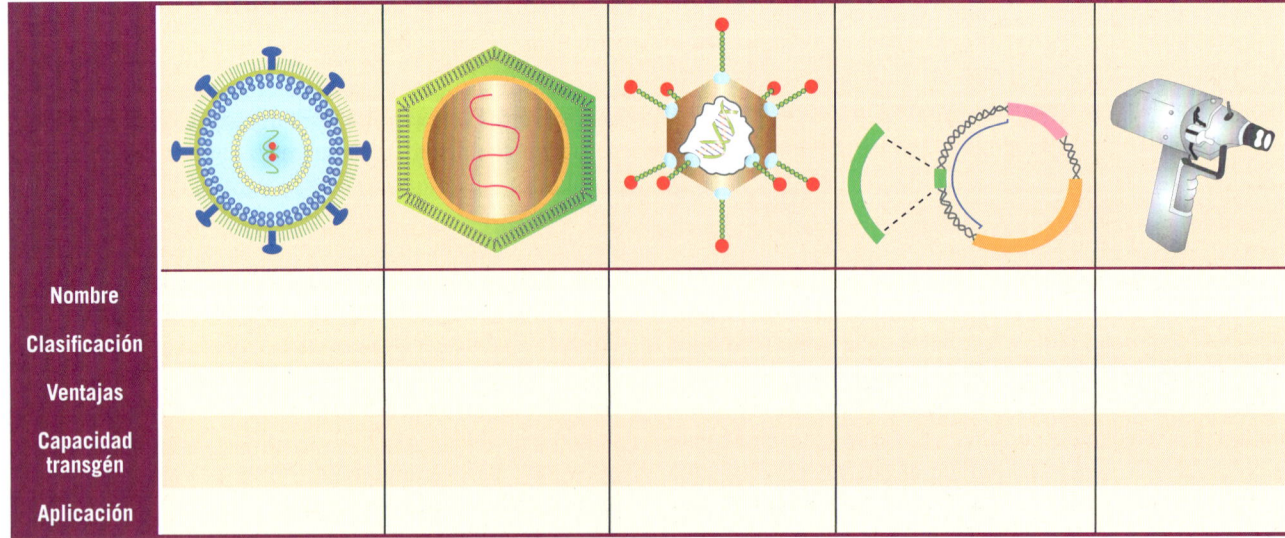

Células madre y su aplicación en la terapia celular

CAPÍTULO 30

Ana Soledad Sandoval Rodríguez • Alejandra Meza Ríos • Jesús Javier García Bañuelos • Juan Armendáriz Borunda

Introducción

El uso de células como estrategia terapéutica no es un concepto reciente, pues las transfusiones de componentes sanguíneos se han practicado desde hace 200 años; de igual forma, el primer trasplante de médula ósea exitoso se realizó en 1968. De acuerdo con las regulaciones de la FDA (*Food and Drug Administration*), la terapia celular consiste en la administración a seres humanos de células vivas somáticas (sin incluir a los productos sanguíneos transfundibles) de origen autólogo, alogénico o xenogénico que han sido manipuladas o procesadas *ex vivo* para el diagnóstico, prevención o tratamiento de enfermedades.

Como se definió en el capítulo 29, la terapia génica es una intervención médica que introduce una modificación en el material genético de las células. Se considera un tipo de terapia celular a la acción de trasplantar células sometidas a una manipulación genética *ex vivo* para su posterior administración a un paciente; lo anterior es independiente de los fines de la manipulación genética (éstos pueden ser terapéuticos, profilácticos o de marcaje de células para una posterior identificación).

Algunos ejemplos de terapia celular incluyen el trasplante de células linfoides activadas, hepatocitos, células beta del páncreas, condrocitos, queratinocitos, fibroblastos, terapia con células madre (hematopoyéticas, mesenquimales, embrionarias, endoteliales progenitoras o pluripotentes inducidas [iPSC, *induced pluripotent stem cells*]) o productos celulares derivados de las mismas, como células diferenciadas en cultivo. Este capítulo se enfocará en la descripción de la terapia celular con este tipo de células.

Definición de células madre

Las células madre (SC, *stem cells*) tienen tres características que las definen: 1) son células indiferenciadas capaces de *autorrenovación* a través de mitosis, lo que mantiene su indiferenciación en una o en ambas células; 2) pueden ser inducidas a *diferenciarse* en células funcionales especializadas de *múltiples linajes* por adición exógena de moléculas, y 3) tienen potencial de *proliferación extensiva*.

Las células madre presentan dos tipos de división celular: simétrica y asimétrica. El resultado de una división simétrica son dos células idénticas con el mismo potencial de la célula parental de la que derivan. La división asimétrica origina dos células: la primera preserva todas las propiedades de la célula madre; de esta manera se conserva la línea celular original; la segunda inicia el proceso de diferenciación a otro linaje celular.

En ocasiones, se emplea de forma incorrecta el término *célula progenitora* como un sinónimo de *célula madre*. Sin embargo, una célula progenitora presenta ya una tendencia de tejido específico, el cual puede producir más de un linaje celular de un tejido en particular. Por otro lado, las células madre se replican indefinidamente, mientras que las células progenitoras se dividen un número limitado de ocasiones.

En los organismos adultos, las células madre y progenitoras reparan, rehabilitan y repueblan tejidos. Las células madre se encuentran en organismos pluricelulares. En mamíferos se definen dos tipos según el tejido del que derivan: células madre embrionarias y células madre adultas (figura 30-1). Las **células madre embrionarias** se aíslan de la masa interna del blastocisto (un embrión humano que al quinto día posfecundación ha alcanzado 64 células). Las **células madre adultas** se aíslan de varios tejidos de organismos adultos, como piel, tejido adiposo, músculo, médula ósea, cerebro, hígado, médula dental, intestino, entre otros.

Clasificación de las células madre por su potencial de diferenciación

De acuerdo con el potencial de diferenciación de las células madre, éstas se pueden clasificar en cinco tipos (figura 30-2):

Células totipotenciales

Son células presentes en las fases tempranas del desarrollo embrionario. Son capaces de diferenciarse a cualquier tipo de tejido embrionario o extraembrionario, como la placenta, y dar origen a un organismo completo.

Células pluripotenciales

En los seres humanos estas células dejan de existir a partir del quinto día posfecundación. Pueden diferenciarse de cualquiera de los más de 220 tipos de células adultas originarias de las tres capas germinales: ectodermo, endodermo y mesodermo. Las células madre embrionarias y las iPSC se consideran pluripotentes.

Células multipotenciales

Son células capaces de diferenciarse a distintos tipos celulares procedentes de una de las tres capas embrionarias. Entre éstas se encuentran las células madre neuronales,

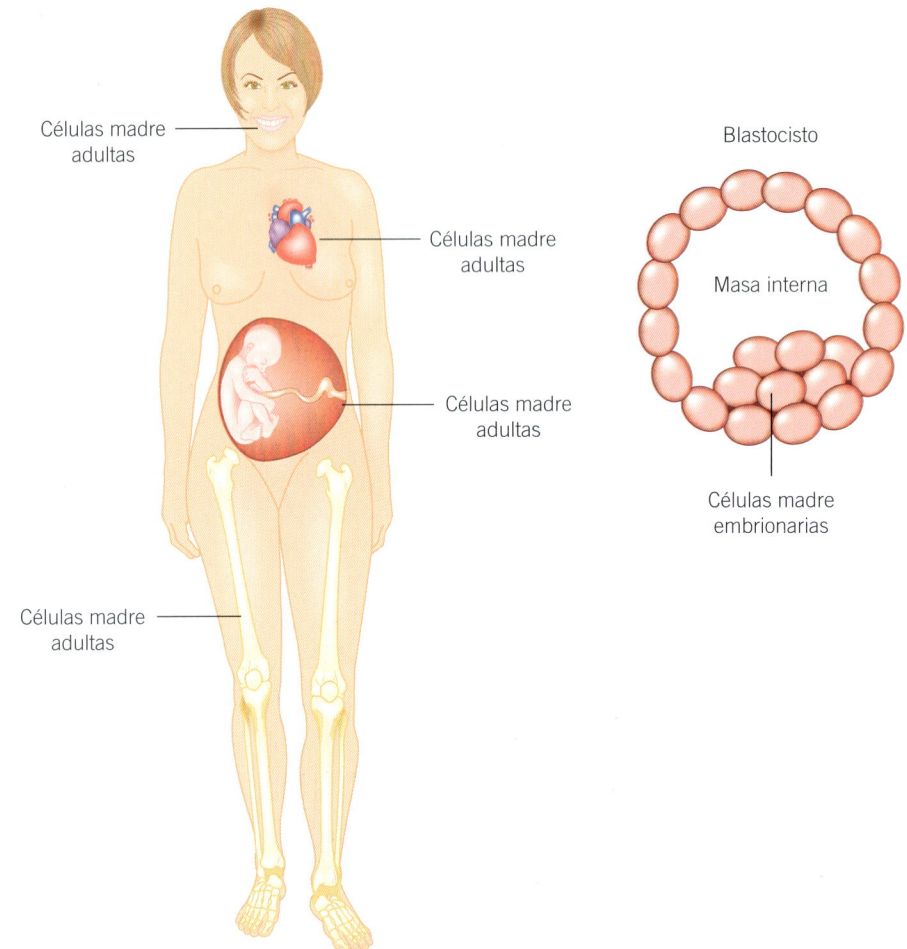

Figura 30-1. Clasificación de células madre de acuerdo con su origen. Las células madre se clasifican en células madre embrionarias y células madre adultas. Las células embrionarias son las que se obtienen de las células aisladas de la masa interna del blastocisto, son pluripotentes por lo que pueden generar cualquier tipo celular de las tres capas embrionarias (mesodermo, endodermo y exodermo). Las células madre adultas se obtienen de tejidos ya diferenciados como el tejido adiposo, la pulpa dentaria, sangre del cordón umbilical, médula ósea, tejido cardiaco, etc.; su capacidad de diferenciación es más reducido que el de las células embrionarias; sin embargo, son de gran utilidad médica.

hematopoyéticas y mesenquimales, así como las obtenidas del cordón umbilical. Esta definición es controversial, en el sentido de que algunas células mesenquimales han sido diferenciadas a distintos tipos celulares derivados de más de una capa embrionaria.

Células oligopotentes

Estas células son capaces de generar un subconjunto de tipos celulares limitado. Un ejemplo son las células madre de la línea mieloide y las células madre de la línea linfoide.

Células unipotentes o progenitoras

Sólo pueden generar un tipo celular, pero tiene la capacidad de autorrenovación, como las células progenitoras endoteliales y las células madre musculares.

Nichos de células madre

Las células madre adultas se encuentran en áreas llamadas **nichos**, las cuales se localizan en los tejidos adultos (figura 30-3). Los nichos proveen un microambiente específico que permite a las células madre permanecer indiferenciadas y ser capaces de autorrenovarse (sus principales características). Las células y la matriz extracelular que conforman el nicho celular interaccionan con las células madre, lo que permite su renovación, mantenimiento y sobrevivencia, así como su latencia, o bien, inducir su diferenciación. Ya sea para mantener la homeostasis del tejido o bien después de una lesión del mismo, las células madre son inducidas a proliferar y salir del nicho para formar nuevo tejido; por lo tanto, los nichos celulares son capaces de expandirse o contraerse transitoriamente según las necesidades del teji-

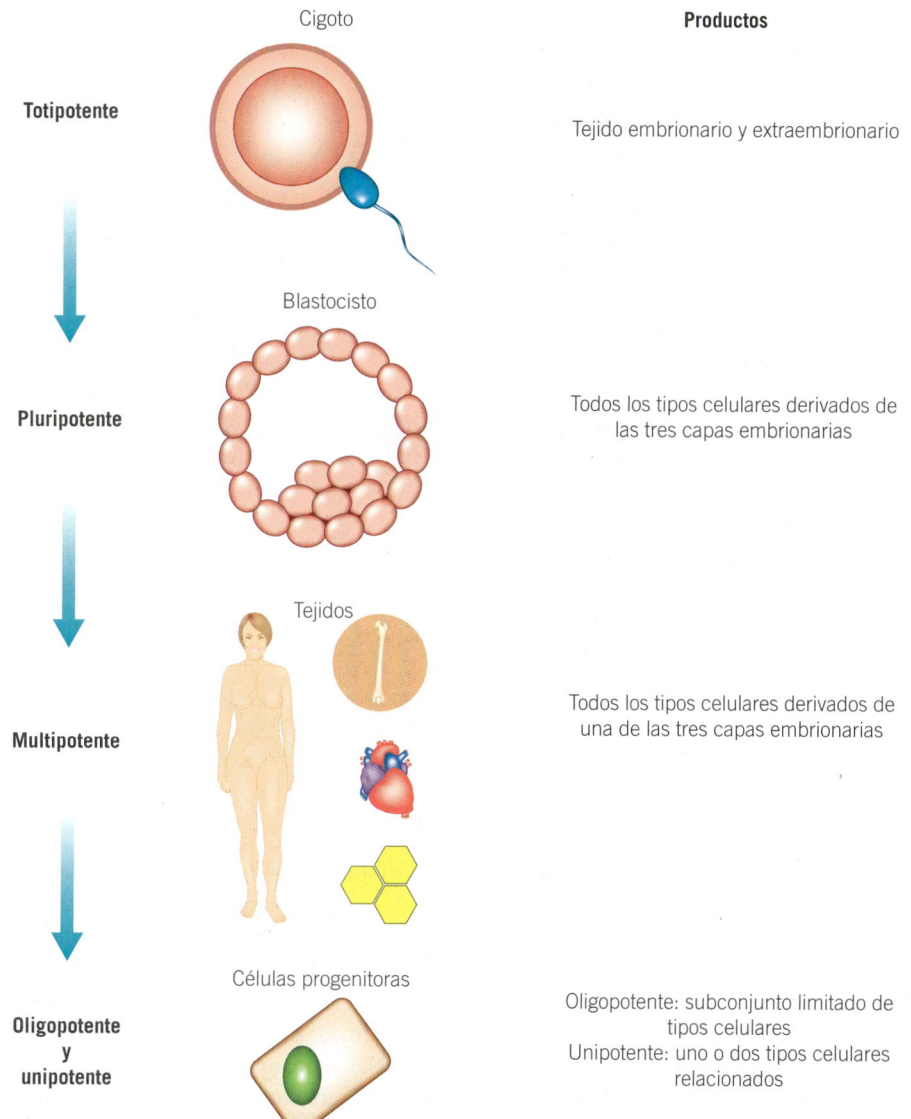

Figura 30-2. Clasificación de células madre por capacidad de diferenciación. No todas las células madre tienen el mismo potencial para generar la misma gama de tipos celulares. Las células totipotentes son las células con mayor potencial al generar tejido embrionario y la placenta. Las células pluripotentes pueden diferenciar a cualquier tipo celular de las tres capas embrionarias (exodermo, mesodermo y endodermo), como las células madre embrionarias y las iPSC. Las células multipotentes son capaces de generar todos los tipos celulares de una sola de las capas embrionarias, mientras que las oligopotentes dan subconjuntos limitados de tipos celulares como las líneas mieloide y linfoide. Las células unipotentes, también conocidas como progenitoras, producen uno o dos tipos celulares muy relacionados.

do. Se han localizado nichos de células madre en médula ósea, pulpa dental, tejido adiposo, folículo capilar, intestino, corazón, tejido cancerígeno, entre otros.

Fuentes de aislamiento de células madre adultas

El término fuente de aislamiento corresponde al lugar anatómico del cual se obtienen las células madre para fines terapéuticos o experimentales (figura 30-3). A continuación se describen algunas de las fuentes más estudiadas de células madre.

Médula ósea

Desde el punto de vista fisiológico, la médula ósea constituye la principal fuente de células madre. En la médula ósea se localizan células madre hematopoyéticas, mesenquimales, células progenitoras endoteliales (EPC, *endothelial*

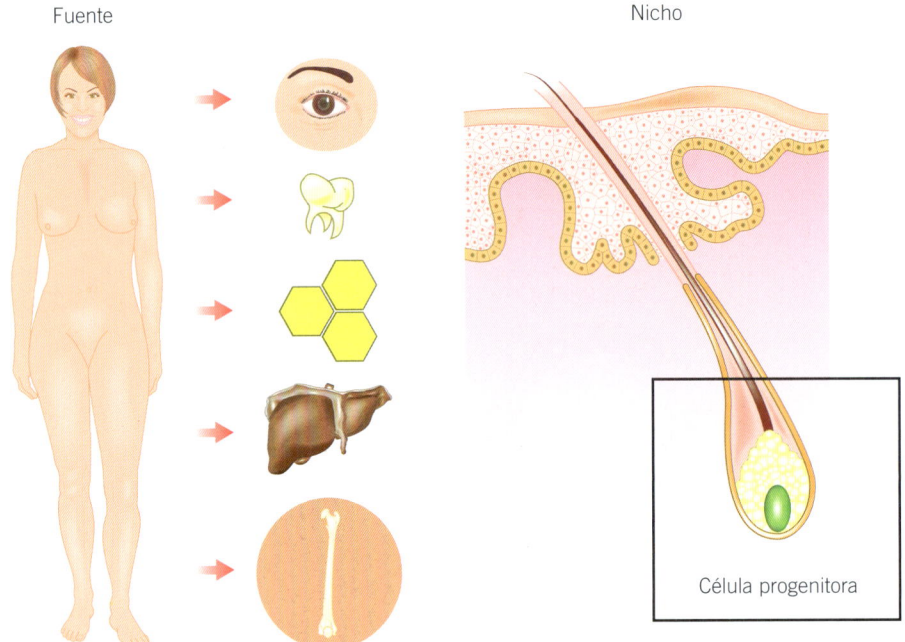

Figura 30-3. Fuentes de obtención de células madre y nichos. Se conoce como fuente de células madre al tejido del cual se aíslan; estos tejidos incluyen la pulpa dentaria, tejido adiposo, hígado, médula ósea, etc. El nicho es el sitio anatómico específico en el cual residen las células madre dentro de un tejido, ya que proporciona un microambiente que permite su subsistencia.

progenitor cell), células madre identificadas como población satélite o lateral (SP, *side population*) y las progenitoras adultas multipotentes (MAPC, *multipotent adult progenitor cells*) (figura 30-4).

Las células madre se aíslan de un aspirado de la médula ósea del paciente, por lo general de la cresta iliaca. El procedimiento se realiza bajo anestesia local por un hematólogo; se usa de manera regular y conlleva riesgos mínimos.

Desde hace más de 40 años se reconoce que la función biológica de las células madre de médula ósea hematopoyéticas es dar origen a los diversos linajes celulares que conforman el tejido sanguíneo, como los eritrocitos, leucocitos y plaquetas; dichas células sanguíneas se renuevan mediante la hematopoyesis para degradarse de manera habitual por el bazo y los macrófagos del hígado.

La médula ósea es la fuente más estudiada de células madre mesenquimales (BM-MSC, *bone marrow-derived mesenchymal stem cell*); también pueden aislarse de sangre de cordón umbilical, sangre periférica, grasa, entre otros. Su función en el organismo consiste en reparar tejido como el óseo, cartílago, grasa y tejido conectivo fibroso, al proliferar y movilizarse fuera de la médula ósea en respuesta a estímulos mitogénicos como factores de crecimiento y moléculas quimioatrayentes. En el tejido al cual llegan para realizar el anidamiento, se diferencian y promueven una reparación estructural y funcional. Los estudios sobre administración exógena intravenosa de BM-MSC muestran que las células migran a los sitios de fractura ósea o cartilaginosa, así como aquellos en los cuales hubiese lesiones por infarto del miocardio e isquemia cerebral.

Las células SP de la médula ósea se identificaron por su perfil único al citómetro de flujo, ya que peculiarmente excluyen el colorante de Hoechst 33342 (Ho) que tiñe al DNA de cadena doble; esto las diferencia del resto de la población celular al separarse mediante láser UV en la clasificación de células activadas por fluorescencia (FACS, *fluorescence-activated cell sorting*). Las células madre hematopoyéticas tempranas son BCRP1$^+$, ABCG2$^+$, CD34$^-$ y presentan mecanismos intrínsecos de persistencia de tumorogénesis y resistencia a quimioterapia. En la actualidad, se identifican por su patrón al citómetro de flujo más que por el tejido de origen, ya que se han aislado también de tejido muscular, hígado, pulmón, piel, útero, testículo y córnea.

Catherine Verfaillie y su grupo de investigación de la Universidad de Minnesota describieron las MAPC en el 2001. Aisladas de la médula ósea, las MAPC se consideran una clase única de células madre adultas que presentan la plasticidad de las células madre embrionarias, pero mantienen las características benignas de una célula madre adulta concernientes a su aplicación terapéutica (no forman teratomas). Desde el punto de vista biológico y antigénico son diferentes de las BM-MSC y se consideran una población progenitora más primitiva que estas últimas. Se han logrado diferenciar a linaje epitelial, endotelial, miogé-

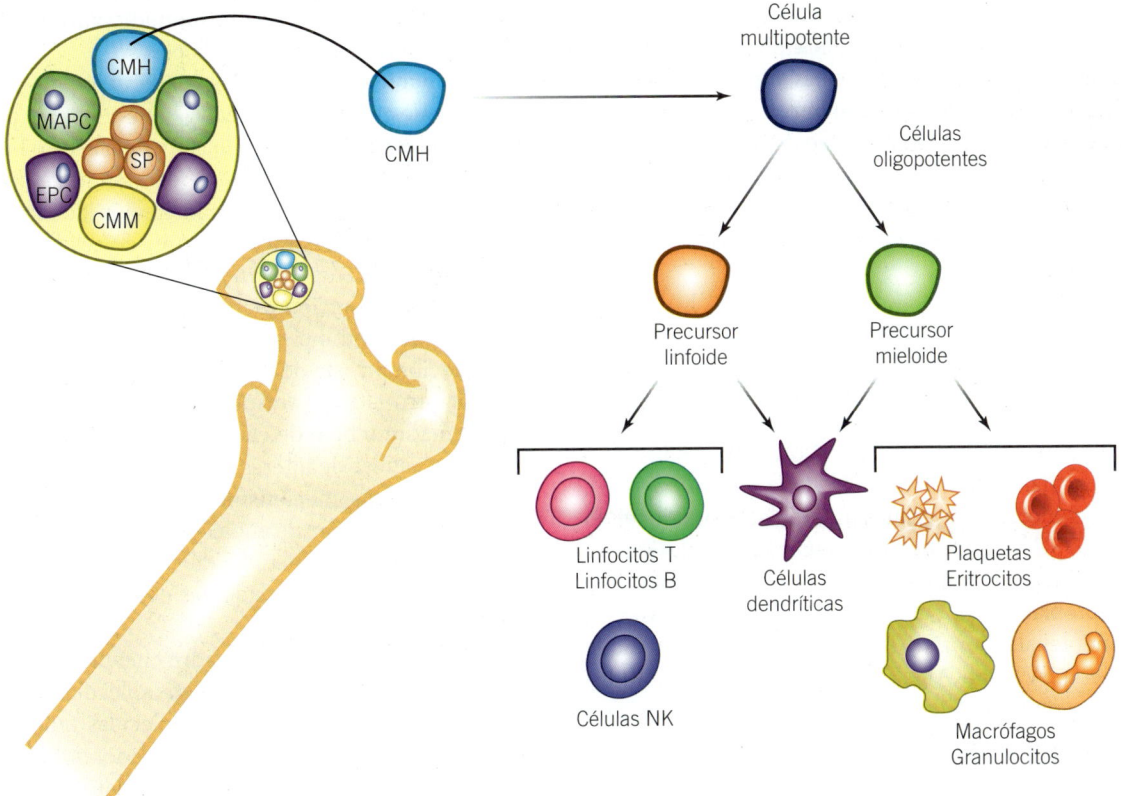

Figura 30-4. Células madre de médula ósea y hematopoyesis. La médula ósea es la fuente de células madre más estudiada. Del estroma de la médula ósea se han aislado células madre mesenquimales (MSC), células madre hematopoyéticas (HSC), células *side population*, células progenitoras adultas multipotentes (MAPC) y las células progenitoras endoteliales (EPC).

nico, hematogénico, osteogénico, hepático, condrogénico y adipogénico.

Las células progenitoras endoteliales (EPC) son células unipotentes que se obtienen del cultivo de la fracción mononuclear de médula ósea en un medio de cultivo específico. Las EPC comparten marcadores fenotípicos con células progenitoras, endoteliales y hematopoyéticas. Producen una amplia variedad de factores de crecimiento citoprotector y se ha demostrado su participación en procesos de reparación en tejidos dañados, como la contribución a la formación de vasos sanguíneos y la regeneración celular.

Sangre de cordón umbilical

Este tipo de sangre permanece en el cordón umbilical y placenta después del nacimiento de un bebé. La recolección de esta sangre de *desecho* es técnicamente fácil y sin riesgo para la madre o el recién nacido. Las células madre presentes en esta sangre son hematopoyéticas, aunque algunos autores claman el aislamiento de células madre mesenquimales presentes en menor proporción. Estas células madre tienen las ventajas de ser una fuente de disponibilidad amplia, conllevan menos riesgo de transmisión de enfermedades infecciosas y se pueden trasplantar entre individuos no emparentados, tolerando hasta dos incompatibilidades en el HLA. Los estudios han demostrado resultados similares o mejores al comparar su empleo con el trasplante de médula ósea en niños con patologías hematológicas malignas o benignas, ya que la gravedad de las manifestaciones de la enfermedad de injerto contra huésped se reduce. Una de las desventajas de esta fuente es la cantidad limitada de células que se pueden aislar, por lo que se ha probado la expansión *ex vivo* y el trasplante de múltiples donadores.

Placenta

En el tejido placentario se han aislado células madre mesenquimales con potencial pluripotente. La cantidad de células madre presentes en este tejido en relación con el peso total del mismo (cerca de 1 kg) es relativamente pequeña y los métodos de aislamiento de las células madre involucran la digestión enzimática del tejido y su posterior cultivo y expansión.

El microquimerismo fetal que ocurre de manera natural durante el embarazo se define como la transferencia de células madre o progenitoras fetales hacia la sangre o tejidos maternos; se ha demostrado la capacidad de reparación de tejidos maternos y en la actualidad se está considerando el uso terapéutico de estas células. Sin embargo, la disponibilidad limitada de este tipo de células y la contaminación con células maternas en su aislamiento, en particular si se aíslan de la placenta coriónica y decidual, ha limitado su aplicación clínica.

Otras fuentes perinatales de células madre incluyen el amnios, el líquido amniótico y la gelatina de Wharton.

Tejido adiposo

El tejido adiposo subcutáneo representa una fuente alternativa, accesible y abundante de células madre mesenquimales. El tejido adiposo se compone de adipocitos, preadipocitos y de un conjunto heterogéneo de células llamado fracción vascular estromal (SVF, *stromal vascular fraction*). La SVF se conforma por células madre derivadas de tejido adiposo (ADSC, *adipose derived stem cells*), células madre hematopoyéticas, linfocitos T reguladores, pericitos, mastocitos, fibroblastos, glóbulos blancos, células dendríticas, células endoteliales y matriz extracelular. Se considera que 1 a 2% de la SVF son ADSC. Éstas son células multipotentes que comparten características y marcadores con las BM-MSC. La grasa de la que se suelen aislar las células madre se considera desecho de intervenciones quirúrgicas estéticas, lo que facilita también un trasplante autólogo de las mismas.

Pulpa dental

La pulpa dental es tejido conectivo vascularizado localizado en el centro de la pieza dental, cuya función es conservar la dentina. Contiene fibroblastos, nervios, vasos sanguíneos y células madre mesenquimales (derivadas de la cresta neural). Las células madre de la pulpa dental mantienen su capacidad de diferenciación a células dentales como los odontoblastos y responderán a un insulto, como la formación de caries, migrando a las regiones de daño, diferenciándose y depositando dentina de reparación. *In vitro*, las células madre de pulpa dental se han diferenciado a células de folículo capilar, hepatocitos, células neurales, monocitos, cardiomiocitos y epitelio de la córnea.

Mecanismos terapéuticos de las células madre

La medicina regenerativa tiene como objetivo la restauración de la función de órganos o tejidos al emplear trasplantes de órganos, tejidos o células. Debido a la carencia de órganos para trasplante, la búsqueda de alternativas ha propiciado el desarrollo de trasplantes de células. Los mecanismos por los cuales el trasplante de células madre tiene efectos terapéuticos son variados. La terapia celular inició con la idea de la sustitución de las células dañadas o ausentes por células nuevas que pudieran reemplazar las funciones perdidas del órgano afectado.

De manera fisiológica, el tejido expuesto a un daño envía señales y secreta moléculas que tienen la propiedad de movilizar células madre de la médula ósea o bien de los nichos en tejidos, atrayendo y reclutando células madre en el tejido a reparar. La administración de fármacos que actúan como agentes movilizadores de células de médula ósea también se emplea con fines terapéuticos, ya sea para promover la obtención de mayor cantidad de células madre de tejidos como el sanguíneo o bien para promover la movilización directa de las células al tejido dañado.

Por otro lado, el trasplante terapéutico puede ser de células madre o bien de células madre diferenciadas *in vitro* al tipo celular de interés.

Otro de los mecanismos terapéuticos reconocidos implica la secreción de moléculas por las células madre trasplantadas, como factores de crecimiento, que estimulan a las células madre residentes del tejido dañado a multiplicarse o diferenciarse.

Se sabe que las células madre cuentan con un amplio secretoma, en el que se reconocen moléculas como citocinas, factores de crecimiento y moléculas quimioatrayentes que tienen efectos inmunomoduladores, angiogénicos, proliferativos, regenerativos, antiinflamatorios, antifibróticos, etc. Por lo tanto, las moléculas secretadas por las células madre son el mecanismo terapéutico más influyente cuando se trasplantan.

Células madre embrionarias

Thomson y colaboradores aislaron por primera vez las células madre embrionarias (ESC, *embrionic stem cells*) en 1998, en cultivos de células derivadas de la masa celular interna del blastocisto. Son células pluripotentes que expresan una actividad de la telomerasa alta. Las ESC se derivan de un embrión preimplantado o periimplantado (figura 30-5) y mantienen proliferación prolongada sin diferenciación, además de tener el potencial de diferenciarse a linajes celulares de cualquiera de las tres capas germinales. Cuentan también con la propiedad de ser poco inmunogénicas ya que no activan a los linfocitos T y no expresan moléculas del MHC-II, ni moléculas coestimuladoras como CD80 y CD86; tampoco forman parte de su perfil de expresión moléculas de adhesión intercelular 2 y 3, IL-1β ni CCL3 (todas éstas necesarias para la activación de linfocitos T) y expresan bajos niveles de MHC-I. Esta propiedad se conserva en las células diferenciadas provenientes de las ESC. Las principales desventajas de las ESC son las cuestiones éticas que implican su origen, el hecho de que su uso se realice en terapias no autólogas, lo que podría derivar en un rechazo inmunológico y su potencial en la formación de teratomas. La diferenciación *in vitro* de las ESC genera células hematopoyéticas, cardiomiocitos, adipocitos, oligodendrocitos, astrocitos, hepatocitos, entre otros.

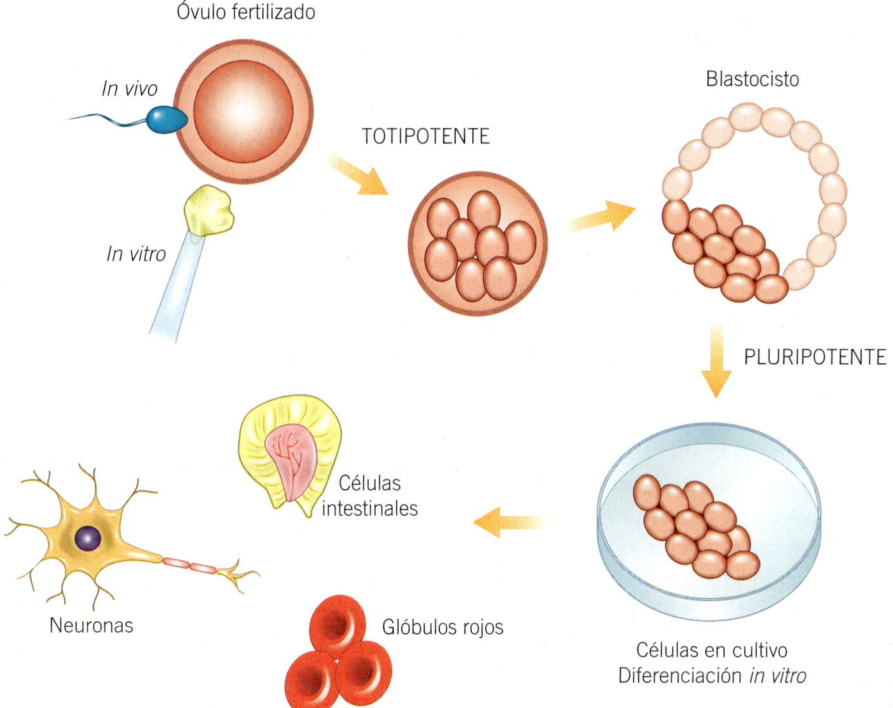

Figura 30-5. Células madre pluripotentes. Las células madre pluripotentes son capaces de diferenciarse a tipos celulares de origen mesodérmico, endodérmico y ectodérmico. Se obtienen de un óvulo fertilizado *in vivo* o *in vitro*. Cuando el embrión está en la etapa de blastocisto, las células de la masa interna se aíslan y cultivan; a partir de estas células bajo condiciones de cultivo específicas se pueden obtener células diferenciadas de cualquier tipo celular.

Células madre adultas

Células madre hematopoyéticas

Las células madre hematopoyéticas (HSC, *hematopoyectic stem cells*) son las mejor caracterizadas hasta el día de hoy de las aisladas de la médula ósea; son multipotentes y cuentan con alto potencial proliferativo. Las HSC se movilizan de la médula ósea a la sangre periférica mediante factores de crecimiento en situaciones de estrés funcional o daño tisular. Su función fisiológica es la de generar todos los linajes de células sanguíneas maduras, necesarias para mantener la función hematopoyética al generar alrededor de 2×10^{11} eritrocitos y 1×10^{10} leucocitos por día (figura 30-4). Las HSC se clasifican de acuerdo con su capacidad de autorrenovación en células madre hematopoyéticas a largo plazo (HSC-LT, *hematopoyectic stem cells-long term*) y células madre hematopoyéticas de corto plazo (HSC-ST, *hematopoyectic stem cells-short term*). Las HSC-LT se encargan de producir todos los tipos celulares sanguíneos y progenitores capaces de reconstituir el sistema hematopoyético; representan 0.1% del total de las HSC presentes en la médula ósea. Las HSC-ST se diferencian a células progenitoras del linaje linfoide o mieloide exclusivamente.

Biológicamente, las HSC contribuyen a la regeneración celular de tejidos no hematopoyéticos como células de la piel, epitelio pulmonar, intestinal, del riñón, parénquima del hígado, páncreas, músculo esquelético, endotelio y miocardio. Esto sugiere que la plasticidad de las células madre no se limita al tejido del que derivan, sino que, dependiendo del microambiente del tejido en el que aniden, tienen la capacidad de generar diversos linajes celulares.

Las HSC contribuyen también a la angiogénesis y vasculogénesis *in vivo*, a través del progenitor en común con el linaje endotelial conocido como hemangioblasto. Su trasplante se ha utilizado en pacientes con enfermedades hematológicas de la médula ósea al modificar su repertorio genético y corregir el gen defectuoso para inmunodeficiencia hereditaria. Las HSC presentan característicamente Sca-1, Thy-1, c-Kit y CD34 como marcadores de membrana.

Células madre mesenquimales

Tanto las células madre derivadas de tejido adiposo (ADSC) como las células madre aisladas de médula ósea se consideran células madre mesenquimales (MSC, *mesenquimal stem cells*), ya que ambas son de origen mesodérmico y son capaces de diferenciarse a linajes celulares mesodérmicos, como adipocitos, fibroblastos, miocitos, osteocitos y condrocitos. Se identificaron hace 30 años como una población de tipo fibroblasto con capacidad de adherirse al plástico de las cajas de cultivo, facilitando su aislamiento. Las MSC pueden aislarse de varias fuentes: médula ósea, tejido adiposo, sangre del cordón umbilical, placenta, entre otros. Las células madre mesenquimales se han utilizado en múltiples estudios preclínicos con resultados satisfactorios que demuestran su habilidad de migrar e implantarse en sitios de lesión y modificar el microambiente del tejido por medio de la secreción de factores con efectos paracrinos. Las terapias con las células mesenquimales se han enfocado principalmente a la enfermedad del injerto contra el huésped, infarto del miocardio y osteogénesis imperfecta. De manera fenotípica, las MSC son positivas para los marcadores mesenquimales CD105, CD73, CD44, CD71, CD271 y CD90, y negativas para los marcadores hematopoyéticos CD34, CD45, CD11b y CD19 (figura 30-6). Las MSC muestran efectos inmunomoduladores gracias a la expresión del HLA clase I que previene la activación de las células citolíticas naturales (NK, *natural killer*) y a la supresión de la proliferación y activación de los linfocitos T. Las MSC tienen propiedades de modulación de la inflamación; su administración intravenosa en modelos experimentales produce un cambio en el microambiente del tejido dañado, lo cual altera la producción de citocinas proinflamatorias por antiinflamatorias debido a la influencia paracrina de su secretoma. Se han empleado MSC que expresan algún gen exógeno como estrategia terapéutica de distintas enfermedades. A las MSC se les ha sometido a procesos de ingeniería al transducirlas con adenovirus o virus adenoasociados con algún gen de interés que modifique o amplifique alguna de sus propiedades. Por ejemplo, las MSC transducidas con el receptor de quimiocina 4, CXCR4, que aumenta la migración de las MSC trasplantadas al sitio de lesión, MSC sometidas a ingeniería con un retrovirus para aumentar la expresión del gen de prosobrevivencia Akt1, lo cual mejoraría la viabilidad de las células trasplantadas. Las MSC también pueden servir como células productoras de citocinas, factores de crecimiento u otras proteínas de interés, y ser portadoras de un transgén. Otro de los usos que se les da a las MSC es la de generar tejidos *in vitro* para trasplantarlos después, y cultivarlas en un ambiente lo más parecido al del cuerpo.

Células progenitoras endoteliales

En la circulación periférica del adulto existe un tipo único de células derivadas de la médula ósea, con propiedades parecidas a la de los angioblastos embrionarios. Estas células reciben el nombre de *células progenitoras endoteliales* (EPC) y tienen la capacidad de diferenciarse a células endoteliales maduras. Las EPC se movilizan de la médula ósea a la circulación periférica gracias al factor de crecimiento vascular endotelial (VEGF, *vascular endothelial growth factor*) y al factor estimulante de colonias de granulocitos (G-CSF, *granulocyte-colony stimulating factor*). Las EPC expresan los marcadores CD133, CD34, VEGFR-2, vWF y VE-catenin en la médula ósea (figura 30-6), mientras que

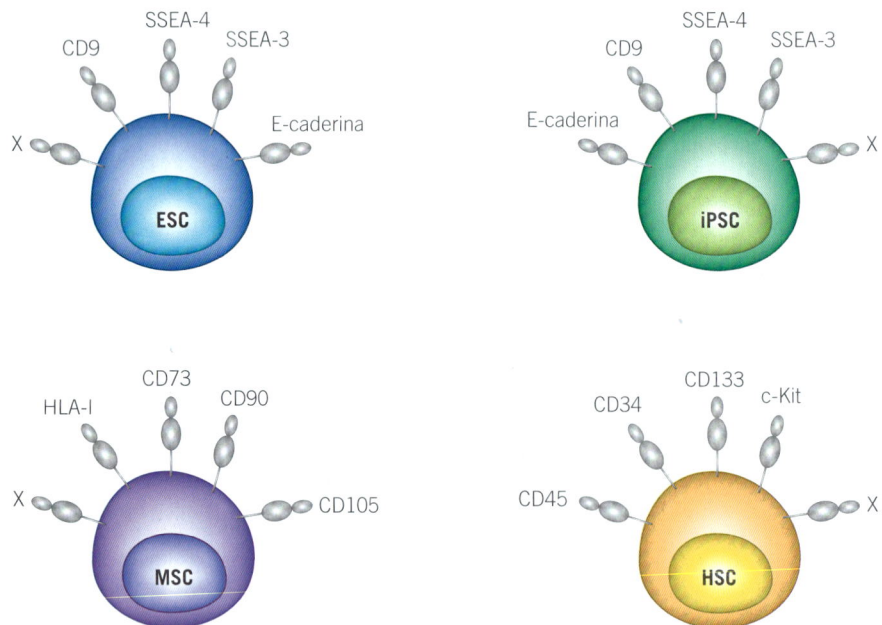

Figura 30-6. Marcadores celulares de las células madre. Las células cuentan con marcadores de membrana, la mayoría de tipo proteico, algunos de los cuales son específicos del tipo celular, lo que permite *ex vivo* su identificación y clasificación. Las ESC cuentan entre sus marcadores de membrana con el CD9, SSEA-4, SSEA-3 y E-caderina. En el caso de las iPSC comparten los mismos marcadores que las ESC diferenciándose de éstas de la fuente. Las MSC presentan los marcadores CD73, CD90, CD105, HLA-I, entre otros, y las HSC el CD45, CD34, CD133, c-Kit.

en la circulación pierden la expresión de CD133 y comienzan a expresar marcadores propios de células endoteliales como FLK-1/KDR, FLT-1 y PECAM. Las cantidades de EPC en la sangre periférica son variables de acuerdo con el método de aislamiento; van en un rango de 70 a 120 células/ml a 3 000 a 5 000 células/ml. Uno de los usos potenciales de las EPC es en la terapia celular contra distintos tipos de cáncer, como vehículo celular para la entrega de genes suicidas, toxinas o moléculas antiangiogénicas. También se utilizan en infarto del miocardio y lesiones vasculares, ya que participan en la neovascularización y en la reparación y remodelación de venas.

Células madre cancerígenas

Las células madre cancerígenas (CSC, *cancer stem cells*) son una subpoblación con capacidad de autorrenovación, propagación del cáncer y diferenciación a distintos tipos celulares encontrados en un tumor; son indispensables para el crecimiento del mismo. Las primeras células madre cancerígenas se identificaron en 1997; se han encontrado en cáncer de mama, cáncer de colon, cáncer de cabeza y cuello, leucemias y gliomas.

Se han postulado diversas teorías del origen de las CSC; lo más probable es que haya más de un origen para las mismas. Se dice que las células madre que han sufrido mutaciones o bien células progenitoras que sufrieron mutaciones que las llevaron a recobrar la capacidad de autorrenovación pueden ser la fuente de estas células. Asimismo, se cree que las CSC pueden ser la fuente de todas las células malignas de un tumor, que pueden ser el componente de la reserva celular resistente a quimioterapéuticos, causantes de las reincidencias, o bien que pueden ser las células que dan origen a metástasis a distancia del tumor primario. Si estas opciones son ciertas, los tratamientos encaminados a la eliminación específica de las CSC deberían ser más efectivos que los convencionales en la erradicación del tumor, así como en la reducción del riesgo de metástasis y reincidencia. De forma típica, la capacidad de autorrenovación se encuentra desregulada en las CSC; en la mayoría de los cánceres constituye una población que puede ser aislada de manera prospectiva del remanente de un tumor. En particular, diversos tipos de leucemias han identificado a las CSC; se ha observado que expresan marcadores de superficie específicos como la cadena alfa del receptor de IL-3 (ausente en células madre normales); también el empleo de anticuerpos anti-CD33 en leucemia mieloide aguda ha informado beneficios terapéuticos, siendo un marcador identificado en las CSC de leucemia.

El concepto de las células madre cancerígenas se integra a lo que se sabe del desarrollo del cáncer, en el cual las alteraciones genéticas, las epigenéticas y el microambiente celular se combinan para influir de manera crítica en su desarrollo y evolución.

Células madre pluripotentes inducidas

Las células madre pluripotentes inducidas (iPSC, *induced pluripotent stem cells*) son células madre obtenidas a partir de la desdiferenciación de células, por lo general maduras como los fibroblastos o bien de otras células madre como las ADSC o mesenquimales. En 2006, el grupo de investigación del doctor Yamanaka publicó un artículo histórico en la revista *Cell*, en el que se describía la desdiferenciación de fibroblastos murinos a células con propiedades de pluripotencialidad, a las cuales denominó iPSC, mediante la transducción lentiviral de cuatro factores de transcripción Oct4, Sox2, Klf4 y c-Myc (figura 30-7). Para el verano siguiente, el concepto se probó en células humanas, y se comparó la expresión génica, marcadores celulares y propiedades funcionales de las iPSC con las células madre embrionarias humanas; se comprobó gran similitud. Las iPSC parecen ser el sustituto ideal de las células madre embrionarias y este campo de investigación ha sido ampliamente desarrollado en los últimos años; los esfuerzos se han encaminado a mejorar los métodos de generación de la iPSC y a entender los mecanismos implicados en la reprogramación, así como la naturaleza de la células. Hoy en día, el uso de iPSC es algo común en la mayoría de los laboratorios.

La generación de células iPSC ha mejorado de manera considerable; en la actualidad no es necesario transducir los genes Oct4, Sox2, Klf4 y c-Myc, sino que su suplementación como proteínas recombinantes al medio de cultivo es suficiente para lograr la reprogramación celular. También diferentes tipos celulares han demostrado tener un potencial de generación de iPSC mayor que los fibroblastos y ahora se emplean como fuentes de las mismas.

Estas células presentan la ventaja de obtenerse de fuentes autólogas para un posible trasplante. Se ha logrado la diferenciación de iPSC a neuronas dopaminérgicas, glutamitérgicas, GABAérgicas y catecolaminérgicas, células neuroepiteliales, glía, hepatocitos, hemangioblastocistos, células endoteliales, células hematopoyéticas, células madre musculares, entre otras.

Las iPSC se emplean no sólo en la terapia de reemplazo (figura 30-8), sino también para la regeneración de órganos, como modelo de enfermedad, valoración de toxicidad o resistencia a fármacos (iPSC cancerígenas, por ejemplo) o trasplante de células sanguíneas.

El primer protocolo clínico que empleó iPSC autólogas se aprobó en el 2014 en Japón, para el tratamiento de seis pacientes con degeneración macular húmeda relacionada con la edad. Las células se diferenciaron a células epiteliales pigmentadas de retina y se observó seguridad en su aplicación y mejorías de la vista a lo largo de tres años de observación. En la actualidad, hay más de 70 protocolos clínicos registrados en *ClinicalTrials.gov* bajo el término de *iPSC cells* (cuadro 30-1).

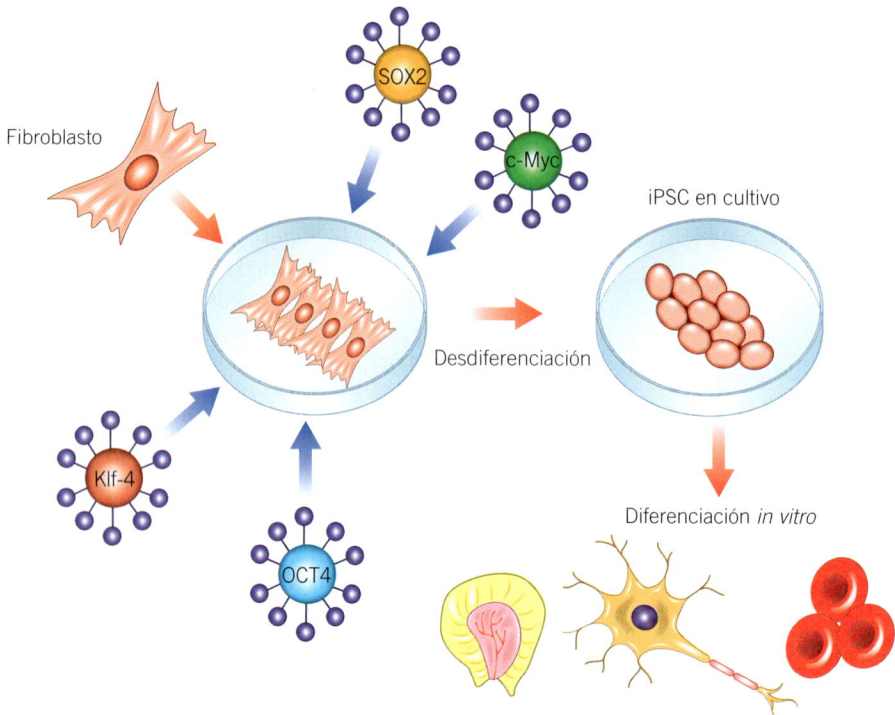

Figura 30-7. Generación de iPSC. A partir de células diferenciadas (por lo general fibroblastos) se generan células madre pluripotentes inducidas (iPSC) que inducen su desdiferenciación *in vitro* por la expresión de los genes SOX2, OCT4, Klf-4 y c-Myc (enviados en vectores) que de manera característica se sobreexpresan durante el desarrollo embrionario. Las células resultantes tienen las mismas características funcionales y fenotípicas de las ESC.

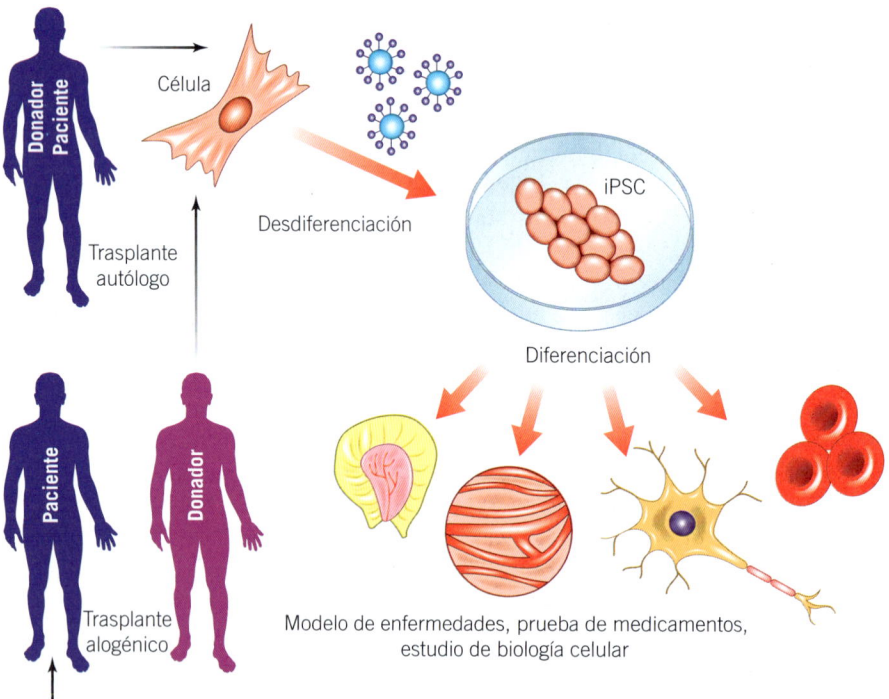

Figura 30-8. Aplicaciones de las iPSC. Las células madre pluripotentes inducidas son células que comparten propiedades con las células madre embrionarias; sin embargo, su aislamiento no conlleva problemas éticos al obtenerse de células adultas, ya sea de origen alogénico o del mismo paciente (autólogo). Las iPSC se diferencian en cultivo al tipo celular conveniente dependiendo de la patología a tratar; una vez diferenciadas se pueden trasplantar al paciente y usar como modelo de enfermedad en la respuesta a tratamientos.

CUADRO 30-1. Ensayos clínicos con células madre. Existen múltiples ensayos clínicos registrados en *ClinicalTrial.gov* o bien publicados para distintas patologías que utilizan como estrategia el trasplante de células madre de cordón umbilical (UC-MSC) y de médula ósea (BM-MSC) principalmente. Dichos ensayos clínicos se realizan bajo condiciones controladas y vigiladas de acuerdo con los reglamentos correspondientes de cada país o de instituciones certificadoras.

Tipo celular	Patología	Protocolo	Resultados	Autor
UC-MSC	Cirrosis hepática por infección con VHB	30 pacientes transfundidos con UC-MSC, monitoreados por 40 días	Ascitis Bilirrubina sérica HGF sérico Albúmina	Zhang et al. J Gastroenterol Hepatol 2012, 27 supple 2: 112-120
UC-MSC	Diabetes tipo 2	18 pacientes con DMT2 fueron transfundidos con tres dosis de UC-MSC; se monitorearon por seis meses	Glucosa plasmática en ayunas Péptido C plasmático Linfocitos T reguladores	Kong et al. Clin Lab 2014, 60:1969-1976
BM-MSC	Enfermedad injerto contra huésped	55 pacientes infundidos con MSC y seguidos por 60 meses	30 pacientes presentaron respuesta completa y nueva mejoría	Le Blanc et al. Lancet 2008, 371: 1579-1586.
BM-MSC	Daño en médula espinal	35 pacientes tuvieron trasplantes de BM-MSC alrededor del área afectada, a los cuales se les hizo un seguimiento de 10 meses	Elongación de la médula ósea y mejora discreta en el área de implantación	Yoon et al. Stem Cell 2007, 25: 2066-2073
BM-HSC	Infarto del miocardio	Se infundieron las células por un catéter conectado a la arteria más próxima al sitio infartado	Fracción de eyección del ventrículo izquierdo	Wollert et al. Lancet 2004, 364: 141-148
BM-MSC	Esclerosis múltiple progresiva secundaria	10 pacientes fueron tratados con la terapia celular y monitoreados por 10 meses	Agudeza visual Respuesta de latencia del evocado visual Área del nervio óptico	Connick et al. Lancet Neurol 2012, 11; 150-156

Aplicaciones clínicas

El potencial curativo de las células madre depende de la cantidad, tipo y pureza, la vía de administración al paciente, el microambiente del tejido dañado, el secretoma de las células madre, entre otros factores (figura 30-9). Otros aspectos a considerar son la histocompatibilidad entre donante y receptor, la contaminación microbiológica, la respuesta inmunológica a los aloantígenos y la tumorogénesis propia de las células a trasplantar, especialmente en el caso de iPSC o células derivadas de ellas. La mejor forma de conocer la funcionalidad de una estrategia terapéutica de esta naturaleza es mediante un protocolo clínico, en el que se analizan la seguridad, vías de administración y dosis; otros factores a considerar son el ambiente y las variables controladas, además de las características similares del grupo de pacientes cuyos datos puedan proporcionar información estadísticamente confiable. En los últimos años se ha generado un gran número de protocolos clínicos que utilizan diferentes tipos de células madre (células madre derivadas de medula ósea, de cordón umbilical, células madre mesenquimales, células madre neurales, etc.), aplicadas en diferentes estrategias como inmonunomodulación y reemplazo de células en tejidos, entre otras. Los resultados obtenidos son variados y proporcionan datos alentadores en algunas terapias que se describirán a continuación. Para ciertas patologías, como el infarto del miocardio y la enfermedad del injerto contra huésped, el trasplante de células madre se ha convertido en el estándar de tratamiento por sus beneficios inigualables.

Células madre para reparación cardiaca

En el corazón existen nichos de células madre Sca1+, c-Kit+ y células SP; después de una lesión, estas células madre entran en acción; no obstante, la zona infartada suele ampliarse con el paso de los días. Para su reparación después de una lesión por infarto del miocardio o algún otro tipo de lesión, se han realizado varios estudios que aplican células madre de diversos tipos y fuentes. De los 123 protocolos clínicos registrados hasta mayo de 2015 en *ClinicalTrials.gov*, 19 son en enfermedades cardiacas.

En 2006 se publicó un estudio en fase I que empleó células autólogas derivadas de médula ósea ($28 \pm 27 \times 10^6$/ml células nucleadas que contenían $2.2 \pm 1.4\%$ células CD34$^+$) administradas por catéter transendocardial a pacientes con angina de pecho resistente e isquemia miocardial. No se detectaron eventos adversos y a los tres meses postrasplante, el puntaje de angina y la cantidad de ejercicio en banda mejoró de manera significativa en los pacientes.

El estudio POSEIDON fue aleatorio fase I/II y tuvo como objetivo la comparación de BM-MSC de origen

Tipo celular	Patología	Protocolo	Resultados
UC-MSC	Cirrosis hepática por infección con VHB	30 pacientes transfundidos con UC-MSC, monitoreados por 40 días	Ascitis Bilirrubina sérica HGF sérico Albúmina
UC-MSC	Diabetes tipo 2	18 pacientes con DMT2 fueron transfundidos con tres dosis de UC-MSC; se monitorearon por seis meses	Glucosa plasmática en ayuno Péptido C plasmático Células Treg
BM-MSC	Enfermedad injerto contra huésped	55 pacientes infundidos con MSC y seguidos por 60 meses	30 pacientes presentaron respuesta completa y nueve mejora
BM-MSC	Daño en médula espinal	35 pacientes se les trasplantaron BM-MSC alrededor del área afectada, a los cuales se les hizo un seguimiento de 10 meses	Elongación de la médula ósea y mejora discreta en el área de implantación
BM-HSC	Infarto al miocardio	Se infundieron las células por un catéter conectado a la arteria más próxima al sitio infartado	Fracción de eyección del ventrículo izquierdo
BM-MSC	Esclerosis múltiple progresiva secundaria	10 pacientes fueron tratados con la terapia celular y monitoreados por 10 meses	Agudeza visual Respuesta de latencia del evocado visual Área del nervio óptico

Figura 30-9.

autólogo y alogénico como terapia para pacientes con disfunción del ventrículo izquierdo por isquemia cardiomiopática. Se probaron tres dosis (20, 100 y 200 millones) de MSC, administradas por inyección transendocardial; el seguimiento se realizó durante 13 meses y se observó que las MSC alogénicas no estimulaban reacciones aloinmunes significativas y que los efectos adversos serios tampoco tenían diferencias significativas entre los grupos. Sin embargo, el trasplante autólogo (mas no el alogénico) mejoró la prueba de 6 min de caminata y el puntaje del cuestionario de calidad de vida (MLHFQ, *Minnesota living with heart failure questionnaire*). Ambos tipos de trasplantes redujeron el tamaño de área infartada (P > 0.001) y el índice de esfericidad (*global left ventricular chamber analysis*). La fracción de eyección y el pico de VO_2 durante ejercicio no mejoraron. El trasplante alogénico redujo el volumen final diastólico del ventrículo izquierdo e incrementó la fracción de eyección. Se concluyó que la administración transendocardial de MSC alogénicas o autólogas favorece la capacidad funcional del paciente, su calidad de vida y la remodelación ventricular.

En otro contexto, el protocolo aleatorizado, ciego y controlado con grupo placebo fase I/II TAC-HFT demostró la seguridad de la inyección transendocardial de BM-MSC y células mononucleares de médula ósea (BMC, *bone marrow cell*) autólogas en pacientes con menos de 50% de fracción de eyección del ventrículo izquierdo por isquemia crónica cardiomiopática. Al año de seguimiento, la MLHFQ mejoró en los grupos tratados, mas no en el placebo. La prueba de caminata de 6 min mejoró y el área infartada se redujo sólo en el grupo tratado con MSC. La fracción de eyección y el volumen de la cámara del ventrículo izquierdo no cambiaron con ninguno de los tratamientos. Sin embargo, la seguridad quedó demostrada y la eficacia valorada.

Estudios de la compañía Osiris que emplearon células madre mesenquimales derivadas de médula ósea (BM-MSC) alogénicas en una sola infusión intravenosa a los siete días posteriores al infarto, dejaron de manifiesto la seguridad y efectividad provisional del empleo de esta estrategia terapéutica en pacientes con infarto del miocardio; en 2012 se obtuvo la aprobación en Canadá para su comercialización.

Los conocimientos derivados de éstos y otros estudios dejan claro la posible necesidad de una combinación de productos celulares o de diferenciación *in vitro* de las células madre para su aplicación en infarto del miocardio.

Células madre en la enfermedad de injerto contra huésped

La enfermedad de injerto contra huésped (GVHD, *graft-versus-host-disease*) es una complicación médica que puede ocurrir después de un trasplante alogénico de tejido que pone en riesgo la vida. Se relaciona sobre todo con el trasplante de médula ósea o de células madre hematopoyéticas, pero el término aplica a cualquier tejido trasplantado como sangre, riñón, hígado, etc. La GVHD es debida a que las células inmunes presentes en el tejido trasplantado reconocen al receptor del trasplante como extraño. Las células inmunes trasplantadas una vez activadas atacan a las células del receptor, lo cual causa la enfermedad. La posibilidad de que se presente la GVHD es 30 a 40% cuando el donante y el receptor están emparentados y 60 a 80% cuando el donante y el receptor no lo están.

Las manifestaciones clínicas de la GVHD suelen ser cutáneas (prurito), gastrointestinales (diarrea, edema del colon descendente, náusea) o hepáticas (enzimas hepáticas elevadas, inflamación hepática). El abordaje convencional de la GVHD es profilaxis/tratamiento que incluye el empleo de terapias inmunosupresoras o la depleción de poblaciones inmunes.

Cuando las terapias con inmunosupresores y esteroides no tienen efecto en los pacientes con GVHD, no quedan tratamientos farmacológicos a los cuales recurrir; ya que es una condición potencialmente mortal puede optarse por disminuir las poblaciones de linfocitos T o células NK, lo cual conlleva riesgos considerables. Los pacientes con GVHD resistente a esteroides tienen un mal pronóstico y una sobrevida de 10 a 30% a un año.

La terapia con células madre mesenquimales para el tratamiento de esta patología cuenta con varios ejemplos exitosos en el ámbito clínico para el tratamiento de la GVHD por trasplante de células madre hematopoyéticas.

El trasplante alogénico de células madre hematopoyéticas se considera el tratamiento de elección para malignidades hematopoyéticas. Su éxito depende del grado de GVHD que se presente de acuerdo con la histocompatibilidad y factores intrínsecos del receptor. Se han empleado sobre todo MSC alogénicas expandidas *in vivo*, como estrategia immunomoduladora para el tratamiento de la GVD; también hay ejemplos clínicos del uso de MSC heterólogas y ADSC alógenas.

Fang y colaboradores emplearon 1×10^6 ADSC/kg administradas por vía IV para GVHD grado III-IV aguda y resistente al uso de esteroides, en seis pacientes, un paciente recibió dos dosis. Dos pacientes recibieron células de donadores relacionados haploidénticos y cuatro de donadores no relacionados compatibles. No se identificaron efectos adversos serios en los pacientes tratados y la GVHD desapareció completamente en cinco pacientes, en un seguimiento por 18 a 90 meses; en cuatro pacientes que sobrevivieron en el periodo de estudio la condición clínica fue buena y con remisión total de la malignidad hematológica.

Prasad y colaboradores emplearon un producto a base de células madre mesenquimales premanufacturadas de donador universal; el estudio tuvo como objetivo tratar en bases de compasión a 12 niños contra GVHD grado III-IV aguda y resistente a tratamiento. La dosis fue de 8×10^6 cel/kg/dosis en dos pacientes y de 2×10^6 cel/kg/dosis en el resto, por vía IV dos veces/semana por cuatro semanas, o hasta por ocho semanas en quienes respondían de manera parcial o mixta para un total de ocho dosis/paciente (rango de dos a 21). Siete pacientes respondieron de manera positiva al tratamiento, mientras dos lo hicieron parcialmente y tres tuvieron una respuesta mixta. De los pacientes, 42% tuvo sobrevida a los 611 días de seguimiento. No se detectaron efectos adversos relacionados con las infusiones, por lo que el producto se consideró bien tolerado y seguro para su uso en niños con GVHD aguda. Un punto sobresaliente del estudio es que la compatibilidad al HLA no fue necesaria debido a las características del producto.

Ringden y colaboradores realizaron un estudio de ocho pacientes con GVHD aguda grado III-IV y uno con crónica resistente a esteroides; emplearon 1×10^6 cél/kg sin informar efectos adversos por la infusión, realizada una vez en seis pacientes y dos veces en tres de ellos. Los donadores fueron familiares haploidénticos en seis casos, hermanos HLA-idénticos en dos y cuatro donadores no relacionados pero histocompatibles. Seis de ocho pacientes remitieron completamente la GVHD y dos murieron a consecuencia de ésta; la sobrevida fue mejor comparada con pacientes no tratados.

Zhou y colaboradores informaron la aplicación de 1 a 2×10^7/kg MSC expandidas *ex vivo* en cuatro pacientes con GVHD crónica esclerodermatosa posterior al trasplante de médula ósea. El número de infusiones fue de cuatro a ocho; en éstas, las MSC provinieron siempre del mismo donador. La población Th1 aumentó, mientras la Th2 disminuyó después de la infusión celular; los síntomas mejoraron en los cuatro pacientes y se mantuvieron libres de leucemia.

En resumen, la gran mayoría de los estudios emplean MSC alógenas en una o varias dosis, ya sean de donadores relacionados o no, pero con el mayor grado de histocompatibilidad posible. La gran mayoría informa resultados satisfactorios relacionados con la seguridad y toxicidad y mejorías significativas en la GVHD que mantenían la remisión de la malignidad hematopoyética. Se considera que la terapia celular con MSC para el tratamiento de la GVHD es exitosa.

Conclusiones

Gracias a los estudios realizados en el campo de las células madre, en la actualidad existe un amplio abanico de opciones en los tipos celulares disponibles contra diversas patologías; las opciones que destacan incluyen a las células madre mesenquimales, de las cuales se han obtenido buenos resultados en los ensayos clínicos probados hasta el día de hoy. Sin embargo, queda mucho camino por recorrer en el campo de la investigación para llegar a la aplicación comercial en seres humanos de dichas estrategias terapéuticas.

Actividades de integración

1. Clasifique los tipos de células madre de acuerdo con su potencial de diferenciación.

Tipo celular	Descripción
	Dan lugar a todas las líneas celulares de las tres capas embrionarias: endodermo, mesodermo y ectodermo
	Su potencial de diferenciación es el más limitado. Pueden diferenciarse a uno o dos tipos celulares muy parecidos entre ellos
	Generan tejido embrionario y extraembrionario
	Se pueden diferenciar a cualquier célula derivada de una de las capas embrionarias

2. ¿Qué células se pueden obtener de las siguientes fuentes (pluripotentes o multipotentes)?

    Médula ósea   _____
    Blastocisto   _____
    Transferencia nuclear _____
    Tejido graso   _____
    Placenta   _____
    Cordón umbilical   _____
    Pulpa dental   _____

3. Marque con un círculo las células que dan lugar a las ESC.

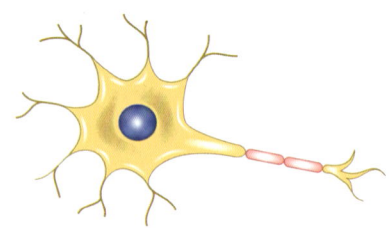 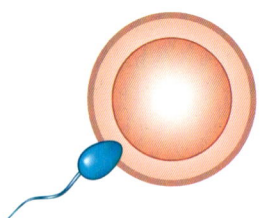 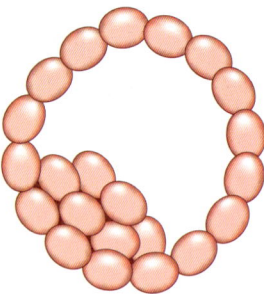

4. A partir de los conocimientos que adquirió al estudiar el capítulo de terapia celular con células madre, plantee una terapia para alguna de las siguientes patologías, explicando el porqué de sus elecciones.

    Cirrosis hepática   Osteogénesis imperfecta   Lupus eritematoso sistémico

Organismos genéticamente modificados y clonados

CAPÍTULO 31

Blanca Estela Bastidas Ramírez • Laura Verónica Sánchez Orozco • Jesús Javier García Bañuelos
• José María Vera Cruz • Juan Armendáriz Borunda

Introducción

Durante siglos, el hombre ha realizado modificaciones genéticas mediante métodos de cruzamiento de especies para mejorar los organismos y aumentar su calidad, fuerza o resistencia a enfermedades o inclemencias climáticas. A principio de la década de 1970 se comenzaron a modificar organismos a partir de métodos que utilizaron ácido desoxirribonucleico (DNA, *deoxyribonucleic acid*) recombinante o ingeniería genética. En la actualidad, esta tecnología permite combinar genes de organismos tan diferentes como bacterias y plantas incompatibles desde el punto de vista genético; no obstante, se puede insertar el gen de una bacteria (modificando la región promotora) en el genoma de una planta para que se exprese como lo hace en la bacteria. Estos organismos modificados por medio de ingeniería genética reciben diferentes nombres (organismos genéticamente modificados [OGM], transgénicos, *knock-out* o cultivos biotecnológicos) y dependen de la estrategia biotecnológica empleada (las cuales se describirán en este capítulo); básicamente el fundamento para el desarrollo de todos ellos radica en la molécula del DNA y su contenido, para ser más específicos, en los genes. La información contenida en cada gen sirve para sintetizar una proteína y la cantidad de ella que se necesita. Las proteínas tienen diferentes funciones celulares: son enzimas, transportadores, anticuerpos, estructura, receptores, etc.; por lo tanto, aunque los genes se encuentren en diferentes organismos son similares, ya que su estructura y lenguaje molecular son los mismos, desde una bacteria hasta organismos complejos como los mamíferos. La generación de OGM consiste en el traslado de genes completos o fragmentos de ellos, entre organismos de distintas especies, con lo que se logran nuevas proteínas o se eliminan otras, para mejorar o regular algunas actividades celulares. De esta manera, el organismo receptor se modifica genéticamente; este cambio no le impide seguir siendo de la misma especie o variedad.

Animales transgénicos

Los animales transgénicos se manipulan genéticamente al insertar un gen que no forma parte natural de su genoma (transgén), con la finalidad de que se incorpore de manera estable para que pueda heredarse. Así, los animales transgénicos tienen la capacidad de producir proteínas que no están codificadas de manera natural en su genoma; también puede ser que se le inserte una copia extra del mismo gen al que se le cambia el promotor para que la expresión sea constante. Un ejemplo de ello es la producción de salmones transgénicos que sobreexpresan la hormona del crecimiento; en los salmones silvestres la hormona del crecimiento deja de expresarse a temperaturas frías, mientras que en el de tipo transgénico nunca deja de hacerlo, de tal manera que en el mismo tiempo de desarrollo el salmón transgénico llega a crecer el doble o más que el silvestre (figura 31-1).

Por otro lado, la estrategia más efectiva para conocer la función de una proteína es eliminar su función biológica del organismo y analizar el efecto generado. Para esto se crearon los animales transgénicos denominados *knock-out*; en ellos se altera el gen de una proteína particular para que no se exprese o que, al hacerlo, se produzca una molécula no funcional. Uno de los ratones *knock-out* más conocidos presenta una modificación en el gen de la leptina (gen *ob*). Este ratón, al no expresar la proteína funcional, se convierte en un ratón obeso, ya que la leptina participa en la vía de inhibición del apetito (figura 31-2).

Las proteínas son fundamentales para que un organismo funcione de forma apropiada; un cambio en su estructura, función o cantidad se ve reflejado en el funcionamiento general del organismo y puede influir en el deterioro o muerte del mismo. La información necesaria para producir y regular una proteína está en los genes; por ello, la información genética de un individuo desempeña una función importante en el desarrollo de una enfermedad; lo anterior ha generalizado el uso cada vez más constante de técnicas de biología molecular a través del análisis de los genes para predecir, diagnosticar y elegir el mejor tratamiento de una enfermedad.

Así, el uso de modelos experimentales en la investigación de posibles tratamientos para enfermedades ha sido una de las herramientas que más información ha proporcionado a la medicina. En la actualidad, el desarrollo de animales transgénicos y *knock-out* en investigación biomédica ha aportado grandes conocimientos para entender la interacción de genes y moléculas del medio ambiente, factores que promueven la aparición de enfermedades.

Creación de un transgén

El DNA de un organismo contiene la información genética necesaria para producir todos los ácidos ribonucleicos (RNA, *ribonucleic acid*) y las proteínas del organismo. Esta información está codificada en secuencias de nucleótidos llamadas *genes*, que están formados por dos regiones: región promotora y región codificante. La estructura del

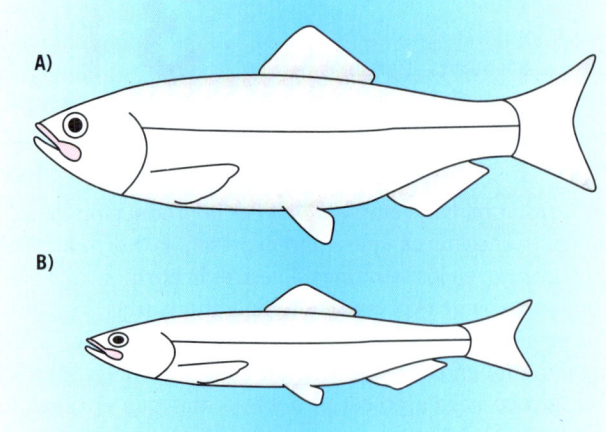

Figura 31-1. Animales transgénicos. Los animales transgénicos son todos aquellos a los que se les añade un gen que codifica para una proteína, la cual ejercerá una función inexistente en el animal silvestre. **A)** Salmón transgénico al cual se le añadió el gen modificado de la hormona del crecimiento que se expresará de manera permanente; el salmón transgénico llega a medir más del doble de uno de tipo silvestre. **B)** Salmón silvestre que deja de expresar la hormona del crecimiento en agua a temperaturas bajas; se observa una diferencia marcada en el tamaño respecto al salmón transgénico.

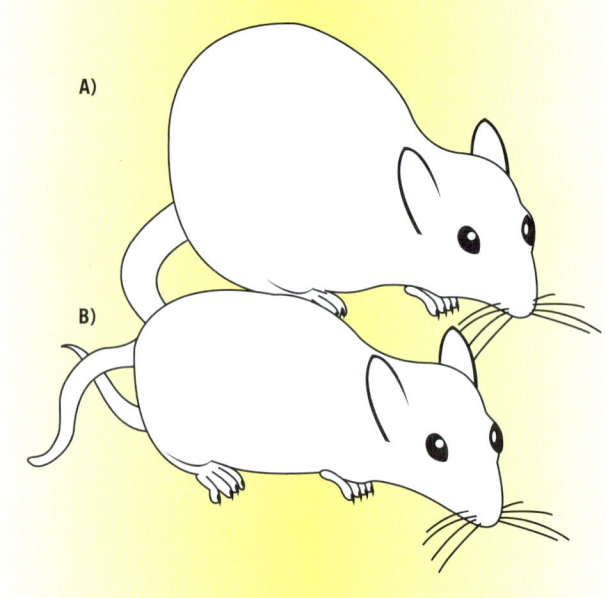

Figura 31-2. Animales *knock-out*. Los animales *knock-out* son aquellos a los que se les elimina un gen en su genoma; esto se refleja con la pérdida de una función. **A)** Ratón *knock-out* para el gen de la leptina: al quitarles la expresión de esta proteína, los ratones no pueden regular la ingesta de alimentos y se convierten en animales obesos. **B)** Ratón normal al que la expresión de la leptina le permite regular la ingesta de alimentos.

DNA es en esencia la misma en todos los organismos; no obstante, puede haber grandes diferencias en el control de la expresión de los genes debido a que el promotor de cada uno de ellos desempeña una función muy importante cuando se introduce el gen de una bacteria en una célula animal. Por lo tanto, el término *transgén* se refiere a un gen que ha sido manipulado por ingeniería genética, diseñado con regiones promotoras funcionales e insertado en un vector genético; este gen se expresará en una célula u organismo en particular. Tales diseños pueden incluir combinaciones de DNA de diferentes especies, por ejemplo, un promotor viral y una región codificante de un gen humano para introducirlo en cualquier célula eucariota. Sin embargo, si se quiere producir una proteína eucariota en una célula procariota, debe diseñarse un transgén que contenga un promotor procariota y, además, debe modificarse la región codificante del gen eucariota para que el mRNA eucariota pueda traducirse en la célula procariota, ya que la secuencia de reconocimiento del codón de inicio es diferente en eucariotas (Kozak) que en procariotas (Shine-Dalgarno). A los transgenes también se les ha llamado *genes exógenos* o *foráneos*.

Muchos genes se expresan sólo en tejidos particulares y se controlan por una secuencia promotora tejido-específica, la cual no funciona en otro tejido. En el proceso de generación del transgén, por lo general la secuencia promotora del donante se sustituye por otra especialmente diseñada para asegurar que el gen funcione en los tejidos adecuados del organismo receptor. Este procedimiento es crucial cuando, por ejemplo, el gen tiene que expresarse en glándulas mamarias para secretar la proteína en la leche de un mamífero o solamente en un órgano en particular. Además de la secuencia promotora, el transgén debe contar con una secuencia de poliadenilación, la cual le confiere el tiempo de vida media al mRNA transcrito, es decir, entre mayor es la cola de poli-A, mayor es el tiempo de vida media del mRNA (figura 31-3).

Ratones transgénicos

El ratón es el animal más utilizado en modelos experimentales de enfermedades, debido a su tamaño, fácil manejo, ciclo reproductivo corto y gran tamaño de camada. Después del hombre, el ratón es el mamífero más estudiado a nivel genético, por lo que se conocen miles de mutaciones y se cuenta con una gran cantidad de genotecas, sondas y anticuerpos. A la par de la secuenciación del genoma humano, se ha secuenciado el genoma del ratón; muchos de los genes del ratón tienen su contraparte en los seres humanos; sin embargo, existen diferencias importantes en la estructura de los genes y la actividad de las proteínas que codifican. Si estas variaciones se ponen en el contexto de las enfermedades hereditarias o adquiridas, donde el cambio de un solo nucleótido en un gen o la asociación de

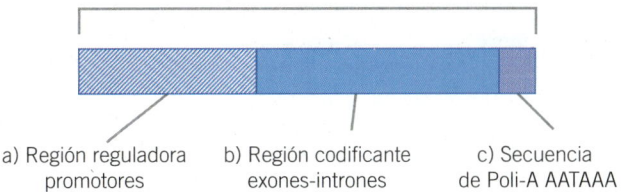

Figura 31-3. Estructura del gen. El gen está constituido de DNA de doble cadena y contiene tres regiones: **a)** región reguladora, donde se encuentran los promotores, los potenciadores y los inhibidores; **b)** región codificante, conformada por exones e intrones; y **c)** cola de Poli-A, la cual determina la vida media del mRNA.

Generación de ratones transgénicos

La metodología más utilizada para generar un ratón transgénico se denomina **microinyección pronuclear de transgenes en pronúcleos de óvulos fertilizados (cigotos)**. Para realizar esta técnica se induce una superovulación en una hembra. Así, ésta se apareará con el macho; 24 h después de la fecundación se obtendrán los ovocitos. De manera individual, en cada pronúcleo se inyecta, por medio de una microaguja, entre 20 y 200 copias del vector que contiene la secuencia del transgén, directamente en el pronúcleo, que por lo general es el masculino, por ser el de mayor tamaño. Este procedimiento debe realizarse antes de la fusión de los pronúcleos masculino y femenino que generarán el blastocisto (figura 31-4).

El vector administrado contiene la secuencia completa del gen, incluidas las regiones reguladoras, además de secuencias de recombinación homóloga inespecífica que se integran en regiones no codificantes del genoma. Se implantan alrededor de 10 a 20 ovocitos microinyectados dentro del oviducto de la madre pseudopreñada (hembra apareada con un macho estéril). Las crías nacen después de 19 a 21 días, completando el ciclo normal de gestación del ratón. Entre 10 y 40% de las crías tendrán el transgén integrado en su genoma (figura 31-5). Para saber si éste se integró, se realiza un análisis del DNA de las crías; éste se obtiene mediante una biopsia de la cola del animal. Cada una de las crías se genera de un ovocito microinyectado en un pronúcleo. Por consiguiente, a estas crías se les denomina *fundadores*, ya que son heterocigotos, puesto que sólo se les modificó un pronúcleo y únicamente presentan la modificación en un alelo. Es importante señalar que la integración del transgén es aleatoria, por lo que el lugar y el número de copias de integración no se pueden determinar. Ambos parámetros influyen en el grado de expresión de la proteína y sus efectos en el ratón, y cada cría es diferente de

varios cambios en diferentes genes pueden causar enfermedades, generar un ratón transgénico o *knock-out* es una herramienta importante para obtener fenotipos similares a los de las enfermedades humanas. Como ejemplo cabe citar la obesidad, en cuyo caso se identificó el gen de la leptina (gen *ob*, *obese*), así como el del receptor de leptina, gen *db*; al eliminar estos genes en el ratón se produce el fenotipo de obesidad. Por lo tanto, parte de la investigación biomédica está dirigida a aumentar la disponibilidad de modelos animales de fácil manejo en el laboratorio, como es el caso del ratón, mediante la generación de animales *knock-out* o transgénicos que sobreexpresan alguna proteína. Por ello, se han conformado iniciativas similares a las que secuenciaron el genoma humano, con la finalidad de establecer grandes bibliotecas de células embrionarias de ratón que contengan mutaciones nulas para cada gen predicho en su genoma. Estas iniciativas son el *International Knockout Mouse Consortium* (IKMC) y el *Knock-out Mouse Project* (KOMP), de los *National Institutes of Health* de Estados Unidos. La denominada era *posgenómica* está avanzando con rapidez y es esencial el estudio funcional de las secuencias obtenidas de los proyectos de secuenciación del genoma humano y murino (cuadro 31-1).

El primer paso para conocer al ser humano a escala molecular fue el Proyecto del Genoma Humano. Aunque ya ha finalizado, hoy se conocen alrededor de 21 000 genes secuenciados que codifican para proteínas; la siguiente tarea de los investigadores es el conocimiento de sus funciones. Por ello, la generación de los ratones transgénicos en el estudio de enfermedades humanas es de suma importancia para reconocer los genes implicados en ellas.

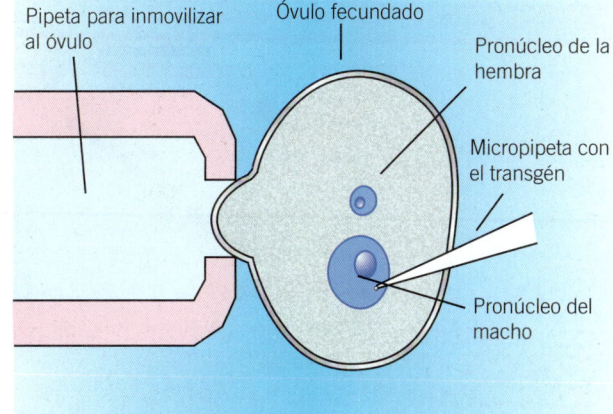

Figura 31-4. Microinyección pronuclear de transgenes. El transgén es inyectado con una micropipeta, en el pronúcleo masculino de un óvulo fecundado, para su integración en el genoma, poco antes de la fusión de ambos pronúcleos.

CUADRO 31-1. Comparación del genoma humano y del ratón.

Organismo	Genoma en Mb	Número de genes
Humano	3 200	Aprox. 23 000
Ratón	2 500	Aprox. 30 000

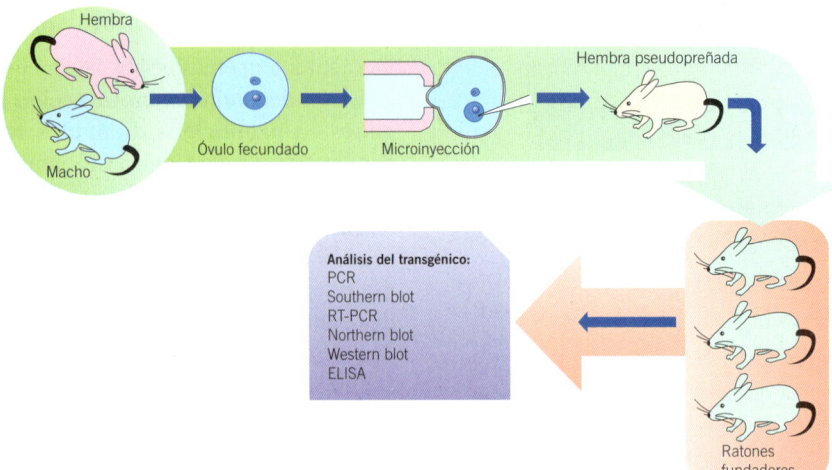

Figura 31-5. Proceso de generación de un ratón transgénico. Para generar un ratón transgénico se parte de la obtención de varios óvulos fecundados; el transgén de interés es inyectado en el pronúcleo masculino de cada uno de ellos. Posteriormente, se implantan de 10 a 20 ovocitos en una hembra pseudopreñada; 19 a 21 días después nacen las crías, a las cuales se les realiza el análisis para determinar si se integró el transgén.

la otra. En estos ratones la inserción del transgén no debe alterar la expresión de los genes endógenos del ratón. Para generar ratones homocigotos es necesario aparear a dos ratones *fundadores* y que, siguiendo las leyes mendelianas, se les transmita a alguna de las crías el alelo que contiene el transgén de los padres.

Generación de ratones *knock-out*

El proceso de manipulación genética para generar este tipo de ratones consiste en dos pasos:

1. Construcción del vector que contenga el gen alterado o no funcional de interés flanqueado por regiones de homología en cada extremo, indispensables para la recombinación homóloga (las mismas que se encuentran en el genoma que se va a modificar).

2. Introducción del vector en células madre embrionarias, las cuales se inyectan en los embriones de ratón que se implantan en hembras pseudopreñadas. En promedio, 20% de los ratones que nacen llevarán el gen modificado integrado en su genoma (figura 31-6). Es importante mencionar que mediante esta técnica, utilizando células madre embrionarias, pueden obtenerse directamente ratones *knock-out* homocigotos.

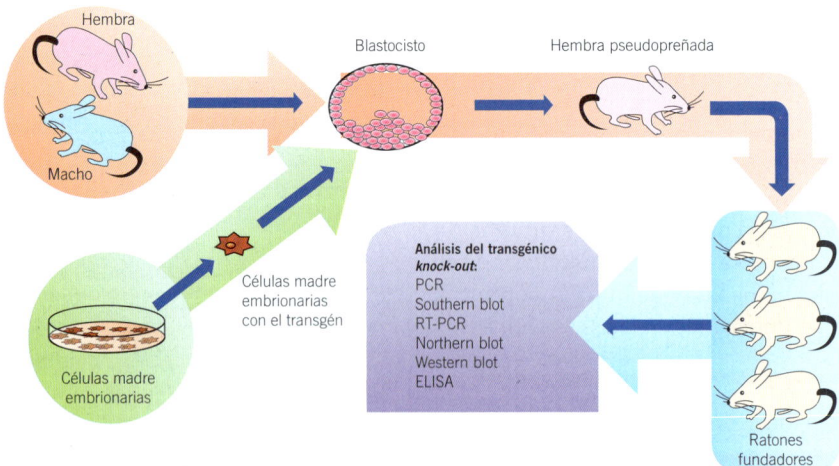

Figura 31-6. Generación de un ratón *knock-out*. Se obtiene el blastocisto de una hembra preñada; el transgén con el gen no funcional es inyectado en células madre embrionarias. Posteriormente, las células con el transgén se inyectan en el blastocisto, que se implanta en una hembra pseudopreñada; después de 19 a 21 días nacen las crías a las cuales se les realiza el análisis para determinar si se integró el transgén.

Las regiones de homología que se encuentran en cada extremo del transgén deben ser idénticas a las secuencias blanco en el genoma que rodea el gen de interés que se va a obliterar. En estos dos puntos de homología, el vector se recombina en el genoma mediante *recombinación homóloga*, para cambiar el gen normal del genoma por el gen alterado contenido en el vector (figura 31-7); sin embargo, es posible que el vector se inserte en el lugar equivocado del genoma. Para asegurarse de que esto no suceda, el gen de la timidina cinasa (*TK*) se agrega al vector fuera de la región homóloga; la proteína producida por este gen metaboliza al fármaco ganciclovir y genera un compuesto citotóxico. Si la recombinación homóloga se ha llevado de forma correcta, el gen *TK* no estará en el genoma de las células y éstas serán insensibles al ganciclovir. Sin embargo, si el vector se ha insertado completo en el genoma, la célula contendrá el gen *TK* y la célula morirá cuando se cultive en ganciclovir. La inserción completa del vector puede deberse al tamaño de las regiones homólogas a recombinarse o a la similitud de las secuencias homólogas del vector y de las secuencias blanco. La forma de verificar si el vector se insertó en el sitio correcto se realiza mediante un análisis de la expresión del gen y de la funcionalidad de la proteína que se modificó una vez que el animal nació.

Plantas transgénicas

En las plantas o vegetales, una pequeña porción de tejido o una célula pueden generar una planta completa. Si se modifica por tecnología del DNA recombinante este tejido o célula, todas las células y tejidos generados llevarán el mismo cambio genético. De acuerdo con la estrategia utilizada para la expresión de genes, es posible que toda la planta manifieste el cambio o sólo alguna parte de ella. A las plantas resultantes de este proceso biotecnológico se les conoce como *plantas transgénicas* o *cultivos genéticamente modificados*. No a todas las plantas a las cuales se les ha modificado su repertorio genético se les llama transgénicas, ya que en la actualidad se siguen realizando cambios genéticos por cruzamiento de pólenes, mejorando semillas de maíz, por ejemplo, o cambios de coloración en flores como las gerberas; asimismo, se realizan procesos de injertos de plantas a plantas; para que una planta se pueda considerar transgénica debe generarse por ingeniería genética o tecnología del DNA recombinante.

Obtención de plantas transgénicas

Es importante mencionar que muchas de las características de una planta se deben a la expresión de múltiples genes; por eso, cuando se quiere modificar el fenotipo de una planta generalmente se introduce un gen que por sí solo le dé las características deseadas a la planta y que no interfiera en lo más mínimo con la expresión de los genes propios. Para poder generar una planta transgénica se utilizan tecnologías de cultivo de tejidos, de biología molecular y de técnicas microbiológicas. Debido al advenimiento de las técnicas de clonación que utilizan enzimas de restricción tipo II y dado que la estructura del DNA es la misma en to-

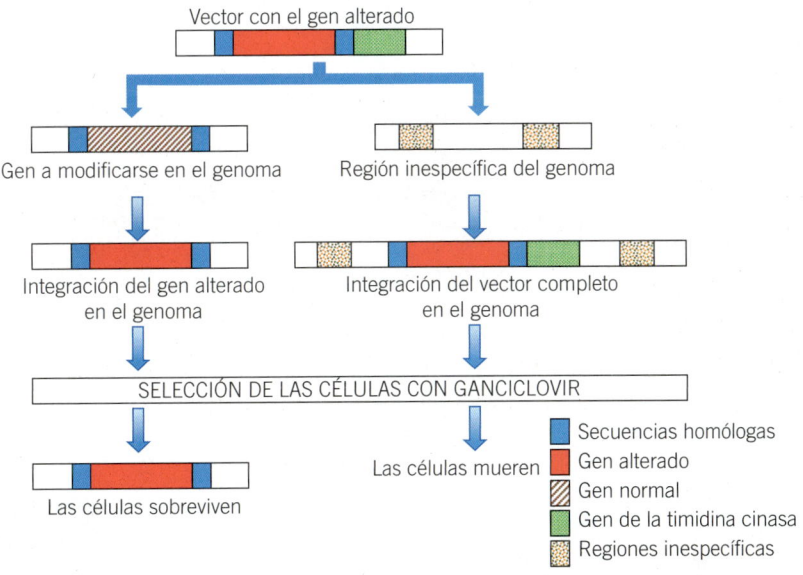

Figura 31-7. Construcción del vector para generar un ratón *knock-out*. El vector se construye con la secuencia alterada del gen de interés, que contiene dos regiones homólogas una a cada extremo; estas regiones también se encuentran en los extremos del gen que se quiere eliminar en el genoma. De la misma manera, contiene el gen de la timidina cinasa fuera de las regiones de homología. El vector se inserta en el genoma por recombinación homóloga, si no se integra en la región específica; al agregar ganciclovir al medio donde se encuentran las células, éstas mueren ya que contienen el gen de la timidina cinasa.

dos los seres vivos, es posible cortar fragmentos de DNA de una secuencia deseada de una especie y unirlo con otros de distinta especie, lo que genera múltiples combinaciones, por ejemplo, promotor viral, secuencia codificante de una toxina bacteriana y plásmido bacteriano; esta combinación puede ser transferida a una planta y el gen debe ser capaz de transcribirse y traducirse en una proteína funcional.

Para la generación de plantas transgénicas se han desarrollado diferentes métodos para introducir genes, ya que antes de llegar el vector al núcleo e integrarse en el genoma de la célula debe atravesar la pared celular. Estos métodos incluyen la utilización de vectores bacterianos (*Agrobacterium*), o métodos físicos como electroporación, balística (bombardeo de partículas) y microinyección, de los cuales el *Agrobacterium tumefaciens* y el bombardeo de partículas han resultado ser los métodos de transformación más exitosos y ampliamente utilizados (figura 31-8). El sistema de *Agrobacterium* se comenzó a utilizar debido a que se identificó que esta bacteria lleva a cabo la transferencia de genes de manera natural entre diferentes especies, es decir, de una bacteria a una planta. Este descubrimiento logró un avance importante en la biotecnología, pues permitió transformar plantas con genes de interés. El plásmido Ti proveniente de la *Agrobacterium tumefaciens* contiene un segmento de DNA que se transfiere a la planta (T-DNA, *transfer-DNA*), y es cercano a 23 kilobases (kb); en esta parte del plásmido Ti se insertan los genes de interés para transferirlos a la planta. Al eliminar los genes asociados con la patogenicidad del T-DNA del plásmido Ti, y reemplazarlos por genes de características deseadas, se encontró que se obtenían células vegetales portadoras de estos genes. Para la transferencia de genes a células vegetales por parte de cepas de *Agrobacterium* se requieren tres componentes: genes de virulencia (vir) localizados en el plásmido Ti, el DNA que se transfiere (T-DNA) y una serie de genes del cromosoma bacteriano (chv) necesarios para la expresión de la virulencia.

La técnica de bombardeo de partículas consiste básicamente en unir micropartículas de oro o tungsteno (las cuales tienen cargas positivas), con el vector que contiene el DNA que se va a transferir. Para que las micropartículas puedan atravesar las membranas celulares y llegar al núcleo de las células, son impulsadas a gran velocidad por explosión de pólvora seca o liberación de gas comprimido a alta presión (aire, helio, CO_2 o N_2). Una vez que estas micropartículas se encuentran dentro de la célula, el DNA se separa de ellas y migra al núcleo, donde se integrará al genoma para que cuando se divida y genere una planta, todas sus células tengan la modificación genética.

Técnicas para identificar a un organismo genéticamente modificado

La eficiencia de las técnicas del DNA recombinante es muy alta, no así los métodos de transferencia de genes, los cuales tienen sus limitaciones; por ello, en el proceso de generar un organismo transgénico es de suma importancia saber que el gen de interés se ha incorporado al material gené-

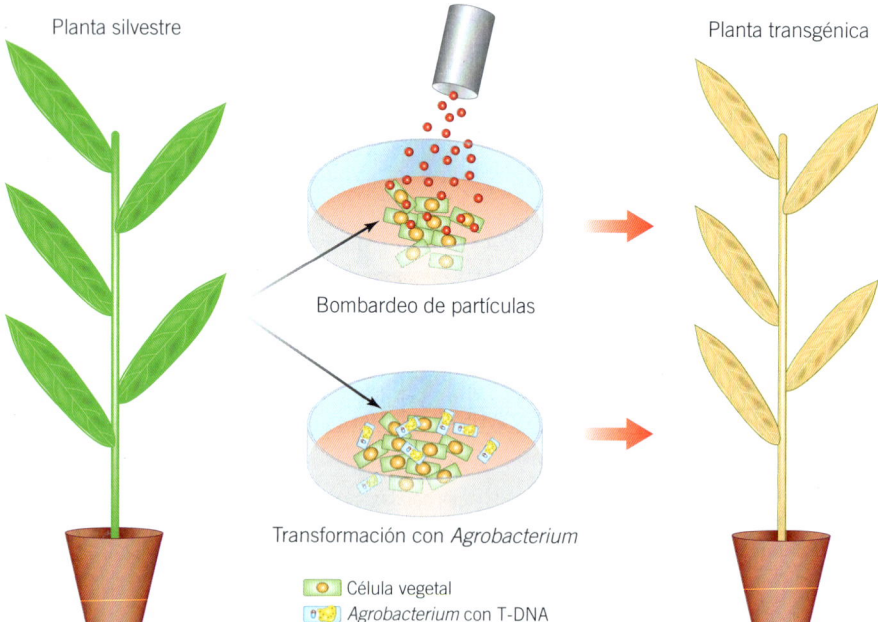

Figura 31-8. Métodos para generar plantas transgénicas. En el método de bombardeo de partículas se colocan en cultivo las células vegetales y se les disparan partículas de oro o tungsteno, las cuales contienen el DNA a transferir; el método de *Agrobacterium* consiste en transferir el gen de interés a la bacteria; ésta lo transfiere a las células vegetales. En ambos casos se obtiene un planta transgénica, la cual contendrá este gen en todas sus células.

tico del animal o planta. Los avances tecnológico-científicos han permitido desarrollar un gran número de métodos para el análisis de la incorporación de secuencias de DNA en un genoma, así como de la expresión del transgén a través del mRNA o de la proteína. Las técnicas de identificación de DNA más usadas son reacción en cadena de la polimerasa (PCR, *polymerase chain reaction*) y Southern blot, mientras que las que analizan el RNA incluyen RT-PCR y Northern blot; para analizar las proteínas están la Western blot y el ensayo inmunoabsorbente directo ligado a enzimas (ELISA, *enzyme-linked immunoabsorbent assay*). Estas técnicas se pueden revisar en la segunda sección de este libro (*Metodología del DNA recombinante*); la utilidad de estas técnicas se resume en el cuadro 31-2.

Aplicaciones de los organismos genéticamente modificados

Modelos de enfermedad

Es posible introducir alteraciones en los genes de animales con la finalidad de provocar una enfermedad similar a la que se presenta en el ser humano. Estos modelos animales generados transgénicamente aportan grandes ventajas comparadas con los ensayos clínicos, ya que en los estudios con seres humanos resulta muy difícil el apego al tratamiento y a las indicaciones médicas; sin embargo, en los modelos animales estas variables son controladas. Además, estos modelos permiten periodos de observación más prolongados para estudiar el desarrollo de las enfermedades y análisis del tratamiento, debido a la dificultad del seguimiento en los pacientes, sobre todo cuando éstos son ambulatorios. De esta forma, se han generado cerdos transgénicos que sirven como modelo de retinitis pigmentosa y de enfermedad de Alzheimer, así como ovejas transgénicas utilizadas como modelo de fibrosis quística. Los animales transgénicos no sólo permiten estudiar la progresión natural de varias enfermedades, sino también valorar nuevas estrategias terapéuticas de una forma imposible de realizar en seres humanos. La generación de animales transgénicos es imprescindible para el estudio *in vivo* de la función y la regulación de la expresión de genes para el estudio del estado de salud y el desarrollo de la enfermedad.

Producción de proteínas recombinantes

La necesidad de generar proteínas de uso terapéutico en seres humanos ha originado la creación de sistemas de producción de proteínas recombinantes en animales, lo cual disminuye los costos de producción; estas proteínas deben ser biológicamente activas. A pesar del bajo costo de producir proteínas recombinantes en bacterias y levaduras, estos microorganismos no realizan varias de las modificaciones postraduccionales requeridas para la correcta función *in vivo* de las proteínas de interés. El objetivo de generar animales transgénicos es utilizarlos como biorreactores en los cuales se produzcan las proteínas recombinantes de interés y puedan ser purificadas de manera sencilla en fluidos biológicos, como sangre, orina, líquido seminal, saliva y leche, en función del promotor que se coloque en la construcción del transgén. Es importante señalar que uno de los fluidos biológicos más utilizados en la actualidad es la leche debido a la gran cantidad que se puede obtener y la facilidad de su recolección. Existen proteínas que sólo se expresan en este tipo de fluido (como la caseína y la lactoglobulina), por lo que el gen de una proteína humana de interés se introduce bajo el promotor de una de estas proteínas; de esta manera, se obtendrá la expresión de la proteína recombinante deseada en la leche del animal transgénico aun cuando todas las células del animal contengan este gen.

Existe una gran variedad de proteínas recombinantes que se producen en animales transgénicos, como conejos, cerdos, ovejas, cabras y vacas, los cuales funcionan como biorreactores. Entre estas proteínas se pueden mencionar a los factores de la coagulación VIII y IX, los cuales se utilizan en el tratamiento de las hemofilias A y B, interferón alfa para el tratamiento de hepatitis B y C, activador tisular del plasminógeno (tPA) para pacientes con infarto del miocardio, deficiencia de la hormona del crecimiento en niños, acromegalia, síndrome de Turner, entre otros.

Alimentos transgénicos

La biotecnología ha alcanzado a los productores de alimentos, quienes mediante técnicas de ingeniería genética modifican a los animales y plantas de manera que tengan un crecimiento más rápido, sean resistentes a enfermedades, así como a condiciones ambientales y, en el caso específico de las plantas, herbicidas; de igual forma se busca que los animales desarrollen menos grasa y más músculo. Por ejemplo, el salmón transgénico puede aumentar al doble su tamaño en comparación con los salmones silvestres gracias a una modificación en el promotor de la hormona del creci-

CUADRO 31-2. Técnicas utilizadas para el análisis de animales transgénicos.

Técnica	Molécula que analiza		
	DNA	RNA	Proteína
PCR	✓		
Southern blot	✓		
Northern blot		✓	
RT-PCR		✓	
Western blot			✓
ELISA			✓

miento; también hay cerdos a los que se les ha introducido el gen que codifica la fitasa procedente de la bacteria *Escherichia coli*; como resultado, estos cerdos comen menos y producen menos residuos (hasta 65% menos de fitatos en las heces), lo que disminuye el impacto ambiental.

Estas técnicas tienen un impacto mayor en las plantas modificadas que pueden funcionar como alimentos. Por ejemplo, el maíz transgénico Bt produce la proteína Cry 1Ab de origen bacteriano, la cual se origina de manera natural por el *Bacillus thuringiensis*; es tóxica para las larvas de insectos barrenadores del tallo, que mueren al comer las hojas o tallos de este tipo de maíz. La soya RR (*Roundup Ready*) es una variedad resistente al herbicida glifosfato; esto les permite a los agricultores terminar con la maleza que ataca a sus cultivos utilizando este herbicida sin dañar a la soya transgénica. Se comenzó a comercializar en Estados Unidos en 1996 y es uno de los alimentos transgénicos con mayor producción en el mundo junto al maíz transgénico. Otra estrategia utilizada es la de eliminar genes de las plantas; como ejemplo, el primer alimento transgénico que se comercializó en Estados Unidos fue un jitomate al que se le llamó *Flavr-Savr*, generado por la compañía Calgene. En este tomate, el gen insertado inhibe la enzima poligalacturonasa, responsable del ablandamiento y senescencia del fruto maduro; al perder su actividad, el proceso de maduración se hace lento, por lo que los jitomates pueden recolectarse maduros y comercializarse directamente. También existen fresas manipuladas genéticamente, las cuales inhiben el gen responsable de la producción de pectato liasa y el gen que produce la enzima poligaracturonasa; ambas enzimas están involucradas en el rompimiento de las moléculas de pectina presente en la pared celular de los vegetales. La inhibición de estos genes en las fresas permite que éstas tengan una mayor vida útil y mejor consistencia, lo que mejora sus propiedades organolépticas. En el campo de los alimentos transgénicos existe una extensa lista de productos que se comercializan; no obstante, también hay otra lista de alimentos que han tenido que salir del mercado, por lo general para mejorarse.

Clonación

Para entender el concepto de clonación en un laboratorio, pueden observarse la clonación unicelular y la clonación de organismos multicelulares. En el hígado de un adulto ocurre un fenómeno importante de regeneración después de recibir un daño agudo. Los hepatocitos son células totalmente diferenciadas (se encuentran en etapa G0 del ciclo celular), las cuales al recibir el estímulo para dividirse entran en la etapa G1 del ciclo celular y generan dos células hijas por cada hepatocito en división. Las células obtenidas se encuentran diferenciadas a hepatocitos; es decir, es un proceso natural para obtener dos clonas idénticas del hepatocito original para no perder la funcionalidad del hígado.

Por otro lado, existe un fenómeno poco explicado que ocurre inmediatamente después de la fecundación del óvulo por un espermatozoide en ciertas condiciones. En las primeras divisiones mitóticas para obtener un organismo multicelular, ocurre una separación de células que darán como resultado dos organismos multicelulares, o clones; a estos organismos clonados se les denomina gemelos *idénticos* o *mellizos*, es decir, genotípicamente idénticos. Este fenómeno es poco común y se da en diferentes especies.

Para clonar a un organismo multicelular se necesita una célula que contenga todo su genoma, por lo que la clonación de laboratorio puede definirse como el proceso por el que se consiguen de modo asexual (sin la aportación de los dos gametos) individuos idénticos a un organismo adulto. El individuo que se obtiene posee la misma identidad genómica que el donante del núcleo.

Clonación humana

El desarrollo de tecnologías de clonación de organismos multicelulares ha llevado al hombre a imaginar hipótesis inspiradas en el deseo de mejorar la especie humana, por ejemplo la multiplicación de individuos dotados de gran inteligencia, belleza excepcional, óptima salud e inmunidad a enfermedades genéticas, además de la posibilidad de seleccionar el sexo, obtención de órganos para trasplantes y reproducción de familiares difuntos.

Aunque por medio de la clonación se obtendrían individuos genéticamente idénticos, el desarrollo psicológico, la cultura y el ambiente conducen siempre a personalidades diversas, por lo que *clonación* no significa *identidad del individuo*. Este hecho fue plasmado en la película *Los niños del Brasil* (1978), del director Franklin J. Schaffner, basada en la novela del escritor Ira Levin. Dicha historia cuenta la creación de más de 90 clones de Adolf Hitler; lo interesante no es sólo la clonación en sí misma sino el proceso de adaptación de estos clones en el seno de familias muy parecidas a las del individuo clonado. El objetivo era inducir vivencias similares para generar no solamente la igualdad genómica sino también establecer la misma identidad del individuo, lo cual es imposible de lograr en la realidad. Por lo tanto, se deben considerar los aspectos éticos respecto a las demás premisas para clonar a un individuo con mucha responsabilidad.

Clonación animal

El objetivo principal de la clonación animal es económico pues mejora la productividad y calidad de la ganadería y la agricultura, así como la producción de proteínas de interés médico mediante la multiplicación de animales transgénicos. Por ejemplo, al encontrarse con un espécimen de alta calidad en un rebaño, se puede desear replicar el mismo ejemplar en grandes cantidades; por desgracia junto con las cualidades también se acarrean ciertas deficiencias. Cuando se tiene variedad genética en un rebaño y éste se ve afectado por una infección, pueden resultar afectados un gran número de ejemplares; sin embargo, si todos son clones, lo más probable es que se vea afectado todo el rebaño. En el caso de la creación de animales transgénicos, como ya se analizó, el transgén que se introduce puede intercalarse en el genoma de manera azarosa en número y en sitios, por lo que todos los animales transgénicos de expresión son diferentes entre sí, aun cuando expresan la proteína del transgén. Así, la posibilidad de clonar un espécimen de buena calidad resultaría en un gran beneficio económico.

Clonación de la oveja *Dolly*

Para lograr clonar a la oveja *Dolly* se llevaron a cabo los siguientes pasos: primero se obtuvieron y cultivaron *in vitro* células de la glándula mamaria (la ubre) de una oveja adulta de la raza Finn Dorset (oveja con cara blanca); estas células somáticas diferenciadas y en fase G0 de ciclo celular se fusionaron con óvulos a los que previamente se les había extraído el núcleo (óvulos anucleados), provenientes de una oveja de raza Scottish Blackface (con cara negra). A estos óvulos, a los cuales se les introdujo el material genético proveniente del núcleo de células mamarias, se les activó mediante una leve descarga eléctrica, lo que las indujo a dividirse. Cuando los embriones llegaron a poseer entre ocho y 16 células (estadio de mórula), se implantaron en el útero de otras ovejas Scottish Blackface. Transcurridos 148 días nació un cordero de 0.6 kg de peso, totalmente blanco, al cual posteriormente se le llamó *Dolly* (figura 31-9), el primer mamífero obtenido a partir de una célula tomada de un individuo adulto. La oveja *Dolly* nació el 5 de julio de 1996; su nacimiento fue anunciado siete meses después, el 23 de febrero de 1997; murió el 14 de febrero de 2003. Sus creadores fueron los científicos del Instituto Roslin de Edimburgo (Escocia), Ian Wilmut y Keith Campbell. Para llegar hasta *Dolly* se usaron 277 embriones, lo que significa 277 experimentos diferentes. Estudios moleculares demostraron que la dotación genética del cordero clonado era idéntica a la de la oveja de la cual se extrajeron las células de la glándula mamaria, y diferente a la de la oveja utilizada como nodriza.

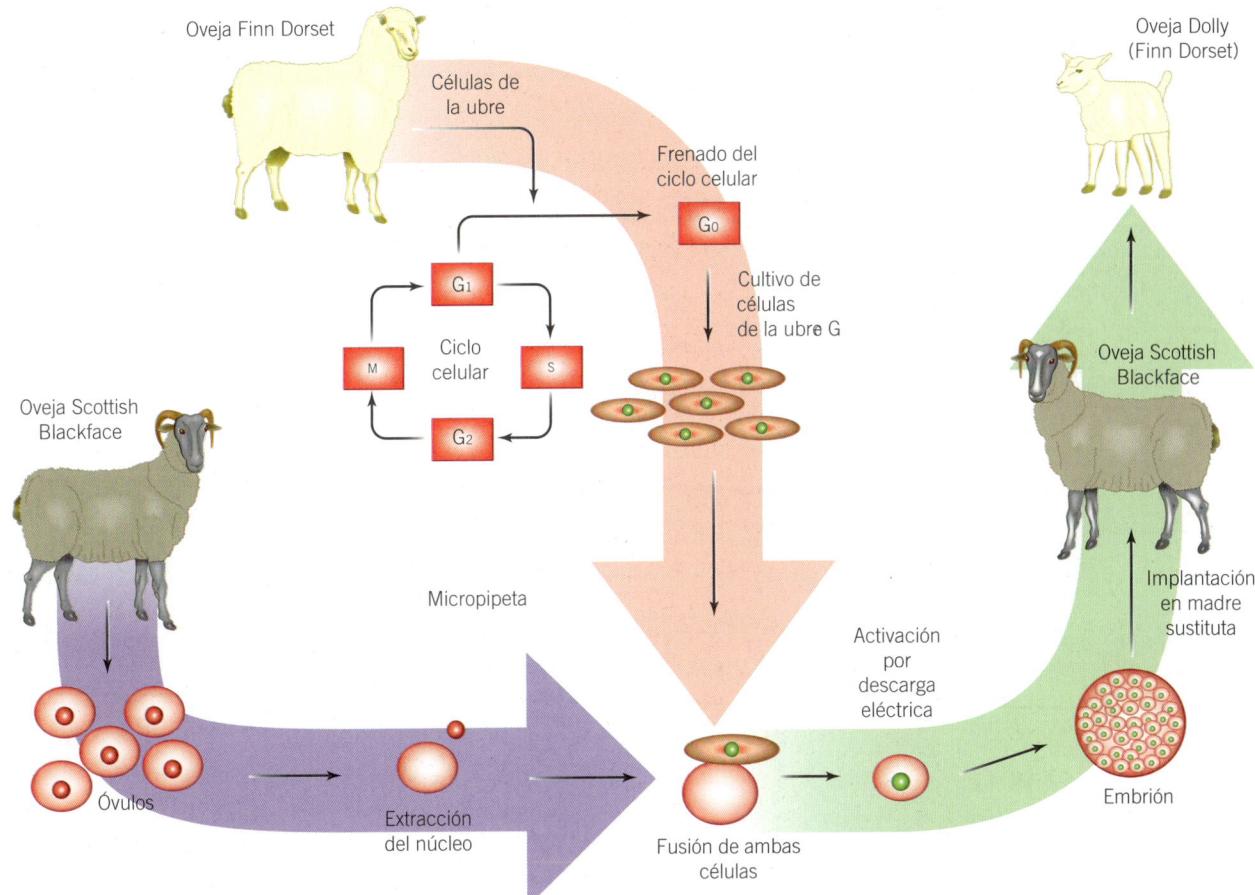

Figura 31-9. Clonación de la oveja *Dolly*. El procedimiento de clonación se llevó a cabo utilizando células maduras diferenciadas de la ubre de una oveja de la raza Finn Dorset, las cuales se fusionaron con el óvulo anucleado de una oveja de la raza Scottish Blackface. Una vez que este óvulo se dividió para formar un pequeño embrión, se implantó en otra oveja Scottish Blackface (madre sustituta); 148 días después nació la oveja *Dolly*.

Preguntas de repaso

1. ¿Qué son los organismos genéticamente modificados?
2. ¿Qué es un transgén?
3. ¿Qué diferencia existe entre un organismo transgénico y uno *knock-out*?
4. ¿Por qué los animales transgénicos en su primera generación son siempre heterocigotos para el transgén que se les añade?
5. ¿Cuál es la utilidad de generar organismos genéticamente modificados?
6. ¿Qué técnica de laboratorio se utilizaría si se requiere saber si el transgén se integró al genoma del animal?
7. ¿Qué técnica utilizaría para saber que el transgén se está expresando?

CAPÍTULO 32

Nutrición molecular

Blanca Estela Bastidas Ramírez • Elizabeth Gordillo Bastidas • Daniela Gordillo Bastidas
• Jesús Javier García Bañuelos

Introducción

El avance de la biología molecular en los últimos 20 años, favorecido por la implementación de técnicas de *ácido desoxirribonucleico* (DNA, *deoxyribonucleic acid*) recombinante y los resultados del Proyecto del Genoma Humano, ha impactado en las ciencias biológicas, como la medicina y la nutrición. Estos conocimientos han conducido a un cambio de paradigmas, a una redefinición de conceptos y al desarrollo de nuevas disciplinas. La nutrición es un factor clave del ambiente ante el cual el individuo está continuamente expuesto. La frase de Hipócrates (460-370 a.C.) "Que la comida sea tu alimento y el alimento tu medicina", cobra ahora importancia desde un nivel del conocimiento más profundo, que permite comprender que cada individuo representa una expresión de genes particular condicionada por su estructura génica y el ambiente al que está expuesto, en donde la nutrición desempeña una función preponderante. En este contexto, ha surgido la nutrición molecular, enfocada a conocer y emplear los componentes bioactivos de los alimentos para evitar enfermedades o conservar la salud, tomando en cuenta la constitución génica y las variaciones particulares que presentan grupos específicos de individuos.

Nutrigenómica y nutrigenética

La nutrición molecular es una ciencia constituida por dos ramas: la nutrigenómica y la nutrigenética; ambas van de la mano, sin excluirse.

La nutrigenómica estudia los efectos de los componentes de la dieta sobre la modulación de la expresión génica de un individuo; la nutrigenética, en cambio, es el estudio de la expresión de los genes en respuesta a nutrientes específicos, pero condicionada por las variantes génicas individuales. En otras palabras, la nutrición molecular se desarrolla en dos direcciones: una que estudia la influencia de los nutrimentos sobre la expresión de los genes, y otra que estudia la influencia de las variaciones génicas en la respuesta del organismo a los nutrimentos, como se esquematiza en la figura 32-1.

Fundamentos de la nutrición molecular, objetivos y avance científico

El desarrollo de la nutrición molecular se fundamenta en los siguientes conocimientos:

a) La expresión de los genes es lo que define el estado de salud-enfermedad de un individuo.
b) La constitución génica confiere a cada individuo un perfil de expresión de susceptibilidad o protección ante agentes exógenos y procesos endógenos del organismo.
c) La estructura primaria de los genes y el ambiente son los factores que determinan la expresión génica.
d) La nutrición constituye la variable ambiental modificable más importante que modula la expresión de los genes.
e) Los genes predisponen, pero el ambiente determina.

La nutrición molecular guarda una estrecha analogía con la farmacología molecular en lo que se refiere al enfoque científico y las herramientas de estudio que se emplean, ya que ambas disciplinas estudian la respuesta del organismo a moléculas de origen exógeno. La farmacología molecular estudia el mecanismo de acción de moléculas aisladas, a bajas concentraciones, que por lo general actúan con una afinidad y una selectividad elevadas para una cantidad limitada de blancos biológicos. Sin embargo, la nutrición molecular representa un grado mucho mayor de complejidad que la farmacología, dado que el organismo debe manejar una gran cantidad de componentes a la vez, cuya concentración puede ser variable. Además, cada nutrimento puede tener varios blancos biológicos, con una afinidad y una especificidad diferentes, y presentar interacciones.

Los alimentos que se ingieren contienen numerosas sustancias activas desde el punto de vista biológico; algunas son potencialmente benéficas para la salud y otras pueden ejercer un efecto perjudicial en condiciones especiales. Se dispone de informes científicos que señalan la asociación de algunos alimentos o cantidades de ellos con el desarrollo o agravamiento de afecciones específicas, así como otros que describen el mecanismo molecular de la acción benéfica de algunos nutrimentos. Dilucidar con exactitud el componente de la dieta responsable de una respuesta particular resulta una tarea difícil, para lo cual se utilizan la tecnología de microarreglos (micromatrices), los animales transgénicos, los cultivos celulares y el estudio de polimorfismos, mutaciones y cambios epigenéticos.

Los principales objetivos de la nutrición molecular son la búsqueda de alternativas nutricionales para frenar la prevalencia creciente de las enfermedades crónicas degenerativas, que dependen de forma parcial de la exposición a diversos componentes de los alimentos durante periodos

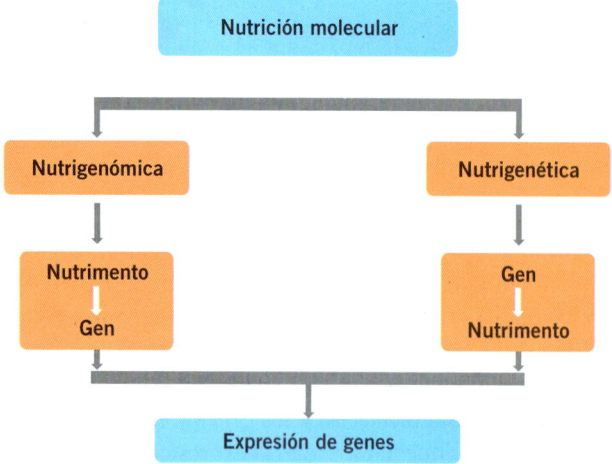

Figura 32-1. Nutrición molecular. La nutrigenómica estudia la influencia de los nutrimentos sobre la expresión génica del individuo; la nutrigenética estudia el efecto de las variaciones genéticas en la respuesta del organismo a los nutrimentos.

prolongados y a sus efectos moduladores, así como el análisis del efecto provocado por algunos alimentos en función de variantes génicas individuales.

En la actualidad, se conoce que algunos nutrimentos se unen de forma directa o afectan de manera indirecta a los factores de transcripción, los cuales regulan la expresión de genes específicos. Las vías descritas con más frecuencia son las involucradas en el metabolismo de lípidos, el estrés oxidativo y los errores innatos del metabolismo.

A continuación, se ejemplifican algunas interacciones nutrimento-gen y gen-nutrimento para comprender mejor los efectos moduladores de la dieta.

Interacciones nutrimento-gen

Las interacciones nutrimento-gen son el objeto de estudio de la nutrigenómica. En los últimos años se ha descrito el efecto molecular de numerosos componentes de los alimentos, tratando de explicar el beneficio o perjuicio resultante de su consumo. En la figura 32-2 se muestra la estructura química de algunos nutrimentos presentes en diversos alimentos, cuya función molecular se explica a continuación.

Galato de epigalocatecina 3

El té verde forma parte de la dieta oriental cotidiana; en este sentido, Japón se ha catalogado como uno de los países con un mayor índice de longevidad, para lo cual la nutrición ha contribuido de manera significativa. El galato de epigalocatecina 3 (EGCG) es el principal componente del té verde, responsable de los efectos benéficos que se le atribuyen. Este compuesto pertenece al grupo de los flavonoides, que son pigmentos vegetales, metabolitos secundarios de las plantas. Se sintetizan a partir de una molécula de fenilalanina y tres moléculas de malonil-CoA. Los flavonoides están presentes en frutas, verduras y bebidas derivadas de éstas, y el consumo de alimentos y bebidas ricas en flavonoides, como el té verde, se ha relacionado con una baja incidencia de cáncer. Se han propuesto varios mecanismos de acción molecular *in vivo* e *in vitro* que explican el efecto de EGCG sobre la inhibición del crecimiento, invasión, metástasis y angiogénesis de células tumorales. El EGCG bloquea el crecimiento de este tipo de células mediante la inhibición de la actividad de la telomerasa, además de regular de forma negativa la región promotora del gen, con la subsecuente fragmentación de los telómeros. Asimismo, el EGCG incrementa la expresión de proteínas como p53 y p21, que detienen la replicación de células con genoma alterado para promover su reparación. En el caso de que el daño sea irreparable, p53 y p21 inducen la expresión de las enzimas caspasas, cuya función es llevar a cabo el proceso de apoptosis, o muerte celular programada. El EGCG impide la metástasis tumoral mediante la interferencia de la síntesis de urocinasa y metaloproteinasas. El EGCG también ejerce un efecto inhibitorio de la angiogénesis a través de la disminución de la expresión del factor de crecimiento endotelial vascular C (VEGF-C, *vascular endotelial growth factor C*) y del bloqueo de la fosforilación de su receptor tipo 2 (VEGFR-2), para impedir su activación. Por otro lado, el EGCG ejerce un efecto antioxidante y antiinflamatorio a través de la disminución de moléculas oxidantes, como los radicales libres, el óxido nítrico e interleucina-6 (IL-6, *interleucine-6*). Estas moléculas presentan la capacidad de activar las cinasas (IκK) que fosforilan el inhibidor (IkB) del factor nuclear kappa B (NF-κB, *nuclear factor kappa B*), un factor transcripcional que posee una región de localización nuclear que le permite ser transportado al núcleo cuando es liberado del IkB fosforilado. Una

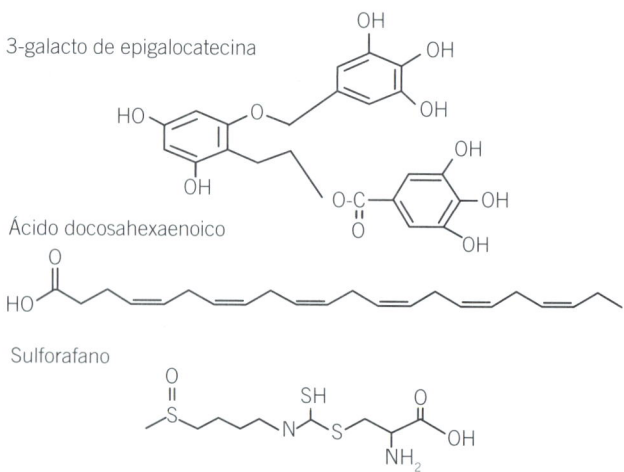

Figura 32-2. Estructura molecular de algunos compuestos estudiados en protocolos de investigación en nutrigenómica como el 3-galacto de epigalocatecina, el ácido docosahexaenoico y el sulforafano.

vez en el núcleo, el NF-κB interactúa con el promotor de genes proinflamatorios, como el factor de necrosis tumoral alfa (TNFα, *tumor necrosis factor-alpha*) y la IL-6, para promover su expresión. Es decir, la presencia de EGCG disminuye la actividad de la IκK, al bloquear la translocación nuclear de NF-κB, lo que resulta en un efecto antiinflamatorio (figura 32-3).

Recomendaciones nutricionales

En la literatura se menciona que el consumo de 100 a 300 mg de flavonoides al día puede prevenir el desarrollo de procesos patológicos. Una taza de té verde (240 ml) contiene cerca de 200 mg de EGCG, aunque existen otras fuentes nutricionales de flavonoides (100 g de pimiento amarillo, uvas, naranjas; todas éstas contienen 58, 55 o 44 mg de flavonoides, respectivamente).

Ácido docosahexaenoico (DHA) y eicosapentaenoico (EPA)

Tanto el DHA como el EPA son ácidos grasos poliinsaturados esenciales de cadena larga, pertenecientes al grupo de los omega 3 (ω-3); debido a que sus dobles enlaces comienzan en el carbono 3. El DHA está constituido por 22 carbonos y seis dobles ligaduras en su molécula; su nomenclatura química es 22:6(ω-3). El EPA contiene 20 carbonos y cinco dobles ligaduras, su nomenclatura química es 20:5(ω-3) (figura 32-2). Las estructuras largas hidrocarbonadas y los múltiples dobles enlaces presentes en estas moléculas, les confieren una estructura tridimensional única, que contribuye a sus propiedades biológicas vinculadas con la prevención y tratamiento de enfermedades. Su fuente dietética son los peces que habitan en aguas frías, como la trucha o el salmón, cuyo contenido graso principal son grasas insaturadas como DHA y EPA, que les ayudan a mantener su temperatura corporal.

Algunos estudios epidemiológicos muestran asociación entre el consumo de pescado y una baja incidencia de cáncer. En estudios *in vitro* e *in vivo* se ha demostrado el efecto modulador del DHA en la expresión de genes que participan en la replicación y la muerte celular. Algunos experimentos realizados en células de cáncer de mama revelan que el DHA altera la estabilidad de la membrana plasmática y aumenta el nivel de insaturación de los ácidos grasos contenidos en ella. Además, modifican la señalización celular, lo cual promueve la expresión de Bcl2 y procaspasa 8, mediadoras de apoptosis.

Asimismo, el DHA activa la vía de las caspasas 3 y 9, y propicia la apoptosis de las células que presentan mutaciones irreparables. El DHA disminuye la expresión de β-catenina, proteína con actividad de cinasa, capaz de fosforilar y activar factores transcripcionales e inducir la expresión de diversos protooncogenes, principalmente *c-myc*. El aumento de la expresión de β-catenina se asocia a genes inductores del ciclo celular en el desarrollo de la poliposis adenomatosa familiar, por lo que se han realizado estudios con DHA en pacientes con este padecimiento, en los que se han informado resultados alentadores. Por otro lado, el DHA, por ser un ácido graso poliinsaturado, desempeña una función antioxidante protectora en la reposición de lípidos de membrana que han sido dañados por efecto de los radicales libres. Diversos estudios han informado efectos benéficos de los ácidos grasos omega 3 en enfermedades

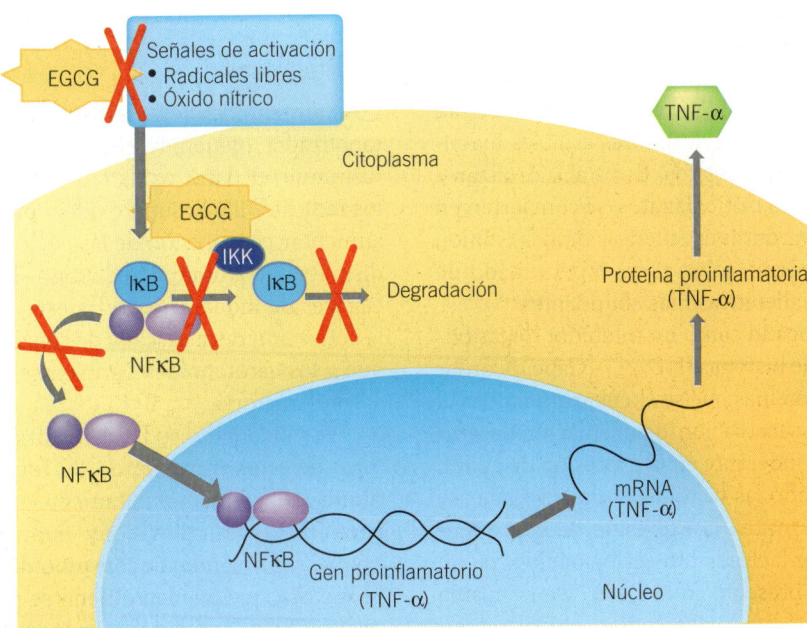

Figura 32-3. Mecanismo de acción del 3-galacto de epigalocatecina (EGCG). El EGCG impide la fosforilación de IκB, inhibiendo la cascada de señalización de NF-κB y la expresión de proteínas proinflamatorias; tiene un efecto antiinflamatorio.

cardiovasculares, ya que estas moléculas tienen la capacidad de cambiar la función y estructura de la membrana celular y pueden actuar de manera directa sobre los canales iónicos al alterar la función de las proteínas de membrana, en donde se desencadenan cascadas de señalización. Los ácidos grasos omega 3 modulan la expresión génica a través de proteínas transportadoras que se encuentran en el citosol; éstas transportan ácidos grasos al núcleo en donde son capaces de inducir receptores nucleares como PPAR-γ. Por último, los ácidos grasos omega 3 desplazan al ácido araquidónico de las membranas celulares, evitando su metabolismo y sus posteriores productos proinflamatorios y protrombóticos; además, los eicosanoides derivados de omega 3 promueven la resolución de la inflamación.

Recomendaciones nutricionales

La *American Heart Association* (AHA) recomienda el consumo de pescado, de preferencia el aceitoso, por lo menos dos veces a la semana en porciones de 100 g aproximadamente o la suplementación de 1 g de EPA/DHA al día para prevención de enfermedades cardiovasculares.

En la literatura se menciona que el consumo de 400 mg/kg de peso de DHA al día es preventivo para el desarrollo de cáncer de mama y de próstata en modelos *in vivo*. En seres humanos, esta cantidad sólo puede obtenerse por suplementación.

Sulforafano

Diversos estudios epidemiológicos asocian el consumo de verduras con una baja incidencia de cáncer, por lo que se recomiendan como parte de una dieta saludable. Algunos compuestos, como el sulforafano (SFN), han mostrado un efecto modulador en la expresión de genes, y su utilidad en la anticarcinogénesis se ha comprobado en modelos experimentales *in vitro* e *in vivo*. El SFN pertenece al grupo de los isotiocianatos (figura 32-2), los cuales se sintetizan y almacenan en plantas como precursores estables inactivos, conocidos como glucosinolatos. Éstos al hidrolizarse por la enzima mirosinasa a isotiocianatos, se convierten en moléculas activas. Las verduras crucíferas, como la coliflor, col de Bruselas, col, brócoli, sobre todo el germinado de brócoli, son sus fuentes dietéticas más abundantes.

El SFN se ha catalogado como un inhibidor de las enzimas desacetiladoras de histonas (HDACi). Cabe recordar que las histonas son proteínas que se encuentran unidas al DNA y que su estado de acetilación/desacetilación desempeña una función preponderante en la expresión de genes. Puede decirse que cuando las histonas están acetiladas se disocian del DNA y permiten la expresión de genes mediante la interacción de factores transcripcionales con su elemento de respuesta presente en el DNA. De la misma manera, cuando las histonas se desacetilan, el DNA vuelve a empaquetarse y cesa la transcripción. El mecanismo molecular del SFN como HDACi no se conoce con precisión; sin embargo, se infiere que se une al sitio catalítico de las HDAC al impedir que éstas lleven a cabo su función de desacetilación, lo que permite, en consecuencia, la expresión de genes. En específico, se ha observado que el SFN aumenta la acetilación de las histonas H3 y H4 en el promotor de *p21*, y elimina la represión de los genes *p21* y *Bax*, que codifican proteínas de arresto de ciclo celular y apoptosis, respectivamente, por lo que evita la proliferación de células cancerígenas (figura 32-4).

El consumo de SFN se ha relacionado con la disminución del tamaño de tumores a través de la inducción de muerte celular apoptótica causada por la inducción de caspasa 3, acompañada de una sobrerregulación de *Bax* y la subregulación de las proteínas Bcl-2 y Bcl-xL. También se ha sugerido que la muerte celular inducida por SFN podría estar mediada por estrés oxidativo, ya que se demostró inhibición por la N-acetil-cisteína y la catalasa, que son fuertes antioxidantes.

Recomendaciones nutricionales

Como fuente nutricional de SFN, se recomienda el consumo de 68 g de germinado de brócoli (una taza de 240 ml) al día, que contienen alrededor de 105 mg de SFN, y podrían tener un efecto preventivo en cáncer en seres humanos. Se necesitaría consumir más de medio kilogramo de brócoli maduro para obtener la misma cantidad de SFN.

Otros nutrimentos

Existen otros nutrimentos en la dieta, cuyas necesidades normales son aparentemente bajas, como los carotenoides, la vitamina C, el ácido fólico, el cinc y la vitamina E, entre otros. Sin embargo, no por eso dejan de participar de manera importante en la modulación de la expresión génica.

Carotenoides

Los carotenoides son pigmentos vegetales que, al ser metabolizados, generan retinoides. Tienen la capacidad de disminuir el daño oxidativo ocasionado en el DNA por los radicales libres superóxido y peróxido de hidrógeno, al aumentar la expresión de las enzimas catalasa, superóxido dismutasa y glutatión reductasa. Los radicales libres son capaces de inducir una respuesta inflamatoria a través de la activación de la cascada de señalización de NFkB, por lo que a los carotenoides también se les atribuye una acción antiinflamatoria.

Por otro lado, se ha demostrado el efecto hipoglucémico de estos compuestos. Su fuente dietética está constituida por alimentos altamente pigmentados (amarillos, naranjas, verdes, rojos) como jitomate, zanahoria o espinacas. Se recomienda un consumo diario de carotenoides de 24 mg/día, que pueden obtenerse por combinación de alimentos. Esta cantidad de carotenoides se encuentra en seis tazas de zanahoria, cuatro piezas de jitomate o una taza y media de espinacas, por mencionar algunas fuentes.

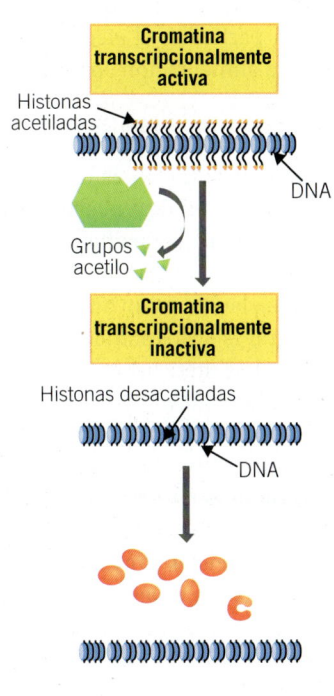
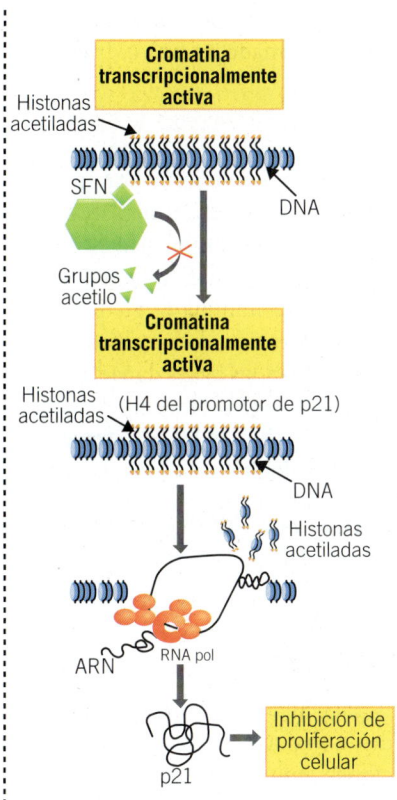

Figura 32-4. Efecto modulador del sulforafano (SFN) en la expresión de genes. El SFN, al unirse al sitio catalítico de una HDAC, promueve la acetilación de histonas y favorece la expresión de los genes p21 y *Bax*, involucrados en el arresto del ciclo celular y en la apoptosis, de manera respectiva.

Vitamina C

La vitamina C es una molécula hidrosoluble; tiene función antioxidante ya que pierde con facilidad electrones y los dona para estabilizar las especies reactivas de oxígeno, protegiendo al DNA de daño y rompiendo el ciclo oxidativo. Además, la vitamina C regenera al tocoferol y funciona como factor coenzimático.

La deficiencia de vitamina C causa aumento en la oxidación del DNA de células somáticas y germinales en el ser humano, un proceso que ocurre con más frecuencia en los residuos de guanina por presentar un potencial de oxidación mayor que las otras bases nitrogenadas. Este proceso oxidativo se relaciona con enfermedades como el cáncer.

Asimismo, la deficiencia de vitamina C se ha asociado a la alteración de las glucosidasas reparadoras del DNA que eliminan las bases dañadas. La dosis recomendada es de 60 mg/día. Algunos alimentos con altos contenidos de vitamina C son el brócoli, el chile poblano, el kiwi, la naranja y la guayaba.

Ácido fólico

El ácido fólico es una vitamina hidrosoluble, cuya deficiencia causa defectos de cierre del tubo neural en la etapa fetal, relacionados de forma directa con el aumento del daño al genoma. Su carencia aumenta el riesgo de presentar leucemia en hijos de madres con suplementación inadecuada durante el embarazo. Además, su deficiencia provoca la incorporación de uracilo en lugar de timina en la síntesis del DNA, lo que altera la metilación de las islas CpG en el DNA y ocasiona una reparación inadecuada del mismo.

La cantidad de consumo recomendada es 400 µg/día. Algunos alimentos con altos contenidos de ácido fólico son las espinacas, el hígado de pollo, el frijol bayo, los garbanzos, las habas y las lentejas.

Cinc

El cinc es un metal que participa como cofactor enzimático en diversas reacciones bioquímicas; desempeña una función importante en el funcionamiento del sistema inmunológico y en el metabolismo de los hidratos de carbono. Los alimentos ricos en proteínas contienen grandes cantidades de cinc. Las carnes de res, cerdo y cordero contienen mayor cantidad de cinc que el pescado y su contenido también es mayor en la carne oscura del pollo que en la blanca. Las frutas y las verduras no son una buena fuente de cinc; por tanto, las dietas vegetarianas y aquellas deficientes en proteínas animales tienden a ser bajas en este oligoelemento. Se recomienda un consumo de cinc de 12 a 15 mg/día. Los alimentos que aportan dosis altas de cinc son la carne de res, carpa, ostiones, leche descremada en polvo, frijol negro, lentejas y ajonjolí.

Vitamina E

Ésta es una vitamina liposoluble compuesta por tocoferoles y tocotrienoles. Tiene una función antioxidante que le confiere la capacidad de mantener la integridad de las membranas celulares, proteger el material genético de daño y evitar la degradación de la vitamina A. Su deficiencia se ha relacionado con la alteración de las glucosilasas reparadoras del DNA que eliminan las bases dañadas en el genoma. La vitamina E constituye un potente antioxidante que inhibe la cascada de señalización de NFkB a través de la inactivación de la cinasa IKK, lo que resulta en la retención de NFkB en el citoplasma y bloquea su acción como factor transcripcional. El consumo diario requerido es de 10 mg/día; sus fuentes dietéticas principales son el germen de trigo y las oleaginosas, como las nueces y las almendras.

Interacciones gen-nutrimento

Las condiciones génicas particulares que presentan algunos individuos atribuidas a variaciones génicas, ya sean polimorfismos o mutaciones, influyen en el efecto de los nutrimentos sobre el organismo. Las respuestas a los nutrimentos condicionadas por estas variables constituyen el objeto de estudio de la nutrigenética.

Tanto los polimorfismos como las mutaciones producen cambios estables en la estructura primaria del genoma humano y son responsables de las variaciones fenotípicas que hacen que cada individuo tenga una identidad propia entre el resto de seres humanos detectable por estudios de DNA. Únicamente 0.01% del genoma humano es susceptible de presentar estas variaciones, ya que 99.99% se conserva igual en todos los individuos. Los polimorfismos se presentan en más de 1% de la población; es decir, son cambios que suceden, relativamente, con una alta frecuencia, pueden pasar totalmente inadvertidos, y afectar la tasa de transcripción de un gen, la actividad o la estructura de una proteína. Los cambios nucleotídicos que suceden en un solo nucleótido (SNP, *single nucleotide polymorphisms*) son los más frecuentes, aunque también pueden presentarse polimorfismos que afectan a un mayor número de nucleótidos. Se han identificado más de 10 millones de SNP, de los cuales los más comunes aparecen en 5 a 50% de la población. La mayoría de los individuos son heterocigotos (presencia de un alelo silvestre y uno polimórfico) para más de 50 000 SNP; se ha informado la asociación de algunos polimorfismos con susceptibilidad o protección a diversos estados patológicos. Por otro lado, las mutaciones son eventos raros que suceden en menos de 1% de la población y, en algunos casos, son responsables directos del desarrollo de enfermedades monogénicas. A continuación, se analizan algunos estados patológicos o no patológicos originados por variaciones en el genoma, que condicionan de manera particular el efecto de algunas sustancias presentes en la alimentación común de los seres humanos.

Fenilcetonuria y fenilalanina

La fenilcetonuria (FCN) es una enfermedad caracterizada por la acumulación de fenilalanina, debido a la deficiencia de la enzima fenilalanina hidroxilasa (FAH), que transforma la fenilalanina en tirosina.

La fenilalanina es un aminoácido esencial, es decir, se obtiene a través de los alimentos debido a que el organismo es incapaz de sintetizarlo; sirve como precursor de varias catecolaminas y hormonas.

La FCN pertenece al grupo de afecciones denominadas *errores innatos del metabolismo*. El consumo de proteínas en la dieta es esencial en la alimentación de cualquier persona; sin embargo, su consumo general puede tener efectos perjudiciales irreversibles en los pacientes que padecen de FCN, en quienes la dieta constituye el elemento principal de su tratamiento. La dificultad para metabolizar fenilalanina origina la acumulación de este aminoácido y la consecuente deficiencia de tirosina. La acumulación de fenilalanina conduce al retraso mental, cuyo grado depende de la mutación sufrida en el gen de la FAH, para el cual se han descrito más de 500 mutaciones que originan cambios de aminoácidos, proteínas truncadas por generación de codones de paro o procesamiento incorrecto del ácido ribonucleico mensajero (mRNA, *messenger ribonucleic acid*). Estas mutaciones afectan la actividad de la enzima, lo que hace que la FAH sea parcial o totalmente inactiva. La alteración enzimática se diagnostica desde el nacimiento (figura 32-5).

Recomendaciones nutricionales

Los individuos con FCN deben recibir una dieta constituida por un hidrolizado proteico libre de fenilalanina desde el nacimiento y hasta, por lo menos, los primeros seis años de vida, o con la cantidad de fenilalanina tolerada por el paciente para mantener los niveles plasmáticos y tisulares necesarios. Por otro lado, para corregir su deficiencia debe suplementarse la tirosina. De esta manera, se han elaborado dietas específicas para pacientes con FCN que deben seguirse al pie de la letra para lograr el desarrollo normal del paciente. La leche materna contiene en promedio 0.47 mg de fenilalanina/ml. Los alimentos de libre consumo para pacientes con FCN, por no contener fenilalanina, son azúcar, miel y aceites. Las frutas y las verduras frescas contienen, en promedio, 100 mg de fenilalanina/100 g de alimento. La leche, la mantequilla, el arroz, el maíz, las espinacas, la coliflor y el brócoli contienen entre 100 y 500 mg de fenilalanina/100 g de alimento. La cebada, el queso, la avena, el trigo, las almendras, el huevo, la carne y el pescado contienen un alto contenido de fenilalanina, 500 a 1 000 mg/100 g de alimento. Los

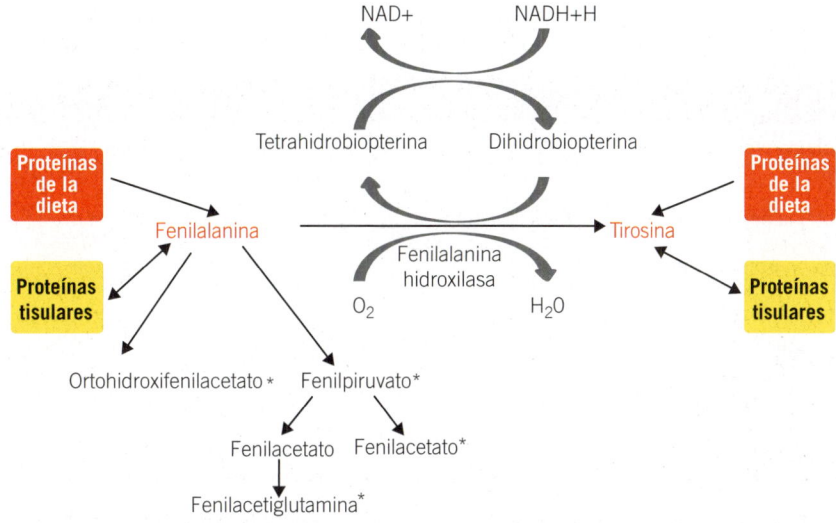

Figura 32-5. Fenilcetonuria. La fenilcetonuria (FCN) es una condición patológica caracterizada por una acumulación de fenilalanina, debido a la deficiencia de la enzima fenilalanina hidroxilasa.

alimentos con mayor contenido de fenilalanina (más de 1 000 mg/100 g de alimento) son el frijol, las lentejas, los garbanzos, la soya y, en general, todas las leguminosas. El uso de algunos edulcorantes sintéticos, como el aspartamo, está totalmente restringido para los pacientes con FCN, debido a que se producen fenilalanina, ácido aspártico y metanol como productos de su metabolismo. Así, como ya se mencionó antes, los elementos de la dieta para un paciente con FCN deben elegirse de manera cuidadosa para evitar consecuencias irreparables.

Consumo de etanol y polimorfismos C-1019T de CYP2E1, Arg47His de ADH2, Glu487Lis de ALDH2

El consumo de bebidas alcohólicas es un asunto controversial. Se ha observado el efecto benéfico que ejerce el etanol al incrementar los niveles de colesterol unido a lipoproteínas de alta densidad (cHDL), por lo que algunos autores recomiendan su consumo moderado como parte de una dieta saludable. Sin embargo, el consumo de etanol puede causar daño hepático de manera diferencial en los individuos, debido a diversos polimorfismos asociados a la susceptibilidad a desarrollar una enfermedad hepática alcohólica. Entre ellos, algunos que se presentan en los genes que codifican para las enzimas metabolizadoras del etanol, como el polimorfismo C-1019T del citocromo P450 2E1 (*CYP2E1*2*), el polimorfismo Arg47His de la alcohol deshidrogenasa 1B (*ADH1B*2*) y el polimorfismo Glu487Lis de la aldehído deshidrogenasa 2 (*ALDH2*2*). Las enzimas ADH1B y ALDH2 catalizan la oxidación del etanol a acetaldehído y luego a acetato, de manera respectiva. La enzima *CYP2E1*, por su parte, también convierte el etanol en acetaldehído, lo que genera radicales libres y favorece el estrés oxidativo.

El polimorfismo C-1019T de *CYP2E1* consiste en el cambio de una citosina por una timina en la posición −1019; es decir, en la región promotora del gen. Algunos estudios *in vitro* demuestran que este polimorfismo eleva la tasa de transcripción y la actividad enzimática de *CYP2E1*. El polimorfismo Arg47His de *ADH1B* consiste en el cambio del aminoácido arginina por el aminoácido histidina en la posición 47 de la proteína, y aumenta su actividad enzimática. El polimorfismo Glu48Lis de *ALDH2* se origina por el cambio de glutamina por lisina en el sitio 487 de la proteína, lo cual conduce a la síntesis de una enzima inactiva. En consecuencia, estos polimorfismos conducen a un fenotipo con tendencia a la acumulación de acetaldehído, que puede desencadenar daño hepático. Si bien es cierto que estos polimorfismos se han encontrado principalmente en poblaciones asiáticas, en pacientes mexicanos con cirrosis alcohólica se ha observado asociación entre el daño hepático y el polimorfismo de *CYP2E1*. De este modo, las personas portadoras de este polimorfismo presentan una mayor susceptibilidad a desarrollar daño hepático en un periodo menor que una persona que no posee dicho polimorfismo. Se han identificado varios polimorfismos asociados al desarrollo de daño hepático, como se muestra en el cuadro 32-1.

Recomendaciones nutricionales

El consumo de bebidas alcohólicas, en particular vino tinto, forma parte de la dieta de poblaciones mediterráneas, en las que se ha relacionado con niveles óptimos de cHDL, debido principalmente a su alto contenido de sustancias

CUADRO 32-1. Polimorfismos asociados al desarrollo de daño hepático identificados en individuos que abusan del consumo de bebidas alcohólicas.

Gen	Función	Polimorfismo	Efecto	Daño hepático
IL-1	Proteína proinflamatoria	–511 C/T, –3953 T/C	Aumenta su secreción	Favorece
R-IL-1	Proteína proinflamatoria	VNTR intrón 2	Aumenta su transcripción	Favorece
CYP2E1	Metabolismo de etanol	c1, c2	Aumenta su transcripción	Favorece
TNF	Proteína proinflamatoria	–308 G/A	Aumenta su transcripción	Favorece
CD14	Receptor de LPS	–159 C/T	Transcripción	Favorece
CTL-4	Respuesta inmune	–66 A/G	Aumenta su transcripción	Favorece
MnSOD	Antioxidante	1183 C/T	Disminuye su transcripción	Favorece

antioxidantes. Sin embargo, hay que considerar que la dieta mediterránea no sólo considera el consumo de vino tinto, sino también una cantidad equilibrada de los diversos componentes de la dieta. Además, el estilo de vida mediterráneo también incluye la realización de actividad física.

Cabe señalar que el consumo de etanol en mujeres no debe rebasar 20 g/día y en varones 40 g/día, para no caer en los niveles de riesgo de padecer enfermedad hepática alcohólica. La cantidad de alcohol ingerida puede calcularse mediante la siguiente fórmula:

$$\text{g de alcohol} = \frac{\text{Volumen ingerido} \times \text{grados de alcohol en la bebida}}{100}$$

Lípidos y polimorfismo G-308A de TNFα

Los lípidos forman parte de la dieta recomendada, ya que son componentes estructurales de las membranas celulares del cuerpo. Sin embargo, pueden tener efectos diversos dependiendo de la estructura génica de los individuos. Se han descrito algunos polimorfismos que modifican esta respuesta; entre ellos, uno de los más estudiados es el polimorfismo G-308A de TNF-α. Esta última es una citocina proinflamatoria de 233 aminoácidos, cuyo gen se localiza en el brazo corto del cromosoma 6 (6p21.3) y consta de 1669 pares de bases distribuidas en cuatro exones y tres intrones. El gen TNFα puede expresarse en tejido adiposo y contribuir a la resistencia a la insulina, además de causar inflamación, estimulación del sistema inmune, disfunción endotelial, estrés oxidativo y calcificación vascular. TNFα presenta un polimorfismo importante en la posición –308, que corresponde a la región promotora, donde se lleva a cabo la sustitución de guanina por adenina. Este polimorfismo incrementa la tasa de transcripción y hace que los individuos que lo presentan sean más susceptibles de desarrollar un perfil inflamatorio; además, se ha propuesto como un polimorfismo de riesgo para enfermedades cardiovasculares y dislipidemias.

Recomendaciones nutricionales

Una dieta balanceada incluye alimentos que contienen fibra soluble e insoluble, de los que existe una gran variedad; entre los de mayor contenido de fibra soluble destacan la avena y los nopales. Se recomienda un consumo de β-glucano de 3 g/día, lo cual equivale aproximadamente a ingerir 25 g de avena o nopales por día. Esta recomendación puede tener resultados muy favorables en la población general, pero principalmente en los individuos con genotipos de susceptibilidad a dislipidemias y riesgo cardiovascular. Además, se recomienda una dieta alta en antioxidantes y suplementación de omega 3 por sus efectos en la disminución de riesgo cardiovascular

Dietas inteligentes

El desarrollo de la nutrición molecular, dado por el conocimiento de la interacción nutrimento-gen/gen-nutrimento, permite elaborar dietas inteligentes, que consisten en un plan nutricional diseñado según las necesidades específicas de una población o un individuo. Incluye el cálculo calórico, la proporción adecuada de hidratos de carbono, proteínas y lípidos, suplementos alimenticios y nutrimentos específicos que satisfagan una necesidad particular (figura 32-6). Es necesario redefinir las cantidades de nutrimentos óptimas, ya que las dosis indicadas para alcanzar un efecto modulador de la expresión génica por lo general exceden las cantidades diarias recomendadas (RDA, *recommended dietary allowance*).

Es necesario incrementar los conocimientos sobre nutrición molecular, ya que no se saben los mecanismos moleculares moduladores para la mayoría de nutrimentos ni las dosis precisas para lograr estos efectos. En el cuadro 32-2 se muestra una guía rápida de algunos nutrimentos específicos que pueden ser útiles en la elaboración de una dieta inteligente.

CUADRO 32-2. Guía rápida de algunos nutrimentos específicos, útil en la elaboración de *dietas inteligentes*.

Nutrimento	Dosis	Alimento	Efecto
EGCG	100 a 300 mg/día	1 taza de té verde (240 ml)	Efecto antineoplásico, inhibición de telomerasa, urocinasa, metaloproteína, VEGF e incremento de p53 y p21, antioxidante y antiinflamatorio mediante inhibición de NFκB
DHA	400 mg/kg	Es necesaria la suplementación	Efecto antineoplásico mediante inhibición de *c-myc*, *c-met* y β-catenina; promueve apoptosis de células mutadas y es antioxidante
SFN	105 mg/día	1 taza de germinado de brócoli (68 g)	Inhibe desacetilación de p21; induce expresión de bax, apoptótico
Vitamina E	10 mg/día	25 g de almendras, tres cucharadas de nuez, 250 g de carne	Antioxidante, inhibe la activación de NFκB
Vitamina C	60 mg/día	1½ tazas de brócoli, una mandarina	Antioxidante; participa en la reparación del DNA
Carotenoides	24 mg/día	1½ tazas de espinacas cocidas	Antioxidantes; modulan la expresión de genes proinflamatorios
Ácido fólico	400 mg/día	Requiere suplementación	Participa en la replicación, reparación y mantenimiento de los patrones de metilación del DNA; su deficiencia provoca hipometilación, incorporación de uracilo en lugar de timina en la síntesis del DNA y acortamiento de telómeros
Cinc	12 a 15 mg/día	1½ tazas de frijoles negros o lentejas	Cofactor enzimático, respuesta inmune
Vitamina B_{12}	2 mg/día	Requiere suplementación	Participa en la síntesis de nucleótidos, DNA, reparación; su deficiencia provoca hipometilación del DNA

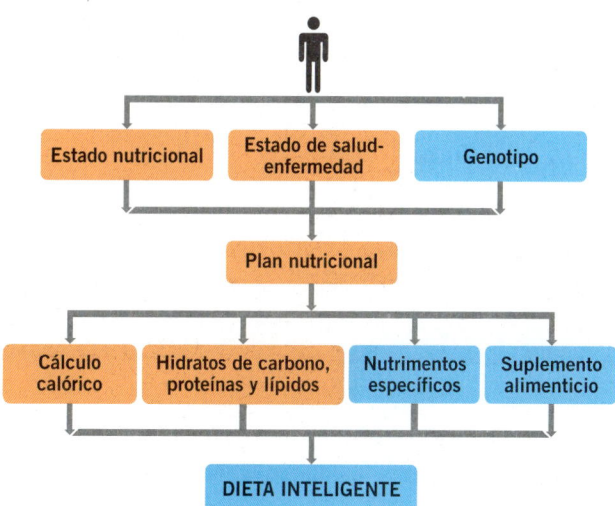

Figura 32-6. Dietas inteligentes. Una dieta inteligente consiste en un plan nutricional diseñado según las necesidades específicas de una población o un individuo. Incluye el cálculo calórico; la proporción adecuada de hidratos de carbono, proteínas y lípidos; suplementos alimenticios, y los nutrimentos específicos que satisfagan una necesidad particular.

Conclusiones

Día con día se descubren nuevos polimorfismos de influencia fenotípica, se dilucidan vías de señalización, se comprenden mejor las bases moleculares de las afecciones y la influencia de los nutrimentos en la regulación de la expresión génica. La nutrición molecular hará posible establecer regímenes alimentarios personalizados que constituyan la herramienta principal para conservar, recuperar o mejorar el estado de salud. Asimismo, la nutrición molecular deberá utilizarse como parte de una estrategia de salud pública que contribuya a elevar la calidad de vida de nuestra población.

Ejercicios de integración

1. ¿Qué diferencia hay entre nutrigenómica y nutrigenética?
2. Explique el mecanismo de la modulación de la expresión de genes proinflamatorios ejercido por el nutrimento EGCG.
3. ¿Cuál es la recomendación dietética de carotenoides para prevenir el daño oxidativo al DNA?
4. Desde el punto de vista de la nutrigenética, ¿qué importancia tiene el polimorfismo C-1019T de CYP2E1?
5. ¿Por qué la RDA establecida para un nutrimento no asegura un efecto modulador de la expresión de genes?

Epigenética y sus implicaciones en la expresión de genes

CAPÍTULO 33

Marcela Parra Vargas • Roberto Rodríguez Echevarría • Edgar Mendivil Rangel
• Juan Armendáriz Borunda

Introducción

La interacción entre genes y medio ambiente es un proceso que ha permitido la adaptación y la evolución de los seres vivos. Factores como la dieta, el estrés, el clima y la exposición a xenobióticos dejan su marca mediante modificaciones en el ácido desoxirribonucleico (DNA, *deoxyribonucleic acid*) sin alterar la secuencia original de nucleótidos. Estas marcas, conocidas como *epigenoma*, permanecen a lo largo de divisiones celulares o incluso durante generaciones. El proceso mediante el cual se producen estos cambios se denomina *epigenética*.

Los componentes de la dieta y el medio ambiente, deficientes o en exceso, tienen la capacidad de alterar la expresión génica, con un impacto que varía ampliamente en función de la etapa de la vida y tiempo de exposición. En la actualidad, los efectos de estas interacciones se hacen patentes a través de enfermedades que afectan a una gran parte de la población mundial.

Epigenética

Hasta la mitad del siglo xx, la biología del desarrollo y la genética eran disciplinas que avanzaban con rapidez, pero no de manera conjunta. En 1942, Conrad H. Waddington, un reconocido investigador, unificó conceptos esenciales de ambas disciplinas y utilizó el vocablo griego *epigénesis* como una teoría del desarrollo que postulaba que un embrión era un organismo indiferenciado que podía sufrir cambios de acuerdo con un tipo de programación genética. Así, Waddington definió la epigenética como *la rama de la biología que estudia las interacciones causales entre los genes y sus productos, las cuales definen el fenotipo*. En 1969, J. S. Griffith y H. R. Mahler propusieron la metilación del DNA como un fenómeno que explicaría los procesos de memoria celular a largo plazo. Sin embargo, sólo hasta la década de 1980 Robin Holliday redefinió el término como *la herencia de material genómico que no corresponde a diferencias en la secuencia y que por lo tanto conlleva a fenómenos que no pueden ser explicados por las bases mendelianas de la genética*. Posteriormente, Holliday se dedicó a escribir sobre la relación existente entre los procesos epigenéticos y el envejecimiento, así como en la patogenia del cáncer.

La interacción entre genes y medio ambiente es un fenómeno determinante en el desarrollo de los seres vivos desde su procreación hasta su senescencia. Los cambios fenotípicos que sufren los organismos a lo largo de las generaciones están influenciados por factores externos como el clima, la dieta, el estrés y la exposición a xenobióticos, así como a agentes patógenos. El efecto que estos factores externos ejerce sobre la regulación de la expresión génica corresponde al estudio de la *epigenética*.

La epigenética estudia las modificaciones al genoma o a las estructuras o moléculas que regulan su expresión y que se heredan de una célula a otra, lo que altera su expresión génica sin involucrar cambios en la secuencia de nucleótidos del DNA. La totalidad de dichas marcas o alteraciones en el genoma se denomina *epigenoma*, el cual está sujeto a un proceso dinámico y de alta plasticidad en ciertas etapas de la vida. Además, la permanencia de dichas marcas puede extenderse a lo largo de generaciones.

Las modificaciones epigenéticas incluyen la metilación del DNA, la modificación postraduccional de histonas y los efectos mediados por el ácido ribonucleico (RNA, *ribonucleic acid*) no traducible, como los RNA pequeños (miRNA, *micro-RNA*). Dichas alteraciones tienen como objetivo la regulación de la expresión génica, la inactivación del cromosoma X, la diferenciación celular y el establecimiento de la memoria transcripcional.

Metilación del DNA

Las marcas epigenéticas del DNA por metilación se heredan de una célula a otra durante la división celular y permanecen estables a lo largo de la vida, lo que permite una forma de *memoria epigenética*. La metilación del DNA está involucrada en la impronta genómica, la inactivación del cromosoma X, la supresión de los elementos retrotransposones y es esencial durante el desarrollo. Asimismo, los patrones específicos de metilación del DNA, que son producto de la frecuencia de la metilación de la citosina en sitios específicos a lo largo de una cadena de DNA, contribuyen al establecimiento de fenotipos celulares determinados que adquieren estabilidad en las células diferenciadas. La metilación del DNA es un proceso biológico que no siempre es esencial para la regulación de los genes en células eucariotas, ya que está ausente en muchos organismos; sin embargo, es común en el genoma de los mamíferos. Corresponde a la adición mediante enlace covalente de un grupo metilo ($-CH_3$) en la posición 5 del anillo de la base nitrogenada citosina del DNA, lo que resulta en la generación de una base modificada conocida como 5-metilcitosina. Este proceso ocurre específicamente en los dinucleótidos 5'-CpG-3' y en la cadena complementaria en los dinucleótidos 3'-GpC-5'. El término CpG se refiere a la

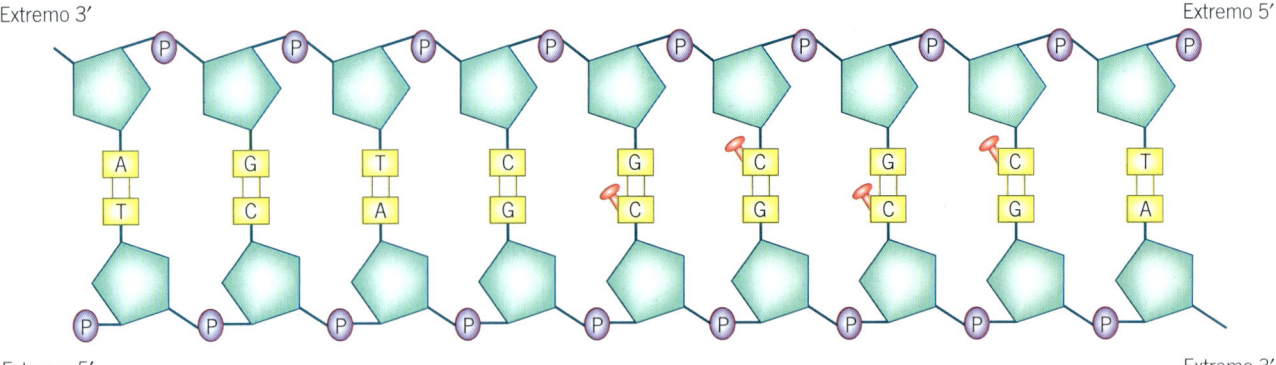

Figura 33-1. DNA metilado en los dinucleótidos CpG. Las marcas en rojo son metilaciones.

citosina unida por un enlace fosfodiéster a la base guanina en la secuencia de nucleótidos del DNA (figura 33-1).

En el metabolismo de un carbono se produce S-adenosilmetionina (SAM), el principal donador de los grupos metilo a la citosina. Esta reacción se cataliza por las enzimas DNA-metiltransferasas (DNMT, *DNA methyltransferases*), las cuales regulan de manera eficiente los diferentes procesos de metilación del DNA (figura 33-2). Las DNMT con actividad *de novo*, DNMT3A y DNMT3B, en combinación con la DNMT3L, establecen los patrones de metilación durante fases tempranas de la vida; estas enzimas adicionan un grupo metilo a un dinucleótido CpG no metilado con la generación de un nuevo CpG altamente hemimetilado. El establecimiento de la metilación de DNA durante la embriogénesis y etapas tempranas es un fenómeno epigenético en el cual la expresión de una copia del gen depende de su origen parental, conocido como *impronta genómica*; dicho proceso se explica más adelante en este capítulo.

Los patrones de metilación se conservan a través de las divisiones celulares por las metilasas de mantenimiento (DNMT1, *DNA methyltransferase-1*). El mecanismo propuesto por el cual actúan las DNMT1, considera que esta enzima tiene preferencia por sitios CpG hemimetilados, generados después de la replicación del DNA; de esta manera la DNMT1 copia las marcas de metilación preexistentes de la cadena molde a la cadena recién sintetizada poco después de la replicación.

Los patrones de metilación en las células somáticas son por lo general estables y heredables, mientras que en las células germinales y durante el desarrollo embrionario temprano sufren una reprogramación, en que la metilación *de novo* es particularmente activa en estos estadios.

A pesar de que los patrones de metilación se mantienen durante la división celular somática, este proceso no es del todo perfecto. Puede ocurrir pérdida de la metilación del DNA de manera pasiva o activa. La primera se refiere a una pérdida gradual de los patrones de metilación, en el que no se añaden los grupos metilo a la cadena nueva de DNA después de la replicación, de manera que múltiples rondas de replicación finalmente resultan en la desmetilación en estos sitios en las generaciones celulares posteriores. La segunda corresponde a un proceso independiente de la replicación que aún no se comprende del todo. Se ha propuesto una serie de mecanismos para la eliminación enzimática del grupo metilo, de la base nitrogenada o incluso del nucleótido modificado 5-metilcitosina. Durante el envejecimiento ocurre una hipometilación gradual del DNA, la cual se ha relacionado con algunos tipos de cáncer.

El genoma humano contiene regiones tanto abundantes como escasas en dinucleótidos CpG. Ciertas regiones presentan una frecuencia aproximadamente 10 veces mayor de este dinucleótido que el resto del genoma; a esta agrupación se le denomina *islas CpG*. Éstas por lo general se

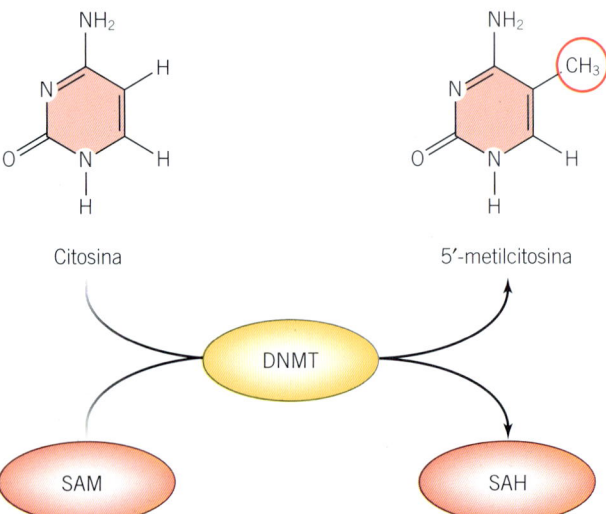

Figura 33-2. Metilación del DNA. Transferencia de un grupo metilo ($-CH_3$) en la posición 5 del anillo de la base nitrogenada citosina del DNA, con la generación de una base modificada conocida como 5-metilcitosina. Esta reacción es catalizada por las enzimas DNA-metiltransferasas (DNMT). SAM, S-adenosilmetionina; SAH, S-adenosil-homocisteína.

encuentran sin metilaciones y su distribución no es aleatoria, pues se localizan tanto en regiones promotoras como en otras reguladoras de los genes; por el contrario, la mayoría de las secuencias CpG dispersas en el genoma están metiladas. Cuando la metilación del DNA ocurre en las secuencias CpG de regiones promotoras, en general, pero no siempre, se relaciona con la disminución en la expresión génica y compactación de la cromatina. Sin embargo, también hay casos en que la hipermetilación de los promotores previene la unión de factores de represión y, por lo tanto, se permite la sobreexpresión. Las islas CpG en los promotores de los genes constitutivos (*housekeeping genes*) en su mayoría no están metilados.

La forma en que la metilación del DNA afecta a la transcripción se explica por dos mecanismos. El primero es que la citosina metilada inhibe de manera directa la unión de los factores de transcripción a las secuencias de reconocimiento en el DNA que contiene dinucleótidos CpG. El segundo mecanismo afecta la transcripción de manera indirecta: los CpG metilados son capaces de atraer proteínas que se unen específicamente a los sitios metilados. Estas proteínas de unión a CpG metilados contienen dominios conservados de unión (MBD, *methyl binding domain*) capaces de reclutar a los *complejos de silenciamiento transcripcional*, lo que resulta en la modificación de las histonas (por las histonas desacetilasas) y remodela la estructura de la cromatina a una forma más condensada y represiva de la expresión génica conocida como heterocromatina.

Modificación de histonas

Las histonas son proteínas con carga positiva a pH fisiológico cuya principal función es estructurar los nucleosomas y el solenoide para el empaquetamiento del DNA. Además de esta función, las histonas desempeñan una función primordial en la regulación de la expresión génica al sufrir modificaciones químicas que cambian su carga eléctrica, lo que permite la liberación del DNA de los nucleosomas. Ello ocasiona cambios estructurales en la cromatina y hace que las regiones heterocromáticas se vuelvan eucromáticas y viceversa.

De esta forma, la modificación de histonas se considera un mecanismo epigenético de regulación de la expresión génica, puesto que sin alterar la secuencia de nucleótidos estas proteínas son capaces de activar o reprimir la expresión de genes.

La función del nucleosoma en la modificación de histonas

El nucleosoma es la unidad básica de empaquetamiento del DNA en los cromosomas eucariotas; está compuesto por cerca de 146 pares de bases de DNA dispuestas en un núcleo de ocho histonas: H2A, H2B, H3 y H4. Dos copias de cada una de estas histonas constituyen el núcleo octamérico. Este núcleo de histonas se caracteriza por la presencia de dominios α-hélice y giros que interactúan con el DNA. Sin embargo, las histonas cuentan con dominios no estructurales, que se localizan fuera del núcleo octamérico, los cuales reciben el nombre de colas de las histonas. Estos extremos aminoterminales están constituidos por alrededor de 20 a 40 residuos de aminoácidos; a diferencia de las regiones centrales del octámero de histonas, que son simétricas, las colas de histonas difieren en longitud y naturaleza química de los tipos de aminoácidos que las constituyen (figura 33-3).

Los resultados de muchas investigaciones concluyen que las modificaciones epigenéticas en las histonas no ocurren al azar y se han descrito factores que determinan el tipo y la localización de cada modificación.

Análisis extensos revelan que las principales modificaciones postraduccionales de las histonas incluyen acetilación de lisina, metilación de lisina y arginina, fosforilación de treonina y serina, ubiquitinación de lisina, sumoilación de lisina, poli-ADP-ribosilación de ácido glutámico y biotinilación. Se cree que estas modificaciones participan en el ensamblaje y desensamblaje de los nucleosomas, así como en la estructura de la cromatina con la finalidad de regular la actividad de la expresión génica. Estas modificaciones postraduccionales ocurren en respuesta a cambios de las condiciones ambientales, tanto dentro como fuera de la célula. Una modificación específica en un residuo de una histona puede ser reemplazada por otro tipo de modificación dependiendo de las circunstancias. De todas las modificaciones posibles, la acetilación de histonas es la que más se ha estudiado respecto a la regulación de la expresión génica y cambios estructurales de la cromatina.

Código de histonas

El código de histonas es una hipótesis surgida en 2001, a partir de la investigación de Thomas Jenuwein y David Allis; en ella se postulaba que distintos tipos de cromatina, como la eucromatina y la heterocromatina, son el resultado de la concentración y la combinación local y específica de modificaciones en los nucleosomas y más específicamente con las modificaciones químicas a los residuos de aminoácidos de las colas de las histonas. Ahora se reconoce que el conjunto de modificaciones químicas postraduccionales que suceden en los aminoácidos que conforman las histonas (capaces de regular la transcripción del DNA) son parte de este código de histonas y que cada combinación particular de modificaciones en cada región del DNA tiene consecuencias específicas en la regulación de su transcripción. Por consenso, las modificaciones se codifican de tal manera que se indique la clase de histona, el tipo de modificación y el residuo específico de aminoácido en el cual se llevó a cabo la modificación. Por ejemplo, H3K4me3 es:

H3: histona 3
K4: residuo 4 de lisina (a partir del extremo amino terminal)
me3: trimetilación

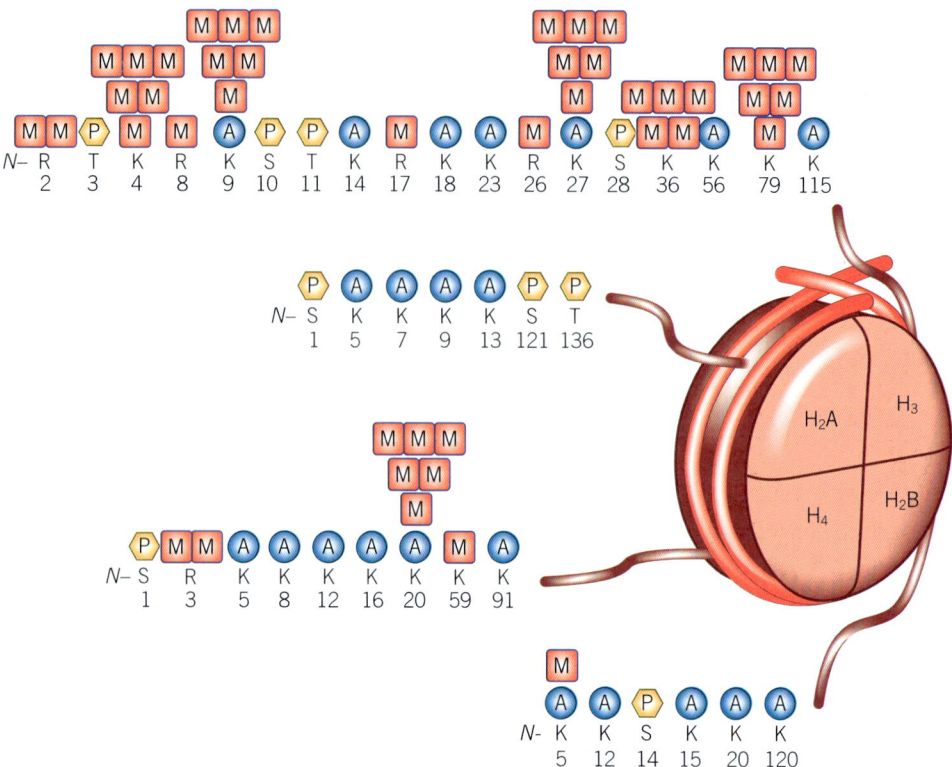

Figura 33-3. Modificaciones de histonas. En la ilustración se aprecia la estructura de un nucleosoma. El DNA se dispone en un núcleo octamérico de histonas (H2A, H2B, H3 y H4, dos de cada una); se observan las diferentes modificaciones que pueden sufrir las histonas para el remodelado de la cromatina. **A:** acetilación, **P:** fosforilación, **M:** metilación, **MM:** dimetilación y **MMM:** trimetilación, ***N-:*** extremo amino terminal, **K:** lisina, **R:** arginina, **S:** serina y **T:** treonina.

Por tanto, H3K4me3 se lee *trimetilación en el residuo 4 de lisina de la histona 3*. De esta forma, se pueden nombrar diversas modificaciones a partir de esta codificación: H3K14ac, acetilación del residuo 14 de lisina de la histona 3; H2AS28fos, fosforilación en el residuo 28 de serina de la histona H2A; H3K27me, metilación en el residuo 27 de lisina de la histona 3, por mencionar algunos ejemplos.

El código de histonas es muy complejo puesto que incluye millones de modificaciones posibles en las histonas. Un ejemplo claro de dicha complejidad es la metilación; puede haber varias metilaciones en el mismo residuo de aminoácido, lo cual da como resultado varias nomenclaturas (H3K27me, H3K27me2 y H3K27me3); sin embargo, incluso estas modificaciones que parecen similares pueden tener funciones opuestas. Es por ello que el código de histonas de cada región del DNA es difícil de comprender y estudiar.

Acetilación de histonas

La acetilación de histonas es la modificación más estudiada. Esta es una reacción reversible que consiste en la adición de un grupo acetilo o acetil (–COCH$_3$) a un residuo de aminoácido en el dominio no estructural N-terminal de las histonas; este proceso es dinámico al sufrir acetilación y desacetilación de forma constante. Las principales enzimas que catalizan estas reacciones son las acetiltransferasas de histonas (HAT, *histone acetyltransferases*) y las desacetilasas de histonas (HDAC, *histone deacetylase*).

En mamíferos, de acuerdo a su localización celular y función, las HAT pueden clasificarse de acuerdo con:

1. Tipo A, ubicadas en el núcleo, donde ejercen una función directa en la regulación de la expresión génica.
2. Tipo B, localizadas en el citoplasma; catalizan la acetilación de proteínas no histónicas.

Entre las HAT se incluyen principalmente las familias GNAT, MYST, MOZ/YBF2/SAS2/TIP60 y CBP/p300. Se organizan a manera de complejos proteicos cuya interacción tiene una participación importante en el desarrollo y diferenciación celular, así como en distintos procesos fisiológicos.

Por otra parte, existen 18 isoformas distintas de HDAC que se agrupan en cuatro clases. Las HDAC clases I, II y IV requieren de iones de zinc como cofactores, mientras que las HDAC clase III son dependientes de NAD$^+$. En la clase I se incluyen las HDAC1, 2, 3 y 8; en la clase II las 4 a 7, 9 y 10; la clase III (dependientes de NAD$^+$) agrupa a la familia

SIRT1-7; por último, la clase IV, que incluye a la HDAC11, cuenta con características similares a I y II. Las HDAC I regulan principalmente la acetilación de histonas y la estructura de los cromosomas; las HDAC II y IV catalizan la desacetilación de proteínas no histónicas en el citoplasma. Por su parte, la familia de las SIRT participa en la maduración celular, en los mecanismos de reparación del DNA y en el sistema del control de ciclo celular.

Como se ha explicado antes, las histonas tienen carga positiva, lo que hace que el DNA, de carga negativa, se mantenga asociado a los nucleosomas. La actividad de las HAT produce la adición de un grupo acetilo al grupo amino de residuos de lisina en las colas de las histonas, lo que resulta en la pérdida de la carga positiva de las histonas y permite la liberación del DNA de los nucleosomas, para que las regiones promotoras queden disponibles y se dé la interacción con los factores transcripcionales. En contraparte, las HDAC remueven los grupos acetilo de residuos de lisina de las colas de las histonas acetiladas; esto permite que el nucleosoma recupere su carga positiva y así interactúe de nuevo con las cadenas de DNA, de modo que evita la unión de factores transcripcionales con las regiones promotoras de los genes.

Se puede afirmar que la acetilación de histonas activa la transcripción de genes específicos, mientras que la desacetilación ocasiona el silenciamiento de éstos (figura 33-4).

Metilación de histonas

Esta modificación postraduccional consiste en la adición de un grupo metilo ($-CH_3$) en las colas de las histonas, lo que ocasiona un cambio en la carga eléctrica del aminoácido y, por ende, de la histona. Los sitios de metilación por lo general se encuentran en los residuos de arginina y lisina de H3 y H4. De manera particular, los residuos de arginina tienden a modificarse con metilación sencilla o dimetilación, mientras que los de lisina pueden sufrir metilación sencilla, dimetilación y además trimetilación. Por lo regular, estas modificaciones favorecen la expresión génica; sin embargo, debe considerarse que en ocasiones, y dependiendo del residuo de aminoácido que se esté modificando, la metilación puede propiciar el silenciamiento de genes.

Las enzimas responsables de estas modificaciones son las metiltransferasas de histonas (HMT, *histone methyltransferases*), las que incluyen metiltransferasas de histonas de residuos de arginina (HRMT, *histone arginine methyltransferase*) y metiltransferasas de histonas de residuos de lisina (HKMT, *histone lysine methyltransferase*). A su vez, existen dos tipos de HRMT: las de tipo I catalizan la metilación sencilla de arginina y la dimetilación asimétrica (cuando ambos grupos metilo se unen al mismo nitrógeno); las tipo II catalizan la metilación sencilla y la dimetilación simétrica de arginina (cuando cada grupo metilo se une a un nitrógeno diferente). Por otro lado, hay dos tipos de HKMT: las que presentan dominio SET (*Su(var)3-9, Enhancer of Zeste, Trithorax*) con actividad metiltransferasa, y las que no presentan dominio SET, que utilizan a la enzima Dot1 para ejercer la actividad de metiltransferasa.

En el pasado se creía que la metilación era un proceso irreversible, hasta que se descubrió que había enzimas con la capacidad de desmetilar histonas; éstas son las desmetilasas de histonas (HDMS, *histone demethylase*), como LSD1, JHDM1A y JMJD2/KDM4.PUT1. La metilación de las histonas tiene interpretaciones funcionales varia-

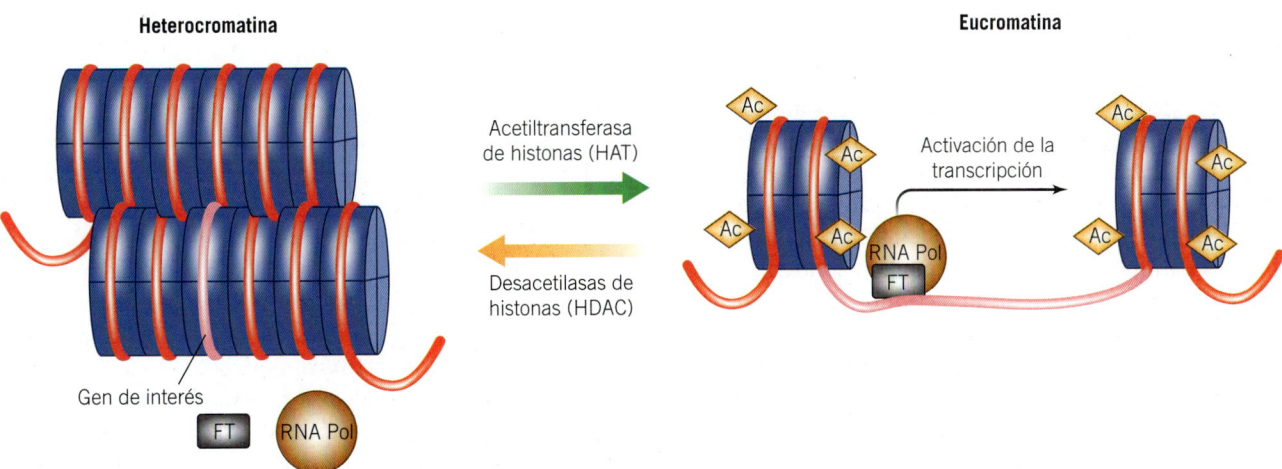

Figura 33-4. Acetilación de histonas y regulación de la expresión génica. En la ilustración se observa cómo las histonas desacetiladas ocasionan la compactación de la cromatina (heterocromatina). La activación de las acetiltransferasas de histonas (HAT) propicia la adición de grupos acetilo a los dominios N-terminales de las histonas; esto ocasiona un cambio en la carga eléctrica de las histonas y así permite que se desempaquete el DNA de los nucleosomas (eucromatina). Entonces los factores transcripcionales pueden interactuar con los elementos *cis* del DNA para favorecer la expresión de los genes. Por otra parte, están las desacetilasas de histonas (HDAC), que revierten este proceso al retirar los grupos acetilo de las histonas.

bles de acuerdo con el sitio donde ocurren. Por ejemplo, la metilación en H3K9 y H4K20 puede inhibir la expresión génica, mientras que la metilación en H3K4, H3K36 y H3K79 puede activarla. Asimismo, la metilación sencilla en H3K27 puede activar la expresión génica, mientras que una dimetilación o trimetilación en el mismo residuo puede reprimirla.

Fosforilación de histonas

La fosforilación de histonas consiste en adicionar un grupo fosfato ($-PO_4$) en los extremos N- terminal de las histonas. Esta modificación reversible ocurre por regular en los residuos de serina, treonina y tirosina, y ocasiona cambios conformacionales en la cromatina que permite la interacción del DNA con los factores transcripcionales.

La fosforilación en H3 es la modificación más estudiada; se han identificado los residuos T3, S10, T11, S28 y T45 como los principales sitios de fosforilación. Los residuos de serina, treonina y tirosina en H1, H2A, H2B y H4 también son propensos a fosforilación. Las cinasas que participan en la fosforilación de histonas son diversas y cada una tiene un efecto diferente en la fisiología celular. Algunos ejemplos son la Mst1 cinasa que ocasiona la fosforilación en H2BS14, que tiene una participación importante en la apoptosis celular. Otra enzima es la Aurora cinasa que fosforila H3S10 y H3S28; dichas modificaciones se relacionan con la activación de la transcripción. Por su parte, la familia de cinasas MSK/RSK/Jil-1 median la fosforilación de H3S10 para regular la expresión génica. En general, la fosforilación de histonas regula la expresión de los genes que participan en las vías de señalización de las mismas cinasas responsables de este tipo de modificación postraduccional.

RNA pequeño

Los RNA pequeños (miRNA; micro RNA) son moléculas de RNA no codificante producidas de forma endógena; tienen una longitud de alrededor de 22 nucleótidos. Su principal función es regular la expresión génica. Se cree que por lo menos 30% de los genes en el ser humano se regulan a través de miRNA. El genoma humano contiene más de 2 500 secuencias que codifican para miRNA, de las cuales algunas se localizan en regiones intrónicas, mientras que otras lo hacen de forma contigua a regiones codificantes. Los mecanismos moleculares de acción de éstos se describen en el capítulo 34.

Es importante destacar que se considera otro mecanismo epigenético puesto que son capaces de bloquear la expresión de genes a través de la unión por apareamiento de bases a una región específica del mRNA. Asimismo, la expresión de estos miRNA puede inducirse o reprimirse por estímulo de los componentes de la dieta y otros factores externos.

Metabolismo de un carbono

El ciclo del folato y el ciclo de la metionina se denominan de manera colectiva *metabolismo de un carbono*. Existen muchos procesos celulares críticos que dependen del metabolismo de un carbono como una fuente de unidades monocarbonadas; éstos incluyen la síntesis *de novo* de purinas y timidilato que son componentes de los ácidos nucleicos, el mantenimiento del genoma y en la remetilación de homocisteína a metionina. Este aminoácido esencial sirve para la síntesis proteica o puede ser *adenosilado* a S-adenosilmetionina (SAM), el principal donante de grupos metilos en la célula, y es requerido para las reacciones de metilación de proteínas (incluyendo histonas) y de las citosinas del DNA; de esta manera contribuye a la regulación de los procesos epigenéticos.

Ciclo del folato

El folato tiene una función clave en las interacciones entre la nutrición, la programación fetal y el epigenoma. El metabolismo de este compuesto determina el flujo de unidades monocarbonadas destinadas hacia la síntesis o metilación del DNA.

El folato representa un grupo de coenzimas interconvertibles, las cuales difieren en sus estados de oxidación, en el número de residuos de ácido glutámico y en las sustituciones de las unidades de carbono sobre el anillo de pteridina. Se sintetizan en las plantas y bacterias, y constan de una estructura común que se constituye por un anillo de pteridina, un residuo de ácido *p*-aminobenzoico y un número variable de residuos de ácido glutámico. La forma más sencilla de los folatos es el ácido pteroilmonoglutámico, entendido como el ácido fólico o vitamina B_9 (figura 33-5).

Las células de la mucosa intestinal captan los poliglutamatos presentes en los alimentos, que contienen de dos a siete residuos de ácido glutámico; para poder ser absorbidos en la membrana del borde del cepillo (intestino delgado), la enzima pteroilpoliglutamato hidrolasa, también conocida como conjugasa o gamma-glutamil hidrolasa, elimina los residuos de ácido glutámico. Los monoglutamatos derivados ingresan a la célula intestinal y sufren transformaciones químicas, principalmente reducciones, además pueden metilarse para formar 5-metil-tetrahidrofolato (MTHF, *methyl tetrahydrofolate*).

Los folatos absorbidos se trasladan al hígado, donde también pueden ser transformados a MTHF; esta forma de monoglutamato es el folato predominante en la sangre, donde circula unido a la albúmina y a una proteína de alta afinidad por los folatos llamada proteína ligante de folatos, con el fin de distribuirse a otros tejidos; asimismo, puede almacenarse en los tejidos en forma de poliglutamatos, pues quedan retenidos dentro de la célula, a menos de que sean convertidos en derivados monoglutámicos.

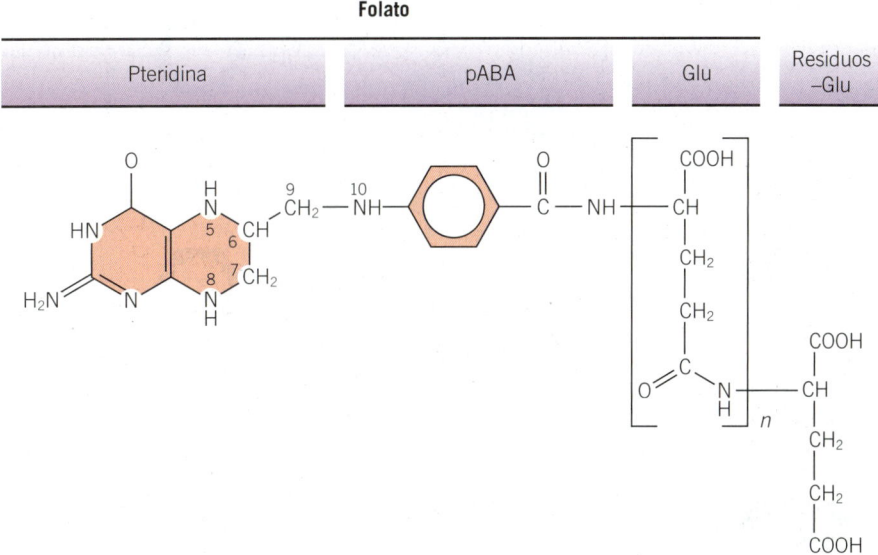

Figura 33-5. Estructura química de los folatos.

La mayor parte de los folatos absorbidos se reducen a la forma biológicamente activa que es capaz de donar y captar unidades monocarbonadas, las cuales pueden encontrarse en diferentes estados de oxidación, como metilo ($-CH_3$), metileno ($-CH_2$), metenilo ($-CH=$), formilo ($-CHO$) y formimino ($-CH=NH$). El anillo de pteridina puede encontrarse de manera parcial reducido en la posición 7,8 (DHF, dihidrofolato) o completamente reducido en las posiciones 5,6,7,8 (THF, tetrahidrofolato), que corresponde a la forma activa.

La enzima dihidrofolato reductasa (DHFR, *dihydrofolate reductase*), presente en el intestino y el hígado, cataliza la reducción del ácido fólico a DHF; en esta reacción se añade un par de átomos de hidrógeno y en una siguiente reacción se añaden nuevamente un par de átomos de hidrógeno para formar el THF, ambas reacciones en presencia del agente reductor nicotinamida adenina dinucleótido fosfato reducido (NADPH, *nicotinamide adenine dinucleotide phosphate*) (figura 33-6).

El THF participa como cofactor de las enzimas esenciales en las reacciones de transferencia de unidades monocarbonadas, pues es capaz de transportar unidades de un átomo de carbono unidas en las posiciones N5, N10 o ambas del anillo de pteridina.

En el metabolismo de un carbono, las unidades de carbono se integran a la vía por donaciones a partir de aminoácidos específicos. El THF capta el grupo metileno de la serina en una reacción reversible por la enzima serina hidroximetiltranferasa (SHMT, *serine hydroxymethyltransferase*), lo que da lugar a 5, 10 metilen-THF (me-THF); éste participa en la síntesis de timidilato y DNA. Posteriormente meTHF se reduce de manera irreversible a MTHF por la metilenetetrahidrofolato reductasa (MTH-FR, *methylene tetrahydrofolate reductase*) o bien, puede ser oxidado en una reacción reversible catalizada por la metilentetrahidrofolato deshidrogenasa (MTHFD, *methylenete trahydrofolate-dehydrogenase*) y dar lugar a 5,10 metenil-THF que puede ser convertido a 10-formil-THF (F-THF) por acción de la metilentetrahidrofolatociclohidrolasa (figura 33-7).

El ciclo de los folatos se completa cuando el MTHF se desmetila al donar su carbono dentro del ciclo de la metionina. Una vez liberadas las unidades de un carbono, todos los folatos sustituidos se convierten en THF, que posteriormente se recicla para formar me-THF.

Ciclo de la metionina

El ciclo de la metionina comienza cuando la homocisteína (Hcy, *homocysteine*), un aminoácido azufrado formado por la desmetilación de la metionina (MET), acepta una unidad de carbono del ciclo de folatos a través del MTHF, en esta reacción se transfiere el grupo metilo para generar nuevamente metionina en una reacción catalizada por la metionina sintasa (MS, *methionine synthase*), cuya enzima requiere la presencia de vitamina B_{12} como cofactor. De manera alternativa, la Hcy puede ser metilada a través de la betaína-homocisteína metiltransferasa (BHMT, *betaine-homocysteine methyltransferase*); esta vía parece estar limitada en hígado y riñón, que son los órganos que almacenan grandes cantidades de betaína. Esta última también se puede producir mediante la oxidación irreversible de colina a través de la colina deshidrogenasa (CDH, *choline dehydrogenase*) en la mitocondria. La betaína se convierte en dimetilglicina (DMG), ya que dona uno de sus tres grupos metilos a la homocisteína.

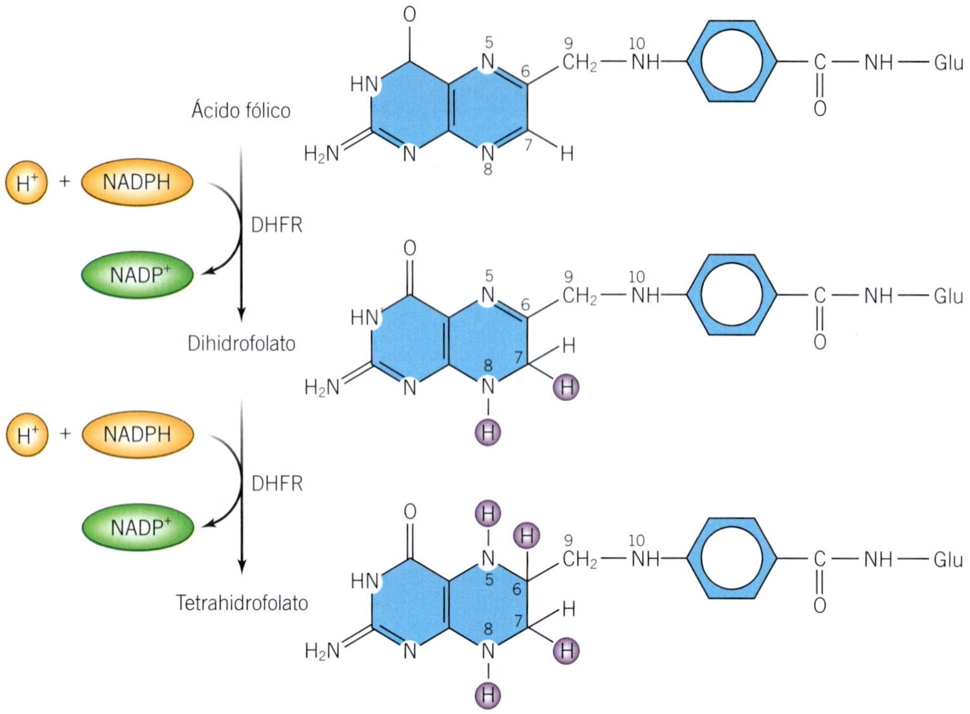

Figura 33-6. Conversión del ácido fólico a su forma activa, tetrahidrofolato (THF). La enzima dihidrofolato reductasa (DHFR) cataliza la reducción del ácido fólico a dihidrofolato (DHF); en esta reacción se añade un par de átomos de hidrógeno. En una siguiente reacción, se añaden de nuevo un par de átomos de hidrógeno para formar el THF; ambas reacciones se producen en presencia del agente reductor nicotinamida adenina dinucleótido fosfato reducido (NADPH).

Por acción de la enzima metionina adeniltransferasa (MAT) se genera S-adenosilmetionina (SAM) a partir de MET. Posteriormente SAM es desmetilado para formar S-adenosil-homocisteína (SAH, *S-adenosyl-homocysteine*); este grupo metilo puede ser transferido a las citosinas del DNA. Después de la desadenilación por la S-adenosil-homocisteína hidrolasa (SAHH), SAH es convertido de nuevo a homocisteína, completando así el ciclo de la metionina (figura 33-7).

Serina y glicina en el metabolismo de un carbono

Las unidades de carbono que entran al metabolismo de un carbono pueden sintetizarse *de novo*. La serina puede formarse a través de un metabolito intermediario de la glucólisis, 3-fosfoglicerato. La serina dona su átomo de carbono al folato, lo que la convierte de serina a glicina; a su vez convierte el THF a MTHF, lo que da inicio al ciclo del folato. La glicina puede ser generada a partir de diversas fuentes (colina, betaína, dimetilglicina) (figura 33-7).

Epigenética y desarrollo embrionario

Se ha postulado que la función que desempeña el aporte de nutrimentos inicia desde la etapa embrionaria, ya que la manera en la que se desarrolla un organismo *in utero*, determina en gran medida la respuesta que generará hacia el medio ambiente una vez en la etapa adulta. Específicamente, la mala nutrición durante el periodo de gestación tiene un impacto negativo en el crecimiento y el peso del neonato, el cual, aunado a una alta adiposidad durante la infancia y la adolescencia, incrementa el riesgo de padecer enfermedades crónicas en décadas posteriores. Este fenómeno se observó en la Europa de la posguerra durante un periodo denominado *Hambruna holandesa*, que comprendió el invierno de 1944-1945. Durante este periodo las embarazadas estuvieron expuestas a un consumo calórico bajo e insuficiente, lo que se relacionó con alteraciones en su descendencia en etapas posteriores de la vida. Así, si la malnutrición se produce durante el primer trimestre de gestación, el riesgo se relaciona con enfermedades cardiovasculares, así como a un déficit de la función cognitiva. En el segundo trimestre el riesgo se relaciona con una disminución de la función renal y pulmonar. Si acontece en el tercer trimestre, el riesgo de desarrollar intolerancia a la glucosa en la etapa adulta es bastante elevado. Esto se debe principalmente a los niveles bajos de metilación en el gen del factor de crecimiento similar a la insulina tipo 2 (IGF2, *insulin-like growth factor 2*). Estas modificaciones epigenéticas persistieron décadas más tarde y pudieron haber contribuido al incremento en la incidencia de

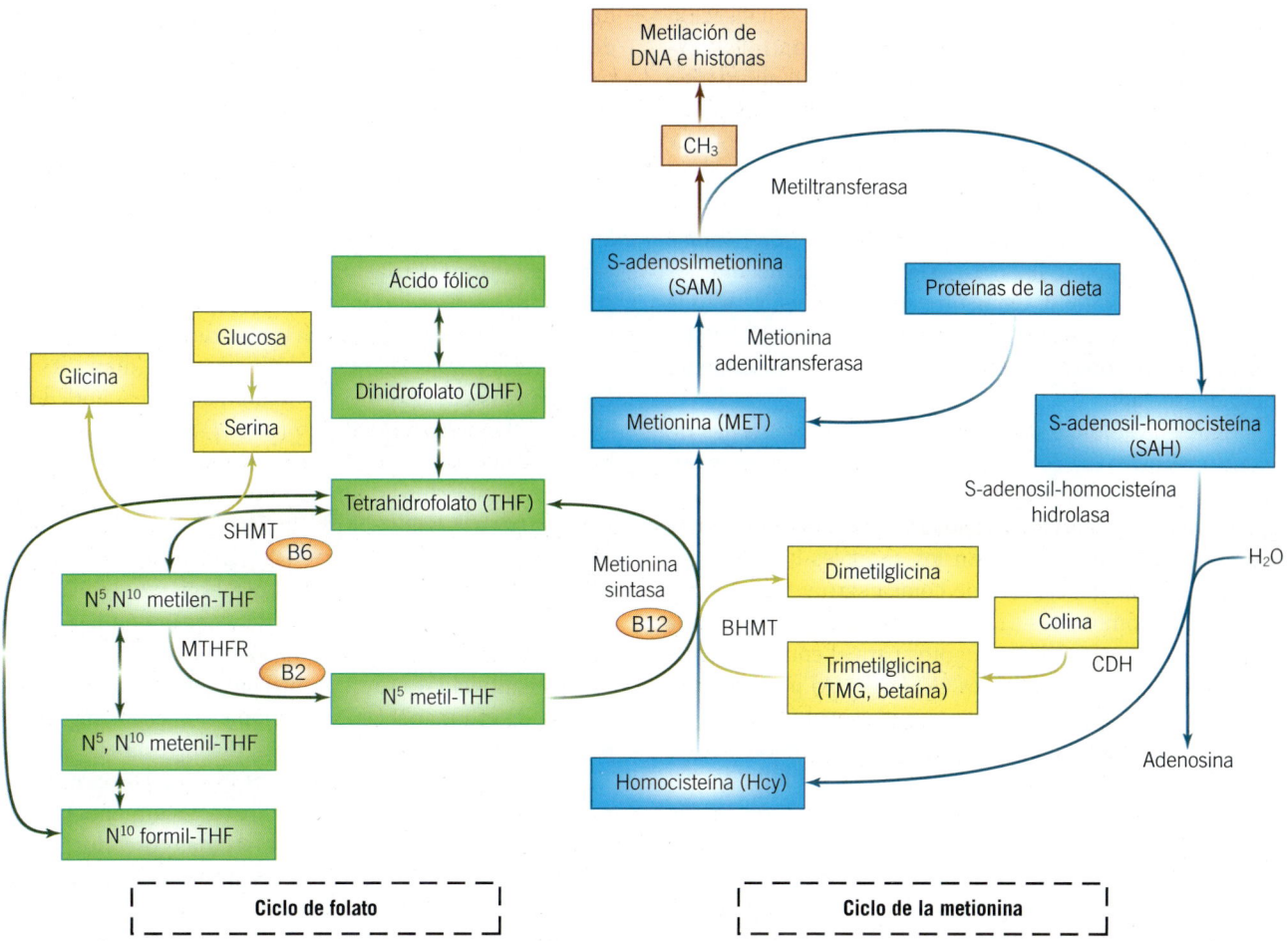

Figura 33-7. Metabolismo de un carbono. En el diagrama se muestran las vías principales involucradas en el metabolismo de un carbono, en el cual se produce S-adenosilmetionina (SAM), donador universal de grupos metilo. Transfiere su grupo metilo a citosinas del DNA y en residuos de arginina y lisina presentes en las colas de las histonas, reacción catalizada por enzimas metiltransferasas. En verde se muestra el ciclo del folato, en azul el ciclo de la metionina, en amarillo vías alternativas involucradas, línea punteada, múltiples pasos. Las marcas epigenéticas son moduladas por la disponibilidad de los nutrientes implicados en el metabolismo de un carbono, al afectar la producción de SAM.

la obesidad y la predisposición a diabetes y enfermedades cardiovasculares.

Particularmente, aquellos neonatos con bajo peso y recuperación acelerada del mismo durante los primeros años de vida son quienes presentan un riesgo mayor para padecer enfermedades crónicas.

Desregulación epigenética y obesidad: modelo de ratón *agouti*

La interacción entre los factores genéticos y epigenéticos puede ser la base de la etiopatogenia de varios trastornos, entre ellos la obesidad. Un ejemplo de ello se observa en el modelo murino conocido como ratón *agouti*.

Los epialelos metaestables son alelos con una secuencia de bases idéntica, pero que se expresan de manera variable debido a modificaciones epigenéticas que se establecieron durante el desarrollo y pueden ser mantenidas de manera transgeneracional. El término *epialelo* se refiere a que dicho alelo puede existir en más de un estado epigenético, lo que da lugar a diferentes fenotipos; *metaestable* se refiere a la naturaleza lábil del estado epigenético de estos alelos particulares. La exposición gestacional a determinados agentes dietéticos puede alterar las marcas epigenéticas en los epialelos metaestables. Las variantes epialélicas son potencialmente reversibles y generan fenotipos flexibles capaces de adaptarse a situaciones medioambientales cambiantes.

Uno de los epialelos metaestables más estudiados relacionados con la obesidad es el del ratón *agouti* viable amarillo (A^{vy}, *agouti viable yellow*). El epialelo resulta de una mutación dominante debido a la inserción de un retrotransposón común en el genoma murino llamado *Intracisternal A Particle* (IAP) dentro de la región promotora del gen *ASIP* que codifica para la proteína de señalización *agouti*; esto provoca que el retrotransposón controle la expresión del gen como un promotor críptico o alternativo que promueve la transcripción constitutiva de manera ectópica.

Los retrotransposones son material genético exógeno que se convierten en permanentes y heredables dentro de un genoma huésped. El DNA del retrotransposón tiende a estar fuertemente metilado para ser silenciado. Lo anterior genera que el DNA se encuentre menos accesible a toda la maquinaria transcripcional; de esta manera el silenciamiento del retrotransposón también es el silenciamiento del gen asociado.

Existen variantes alélicas del gen de la proteína *agouti*, el alelo recesivo (a) codifica para la eumelanina (pigmentación café), el alelo dominante (A) para la feomelanina (pigmentación amarilla) y alelos mutantes como el viable amarillo (A^{vy}), entre otros. En los animales homocigotos recesivos (aa) el pelaje será de color negro y para los homocigotos dominantes (AA) y heterocigotos (Aa) será amarillo. Los ratones homocigotos para el epialelo amarillo viable (A^{vy}) y heterocigotos (A^{vy}/a, A^{vy}/A) presentan un fenotipo peculiar caracterizado por obesidad.

La transcripción del alelo A por lo general ocurre sólo en la piel del ratón y su expresión en los folículos pilosos es transitoria puesto que sucede durante un estado específico del crecimiento del pelo, lo que resulta en una banda amarilla subapical en cada pelo negro; esto produce un pelaje café de los ratones silvestres. Lo anterior se debe a que la proteína codificada por el gen es antagonista del receptor tipo 1 de melanocortina (MC1R, *melanocortin 1 receptor*) de la hormona estimulante de melanocitos (MSH, *melanocyte-stimulating factor*). Por lo tanto, la proteína *agouti* inhibe la síntesis de eumelanina negra (a) inducida por la MSH, lo que provoca la banda amarilla subapical o bien el color amarillo del pelaje debido a la feomelanina (A). Este modelo murino puede expresar varios fenotipos (variaciones en el color del pelaje y peso corporal); las diferencias entre éstos no son de origen genético. La diferencia radica en variaciones de la expresión del gen *agouti* por las marcas epigenéticas (figura 33-8). Cuando existen altos niveles de metilación en CpG en el alelo A^{vy}, la producción de la proteína *agouti* es baja y los ratones muestran un fenotipo con pelaje café y composición corporal delgada. En cambio, cuando los niveles de metilación son bajos, la producción de la proteína está elevada y el fenotipo se caracteriza por pelaje color amarillo, obesidad, hiperfagia, hipometabolismo e incluso si la comida se restringe el ratón será obeso con la misma cantidad de alimento (figura 33-9).

Este modelo A^{vy} se ha usado como *biosensor epigenético* para determinar si las exposiciones dietéticas maternas pueden afectar el epigenoma fetal. La ingesta elevada de alimentos donadores de grupos metilo y cofactores necesarios para la metilación en la dieta materna aumenta la proporción de las crías delgadas y moteadas (pseudoagouti), debido a una mayor metilación del promotor críptico en la parte proximal del retrotransposón.

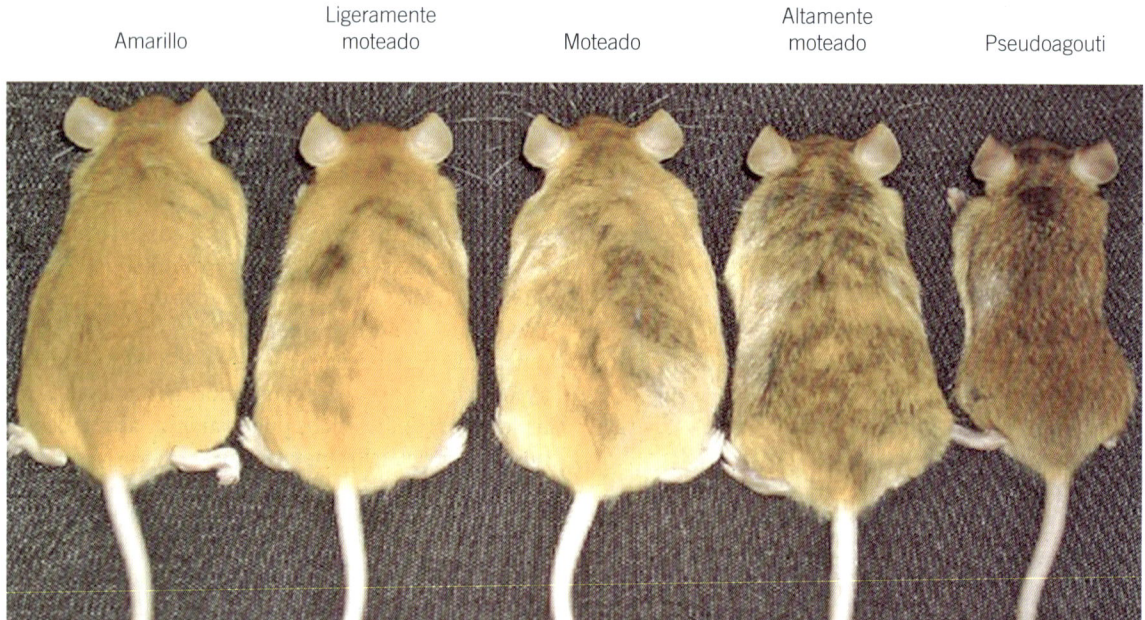

Figura 33-8. Clasificación del color del pelaje del ratón A^{vy}. Ratones A^{vy} genéticamente idénticos del mismo sexo y edad. El color del pelaje está agrupado en cinco categorías con base en la proporción de pelaje amarillo y café. Amarillo (< 5% café), ligeramente moteado (5 a 50% café), moteado (50% café), altamente moteado (50 a 95% café) y pseudoagouti (< 95% café). Reproducida bajo la autorización de Dr. Randy L. Jirtle, Duke University.

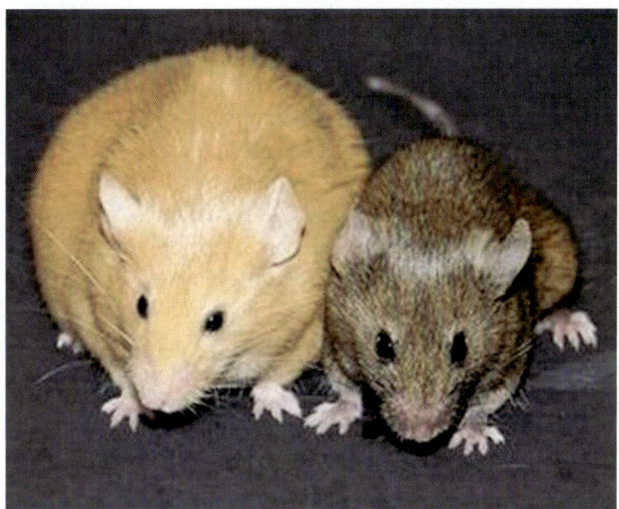

Figura 33-9. Variaciones epigenéticas del ratón *agouti*. A pesar de que los ratones *agouti* son genéticamente idénticos, la presencia o ausencia de marcas epigenéticas resulta en diferentes fenotipos. Cuando los niveles de metilación son bajos, la producción de la proteína *agouti* se encuentra elevada y el fenotipo se caracteriza por pelaje color amarillo, obesidad, hiperfagia, hipometabolismo e incluso si la comida se restringe el ratón será obeso con la misma cantidad de alimento. Reproducida bajo la autorización de Dr. Randy L. Jirtle, Duke University.

Epigenética y cáncer

Existe un consenso amplio en cuanto al impacto del estilo de vida en la prevención de cáncer. Como ejemplo de lo anterior, se calcula que 45% de los casos de cáncer de colon se pueden evitar a partir de la dieta. Por lo tanto, se ha puesto una gran atención en la epigenética y la carcinogénesis, ya que pueden explicar cómo el genotipo por sí mismo no confiere riesgo para cáncer.

Durante un proceso carcinogénico, las principales funciones celulares se encuentran alteradas, como el ciclo celular, la reparación del DNA, la apoptosis, la respuesta inflamatoria, la diferenciación, señalización celular y metabolismo de xenobióticos. Existe evidencia que indica que estas desregulaciones tienen una base epigenética y contribuyen a estos defectos celulares como el silenciamiento de ciertos genes codificantes para la detoxificación celular, supresión de tumores, regulación del ciclo celular, apoptosis y en la reparación del DNA, así como de receptores nucleares y transductores de señales. Es por ello que las modificaciones epigenéticas podrían ser utilizadas como marcadores tempranos del desarrollo de cáncer.

El mecanismo por el cual los componentes de la dieta tienen la capacidad de interactuar con el epigenoma es mediante la modificación de la actividad o la expresión de las enzimas DNA metiltransferasas y enzimas modificadoras de histonas. Existen varias moléculas presentes en los alimentos que funcionan como agentes quimiopreventivos, de éstas las más comunes son el folato, el ácido retinoico y el selenio. Algunos otros son el ácido butírico, los polifenoles, la genisteína y las isoflavonas de la soya, la curcumina, el resveratrol, dihidrocumarina y el ácido nordihidroguaiarético, licopeno, ácido anacárdico y garcinol.

La iniciación y progresión del cáncer se reconocen como el producto de la alteración en la expresión génica, resultado de mutaciones específicas en oncogenes y genes prometastásicos o bien por la inactivación de genes supresores de tumor. Hasta ahora, la metilación del DNA, y en particular el silenciamiento de genes supresores de tumor a través de hipermetilación de promotor, han sido las modificaciones epigenéticas más ampliamente estudiadas en tumores de seres humanos. Sin embargo, en los últimos años ha habido una atención especializada en los patrones de modificación de histonas en el desarrollo del cáncer. En particular, la acetilación de los residuos de lisina en la histona 3 e histona 4 han sido de los más estudiados. La mutación y la expresión aberrante de varias HDAC están involucradas en enfermedades humanas, particularmente en el cáncer. Por lo tanto, el patrón general de acetilación de histonas en cáncer se encuentra desregulado. De hecho, se ha informado que las células cancerígenas pasan por un proceso de pérdida de acetilación en H4K16, lo que indica que la actividad HDAC es crítica en el establecimiento del fenotipo del tumor.

De manera adicional, las HDAC pueden regular la expresión génica de distintas maneras a las ya conocidas. Por un lado, pueden actuar como correpresores con receptores nucleares en la ausencia de ligando. Por otro lado, se ha observado una interacción directa de las HDAC con factores transcripcionales como E2f, Stat3, p53, pRB, NF-κB y TFIIE. Además, pueden interactuar con proteínas distintas a las histonas, pero que regulan la progresión del ciclo celular, diferenciación y apoptosis.

Tipos de HDAC y cáncer

Todos los miembros de la clase I de las HDAC están desreguladas en muchos tipos de cáncer. Por ejemplo, la HDAC1 se ha encontrado sobreexpresada en carcinomas gástrico, mamario, pancreático, hepatocelular, pulmonar y prostático, lo que se relaciona con un mal pronóstico. Otros estudios han indicado niveles de expresión elevados de HDAC1, HDAC2 y HDAC3 en cáncer renal, colorrectal y gástrico, así como en linfoma de Hodgkin. Por último, otros miembros de la misma familia, como la HDAC8, parecen estar sobreexpresadas en neuroblastoma infantil y se correlaciona con estadios avanzados de la enfermedad, así como con una baja supervivencia.

Las HDAC de tipo II parecen ejercer una función dual en el desarrollo del cáncer. La sobreexpresión de HDAC4 se ha relacionado con cáncer de mama. Sin embargo, otros estudios han demostrado que la disfunción de la HDAC4 y su baja expresión se encuentran igualmente asociadas con el desarrollo del cáncer, como en el melanoma.

De manera similar, los niveles elevados de la HDAC7 se han observado en pacientes con cáncer pancreático y leucemia linfoblástica aguda, aunque también los niveles disminuidos de la misma se relacionan con neoplasias mieloproliferativas.

Algunos estudios han establecido una conexión entre las HDAC de tipo IIa y el cáncer. Dichas HDAC pueden actuar como factores proliferativos o como supresores de tumor. Por ejemplo, la HDAC4 puede regular la expresión del inhibidor P21WAF/Cip1 de la cinasa dependiente de ciclina (CDK, *cyclin dependent kinases*) tanto de manera positiva como negativa. Ésta puede interactuar con el factor transcripcional SP1, lo que lleva a la represión del inhibidor P21WAF/Cip21 e incrementa la proliferación celular. Por otro lado, en situaciones de daño al DNA, la HDAC4 es reclutada por la p53 para inducir la expresión de p21, promover la reparación de DNA y bloquear la proliferación celular. Respecto a las HDAC de tipo IIb, se han relacionado con niveles elevados de HDAC6 a oncogénesis en células de la cavidad bucal, mientras que en cáncer de mama se le ha conferido una función protectora ya que responde mejor al tratamiento, lo que incrementa la supervivencia.

En el caso de las HDAC de tipo III sucede un fenómeno muy similar como en las HDAC de tipo II, ya que han presentado una participación dual, tanto en el sentido prooncogénico como en el de supresor de tumor. Un ejemplo de lo anterior es la SIRT1, la cual se encuentra altamente expresada en leucemia mieloide aguda, cáncer de próstata y cáncer de piel de tipo no melanoma; se ha observado una expresión deficiente de la misma en cáncer de colon. Por otro lado, las SIRT3 y SIRT7 se encuentran sobreexpresadas en cáncer de mama; en contraste, la SIRT2 se encuentra en niveles muy bajos en gliomas y carcinoma gástrico.

Por último, pocos estudios han indicado una participación de las HDAC de tipo IV, como la HDC11 en el cáncer. Dicha enzima se ha relacionado con linfoma de Hodgkin. Los RNA de interferencia (iRNA, *RNA interference*) inhiben de manera selectiva la expresión HDAC11 e inducen apoptosis en líneas celulares de dicha patología, además de promover la producción de TNFα e IL-17.

Epigenética y comportamiento

Los rasgos epigenéticos se heredan y pueden hacerse presentes en distintos órganos de acuerdo con la recepción del estímulo que forma parte del ambiente. Se ha demostrado que algunos rasgos epigenéticos pueden influenciar el comportamiento de especies superiores ante una situación de peligro a tal grado que permanecen dos generaciones subsecuentes desde que ocurre la exposición a dicho estímulo. Esta herencia del comportamiento se demostró en ratones a los que se les exponía al olor de la acetofenona (se ha indicado que tiene la capacidad de estimular receptores olfatorios codificados por el gen olfr151) y de manera simultánea se les aplicaba ligeras descargas eléctricas en las extremidades para producir un evento traumático de manera repetitiva durante varios días. La simple presencia del olor a acetofenona produce temor en el ratón que previamente ha sido expuesto a un evento traumático (generación 0); sin embargo, las generaciones 1 y 2 descendientes de los ratones macho expuestos presentaban signos de temor de manera muy similar en ausencia de un evento traumático que lo desencadenara. El análisis de metilación de DNA en el espermatozoide de las generaciones 0 y 1 en el gen olfr151 reveló que se encontraba hipometilado, además se encontraron modificaciones anatómicas en la porción neuronal encargada de la olfacción. Dicho estudio demuestra un mecanismo de información heredada que altera la neuroanatomía para permitir respuestas específicas a estímulos.

Análisis de perfil epigenético

La metilación del DNA puede ser valorada mediante el uso de cantidades pequeñas de DNA obtenido de muestras de tejidos e incluso muestras de sangre almacenadas en tarjetas de datos clínicos por muchos años. El tratamiento de referencia para valorar la metilación al DNA es el tratamiento con bisulfito, el cual consiste en la conversión de las citosinas no metiladas en residuos de uracilo, lo que deja las citosinas metiladas sin cambio alguno. Este cambio químico específico se puede determinar mediante la secuenciación de DNA, reacción en cadena de la polimerasa (PCR, *polymerase chain reaction*) o espectroscopia de masas.

De igual manera, la metilación puede estudiarse a través de escalas de amplitud genómica (GW, *genome-widescale*) mediante el uso de una variedad de técnicas basadas en la afinidad de enzimas y anticuerpos hacia fracciones genómicas metiladas y no metiladas. Dichas fracciones pueden hibridarse en microarreglos o ser secuenciados en masa. La metodología de arreglos de baja resolución se ha usado para identificar patrones de metilación distintos en estudios de casos y controles.

Además de la identificación de los niveles de metilación de DNA en sitios específicos, el nivel general de metilación en un tejido se puede determinar por medición directa de la cantidad total de citosina y metil-citosina o mediante el empleo de digestión de DNA y detección por fluorescencia.

El desarrollo de tecnologías de secuenciación de DNA de alto rendimiento para la valoración directa de fragmentos de DNA metilados o DNA genómico tratado con bisulfito permitirá una medición más exacta de perfiles de metilación. En 2008, los *National Institutes of Health* (NIH) de Estados Unidos realizó un compromiso importante a la investigación respecto a la epigenómica al darle una gran importancia en el desarrollo de métodos que representen un bajo costo y efectividad para el análisis epigenético.

Ejercicios de integración

A

1. ¿Cuál es el principal donador de grupos metilo y en qué ciclo metabólico se produce?
2. ¿Cuáles son los principales procesos epigenéticos que regulan la expresión génica?
3. Mencione qué impacto tiene la desnutrición durante la gestación del feto.
4. Mencione los principales nutrimentos implicados en el metabolismo de un carbono.

B

Seleccione la casilla de verificación que describa el estado transcripcional del gen que se muestra a continuación y mencione las características fenotípicas esperadas en el ratón *agouti* de acuerdo a cada situación.

C

Interprete los siguientes códigos de histonas

H4K5ac
H2BS14fos
H3R26me

RNA de interferencia: una herramienta genómica funcional

CAPÍTULO 34

Edén Oceguera Contreras • Juan José Rivera Valdés

Introducción

El ácido ribonucleico de interferencia (iRNA, *RNA interference*) es un mecanismo conservado a través de la evolución, en el cual una doble cadena de RNA (dsRNA, *double-stranded RNA*) participa en el silenciamiento de la expresión postranscripcional de genes blancos con secuencia homóloga. Este fenómeno se describió por primera vez en plantas a finales de la década de 1980 y después en el gusano de seda (*Caenorhabditis elegans*) en 1988 por Fire y colaboradores. Posteriormente, en el año 2001 se describieron mecanismos similares en células de mamíferos, lo cual contribuyó al estudio de los mismos como mecanismos regulatorios de la expresión génica y de la función de los genes.

Los RNA no codificantes (ncRNA, *non-coding RNA*) afectan la regulación génica de los niveles genético, transcripcional y traduccional (DNA, RNA y proteínas); dentro de éstos se incluyen los RNA pequeños interferentes (siRNA, *Small interfering RNA*). Los ncRNA también pueden clasificarse en **ncRNA de infraestructura**, que incluye a los RNA ribosomales, de transferencia, pequeños nucleares y pequeños nucleolares, los cuales tienen funciones reguladoras ya conocidas. También pueden clasificarse en **ncRNA largos** y **ncRNA cortos**, basados en el tamaño del transcrito. Los ncRNA largos son transcritos que se encuentran en un rango de longitud de 200 nucleótidos (nt) a 100 kilobases (kb); la mayoría de las veces están involucrados en el tráfico de complejos proteicos, genes y cromosomas a locaciones específicas. Además, se ha propuesto su participación en los cambios epigenéticos de una manera tejido-específica, al reclutar complejos de remodelación de la cromatina a *locus* específicos.

Además, se han identificado otras clases de ncRNA pequeños con funciones diversas. Los ncRNA pequeños (de 24 a 31 nt en tamaño) pueden formar complejos con las proteínas Piwi (piRNA, *piwi-interacting RNA*), miembro de la familia de las proteínas Argonauta, las cuales desempeñan una función en la supresión de la actividad de los transposones durante el desarrollo germinal. En fecha reciente, se han descrito RNA relacionados con las regiones promotoras (PAR, *promoter-associated regions*) y a regiones potenciadoras (eRNA, *enhancer RNA*) como una clase novedosa funcional en la regulación transcripcional. Adicionales a éstos, existen los *pyknons*, que son elementos repetitivos de patrones no azarosos localizados con frecuencia en las regiones 3' no codificantes (3'UTR, *untranslated region*); éstos se clasifican dentro de los ncRNA pequeños y es muy probable que colaboren en el silenciamiento postranscripcional de genes, principalmente relacionados a la comunicación celular, regulación de la transcripción, señalización y transporte. Los más conocidos de los ncRNA pequeños son los denominados miRNA (micro-RNA) y siRNA, mediadores principales del sistema iRNA, los cuales se describen en este capítulo.

iRNA como mecanismo de regulación de la expresión génica

El descubrimiento de Fire y Mellow

Fire y Mellow encontraron que la introducción de un RNA exógeno de doble cadena (dsRNA) al gusano nematodo *Caernorhabditis elegans* disparaba el silenciamiento de genes con secuencia complementaria a una de las cadenas del dsRNA introducido. Se observó que el silenciamiento génico obtenido con esta molécula era superior del que se lograba sólo con un RNA antisentido (herramienta de silenciamiento estándar hasta ese momento). En seguida, los dsRNA se procesan de forma enzimática a un tamaño más corto de alrededor de 20 a 25 pb. La observación subsecuente comprobó que un RNA exógeno, sintético, de doble cadena, de alrededor de 21 pb, era capaz de un silenciamiento génico específico de especie en casi todos los organismos investigados. Estos dsRNA procesados, llamados RNA pequeños interferentes (siRNA), constituyeron un mecanismo de silenciamiento génico completamente nuevo y también el inicio hacia la era de los mecanismos de iRNA en la biología molecular y medicina. Además de establecerse como una herramienta única en investigación básica, el número de ensayos clínicos y preclínicos con iRNA se ha incrementado con los años, con lo cual se ha inyectado optimismo en su extrapolación a la práctica clínica.

Función natural de los RNA interferentes

Todos los organismos han evolucionado sus sistemas de protección para limitar la expresión génica y replicación de objetos genéticos exógenos introducidos por agentes biológicos, como los virus y transposones. En el caso de las plantas, se conocía la **cosupresión** de transgenes, un mecanismo en el cual el mismo transgén puede inducir su silenciamiento y, de manera simultánea, silenciar genes endógenos con secuencia homóloga por un proceso conocido como *silenciamiento genético postranscripcional*. En organismos eucariotas, las enzimas en la vía del iRNA se conservan entre especies, lo que sugiere la existencia de una versión mínima de la maquinaria de iRNA en un ancestro eucariota común. Se cree que el iRNA podría haberse originado a partir de un antiguo mecanismo de defensa que funciona *in cis* para escindir endonucleotídicamente y degradar dsRNA citoplasmáticos exógenos provenientes de infecciones virales, o bien transgenes expresados de forma anormal, elementos genéticos móviles o mRNA endógeno procesado de manera irregular. En organismos eucariotas superiores, se cree que la maquinaria del sistema iRNA ha evolucionado para ser un mecanismo clave en la regulación de la expresión de genes endógenos, a través de los miRNA, RNA endógenos con un tamaño de 20 a 25 pb, que regulan la estabilidad y la traducción de ciertos mRNA *in trans* (figura 34-1).

Vías entrelazadas: siRNA y miRNA

En un principio se creía que las vías de siRNA y miRNA eran independientes y distintas; ahora se sabe que las vías interactúan en diferentes niveles, al competir y también compartir sustratos y proteínas efectoras. Ambas vías comparten un precursor común que es un dsRNA de alrededor de 19 pb flanqueado por extremos 3′ de cerca de dos nucleótidos sobresalientes, lo cual es una señal de activación para la vía del iRNA. La cadena doble de siRNA y del miRNA contiene una cadena pasajera y una cadena guía; la cadena guía en el siRNA suele ser de secuencia complementaria al centro de la secuencia del mRNA blanco; la del miRNA suele contener apareamientos incompletos, protuberancias y apareamientos de tipo bamboleo.

La vía de silenciamiento postranscripcional se induce por la presencia de un dsRNA de origen exógeno o endógeno. Las fuentes de siRNA endógenos incluyen transcri-

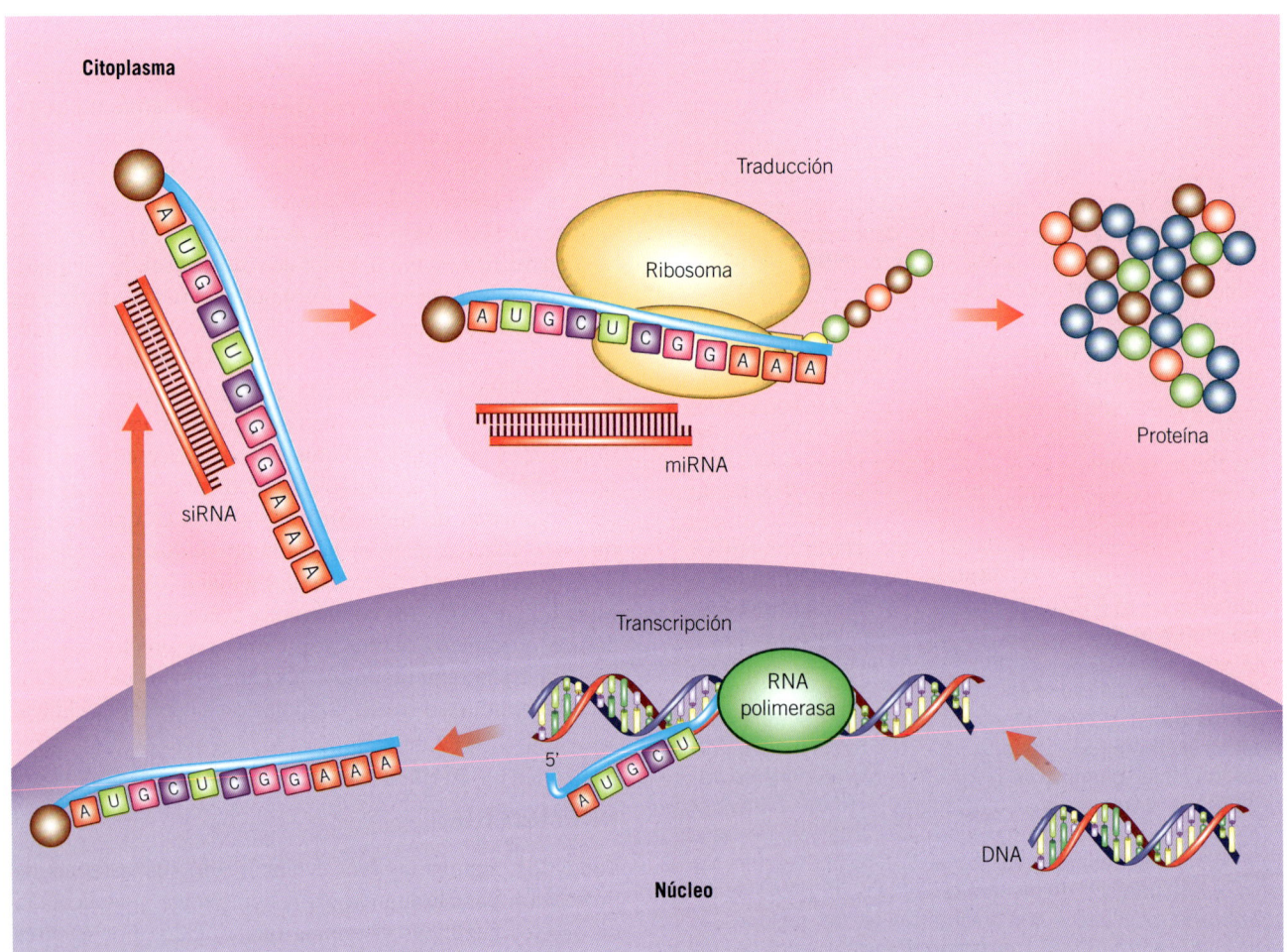

Figura 34-1. Puntos de regulación génica controlados por iRNA. Los genes que codifican para proteínas son transcritos en el núcleo celular; el mRNA se exporta hacia el citoplasma, donde ocurre la traducción que da como resultado una cadena peptídica. Los siRNA inducen un silenciamiento génico a nivel postranscripcional, mientras que los miRNA, por lo general, actúan a nivel traduccional. En ambos casos, el mRNA blanco no es traducido y por lo tanto el gen no se expresa a nivel de proteína.

tos de mRNA convergentes y otras secuencias de pares de base sentido-antisentido naturales, transcritos antisentido derivados de pseudogenes y secuencias sentido de sus genes cognados, además de los RNA en asa (hpRNA, *hairpin RNA*). En mamíferos, las fuentes de siRNA son moléculas exógenas sintéticas que pueden adquirirse de manera comercial en su forma de siRNA maduro (dsRNA de 19 a 21 nt de longitud con 2 nt colgantes en los extremos 3′) con la secuencia que convenga según el mRNA blanco. Mientras los miRNA son productos génicos de RNA no codificante pequeños, cuyos genes se han localizado a lo largo de todo el genoma en organismos eucariotas (figura 34-2).

Procesamiento del siRNA

Los dsRNA son reconocidos por una proteína de unión a dsRNA, llamada *iRNA defective family member-4* (RDE-4). Esta unión facilita la escisión del dsRNA por una RNasa III, llamada *Dicer*, a un siRNA de 21 a 25 pb que presenta en ambos extremos 3′ dos nucleótidos libres. Estos siRNA se desnaturalizan mediante una enzima helicasa dependiente de ATP al separarse en sus dos cadenas; una de ellas actúa como *cadena guía* en su asociación con un complejo proteico para la eliminación de los mRNA homólogos. Este complejo RNA/proteico se llama complejo de silenciamiento inducido por RNA (RISC, *RNA-induced silencing complex*) el cual genera el corte del mRNA de complementariedad casi perfecta a la secuencia de la cadena guía que induce su degradación por nucleasas celulares; esto impide su continuación en el proceso de traducción. Sin embargo, cuando los siRNA son exógenos y sintéticos (como cuando se emplean como estrategia de terapia génica) con tamaños entre 21 a 30 pb, omiten su procesamiento por *Dicer* y se separan de forma directa en cadena sencilla la helicasa dependiente de ATP; así, se incorporan al complejo de silenciamiento RISC para la escisión de mRNA específicos.

Procesamiento de los miRNA

Se ha demostrado que los miRNA están involucrados en la regulación de procesos biológicos cruciales, que incluyen el desarrollo fetal y la diferenciación, apoptosis y proliferación celular, por lo que anormalidades en la actividad de los miRNA contribuyen al desarrollo de enfermedades.

Los miRNA son productos génicos de RNA pequeño no codificante, que regulan la expresión génica mediante el apareamiento inespecífico o específico de bases a un mRNA determinado. Se encuentran en *C. elegans* y vertebrados superiores; su número hasta la fecha es de alrededor de 28 645 precursores, que expresan 35 828 productos maduros de miRNA, en 223 especies (www.mirbase.org), además de miles secuencias de miRNA pronosticadas en espera de confirmación experimental. Se han identificado varios miRNA en todos los cromosomas del genoma humano; uno de los objetivos ahora es la identificación sistemática de los blancos y procesos biológicos regulados por ellos, así como su posible alteración en estados patológicos.

Los miRNA están contenidos en el genoma y son transcritos por la RNA polimerasa II como un precursor llamado pri-miRNA o miRNA primario con una secuencia de varias kilobases de longitud. Los pri-miRNA son reconocidos por un complejo de microprocesamiento en el núcleo, formado por la enzima RNasa-III de Drosha y una proteína de unión a RNA de doble cadena (denominada Pasha en Drosophila o DGCR8 en mamíferos). El complejo de microprocesamiento corta la estructura de horquilla que contiene el pri-miRNA, lo que genera un intermediario que consta de 60 a 80 nucleótidos denominado pre-miRNA o miRNA precursor. El pre-miRNA es reconocido por el factor de exportación nuclear (exportina 5) que lo transporta al citoplasma. El procesamiento citoplasmático posterior es llevado a cabo por una segunda RNasa III, *Dicer* (la misma enzima que participa en el procesamiento de los siRNA) que realiza un segundo corte en la molécula y genera un miRNA funcional de 18 a 24 pb de largo. Una de las dos cadenas que forman el miRNA, la cadena guía, es incorporada al complejo RISC-Ago2, de manera independiente de ATP. La cadena contraria, conocida como la cadena pasajera, se elimina a través de *derivación* que no requiere escisión y probablemente involucre un doble desenrollamiento. Una vez que la cadena guía del miRNA se incorpora mediante el complejo a RISC/Ago2 (Ago2 es la única proteína Ago capaz de escindir mRNA específicos), la cadena del miRNA *guía* a RISC hacia el mRNA blanco, el cual será subsecuentemente escindido o bien silenciado a nivel traduccional dependiendo del grado de complementariedad entre el miRNA y su mRNA blanco (figura 34-3).

Complementariedad del miRNA y silenciamiento postranscripcional

El miRNA maduro de cadena doble es una entidad con una vida media corta. La separación de cadenas, que sucede tanto en los siRNA como los miRNA, se debe a que una de las cadenas (la *cadena guía*) se relaciona con el complejo RISC-Ago2, lo que está determinado por su baja estabilidad termodinámica en el extremo 5′ terminal, mientras la otra cadena se pierde. En animales, en la mayoría de los casos, los enlaces entre el miRNA y el mRNA se producen alrededor del nucleótido 30 de la región 3′ no codificante (3′ UTR), a través de una complementariedad parcial, al formar estructuras tipo asa o al dejar protuberancias. La característica principal de reconocimiento por parte del sistema iRNA involucra el apareamiento completo de los nucleótidos 2 al 8 del miRNA que representa la región central o también llamada *semilla*, con el mRNA blanco. En contraste, la mayoría de los miRNA de plantas se unen con una complementariedad casi perfecta a su mRNA blanco.

El grado de complementariedad de los miRNA se considera un determinante clave de los mecanismos de

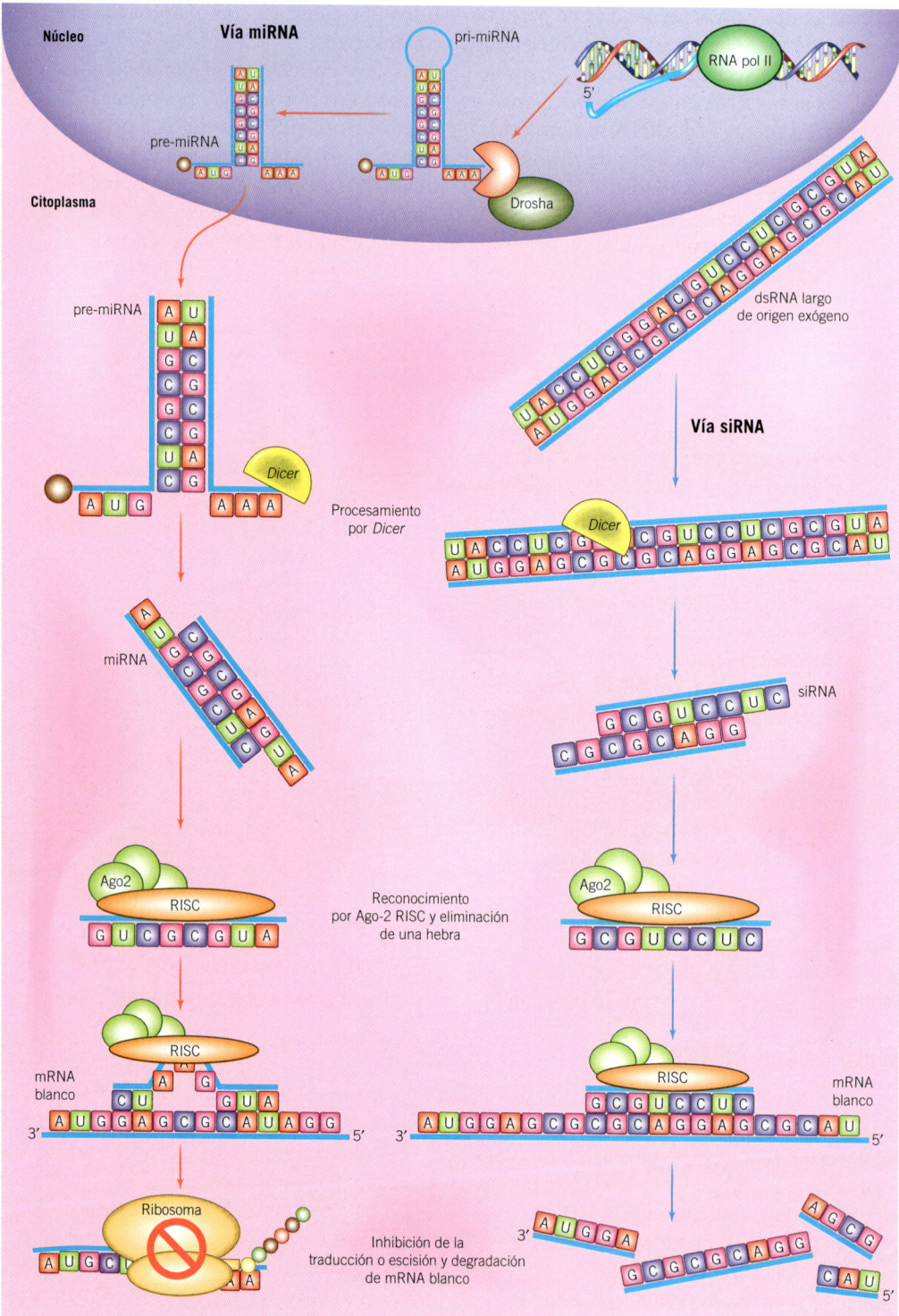

Figura 34-2. Vías entrelazadas. El precursor largo de miRNA (llamado pri-miRNA) es procesado por *Drosha* para ser convertido a pre-miRNA en el núcleo. Posteriormente se transporta al citoplasma por la exportina-5, pre-miRNA será posteriormente procesado por una enzima RNAsa III llamada *Dicer* para producir cadenas dobles cortas de miRNA con complementariedad imperfecta. Los miRNA se reconocen por la proteína Argonauta 2 (AGO2) y el complejo de silenciamiento inducido por RNA (RISC), donde una de las cadenas se degrada y la otra cadena guía al complejo AGO2-RISC para unirse y bloquear la traducción de blancos de mRNA con una complementariedad parcial de los sitios. El RNA de doble cadena (dsRNA) citoplasmático se corta por la enzima citosólica *Dicer* a RNA interferentes pequeños (siARN). El siRNA se reconoce por el complejo AGO2-RISC. Una de las cadenas es degradada y la otra guía al complejo para reconocer las secuencias de mRNA con una complementariedad perfecta o casi perfecta, lo que resulta en la eliminación y degradación de la secuencia blanco específica.

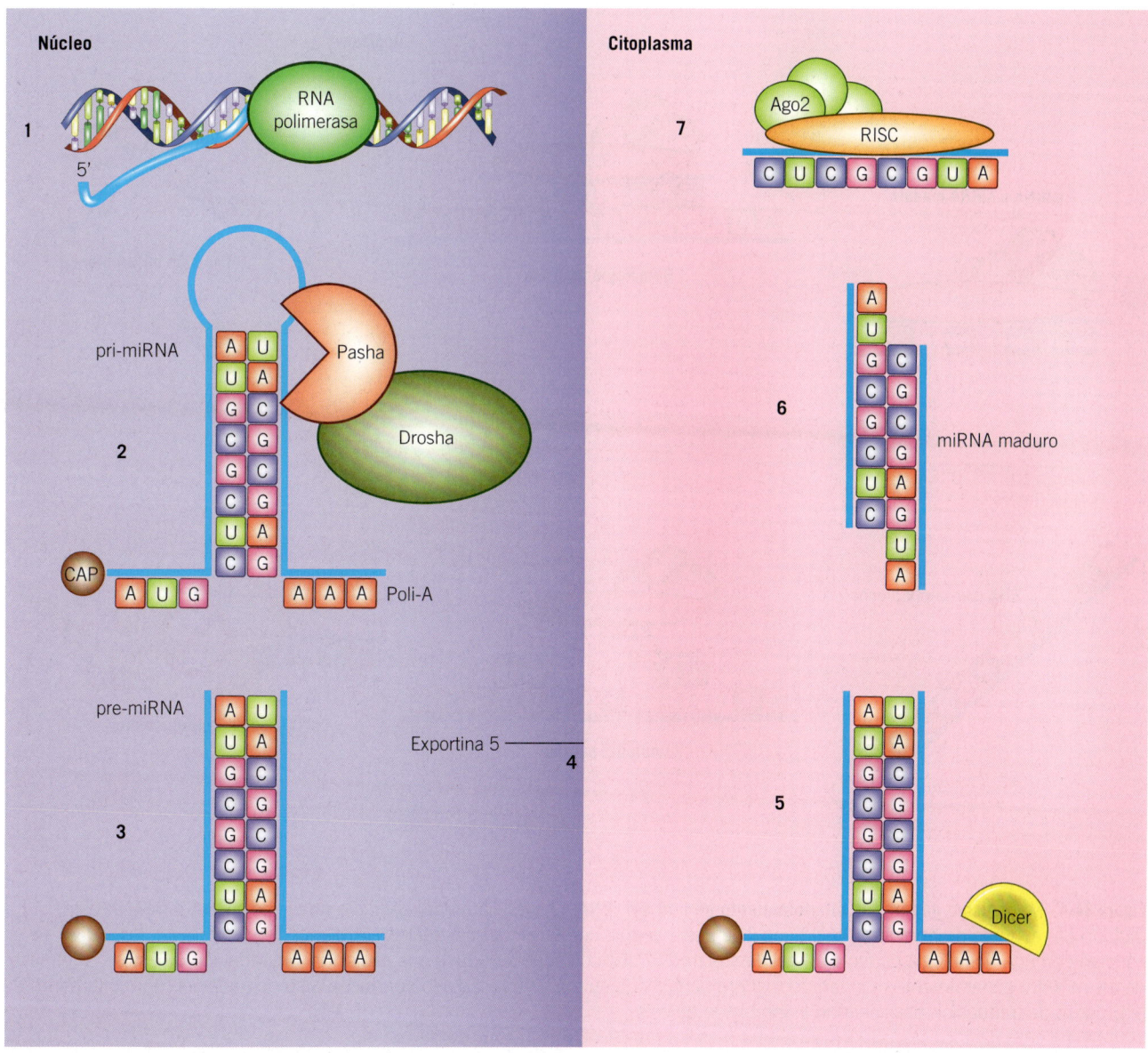

Figura 34-3. Biogénesis de los miRNA. Dentro del núcleo celular, los genes que codifican para miRNA son transcritos por la RNA polimerasa II **(1)**. El transcrito primario se denomina pri-miRNA. Gracias a la complementariedad entre las bases, el pri-miRNA forma una estructura con una horquilla o bucle sobresaliente. La RNasa III de Drosha y su coactivador, Pasha, son las principales responsables del complejo de microprocesamiento encargado de efectuar la escisión del bucle **(2)** formándose el denominado pre-miRNA **(3)**. Este precursor del miRNA consta de 60 a 80 nucleótidos y se exporta hacia el citoplasma a través de la exportina 5 **(4)**. La RNasa III *Dicer* escinde al pre-miRNA **(5)** para dejar un RNA de doble cadena de 18 a 21 nt de longitud y con dos nucleótidos 5' sobresalientes en cada extremo. Se dice que en este nivel se ha formado un miRNA maduro **(6)**. El miRNA maduro puede unirse al complejo de silenciamiento inducido por RNA (RISC) para llevar a cabo el silenciamiento postranscripcional del mRNA blanco **(7)**.

regulación del proceso de silenciamiento postranscripcional. Una complementariedad perfecta de los nucleótidos que conforman el miRNA permite el corte del mRNA catalizado por Ago2, mientras un apareamiento en la región central del miRNA pero parcial en el resto de la secuencia del mismo, excluye la escisión y promueve la represión de la traducción del mRNA (figura 34-4).

Estructura y función de *Dicer*

Dicer es un complejo enzimático formado por múltiples dominios con un orden específico del extremo amino al carboxilo: dominio DEXD/H ATPasa, un dominio DUF283, un dominio PAZ, dos dominios en tándem de RNasa III con actividad catalítica conjunta, y un dominio de unión a

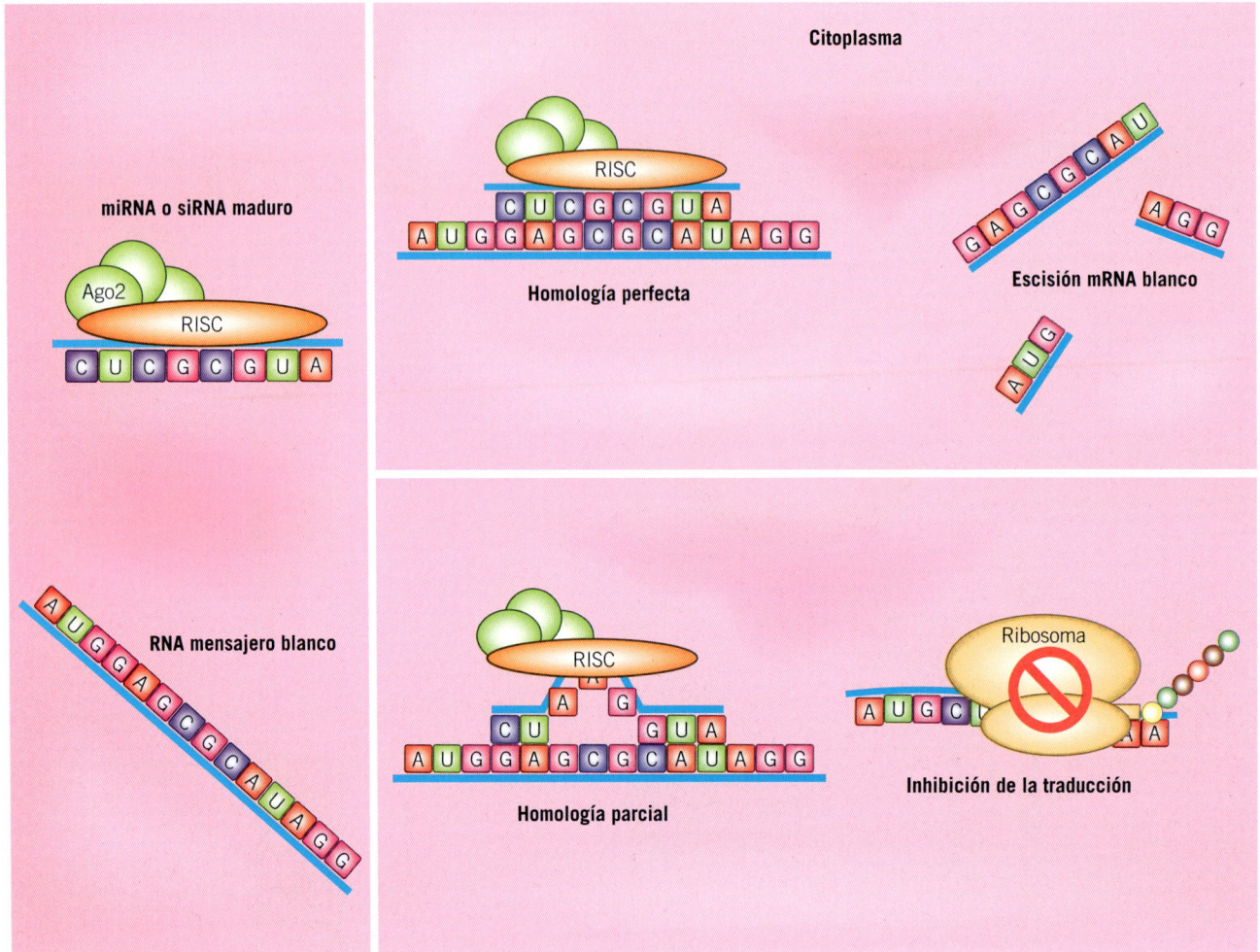

Figura 34-4. Mecanismo general de silenciamiento génico del iRNA. El silenciamiento génico a través de siRNA o miRNA está dictado por el grado de homología que tiene la secuencia guía con la secuencia del mRNA blanco. Por lo general, los siRNA se asocian con una homología perfecta o total de sus mRNA blanco lo cual conduce a la escisión y degradación de éstos. En el caso de los miRNA, generalmente hibridan de manera parcial con su mRNA blanco. No conducen a su degradación pero interfieren en el proceso de traducción ocasionando la inhibición de ésta.

dsRNA. Cada uno de los dos dominios RNasa III de *Dicer* es el responsable de la hidrólisis de una cadena del dsRNA. Algunos miembros de esta familia difieren ligeramente de este arreglo, ya sea por la carencia del dominio de ATPasa o dominio PAZ o por la ausencia de dominios RBDsds o presencia de dos dominios de unión a dsRNA en el extremo carboxilo terminal.

Mamíferos y nematodos tienen una sola enzima *Dicer* que hace doble función en la biogénesis tanto de miRNA y siRNA, mientras que en otros organismos se divide esta función entre múltiples proteínas *Dicer*. Como regla general, los organismos con múltiples *Dicer* muestran una especialización funcional entre ellas, como se ha visto en la mosca de la fruta: la proteína *Dicer*-1 se requiere para la biogénesis de los miRNA, mientras que *Dicer*-2 es incondicional a la vía de los siRNA.

Los dominios de PAZ y RNasa III desempeñan una función en la escisión de los siRNA en los extremos de las moléculas de dsRNA. Los dominios PAZ se comparten con las proteínas argonautas; están especializados en unirse a los extremos de los RNA en los extremos 3′ en los ~2 nucleótidos salientes. Mientras un extremo de los miRNA se une a los dominios PAZ el dsRNA se extiende dando aproximadamente dos giros de hélice a lo largo de la superficie de la proteína antes de que alcance un centro de procesamiento localizado en una hendidura dentro de un dímero intermolecular que involucra a los dominios de la RNasa III. Cada uno de los dos sitios activos de la RNasa III corta una de las dos cadenas del miRNA, al generar cortes dobles escalonados y nuevos extremos 3′ con dos nucleótidos sobresalientes. La reacción deja un grupo fosfato en el extremo 5′, el cual se necesitará durante estadios posteriores del silenciamiento. En cuanto a la función de los dominios ATPasa aún permanece incomprendida en su totalidad, aunque su mutación en algunas especies parece no afectar su eficiencia catalítica.

Estructura de las proteínas Argonautas

La superfamilia de proteínas Argonautas puede dividirse en tres subgrupos separados: la rama Piwi que se une a los piRNA, la rama Ago que se asocia con los miRNA y siRNA, y la tercera rama descrita solamente en nematodos. Estas proteínas son el componente central que define la isoforma del complejo RISC. Las proteínas Argonauta constan de cuatro dominios: los dominios PAZ (compartido con las enzimas *Dicer*), los dominios Piwi, único a la superfamilia de Argonautas, y los dominios N y Mid.

Ensamble de RISC y la selección de la cadena de los siRNA

Aunque los siRNA de cadena sencilla se pueden asociar de manera directa a proteínas Argonauta purificadas, el siRNA de doble cadena generado por *Dicer* debe ser procesado por la vía de RISC-Ago2. *Dicer*, TBRP y Ago2 son proteínas intrínsecamente asociadas incluso en ausencia de un dsRNA. Este trímero se conoce como el complejo de empaque de RISC, el cual es capaz de unirse a un dsRNA, al cortarlo hasta generar un siRNA. El siRNA se relaciona con Ago2, al quedarse la *cadena guía* y generar un complejo funcional de RISC, lo cual descarta la *cadena pasajera* por diferencias de estabilidad termodinámica en el extremo 3'. Otras proteínas adicionales se relacionan con Ago2 en células humanas, pero tal parece que estas proteínas no son esenciales para el ensamblaje de RISC o para la escisión del mRNA blanco. Ratones *knock-out* heterocigotos de *Dicer* pueden ensamblar el siRNA a complejos funcionales de RISC, lo que indica que *Dicer* no es indispensable para el ensamble de RISC en mamíferos.

Durante la vía canónica del mecanismo de iRNA, la *cadena guía* del siRNA asociada a RISC complementa de modo perfecto el mRNA blanco, el cual se degrada. La degradación del RNA es inducida por el dominio piwi de la proteína Ago. Esta actividad de corte es muy precisa: se realiza en el enlace fosfodiéster entre los nucleótidos 10 y 11 del mRNA blanco/siRNA (contando del extremo 5') generando extremos 5'-fosfatados y 3'-hidroxil. Una vez que este corte inicial se realiza, las exonucleasas celulares atacan al fragmento para completar el proceso de degradación. El extremo 3' generado es un sustrato para la oligouridilación, que puede promover blancos exonucleolíticos. Los fragmentos disociados de los siRNA después de ser cortados, se liberan de RISC para cortes adicionales.

Los apareamientos incompletos cerca del centro del complejo siRNA/mRNA suprimen el corte endonucleolítico; además, algunas proteínas Ago carecen de actividad endonucleasa incluso con un apareamiento perfecto de bases con el mRNA blanco.

Las secuencias blanco pareadas de manera parcial o que son reconocidas por endonucleasas de RISC inactivas pueden ser silenciadas en un nivel postranscripcional que involucra la represión traduccional o la degradación exonucleolítica de forma similar a la vía de los miRNA. Las fases efectoras del silenciamiento postranscripcional ocurren en el citoplasma. La unión del siRNA induce a la localización de las proteínas Ago en estructuras llamadas *P bodies*, las cuales se encuentran repletas de moléculas capaces de degradar el RNA.

Amplificación de la vía de silenciamiento con siRNA

Una de las características más sobresalientes del mecanismo de iRNA es su eficacia; unas pocas moléculas de dsRNA por célula pueden inducir una respuesta potente, el iniciador primario del dsRNA induce la síntesis de un siRNA secundario (si el mRNA blanco está presente), a través de una acción mediada por una polimerasa de RNA dependiente de RNA (RdRP, *RNA-dependent RNA polymerase*). Esta mezcla secundaria de siRNA puede amplificarse y sostenerse a lo largo de la respuesta de silenciamiento; en algunos organismos, como plantas y nematodos, pueden conducir a un silenciamiento sistémico que se difunde a través del organismo.

iRNA como estrategia de terapia génica

Los descubrimientos de los mecanismos del iRNA son un puente entre la comprensión de la función de los genes y la regulación de las células eucariotas, lo cual sugiere un potencial terapéutico de estas moléculas contra varias enfermedades, incluyendo cáncer, infecciones, enfermedades autoinmunes y otros trastornos genéticos.

La terapia génica se vale de estrategias ya conocidas (oligonucleótidos antisentido, ribozimas, etc.) para inhibir u obliterar selectivamente la expresión de genes causantes o asociados a enfermedades. Los siRNA y miRNA ofrecen nuevas oportunidades para la terapia génica a través de estas vías de silenciamiento endógenas a la célula. El envío de moléculas como siRNA, miRNA, dsRNA, shRNA o bien de sus secuencias a través de vectores constituye la entrada externa a la célula de moléculas de siRNA o miRNA que serán procesados por la vía del iRNA.

Por otro lado, existe la transfección de moléculas de siRNA sintéticos y adquiridos comercialmente que pueden suprimir la expresión de un gen endógeno o heterólogo en células cultivadas e inclusive *in vivo* tanto en animales o pacientes al lograr efectos de silenciamiento transitorio. El uso de esta estrategia se limita a células susceptibles de transfección por alguno de los agentes catiónicos empleados para ello. La principal ventaja radica en que los vectores no virales son menos inmunogénicos y tumorigénicos.

Los vectores no virales pueden clasificarse por lo regular como péptidos, vectores basados en polímeros, basados en carbohidratos y basados en lípidos. Los CPP (péptidos penetrantes celulares), también conocidos como dominios de transducción peptídicos (PTD, *peptide transduction domains*), han demostrado la habilidad para cruzar las membranas celulares a pesar de su tamaño y peso molecular. Las moléculas de quitosan (polisacárido biocompatible y biodegradable que es un copolímero de N-acetil D-glucosamina y D-glucosamina) de alto peso molecular (64.8-170 kDa) forman complejos estables con siRNA.

El envío de moléculas dsRNA (con la secuencia de un siRNA o miRNA) a la célula permite su entrada directa al citoplasma, donde son procesados por *Dicer* para formar un dsRNA pequeño, el cual es capaz de interactuar con AGO y RISC, para inducir la degradación de un mRNA blanco o la inhibición de la traducción dependiendo del grado de complementariedad.

Otra posibilidad es el empleo de vectores plasmídicos o virales para el envío de secuencias de miRNA o siRNA, lo que genera precursores RNA en asa pequeños (shRNA, *short hairpin RNA*) procesados parcialmente por la vía del siRNA/miRNA hasta generar una molécula funcional. Los vectores virales más utilizados con estos fines son los adenovirus y lentivirus principalmente. Los vectores virales confieren mayor eficiencia en comparación con los vectores no virales, además de ofrecer la expresión a corto o largo plazos del iRNA terapéutico según convenga, lo que es útil en el tratamiento de enfermedades crónicas. Además, su uso en modelos animales o inclusive su escalamiento a la clínica es viable. El envío de las secuencias de shRNA en plásmidos se hace principalmente para validar pruebas de concepto o bien valorar la expresión en modelos animales, lo que permite decidir si la aplicación en pacientes sería beneficiosa y si la construcción de un vector viral con el constructo resulta conveniente.

Los constructos con secuencias de shRNA suelen dirigirse por un promotor reconocido por la Pol III, lo cual garantiza una producción eficiente de pequeños dsRNA y reduce la toxicidad celular. En caso de shRNA, basados en secuencias de miRNA, se generan moléculas del tipo pre-miRNA en el núcleo celular, los cuales entrarán a la vía del iRNA convencional en citoplasma.

Como una estrategia para disminuir la respuesta inmune e inflamatoria y aumentar la vida media de la molécula, modificaciones químicas se han realizado a las moléculas de los siRNA/miRNA en las bases nitrogenadas, la ribosa y los esqueletos fosfodiéster. Las principales modificaciones consisten en la adición de grupos metilo (2'-O-metilo). Las modificaciones metílicas en siRNA han logrado reducir hasta 50% los efectos inhibitorios que éstos sufrían dentro de la célula, lo que les confiere mayor estabilidad intracelular. Además, la incorporación de partículas lipídicas con la finalidad de dar estabilidad a la molécula también se ha estudiado.

Otro reto para la terapia basada en iRNA incluye el control de la especificidad del siRNA para reducir al mínimo el potencial de efectos secundarios relacionados con un silenciamiento no-específico.

Protocolos clínicos que emplean el mecanismo del iRNA

Existen varios obstáculos en el desarrollo clínico de terapias basadas con iRNA. Uno de los principales retos es el método de envío de los siRNA al tejido específico, ya que la eficacia y seguridad de los siRNA depende de forma amplia en su entrega a su blanco específico.

Acarreadores sintéticos de siRNA se han empleado en la práctica terapéutica para una variedad de tejidos específicos en diversas enfermedades y tumores. Un ejemplo de estos acarreadores sintéticos potenciales son las nanopartículas, las cuales han servido como vehículos para el envío de los siRNA a su célula blanco, ayudando a proteger al siRNA durante el transporte.

Otro tipo de herramienta que se ha probado es la entrega de siRNA desnudos, particularmente para terapias que permiten su administración tópica.

Los usos terapéutico potenciales del silenciamiento a través del iRNA son vastos y se están explorando. Datos recientes han demostrado la capacidad de silenciar genes terapéuticamente relevantes en diversos modelos *in vivo* de cáncer, infecciones virales (HBV, HVC y HIV), enfermedades autoinmunes y trastornos genéticos. En la actualidad, distintos protocolos clínicos registrados en el clinicalTrials.gov o publicados utilizan el sistema de iRNA como herramienta de silenciamiento génico para abordar diferentes patologías (cuadro 34-1).

CUADRO 34-1. Ensayos clínicos registrados en clinicalTrials.gov que emplean iRNA alrededor del mundo.

siRNA		miRNA	
Región	Número de estudios	Región	Número de estudios
África	1	África	2
Este de Asia	2	Centroamérica	2
Europa	12	Este de Asia	40
Medio Oriente	6	Japón	2
Norteamérica	21	Europa	84
Oceanía	1	Medio Oriente	10
Sudeste de Asia	1	Norteamérica	95
Mundial	39	Mundial	263

La farmacéutica Alnylam realizó un estudio clínico fase 1 en 2012, con un siRNA que inhibe la proproteína convertasa subtilisina/Kexina tipo 9 (PCSK9), la cual se une a los receptores de LDL, lo que conduce a la degradación de éstos y, por lo tanto, aumenta los niveles séricos de LDL. Se agruparon 32 voluntarios sanos con colesterol alto que no estaban en tratamiento hipolipemiante; se asignaron al azar 24 pacientes para recibir una dosis intravenosa única del siRNA, la cual osciló de 0.015 mg/kg a 0.400 mg/kg; el resto recibió placebo. La dosis más alta resultó en una reducción promedio de 70% de la proteína plasmática PCSK9 en circulación ($p < 0.0001$) y una reducción media de 40% en el colesterol LDL respecto al placebo ($p < 0.001$). Este estudio proporcionó un mecanismo potencialmente seguro para reducir la concentración de colesterol LDL en individuos sanos con colesterol elevado y de esta manera disminuir el riesgo de enfermedad coronaria. Cabe destacar que este estudio es el primero en mostrar un fármaco basado en siRNA que se utiliza para afectar a un marcador clínicamente validado (es decir, el colesterol LDL) en los seres humanos.

Entre marzo de 2009 y agosto de 2011, un estudio realizado por Tabernero y colaboradores empleó nanopartículas lipídicas (LNP, *lipid nanoparticles*) como vehículo para dos moléculas de siRNA y condujo a resultados terapéuticos en pacientes con cáncer. Este ensayo clínico fase 1 utilizó dos siRNA modificados para disminuir la inmunoestimulación, dirigidos contra el mRNA del factor de crecimiento vascular endotelial (VEGF, *vascular endothelial growth factor*) y contra la proteína KSP (*kinesin spindle protein*) enviados en una sola LNP, en pacientes con varios tipos de cáncer avanzado y con metástasis hacia el hígado. La función de VEGF en el cáncer radica en promover la angiogénesis y la vascularidad endotelial que favorece la tumorogénesis y metástasis; mientras que la KSP interviene en la formación del huso mitótico y media la separación del centrosoma en la proliferación celular. Las LNP se distribuyen en el hígado y bazo principalmente, para después desplazarse hacia el sitio del tumor. Las dosis empleadas de 0.1 a 1.5 mg/kg fueron administradas IV cada dos semanas; cada paciente recibió un promedio de 6.8 dosis. El siRNA medió la escisión de los mRNA blanco en el hígado; se observaron efectos inhibitorios en las células tumorales de las metástasis hepáticas al conformar actividad antitumoral en hígado y sitios extrahepáticos. La administración de este siRNA-LNP fue segura y bien tolerada.

Desde mayo de 2015 se lleva a cabo un ensayo clínico fase 1 dirigido por Suhy D. y colaboradores; este estudio se diseñó para transferir secuencias genéticas anti-VHC en los hepatocitos de sujetos infectados con el virus de la hepatitis C (VHC). Dichas secuencias se encuentran en tres diferentes shRNA, cuya finalidad es escindir directamente el genoma de RNA de VHC mediante su interferencia directa. El envío de las secuencias de anti-VHC se lleva a cabo mediante un vector hecho a partir de un virus adenoasociado (AAV, *adeno-associated virus*) mediante la eliminación de los genes virales y su sustitución por una secuencia genética no replicante que produce tres diferentes shRNA dirigidos hacia tres regiones diferentes dentro de los genes del VHC. El estudio valoró la seguridad y tolerabilidad de dosis crecientes del vector que contiene el shRNA administradas vía IV como una infusión única a sujetos con hepatitis C crónica, así como su eficacia para eliminar el genoma viral del VHC en pacientes con hepatitis C crónica. En caso de que los resultados sean satisfactorios, esta estrategia podría beneficiar a millones de personas infectadas con el virus de la hepatitis C.

Se han planteado terapias que combinan la estrategia del silenciamiento génico con terapia celular. En 2010, DiGiusto D.L. y colaboradores desarrollaron un ensayo clínico en el que siete pacientes infectados de VIH se sometieron a trasplante autólogo de células progenitoras hematopoyéticas aisladas de sangre periférica (CD34+) y tratadas *ex vivo* para su modificación genética a través de la transducción con un vector lentiviral que contenía un shRNA dirigido a un exón común compartido por las proteínas *tat* y *rev* del VIH, en combinación con un señuelo para la localización nucleolar de TAR y una ribozima anti-CCR5 específica. Este estudio demostró la expresión de siRNA en células sanguíneas humanas hasta por dos años después del trasplante autólogo de células.

En conjunto, estos ensayos son sólo ejemplos de los alcances que puede lograr el empleo terapéutico del mecanismo del iRNA; lo anterior vislumbra un futuro alentador para enfermedades que en la actualidad carecen de un tratamiento eficaz. El aprovechamiento de los mecanismos del iRNA para silenciar genes implicados en la enfermedad es una promesa para el desarrollo de una nueva clase de productos terapéuticos.

Conclusiones

La capacidad para controlar y estudiar la expresión genética ha abierto numerosos campos de investigación nuevos, los cuales les otorgan un nuevo e interesante enfoque a campos de investigación que ya existían; las investigaciones se benefician de una herramienta funcional sin precedentes para analizar el funcionamiento genómico, además de utilizar los mecanismos de los iRNA como posibles tratamientos clínicos, lo cual ha resultado en una explosión en cuanto a la utilización de estas moléculas en el campo clínico y la industria.

Ejercicios de integración

Complementa con F para falso o V para verdadero según sea el caso en las siguientes afirmaciones.

1. Los dsRNA pueden ser de origen endógeno o exógeno, administrados a través de un vector _____
2. Se ha postulado que el sistema de iRNA se originó como mecanismo de defensa celular ante virus de RNA, los cuales generalmente producen dsRNA _____
3. La enzima DICER es capaz de generar miRNA o siRNA a partir de dsRNA _____
4. El pre-miRNA es el transcrito primario de un dsRNA que dará origen a un miRNA _____
5. La cadena antisentido es la que dirige al complejo RISC para hibridar con su mRNA diana y de esta manera llevar a cabo el silenciamiento génico _____
6. La hibridación total de la cadena guía con el mRNA diana conduce a la degradación de dicho mRNA blanco _____
7. Debido a su hibridación parcial, los miRNA regulan el silenciamiento génico a través de bloquear o inhibir la traducción de su mRNA diana _____
8. DROSHA convierte un pri-miRNA en un pre-miRNA, dicha reacción se lleva a cabo en el citoplasma celular _____
9. PASHA es una proteína de unión a dsRNA, con actividad de dsRNA ribonucleasa nuclear y es esencial para la actividad de DROSHA _____
10. El pre-miRNA es procesado por DICER en el interior del núcleo celular _____

Biología molecular del deporte

CAPÍTULO 35

Ana Soledad Sandoval Rodríguez • Adriana María Salazar Montes • Óscar Gabriel Béjar Mejía

Introducción

Se considera que la actividad física es todo tipo de movimiento corporal que realiza el ser humano durante un determinado periodo, ya sea como parte de su actividad laboral o en sus momentos de ocio; dicho movimiento aumenta de forma considerable el consumo de energía y los niveles del metabolismo de reposo; de esta manera, la actividad física induce el consumo de calorías.

La actividad física diaria induce beneficios para la salud, a nivel cardiovascular, musculoesquelético, inmunológico, etc. Las actividades físicas integradas a las actividades cotidianas, como caminar, transportarse en bicicleta, subir escaleras, hacer las labores del hogar o sólo hacer las compras, son benéficas, sobre todo si se realizan con frecuencia. Sin embargo, lo más recomendable es practicar un ejercicio físico programado o deporte a intensidad moderada. Por **deporte** se entiende cualquier forma de actividad física que mediante una participación organizada o no tiene como objetivo expresar o mejorar las actitudes físico-psíquicas, desarrollar las relaciones sociales o alcanzar resultados deportivos en cualquiera de sus niveles. Para la correcta realización de un deporte se requiere de entrenamiento. El **entrenamiento** es la planificación y realización sistemática de las medidas necesarias (contenidos y métodos de entrenamiento) para la obtención de ciertos efectos físicos o psicológicos, persistentes y duraderos a través de la actividad física. El ejercicio requiere movimientos corporales, lo cual se consigue a través de los movimientos de los músculos esqueléticos. La célula muscular sólo es capaz de obtener energía química del trifosfato de adenosina (ATP, *adenosine triphosphate*); por lo tanto, los macronutrientes deben ceder la energía de sus enlaces químicos a través de distintos procesos bioquímicos. Para esto, se dispone de diversas vías metabólicas que proporcionan energía, las cuales se detallan a continuación.

Vías energéticas durante la actividad física

La principal fuente de energía para la contracción de las fibras musculares se obtiene de la desintegración del ATP en adenosina difostato (ADP, *adenosine diphosphate*) y adenosina monofostato (AMP, *adenosine monophosphate*). Esta reacción se desarrolla por medio de la enzima *ATPasa de miosina* o *adenosintrifosfatasa de miosina*. Sin embargo, la cantidad de ATP disponible en el músculo sólo alcanza a proporcionar energía por 1 a 2 s. Si las contracciones musculares se prolongan por más tiempo, el ATP tiene que ser abastecido a través de fuentes energéticas secundarias. Éstas se dividen en **vía energética anaerobia** y **vía energética aerobia**. Los esfuerzos anaeróbicos tienen una duración máxima de 2 min; por otro lado, los esfuerzos de resistencia duran más de 10 min y su fuente energética proviene en 80% de vías oxidativas, por lo que se le denomina vía aeróbica; su principal fuente de energía son los hidratos de carbono.

Vía energética anaerobia

Vía anaerobia aláctica: fosfocreatina

El primer mecanismo de las vías energéticas secundarias es el desdoblamiento de la molécula creatinfosfato (CrP) en creatina:

$$ADP + CrP \rightarrow ATP + Cr$$

La fosfocreatina se reserva en el músculo en pequeñas cantidades; la energía proveniente de esta vía metabólica dura en personas no entrenadas hasta 6 s mientras que en atletas de alto entrenamiento puede durar de 12 a 20 s. Los ejercicios que usan esta vía energética no producen lactato, por lo que también se le denomina a esta vía *anaerobia-aláctica*. Por ejemplo, esta vía se activa en la salida de un portero al área chica, durante carreras de atletismo de 100 m planos, en una salida en natación, durante el salto de longitud y triple salto, lanzamientos de bala, jabalina, disco, entre otros.

Vía anaerobia láctica: glucólisis anaerobia

Si la demanda energética es mayor a los 6 a 20 s, el fosfato de creatina se agota; a partir de ese punto la energía se obtiene del glucógeno muscular, a través de la glucólisis anaerobia. Durante esta vía metabólica se despliega la energía de la molécula de glucosa y se generan como metabolito dos moléculas de piruvato. A continuación, en la glucólisis aerobia, el piruvato puede transformarse en acetil coenzima A por descarboxilación oxidativa a través de una serie de reacciones catalizadas por la piruvato deshidrogenasa localizada en la matriz mitocondrial, y la acetil coenzima A puede entrar al ciclo de Krebs para generar más energía. Sin embargo, cuando la demanda de energía sobrepasa la disponibilidad de oxígeno en sangre, la piruvato deshidrogenasa no alcanza a convertir el piruvato a acetil-CoA lo suficientemente rápido, por lo que comienza a acumularse; esto inhibiría la glucólisis y reduciría la producción de ATP.

Bajo estas condiciones la enzima lactato deshidrogenasa reduce el piruvato a lactato mediante la siguiente reacción:

Piruvato + NADH + H$^+$ → lactato + NAD$^+$

La producción de lactato tiene como función oxidar el NADH + H para regenerar el dinucleótido de nicotinamida-adenina (NAD$^+$) el cual es necesario para la glucólisis y continuar con la producción de ATP. En la degradación anaerobia del glucógeno se origina lactato en concentraciones que oscilan entre 4 a 20 mmol/L de sangre, acumulaciones mayores a 6 a 8 mmol/L impiden un desempeño deportivo eficiente. La glucólisis anaerobia alcanza su máximo nivel después de unos 45 s y se mantiene así unos 2 min; por lo tanto, la duración de los esfuerzos anaeróbicos lácticos está limitada por la acidificación del músculo (por el agotamiento de los sistemas amortiguadores del músculo que tratan de aminorar la concentración de cationes hidrógeno liberados en la hidrólisis de ATP) y no por el agotamiento del glucógeno muscular. Estos esfuerzos se pueden apreciar en la carrera de 400 m planos y las pruebas de 100 m en natación.

Por otro lado, el lactato producido sale de la célula muscular y mediante el torrente sanguíneo llega al hígado donde se vuelve a transformar en glucosa por el proceso de gluconeogénesis; lo anterior se conoce como ciclo de Cori.

Vía energética aerobia

Esta vía se puede dividir en dos: para ejercicios físicos de larga duración y para ejercicios físicos de corta y mediana duración.

En los ejercicios físicos de larga duración, la energía proviene principalmente de los lípidos. Aquí la velocidad de la producción de energía es baja y al ser la grasa una reserva de energía abundante, permite mantener esfuerzos físicos por largo periodos como en el caso de los maratones, triatlones, marcha y carreras de bicicleta.

En cambio, la energía para ejercicios aeróbicos de corta o mediana duración se obtiene principalmente de los hidratos de carbono; la combustión de éstos es más rápida que la de las grasas; en determinado momento las reservas de hidratos de carbono se agotan. En este tipo de ejercicios pueden aparecer concentraciones de lactato en cantidades de 2 a 4 mmol/L sangre. Los deportes que emplean esta vía son pruebas de 400 m en natación y carreras de atletismo de 500 y 1 000 m.

Vía aeróbica: glicólisis aeróbica

Cerca de los 2 min, la energía se obtiene por la oxidación aeróbica del resto de las reservas de glucógeno; el acetil-CoA se convierte, junto con el ácido oxálico (oxalacetato), en ácido cítrico. El citrato (ácido cítrico) producido generará en cada ciclo de Krebs una molécula de oxaloacetato, dos CO_2, GTP y electrones de alto potencial en las moléculas de NADH y FADH2; el balance neto del ciclo es:

Acetil-CoA + 3 NAD$^+$ + FAD + GDP + Pi + 2 H$_2$O → CoA-SH + 3 (NADH + H$^+$) + FADH$_2$ + GTP + 2 CO_2

Este proceso se relaciona con un óptimo aprovechamiento de la energía, ya que mediante la reducción completa de 1 mol de glucosa se recuperan 38 moléculas de ATP; esta fuente energética suele durar unos 30 min en personas sin entrenamiento y de 60 a 90 min en personas entrenadas. Después de este periodo, las reservas de glucógeno muscular y hepático por lo general se agotan.

Vía aeróbica: lipólisis aeróbica

La energía necesaria para mantener los niveles de ATP en el músculo durante un periodo de actividad constante, puede obtenerse de hidratos de carbono exógenos provenientes de los alimentos, como es usual en carreras de ciclismo de ruta, triatlón, maratón, etc. Si por algún motivo no se puede llevar a cabo ese abastecimiento durante un ejercicio de alta intensidad, la energía necesaria se proveerá por la vía de la glucogenólisis hepática (degradación de glucógeno) o por oxidación de los aminoácidos. Así, si el esfuerzo continúa, aunque comience a bajar de intensidad, la energía se obtendrá de la oxidación aeróbica de los triglicéridos, convirtiéndolos en glicerina y ácidos grasos libres. La lipólisis aeróbica de 1 mol de triglicéridos produce una recuperación energética de 130 moles de ATP; sin embargo, en este proceso la velocidad de obtención de energía es lenta.

En la figura 35-1 se resumen las vías energéticas activadas durante el ejercicio.

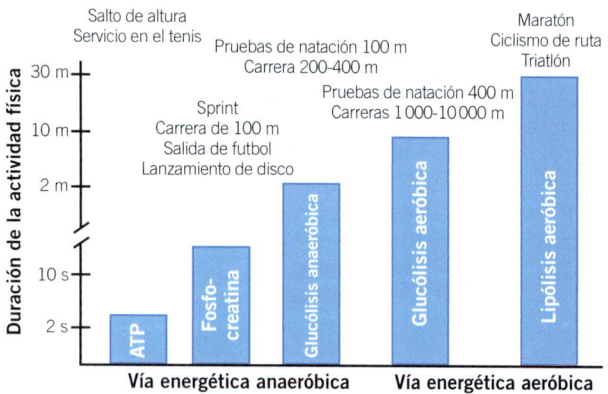

Figura 35-1 Vías energéticas activadas durante el ejercicio. La actividad física se realiza por la contracción de las fibras musculares que obtienen energía de la molécula de ATP. La cantidad de ATP disponible en el músculo es reducida, por lo que debe ser producido de fuentes energéticas como la vía anaeróbica y la vía aeróbica. Los esfuerzos anaeróbicos tienen una duración máxima de 2 min (salto de altura, lanzamiento de disco, pruebas de 100 m) y emplean la vía anaeróbica para la obtención de ATP. Esfuerzos de resistencia como los implicados en pruebas de 400 m o actividades de 10 minutos o más obtienen su fuente energética en 80% de vías oxidativas o vía aeróbica, siendo su principal fuente de energía los hidratos de carbono.

Tipos de fibras musculares y su influencia sobre el rendimiento deportivo

El rendimiento deportivo se divide en lento frente a rápido, y de resistencia frente a potencia. El rendimiento deportivo depende en gran medida de las funciones cardiorrespiratorias (VO_2 máx; volumen/minuto, tamaño del corazón, cantidad de hemoglobina), así como de la hipertrofia y los tipos de fibra muscular que conforman el músculo esquelético. Se conocen tres tipos de fibras musculares esqueléticas: rojas, blancas e intermedias. La diferencia funcional de las fibras está dada por el comportamiento de la ATPasa de miosina, ya que las de tipo I emplean la vía oxidativa, mientras las del tipo II, la vía glucolítica anaerobia.

Fibras tipo I o de contracción lenta

Este tipo de fibras abundan en los músculos *rojos*; son de diámetro pequeño y contienen gran cantidad de mioglobina y numerosas mitocondrias localizadas entre las miofibrillas y en acúmulos por debajo del sarcolema (figura 35-2A). Estas fibras se fatigan poco.

Fibras tipo II o de contracción rápida

Éstas se encuentran presentes en los músculos blancos; son de diámetro mayor, poseen menor cantidad de mioglobina y un número menor de mitocondrias entre las miofibrillas, a nivel de la banda I. En estas fibras la línea Z es más delgada que en las fibras rojas (figura 35-2B).

Fibras intermedias

Las fibras intermedias presentan características medias entre los otros tipos de fibras, pero desde el punto de vista histológico se asemejan más a las fibras de contracción lenta y son más abundantes en los músculos rojos. Poseen un número de mitocondrias equivalente al de las fibras rojas, pero su línea Z es delgada como en las fibras blancas (figura 35-2C). Una diferencia notable entre las fibras es la cantidad de glucógeno almacenado; es más abundante en las de tipo II. Según el músculo de que se trate habrá un predominio de cierto tipo de fibras musculares; por ejemplo, en los músculos extensores del codo predominan fibras de tipo II; mientras en el soleo predominan fibras de tipo I.

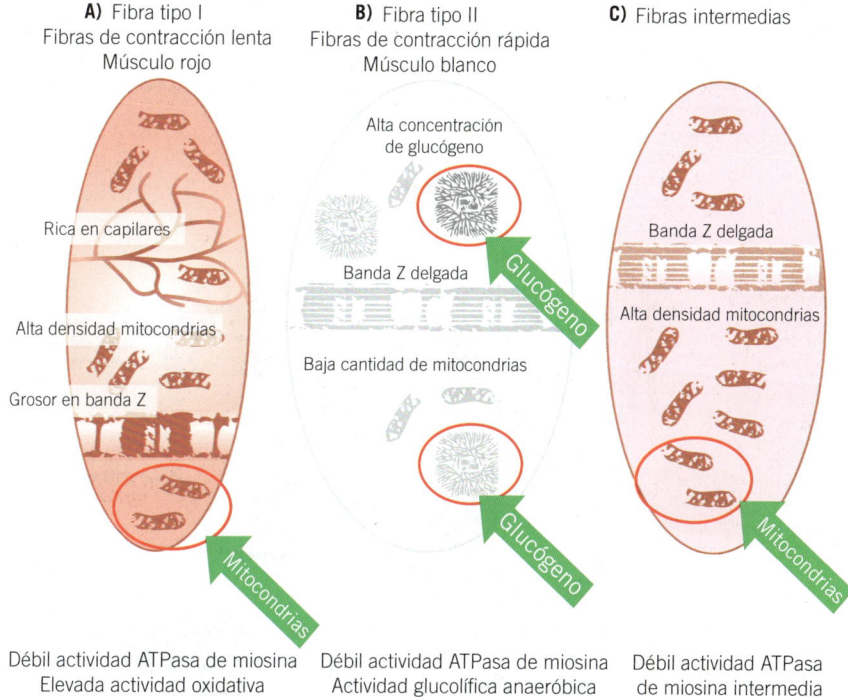

Figura 35-2. Tipos de fibras musculares. El músculo esquelético está formado por la combinación de tres tipos de fibras denominadas rojas, blancas e intermedias que se diferencian por la vía metabólica que predomina en ellas para la obtención de energía. **A)** Fibras tipo I (de contracción lenta) abundan en los músculos rojos y contienen gran cantidad de mioglobina y numerosas mitocondrias. Este tipo de fibras son poco fatigables. **B)** Fibras tipo II (de contracción rápida) presentes en los músculos blancos, poseen menor cantidad de mioglobina y un número menor de mitocondrias. Contienen gran cantidad de glucógeno almacenado comparado con los otros tipos de fibras musculares. **C)** Fibras intermedias (con características de los otros dos tipos de fibras, pero histológicamente más semejantes a las de contracción lenta) son más abundantes en los músculos rojos, poseen un número de mitocondrias equivalente al de las fibras rojas.

Cambios fisiológicos propiciados por el ejercicio constante

Según la disciplina deportiva realizada, el ejercicio constante induce cambios corporales, como un metabolismo energético más rápido (en el ejercicio, la tasa de fosforilación oxidativa en músculo esquelético se incrementa hasta 100 veces), masa ósea más sólida y resistente, aumento de tamaño y número de mitocondrias en las células musculares, hipertrofia cardiaca y una presión sanguínea estable de forma regular. Por otro lado, el ritmo cardiaco en reposo de un atleta de alto rendimiento oscila entre las 30 a 40 pulsaciones por minuto (p/m); en cambio, en una persona no entrenada, el ritmo cardiaco es de 60 a 90 p/m. En el pulmón, la cantidad de aire expirado por minuto aumenta como consecuencia de una disminución en el contenido de oxígeno en la sangre y un aumento tanto en la producción de bióxido de carbono (CO_2) como en los ácidos del cuerpo (H^+); estas variables activan potenciales de acción que se envían al centro respiratorio localizado en el bulbo raquídeo y la protuberancia cerebral, para que se aumente la profundidad y frecuencia de la ventilación pulmonar y así incrementar la eliminación de estos dos compuestos. El incremento de la capacidad de oxigenación deriva en el agrandamiento de los pulmones. Según la disciplina deportiva que se practique puede aumentarse el tono muscular; inducir una mayor resistencia a la acumulación de lactato en sangre y acelerar la degradación muscular del lactato, lo que genera resistencia a la fatiga muscular. Los cambios locales en los músculos, como son la cantidad de lactato producido, aumento de la temperatura muscular y de la concentración de CO_2 debido al mayor metabolismo, facilita la descarga de oxígeno desde las moléculas de hemoglobina por lo que también puede verse incrementada la cantidad de glóbulos rojos en sangre, o aumentarse la cantidad de plasma sanguíneo; esto reduce la viscosidad sanguínea. La movilización de las diferentes reservas energéticas para satisfacer la demanda de los músculos cardiaco y esquelético durante el ejercicio varía según el tipo, duración e intensidad del ejercicio realizado, la intensidad y condición física del individuo. En la figura 35-3 se aprecian los cambios corporales que se inducen durante el ejercicio.

Cambios en la expresión génica durante el ejercicio

El ejercicio induce cambios en la expresión génica en diferentes órganos y sistemas como el músculo, la vasculatura y las vías energéticas. Las diferentes fases del ejercicio y la etapa de recuperación post-ejercicio también conllevan cambios transcripcionales que tienden a hacer eficientes las condiciones metabólicas. Algunos de los cambios en la expresión génica durante la actividad física se resumen en el cuadro 35-1; a continuación se agrupan según su participación metabólica.

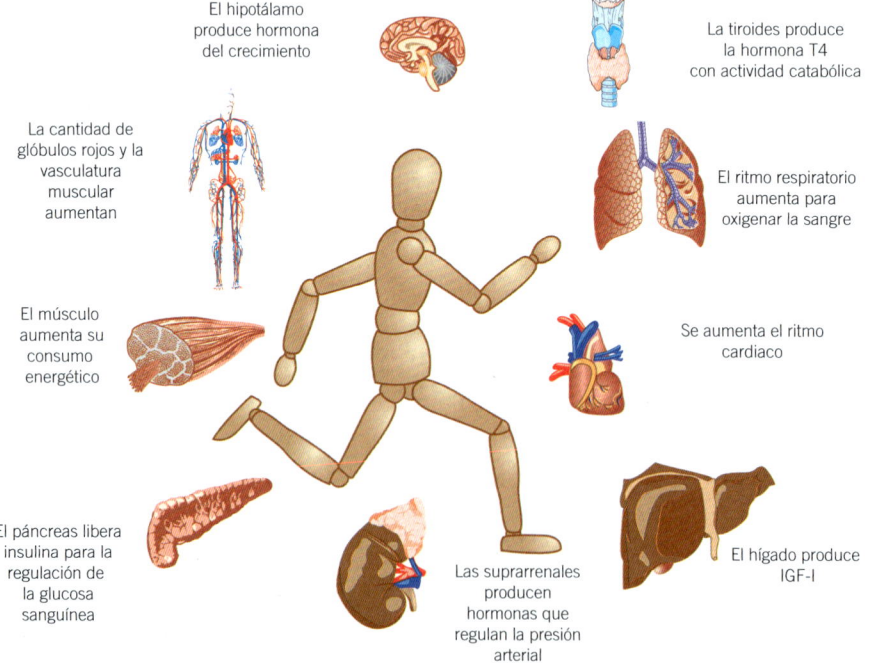

Figura 35-3. Cambios fisiológicos de adaptación al ejercicio. Independientemente de la disciplina deportiva realizada, el ejercicio constante induce cambios corporales, como un metabolismo energético más rápido, masa ósea más sólida, aumento de tamaño y número de las mitocondrias en las células musculares, hipertrofia cardiaca, liberación de hormona del crecimiento por el hipotálamo, ritmo cardiaco menor, expansión del volumen pulmonar, aumento del tono muscular, mayor resistencia a la fatiga muscular.

Biología molecular del deporte

CUADRO 35-1. Genes que modifican su expresión durante la actividad física. El ejercicio induce cambios en la expresión génica en diferentes órganos y sistemas como el músculo, el sistema circulatorio y las vías energéticas. Las diferentes fases del ejercicio y la etapa de recuperación también conllevan cambios transcripcionales que tienden a eficientar las condiciones metabólicas.

Gen	Factores que lo inducen	Efectos sobre la actividad física
IGF-1	Ejercicio con carga muscular. Se sintetiza en hígado y músculo	Activación de células satélite musculares, hipertrofia y fuerza muscular
AMPK	Niveles sanguíneos de ATP bajos y de AMP elevados	Fosforila proteínas y provoca la inhibición de vías anabólicas, como la biosíntesis de macromoléculas, crecimiento de proliferación celular, mientras enciende las vías que producen ATP, como la glucólisis y la oxidación de ácidos grasos
GLUT-4	El ejercicio con carga aumenta la transcripción genética del Glut-4 dependiente de la concentración de energía intracelular y la concentración de calcio	Se expresa en tejido adiposo y en músculo; internaliza la glucosa sanguínea a la célula para que sea utilizada como fuente de energía
eNOS	El ejercicio agudo aumenta el flujo sanguíneo; las células endoteliales se estimulan	El óxido nítrico aumenta el flujo sanguíneo a través de la vasodilatación
Calcineurina	Los niveles elevados de Ca^{2+} en músculo, por la actividad física	Mejora la función cardiaca e induce hipertrofia ventricular

Genes que regulan el tamaño muscular

Los mecanismos moleculares que soporta el músculo junto con un incremento en la masa muscular implican una variedad de genes que regulan el crecimiento del músculo. Entre ellos, el de la α-actina del músculo esquelético desempeña una función preponderante. La sobrecarga muscular conlleva a la hipertrofia del músculo por aumento de la síntesis de esta proteína miofibrilar, ya que el promotor de α-actina del músculo esquelético, contiene el elemento de respuesta a suero 1 (SRE1, *serum response element*), un elemento regulador de hipertrofia que activa genes de proteínas contráctiles en respuesta a sobrecarga muscular. El factor de respuesta a suero (SRF, *serum response factor*) es un factor de transcripción que aumenta en músculos hipertróficos y homodimeriza con el SRE, lo cual potencia la transcripción del gen de α-actina. Parece ser que este mecanismo es el responsable de la hipertrofia en la fase tardía de los cambios adaptativos inducidos por ejercicio. En la fase temprana de los cambios adaptativos inducidos por sobrecarga muscular, parecen estar implicados otros genes cuya traducción se activa con la fosforilación de la enzima p70S6K. Esta vía de señalización se activa sólo con ejercicio de carga muscular, no así con los ejercicios aeróbicos. Así, la flexión muscular con carga incrementa la transcripción de las isoformas hepática y muscular de factor de crecimiento similar a la insulina I (IGF-I, *insulin-like growth factor-I*); esto induce hipertrofia muscular. IGF-I regula la activación de la enzima fosfatidilinositol-3-cinasa (PI3-K, *phosphatidylinositol-3'-kinase*) que regula a su vez a mediadores intracelulares como el AKT/PKB, los cuales con su actividad cinasa activan genes implicados en los cambios fenotípicos atribuidos al ejercicio de carga muscular. Por otro lado, se cree que el aumento de calcio e IGF-I en los músculos con carga aumenta la calcineurina; la vía de señalización de la calcineurina aumenta la masa muscular. Asimismo, la fosfatasa dependiente de Ca^{2+}/calmodulina defosforila al factor nuclear de linfocitos T activados (NFAT, *nuclear factor of activated T cells*) y sus isoformas; esto activa a genes implicados en la hipertrofia de fibras musculares de contracción lenta. La miostatina, también conocida como factor 8 de crecimiento y diferenciación, limita el crecimiento muscular, lo que retrasa el desarrollo de las células madre musculares y es uno de los genes que se modifica durante el ejercicio muscular con cargas. Durante el ejercicio con carga se inhibe la producción de miostatina y se favorece la hiperplasia muscular; este efecto se revierte con la ausencia de carga.

Genes de la vía energética en músculo

La duración y frecuencia de la contracción muscular aumentan la cantidad de mitocondrias en el músculo. En este sentido, el citocromo C es un marcador de la densidad mitocondrial en el músculo y por tanto de su capacidad oxidativa. Durante el ejercicio, los niveles del mRNA y de la proteína de citocromo C se incrementan; esto disminuye en los periodos de inactividad. La actividad de la AMP activada por cinasa (AMPK, *AMP-activated protein kinase*) también aumenta de dos a tres veces durante el ejercicio; es responsable de inducir algunas de las adaptaciones al ejercicio de resistencia, como son el incremento en músculo del receptor de glucosa (GLUT-4), hexoquinasa, proteína desacoplante 3, así como varias enzimas implicadas en la oxidación mitocondrial. En el sarcoplasma, aumentos en las concentraciones de Ca^{2+} como los que se obtienen durante el ejercicio, están relacionadas con incrementos en la actividad de la cinasa dependiente de Ca^{2+}/calmodulina, la cual aumenta la expresión de PPARGC1A (*peroxisome proliferator-activated receptor gamma, coactivator 1 alpha*) y citocromo C. En la fase de recuperación post-ejercicio, los genes implicados en el metabolismo aumentan su transcripción en el músculo esquelético, como son la proteína desacopladora 3, la cinasa 4 de piruvato deshidrogenasa, la hemooxigenasa-1, lipoproteína lipasa y la carnitina pamitoiltransferasa I.

Genes cardiovasculares

Durante la actividad física, el ritmo cardiaco aumenta y el flujo sanguíneo es mayor, por lo que se requiere la dilatación vascular; para ello el endometrio funciona como modulador del tono vascular al sintetizar y liberar óxido nítrico, lo que promueve la vasodilatación. El incremento de óxido nítrico mediado por ejercicio se debe principalmente a un aumento en la expresión génica y proteica de la óxido nítrico sintasa endotelial (eNOS, *endothelial nitric oxide synthase*). Otro mecanismo molecular propuesto es que el óxido nítrico sintetizado en el entrenamiento con ejercicios aeróbicos aumenta los niveles del mRNA del superóxido dismutasa endotelial (eSOD, *erythrocyte superoxide dismutase*) en las células de músculo liso adyacentes; con esto se previene la degradación del óxido nítrico mediada por los radicales $O_2\bullet$, lo que prolonga su vida media. Asimismo, el ejercicio constante induce hipertrofia cardiaca, cuyo efecto es el aumento en la reserva cardiaca (el volumen de sangre bombeado por los ventrículos por unidad de tiempo) y la contractilidad. El corazón de un atleta tiene el doble de reserva cardiaca que un corazón adulto clínicamente sano. La ventaja fisiológica que se genera con la hipertrofia cardiaca es que se incrementa la función cardiaca con un menor consumo de oxígeno, con lo que el ritmo cardiaco submáximo y en reposo disminuyen, y se aumenta el retorno venoso y el flujo cardiaco máximo. Este crecimiento ventricular inducido por el ejercicio aeróbico regular lleva el flujo sanguíneo de 75 ml/latido a 105 ml/latido, por lo que el corazón de los atletas de alta resistencia les permite bombear hasta 30 L/min durante la actividad física. La calcineurina es en parte responsable de esta hipertrofia inducida por el ejercicio; en atletas se observa hasta 250% mayor actividad en miocardio de esta fosfatasa que en sujetos sedentarios. De manera similar a su efecto en músculo estriado, el IGF-I y la noradrenalina podrían tener injerencia en la hipertrofia cardiaca; por ejemplo, en jugadores profesionales de futbol soccer se han informado niveles sanguíneos mayores de IGF-I en venas coronarias comparados con sujetos sedentarios.

Genes del metabolismo

La AMPK es un sensor de los niveles de ATP; niveles energéticos bajos estimulan su activación con lo que se regulan positivamente las vías de señalización que restablecerán las reservas de ATP. La AMPK aumenta en músculos con fibras rápidas en respuesta a la contracción con carga; los efectos de esta enzima incluyen la estimulación de la expresión génica de los GLUT4 y la hexocinasa, así como de moléculas que estimulan la oxidación de ácidos grasos y glucólisis como la PFK2. En contraparte inhibe la expresión de moléculas centrales de procesos en que se consume ATP como TORC2, glucógeno sintetasa, SREBP-1 y TSC2, lo que promueve la inhibición de la gluconeogénesis, síntesis de glucógeno, de lípidos y proteínas.

Genes antioxidantes

En la fase aguda del ejercicio se incrementa el estrés oxidativo vascular, lo que genera especies reactivas de oxígeno (ROS, *reactive oxygen species*) como el radical superóxido (O_2^-) y el peróxido de hidrógeno (H_2O_2). La exposición de las células del músculo esquelético a los ROS estimula la captación de glucosa a través de un mecanismo dependiente de fosfatidilinositol-3-cinasa (PI3K, *phosphatidylinositol-3-kinase*). El O_2^- producido es el mediador principal en la transmisión de la señal activadora de la subunidad 1 alfa del factor inducible por hipoxia (HIF-1α, *hypoxia inducible factor alpha-1*) en células endoteliales. El HIF-1α entra al núcleo celular, en donde unido al factor inducido por hipoxia 1 beta (HIF-1β), actúa como factor transcripcional de genes con elementos de respuesta a hipoxia (HRE, *hypoxia-response element*) en su promotor, entre los que se encuentran los que codifican para el factor de crecimiento vascular endotelial (VEGF, *vascular endothelial growth factor*), la eritropoyetina (Epo), el transportador 1 de glucosa (GLUT1), el factor de crecimiento derivado de plaquetas beta (PDGFβ, *platelet-derived growth factor beta*), el inhibidor del activador de plasminógeno (PAI-I) y el factor transformador del crecimiento alfa (TGF-α, *transforming growth factor-alpha*). Estos genes abarcan enzimas respiratorias y transportadoras, hasta hormonas involucradas en la regulación de la circulación y la eritropoyesis necesarias para la adaptación durante el ejercicio.

Determinantes génicos que favorecen la actividad física

La información genética de cada deportista es un factor determinante para el éxito de éstos en determinada disciplina deportiva. La influencia de los factores genéticos en el desempeño de ciertos deportes está comprobada, por lo que cada persona desde el momento de su concepción está predispuesto a ciertas cualidades individuales o carencias fisiológicas o metabólicas que le pueden favorecer o desfavorecer en la realización de determinada actividad física.

Estas predisposiciones genéticas en favor de una actividad física son la estatura, la capacidad de oxigenación sanguínea, el tipo de fibra muscular predominante, la red sanguínea coronaria y pulmonar, el tamaño del corazón, el volumen del ventrículo izquierdo, entre otros. Sin embargo, otros determinantes importantes son la tradición deportiva de la familia, la motivación, el factor nutricional y geográfico al que el atleta ha sido expuesto, las cuales se cree influencian hasta 70% del rendimiento deportivo. El análisis genético se puede considerar decisivo sólo para ciertos genes cuya influencia en el desempeño deportivo sea crucial.

$VO_{2\,máx}$ y genética

El acondicionamiento físico se mide por la cantidad máxima de oxígeno que un organismo puede transportar en un minuto y se define por el consumo máximo de oxígeno ($VO_{2\,máx}$) que se mide en litros por minuto y se correlaciona con el peso del individuo, e indica la capacidad aeróbica de una persona. El $VO_{2\,máx}$ mejora con casi todos los tipos de entrenamientos, pero depende de varios factores fisiológicos como la capacidad de ventilación pulmonar, la capacidad difusora de los pulmones, el tamaño del corazón, la capacidad de la sangre para transportar el oxígeno, la utilización muscular del oxígeno y el tipo de fibras musculares. El $VO_{2\,máx}$ es una capacidad condicionada por la genética. Los estudios han demostrado que existen personas *respondedoras* al entrenamiento que logran aumentar en 60% su $VO_{2\,máx}$; mientras otros clasificados como *no respondedores* aunque sean sometidos al mismo entrenamiento no mejorarán de manera importante su capacidad aeróbica.

Gen ACTN3

El tipo de fibra muscular es una característica fenotípica que influencia de manera determinante el desempeño deportivo. La contracción muscular está dada por la interacción de las proteínas miofibrilares: miosina y actina. Las proteínas α-actininas son una familia de proteínas de unión a actina, importantes para la contracción y anclaje de los filamentos musculares de actina. En seres humanos, cuatro genes codifican para estas proteínas ACTN 1, 2, 3 y 4; ACTN 2 y 3 son las que se expresan en el citoesqueleto del músculo esquelético. Ambas proteínas se localizan en la línea Z de la fibra muscular, pero ACTN2 se expresa en todas las fibras musculares, mientras ACTN3 restringe su expresión a las fibras tipo II o de contracción rápida. El gen ACTN3 produce la proteína alfa-actina 3, que permite una contracción más eficaz de los músculos, característica imprescindible para la excelencia en deportes en que la fuerza y la rapidez de contracción muscular son necesarias. En este gen, el cambio polimórfico de un nucleótido C → T en la posición 1 747 del exon 16 provoca una mutación sin sentido, en la que una arginina R es remplazada por un codón de paro (X) prematuro (R577X); esto ocasiona una proteína truncada con pérdida de la función. En los portadores homocigotos para el polimorfismo 577XX, la pérdida de la proteína ACTN3 funcional implica desventajas notables en la contracción de las fibras musculares, especialmente las tipo II, por lo que el gen ACTN2 se sobreexpresa para tratar de compensar la pérdida de la proteína ACTN3. Por tanto, atletas con la variación alélica 577RR o 577RX cuentan con una ventaja genética asociada a un mejor desempeño de actividades físicas que requieran explosión y fuerza muscular comparados con individuos con genotipos 577XX. Las investigaciones han mostrado relación del genotipo 577XX con una fuerza máxima y potencia absoluta mayor respecto a los otros genotipos en mujeres, efecto que no se presenta en los varones. En atletas de élite italianos se asoció a mayor masa muscular, mientras en población abierta griega se encontró con mayor frecuencia en personas con habilidades de velocidad. Otros estudios que comparaban las frecuencias genotípicas en atletas de élite en pruebas de velocidad o resistencia y población abierta clínicamente sana, encontraron menor frecuencia del genotipo XX en los atletas (6%) que en la población abierta (18%).

Gen AMPD1

El gen AMPD1 localizado en el cromosoma 1 sitio p13-p21 codifica para la isoforma M de la AMP deaminasa llamada también mioadenilato deaminasa. Esta isoforma constituye 95% de la AMPD total y está expresada principalmente en las fibras musculares tipo II. Durante las contracciones musculares intensas y cortas, la demanda de ATP excede la capacidad de resíntesis, lo que genera una depleción de 40% de sus niveles en la célula muscular. Como consecuencia, el ADP se incrementa, lo que caracteriza la fatiga muscular y se traduce en inhibición del proceso contráctil. Para tratar de minimizar la acumulación de ADP y producir ATP, el intenso trabajo metabólico del músculo esquelético activa la reacción catalizada por la AMP deaminasa: AMP $\Leftrightarrow$ IMP + NH_3. La adenosina monofosfato deaminasa cataliza la conversión del AMP en IMP (inosina monofosfato) y libera una molécula de amonio (NH_3). Esta reacción minimiza de manera indirecta la acumulación de ADP al metabolizar el AMP y favorecer el balance de la reacción catalizada por la adenilato cinasa hacia la producción de ATP y AMP: 2 ADP $\Leftrightarrow$ ATP + AMP.

La transición del nucleótido 34 del gen de la AMPD1 de una C por T (polimorfismo C34T) ocasiona una mutación sin sentido que convierte el codón CAA, el cual codifica para glutamina, en codón de paro TAA, lo que genera una proteína truncada. Por tanto, los genotipos TT o CT presentan niveles disminuidos (hasta 1% para los homocigotos TT) de la actividad de la mioadenilato deaminasa comparados con individuos homocigotos al alelo CC. Esto se traduce en una reducida capacidad para ejercitarse, ya que se producen calambres musculares, dolor y fatiga muscular por la acumulación excesiva de ADP y AMP durante el ejercicio. La prevalencia en caucásicos del genotipo TT es de 2%, y 20% para el heterocigoto. Al asociarse el polimorfismo C34T de AMPD1 con funciones respiratorias en individuos sedentarios sometidos a un entrenamiento de 20 semanas, los valores de $VO_{2máx}$ y $VCO_{2máx}$ fueron menores en individuos con el genotipo TT, lo que demuestra una adaptación ventilatoria menor en respuesta al entrenamiento.

Gen ACE

El sistema renina-angiotensina desempeña una función importante en la homeostasis del sistema circulatorio. Producida por las células yuxtaglomerulares renales, la renina hidroliza el angiotensinógeno que genera angiotensina I, la cual se convertirá en angiotensina II por acción de la enzima convertidora de angiotensina (ACE, *angiotensin-converting enzyme*). La angiotensina II es un potente vasoconstrictor, que provoca incremento en la presión sanguínea. El sistema renina-angiotensina también se expresa en células musculares y cardiacas. ACE también hidroliza y por tanto inactiva a la bradiquinina que tiene acción como vasodilatador. El gen ACE se localiza en el cromosoma 17 sitio q23; en su intrón 16 existe una variante génica de inserción (I) o deleción (D) de 287 pb. El alelo D se asocia a mayores niveles circulatorios de ACE y por tanto a incrementos en la presión y flujo sanguíneo. Estudios han demostrado mayor frecuencia del alelo I en atletas de deportes de resistencia, así como mayor frecuencia del alelo D en atletas que practican deportes que requieren fuerza explosiva muscular. La hipertrofia cardiaca del ventrículo izquierdo característica de los atletas de élite, se relacionó con los fenotipos DD y DI. Setenta por ciento de los atletas con fenotipo DD y 42% de los individuos con fenotipo DI y 0% de los individuos II alcanzan los criterios de hipertrofia del ventrículo izquierdo; la hipertrofia es significativamente mayor en los atletas con genotipo DD que en los heterocigotos DI. Este efecto se debe a la activación del sistema renina-angiotensina a nivel cardiaco en respuesta al ejercicio y a que la angiotensina II en corazón actúa como un factor de crecimiento celular. Estudios han demostrado que el sistema renina-angiotensina del músculo esquelético es capaz de influenciar el balance energético corporal general; al valorar la eficiencia de contracción muscular en varones sanos se observó después de 11 semanas de entrenamiento que la eficiencia energética aumenta 8.6% en individuos con genotipo II y sólo 0.39% en personas con genotipo DD. Este efecto se debe a una asociación entre el fenotipo DD del gen ACE y un porcentaje promedio mayor de fibras tipo I (~ 50% frente a ~ 30% en genotipo II) las cuales son más eficientes que las fibras de contracción rápida cuando la actved contráctil se realiza a velocidades reducidas. La valoración del efecto sobre el $VO_{2\,máx}$ del polimorfismo I/D del gen ACE, en 58 mujeres posmenopáusicas se observó asociación del genotipo II con el máximo $VO_{2\,máx}$ que desarrollado (6.3 ml/kg/min) que fue 23% más que el del genotipo DD que desarrolló 3.3 ml/kg/min, 11% más que el genotipo ID. En este grupo la diferencia en el $VO_{2\,máx}$ no pudo atribuirse a diferencias en el volumen sistólico o carga cardiaca. Se resume que el alelo I mejora el desempeño de los atletas en pruebas de resistencia, efecto mediado por una mayor eficiencia mecánica de los músculos esqueléticos y en la proporción de las fibras musculares. El alelo D se correlacionó con un fenotipo de fuerza muscular mediado por un efecto de hipertrofia muscular secundaria a un aumento plasmático y tisular de los niveles de Ang II.

Gen BDKRB2

La enzima convertidora de angiotensinógeno es responsable no sólo de la génesis de angiotensina II, sino también de la degradación de bradiquinina, por lo que los niveles de bradiquinina presentan una relación inversa con los polimorfismos I/D del gen ACE. Esto es, a mayor concentración de ACE (alelo DD) menores niveles de bradiquinina, menores niveles de ACE (alelo II) y mayor concentración de bradiquinina. Los niveles de bradiquinina influencian la internalización de glucosa, el flujo sanguíneo y previenen el crecimiento del ventrículo izquierdo del corazón vía la activación de los receptores $f\grave{A}2$ (B2R) de bradiquinina. La variante −9/+9 del receptor $f\grave{A}2$ de bradiquinina se localiza en el exón 1 del gen BDKRB2, ubicado en el cromosoma 14 sitio q32.1-q32.2; se refiere a la ausencia (−9) de un segmento de 9 pb asociado a una alta actividad transcripcional, que tiene como consecuencia una alta expresión del receptor y también elevada respuesta al agonista. Debido a que la bradiquinina modula la respuesta de hipertrofia del ventrículo izquierdo del corazón, es de esperar que las variaciones alélicas del gen BDKRB2 alteren la magnitud de este crecimiento muscular. El estudio de los polimorfismos I/D del gen ACE y −9/+9 del gen BDKRB2 en 109 reclutas de la armada británica sometidos a un entrenamiento de 10 semanas, demostró una tendencia a la hipertrofia ventricular en los individuos con genotipos DD del gen ACE (+11.2 g frente a +6.9 g en individuos con genotipo II; p = 0.09) y genotipo +9/+9 en BDKRB2 (13.7 g frente a 4.6 g para el genotipo −9/−9 [p = 0.009]). La respuesta hipertrófica observada revela que individuos con bajas concentraciones de bradiquinina y baja actividad transcripcional del receptor B2R (genotipos DD y +9/+9) aumentan 9.5% de masa cardiaca, mientras individuos con altas concentraciones de bradiquinina y alta actividad transcripcional de B2R (genotipos II y −9/−9) aumentan el ventrículo izquierdo sólo 0.4%; por tanto, queda evidente el efecto de ACE en la hipertrofia cardiaca del ventrículo izquierdo, por lo menos en parte, por la acción de la bradiquinina. La eficiencia de contracción muscular o *eficiencia delta*, también parece afectarse por los genotipos de BDKRB2. Ésta se valoró en 115 individuos sanos y 81 atletas olímpicos británicos. La eficiencia de contracción muscular se analizó como el porcentaje de cambio en el trabajo realizado por minuto/el porcentaje de alteración en el gasto energético por minuto en una bicicleta ergométrica. En los individuos sanos, la *eficiencia delta* mostró asociación de los genotipos +9/+9, +9/−9 y −9/−9 con los porcentajes obtenidos: (23.84 ± 2.41 frente a 24.25 ± 2.81 frente a 26.05 ± 2.26% de manera respectiva; p = 0.002). Además, se valoró en conjunto la influencia del genotipo DD/II del gen ACE con el genotipo +9/+9 y −9/−9 del gen de BDKRB2 y se obtuvo que entre los homocigotos al genotipo DD, la eficiencia delta muestra una tendencia a ser mayor en los homocigotos −9/−9. Incluso en los individuos con genotipo II para ACE, la presencia del alelo −9/−9 influenció la eficiencia delta de manera positiva (24.34 ± 2.51 frente a 24.26 ± 2.41 frente a 27.41 ± 2.61% para los genotipos +9/+9 vs. +9/−9 vs. −9/−9; p = 0.005). Por tanto, individuos con el genotipo II (−9/−9) muestran la mayor eficiencia comparados con el genotipo DD +9/+9. Estos datos en conjunto sugieren cómo los polimorfismos I/D del gen ACE están relacionados con variables funcionales en genes adyacentes, con lo que colaboran con las características fenotípicas del atleta.

Miostatina

En 2004, un sujeto alemán fue diagnosticado con una mutación en ambas copias del gen que produce la miostatina; esto lo hacía considerablemente más fuerte que su madre, que presentaba la mutación en un solo alelo. En fecha reciente se diagnosticó un niño estadounidense nacido en 2005 con la misma condición. Este factor de crecimiento inhibe el crecimiento muscular, por lo que cualquier variación genética en dicho gen que disminuya su expresión puede tener un efecto directo en la fuerza muscular. Sin embargo, hasta el momento no se ha demostrado asociación entre polimorfismos de este gen y el desarrollo de mayor fuerza muscular; sólo mutaciones (que son variaciones con una frecuencia menor al 1% en la población) han sido informadas de forma esporádica. En ese sentido, existe una raza de ganado conocida como *azul belga* y otra denominada *piamontés* que presentan de manera natural una mutación en el gen de la miostatina, lo que se refleja en un aspecto de *doble musculatura* debido a una hiperplasia de sus fibras musculares. Los nutrientes se metabolizan a músculo magro con poco contenido de grasa. Lo anterior pone de manifiesto la participación de la miostatina en el desarrollo de la masa muscular y de la fuerza relacionada con ella.

IGF-I

Como se mencionó, el IGF-I participa en la hipertrofia muscular y desarrollo de fuerza muscular inducida por entrenamiento con cargas. Un polimorfismo de repeticiones en microsatélite en la región promotora del gen se ha relacionado con niveles sanguíneos mayores de IGF-I. Los individuos con la variante alélica 192 de este gen adquieren mayor fuerza y desarrollo muscular con entrenamientos de cargas que individuos no portadores de esta variación genética.

NRF2

El factor nuclear respiratorio 2 (NRF2, *nuclear respiratory factor 2*) es un miembro de la familia de factores transcripcionales Cap-N-Collar, implicado en la biogénesis mitocondrial. Sus variantes alélicas NRF2 A/C y NRF2 C/T se han relacionado con la resistencia. En la comparación de su prevalencia en 74 velocistas, 81 atletas de resistencia y 240 individuos clínicamente sanos no atletas, se detectó una mayor prevalencia de los alelos A y T en los atletas de resistencia comparados con los *sprinters*. Entre controles y *sprinters* no hubo diferencias. El genotipo óptimo entonces para este gen sería la variante NRF2 AA/NRF2 CT que se asocia por separado y en combinación con un buen desempeño en deportes de resistencia.

Aplicación de la biología molecular al deporte

El análisis de la información génica de los atletas o deportistas, busca que los atletas de alto rendimiento se apoyen en la biología molecular en la selección de sus disciplinas deportivas, y sirve para que los entrenadores mejoren los programas de entrenamiento según las características genéticas del deportista. Así, el atleta estará enfocado a un trabajo más específico y eficiente según su predisposición genética. Además de que la inclusión en estas pruebas génicas de polimorfismos de genes implicados en el metabolismo de nutrimentos complementa la ayuda ergogénica al deportista, mediante la implementación de una dieta óptima. Las investigaciones que aplican esta tecnología al deporte desde los años 90 son abundantes y se basan en buscar mediante técnicas de biología molecular, como la reacción en cadena de la polimerasa (PCR, *polymerase chain reaction*), las variantes génicas que permitirán a un atleta sobresalir en determinada disciplina deportiva, con la finalidad de canalizar recursos a su desarrollo, nutrición, entrenamiento y preparación deportiva.

Se considera que hasta 50% de la fuerza muscular está determinada por factores genéticos; sin embargo, la interpretación de lo que esto implica en cuanto al desempeño deportivo es cuestionable. La actuación deportiva se compone aparte de la fuerza muscular de varios elementos determinantes para su éxito; sin embargo, se reconoce que existen personas con ventajas genéticas para la realización de determinadas actividades físicas. El número de variaciones génicas que se correlacionan potencialmente con el desempeño y rendimiento deportivo se ha incrementado; hasta la última revisión fue de 214 genes autosómicos, siete del cromosoma X y 18 mitocondriales. El mapa genético de fenotipos asociados al desempeño y acondicionamiento físico, en su última publicación, abarcaba más de 2 000 genes, aunque se considera que sea sólo la punta del *iceberg*; falta analizar la función del resto de los 19 000 genes codificantes del genoma humano en el desempeño deportivo. El cuadro 35-2 resume los 20 principales genes cuyas variantes génicas se han relacionado con la influencia del rendimiento deportivo. Los análisis disponibles de manera

CUADRO 35-2. Variantes génicas que influyen el rendimiento deportivo. Conforme aumentan las variantes génicas que se incluyan en el perfil genético deportivo *perfecto*, la probabilidad de que un individuo los presente disminuye exponencialmente.

Nombre del gen	Frecuencia media del genotipo óptimo en la población (%)	Probabilidad de estar presente en el genotipo deportivo perfecto (correlación de momios)	Influencia en la actividad física
ACE	21	1:5	Según el alelo, se mejora el desempeño en pruebas de resistencia o la fuerza muscular mediada por hipertrofia muscular
ACTN3	18	1:25	La α-actina es importante para la contracción y anclaje de los filamentos musculares, lo que favorece la fuerza y potencia musculares
ADRA2	62	1:40	Los receptores adrenérgicos median la activación de la adenilato ciclasa a través de proteína G y unen a epinefrina; por ello, variantes génicas que reduzcan su expresión pueden tener efectos ergogénicos en deportes de tiro
ADRB2	35	1:120	
AMPD1	80	1:150	Minimiza la acumulación de ADP al metabolizar el AMP, lo que favorece la producción de ATP
APOE	24	1:600	Median la unión, internalización y catabolismo de partículas lipoproteicas que pueden ser empleadas en las vías energéticas
ATP1A2*	81	1:800	Importante en la adaptación física e incrementos de $VO_{2\,máx}$ en respuesta al entrenamiento
ATPIA2	5	1:16 000	
BDKRB2	15	1:100 000	Modula la hipertrofia del ventrículo izquierdo del corazón ante el ejercicio
CKM	49	1:20 000	Creatinina cinasa capaz de influir $VO_{2\,máx}$ y la eficiencia delta muscular
EPAS1*	33	1:600 000	Factor transcripcional implicado en la respuesta celular a hipoxia, como eritropoyesis, regulación vascular y metabolismo anaerobio
EPAS1	19	1:3 millones	
HFE	4	1:85 000 millones	Proteína tipo MHC clase I
H1F1A	77	1:110 millones	Proteína tipo MHC clase I
HLA-A	2	1:5 500 millones	Proteína tipo MHC clase I
MT-ND5*	93	1:6 000 millones	Codifica para la NADH deshidrogenasa 5, la cual forma parte del complejo I de la mitocondria necesario para la fosforilación oxidativa y la producción de ATP
MT-ND5	7	1:85 000 millones	
MT-ND5	7	1:1.2 billones	
MT-TT	7	1:17 trillones	MT-TT es un RNA pequeño de 66 nucleótidos mitocondriales, que transfiere tironina al polipéptido creciente durante la traducción
PPARA	70	1:25 trillones	Factor transcripcional que regula la homeostasis de lípidos, glucosa y energía
PPRAGC1A	40	1:62 trillones	Proteína coactivadora de una serie de genes que controlan la fosforilación oxidativa

* Los genes marcados presentan más de un polimorfismo en el gen asociado al desempeño en la actividad física.

comercial para el análisis genético (www.geneticperformance.com, www.DNAfit.com) pueden servir de guía para los jóvenes atletas o sus entrenadores en la selección de la disciplina deportiva en la cual pudieran sobresalir; en general estas pruebas se enfocan al análisis de los genotipos del gen ACTN3 o ACE cuya implicación en la fuerza muscular es reconocida; los más completos incluyen otros como el BDKRB2, PPAR-alfa, NRF2, VEGF, VDR, IL-6, AGT, etc. El conocimiento de estas variantes alélicas pudiera ofrecer al atleta la opción de elegir si entrenar para llegar a ser un velocista o bien enfocarse en deportes de resistencia. Aunque el análisis estadístico muestra que un individuo presenta sólo 0.0005% de probabilidad de presentar las variantes alélicas benéficas a la actividad deportiva en los 19 000 genes mencionados, la predisposición genética es homogénea en la población mundial ya que al compartir 99.99% de la información, los individuos sólo presentarán siete variantes alélicas diferentes al fenotipo ideal de las 23 variantes alélicas; éste permitirá que los récords mundiales y olímpicos sigan mejorándose aun sin una selección genética de los atletas.

Ejercicio de integración

Complete la siguiente tabla con tres genes en cada sección, según la información contenida en el capítulo.

	Nombre del gen	Función del gen en la actividad física
Genes que regulan el tamaño muscular		
Genes de la vía energética del músculo		
Genes cardiovasculares		
Genes del metabolismo		
Genes antioxidantes		

Dopaje génico

Ana Soledad Sandoval Rodríguez • Óscar Gabriel Béjar Mejía • Adriana Salazar Montes
• Jesús Javier García Bañuelos

CAPÍTULO
36

Introducción

El término *dopaje* se aplica a la promoción o consumo de cualquier método o sustancia prohibida en el deporte que es susceptible de mejorar el desempeño deportivo de un atleta de manera ilícita. Se cree que la palabra deriva de *dope*, una bebida alcohólica utilizada en Sudáfrica desde tiempos remotos como estimulante para las danzas ceremoniales; no obstante, *doping* aparece por primera vez en un diccionario inglés en 1879. En la actualidad, el vocablo se asocia al uso de drogas de manera ilegal en competencias deportivas.

Desde la época de los griegos y los romanos, el deporte ha gozado de gran popularidad y reconocimiento social; ya en esa época se conocía el uso de extractos de hongos, plantas y ciertas bebidas estimulantes que favorecían el desempeño de los atletas y gladiadores en la competencia o la lucha.

La idea de mejorar el desempeño deportivo es evidente a través de la historia del deporte; desde los griegos hasta la época actual, el triunfo deportivo ha adquirido un reconocimiento social, vinculado a estatus económico, éxito social y privilegios tácitos o explícitos para los deportistas victoriosos. Los triunfos deportivos son y han sido una forma de mostrar poderío por parte de las culturas; en la sociedad actual el deportista profesional tiene una participación estelar. De estos hechos deriva la presión sobre los atletas no sólo para ser exitosos, sino también para ser los mejores; por esta presión, el aumento en el uso de los agentes utilizados para el dopaje dentro de la comunidad deportiva ha cobrado una importancia enorme. Las legislaciones oficiales antidopaje de los organismos reguladores del deporte, tanto nacionales como internacionales, han evolucionado desde su fundación en 1960, cuando se publicó el primer acuerdo internacional contra el uso de sustancias prohibidas. En 1963 se firmó el primer acuerdo antidopaje por el Consejo Europeo (un grupo de 21 países de Europa Occidental) que llevó a Francia y a Bélgica a emitir una legislación nacional. Sin embargo, el Comité Olímpico Internacional (COI) se sumó a estas iniciativas sólo después de la muerte televisada de Tommy Simpson en el Tour de Francia en 1967, deceso vinculado al uso de sustancias dopantes. La comunidad médica del COI se estableció en 1967 y en los Juegos Olímpicos de México 1968 se realizaron por primera vez pruebas antidopaje. En 1998, otro escándalo dentro del Tour de Francia obligó al COI a congregar a los organismos involucrados en el deporte en Lausana, Suiza, donde se llevó a cabo la Conferencia Mundial sobre Dopaje en el Deporte, que concluyó con la *Declaración de Lausana sobre Dopaje en el Deporte*. Aunado a esto, se creó la Agencia Mundial Antidopaje (AMA), con arbitraje internacional e independiente del COI, la cual se estableció oficialmente en noviembre de 1999 y entró en operación en los Juegos Olímpicos de Sidney 2000. Para los Juegos Olímpicos de Atenas 2004 se efectuaron 2 800 pruebas antidopaje a más de 10 000 atletas de distintos países. Los hechos históricos que marcan la evolución del dopaje se exponen en el cuadro 36-1.

Clasificación del dopaje según la agencia mundial antidopaje

Las sustancias usadas para incrementar el rendimiento deportivo han evolucionado junto con los avances médicos. Las sustancias y prácticas que se emplean como dopaje tienen su origen en estrategias terapéuticas desarrolladas para alguna enfermedad, las cuales han sido corrompidas para su uso como agente dopante. Esta evolución se origina desde el uso de esteroides hasta la lista de sustancias y métodos prohibidos que cada año publica la AMA; en la actualidad esta lista la integran estimulantes, bloqueadores beta, analgésicos, narcóticos, diuréticos, anabólicos, hormonas y sustancias análogas. De igual manera, otros métodos prohibidos considerados como dopaje incluyen la transfusión sanguínea y el dopaje génico, así como la manipulación química o física de las muestras biológicas. La definición de cada uno de estos métodos se expone en el cuadro 36-2.

Dopaje génico

Los avances de las últimas décadas en el área de la biología molecular han acuñado nuevos conceptos e ideas, como la terapia génica, que consiste en el uso terapéutico de la información genética para suplementar o modificar el repertorio genético de las células, con la idea de curar enfermedades. El empleo impropio de la terapia génica ha llevado a lo que se conoce como *dopaje génico*, que se define en 2008, según la AMA, como el uso de células, genes, elementos genéticos o la modulación de la expresión génica sin un fin terapéutico, que tengan la capacidad de promover, de forma exacerbada, el rendimiento físico. En 2013, AMA aclara que el tipo de manipulación genética prohibida en los deportes es la transferencia de ácidos nucleicos o sus análogos a las células y el uso de células genéticamente modificadas.

CUADRO 36-1 Reseña cronológica de eventos trascendentes en el dopaje. La idea de ingerir productos que aumenten la fuerza, la resistencia o la capacidad aeróbica es ancestral. La institucionalización del deporte en 1896 con la celebración de los Juegos Olímpicos en Atenas fomentó la competición deportiva internacional, lo que desató la búsqueda de fármacos capaces de mejorar el rendimiento deportivo. Por desgracia, la tragedia ha acompañado al dopaje y se han registrado varias muertes por sobredosis o se han presentado efectos secundarios.

Fecha	Evento
400 a 800 a.C.	En Grecia se utilizaban dietas especiales y pociones estimulantes para fortificarse
100 d.C.	En Roma, los corredores de carruajes alimentaban a sus caballos con una potente mezcla que los hacía correr más rápido. Los gladiadores eran dopados con extractos de hongos y gérmenes de plantas
200 a 300 d.C.	Griegos y romanos utilizaban *hidromiel* como estimulante para el sistema nervioso central (SNC), así como *vino* por sus efectos inhibidores y relajantes
300 a 1800 d.C.	Es difícil encontrar documentos escritos sobre este periodo puesto que sacerdotes y médicos de la época ocultaron la llamada *sabiduría del dopaje*
1865	El primer caso documentado de dopaje fue en la prueba de natación del canal de Ámsterdam. Ésta se describió como la toma de una droga desconocida que incrementaba la capacidad de resistencia
1867	Para las competencias ciclistas de seis días, los competidores franceses consumían mezclas a base de cafeína, mientras que los ciclistas belgas usaban azúcar mezclada con éter; otros grupos ingerían bebidas alcohólicas e incluso nitroglicerina
1896	La primera muerte registrada a causa del dopaje fue la del ciclista inglés Arthur Linton, quien murió por una dosis de efedrina
1904	El atleta Tom Hicks se desplomó luego de ganar el maratón de St. Louis. Los médicos descubrieron que había ingerido estricnina y coñac antes de la competencia
1910	Se llevó a cabo el primer control antidopaje en caballos
1930	Inició la producción de anfetaminas
1950	Atletas soviéticos utilizaron hormonas masculinas para aumentar su potencia y resistencia. En respuesta, en Estados Unidos se desarrollaron los primeros esteroides
1960	En las olimpiadas de Roma, el ciclista danés Kurt Jensen murió por una sobredosis de anfetaminas; ésta fue la primera muerte registrada por este tipo de drogas
1964	En el marco de los Juegos Olímpicos de Tokio se realizaron las primeras pruebas antidopaje en seres humanos, en particular a ciclistas
1967	Se elaboró la primera lista de sustancias prohibidas
1968	En los Juegos Olímpicos de México se realizó por primera vez el control antidopaje en atletas
1988	Ben Johnson, ganador de los 100 m planos en los Juegos Olímpicos de Seúl, resultó positivo por estanozolol, un esteroide anabólico androgénico prohibido. Se le quitó la medalla, además de suspenderlo por dos años
2005	El dopaje génico fue publicado como método prohibitivo por la Agencia Mundial Antidopaje (AMA)
2008	Se presume que en los Juegos Olímpicos de Beijing pudieron ser el primer evento en el que se presentaron deportistas modificados genéticamente

El dopaje génico se realiza al introducir ácido desoxirribonucleico (DNA, *deoxyribonucleic acid*) o ácido ribonucleico (RNA, *ribonucleic acid*) a los órganos o tejidos de los atletas, para modificar su expresión génica con la finalidad de producir un mayor rendimiento deportivo. El envío de genes a los tejidos de los atletas puede realizarse con las mismas estrategias desarrolladas para la terapia génica, ya sea mediante la administración de genes en vectores virales o no virales o con la pistola de genes, o si se busca la inhibición de la expresión génica, mediante moléculas de RNA interferentes (iRNA, *RNA interference*) en un vector viral (para más detalles, véase el capítulo 28).

Sin embargo, debe considerarse que la mayoría de las proteínas que producen los genes propuestos en el dopaje génico ya están disponibles comercialmente de manera recombinante y producen los mismos efectos que el dopaje génico.

CUADRO 36-2. Sustancias y métodos prohibidos por la Agencia Mundial Antidopaje (AMA). Esta lista engloba la clasificación de la AMA para las sustancias y métodos prohibidos que se consideran dopaje. La lista oficial con los nombres científicos de las sustancias de cada una de las clasificaciones se actualiza y publica cada año, y puede consultarse en http://www.wada-ama.org/en/World-Anti-Doping-Program/Sports-and-Anti-Doping-Organizations/International-Standards/Prohibited-List/.

		Mecanismo	Efectos
Sustancias prohibidas	Agentes anabolizantes	Sustancias sintéticas que por lo general se derivan de la testosterona. Ayudan al cuerpo a absorber las proteínas, propician el desarrollo muscular y óseo	Desarrollo de la masa muscular
	Hormonas peptídicas, factores de crecimiento y sustancias afines	• Eritropoyetina (EPO) • Hormona del crecimiento (GH) • Factor del crecimiento similar a la insulina 1 (IGF-1) • Factores de crecimiento mecánicos (MGF) • Gonadotropinas (LH, hGC) • Insulina • Corticotropinas	Estimulan la producción de eritrocitos; aumentan el tamaño de los músculos y otros tejidos; produce lipólisis; retarda los efectos del envejecimiento; regulan la secreción de testosterona; aumentan de manera rápida la altura; disminuyen la glucosa sanguínea
	Agonistas beta-2	• Inhiben la actividad de la adenilciclasa, al cerrar los canales de calcio y producir relajación del músculo liso • Inducen la respuesta a catecolaminas sobre los receptores adrenérgicos beta 2	Broncodilatación, reducen el broncoespasmo o la respiración entrecortada inducida por ejercicio; incrementan el flujo de aire a los bronquios y, con ello, aumentan la captura de oxígeno
	Antagonistas y moduladores hormonales	Sustancias con efectos antiestrogénicos o inhibidores de la miostatina	Aumento del volumen y masa muscular
	Diuréticos y agentes enmascarantes	**Diuréticos:** toda sustancia que al ser ingerida provoca una eliminación de agua y sodio del organismo a través de la orina **Enmascarante:** sustancia que tiene la intención de cubrir o diluir una sustancia *doping*	Eliminación urinaria de la sustancia dopaje; ajuste en peso corporal por pérdida de agua. Impide la detección de la sustancia dopante en muestra biológica
Métodos prohibitivos	Métodos para incrementar la transferencia de oxígeno	• Dopaje sanguíneo autólogo, homólogo, heterólogo de eritrocitos • Administración de hemoglobina modificada, perfluorocarbonos o efaproxiral	Aumento de eritrocitos en sangre, con lo que el oxígeno muscular y por tanto el rendimiento o resistencia se incrementan
	Manipulación física o química de la muestra	• Sustitución o alteración de la muestra • Infusiones intravenosas o cateterización urinaria	Sustitución o alteración de la orina
	Dopaje génico	Transferencia de ácidos nucleicos de células normales genéticamente modificadas, agentes que alteran directa o indirectamente la expresión génica	Aumento de la fuerza muscular; incremento del porcentaje de fibras de contracción rápido, aumento de la resistencia, efectos a largo plazo desconocidos

Hasta la publicación de este libro, no se tiene conocimiento de algún caso oficial de dopaje génico. Sin embargo, en los Juegos Olímpicos de Invierno de Turín 2006 se sospechó del uso de Repoxygen (producto de Oxford Biomedica, Inc.) por parte del entrenador alemán Tomas Springsgstein en su equipo de gimnasia. Este producto es la presentación comercial del gen de la eritropoyetina (EPO), que contiene un elemento de respuesta (véase el capítulo 8) sensible a las concentraciones de oxígeno. El caso no pudo comprobarse y sólo quedó como sospecha al encontrársele al entrenador alemán un correo electrónico en que se quejaba con la compañía de lo difícil que era conseguir el producto.

Sin embargo, se tuvo la expectativa que las olimpiadas de Londres 2012 serían los primeros Juegos Olímpicos en los que se presentaron atletas modificados de manera genética.

En la AMA y el COI existe preocupación debido a que hasta el momento no hay manera de detectar esta forma de dopaje por los métodos convencionales de control, ya que las proteínas codificadas por estos genes no son diferentes de las producidas endógenamente por el organismo, y aunque los niveles elevados circulantes de alguna proteína pudieran ser indicativos de dopaje génico, sólo la biopsia del órgano al que se envió el gen (como el músculo) podría considerarse una prueba contundente para su detección.

Genes candidatos para el dopaje génico

Los genes que se han sugerido que podrían ser utilizados como agentes dopantes incluyen el gen de la hormona de crecimiento (GH, *growht hormone*), de la EPO, del factor de crecimiento similar a la insulina tipo I (IGF-I, *insulin growth factor-I*), del receptor activado por proliferadores de peroxisomas delta (PPAR-δ, *peroxisome proliferator activated receptor*), del factor de crecimiento de hepatocitos (HGF, *hepatocyte growth factor*), así como algunos sistemas para el bloqueo del gen de la miostatina. Sus características primordiales y aplicaciones se indican en el cuadro 36-3. A esta lista se han añadido genes como el factor nuclear respiratorio 1 (NRF2, *nuclear respiratory factor 2*), factor inducible por hipoxia (HIF-1, *hypoxia inducible factor-1*) y las moléculas de RNA interferente pequeño (siRNA, *small interfering RNA*) o bien RNA en asa pequeños (shRNA, *small hairpin RNA*) que mediante el silenciamiento génico podrían inducir el bloqueo de genes como la miostatina.

La idea de la suplementación génica con estos productos en particular va enfocada a que se incremente la fuerza muscular (lo que podría ser útil en deportes como la halterofilia, el lanzamiento de disco, el judo, etc.), se aumente la capacidad cardiaca o respiratoria (estrategia de utilidad en deportes aeróbicos, como las carreras, natación, ciclismo, futbol y otros), o bien a que se incremente la resistencia ventajosa en maratones o ciclismo, entre otros.

A continuación se describen algunos de los mecanismos moleculares del fundamento de uso de estos genes como dopaje.

Hormona de crecimiento

Las células somatotropas de la pituitaria anterior secretan GH a manera de pulsos, los cuales se regulan por dos péptidos hipotalámicos con efectos contrarios entre sí: el péptido liberador de la GH (estimulador de su secreción) y la somatostatina (inhibidor de su liberación).

La HC realiza sus efectos biológicos a través de la unión a receptores específicos presentes en las células de todo el cuerpo. La secreción de esta hormona llega a mostrar sus niveles máximos durante la pubertad, presenta concentraciones ligeramente mayores en la mujer y disminuye alrededor de 14% por cada década de vida. Condiciones como el ejercicio, el sueño, el estrés y la fiebre

CUADRO 36-3. Genes que podrían ser empleados para el dopaje génico. Las posibles aplicaciones de estos genes se fundamentan en que pueden mejorar la fuerza, velocidad, resistencia o capacidad aeróbica del atleta, y afectar de forma positiva el rendimiento en diversas disciplinas deportivas como las mencionadas. Estrategias de terapia génica ya están disponibles con estos genes, como el IGF-I, que se aplica terapéuticamente a pacientes con distrofia muscular mediante virus adenoasociados.

Gen	Características del gen	Disciplina deportiva que beneficia
IGF-I	Esta proteína estimula el incremento de la masa muscular, debido a hiperplasia	Atletismo: carreras de fondo y medio fondo; ciclismo de ruta, natación, futbol, triatlón
GH	La hormona de crecimiento induce hipertrofia muscular y retarda los efectos del envejecimiento por estimulación del hígado para la producción de factores de crecimiento endógenos. Como agente dopante suele administrarse de forma local en el músculo	Atletismo: carreras de velocidad, lanzamientos; halterofilia, fisicoculturismo, ciclismo de pista, natación, lucha y otros deportes de combate
EPO	La eritropoyetina estimula la producción de eritrocitos en la médula ósea, por lo que es un medio para aumentar la fuerza física. Su uso como agente dopante puede provocar un gasto cardiaco mayor debido a la concentración elevada de hematíes en sangre; esto requeriría una extracción sanguínea para aligerar la sobrecarga cardiaca	Ciclismo de ruta, maratón, ultramaratón, triatlón, carreras de fondo
PPAR-δ	Incrementa la cantidad de fibras de contracción lenta, con lo que la resistencia a la fatiga se incrementa	Atletismo: carreras de fondo y medio fondo, maratón; ciclismo de ruta, esquí nórdico, tenis
Bloqueadores de la miostatina	Estos agentes producen crecimiento de la masa muscular e inducen el anabolismo, a la vez que inhiben la litogénesis y la acumulación de grasa	Halterofilia, fisicoculturismo; atletismo: carreras de velocidad, lanzamientos
HGF	El factor de crecimiento de hepatocitos es capaz de inducir la proliferación de las células satelitales musculares después de un ejercicio exhaustivo o de un traumatismo	Ciclismo, atletismo, halterofilia, gimnasia, canotaje
HIF-1	Mejora la adaptación del cuerpo a condiciones de hipoxia lo que aumenta la resistencia del individuo ante ejercicios prolongados y favorece su rápida recuperación	Maratones, triatlón, ciclismo de ruta
NRF-2	Favorece la biogénesis de mitocondrias y por tanto la bioenergética celular, la disposición de moléculas de ATP y la respuesta del atleta a entrenamientos de resistencia	Deportes de resistencia como pruebas de fondo

estimulan de manera fisiológica la secreción de esta proteína, mientras que sustancias (producidas endógenamente o bien, administradas de manera exógena) como la clonidina, la L-dopa, el c-hidroxibutirato, los andrógenos y los estrógenos incrementan su liberación. El efecto del dopaje con esta hormona, y en el caso de dopaje génico con el gen de la GH, está rodeado de controversia. Sus efectos pueden ser directos en los tejidos, pero en la masa muscular éstos son mediados en su mayoría por el IGF-I, que se estimula en respuesta a la GH. Los efectos más notorios incluyen la hipertrofia muscular en un corto periodo y la estimulación del hígado para la producción de factores de crecimiento endógenos, que ocasionan, a su vez, varios efectos en el cuerpo. Sin embargo, el hígado sólo es capaz de producir estas sustancias en ciertas cantidades, por lo que el efecto es limitado. El dopaje con la proteína recombinante es usual en los atletas de élite, y la terapia génica para esta proteína, originalmente desarrollada para niños con deficiencia de la hormona, incluye el uso de retrovirus como vectores génicos. Estos vectores aseguran la expresión persistente y el control del gen bajo un promotor fuerte para la obtención de niveles terapéuticos constantes de la proteína. La administración del gen para efectos dopantes suele realizarse de manera local en el músculo.

Eritropoyetina

Este gen sobreexpresa la proteína EPO, por lo general producida por las células renales en respuesta a una disminución en la oxigenación sanguínea, para estimular la producción de eritrocitos en la médula ósea. Los glóbulos rojos son los encargados de transportar el oxígeno en la sangre y hacerla llegar a las células corporales, por lo que un incremento de estas células repercutiría en una oxigenación corporal mayor y, con ello, incrementaría el rendimiento atlético. El uso de esta proteína como medio para aumentar la resistencia, especialmente en maratonistas y ciclistas, es bien conocido. La administración del gen de la EPO humana induce la producción de la proteína, la cual no puede detectarse como sustancia exógena, ya que es idéntica a la producida de manera endógena por el organismo; por tanto, no se detecta en las pruebas antidopaje convencionales. Los estudios realizados en monos tratados con el gen de la EPO, enviado mediante vectores adenoasociados (AAV, *adeno-associated virus*) (véase el capítulo 28), administrados en el músculo o el pulmón, demuestran un incremento de hasta 100 veces en los niveles basales de EPO. Así, las concentraciones máximas de proteína EPO se alcanzaron a los 20 días posadministración, después de una dosis de 1×10^{13} genomas/kg de peso, manteniendo una expresión estable de la hormona y un incremento permanente del hematocrito. Como efecto adverso, los animales de experimentación requirieron flebotomías constantes para mantener unos niveles adecuados de hematocrito. Sin embargo, a las tres semanas posadministración, en dos de cada cinco animales a los que se les administró la proteína en el músculo y tres de cada tres animales que recibieron el AAV a través del pulmón se desarrolló una anemia grave. La causa fue una respuesta autoinmune desarrollada contra la EPO, revelada por la presencia de autoanticuerpos. Estos estudios demuestran la necesidad de limitar su aplicación, debido a que los efectos secundarios presentados se consideran graves, hasta que nuevas pruebas demuestren una terapéutica más segura con este transgén.

Según estas pruebas, se ha especulado que el uso de la EPO como agente dopante podría provocar un mayor gasto cardiaco, debido a la elevada concentración de hematíes en sangre, lo que requeriría de una extracción sanguínea para aligerar la sobrecarga cardiaca (similar a lo que ocurre en los animales de experimentación).

Factor de crecimiento similar a insulina tipo I

Esta proteína interactúa con las células de las fibras musculares, estimulando el incremento de la masa muscular, debido a una hiperplasia. Los experimentos con ratones transducidos con AAV que contienen IGF-I indican que la musculatura se desarrolla al doble, en particular por el aumento de las fibras rojas (resistentes a la fatiga). Los experimentos con el llamado "ratón Schwarzenegger", con administración de 1×10^{10} genomas de vectores AAV en el espacio intersticial del músculo, demostraron un incremento de 15% en la masa muscular y de hasta 14% en la fuerza. Estos beneficios persisten aun sin ejercicio y previenen el desgaste muscular asociado a la edad (los mamíferos pierden un tercio de su masa muscular y fuerza conforme envejecen), ya que la distribución de las fibras musculares y la masa se mantienen en niveles similares a los músculos jóvenes; lo anterior se debe al estímulo del IGF-I en las células satélite, lo que aumenta la fuerza en los músculos hasta en 27 por ciento.

Receptor activado por proliferadores de peroxisomas delta

Es un regulador de gran cantidad de genes y conduce a incrementar la tasa del metabolismo de los lípidos y a un aumento de las fibras musculares de contracción rápida, con lo que se generan músculos con mayor resistencia al agotamiento. Las investigaciones conducidas por Ronald M. Evans, investigador del Instituto Médico Howard Hughes, demostraron que en varios tejidos, particularmente adiposos, la activación de PPAR-δ aumenta la quema de grasas y, en consecuencia, disminuye la masa del tejido adiposo. Esto ha generado el llamado *ratón maratón*, el cual es capaz de correr el doble de distancia y el doble de tiempo que un ratón normal. Además, los ratones alterados genéticamente que sobreexpresan este gen son resistentes al aumento de peso cuando se les dan dietas altas en calorías y grasa, y mantienen niveles más bajos de triglicéridos intramusculares.

Factor de crecimiento de hepatocitos

Aunque esta proteína se aisló por su capacidad para estimular la proliferación de células hepáticas, se conoce que es producida por gran cantidad de células en todo el organismo. Es capaz de activar las células satelitales musculares después de un ejercicio exhaustivo o de un traumatismo; éstas proliferan y se diferencian a un nuevo músculo. El beneficio probable del uso de este gen es el incremento del número de fibras musculares. En la figura 36-1 se esquematizan los probables efectos del dopaje génico con HGF al funcionar como promotor del crecimiento y movilidad celular, mitogénesis, morfogénesis y regeneración tisular, especialmente en células de origen epitelial, lo que promueve la angiogénesis y el crecimiento muscular.

Bloqueadores de la miostatina

La miostatina (también conocida como factor 8 de crecimiento y diferenciación) es producida por células del músculo esquelético y actúa como un regulador negativo del crecimiento de la masa muscular; retrasa el desarrollo de las células madre musculares por mecanismos aún desconocidos. La miostatina es un agente altamente catabólico o antianabólico, además de promover la lipogénesis y la acumulación de grasa. El interés en su utilización surge del conocimiento de que la raza bovina Azul Belga, destacada por su alto contenido de músculo magro, presenta una mutación en el gen de la miostatina. Diversos experimentos desarrollados desde entonces indican que los ratones *knock-out* para este gen son alrededor de dos veces más fuertes que los ratones normales. Así, en 2001, el doctor Se-Jin Lee, mediante la inserción de mutaciones que aumentan la producción de bloqueadores de la miostatina, creó ratones con una gran masa muscular. Hasta esta edición, no se dispone de fármacos en el mercado que inhiban la miostatina en los seres humanos, pero sí existen anticuerpos que reconocen la miostatina y la neutralizan, desarrollados por la compañía farmacéutica Wyeth. En la actualidad, el inhibidor se denomina MYO-029 y está en fase experimental en seres humanos. Por otro lado Pfizer está probando el fármaco PF-06252616, que inhibe a la miostatina. Se administra por vía intravenosa y está en fase de pruebas en varones con distrofia muscular de Duchene. La demanda de los atletas es tal, que ha llevado a que se vendan falsos inhibidores de miostatina como ayuda ergogénica en sitios de internet. Debido a los conocimientos actuales de la vía de los RNA interferentes, el silenciamiento génico del gen de la miostatina (MSTN, *myostatin*) a través de moléculas de siRNA es una posibilidad viable para el dopaje génico. Los efectos secundarios de un crecimiento muscular exagerado podrían tener como consecuencia una mayor incidencia de lesiones en tendones

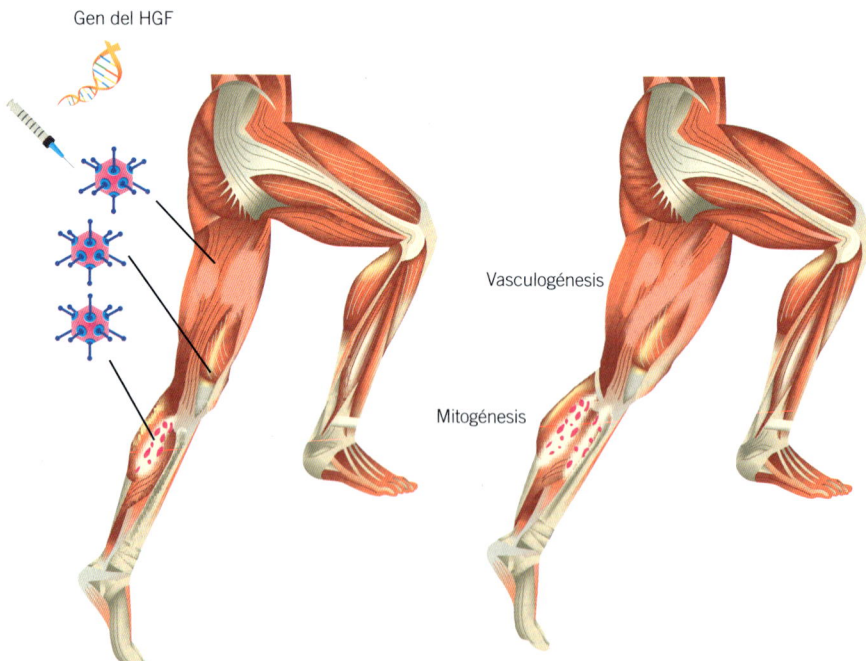

Figura 36-1. Efectos del dopaje génico con el gen HGF. Esta imagen esquematiza los posibles beneficios de la suplementación génica con HGF en atletas, los cuales podrían incluir el desarrollo de mayor masa muscular, la cual tendría mejor irrigación y, por tanto, aumentaría su rendimiento.

y huesos, o inclusive cardiomiopatías y los consecuentes ataques cardiacos.

Factor nuclear respiratorio 2

Los genes para el factor nuclear respiratorio 2 (NRF2) y el NRF1 inducen la biogénesis mitocondrial y participan como reguladores de la señalización mitocondria-núcleo que actúan como factores transcripcionales. El NRF2 regula la transcripción de genes que codifican para proteínas mitocondriales como el citocromo C, componentes de los complejos implicados en la cadena de transporte de electrones, biosíntesis del grupo hemo de los citocromos, etc. Algunas de sus variantes génicas se han relacionado con una mejor respuesta al entrenamiento de resistencia, lo que sugiere que su uso como gen en el dopaje pudiera implicar beneficios para este tipo de deportes. Sin embargo, su sobreexpresión a través del dopaje podría conllevar a serias consecuencias debido a su amplia función en la regulación génica de mecanismos antioxidantes.

Factor inducible por hipoxia 1

La familia de proteínas de factores inducibles por hipoxia es responsable de la adaptación del organismo a niveles bajos de oxígeno. En conjunto, los diversos HIF regulan la expresión de alrededor de 200 genes implicados en el metabolismo energético, transporte de glucosa, angiogénesis, eritropoyesis, etc. El HIF-1 se expresa en la mayoría de los tejidos y algunas de sus variantes génicas se relacionan con una buena respuesta al entrenamiento de resistencia. El dopaje con este gen podría beneficiar la respuesta corporal a condiciones de hipoxia y por tanto sería aplicable a deportes de resistencia. También afectaría el metabolismo mitocondrial de oxígeno y estimularía genes como GLUT1, GLUT3, GPI, ENO1, etc. Estos cambios moleculares podrían no sólo incidir en la respuesta corporal al ejercicio de resistencia, sino propiciar efectos secundarios como infarto al miocardio o cáncer.

Conclusiones y perspectivas

Es importante crear conciencia de que la idea del dopaje génico no es descabellada; si bien no se tiene la certeza de su uso en la actualidad, su empleo se vislumbra en un futuro muy cercano. Hoy en día, puede afirmarse que el uso inadecuado de estas tecnologías sólo puede interpretarse como una trampa; sin embargo, la sociedad actual tiene marcadas tendencias antiedad y proestéticas, lo que puede originar un cambio en el modo de pensar actual, de tal manera que llegue el momento en que estas estrategias no sólo las demandarán los atletas, sino la sociedad en general, lo que modificará por completo la manera de pensar; así, pasará de ser una práctica prohibida a una permitida de acuerdo con las demandas de la sociedad.

Ejercicios de integración

Complete las celdas faltantes de los efectos de la suplementación génica:

Gen	Beneficios en el deporte	Deportes en los cuales su empleo sería beneficioso
Hormona de crecimiento		
	Mitogénesis y angiogénesis	
		Maratón, carreras de fondo
	Desarrollo muscular, aumento de fuerza	

Índice

Nota: los números de página seguidos por *f* y *c* indican figuras y cuadros, respectivamente.

A

Ácidos nucleicos, 29-39
    composición, 29, 30*f*
        bases nitrogenadas, 29, 30*f*
        cadenas de ácidos nucleicos y polinucleótidos, 30, 32*f*
        estructura hemiacetal de ribosa y desoxirribosa, 29, 30*f*
        nucleósidos, 29, 30*f*
        nucleótidos, 29-30
            nomenclatura, 30, 31*c*
    DNA, 31-36, 33*f*
        circular, 32, 34, 34*f*
        desnaturalización y renaturalización, 34-36
            agentes desnaturalizantes, 34-35
            pérdida de estructura helicoidal, 34, 36
        estructura primaria, 31, 32*f*
        estructura secundaria, 31
            doble hélice del DNA, 31, 32*f*
        niveles de empaquetamiento, 34, 35*f*
            asas cromatínicas, 34
            cromosoma condensado, 34
            cromosomas mitóticos, 34
            nucleosoma, 34, 35*f*
            solenoide, 34
        variantes de la doble cadena de DNA, 31
            formas estructurales del DNA, 31, 33*c*
    RNA, 36-38
        estructura primaria y secundaria, 36, 36*f*
        estructura terciaria, 36
        tipos, 37
            de transferencia (rRNA), 38, 38*f*
            enzimas de RNA (ribozimas), 38
            heterogéneo nuclear, 37
            mensajero (mRNA), secuencia, 37, 37*f*
            miRNA, 38
            pequeño nuclear (snRNA), 38
            ribosomal (tRNA), 37, 38*f*
            siRNA, 38
    tipos química y estructuralmente distintos, 29
Antioncogenes, 206

B

Biología molecular del deporte, 329-339
    aplicación de la biología molecular, 337-339
        variantes génicas, 337, 338*c*
    cambios fisiológicos por el ejercicio constante, 332, 332*f*
        cambios en la expresión génica, 332, 333*c*
            genes antioxidantes, 334
            genes cardiovasculares, 334
            genes que regulan el tamaño muscular, 333
            vía energética en músculo, genes, 333
        determinantes génicos que favorecen la actividad física, 334-337
            gen ACTN3, 335
            gen BDKRB2, 336
            miostatina, 337
            $VO_{2máx}$ y genética, 335
    tipos de fibras musculares y su influencia sobre el rendimiento deportivo, 331, 331*f*
        fibras intermedias, 331, 331*f*
        tipo I o de contracción lenta, 331, 331*f*
        tipo II o de contracción rápida, 331, 331*f*
    vías energéticas durante la actividad física, 329-330, 330*f*
        aerobia, 330
            glicólisis aeróbica, 330
            lipólisis aeróbica, 330
        anaerobia, 329-330
            aláctica, fosfocreatina, 329
            láctica, glucólisis anaerobia, 329

C

Cáncer, 204-209
    características, 204
    cervicouterino, 207-208
        etiología, 207
        infección del virus del papiloma humano, 208
        virus y, 208
    ciclo celular, 204
        ciclinas, CDK y CDKI, 203, 204*f*
        estímulos, 204, 205*f*
    genes supresores de tumores, 204
    predisposición genética, 208-209
        poliposis adenomatosa familiar, 208-209
        retinoblastoma infantil, 209
    protooncogenes y genes supresores, 204-207
        cinasas citoplasmáticas, 206
        factores de crecimiento, 205
        factores transcripcionales, 206
        genes supresores de tumores, 206-207
            retinoblastoma, 207, 207*f*

proteínas G asociadas a membrana, 205-206
receptor con actividad de tirosina cinasa, 205
transducción de señales, 205, 205f
protooncogenes y oncogenes, 204-205
virus del sarcoma de Rous, 204
teoría de las mutaciones múltiples, 209
Células madre, 271-284
adultas, 277-280
cancerígenas, 279
células progenitoras endoteliales, 278
marcadores celulares, 278, 278f
hematopoyéticas, 277
marcadores celulares, 278, 278f
mesenquimales, 277
pluripotentes inducidas, 279, 280f
aplicaciones, 270, 280f
ensayos clínicos, 279, 281c
aplicaciones clínicas, 281-283, 282f
enfermedad de injerto contra huésped, 282-283
reparación cardiaca, 281-282
clasificación, 271-272
de acuerdo con su origen, 271, 272f
por potencial de diferenciación, 271, 273f
oligopotentes, 272
pluripotenciales, 271
totipotenciales, 271
definición, características, 271
embrionarias, 276, 277f
fuentes de aislamiento, 273-276
médula ósea, 273-275
placenta, 275-276
pulpa dental, 276
sangre de cordón umbilical, 275
tejido adiposo, 276
mecanismos terapéuticos, 276
secreción de moléculas, 276
nichos de célula madre, 272, 274f
primer trasplante de médula ósea, 271
Ciclo celular, 19-28
clasificación de las células, 19
control del ciclo celular, 24
puntos de revisión, 24, 24f
duración, 19, 20f
fases, 19, 20f
compactación y división (M), 21, 22f
ciclo del centrosoma, 21
citocinesis o citodiéresis, 23, 23f
descompactación (G_1), 19-20
duplicación o síntesis (S), 20-21
G_0 o de quiescencia, 23
meiosis, 25-27
fases, 25-27, 27f
preparación para la división de cromatina, 21
Conceptos básicos de biología molecular, 1-98

D

Diabetes mellitus tipo 2, 211-223
características clínicas entre diabetes tipos 1 y 2, 212, 212c
clasificación de la diabetes, 211
criterios diagnósticos de la ADA, 212, 213c
diabetes tipo 1, 211-212
diabetes y actividad física, 222-224
AMPK y consumo de glucosa del músculo, 223
aspectos ligados al entrenamiento físico, 224
regulación del transporte de glucosa por insulina, 223, 223f
epidemiología, 211
estadios, 213
factores de riesgo, 212
fisiopatología, 213-214
genes de susceptibilidad a diabetes mellitus tipos 1 y 2, 221
genes asociados a diabetes tipo 2, 221, 222c
genes polimórficos asociados a diabetes mellitus 2, 221, 222c
insulina. *Véase* Insulina
pruebas, 213
aleatoria de glucosa, 213
tolerancia a la glucosa, 213
tipos específicos de diabetes debido a otras causas, 214-215
MODY, 214-215
clasificación, 214
tipos más comunes, 214-215
tratamiento, 213
Distrofia muscular de Duchenne, A-24 a A-26
alteración del gen de la distrofina, A-25, A-25f
complejo distrofina-glicoproteína, A-24, A-24f
diagnóstico, A-26
técnicas moleculares, A-26
enfermedad letal de herencia recesiva, A-24
morfología de las fibras musculares, A-24, A-25f
tratamiento, A-26
terapia génica, A-26
variaciones génicas, A-25
Dopaje génico, 341-347
definición, 341
eventos trascendentes en el dopaje, reseña, 341, 342c
genes candidatos, 343-347, 344c
bloqueadores de miostatina, 346
eritropoyetina, 345
factor de crecimiento de hepatocitos, 346
efectos del dopaje génico, 346, 346f
factor de crecimiento similar a insulina tipo I, 345
factor inducible por hipoxia 1, 347
factor nuclear respiratorio 2, 347
hormona del crecimiento, 344-345
receptor activado por proliferadores de peroxisomas delta, 345

perspectivas, 347
sustancias y métodos prohibidos por la Agencia Mundial Antidopaje, 341, 343c

E

Electroforesis, A-1 a A-10
  aplicaciones, A-9
  elementos necesarios para electroforesis, A-1, A-2f
    buffer de carga, A-5
    buffer de corrimiento, A-4
    cámara de electroforesis, A-1, A-2f
    geles, A-1 a A-4
      acrilamida, A-2 a A-4, A-4f, A-4c
      agarosa, A-1, A-2f, A-3f, A-3c
    marcador de peso molecular, A-4, A-5f
    transiluminador ultravioleta, A-5
  horizontal, A-5, A-6f
  vertical, A-5 a A-9, A-9f
    electroforesis de ácidos nucleicos, A-6, A-7f
      fuente de poder, A-7
      visualización de las muestras, A-7, A-8
    electroforesis de proteínas, A-8
      visualización de las muestras, A-9
    procedimiento general, A-5 a A-6
Enfermedades monogénicas, A-19 a A-26. *Véase* Hemofilia; Distrofia muscular de Duchenne
  clasificación según patrón hereditario, A-19, A-20c
Enzimas de restricción, 117-123
  aplicaciones, 122
    nucleasas programables, 122-123
  cantidad en enzima adecuada para un ensayo, 121-122
  clasificación, 118-120
    enzimas tipos I, II y III, características, 119, 119c
    familias de enzimas de restricción, 120, 122f
    isoesquizómeros, 120, 121f
    tipos de cortes producidos por enzimas de restricción, 120, 120f, 121f
  condiciones de almacenamiento y conservación, 120-121
  eficiencia en el uso, 121
  factores que afectan la actividad, 120
  mapas de restricción, 122
  nomenclatura, 117-118
    según origen bacteriano, reglas, 118
  origen de las enzimas, 117
    secuencia palindrómica, 117
    sistema restricción-modificación, 117, 118f
  selección de la enzima de restricción adecuada, 122
Epigenética y sus implicaciones en la expresión de genes, 305-317
  cáncer, 315-316
    funciones celulares alteradas, 315
    tipos de HDAC y cáncer, 315

  definición de epigenética, 305
  desarrollo embrionario, 312-314
    desregulación epigenética y obesidad, 313
      ratón *agouti*, 313, 314f
      variaciones epigenéticas, 314, 315f
  epigenética y comportamiento, 316
    análisis del perfil epigenético, 316
      escalas de amplitud genómica, 316
  metabolismo de un carbono, 310-312, 313f
    ciclo del folato, 310, 311f, 313f
    conversión a tetrahidrofolato, 311, 312f
    ciclo de la metionina, 311-312, 313f
    serina y glicina, 312, 313f
  metilación del DNA, 305, 306f
    en dinucleótidos CpG, 306, 306f
    patrones de metilación, 306
  modificación de histonas, 307-310, 308f
    acetilación, 308-309, 309f
    código de histonas, 307-308
    fosforilación, 310
    función del nucleosoma, 307
    metilación, 309-310
      desmetilasas de histonas, 309
  RNA pequeño, 310
Extracción de ácidos nucleicos, 105-115
  consideraciones para la extracción, 105
    elección del método, 105
    fuente del ácido nucleico, 105-106, 106c
  cuantificación de los ácidos nucleicos, 110-112
    espectrofotometría, 110, 111f
      contaminación con fenol y sales, 112
      contaminación con proteínas, 110-112
      valoración de la pureza del ácido nucleico, 110
    fluorometría, 112
  diferencia entre extracción de DNA y RNA, 113, 113c
  extracción de DNA, 106-110
    disolución del DNA y adición de RNasa, 110
    lisis de las células y liberación del DNA, 106-107, 109c
    precipitación de DNA, 109
    proteínas y lípidos con solventes orgánicos, 107-109
      fases en la purificación de ácidos nucleicos, 109, 109f
    técnica fenol-cloroformo, 106, 108f
    ventajas y desventajas, 106, 107c
  extracción de RNA por columnas, 114
  otros métodos de extracción de ácidos nucleicos, 114-115
    cromatografía por exclusión de tamaño, 114-115
    gradiente con cloruro de cesio, 114
  preservación del DNA, 112-115
    extracción de DNA por técnica de salting OUT, 112
    extracción de RNA, 112-113
      técnica de isotiocianato de guanidina/fenol-cloroformo, 113, 114f

H

Hemofilia, A-19 a A-23
    antecedentes históricos, A-19
    factores de coagulación, A-19
    mutaciones comunes, A-22, A22f
    síntomas, A-22
        hemartrosis, A-23, A-23f
        hemorragia, A-22
    tipos, A-19
        hemofilia A, A-20 a A-21
            gen del factor VIII, A-21
            mutación por inversión del gen F8, A-21
            vía intrínseca de coagulación, A-21, A-22f
        hemofilia B, A-21 a A-22
            factor IX de la coagulación, A-22
        niveles de gravedad, A-19, A-20c
    tratamiento, A-23
        terapias génicas, A-23
Hemoglobinopatías, 187-201
    avances en el tratamiento, 200-201
        trasplante alógeno de células madre hematopoyéticas, 201
    estructura de la hemoglobina, 187, 188f
        aminoácidos importantes, 187, 189f
    estructura y regulación de genes globínicos, 190-196
        estructura de promotores de genes globínicos, 191, 193f
        expresión de hemoglobinas durante el desarrollo, 195, 195f
        familia de genes globínicos, 190, 192f
        metilación del promotor del gen HBG, 195, 195f
        regulación de los genes α–globínicos, 191, 193f, 194f
        replicación del *locus* β-globina, 195-196, 196f
    función de la hemoglobina, 187-188
        control de la síntesis de cadenas globínicas por el grupo hemo, 190, 192f
        curva de unión al oxígeno, 188, 190f
        efectos alostéricos a nivel bioquímico, 188
        interacción del bifosfoglicerato con aminoácidos de las hemoglobinas, 190, 191f
    síndromes talasémicos, 198-200, 200f
        selección natural de mutaciones de genes globínicos, 196, 197f
        epidemiología, 196, 197f, 198f
    variantes de hemoglobinas y enfermedades humanas, 196-200
        hemoglobinopatías estructurales, 197-200
            variantes estructurales, 197-198, 199f, 199c
            variantes en la producción, 198, 200c
Hepatitis B, 235-241
    causas más comunes, 235
    epidemiología mundial, 235
    vías de transmisión, 235
    genómica y proteómica, 236
        características principales de sus moléculas, 236, 237c
        genoma del virus y sus transcritos, 236, 236f
        replicación, 236, 238f
    genotipo del virus de la hepatitis B, 238
    historia natural, 236-237
        evolución a hepatitis crónica, 236
        factores que influyen en la gravedad, 237
            carga viral, 237
        fases de la hepatitis crónica, 237, 239c
    mutaciones del virus y su importancia clínica, 238-239
        región precentral y central, 238-239
        región PreS/S, 239
    valoración del paciente, 239-241
        detección de mutaciones, 241
        estudios de imagen y de laboratorio, 240, 240c
        estudios serológicos, 240
        monitoreo de la actividad de la enfermedad, 239
        pruebas de resistencia antiviral, 240
        pruebas moleculares, 240
    virus de la hepatitis B, 235-236
        virus de DNA circular de doble cadena, 236
Hepatitis C, 243-248
    características estructurales del VHC, 243-244, 244f
        proteínas del virus de hepatitis C y función, 244, 244c
    diagnóstico con estudios moleculares, 247
        determinación del genotipo viral, 247
        guías para pruebas de ácidos nucleicos, 247, 247c
    epidemiología mundial, 243
        prevalencia según la región, 243
        vías de transmisión, 243
            consumo de drogas por vía intravenosa, 243
            contacto sexual, 243
    historia natural, 245-246
        hepatitis C aguda, 245-246, 246f
        hepatitis C crónica, 246, 246f
            complicaciones hepáticas, 246
    replicación del virus de hepatitis C, 245
        ciclo de vida, 245, 246f
    tratamiento, 247-248
        IFN pegilado, 247
        respuesta virológica sostenida, 247
        trasplante hepático, 248
    virus de la hepatitis C, proteínas y genes, 244-245
        organización lineal del genoma, 244, 244f
        proteínas estructurales y no estructurales, 245
Historia de la biología molecular, 1-12
    Charles Darwin, 1, 2f
        teoría del origen de las especies, 1
    DNA como material genético, 3-6
        Alfred Hershey y Martha Chase, 5-6, 5f
            DNA, información genética, 6

Erwin Chargaff, 5, 5*f*
    reglas de Chargaff, 5, 5*f*
Frederick Griffith, 3, 3*f*
    principio transformante, 3, 3*f*
George Wells Beadle y Edward Lawrie Tatum, 4, 4*f*
    genes y enzimas, 4
James Dewey Watson y Francis Harry Compton Crick, 6, 6*f*
    modelo de la doble hélice de DNA, 6, 6*f*
Oswald Theodore Avery, Colin McLeod y Maclyn McCarty, 4, 5*f*
    DNA, principio transformante, 4, 5
Rosalind Franklin, 6, 6*f*
    difracción de rayos X a través de moléculas de DNA, 6
William Thomas Astbury, 4, 4*f*
    nacimiento de la biología molecular, 4
era moderna de la biología molecular, 6-11
    clonación del primer mamífero, oveja *Dolly*, 11
    flujo de la información genética, 7, 7*f*
    Hamilton Smith, Daniel Nathans, Werner Arber, 7, 8*f*
        sistemas de restricción de las bacterias, 7
    Howard Martin Temin y David Baltimore, 8-9, 9*f*
        transcriptasa inversa, 8
    Kary Mullis, 9, 9*f*
        reacción en cadena de polimerasa (PCR), 9, 10*f*
    Mattew Stanley Meselson y Franklin Stahl, 7, 7*f*
        replicación del DNA semiconservativa, 7, 8*f*
    primer tratamiento de terapia génica, 9-10
    Proyecto del Genoma Humano, 10-11
        conclusiones del proyecto, 11
Friedrich Miescher, 1, 2*f*
    nucleína, 1
Gregor Mendel, 1, 2*f*
    leyes de la herencia, 1
Thomas Hunt Morgan, 2, 2*f*
    cromosomas, portadores de genes, 2

I

Insulina, 215-220, 215*f*
    función, 215
    mecanismos, 215-216
        cascadas de fosforilación estimuladas por insulina, 219
        receptor de insulina, 217, 217*f*
            activación de la vía PI3H/AKT por insulina, 218, 218*f*
            inhibición de la señalización, 218-219, 218*f*
            sustratos, 218
        resistencia a la insulina, 216
            causas para la disfunción de células beta, 216
            evolución patológica de la DM2, 217
        señalización de la insulina, 217
        transportadores de difusión facilitada por hexosas, 219-221
            activación de glut 4, 220, 220*f*
    nuevas insulinas, 215
        farmacocinética, 215, 216*f*

M

Manejo de muestras para análisis molecular, 99-104
    análisis de la estructura genómica, 100
        estudio de la expresión génica, 100
    áreas de aplicación de los estudios moleculares, 103-104
    contaminación de muestras y degradación, 103, 103*f*
    detección de ácidos nucleicos exógenos, 101-102
        DNA exógeno, 101
        DNA o RNA de biopsias, 102
        muestras sanguíneas, 101-102
        RNA exógeno, 101
        toma de la muestra, 101
    estudio de ácidos nucleicos, 99
    preservación, 102-103
        biopsias, 102
        uso de métodos comerciales, 103
    selección de la muestra, 99, 100*f*
    utilidad del análisis molecular, 103
Mecanismos de reparación del DNA, 89-98
    sistemas de reparación del DNA, 90
        apareamientos erróneos, 92, 93*f*
        directa, 90, 91*f*
        enfermedades humanas asociadas al funcionamiento de, 94
            anemia de Fanconi, 95-96
            síndrome de Bloom, 94-95
            xeroderma pigmentoso, 97
        reparación por escisión, 90
            escisión de bases, 90-91, 91*f*
            escisión de nucléotidos, 91, 92*f*
        roturas de doble cadena, 93-94
            recombinación homóloga, 93-94, 95*f*
            unión de extremos no homólogos, 94, 96*f*
        sistema 8-oxo guanina, 92, 92*f*
        sistema SOS, 92-93, 94*f*
    tipos de daño en el DNA, 89-90
        desaminación y daño oxidativo de bases nitrogenadas, 89, 90*f*
        factores que provocan mutaciones en el DNA, 89
            agentes alquilantes, 89
            análogos de bases, 89, 90*f*
            energía ionizante, 90
Meiosis, fases, 25-27, 27*f*
Metodología del DNA recombinante, 99
Mitosis, fases, 21-23, 22*f*

Mutaciones, 81-87
　clasificación, 81
　　magnitud del material genético afectado, 82
　　　cancerígenos, 86
　　　mutación cromosómica, 84-85
　　　　deleción cromosómica, 84, 85f
　　　　duplicación de un fragmento cromosómico, 84, 85f
　　　　inversión de un fragmento cromosómico, 84, 84f
　　　mutaciones genómicas, 85
　　　　poliploidía, 85
　　　mutágenos, 85-86
　　　　físicos, químicos o biológicos, 86
　　　mutuaciones puntuales, 82
　　　　inserción de nucleótidos, 83, 84f
　　　　neutra, 83, 83f
　　　　pérdida de nucleótidos o deleción, 83, 84f
　　　　silenciosa, 82, 82f
　　　　sin sentido, 82, 83f
　　　　sustitución de bases, 83, 83f
　　　polimorfismos, 87-88
　　　teratógenos, 87
　　tipo de célula afectada, 82
　　　somática, 82
　origen, 81

N

Nutrición molecular, 296-303, 296f
　dietas inteligentes, 302-303, 303f
　　guía de nutrimentos específicos, 302, 303c
　fundamentos, objetivos y avance científico, 296
　　búsqueda de alternativas nutricionales, 296
　interacciones gen-nutrimento, 300-302
　　consumo de etanol y polimorfismos, 301, 302c
　　　recomendaciones nutricionales, 301-302
　　fenilcetonuria y fenilalanina, 300, 301f
　　　recomendaciones nutricionales, 300
　　lípidos y polimorfismo G-308A de TNFα, 302
　interacciones nutrimento-gen, 298-300
　　ácido docosahexaenoico y eicosapentaenoico, 297, 296f
　　　recomendaciones nutricionales, 298
　　estructura de algunos nutrimentos, 296, 296f
　　galato de epigalocatecina 3, 296
　　　mecanismos de acción molecular, 296, 297f
　　　recomendaciones nutricionales, 297
　　otros nutrimentos, 298-300
　　　carotenoides, 298
　　　cinc, 299-300
　　　vitamina C, 299
　　sulforafano, 298
　　　efecto modulador en la expresión de genes, 298, 299f
　　　recomendaciones nutricionales, 298
　nutrigenómica y nutrigenética, 296

O

Obesidad, 225-233
　comorbilidades, 225
　definición, 225
　diagnóstico, 225
　　clasificación de la OMS, 225, 226c
　fisiopatología, 226-231
　　adipocinas involucradas en la obesidad, 226-227
　　　adiponectina, 226
　　　factor de necrosis tumoral alfa, 227
　　　leptina, 226-227
　　　resistina, 227
　　factores asociados a la obesidad, 230-231, 231f
　　regulación central del hambre y la saciedad, 227, 228f
　　regulación periférica, 228-230, 229f
　　　hormonas pancreáticas, 230
　　　péptidos y hormonas del tracto gastrointestinal, 228
　　　preproglucagón y péptidos derivados, 228-230
　genética de la obesidad, 231-233
　　genes asociados a la obesidad, 232, 232c-233c
　　monogénica, 231
　　poligénica, 232
　　síndrómica, 231
　　　síndrome de Prader-Willi, 231
　tejido adiposo, 225
Organismos genéticamente modificados y clonados, 285-293
　animales transgénicos, 285, 286f
　　ratones *knock-out*, 285, 286f
　aplicaciones, 291-292
　　alimentos transgénicos, 291-292
　　modelos de enfermedad, 291
　　　enfermedad de Alzheimer, 291
　　producción de proteínas recombinantes, 291
　　　factores de coagulación VIII y IX, 291
　clonación, 292-293
　　animal, 292-293
　　　oveja *Dolly*, 293, 293f
　　humana, 292
　creación de un transgén, 285
　　estructura del gen, 286, 287f
　　genes exógenos o foráneos, 286
　plantas transgénicas, 289-291
　　obtención, 289
　　　expresión de múltiples genes, 289-290
　　　métodos de transformación, 290, 290f
　ratones transgénicos, 286-289
　　comparación del genoma humano y del ratón, 287, 287c
　　generación, 287
　　　microinyección pronuclear de transgenes, 287, 287f
　　　proceso de generación, 287, 288f

ratones *knock-out*, 288-289, 288*f*
  construcción del vector, 289, 289*f*
  técnicas para identificar un organismo genéticamente modificado, 290, 291*c*

P

Patologías humanas, 177-185
  causas que inducen una enfermedad, 177
  clasificación molecular de enfermedades, 178-185
    enfermedades exógenas, adquiridas o ambientales, 183
    enfermedades monogénicas, 178, 180*c*
      características, 178
      mitocondriales, 181-183
        neuropatía óptica hereditaria de Leber, 183
        síndrome de MELAS, 181
      nucleares, 178-181
        diagnóstico, 181, 181*c*
        enfermedad autosómica dominante, 179, 179*f*
        enfermedad ligada al cromosoma X, 180-181, 182*f*
    enfermedades multifactoriales o de origen complejo, 184-185
      desórdenes mentales, 184
      malformaciones congénitas, 184
  objeto del estudio de la patología molecular, 178
  rastreo y diagnóstico de enfermedades genéticas, 184-185
    poblaciones en riesgo, 185
    programa de tamiz neonatal, 185
    trastornos que se detectan con el procedimiento, 185
  tipos de diagnóstico, 177
  tratamiento y prevención de enfermedades genéticas, 185, 181*c*
    medidas paliativas, 181
Polimorfismos de DNA y huella genética, 167-176
  controversias en el análisis de la huella genética, 175
    asuntos bioéticos, 175
    diagnóstico genético, 175
  métodos de detección, 174-175
    PCR con enzimas de restricción y electroforesis, 174
    Southern blot, 174
  tipos de polimofismos, 168-173
    cromosoma Y, 172
    inserción-deleción, 172
    longitud de fragmentos de restricción, 169-170, 170*f*
    marcadores polimórficos mitocondriales, 172
    número variable de repeticiones continuas o en tándem y con repeticiones cortas y continuas, 170
      detección de microsatélites, 171, 171*f*
      satélites, microsatélites y minisatélites, 171, 171*f*
    de proteínas, 172-173
    secuencias aleatorias, 172
    un solo nucleótido o nucleótido único, 169, 169*f*
    utilidad del análisis de patrones polimórficos o huella genética de DNA, 173-174
      estudio de genes en farmacogenética, 174
      identificación de SNP, aplicación clínica, 173-174
Proyecto del Genoma Humano, 10-11, 13-18, 14*f*
  aportaciones, 13
    homología génica entre especies, 14, 14*f*
  aspectos éticos, 16-17
    mal uso de datos genéticos, 16
    subprograma ELSI, 16-17
  clonación humana, 17-18
    investigación con fines terapéuticos, 17
  definición, 13
  genoma en la medicina, 15-16, 15*f*
    diagnósticos con métodos moleculares, 16
    modificación del programa genético, 15
    reacción a un medicamento, 15
    sondeo neonatal y posnatal, 16
    sondeo prenatal de enfermedades, 16
  nueva especie humana, 17
  objetivos, 13
  organismos transgénicos, 17
  parte de un proyecto genoma universal, 17
    creación de bases de datos, 17
  patrimonio de la humanidad, 14-15, 15*f*
    ciencia libre de negocio, 14
    declaración sobre dignidad y genoma humano, 14
  terapia génica, 17

R

Reacción en cadena de polimerasa, 137-151
  amplificación exponencial del producto de PCR, 142, 142*f*
  aplicaciones, 150
    PCR diagnóstica, 150
  características de la amplificación *in vitro* y requerimientos necesarios, 137
  componentes, 137-140
    desoxinucleótidos, 138
    DNA molde, 137
    DNA polimerasa, 137
    iniciadores, 138, 139*f*, 140*f*
      diseño y función en la especificidad, 138-140, 140*f*
  esquema, 140-141, 139*f*
    almacenamiento temporal, 141
    amplificación final, 141
    ciclos de amplificación, 141, 139*f*
    inicio de la desnaturalización, 141
  fases, 141, 142*f*
  modalidades de la técnica de PCR, 143-149, 143*f*, 144*f*
    anidada (*nested*-PCR), 145, 146*f*
    convencional o PCR en punto final, 143, 143*f*, 144*f*

cualitativa, 144
cuantitativa, 144
múltiple, 145
PCR en tiempo real, 145-149
    con agentes intercalantes, 145, 147f
    con *primers* LUX, 147, 148f
    con sondas marcadas con fluorocromos, 146, 147f
    semicuantificación, 147-148, 148f
semicuantitativa, 143-144, 144f
retrotranscripción como paso previo a PCR, 149-150, 149f
sensibilidad de la técnica, 142-143
Regulación de la expresión génica, 71-80
  nivel de degradación del mRNA, 78
    interrupción de la traducción, 78
      mecanismos para regulación de expresión de un gen, 76, 77c
  nivel de modificaciones postraduccionales, 78
  nivel de traducción, 78
  nivel de transporte del mRNA al citoplasma, 77
  nivel del procesamiento del transcrito primario de RNA, 76-77
    edición del RNA, 76-77
  niveles de control, 71-76, 72f
    atenuación de la transcripción, 76
    postranscripcional, 76, 77c
    pretranscripcional, 71, 72f
    transcripcional, 71-76
      activación de los factores transcripcionales, 75, 76f
      estructuras de factores transcripcionales, 74-75, 75f
      eucariotas, 73
      factores generales de transcripción, 74, 74f
      factores transcripcionales inducibles, 74
      procariotas, 72
        operón Lac, 72-73, 73f
      regulación mediante potenciadores, 75-76
  regulación de expresión de genes mediante RNA de cadena larga no codificantes, 79, 79f
Replicación, 41-48
  características generales, 41-42
    bidireccional, 41, 42f
    diferencias entre procariotas y eucariotas, 43, 43c
    discontinua, 42
      fragmentos de Okazaki, 42
      horquillas de replicación, 41, 42f
      replicación monofocal, 42, 42f
      replicación multifocal, 41, 42f
    semiconservadora, 41, 42f
    teorías del proceso de replicación, 41, 42f
  fases de la replicación, 45-47
    elongación, 45-46, 46f
      replisoma, 46
      similar en eucariotas como procariotas, 45
    inicio, 45, 45f
    terminación, 46-47
      mecanismo de acción de la telomerasa, 47, 47f
      replicación de los telómeros, 46
  mitocondrial, 47-48, 48f
  proteínas que participan en la replicación, 43-44
    antígeno nuclear de proliferación celular, 43
    DNA polimerasa de eucariotas, 44, 44c
    helicasa, 43
    propiedades de polimerasa de procariotas, 44, 44c
    proteínas de unión a cadena sencilla, 43
    topoisomerasas, 43
RNA de interferencia, 319-328
  estrategia de terapia génica, 325
    estudios clínicos, 327
    protocolos clínicos, 326, 326c
    vectores no virales, 326
  función natural, 319-325
    amplificación de la vía de silenciamiento con siRNA, 325
    cosupresión de transgenes, 319
    ensamble de RISC y selección de la cadena de los siRNA, 325
    estructura de las proteínas Argonautas, 325
    estructura y función de *Dicer*, 323-324
    puntos de regulación génica, 320, 320f
    vías entrelazadas, 320, 322f
      procesamiento de los miRNA, 321, 323f
      procesamiento del siRNA, 321
  mecanismo de regulación de la expresión génica, 319
    descubrimiento de Fire y Mellow, 319
    silenciamiento génico, 319, 324f

S

Secuenciación de DNA y microarreglos, 153-165
  estrategia general de secuenciación de DNA, 153, 154f
  microarreglos, 161-164, 162f
    bioinformática, 161
    fundamento de la técnica, 161
    interpretación de secuenciación de los genomas, 161
    tipo de ensayo de microarreglos, 162-163
  secuenciación, 153-161
    método automatizado, 157-159, 158f
      microrreacciones a temperatura controlada, 157
      pirosecuenciación, 159
      secuenciación multiplex, 159
    método "didesoxi" de Sanger, 156-157, 156f
      análogos de dNTP, 156
      principio del método, 157
    método químico o de degradación de Maxam y Gilbert, 153, 155f
      DNA de doble hebra, 153
      mapeo de modificaciones de DNA, 155

secuenciación de alto rendimiento, 159-161
    clasificación de plataformas de secuenciación, 159-161

T

Técnicas de hibridación, A-11 a A-18
  citometría de flujo acoplado a sondas, A-17 a A-18
    aplicaciones, A-18
    aspectos técnicos, A-17
  Dot/slot blot, A-14, A-15f
  electroforesis de ácidos nucleicos, A-11
  hibridación en solución, captura de híbridos, A-16
  hibridación *in situ*, A-14 a A-16, A-16f
    aplicaciones, A-16, A-17c
    aspectos técnicos, A-15, A-17f
    técnica de FISH, A-14, A-17f
  Northern blot, A-14
    aplicaciones, A-14
    diferencias con Southern blot, A-14
  sondas, A-11, A-12
    marcaje, A-12, A-13
  Southern blot, A-12
    aplicaciones, A-13, A-15f
    procedimiento técnico, A-12, A-12f, A-13f
Terapia génica, 261-269
  aplicaciones clínicas, 268-269
    agentes infecciosos, 269
    cáncer, 268
      estrategias de silenciamiento, 268
      terapia suicida en tumores sólidos, 268
    enfermedades monogénicas, 269
      deficiencia de la enzima adenosín desaminasa, 269, 270f
  clasificación de tipos de terapia génica, 261-262
    según metodología, 262
      ex vivo, 262, 262f
      in situ, 262
      in vivo, 262, 262f
    según tipo celular, 261
      células germinales, 261-262
      células somáticas, 262
  definición, 261
  métodos de envío de genes, 264-267, 263c-264c
    vectores no virales, 264-265
      físicos, 265
      químicos, 265
    vectores virales, 265-267
      condiciones para el vector ideal, 266
      integrativos, retrovirus, 266
      no integrativos, adenovirus, 266-267
      ventajas y desventajas, 267, 267c
  opciones de tratamiento génico, 261
    adición génica, 261
    supresión génica, 261
  perspectivas de la terapia génica, 269
  protocolos clínicos registrados ante la FDA, 261, 262f
  RNA de interferencia, 267-268
    mecanismo, 268, 268f
Traducción, 57-70
  código genético, 57, 58f
    características, 58
      degeneración del código genético, 58, 58f
      universalidad, 58, 59c
    secuencia de aminoácidos, 57
  componentes del complejo traduccional, 58-59
    estructura del ribosoma, 59, 59f
  decodificación, 57
  fases, 60-65
    activación de los aminoácidos, 60-61
      aminoacil-tRNA, 60, 61f
    estadios para la biosíntesis de proteínas, 60, 61c
      elongación, 63, 63f, 62c
      inicio, 61, 62f, 62c
      terminación, factores de liberación, 64-65, 64f
  fenómeno de bamboleo, 60
    hipótesis de bamboleo, 60, 60f
  formación de puentes disulfuro, 67
  inhibidores de la síntesis de proteínas, 68, 68c-69c
    bloqueo de los factores de elongación, 69-70
    inductores de errores en la lectura de mRNA, 69
    reconocimiento de un aminoacil-tRNA al sitio A del ribosoma, 68
  interacción codón/anticodón, 59-60
  modificación con lípidos, 67
    prenilación, 67
  modificaciones postraduccionales, 66, 62c
    acetilación, 66
    carboxilación, 66
    fosforilación, 66-67
    metilación, 66
    sulfatación, 67
  polimerización, 57
  procesamiento proteolítico, 68
  tráfico o destino de las proteínas, 65
    péptido señal o etiqueta señal, 65, 65c
      mecanismo de acción, 65-66
Transcripción, 49-56
  corte y empalme (*splicing*), 55
    reacciones, etapas, 55, 55f
    remoción de intrones, 55
  edición del RNA, 55-56
    mecanismos, 55
    mRNA de la apolipoproteína, 56
  estructura del gen, 49-52
    modificaciones postranscripcionales, 49
    procesamiento del RNA, 49, 51f
    región codificadora del gen, 49

secuencias que regulan la transcripción, 50, 51f
    silenciadores, 51-52
    secuencias aisladoras, 52
factores transcripcionales, 53
    generales o basales, 53
    inducibles, 53
genes, 49, 50f
    definición, 49
procesamiento del RNA, 54, 54f, 55f
    etapa de terminación de la transcripción, 54
proceso, 53
    elongación, 54, 54f
    iniciación de la transcripción, 53, 54, 53f
    núcleo, 53
    síntesis de RNA a partir de DNA, 49, 50f
    terminación, 54, 54f
regulación, 56
tipos de RNA polimerasa, 52
    enzimas productoras de RNA, 52, 52f
    subunidades comunes para las tres RNA, 52

V

Vectores de clonación y expresión, 125-136
    clonación molecular, 125, 129-135
        aplicaciones, 135
        estrategia general, 129-130, 130f, 131f
        purificación del inserto a clonar, 130, 132f
        requerimientos para clonación de insertos, 131, 133c
        transformación de bacterias, 133, 134f
    genotecas, 135
        cDNA, 135, 135f
        gDNA, 135
    producción de proteínas recombinantes, 135-136
    vectores de clonación, 125, 126f, 128f
        bacteriófagos, 127
        características, 126, 127f
        componentes, 125-126
        cósmidos, 127
        cromosomas artificiales, 129
        plásmidos, 126-127
    vectores de expresión, 125, 126f
Virus de inmunodeficiencia humana, 249-260
    ciclo de replicación del VIH, 252-253
        blancos terapéuticos, 253, 253f
    clasificación, 250-251
        relación filogenética del VIH y VIS, 250, 251f
        VIH-1, 250-251
            formas recombinantes circulantes, 251, 251f
        VIH-2, 251
    diagnóstico, 254-256
        ensayos de detección de RNA del VIH, 255
        ensayos de seguimiento, 255-256
            pruebas de resistencia a antirretrovirales, 256
            RNA-VIH, 256
        pruebas de laboratorio, 254-255
            ELISA, 254
            Western blot, 254 255
        serológico y molecular, 254
    genoma viral, 251-252, 252f
        estructura del virión, 252, 253f
        genes accesorios, 252
        genes reguladores, 252
    historia natural de la enfermedad, 249-250, 250f
        etapa sintomática o sida, 250
        fase asintomática, 250
        infección primaria, 249-250
    infección celular crónica, 249
    terapia antiviral, 256-260
        antirretrovirales para infección por VIH, 256, 257c
        y mutaciones de resistencia, 259, 259c-260c
    variabilidad genética, 249